TRAITÉ CLINIQUE

DES

AFFECTIONS DE L'UTÉRUS

ET DE SES ANNEXES

6367-78. — Corbeil. Typ. Crété.

TRAITÉ CLINIQUE

DES

AFFECTIONS DE L'UTÉRUS

ET DE SES ANNEXES

PAR

LE Dr L. MARTINEAU

Médecin de l'hôpital de Lourcine,
Membre et secrétaire de la Société médicale des hôpitaux.
Membre de la Société de thérapeutique,
Secrétaire de l'Association générale des médecins de France, etc., etc.
Chevalier de la Légion d'honneur.

PARIS
LIBRAIRIE GERMER BAILLIÈRE ET Cie
108, BOULEVARD SAINT-GERMAIN, 108
Au coin de la rue Hautefeuille

1879

AVANT-PROPOS

Le Traité clinique des affections des organes génitaux et sexuels de la femme, que je livre aujourd'hui à l'attention du public médical, résulte des études que j'ai, depuis de nombreuses années, entreprises sur cette partie spéciale de la pathologie. Mon séjour à l'hôpital de Lourcine est venu confirmer la doctrine que je soutenais, au sujet de la pathogénie de ces affections. Cet hôpital spécial offre, en effet, au clinicien une moisson abondante et variée de faits, qui appellent de suite son attention et celle des élèves. Aussi n'ai-je pas hésité à ouvrir un cours clinique et pratique de gynécologie, que je continuerai tous les ans, pendant mon séjour dans cet hôpital. La première partie, comprenant la PATHOLOGIE GÉNÉRALE DES AFFECTIONS UTÉRO-VAGINALES, c'est-à-dire la pathogénie, la symptomatologie et la thérapeutique générale, a été rédigée, sous ma direction par mon interne, M. Barthélemy, d'après les leçons que j'ai professées pendant l'année 1877. Je ne saurais trop le louer et le remercier publiquement du zèle, du dévouement et de l'intelligence qu'il a apportés à cette rédaction.

La deuxième partie comprend les affections de l'utérus et de ses annexes, celles de la vulve, notamment l'esthiomène, le vaginisme. Ces affections font l'objet de mon cours pendant l'année 1878.

INTRODUCTION

1. — L'étude des affections des organes génitaux et sexuels de la femme a été l'objet depuis un certain nombre d'années, tant en France qu'à l'étranger, de travaux aussi nombreux qu'importants.

L'anatomie pathologique, la symptomatologie ont été surtout étudiées avec la plus grande sagacité. La pathogénie et les indications thérapeutiques qui en découlent, présentent quelques lacunes qui disparaîtront, je l'espère, à mesure que les études gynécologiques seront l'objet de prédilection d'un plus grand nombre de cliniciens. C'est pour contribuer à une vulgarisation plus grande de ces études, que j'ai tenu à instituer, à l'hôpital spécial de Lourcine, des conférences cliniques qui ont lieu, pendant toute l'année, le mercredi et le samedi de chaque semaine. Grâce à l'administration générale des hôpitaux qui m'a prêté le plus bienveillant appui et le plus zélé concours, ce dont je ne saurais trop la remercier, les étudiants en médecine sont exercés pendant les conférences à l'application du spéculum et à la pratique du toucher vaginal. En outre, ils sont à même d'étudier cliniquement les affections utéro-vaginales, c'est-à-dire d'en suivre pas à pas la marche, le pronostic et les résultats fournis par la thérapeutique. Ils peuvent comparer entre elles les affections, en poser le diagnostic et surtout en rechercher la pathogénie, base de toute thérapeutique raisonnée.

Ces conférences ont leur complément dans une leçon théorique et clinique qui a lieu le jeudi depuis le mois de mars jusqu'au mois de juillet; dans cette leçon, je puis donner un développement plus étendu aux considérations cliniques et pratiques que j'ai fait valoir dans mes conférences.

On ne saurait trop favoriser, en effet, les études gynécologiques;

car elles sont, pour le médecin, pour le praticien, des plus importantes. Les affections utéro-vaginales sont si fréquentes, que si le médecin n'en a pas fait une étude, sinon approfondie, du moins sérieuse, il est exposé à commettre des erreurs préjudiciables autant à la santé des malades qu'à sa considération. Aussi j'avoue que mon étonnement est grand, lorsque je vois ces études complétement délaissées dans l'enseignement officiel de la Faculté de Paris. Ni dans les cours dogmatiques, ni surtout dans les cliniques, les affections des organes génitaux et sexuels de la femme ne sont l'objet d'un cours régulier. Il en résulte qu'à Paris, les étudiants quitteraient les bancs de l'école sans avoir la moindre notion sur la pathologie utérine, s'ils ne trouvaient, dans l'enseignement libre de mes collègues des hôpitaux, les moyens de compléter leur instruction médicale. Voulant remédier à ce défaut de l'enseignement officiel, désirant marcher sur les traces de mes maîtres dans les hôpitaux, surtout sur celles des savants médecins qui m'ont précédé à l'hôpital de Lourcine : Huguier, Valleix, Aran, Gosselin, Alph. Guérin, Noël Guéneau de Mussy, Bazin, Bernutz, etc., j'ai tenu à ouvrir les portes de mon service à la jeunesse studieuse et avide de s'instruire et à la faire profiter, autant qu'il sera en mon pouvoir, de tous les faits cliniques qu'elle sera à même d'observer. Heureux serai-je, si j'ai pu, sur ce point, lui rendre quelque service !

2. — Pour se rendre un compte exact de l'importance de l'étude des affections utéro-vaginales, le clinicien n'a qu'à considérer les fonctions physiologiques de l'utérus, les sympathies nombreuses que cet organe éveille dans l'organisme, la fréquence des lésions qui l'atteignent.

3. — Au point de vue des fonctions physiologiques, il me suffira pour l'instant de rappeler que l'utérus est un organe dont l'activité fonctionnelle est toute passagère, et que, suivant l'heureuse expression d'un grand clinicien dont j'aurai souvent à citer le nom, le Dr Pidoux, « l'utérus se greffe sur l'organisme à la manière d'un parasite ; ses souffrances, pendant sa période d'action, sont d'autant plus variées que son existence est plus précaire. » En effet, les fonctions physiologiques de l'utérus sont transitoires comme l'organe lui-même.

« Sa vie dure trente ans environ, dit le Dr Tillot ; rudimentaire jusqu'à la puberté, il s'atrophie dans la vieillesse en passant par trois phases successives. Dans la première période, de repos, il est dans l'inactivité la plus complète; son existence n'est en quelque sorte révélée que par la présence du col, qui est aussi le plus souvent la seule partie souffrante de l'organe. Dans la deuxième période, celle d'activité ou d'évolution, il est appelé à remplir deux fonctions nouvelles : la menstruation et souvent celle de la gestation. Enfin, à cette période, toute d'exubérance, succède le calme le plus complet; l'utérus reprend presque le volume qu'il avait dans l'enfance. Chacune des fonctions qu'il remplit : menstruation, grossesse, accouchement, constitue une imminence morbide, et il n'est pas étonnant que les moindres causes altèrent un organe si susceptible de devenir malade. »

4. — L'utérus étant le centre des changements opérés dans l'organisme, au moment de la puberté et de la ménopause, changements sur lesquels je ne puis insister en ce moment, on ne sera pas étonné qu'il soit l'organe dont les altérations se font le plus vivement sentir sur la santé de la femme. Aussi est-ce dans cette synergie fonctionnelle, qui rattache l'utérus aux autres organes, qu'il faut placer la double réaction de l'utérus sur l'économie, et de l'économie sur l'utérus. Cette double réaction est de la plus grande importance dans l'étude des affections utérines, surtout au point de vue de la pathogénie et de la thérapeutique. Il faut compter avec elle à chaque pas que l'on fait dans cette voie si difficile et si délicate. Elle donne la clef de bien des problèmes pathologiques que le clinicien a à résoudre.

Elle indique à elle seule que, non-seulement, les affections utérines éveillent dans l'organisme des sympathies morbides nombreuses, variées, qui, prenant la première place dans le tableau symptomatique des lésions de la matrice, sont l'occasion de nombreuses erreurs de diagnostic, mais encore, que l'appareil génital de la femme peut devenir malade par le fait d'une maladie générale, constitutionnelle ou diathésique.

Les phénomènes morbides sympathiques éveillés par les lésions utérines sont nombreux. Qu'il me suffise pour l'instant de signaler, au point de vue de l'importance que j'attache à l'étude des affections utérines, les troubles des fonctions digestives : dyspepsie stomacale et dyspepsie gastro-intestinale, gastralgie ; le trouble des fonctions du cœur : palpitations; les troubles nerveux les plus variés : névralgies, hystéricisme, vapeurs, hystérie, paralysies musculaires, convulsions; les troubles intellectuels, tels que les hallucinations, les illusions, la monomanie homicide et suicide, etc., etc.

On comprend très-bien, en présenee de ces troubles sympathiques si variés, que si on ne remonte pas à leur véritable origine, non-seulement le diagnostic sera erroné, mais encore la thérapeutique laissera beaucoup à désirer.

Tout d'abord le praticien sera étonné de ne pas réussir, alors que les mêmes moyens thérapeutiques réussissaient dans des cas qu'il croyait identiques. Il modifiera son traitement, il le modifiera même plusieurs fois, jusqu'à ce que, fatigué de tant de luttes, sans avoir obtenu le plus petit résultat, il abandonnera la place, si déjà la malade, fatiguée de souffrir, ne l'a pas remercié, pour demander à un confrère plus attentif, plus observateur, un soulagement à ses souffrances.

Il est donc de toute nécessité, chez une femme qui accusera des phénomènes morbides nerveux ou autres, à allure insolite, de rechercher avec le plus grand soin l'état des fonctions de l'appareil génital. Il est, de même, tout aussi nécessaire de rechercher la pathogénie de l'affection utérine; car, au point de vue thérapeutique, le clinicien sera exposé aux mêmes mécomptes.

5. — La fréquence des affections utérines prouve aussi toute l'importance des études gynécologiques. Les élèves qui suivent mes conférences cliniques, et qui assistent à l'examen des malades de mon service, sont étonnés des nombreuses affections utérines soumises à leur observation. — En effet, j'ai eu à traiter, pendant l'année 1877, 200 malades atteintes de métrites, et plus de 300 malades si je tiens compte des affections du vagin et des annexes de l'utérus.

Et qu'on ne vienne pas prétendre qu'à Lourcine le champ des observations gynécologiques est exigu ou restreint, en ce sens qu'on n'y trouve que des malades jeunes et que par conséquent une grande partie de la question échappe à l'observateur. Nos statistiques montrent, en effet, que si l'âge adulte est le plus représenté, la ménopause et la puberté même sont loin d'être laissées dans l'ombre, tant sont considérables les ressources gynécologiques offertes par cet hôpital. Les matériaux abondent, en effet, dans tous les services. Au point de vue qui m'occupe, s'ils ne sont pas aussi vastes et aussi complets qu'on pourrait le désirer;

du moins ils n'ont rien à envier à ceux qui existent tant en France qu'à l'étranger.

D'après les chiffres précédemment cités, il est évident que les affections des organes génitaux et sexuels sont fréquentes; mais est-ce à dire qu'elles sont plus nombreuses qu'elles ne l'étaient autrefois? Il ne faut pas tomber dans l'exagération dont Lisfranc a fait justice avec raison. En effet, elles ne sont pas plus communes. Les anciens médecins les connaissaient, ils les considéraient même comme causées par les maladies générales. Mais, privés des moyens d'exploration que nous possédons aujourd'hui, ils ne les reconnaissaient pas toutes, et ils n'ont pu en donner une description complète. Avec Récamier, qui a remis en honneur le spéculum inventé, dit-on, par Paul d'Égine, les examens des parties génitales de la femme devinrent plus fréquents, et l'on put reconnaître ainsi plus facilement des affections utérines qui passaient inaperçues, cachées qu'elles étaient par des phénomènes sympathiques qui absorbaient toute l'attention du médecin. Aussi, dirai-je avec le professeur Courty, les maladies utérines ne sont pas aujourd'hui plus fréquentes; on les reconnaît mieux. Voilà l'expression de la vérité.

Ces réserves faites, il est évident que les affections de l'utérus, comparées à celles des autres organes, pharynx, larynx, bronches, peau, etc., sont fréquentes. Comment en serait-il autrement, d'après ce que nous savons des fonctions de la matrice, de cet organe aboutissant naturel des phénomènes morbides, comme il est le point de départ de presque tous les désordres constitutionnels! « Cette fréquence est si grande, dit M. Courty, qu'elle permet de présumer souvent l'existence d'une maladie utérine, quelque latente qu'elle soit d'abord. Quand on ne peut découvrir chez une femme malade la cause des symptômes généraux plus ou moins grands, dans les altérations d'aucun autre appareil, il faut soupçonner l'appareil génital et diriger ses recherches de ce côté. »

Ces quelques mots suffisent pour montrer toute l'importance des études gynécologiques. J'aurais pu évidemment prouver que leur importance est encore plus grande, si je voulais traiter certaines questions sociales qui méritent toute l'attention du médecin, vu le grand rôle qu'il est appelé à remplir dans la société; mais, comme elles reviendront incessamment à mesure que j'avancerai dans l'étude des affections utéro-vaginales, qu'elles reviendront surtout à propos de la stérilité et des questions de médecine légale que ces affections soulèvent si souvent, j'ai tenu à me borner à ces quelques explications sur l'importance que j'accorde à l'étude des affections utérines et sur les raisons qui m'ont porté à ouvrir à l'hôpital de Lourcine un cours et des conférences cliniques. J'ai tenu, je le répète, à faire profiter la jeunesse studieuse de notre Faculté des nombreux matériaux que j'avais à ma disposition ; je l'ai mise à même d'en faire une étude clinique des plus approfondies, en lui décrivant minutieusement les lésions, les symptômes, en l'initiant aux difficultés du diagnostic et de la pathogénie, et en lui faisant constater à chaque pas les résultats fournis par la thérapeutique. Le livre que j'offre aujourd'hui au public médical n'a d'autre prétention que d'être un traité clinique des affections utéro-vaginales. C'est le résumé clinique, ainsi que je l'ai dit, dans l'avant-propos, des faits que j'ai observés et qui m'ont permis de développer quelques considérations pratiques importantes sur la pathogénie et la thérapeutique de ces affections.

6. — Avant de commencer la description des principales affections utéro-vaginales, j'ai cru qu'il était nécessaire de faire connaître en quelques mots la doctrine médicale qui devait présider à cet enseignement de la gynécologie. La PATHOGÉNIE de ces affections m'en offrait l'occasion. L'étude de la pathogénie, on le sait, est délicate, hérissée de difficultés. Ces difficultés augmentent lorsqu'il s'agit d'un organe, en partie soustrait aux moyens d'investigations que nous possédons. On ne sera donc pas étonné si j'ai donné un certain développement à cette étude, si je me suis appliqué surtout à mettre en évidence le grand rôle que jouent les maladies générales constitutionnelles et diathésiques dans la production des affections utéro-vaginales. La thérapeutique de ces affections repose presque toute, si j'ose m'exprimer ainsi, sur cette étiologie. Je devais donc faire tous mes efforts pour porter la conviction dans l'esprit de mes lecteurs. Si cette doctrine des affections de l'utérus est acceptée, j'ose espérer que le temps n'est pas éloigné où nous n'entendrons plus répéter ces mots désolants pour les malades et pour les médecins : *la métrite chronique est incurable.*

Dans un second chapitre, j'ai exposé la SYMPTOMATOLOGIE soit générale, soit locale, des affections utéro-vaginales. Je me suis étendu surtout sur les phénomènes sympathiques, sur les symptômes qui fournissent au clinicien de précieux renseignements sur la marche, le diagnostic, le pronostic de ces affections.

Dans le troisième chapitre, j'ai pu, après ces différentes études de pathologie générale, établir, en toute connaissance de cause, les bases de la THÉRAPEUTIQUE GÉNÉRALE des affections des organes génitaux et sexuels de la femme, poser les indications et les contre-indications de la médication générale qui leur est applicable, insister notamment sur la médication par les eaux minérales et thermales, par l'hydrothérapie et par la thérapie marine, médication encore si peu connue et qui est appelée pourtant à rendre de si grands services aux malades et aux médecins. J'ai pu, enfin, montrer que le traitement local de ces affections n'est réellement efficace que lorsque le terrain sur lequel a germé, sur lequel a pris racine la lésion, est préalablement modifié par une médication générale, par une médication spécifique de la maladie constitutionnelle, de la maladie diathésique.

L. MARTINEAU

Paris, février 1878.

TRAITÉ CLINIQUE

DES

AFFECTIONS DE L'UTÉRUS

ET DE SES ANNEXES

PREMIÈRE PARTIE

PATHOLOGIE GÉNÉRALE

CHAPITRE PREMIER

PATHOGÉNIE DES AFFECTIONS UTÉRO-VAGINALES.

Causes prédisposantes et déterminantes. — *Causes déterminantes occasionnelles.* — Causes prédisposantes générales et locales. — *Causes prédisposantes générales.* — Définition de la maladie constitutionnelle, de la maladie diathésique, de la maladie, de l'affection, du symptôme. — Il n'y a que des affections utérines et non des maladies utérines. — Influence des maladies constitutionnelles et des maladies diathésiques sur les affections utéro-vaginales : scrofule, dartre ou herpétis, arthritis, syphilis, chlorose, diathèse cancéreuse, diathèse tuberculeuse. — Cette influence est prouvée par la tradition, la clinique, la thérapeutique. *Causes prédisposantes locales.* — Quel est leur rôle dans la pathogénie des affections utérines ? — Elles résultent de certaines conditions anatomiques et physiologiques de l'utérus : situation, structure, développement de l'utérus, menstruation, grossesse, accouchement, avortement, ménopause. — Influence des rapports sexuels ; du coït incomplet ; de la masturbation ; du saphisme. — Influence du défaut d'allaitement. — Influence de la stérilité, du célibat, de la virginité. — De l'hérédité. — De l'âge. — Causes traumatiques. — *Développement des affections utérines.*

§ 1. Les CAUSES des affections utéro-vaginales sont de deux ordres : elles sont *prédisposantes* ou *déterminantes*.

Les *causes prédisposantes* sont évidemment de beaucoup les plus nombreuses, et je puis dire avec M. Courty et la plupart des auteurs que les affections de la matrice sont préparées de longue main par des modifications lentes de la vitalité ou de la structure de l'organe, par l'influence latente et continue d'une diathèse ou d'un état constitutionnel.

Les *causes déterminantes, occasionnelles*, sont difficiles à préciser. On invoque bien la plupart du temps et avec raison, dans certains cas, le traumatisme, l'accouchement et l'avortement, etc., etc. Mais le plus ordinairement ces causes ne jouent qu'un simple rôle. « Elles ont bien pu, dit M. Courty, allumer l'incendie, mais elles n'ont pu ni le préparer ni l'entretenir. »

La véritable pathogénie des affections utérines réside dans l'appréciation des causes prédisposantes. Celles-ci sont de deux ordres : les unes *locales*, les autres *générales*.

Les *causes prédisposantes locales* dépendent des conditions anatomiques et physiologiques de l'utérus. J'y reviendrai plus tard.

Les *causes prédisposantes générales*, celles qui doivent m'occuper tout d'abord parce qu'elles constituent la véritable pathogénie des affections utérines, sont constituées par les maladies constitutionnelles, par les maladies diathésiques.

Mais, avant d'aborder cette étude si difficile de la pathogénie, qui constitue, en partie, ma doctrine sur le développement des affections de l'utérus, il est essentiel de s'entendre sur les expressions : *maladie constitutionnelle, maladie diathésique, maladie, affection, symptôme.*

Pour moi, je définis avec mon maître, le professeur Bazin, le célèbre médecin de l'hôpital Saint-Louis, la *diathèse*, une maladie aiguë ou chronique, pyrétique ou apyrétique, continue ou intermittente, contagieuse ou non contagieuse, caractérisée par la *formation d'un seul produit morbide* qui peut avoir son siége indistinctement dans tous les systèmes organiques (exemple : *diathèses tuberculeuse, cancéreuse*, etc.).

Sous le nom de *maladie constitutionnelle*, je désigne une maladie aiguë ou chronique, pyrétique ou apyrétique, continue ou intermittente, ordinairement à longues périodes, contagieuse ou non contagieuse, caractérisée par *un ensemble de produits morbides* et d'affections variées, sévissant indistinctement sur tous les systèmes organiques (exemples : *scrofule, syphilis, herpétis* ou *dartre, arthritis*, etc.).

La *maladie*, pour moi, comme pour M. Bazin, est un état accidentel et contre nature de l'homme qui produit et développe un *ensemble* de désordres fonctionnels ou organiques, isolés ou réunis, simultanés ou successifs.

L'*affection*, c'est l'état morbide d'une partie du corps comprenant l'ensemble des lésions et des troubles fonctionnels qui reconnaissent pour cause la *maladie*.

Le *symptôme* est une modification morbide de l'action organique, de la fonction ou un changement perceptible aux sens dans les qualités physiques de l'organe ou des matières excrétées.

De la définition ainsi comprise de la maladie, il résulte que les troubles soit des fonctions, soit des organes, que les symptômes, aussi bien que les altérations matérielles, sont, au même titre, des produits de la lésion et non de la maladie.

Ce n'est pas la nature seule de la lésion qui constitue la gravité du mal et rend le pronostic plus ou moins fâcheux, c'est surtout la nature de la maladie. Il faut donc rechercher, en toute circonstance, cette nature. Tel doit être le but du médecin s'il veut porter un pronostic raisonné, et surtout, donner des indications thérapeutiques sérieuses.

Je ne veux pas m'étendre plus longuement sur ces principes de pathologie générale. Il me serait facile de faire de l'érudition en discutant leur valeur, leur interprétation. Pour moi, ces principes reposent sur des bases solides, ils sont indiscutables ; ils m'ont toujours servi de guide dans l'étude de la pathologie. C'est à les faire triompher dans la pathologie des affections utérines que je vais m'appliquer.

D'après ces quelques mots, on comprend pourquoi il n'y a pour moi que des *affections utérines* et non des *maladies utérines*, de même que pour les lésions glanduleuses, granuleuses du pharynx, du larynx, je dis affections du pharynx, du larynx, et non maladies du pharynx, du larynx. Aussi, je n'admets pas l'opinion de M. Courty, qui, tout en disant que les lésions utérines sont très-souvent sous l'influence d'une diathèse, pense que, du moment qu'elles se caractérisent par un simple trouble fonctionnel, par une altération de tissus ou par un changement de situation, elles sont bien réellement des *maladies* caractérisées par leurs symptômes propres, et que le traitement doit attaquer directement. Il craint qu'on n'accorde aux diathèses une influence exclusive ou tellement prépondérante que toutes les autres s'annihilent devant elles. Ce serait, dit-il, rendre le traitement par trop exclusif, et, pour éviter un excès, se jeter dans un autre, pour éviter l'excès des cautérisations à outrance, se jeter dans la négation de tout traitement local.

Pour moi, je n'ai pas cette crainte. Je crois, au contraire, que c'est dans cette appréciation raisonnée de la pathogénie que réside l'avenir de la thérapeutique des affections utérines et je pourrais ajouter de toutes les affections en général. Tout en dirigeant contre l'état général une thérapeutique bien entendue, on n'abandonnera pas pour cela les moyens qui peuvent modifier l'état local. Ces moyens locaux donneront, au contraire, des résultats plus heureux, plus satisfaisants, du moment qu'on modifiera le terrain qui entretient l'affection, c'est-à-dire la maladie générale. Du reste, est-ce que, pour l'angine granuleuse, la laryngite granuleuse, on néglige les moyens locaux (cautérisations, etc.) qui modifient la granulation, l'œdème, l'érythème, pour ne s'occuper que du traitement général ? On combine les deux, et cela au profit du malade, but suprême que le médecin cherche toujours à obtenir. Il en est de même pour les affections utérines. Les élèves qui suivent mes conférences peuvent en juger tous les jours par les résultats de ma pratique.

§ 2. Causes prédisposantes générales. — Quelles sont donc les maladies constitutionnelles, les maladies diathésiques qui ont une si grande importance dans la pathogénie des affections utéro-vaginales ?

Je retrouve pour l'utérus, le vagin, les mêmes maladies constitutionnelles, les mêmes diathèses que pour la peau, les muqueuses pharyngées, laryngées, etc., etc. ; c'est-à-dire, parmi les premières, la *scrofule*, la *dartre* ou l'*herpétis*, l'*arthritis*, la *syphilis*. A ces maladies constitutionnelles j'ajouterai la *chlorose*, qui exerce une grande influence sur le développement des affections utérines. Parmi les deuxièmes, nous avons les diathèses *tuberculeuse*, *cancéreuse*.

Ces maladies générales ont-elles vraiment l'influence que je leur attribue ? Si cela est, comment se développent les affections utérines ? Tels sont les deux points que je dois discuter ; car de cette discussion jaillira, je l'espère, la lumière qui portera la conviction dans l'esprit du lecteur.

La doctrine que je professe sur la pathogénie des affections utérines repose sur trois preuves :

La tradition, la clinique, le traitement.

§ 3. La tradition. — Sans vouloir faire un historique complet de la question, qu'il me soit permis de dire que les anciens médecins non-seulement connaissaient les affections utérines, mais encore qu'ils ne méconnaissaient pas l'influence que les maladies générales ont sur leur développement. Ainsi Hippocrate, tout en mentionnant les troubles fonctionnels et les différents écoulements de la matrice, signale l'influence de la santé sur l'écoulement des règles. Un de ses commentateurs, Baillou, fait ressortir l'influence de la santé générale sur la production des maladies de la matrice et nous apprend que les maladies de l'utérus sont difficiles à guérir par elles-mêmes. Cette opinion de Baillou contient en germe le traitement général appliqué à la maladie, cause première des affections utérines. Nous devrons nous la rappeler à propos de notre étude sur les indications thérapeutiques générales de ces affections. Sylvius de Le Boë, chimiâtre bien connu (thèse Tillot), nous offre les mêmes enseignements lorsqu'il nous dit :

« Les flueurs blanches n'arrivent pas chez les femmes bien portantes ; elles ont leur cause dans l'utérus, et secondairement dans le vice des humeurs ; ce flux procède de l'altération de la masse du sang. » On le voit, nous retrouvons dans cet auteur l'influence de la chlorose sur les affections utérines. En poursuivant, il nous enseigne la production toute mécanique de certaines ulcérations du col de la matrice : « Les flueurs blanches, dit-il, retenues dans l'utérus deviennent tellement âcres, qu'elles ulcèrent les parties sur lesquelles elles coulent. » Cette explication mécanique de certaines ulcérations du col de l'utérus est parfaitement vraie ; aussi a-t-elle été franchement adoptée de nos jours. Nous remarquons sur le col utérin les mêmes lésions qui se produisent à l'aile du nez, à la lèvre supérieure, lorsqu'il existe un coryza aigu ou chronique.

Au siècle dernier Pierre Frank parle de la débilité générale et locale comme cause des hémorrhagies utérines. « La métrorrhagie, dit-il, peut dépendre du scorbut et de la chlorose ; il ne faut pas croire que les hémorrhagies utérines dépendantes d'une vraie pléthore, d'un excès de ton dans le système circulatoire, soient très-communes. »

Puzos, dans son *Traité d'accouchements*, attribue les ulcères simples de la matrice à une âcreté du sang.

Stoll a décrit la métrorrhagie survenant pendant le cours de l'arthritis. Il ajoute que, « dans certains cas, la métrorrhagie lui a servi à reconnaître l'arthritis à l'état latent. » On verra, en effet, que ce symptôme est très-commun dans la métrite arthritique, et que, rapproché d'autres symptômes, il peut servir à la caractériser.

Malheureusement les opinions de ces illustres observateurs sur la pathogénie des affections utérines furent méconnues par la suite. Au commencement de ce siècle elles furent complétement abandonnées.

C'est à cette époque que Récamier remit en honneur le spéculum qui devait permettre aux médecins d'étudier plus exactement les lésions du col utérin. Je dis : *remit en honneur*, car, je l'ai déjà dit, le spéculum était connu de Paul d'Égine, qui le décrit sous le nom de *Dioptra*. Quoi qu'il en soit, avec la facilité donnée par l'emploi de cet instrument à l'étude des lésions, la véritable pathogénie des affections utérines fut méconnue, et il devait en être ainsi pendant de longues années.

A notre époque même, malgré des travaux importants que je vais faire connaître, cette étude n'a fait aucun progrès.

En même temps que Récamier vulgarisait l'emploi du spéculum, l'école anatomo-pathologique, fondée, en France, par Dupuytren, Broussais, Laënnec, Louis, Andral, Cruveilhier, etc., jetait un nouveau jour sur la nature des lésions et particulièrement sur celles de l'utérus. Malheureusement cette étude absorba complétement les esprits. Aussi ne faut-il pas s'étonner si nous retrouvons, dans les ouvrages parus à cette époque et même de nos jours, la description d'une foule de lésions qui étaient regardées comme la cause de toutes les souffrances de la femme ; si nous retrouvons des méthodes thérapeutiques variées, en rapport avec la lésion, avec la nature que lui attribuait tel ou tel médecin. C'est ainsi que, pour Lisfranc, l'engorgement constitue toute la maladie ; que Velpeau fait jouer le plus grand rôle aux déviations de l'utérus et aux granulations qui se montrent sur le col ; que Paul Dubois attribue les phénomènes douloureux éprouvés par la femme à la phlegmasie catarrhale. De ces opinions découle la thérapeutique des saignées générales et locales, des cautérisations, etc., etc.

Ce sont ces mêmes idées que nous retrouvons dans les ouvrages de H. Bennet, Valleix, Aran, Becquerel, M. Nonat.

Ainsi Bennet n'admet point l'influence de l'état général; il fait tout partir de l'utérus.

Aran nie complétement l'hérédité et l'influence des diathèses, sauf la tuberculeuse. D'une manière générale, pour cet auteur distingué : « la faiblesse de la constitution n'agit qu'au point de vue de la résistance et de la durée des maladies de l'utérus. »

Becquerel repousse toute idée de diathèse, et ne reconnaît les diathèses, quand elles existent, que comme de simples coïncidences. Mais par une attraction singulière de leur esprit observateur, ces deux auteurs, qui repoussent l'influence de l'état général, sont forcés de conseiller un traitement général et l'hydrothérapie.

M. Nonat partage ces idées. Toutefois cet auteur est obligé de reconnaître que l'hérédité et la chlorose ont une certaine influence sur le développement de l'affection utérine. « La chlorose, dit-il, est une compagne assez habituelle de la métrite chronique, mais elle n'en est pas toujours la conséquence. Dans bien des cas, l'appauvrissement du sang se montre antérieurement à la phlegmasie utérine. »

On le voit, les médecins dont je viens de citer les noms n'ont vu que la lésion et non la maladie cause de l'affection utérine; aussi puis-je dire avec le Dr Tillot qu'ils ont considéré « l'utérus comme un être isolé au milieu de l'organisme, ayant des lésions toutes spéciales et devenant le point de départ de la plupart des souffrances de la femme. »

Ces idées de l'école anatomo-pathologique de Paris règnent malheureusement encore ; elles se reflètent dans un certain nombre d'ouvrages contemporains. C'est à elles qu'il faut attribuer le peu de progrès qu'a fait la thérapeutique des affections utérines. C'est à les combattre qu'il faut aujourd'hui nous appliquer, si nous voulons faire progresser la thérapeutique ; si nous voulons que ces affections ne soient pas, la plupart du temps, regardées comme incurables.

Dès 1837, un médecin de l'hôpital Saint-Louis, Gibert, s'éleva contre cette tendance localisatrice de l'école anatomo-pathologique et se prononça en faveur des causes générales, dans la pathogénie, des affections utérines.

Duparcque, à la même époque, et plus tard Baud, soutinrent la même opinion. Ce dernier auteur surtout trouvait qu'on attachait trop d'importance aux lésions de l'utérus ; qu'en dehors de l'état de gestation, c'était un organe trop peu important pour pouvoir réagir si puissamment sur les autres systèmes ; que, loin de dominer la scène, et de soumettre les autres organes à son influence, il était bien plutôt apte à se laisser modifier par des lésions des viscères plus ou moins éloignés, et surtout par un état de débilité de l'organisme qui existe si communément chez beaucoup de femmes (Tillot). Cet auteur se trompait évidemment en niant toute réaction sur l'organisme ; car, si j'admets que les lésions utérines sont souvent la conséquence des maladies générales, il n'en est pas moins vrai, ainsi que je le démontrerai dans l'étude de la symptomatologie générale des affections utérines, que l'utérus est un organe dont les phénomènes sympathiques se font sentir sur tous les systèmes de l'économie à la suite des moindres altérations survenues, soit dans sa structure, soit dans sa nutrition.

Ces opinions firent des prosélytes. Elles trouvèrent surtout des défenseurs parmi les chirurgiens et les médecins de l'hôpital de Lourcine, qui, plus que tous autres, ayant à leur disposition un vaste champ d'étude d'observations, purent éclairer cette question si controversée de la pathogénie des affections utérines et la ramener à sa véritable valeur. Parmi les chirurgiens, je signalerai Robert, Huguier, M. Gosselin. Ces cliniciens, trouvant qu'on accorde trop d'importance aux signes fournis par le spéculum, n'accordent aux lésions qu'une importance secondaire, et les font dépendre d'un état général. Ils divisent les ulcérations en *scrofuleuses*, *syphilitiques* et *scorbutiques*. Parmi les médecins, je trouve les noms de Chomel, de MM. Bazin, Noël Gueneau de Mussy. Ces médecins ont tous signalé plusieurs observations où les rapports étiologiques, qui unissent certaines lésions du col de l'utérus à la diathèse dartreuse, arthritique et scrofuleuse, sont des plus évidents. Aussi M. N. Gueneau de Mussy a-t-il pu formuler son opinion dans la loi de physiologie morbide suivante : « L'appareil utérin est un foyer de retentissements sympathiques étendus, que peuvent éveiller les moindres altérations dans la structure ou dans la nutrition de cet organe. » Loi parfaitement vraie ; il suffit le plus souvent d'une simple congestion utérine, d'une phlegmasie catarrhale du col, pour voir survenir une affection chronique de l'utérus due à une maladie générale. N'est-ce pas, du reste, l'application aux affections utérines de la loi de pathologie générale émise par un clinicien sagace, d'un grand savoir, le Dr Pidoux : « Une affection ne devient chronique que si elle s'établit chez un sujet prédisposé, ou en vertu d'une diathèse. L'affection aiguë est la maladie de l'espèce, la chronique est celle de l'individu. »

Gaillard, de Poitiers (1854), a publié, dans la Gazette médicale, un travail intéressant où il soutient la même opinion. Cet auteur, après avoir ramené, à l'exemple de Cruveilhier, toutes les lésions anatomiques de l'utérus à une fluxion chronique, après avoir montré « qu'au catarrhe succède la granulation, à celle-ci l'ulcère, que l'inflammation, bornée au col, s'étend à sa cavité, à son tissu, à ses vaisseaux, que la lésion peut se calmer, disparaître, occuper diverses régions à la manière des éruptions cutanées, » termine en disant : « Tous ces phénomènes sont en définitive sous la dépendance d'une diathèse et principalement de la diathèse herpétique qui se montre là avec tous ses caractères : extension aux surfaces extérieures et récidives fréquentes. »

Fontan, M. Durand-Fardel rattachent, de même, les affections les plus rebelles de l'utérus à la diathèse herpétique, et placent par ordre de fréquence, dans l'étiologie de ces affections, le lymphatisme, la scrofule, la dartre, le rhumatisme.

Scanzoni, Tyler Smith admettent que le catarrhe utérin, la leucorrhée sont sous l'influence de la chlorose, de la scrofule, etc., et conseillent de recourir d'abord à un traitement général.

M. Courty, dans son savant ouvrage sur la pathologie utérine, admet, ainsi que je l'ai déjà dit, que les maladies utérines sont souvent sous la dépendance d'un état général. « Ce n'est pas, dit-il, que l'état général ou l'affection dont elles tirent leur nature, ait été toujours la cause première et déterminante de leur développement ; mais, primitivement ou consécutivement, il imprime son cachet à la maladie. » Sous ce rapport, ajoute-t-il, « on peut dire qu'elles naissent de deux manières : ou bien elles succèdent au développement d'une affection générale, ou bien elles proviennent d'une maladie primitivement locale. L'affection diathésique existe, elle a donné déjà des signes de sa présence, elle n'a pas encore envahi l'utérus, mais elle ne tarde pas à s'y fixer, parce que par sa position, sa déclivité, sa congestion mensuelle, l'exagération de vitalité que la grossesse y développe, le traumatisme qu'un avortement ou un accouchement y détermine, cet organe s'y trouve disposé plus qu'aucun autre. L'affection diathésique s'y manifeste en quelque sorte spontanément ; tout au plus, a-t-elle attendu qu'une cause occasionnelle lui offrît le prétexte d'y établir sa souveraineté. »

« D'autres fois, l'utérus est disposé à devenir malade. Des troubles de menstruation, des excès de coït, des marches, des fatigues extrêmes, un avortement, un accouchement laborieux, le congestionnent, l'engorgent, l'hypertrophient. La maladie existe. Ce ne serait encore rien, si la femme était saine, forte, tout cela pourrait se dissiper presque sans soins, ou du moins avec quelques simples précautions. Mais s'il existe ou s'il survient une disposition affective ou diathésique dont la malade soit sérieusement atteinte, cette maladie se localise, elle se fixe sur l'utérus, elle imprime son cachet et sa propre nature à la maladie préexistante. » J'ai tenu à citer textuellement ce passage du livre de M. Courty, parce qu'il reproduit l'opinion que je ne cesse d'enseigner dans mes conférences cliniques, qu'il reproduit sous une autre forme la loi de Pidoux sur les maladies chroniques, et qu'il donne la véritable pathogénie des affections utérines.

Cette doctrine est aujourd'hui admise par la plupart des médecins qui pratiquent auprès des stations thermales et minérales. Tous les ans ils publient, dans leurs rapports à l'Académie de médecine, des observations concluantes que nous allons retrouver à propos des preuves fournies à la doctrine, par la clinique, par la thérapeutique.

Quant aux maladies diathésiques, tubercule, cancer, la tradition ne laisse aucun doute sur l'influence qu'elles exercent sur le développement des affections utérines. Il me suffit de citer les travaux de Kiwish, de Namias, de Cruveilhier et surtout ceux de MM. Brouardel et Cornil. Ces derniers auteurs ont fait une étude très-détaillée, très-approfondie de la tuberculisation des organes génitaux de la femme. J'y reviendrai lorsque je m'occuperai de l'étude des métrites.

De même les travaux sur le cancer de l'utérus sont trop nombreux, trop connus, pour que je m'attarde plus longtemps à citer les noms des médecins qui ont étudié plus particulièrement le cancer des organes génitaux et sexuels de la femme.

D'après ce qui précède, la tradition ancienne et moderne, on le voit, est en faveur de l'opinion que je défends et que je cherche à faire prévaloir.

Voyons maintenant les preuves fournies par la clinique et la thérapeutique.

§ 4. La CLINIQUE, de même que la tradition, vient confirmer l'exactitude de la proposition que j'ai émise : il n'y a que des affections utérines et non des maladies utérines ; le plus ordinairement ces affections reconnaissent pour cause un état général constitutionnel ou diathésique.

En émettant cette proposition, mon ambition est de montrer que l'utérus est susceptible, comme les autres organes, de subir certaines altérations, certaines lésions sous l'influence des maladies générales constitutionnelles ou diathésiques. Je veux faire pour l'utérus ce que d'autres auteurs ont fait pour la peau (Bazin), pour le voile du palais et le pharynx (Noël Gueneau de Mussy, Barensprung), pour le larynx et les bronches (Pidoux), pour le traumatisme même (Verneuil), etc.

Cette manière de voir jette, suivant moi, une vive lumière sur les affections utérines, sur leur développement, leur marche, leur nature : c'est le point de repère que doit toujours avoir devant les yeux le médecin qui en entreprend l'étude, et l'on comprend combien cette méthode peut être féconde en résultats pratiques et positifs si, conformément à ces idées, on élève le cadre thérapeutique et si l'on adjoint au traitement local, stérile isolément, un traitement général approprié, modificateur de l'influence diathésique ou constitutionnelle.

Quelles sont donc les preuves fournies par la clinique à l'appui de cette doctrine ?

Scrofule. — Voyons tout d'abord la scrofule qui est, de toutes les maladies constitutionnelles, celle qui présente les manifestations les plus fréquentes sur les muqueuses utéro-vaginale et vulvaire ; celle qu'on rencontre le plus souvent comme point de départ des affections utérines chroniques.

Cette maladie constitutionnelle affecte deux modes d'expression, soit qu'elle provoque des inflammations catarrhales proprement dites (vulvite, vaginite, métrites chroniques, avec ou sans granulation, avec ou sans ulcération) ; soit qu'elle détermine sur les muqueuses, ainsi que l'a indiqué M. Bazin, dans son traité sur la scrofule, des éruptions analogues aux scrofulides de la peau (eczéma, herpès de la vulve, du vagin, etc.).

Notons, dès maintenant, que l'on ne rencontre pas sur l'utérus les scrofulides ulcéreuses malignes qui ont été signalées, sous le nom de *lupus*, à la peau, autour des orifices naturels, buccal, nasal, au pharynx et à la vulve où l'on a décrit l'esthiomène ano-vulvaire dont j'ai pu observer cette année un bel exemple dans la salle Saint-Alexis, lit n° 30. Dans ce cas, il s'agit de la forme hypertrophique et tuberculeuse de l'esthiomène vulvo-anal ; j'en ai fait placer le moule dans le musée de l'hôpital, cette forme étant beaucoup plus rare que l'ulcéreuse ou disséquante qui détruit peu à peu toutes les parties molles autour des ouvertures naturelles. Cette grave manifestation de la scrofule sur les parties génitales externes de la femme sera l'objet d'une étude approfondie dans le deuxième fascicule de ce traité clinique.

Je dirai en passant que les affections utéro-vaginales, nées sous l'influence de la scrofule, se caractérisent par leur retentissement dépourvu d'acuité, par leur torpeur, par leur réaction peu vive ; il y a un catarrhe, une sécrétion abondante de liquide utéro-vaginal muqueux, leucorrhéique, tenant en suspension une quantité plus ou moins considérable de leucocytes. On remarque une hypertrophie considérable des tissus ; le col utérin est énorme, car il est le siége de congestions fréquentes, sous l'influence desquelles il s'hypertrophie ainsi que s'hypertrophient le nez, la lèvre supérieure chez les scrofuleux par suite d'inflammations répétées. Ces hypertrophies peuvent alors aider à poser un diagnostic rétrospectif. Je signalerai encore la tendance à l'ulcération. Je reviendrai d'ailleurs sur ces particularités lorsque j'aborderai le diagnostic pathogénique.

M. Tillot, dans sa remarquable thèse, rapporte plusieurs observations où cette influence de la scrofule, sur le développement et la durée de l'affection utérine, ne peut être ni méconnue ni même mise en doute. Dans les cinq observations qu'il cite, il s'agit de femmes atteintes de scrofule, chez lesquelles il a vu, après des causes variables, mais toujours légères, survenir et persister longtemps une métrite chronique.

Voici, du reste, un résumé succinct de ces cinq observations :

Observation I. — Femme de 25 ans, manifestement strumeuse (impétigo de la joue et de la lèvre supérieure). Affection utérine caractérisée par l'hypertrophie et l'ulcération du col.

Obs. III. — Femme de 33 ans, strumeuse, quatre enfants. Depuis le dernier accouchement, symptômes fonctionnels d'une affection utérine. On constate en effet l'hypertrophie du col utérin, l'érosion granuleuse de la lèvre postérieure, la rétroflexion de l'utérus, dont les ligaments suspenseurs sont bien souvent relâchés dans ces cas.

Obs. X. — Femme de 27 ans, portant des traces non équivoques de scrofulose (affections cutanées rebelles, ophthalmies chroniques); d'abord dysménorrhée, puis catarrhe utérin avec métrorrhagie.

Obs. XII. — Femme de 24 ans, strumeuse (impétigo étendu de la face); après un accouchement normal survient une affection utérine : leucorrhée, antéversion de l'utérus, ulcération et granulations du col.

Obs. XIII. — Femme de 25 ans, strumeuse ; leucorrhée habituelle : métrite chronique se déclarant après une fausse couche de six mois.

M. Noël Gueneau de Mussy mentionne, dans une observation, la cinquième de son mémoire, un exemple frappant de métrite strumeuse. Il s'agit d'une femme de 39 ans, strumeuse (gourme, blépharite chronique et acné), qui fut atteinte d'une leucorrhée abondante, avec prurit vulvaire intense, érythème de la vulve, hypertrophie et éruption vésiculeuse du col.

C'est aussi la métrite chronique rebelle qui frappe M. *Desnos* étudiant les affections utérines chez les scrofuleuses ; il signale de même l'abondance de la leucorrhée et la durée interminable du catarrhe.

Enfin sur 71 métrites que, depuis quatre mois, j'ai eu à soigner dans mon service de Lourcine, je trouve 11 métrites chroniques développées chez des femmes présentant des antécédents ou des accidents strumeux.

Ces observations sont concluantes et ne nous permettent pas de mettre en doute l'existence et la chronicité d'affections utérines d'origine scrofuleuse.

Arthritis. — Quelle est la part de l'*arthritis* dans la question qui m'occupe ? Sous la dénomination d'*arthritis* je comprends le rhumatisme et la goutte. Je ne veux pas m'engager dans les controverses auxquelles cette entité morbide, réhabilitée par M. Bazin, a donné lieu et qui existent encore aujourd'hui. Pour moi, cette désignation exprime bien une réalité ; j'accepte pleinement l'arthritis comme entité pathologique, comme maladie chronique, j'en ai sous les yeux de trop nombreux exemples pour ne pas lui conserver toute son acception et toute sa valeur. Cette opinion est soutenue aussi par M. Pidoux, qui regarde l'arthritis comme une maladie chronique dont l'existence est incontestable.

Sous cette influence, on voit survenir des congestions utérines actives, des métrites accompagnées de granulations et d'ulcérations, des poussées congestives aiguës fréquentes, des éruptions concomitantes du vagin et du col, en un mot, des endométrites irritables, à réaction excessivement vive, avec tendance aux métrorrhagies et accompagnées de phénomènes sympathiques variés. C'est ainsi que, dans ma clientèle, j'ai pu observer la concomitance de la lithiase rénale et de la lithiase biliaire chez les malades atteintes de métrite arthritique.

Ces affections utérines surviennent ou s'exaspèrent en même temps qu'une poussée rhumatismale, ou bien elles disparaissent au moment où cette dernière apparaît, affectant alors cette sorte de balancement et subissant cette alternance que l'on remarque entre les diverses manifestations d'une même maladie constitutionnelle. Je signalerai, du reste, des cas, assez fréquents, où des femmes, atteintes de métrite et allant aux eaux, sont prises sous l'influence du traitement minéral et thermal d'une exagération de leur métrite qui est de nature arthritique. Cet état coïncide souvent avec l'apparition ou l'exagération des douleurs rhumatismales. De plus, des éruptions se produisent sur la muqueuse vulvo-vaginale et probablement à la surface de la muqueuse utérine ; il en résulte des vulvites, des vaginites, des endométrites ; et pendant que ces éruptions se montrent sur l'utérus qui présente alors des troubles fonctionnels divers, des poussées analogues se rencontrent soit sur la peau où l'on constate de l'érythème noueux ou papuleux, de l'eczéma, etc., etc., soit sur le pharynx et les bronches, où surviennent les angines et les bronchites si bien décrites par MM. Cazalis et Pidoux. Ces poussées, développées sous l'influence de l'état constitutionnel arthritique, peuvent aller de la congestion simple jusqu'à l'inflammation et même à l'ulcération. De même du côté de l'utérus, sous l'influence de l'arthritis, on voit survenir des congestions avec tendance à la ménorrhagie, des endométrites douloureuses avec leucorrhée, granulations et ulcérations, des éruptions du vagin et du col, etc. Tels sont les caractères qui nous permettent d'affirmer l'existence de la métrite, de l'endométrite arthritique.

Au point de vue qui m'occupe, M. Courty rapporte une observation très-intéressante : « Il s'agit d'une dame âgée de 45 ans, fille d'un père goutteux et d'une mère ayant eu des goutteux dans sa famille, ayant elle-même un frère asthmatique. Cette malade a éprouvé, à plusieurs reprises, des douleurs et du gonflement dans les jointures, surtout dans les petites articulations, dont plusieurs sont restées déformées. Elle rend souvent des urines chargées de sable d'une couleur briquetée. Elle est hémorrhoïdaire et a eu à diverses reprises des fluxions pulmonaires avec congestions persistantes. hémoptysies et tout un cortége de phénomènes qui, par leur gravité et par leur durée, ont inspiré de vives craintes pour sa vie. Depuis quelque temps, les *poumons se sont dégagés,* mais *l'utérus est atteint d'une congestion permanente, survenue sans cause occasionnelle,* s'exaspérant douze jours après la cessation des menstrues, au point de causer de vives douleurs, l'impossibilité de marcher et des troubles généraux graves, diminuant après quelques jours et laissant seulement alors un peu de calme à la malade, avant le retour des époques menstruelles. Celles-ci s'annoncent douloureusement, ce qui n'arrivait jamais auparavant ; après deux ou trois jours, la douleur cesse, mais l'hémorrhagie est plus abondante qu'elle ne l'était avant la maladie utérine. J'ai vu, ajoute M. Courty, cette malade n'ayant pendant cinq ou six mois presque plus de douleur ni de congestion à l'utérus pour recommencer, après ce temps, à souffrir comme auparavant. »

Nous trouvons ici tous les attributs auxquels on reconnaît la métrite arthritique : l'alternance des manifestations, et une métrite douloureuse, compliquée de ménorrhagie et disparaissant quand les bronches et les poumons s'engorgent.

M. Noël Gueneau de Mussy parle à son tour d'une dame ayant eu, à différentes reprises, des arthrites subaiguës, compliquées de rhumatisme musculaire et qui présente de temps à autre un prurit vulvaire avec eczéma de la vulve, du vagin et du col utérin.

M. De Ranse, dans une étude très-bien faite sur l'action des eaux de Néris dans le traitement des maladies des femmes, publiée dans la Gazette médicale des mois de mars, avril et mai 1877, signale plusieurs cas de métrite arthritique.

1° Dame âgée de 32 ans, atteinte d'affection rhumatismale subaiguë et de pharyngite granuleuse, ayant eu de l'eczéma aux oreilles et traitée il y a quelques années pour une métrite granuleuse. Aujourd'hui métrite avec ménorrhagie ; amélioration par le traitement thermal.

2° Malade de 26 ans, sujette à des poussées aiguës de rhumatisme articulaire. Métrite ayant subi d'abord une recrudescence sous l'influence du traitement par les eaux minérales et éprouvant aujourd'hui une grande amélioration.

Telle est, en effet, surtout la marche de la métrite arthritique qui s'irrite d'abord pour se guérir ensuite, comme je le montrerai plus tard.

3° Malade de 34 ans. Rhumatisme articulaire aigu. Métrite avec fongosités. Amélioration analogue à celle du cas précédent.

L'auteur fait remarquer qu'un certain nombre de malades, venues à Néris pour un traitement antirhumatismal, ont vu une grande amélioration s'opérer dans l'affection utérine dont elles ne voulaient pas parler. D'autre part, il a vu celles qui venaient pour des affections utérines, présenter, sous l'influence du traitement, une exacerbation dans les douleurs en même temps qu'un réveil dans l'affection utérine, puis un calme survenir et une grande amélioration s'opérer.

A côté de ces faits, j'ajouterai que plusieurs médecins admettent, depuis Dezeimeris, le rhumatisme utérin ; il existe, en effet, dans la science, un certain nombre d'observations prouvant que le tissu musculaire de l'utérus peut devenir le siége du rhumatisme. C'est un véritable rhumatisme caractérisé par une douleur, plus ou moins violente, limitée à l'utérus ou s'irradiant dans les parties environnantes, lombes, cuisses, etc., etc. Seulement il ne faut pas confondre cette douleur rhumatismale avec la névralgie utérine, qui, elle, existe dans des points isolés et se présente par crises douloureuses, variables en intensité et qui s'accompagne parfois de troubles fonctionnels, de métrorrhagie, etc., etc.

M. Bottentuit, dans une note qu'il m'a remise sur le traitement des affections utérines par les eaux de Plombières, signale l'observation suivante :

Mme X..., âgée de 38 ans, est atteinte d'une métrite depuis trois ou quatre ans, se traduisant par une pesanteur dans le bas-ventre, des troubles fonctionnels, etc., etc. Elle vient à Plombières pour cette métrite. Au bout de dix jours de traitement, à la suite d'une immersion dans un bain à 42°, précédé d'un bain à 36°, elle déclare ne plus ressentir sa pesanteur pelvienne, mais, quatre heures après, surviennent des douleurs articulaires aiguës qui persistent pendant trois semaines. Depuis, cette dame n'a ressenti aucune douleur du côté de l'utérus, mais elle a eu, à plusieurs reprises, des attaques de goutte.

Cet auteur ajoute qu'il a observé, à Plombières, plusieurs cas semblables au précédent.

M. Desnos croit que la diathèse rhumatismale et goutteuse ne porte pas directement sur l'utérus et ses annexes, en ce sens qu'elle ne provoque pas d'emblée d'inflammation qui lui soit propre ; il dit même, dans son excellent travail sur le traitement des maladies utérines par les eaux minérales, que l'utérus est à peu près le seul organe qui fasse défaut sur la liste de ceux qu'attaque le rhumatisme viscéral. Et pourtant, il est bien obligé de reconnaître que chez les femmes atteintes de rhumatisme chronique et constitutionnel, ou chez celles qui sont en puissance de goutte, les causes banales de la métrite agissent avec plus d'énergie et que cette métrite, une fois constituée, de la tendance à persister tant qu'on n'a pas combattu efficacement la maladie constitutionnelle qui la complique.

« Cette métrite, dit-il, emprunte à cette association de la diathèse un caractère d'irritabilité qu'on ne trouve pas dans d'autres formes inflammatoires de l'utérus ; elle présente dans sa marche, dans ses alternatives d'exacerbation et d'amendement, une susceptibilité toujours éveillée par ces mêmes influences climatériques et atmosphériques qui agissent sur le rhumatisme. »

J'ai eu, cette année, dans mon service plusieurs malades atteintes de métrite arthritique, notamment une, couchée dans la salle Saint-Louis, au lit n° 22. Cette malade était atteinte d'une métrite présentant tous les phénomènes d'acuité, de douleur, de disposition hémorrhagique sur lesquels je viens d'insister. Elle avait des antécédents arthritiques prononcés ; elle fut prise, pendant son séjour dans le service, d'un eczéma intertrigo de la face interne des cuisses et des plis génito-cruraux. Cet eczéma avait, en même temps, envahi la vulve, le vagin, le col utérin, et à en juger par la rougeur violacée qu'on apercevait sur les deux lèvres de l'orifice utérin entr'ouvert, il est certain que l'inflammation spécifique s'était étendue jusque sur la muqueuse utérine elle-même. Les élèves ont pu juger par eux-mêmes du développement, du volume et de la sensibilité de cet utérus malade et voir ensuite, sous, l'influence d'un traitement approprié, ces divers accidents sensiblement s'amender. La malade, en effet, qui est encore dans mes salles, est en pleine voie de guérison.

Ma clientèle de la ville me fournit deux cas analogues, sur lesquels je reviendrai plus tard. Je noterai seulement ici que ces malades, atteintes de métrite chronique arthritique, présentent en même temps de la lithiase biliaire et rénale, caractéristique de l'arthritis et de la nature de la métrite. Celle-ci est irritable, réagit violemment sous la moindre cause et se complique, presque à toutes les époques menstruelles qui sont fort abondantes, d'attaques de coliques hépathiques chez l'une, néphrétiques chez l'autre.

Herpétis. — L'herpétis ou la dartre n'est pas admis par M. Pidoux comme maladie constitutionnelle ; il n'est pour lui qu'une dégénérescence, qu'une fusion des autres maladies constitutionnelles, l'arthritis et la scrofule. Sans entrer ici dans cette discussion, j'admets avec M. Bazin cette entité pathologique. Voyons de quelle manière elle se comporte, chez la femme, du côté des organes génitaux.

Les affections herpétiques des membranes muqueuses, dit le savant professeur de l'hôpital Saint-Louis, sont aussi rebelles, aussi tenaces que les affections cutanées ; il cite les catarrhes utéro-vaginaux, avec ou sans éruption dartreuse sur la vulve, sur les parois du vagin, sur le col de l'utérus. Tous les praticiens, ajoute-il, savent combien il est difficile d'obtenir la guérison définitive de ces affections.

Telle est, en effet, l'expression de la vérité. On constate, pour l'herpétisme, les mêmes lésions que j'ai signalées pour les maladies constitutionnelles précédentes, c'est-à-dire des fluxions, des inflammations simples du corps ou du col utérin ou compliquées d'éruptions sur le vagin et surtout sur le col. Ces éruptions sont vésiculeuses, composées soit de vésicules isolées, soit plutôt de plaques formées par la confluence des vésicules herpétiques ou eczémateuses, et elles coïncident avec des éruptions analogues sur d'autres parties du corps, soit sur la peau, soit sur les autres muqueuses. Ces éruptions, à l'état isolé ou par plaques, se reconnaissent facilement. En effet, elles sont disposées sur la muqueuse vaginale ou sur la muqueuse utérine, tantôt sous forme de traînées linéaires, verticales, coupant perpendiculairement les plis transversaux du vagin, tantôt sous forme de plaques plus ou moins arrondies, plus ou moins saillantes, à circonférence plus ou moins inégale. Ces différents aspects permettent de les différencier aisément des follicules de la muqueuse enflammés ou hypertrophiés; ceux-ci, en effet, sont disposés régulièrement suivant les plis transversaux du vagin où ils forment une saillie, une petite élevure rouge. L'éruption herpétique se reconnaît encore à la collerette épidermique qui entoure la vésicule isolée ou les plaques vésiculeuses confluentes, très-apparente surtout lorsque la vésicule s'est rompue et que le liquide transparent qu'elle contient, a disparu. Les élèves qui suivent mes conférences ont pu à différentes reprises constater ces éruptions herpétiques et en établir le diagnostic. Parfois ces inflammations ne se bornent pas à l'utérus; elles s'étendent au péritoine du petit bassin, et il survient une métro-péritonite, ainsi que j'ai pu en constater un cas très-net chez une femme de mon service dont l'observation sera publiée dans le prochain fascicule.

Il est, de plus, fort exact de dire qu'il est excessivement difficile de guérir la dartre utérine.

Chomel a professé la même opinion, et aujourd'hui nous voyons ces mêmes idées défendues par MM. Courty et Noël Gueneau de Mussy.

Les observations, d'ailleurs, en sont nombreuses et concluantes, ainsi qu'on peut s'en assurer.

Outre la malade dont je viens de signaler l'observation, j'ai pu en observer plusieurs autres cette année. Ainsi une malade, traitée sans succès en ville pour une vaginite pendant plus d'une année, et chez laquelle j'ai diagnostiqué une métro-vaginite dartreuse, c'est-à-dire une inflammation due à une éruption herpétique de la muqueuse du vagin et du col. Comme pour confirmer mon diagnostic, cette jeune femme fut atteinte, quelques jours après son entrée dans la salle Saint-Louis, lit n° 10, d'un herpès de la vulve et d'une *angine herpétique* d'une intensité et d'une netteté remarquables. Je prescrivis comme traitement général une cuillerée à bouche, pendant le repas, de la solution suivante :

Eau..	300 gr.
Arséniate de soude..............................	20 centigr.

et, comme traitement local, les émollients d'abord, sous forme de cataplasmes Lelièvre, introduits quotidiennement, par la malade elle-même, au moyen de l'ingénieux instrument porte-topique de M. Delisle; les bains sulfureux ensuite, avec la canule vaginale en verre, percée de nombreux trous, que j'ai mis en usage dans mon service et qui permet au liquide médicamenteux de baigner (pendant toute la durée du bain) les muqueuses malades. La guérison fut obtenue en peu de temps.

Deux autres malades de la salle Saint-Alexis, couchées l'une au lit n° 16, l'autre au lit n° 42, sont de même atteintes d'une métro-vaginite dartreuse dont les symptômes sont des plus concluants. Chez la première, notamment, les élèves ont parfaitement pu voir évoluer l'herpétis. Le succès obtenu jusqu'à présent par le traitement, pour être moins brillant et moins rapide que dans le cas précédent, n'en est pas moins incontestable ; l'amélioration est manifeste.

On trouve d'ailleurs, dans la science, un certain nombre d'observations se rapportant aux faits précédents.

Duparcque (*Traité des maladies des femmes*) cite deux observations d'herpétisme du col. Chez l'une de ses malades, le col utérin était parsemé de points rouges assez semblables à des piqûres de puces, discrètes à la circonférence du col, confluentes en s'approchant de l'orifice, d'où s'échappait un liquide séro-muqueux incolore assez abondant (*eczéma du col*). Du reste, la malade avait eu pendant longtemps une affection vésiculeuse de même nature à la partie interne des cuisses, avec prurit. La guérison fut obtenue au moyen de bains sulfureux.

M. Noël Gueneau de Mussy (*Mémoire sur l'herpétisme utérin*) mentionne notamment six observations où la nature dartreuse de l'affection ne peut être mise en doute un seul instant : il s'agit de femmes ayant eu des affections dartreuses de la peau, qui, en un moment donné, en présentèrent d'analogues sur la vulve, sur le vagin et sur le col, et chez lesquelles s'établit une métrite.

Voici, du reste, ces observations résumées très-brièvement :

Observation I. — Femme de 25 ans. Eczéma de la région

fessière, des cuisses, des mains et de la face. Éruption vésiculeuse fine (eczéma) des culs-de-sac utéro-vaginaux, du col utérin ; leucorrhée.

Obs. II. — Femme de 36 ans, syphilitique, manifestations dartreuses : blépharite dartreuse, plaques de pityriasis sur le cou ; herpès sur la partie postérieure du cou : eczéma intertrigo dans les plis génito-cruraux avec démangeaisons insupportables. Catarrhe utérin, engorgement utérin, eczéma du col, puis érosion et ulcération du col.

Obs. III. — Femme dartreuse (affections cutanées à diverses reprises ; eczéma de la vulve, prurit intense). Métrite avec tendance ménorrhagique, érosion fongueuse du col consécutive à l'eczéma.

Obs. IV. — Femme née d'un père dartreux, ayant elle-même plusieurs affections cutanées prurigineuses et de l'intertrigo ; métrite chronique, eczéma du col et de la vulve.

Obs. VI. — Femme de 49 ans, dartreuse (éruption sur les membres supérieurs) ; métrite chronique, érosion granuleuse du col.

Obs. VII. — Femme de 28 ans, dartreuse (herpès de la région fessière, de la vulve et du col utérin) ; métrite du col s'établissant comme les précédentes, sans autre cause appréciable.

M. Bordier, dans le numéro de la Gazette hebdomadaire du 26 janvier 1877, a publié un cas très-intéressant de métrite qu'il considère comme étant de nature dartreuse et qui me paraît plutôt, d'après les antécédents héréditaires de la malade, d'après les phénomènes morbides dont elle a été atteinte (eczéma des deux oreilles, lichen de la nuque, névralgies, probablement eczéma de la vulve), devoir être considérée comme étant d'origine arthritique. Quoi qu'il en soit, voici le résumé de cette observation :

Femme de 24 ans, père arthritique ; du côté maternel, phthisie diabétique (bisaïeule) ; grand'mère (cancer utérin) ; tante (prurit vulvaire ; eczéma des deux oreilles). Cette jeune femme est sujette aux névralgies, à l'angine granuleuse ; elle s'enrhume facilement l'hiver ; elle a du lichen de la nuque et une dermatose indéterminée de la vulve, des tubercules pulmonaires et de la dysménorrhée pseudo-membraneuse. Comme il arrive souvent, cette dysménorrhée guérit à la suite de deux grossesses heureuses ; de plus, il y eut arrêt de la tuberculisation pulmonaire.

Fort de cette observation, M. Bordier attire l'attention sur les troubles diathésiques de la muqueuse du corps même de l'utérus. Pour lui, cette dysménorrhée pseudo-membraneuse est un cas de dartre intra-utérine ; aussi la désigne-t-il sous le nom de *dysménorrhée pseudo-membraneuse exfoliatrice de nature dartreuse.*

Il y aurait eu, dans ce cas, à la surface de la muqueuse intra-utérine, une éruption herpétique, comme il est fréquent d'en voir sur les muqueuses du voile du palais et du pharynx ; si la dartre intra-utérine est plus contestée, c'est uniquement parce qu'elle est moins facile à constater.

Outre les observations de ces cas types dont j'ai parlé plus haut, nous voyons, d'après ma statistique, que, sur 71 cas de métrites, observées en quatre mois à Lourcine, 10 doivent être rapportées à l'herpétis, soit qu'il les ait engendrées directement, soit seulement qu'il leur ait fait revêtir une forme chronique, interminable.

Syphilis. — La syphilis joue le même rôle que les précédentes maladies constitutionnelles dans la pathogénie des affections utérines. Sans parler ici des accidents syphilitiques qui se développent fréquemment sur le col utérin (chancre, plaques muqueuses), je signalerai seulement les métrites qui sont le fait du retentissement de la vérole sur l'utérus. Je signalerai de même une autre action de la syphilis, mise en lumière par M. Noël Gueneau de Mussy. En effet, selon ce médecin distingué, la syphilis agirait parfois indirectement, jouant le rôle de cause occasionnelle et faisant éclore, chez une femme herpétique, par exemple, des manifestations herpétiques. Cet auteur, qui a été pendant plusieurs années médecin de l'hôpital de Lourcine, a vu souvent des manifestations herpétiques succéder à la syphilis, vérité qu'il exprime ainsi : « La vérole est un fumier qui favorise l'éclosion de tous les germes diathésiques ! » Sur 71 métrites, j'en ai observé 23 qui étaient dues à la syphilis.

Chlorose. — Sur le même plan que ces maladies constitutionnelles, je placerai la chlorose, qui exerce en réalité une grande influence sur la pathogénie des affections utérines. La chlorose est constituée par une déglobulisation spontanée du sang, liée le plus ordinairement à des changements organiques importants dans la vie de la femme, tels que la puberté surtout et la ménopause. Je n'ai pas à rechercher ici comment s'opère cette déglobulisation; il me suffit de savoir que très-souvent la chlorose est une cause prédisposante générale de l'affection utérine, et que, lorsque celle-ci est développée, la chlorose augmente à son tour et s'accentue de plus en plus. Dans certains cas, il est vrai, il sera bien difficile de suivre la véritable filière pathogénique; car parfois la chlorose et les affections utérines auront une apparition à peu près simultanée; l'incertitude sera d'autant plus grande, que l'affection utérine pourra être la conséquence d'une maladie constitutionnelle, et que la chlorose, survenant à son tour sous l'influence de la même cause, sera alors un phénomène concomitant et aggravant. C'est en pathologie surtout qu'on voit le cercle vicieux s'établir, et c'est précisément dans ces cas qu'il est le plus difficile à briser! L'observation, cependant, nous enseigne que, si la chlorose est quelquefois concomitante, d'autres fois conséquence, elle est très-souvent aussi cause d'affection utérine. En effet, parmi mes observations, je trouve 11 cas sur 71 dans lesquels la chlorose a joué un rôle prépondérant.

M. Tillot rapporte, à ce sujet, deux observations intéressantes : dans la première, il s'agit d'une femme de 24 ans, chlorotiquo, dysménorrhéique, qui eut deux grossesses; après la dernière, il survint de la leucorrhée, des douleurs lombaires et hypogastriques, une métrite chronique. Le col utérin était volumineux et présentait, sur la lèvre antérieure, une érosion avec des granulations. Dans la seconde, il s'agit de même d'une jeune femme, âgée de 21 ans, chlorotique, qui, sans grossesse antérieure ni avortement, fut atteinte d'une métrite chronique avec antéflexion, hypertrophie du col et catarrhe utérin.

Chez les vierges, on trouve des cas indiscutables de métrite chlorotique. J'ai pu en observer deux cas cette année; une de ces malades est encore couchée au lit n° 46 de la salle Saint-Alexis.

Pour M. Tillot, l'état chlorotique paraît, du reste, prédisposer aux phlegmasies péri-utérines plutôt qu'aux affections utérines proprement dites; ce sont du moins ces phlegmasies que ce savant médecin a observées en pareil cas.

J'ai terminé l'examen du contingent fourni à la pathogénie des affections utéro-vaginales par les maladies constitutionnelles. Voyons quelle influence doit être attribuée aux maladies *diathé-*

siques ? Cette étude sera courte, car les phénomènes, ici, sont d'une netteté qui ne permet pas la discussion.

Il est d'expérience, dit M. Desnos, qu'il existe chez les tuberculeuses affectées de métrite une sorte d'alternance entre les manifestations des lésions pulmonaires et les symptômes de la phlegmasie utérine ; de telle sorte que, lorsque la métrite s'amende, la phthisie pulmonaire s'aggrave, et réciproquement ; de là, l'indication formelle de ne pas chercher à supprimer la métrite tuberculeuse, qui joue alors, vis-à-vis de la diathèse, le rôle de soupape, si cette expression est permise, et d'en atténuer tout au plus les accidents inflammatoires si elle devient par trop vive, afin seulement d'empêcher que les symptômes de la métrite ne prédominent au point d'épuiser la malade.

Le précepte, en effet, est bon à retenir : il ne faut pas supprimer les accidents utérins, de peur que la tuberculose pulmonaire n'en reçoive une stimulation redoutable.

La métrite, chez une tuberculeuse, peut se développer spontanément (Tillot, obs. XVI) ; mais, le plus souvent, elle semble attendre une impulsion accidentelle, favorable à son développement, telle qu'un accouchement, un avortement ; ces résultats doivent être tenus en ligne de compte lorsqu'on étudie et calcule l'influence de la grossesse sur le développement de la tuberculose ; d'autant plus que, comme le fait remarquer le professeur Gosselin, la métrite est souvent hémorrhagique, et qu'elle peut devenir à son tour aussi, soit un point de départ de la phthisie chez les sujets prédisposés, soit une aggravation chez les personnes qui en ont déjà subi les premières atteintes.

La thèse de mon collègue, M. Brouardel, contient de nombreuses observations toutes concluantes en faveur de cette opinion. Je ne saurais donc mieux faire que de renvoyer le lecteur à ce travail, me réservant de l'utiliser, lorsque j'étudierai les attributs symptomatiques de la métrite tuberculeuse.

On trouvera de même, dans le *Traité d'histologie pathologique* de MM. Cornil et Ranvier, des indications précieuses sur l'existence, les allures et les effets des affections génitales d'origine tuberculeuse.

Quant à la diathèse *cancéreuse*, il me suffit d'en citer le nom pour que l'on soit convaincu que cette influence diathésique sur l'utérus ne peut être révoquée en doute.

Telles sont les preuves fournies par la clinique à l'appui de la doctrine sur le développement des affections utérines. On le voit, elles sont nombreuses, et elles l'eussent été davantage si j'avais voulu rappeler les faits observés par les médecins des eaux minérales, et qui sont consignés par eux dans les rapports annuels qu'ils adressent au ministère de l'agriculture et du commerce. Ces praticiens observent journellement des femmes qui, ayant subi un traitement local pendant des années, des cautérisations par une foule de procédés, guérissent promptement, relativement du moins, par un traitement thermal et minéral, dirigé avec quelque discernement contre l'état général constitutionnel ou diathésique. Journellement, ils constatent les concomitances que j'ai signalées entre les affections utérines et les affections correspondantes des muqueuses ou de la peau ; les déplacements, les alternances de ces affections, qui ont été décrits sous le nom de *métastases*. Ils sont à même surtout de vérifier les heureux résultats de la thérapeutique minérale et thermale, attaquant directement l'état général prédominant.

§ 5. C'est, en effet, la THÉRAPEUTIQUE qui me fournira la troisième preuve sur laquelle repose l'opinion que je cherche à faire prévaloir ; c'est à elle que je demanderai les derniers arguments, ceux qui, je l'espère, emporteront la conviction des médecins non prévenus et qui prouveront l'importance et la vérité de la *doctrine* que je soutiens. Je n'entrerai pas dans de longs développements, puisque cette question sera plus tard l'objet d'études spéciales, lorsque j'aborderai la thérapeutique générale des affections utérines, surtout celle par les eaux minérales et thermales, par l'hydrothérapie et la thérapie marine. C'est cette thérapeutique qui montrera, par les résultats heureux obtenus constamment dans le traitement des affections utérines, que cette doctrine de la pathogénie de ces affections repose sur des bases solides et inébranlables. Du reste, les médecins et les élèves qui suivent mes conférences peuvent déjà juger par eux-mêmes, d'après les résultats obtenus dans mes salles, de l'efficacité du traitement des affections utérines, lorsqu'on a su s'adresser directement à l'état général sous l'influence duquel elles se sont développées.

La thérapeutique générale des affections utérines consiste dans l'emploi d'une médication interne variable selon le cas : c'est ainsi que, dans la scrofule, j'administre l'huile de foie de morue, la solution au tartrate ferrico-potassique, la teinture d'iode ; cette dernière doit être prise, selon le précepte de Trousseau, non pas avant, mais bien pendant le cours du repas ; elle est ainsi bien mieux tolérée pendant plus longtemps et à plus forte dose. Mon illustre maître, Trousseau, a pu, par cette méthode, ordonner et faire tolérer, contre des névralgies rebelles, jusqu'à 120 gouttes d'essence de térébenthine. Dans l'arthritis, je conseille les amers et les alcalins ; dans la dartre, les arsenicaux ; dans la syphilis, l'iodure de potassium à petite dose, de 25 à 50 centigrammes par jour, 1 gramme au plus ; dans la chlorose, enfin, le quinquina, le fer, le vin de Bagnols-Saint-Raphaël. J'emploie en même temps le traitement balnéaire : les bains sont, selon les cas, sulfureux, alcalins, arsenicaux, mercuriaux ou émollients ; toujours ils sont pris avec une canule vaginale, de façon à permettre aux parois du vagin et au col utérin d'être en contact avec le liquide médicamenteux.

Mais il ne faut être exclusif en rien. Je ne me contente pas du traitement général, je lui adjoins un traitement local plus ou moins énergique, allant du cautère actuel, de l'acide nitrique, souvent employés dans mes salles, aux applications de teinture d'iode, aux solutions faibles de nitrate d'argent. Cette modification locale agit alors d'autant mieux que le terrain a été mieux préparé et préalablement modifié par une médication générale s'adressant à la maladie constitutionnelle. Les résultats thérapeutiques, heureux et obtenus rapidement, me confirment dans l'idée que les accidents utérins sont bien dus à des affections, et non à des maladies, et que ces affections sont presque toujours sous l'influence d'une maladie constitutionnelle. C'est cette vérité que M. Courty exprime en ces termes : « L'épreuve par le traitement est la véritable pierre de touche de la nature des maladies utérines. »

La tradition, la clinique, la thérapeutique concordent, on le voit, à démontrer quelle est la véritable pathogénie des affections utérines. J'espère en avoir fourni assez de preuves convaincantes pour ne laisser, à ce sujet, aucune indécision dans l'esprit des cliniciens, et pour avoir, par suite, démontré toute l'insuffisance et la stérilité de l'action médicale des praticiens localisateurs, des praticiens qui, méconnaissant la véritable nature des affections utérines, ne voient que la lésion et dirigent contre elle tous leurs efforts. Interprétant à l'avenir la pathogénie des affections utérines comme elle doit l'être, tout en ne négligeant pas les moyens thérapeutiques locaux qui doivent modifier l'état local, le rôle des médecins sera plus élevé ; car ils chercheront en même temps à traiter et à guérir les maladies constitutionnelles, cause de ces affections.

§ 6. Causes prédisposantes locales. — Quel rôle faut-il attribuer aux causes prédisposantes locales dans la pathogénie des affections utérines? Je ne reconnais à ces causes, et à juste droit comme j'espère le prouver, qu'une influence prédisposante, contrairement à ce que nous avons vu pour les causes générales. Celles-ci, en effet, agissent directement sur le vagin, l'utérus ou sur les annexes, et l'affection utérine qui, sous leur influence, peut se développer en dehors de toute excitation, est *protopathique*. Qu'au contraire certaines causes locales appellent, par leur action, une manifestation de la maladie générale, l'affection utérine qui en résultera sera *deutéropathique*.

Ces causes locales ont été considérées par quelques auteurs, notamment par M. Courty, comme déterminantes, comme pouvant donner lieu par elles-mêmes à des affections utérines. C'est, à mon avis, leur faire jouer un rôle trop important ; je crois, en effet, qu'elles n'agissent point aussi efficacement, mais qu'elles marquent seulement le début, l'éclosion de la manifestation de l'état constitutionnel ou général sur l'appareil utérin. Elles nous expliquent la facilité avec laquelle cet appareil est influencé par les maladies, soit constitutionnelles, soit diathésiques ; c'est à elles qu'il faut attribuer les complications qui surgissent dans le cours des affections utérines ; ce sont elles qui en troublent la marche, donnent si souvent lieu aux rechutes, aux symptômes insolites, aux phénomènes réflexes ou sympathiques, augmentent les difficultés du traitement, retardent la guérison et assombrissent par conséquent beaucoup le pronostic.

Les dispositions anatomiques, les fonctions physiologiques dans lesquelles elles résident donnent l'explication de la forme de la lésion, de la prédilection du siége, de la fréquence même de certaines affections ; mais l'observation a montré qu'elles sont insuffisantes à les créer de toutes pièces, en dehors de tout état constitutionnel. Ce dernier, au contraire, doit toujours être recherché avec beaucoup de soin ; car souvent il n'existe qu'à l'état latent, n'attendant, pour se manifester, qu'une occasion, qu'il rencontre dans une circonstance parfois fort insignifiante en apparence.

§ 7. Or donc, quelles sont ces causes prédisposantes locales ?

Elles résultent en partie, ai-je dit, de certaines CONDITIONS ANATOMIQUES, telles que la situation de l'utérus, ses rapports, les différentes phases de son développement, sa structure, etc.

C'est ainsi que la *situation inférieure* déclive de l'utérus rend compte de la fréquence de ses congestions, de son inflammation même et de la difficulté que l'on rencontre à les résoudre. La multiplicité, la nature de ses moyens de suspension et l'altération qu'ils éprouvent par l'accomplissement même des fonctions de la génération, expliquent par leur laxité, leur distension excessive, les divers et fréquents déplacements de la matrice. Ses rapports avec la vessie d'un côté, avec le rectum de l'autre, sa situation dans l'excavation pelvienne au milieu d'un tissu cellulaire abondant, entre deux replis d'une séreuse dont la susceptibilité est malheureusement trop connue, rendent compte de l'influence des inflammations de voisinage et de la propagation morbide qui peut se faire de ces organes à l'utérus ou réciproquement.

Les *diverses phases du développement* de l'organe de la gestation disposent l'utérus à devenir malade sur un point de préférence à un autre. Ainsi, le développement précoce du col explique l'invasion de la cavité cervicale par l'inflammation catarrhale, même avant la puberté, tandis que la prépondérance ultérieure du corps explique la fréquence des maladies du corps chez la femme adulte. D'autre part, un arrêt de développement peut suffire pour causer une flexion excessive surtout en avant ; ce qui n'est guère alors qu'une persistance ou qu'une exagération de l'état normal.

Quant à la *structure* de l'utérus, elle fournit l'explication de certains états morbides, tels que l'hypertrophie générale ou partielle, les fibrômes, les polypes, etc., dus à la prédominance du tissu fibro-musculaire. De même la richesse vasculaire et l'activité circulatoire prédisposent à l'inflammation aiguë ou chronique, totale ou partielle, primitive ou consécutive. Je rappellerai le rôle important joué par les lymphatiques utérins dans les accidents puerpéraux sur lesquels, malgré leur gravité et l'intérêt que présente leur étude, on me permettra de ne pas insister ici, puisqu'ils sortent du cadre que je me suis tracé. C'est encore pendant la puerpéralité que l'on observe le phlegmon utérin et la suppuration interstitielle du tissu utérin dont la rareté, en tout autre temps, est expliquée par l'absence ou par la faible quantité du tissu cellulaire dans la structure de l'utérus. La présence d'une membrane muqueuse, riche en vaisseaux, riche en glandes, dispose essentiellement l'utérus aux inflammations et aux affections catarrhales. La muqueuse du col et notamment celle de l'orifice vaginal, selon la remarque de Tyler Smith, de MM. Bernutz, Lasègue, etc., etc., peut, comme les autres ouvertures naturelles qui donnent accès aux cavités viscérales, être le siége de prédilection de la blennorrhagie, d'éruptions de natures diverses, de syphilides, d'herpétides, d'ulcérations, de granulations, etc.

Je signalerai seulement le feuillet séreux péritonéal, si prompt à s'enflammer, et la pelvi-péritonite dont les caractères sont maintenant bien connus et dont les conséquences sont parfois si fâcheuses soit temporairement, soit définitivement au point de vue de l'accomplissement normal des fonctions de l'utérus. La solidarité, en effet, des fonctions du système utéro-ovarien explique très-bien cette influence réciproque des affections de l'ovaire, de la trompe et de l'utérus. Ces considérations n'ont pas que des conséquences spéculatives; elles présentent surtout des enseignements pratiques qu'une observation attentive et une expérience déjà longue m'en ont fait tirer, que je résume par le conseil suivant : *s'abstenir de toute pratique chirurgicale sur l'utérus lorsqu'il existe une pelvi-péritonite, même chronique.* Les accidents graves, parfois mortels, signalés à la suite du cathétérisme utérin, de la cautérisation, et même du toucher vaginal et de l'application du spéculum, sont des résultats de pelvi-péritonites qui n'ont pas eu d'autres causes. D'où, ce second précepte sur lequel j'appelle fortement l'attention : *s'assurer toujours de l'état des annexes avant de faire une opération sur l'utérus.*

§ 8. Les CONDITIONS PHYSIOLOGIQUES, auxquelles est soumis l'utérus, donnent aussi la clef d'une foule de phénomènes pathologiques et même thérapeutiques, puisque, dit M. Courty, on peut en tirer un grand parti pour le traitement des affections utérines. Il suffit de se rappeler le mode de vitalité de la matrice, et les actes physiologiques élémentaires qui sont nécessaires au complet accomplissement de ses fonctions. On sait, en effet, avec quelle facilité elle subit les modifications les plus considérables, et, par suite, les altérations les plus remarquables dans sa structure, dans son innervation, dans sa circulation, dans son tissu tout entier, on connaît, en un mot, les changements profonds et incessants qui se produisent dans sa nutrition, suivant l'âge de la femme ou pendant la période menstruelle, pendant la grossesse, après l'accouchement. On ne sera donc pas étonné de la part considérable de ces conditions physiologiques dans l'aggravation, dans la durée des affections utérines, ainsi que dans les récidives que l'on observe si souvent à la suite des règles, ou à la suite de l'accouchement.

M. Courty a étudié avec le plus grand soin toutes ces causes prédisposantes locales, sur lesquelles je désire avec lui attirer l'attention. Je citerai au premier rang la *menstruation*. Trois actes physiologiques élémentaires concourent à l'accomplissement de cette fonction périodique : la fluxion, la congestion, l'évacuation critique du sang. Que l'un d'eux vienne à manquer, la fonction est anormale. Tous trois interviennent dans presque toute affection utérine, comme cause ou comme complication. Aussi le médecin doit-il surveiller avec soin, surtout le dernier, plus facilement perceptible, afin de les stimuler ou de les diminuer suivant les cas. En effet, il a pouvoir sur eux, soit pour en annuler ou modérer l'influence, soit pour en modifier l'expression, soit enfin pour en combattre les effets. Ces trois actes se commandent mutuellement : l'énergie de la fluxion augmente la congestion, et la congestion par son intensité exagère l'évacuation. Que l'équilibre soit rompu entre ces divers éléments essentiels de la fonction menstruelle, et l'affection utérine éclate ! Et, résultant d'un trouble circulatoire, elle se présente avec des caractères anatomiques qu'on peut prévoir, ce sont la congestion, l'inflammation, l'hypertrophie, terme extrême de la métrite, qui dominent. On devine d'ailleurs aisément les rechutes qui vont se produire à chaque période menstruelle et les aggravations qui ne manqueront pas d'en résulter. C'est là, en effet, le véritable rôle, la manifestation réelle de cette cause locale. Tous les troubles menstruels sont loin d'être inévitablement suivis d'affections utérines : il faut avant tout qu'un état constitutionnel préexistant ait préparé soit insidieusement, soit ouvertement le germe qui aura pu jusqu'alors rester latent, mais qui se développera sous l'influence nocive de l'accident menstruel.

La fluxion n'a pas seulement pour effet de préparer, d'attirer la congestion, de déterminer l'hémorrhagie, de favoriser ou d'exagérer le flux, d'aider l'hypertrophie, d'entretenir l'engorgement et de fournir à l'inflammation ses éléments naturels, elle entrave encore le traitement, prolonge la maladie par la périodicité de ses retours, l'aggrave souvent par son intensité, joue enfin le principal rôle dans les rechutes qui suivent trop fréquemment une guérison apparente.

« La congestion, dit Aran, doit être envisagée sous deux aspects particuliers : tantôt elle est liée à une maladie, actuellement existante, du système utérin dont elle n'est qu'un épiphénomène, ou dont elle constitue une complication, dont elle retarde ou empêche la guérison ; tantôt elle existe primitivement dans l'utérus ou dans le système utérin et *facilite* le développement d'affections nouvelles ; elle constitue à proprement parler un élément des maladies utérines et devient une source d'indications thérapeutiques. L'indication capitale, en effet, peut se subdiviser : ne doit-on pas d'abord diminuer l'état congestif à l'époque des règles ; ensuite, combattre la congestion qui persiste après chaque époque jusqu'à la suivante ? »

« L'évacuation pèche par excès ou par défaut. Par excès, elle constitue pour ainsi dire une maladie ; par défaut, elle empêche la crise naturelle de s'opérer et laisse l'utérus congestionné. »

§ 9. Les phénomènes physiologiques qui se passent dans l'utérus à chaque menstruation se produisent avec bien plus d'intensité pendant la *grossesse*.

Ici la fluxion et la congestion sont continues, mais l'évacuation sanguine n'a pas lieu, du moins dans l'immense majorité des cas, où la déplétion ne se produit qu'après l'accouchement. Qu'une cause quelconque vienne à l'empêcher, on verra survenir une affection utérine, toujours dans les mêmes conditions que j'ai réservées plus haut.

On voit donc que c'est à juste titre que je fais jouer à la grossesse un rôle important parmi les causes prédisposantes locales des affections de l'appareil génital. Il sera plus important encore si on tient compte des modifications profondes subies par le tissu utérin sous l'influence de la gestation.

On sait en quoi consistent ces modifications : de l'afflux sanguin plus considérable et de la richesse circulatoire plus grande de l'utérus gravide résultent l'hypertrophie de tous les éléments et même la formation d'éléments nouveaux. Au contraire, quelques jours après l'accouchement s'opère un travail de régression, une évolution rétrograde, consistant dans l'atrophie de certains éléments et dans la disparition de certains autres. La muqueuse utérine, par exemple, subit alors une rénovation complète, analogue du reste à celle plus ou moins partielle qu'on constate quelquefois dans certains cas de menstruation difficile, tant ce fait est la caractéristique de la vie propre et de l'activité de l'utérus.

De ces changements fréquents dans la structure de l'utérus, résulte une remarquable instabilité de cet organe, qu'on ne retrouve dans aucun autre et qui donne raison de la facilité avec laquelle les affections utérines peuvent alors se développer.

Ces considérations inspirent à M. Courty les réflexions suivantes :

« La structure de l'utérus est en rapport avec les modes de manifestation tout à fait spéciaux des fonctions nutritives et de la vie propre de cet organe. Ce qui caractérise son tissu, c'est la présence d'éléments fibro-plastiques, c'est la disposition continuelle, incessante à l'hypertrophie, soit par la formation d'éléments nouveaux, soit par l'augmentation du volume de ses propres éléments, pour suffire à l'ampliation considérable que subit l'organe pendant la grossesse, à l'énergie, à la richesse de sa circulation pendant la même époque, à la continuité du mouvement fluxionnaire normal dont il est le siége, à la violence des contractions qui doivent momentanément l'animer. Ce tissu est toujours en instance d'organisation : l'hypertrophie, l'atrophie, sont en quelque sorte des fonctions par lesquelles il se réalise tour à tour et à plusieurs reprises pendant la vie de la femme des différences profondes dans la structure de l'utérus. S'hypertrophiant pendant la grossesse, s'atrophiant après l'accouchement pour revenir à ses dimensions normales, il semble n'avoir en partage, au lieu de la stabilité propre aux autres organes et à leurs éléments, qu'une instabilité continuelle, qu'une mobilité incessante, qu'une tendance constante à l'accroissement et au décroissement. Ces dispositions anatomiques, accusées par la nature même du tissu, par la présence, surtout dans la muqueuse, de l'élément organisateur par excellence, l'élément fibroplastique, coïncident avec des dispositions physiologiques analogues, telles que l'habitude des mouvements fluxionnaires, l'alternance de la congestion et de la déplétion. »

Or, on a précisément vu que les tendances fluxionnaires, plastiques, hypertrophiques caractérisent la plupart des affections utérines comme elles caractérisent les fonctions de l'organe. La fluxion, l'exubérance plastique, l'hypertrophie portent sur tous les éléments à la fois ou seulement sur certains d'entre eux; de là la fréquence des engorgements inflammatoires, des congestions, des flux, des tumeurs, et des productions homologues de toutes sortes.

Localisée sur la muqueuse, limitée à une faible étendue, portant sur la partie la plus superficielle des papilles du derme, sur ses vaisseaux, sur l'épithélium qui la recouvre, cette hypertrophie donne naissance aux granulations si fréquentes du col et du corps utérin ; se concentrant sur les éléments glandulaires, elle préside au développement des tumeurs, kystes et polypes folliculaires ; siégeant dans le tissu propre, dans la totalité de ses éléments, elle donne naissance à l'hypertrophie proprement dite, généralisée, *totius substantiæ*, concentrique. Elle peut d'ailleurs s'étendre à l'utérus entier ou se limiter soit au corps, soit au col, soit même à un des segments du col ou du corps, à l'une des parois de celui-ci, à l'une des lèvres de celui-là. N'envahissant enfin que certains éléments à l'exclusion de certains autres, elle donne naissance soit aux tumeurs vasculaires, soit aux fibroïdes, soit aux corps fibreux, soit aux polypes.

Si la grossesse, en vertu des modifications qu'elle imprime à la nutrition et à la structure de l'utérus, joue un rôle si important dans le développement des affections utérines, il est facile de comprendre que l'*accouchement*, par suite du traumatisme infligé à la matrice, doit jouir d'une influence encore plus efficace.

La métrite post-puerpérale, si communément observée, est un fait qui a convaincu tous les praticiens de l'action mécanique de l'expulsion fœtale. Celle-ci, en effet, ne se fait qu'au prix d'une certaine violence, accompagnée de douleur, d'écoulement de sang, de contusion, de perte de substance, de déchirure du col et de la muqueuse ; elle est suivie d'une période de réparation, de substitution, de cicatrisation pour ainsi dire qui, pour n'être pas réellement bourgeonnante comme dans une solution ordinaire de continuité, ne s'obtient néanmoins qu'au prix d'un travail inflammatoire notable et d'une fièvre traumatique qu'aujourd'hui on n'explique plus par l'apparition d'un acte physiologique, la sécrétion du lait.

De l'observation attentive des faits découlent les indications qui doivent régler la conduite du médecin auprès d'une femme en couches. Il doit la surveiller attentivement et favoriser le travail d'involution qui doit se produire après l'accouchement comme après l'avortement, par le repos le plus complet, ordonné pendant tout le temps, qu'il n'aura pas nettement observé le retour de l'utérus à son volume normal, c'est-à-dire pendant cinq à six semaines. Et à plus forte raison doit-il redoubler de prudence et de précautions si la femme a été ou est atteinte d'une affection utérine.

Le « *qui peut le plus peut le moins* » est ici d'une vérité absolue. Qui a pu engendrer peut perpétuer, peut développer, peut rappeler ou faire renaître, en mettant à profit les moindres velléités morbides subsistantes ou les prédispositions préexistantes. Aussi peut-on annoncer presque à coup sûr que telle femme qui a eu de nombreuses couches, surtout à des intervalles de temps peu éloignés, est atteinte de métrite et le plus ordinairement de métrite parenchymateuse à forme chronique.

En effet, ce n'est pas seulement à cause de leur rôle, qui n'est en réalité que secondaire, dans la production des affections de la matrice, que ces propriétés physiologiques sont intéressantes à étudier, mais bien à cause de la forme, de la marche, des rechutes, qu'elles impriment à ces affections, et par conséquent à cause des symptômes qu'elles leur imposent, ainsi que je le montrerai plus tard.

La grande tendance à se modifier et à s'adapter au rôle qu'il doit jouer dans la menstruation, la conception, la grossesse, l'accouchement, l'utérus la conserve dans toutes les circonstances qui le mettent dans des conditions plus ou moins analogues à ces causes prédisposantes locales. Qu'il préexiste alors une maladie constitutionnelle ou diathésique, une affection utérine ne manquera pas de survenir.

C'est ainsi que tous les auteurs ont signalé l'*avortement* comme une cause locale prédisposant fréquemment aux affections utérines.

Aran évalue aux *deux tiers* environ de toutes les affections utéro-ovariennes, celles qui viennent après l'accouchement et l'avortement, à *un quart*, celles qui atteignent les accouchées, en dehors d'une relation directe avec la parturition, et à *un dixième* celles que l'on observe chez des femmes vierges ou nullipares.

M. Courty accepte ces chiffres.

Si je consulte le relevé des malades qui ont été soignées dans mon service depuis le mois de janvier 1877, je vois que, sur 71 métrites observées :

32 l'ont été chez des femmes ayant eu une ou plusieurs grossesses ;

17 chez des nullipares ;

1 chez une vierge ;

et que 21 fois les renseignements à ce sujet n'ont pas été mentionnés.

Cette statistique se rapproche donc assez de celle d'Aran ; elle serait même plus élevée. Je ne puis néanmoins lui accorder encore une grande valeur, car elle porte sur un trop petit nombre de faits. Dans quelques années, au contraire, je serai à même de fournir sur cette question d'étiologie des résultats plus concluants.

Il est indispensable d'observer après l'avortement les mêmes précautions conseillées après l'accouchement. Je n'ai jamais eu qu'à me louer de les prolonger jusqu'à ce que la matrice soit revenue complétement sur elle-même. Les fausses couches, en effet, semblent, plus encore que l'accouchement naturel et à terme, disposer l'utérus à devenir malade et l'exposer davantage aux engorgements, aux congestions tenaces, aux inflammations chroniques.

On ne sera pas étonné non plus de voir alors d'anciennes affections utérines présenter une nouvelle acuïté et survenir des rechutes, parfois très-graves, en tout cas très-fréquentes.

§ 10. — Le rôle de la *ménopause* est assez marqué. Aussi dans cette étude pathogénique je ne puis passer sous silence cette époque, dite à juste raison *critique*. En effet, à cette période ultime de la vie génitale de la femme, il survient des hypérémies plus ou moins fréquentes, plus ou moins intenses, suivies d'évacuations critiques rares et en tout cas insuffisantes, qui favorisent singulièrement l'éclosion des maladies constitutionnelles et surtout diathésiques ; d'où le développement plus fréquent des affections utérines. C'est une puissante cause locale ; elle provoque, elle attire la manifestation sur l'organe tourmenté et constitue ainsi un *appelant* énergique, comme on peut aisément s'en convaincre par la seule statistique des cancers utérins qui se montrent à cette époque, si généralement redoutée des femmes (thèse de Danlos, 1874).

§ 11. — C'est toujours par le même mécanisme, par la répétition des mouvements fluxionnaires, et en vertu des congestions entretenues dans l'utérus et des troubles circulatoires consécutifs que s'explique l'action de certaines causes prédisposantes locales qu'il me reste à faire connaître. Je veux parler des *rapports sexuels* pratiqués soit d'une manière excessive, soit d'une façon incomplète, ou bien en temps inopportun ; je veux parler aussi de certaines *manœuvres illicites* dont il ne faut pas que le médecin se dissimule la fréquence ou méconnaisse les effets, sans cependant les exagérer.

Les *rapports sexuels* ont sur le développement et surtout sur la perpétuation des affections utérines une influence incontestable, mais à laquelle certains auteurs, West et Churchill en particulier, ont accordé une importance démesurée.

Dieu merci ! ces actes ne sont pas responsables de tous les accidents qu'on leur a attribués et l'accomplissement de ces fonctions physiologiques n'entraîne pas tant de fâcheuses conséquences.

Pour apprécier avec précision et justesse leur action nocive, il faut considérer les cas les plus simples, et ne pas tenir compte de ces faits signalés par Tissot, Virey, où nous voyons le coït, pratiqué avec excès et brutalement chez des filles publiques, donner lieu à des hémorrhagies extrêmes qui ont occasionné rapidement la mort.

La question change évidemment si on ne l'envisage que chez les jeunes époux et dans une période où elle se complique presque toujours d'excès plus ou moins considérables. Il faut alors faire la part des congestions intenses entretenues presque en permanence dans les organes sexuels surmenés ; de là il n'y a pas loin à l'inflammation soit totale, soit partielle ; et ces tendances à la métrite, métrite du col principalement, sont encore fortement augmentées par le traumatisme qui alors intervient toujours dans le coït, soit par suite d'une ardeur excessive, soit en vertu de la disproportion des organes. Qui n'a observé cette métrite mécanique, connue encore sous le nom bien choisi de *métrite par balistique ?* En outre, il ne faut pas oublier de faire intervenir les fatigues de toutes sortes dont les jeunes mariés s'accablent comme à plaisir, précisément dans un temps où, venant de s'unir, tout entiers à leur bonheur, ils devraient surtout observer le calme et la tranquillité pour toutes les autres choses de la vie. Mais tout conseil est alors infructueux, impuissant, devant la mode ou l'entraînement. La voix de la raison, les avertissements de l'expérience se perdent au milieu du tumulte des réunions et des réjouissances qui se succèdent immuablement les unes aux autres. Ces divers procédés d'exténuation ne suffisent pas encore et il semble indispensable aux nouveaux époux d'ajouter, aux fatigues sexuelles, les seules explicables, mais inévitables alors, toutes celles qu'ils se causent volontairement par les promenades à pied ou en voiture, les secousses de l'équitation, les voyages et les excursions dans des pays plus ou moins éloignés, mais toujours inconnus pour eux. On voit de combien d'adjuvants et de coïncidences défavorables à la santé, les rapports sexuels ont besoin pour devenir nuisibles. Il ne faut pas croire d'ailleurs que ce soit à plaisir que j'aie réuni, comme dans un faisceau artificiellement unique, toutes les conditions capables de troubler, par des souffrances et par la maladie, la joie et l'entrain du jeune ménage; tous les médecins sont à même de constater dans leur clientèle privée les faits que je viens de rapporter; toutes ces circonstances se trouvent toujours comme d'elles-mêmes, invariablement rassemblées, et, dès lors, on s'explique facilement, par tant de causes palpables, l'apparition fréquente des affections de l'appareil génital chez les jeunes femmes nouvellement mariées, tout en allégeant notablement les rapports sexuels de la lourde responsabilité que l'on ait tenté de faire peser sur eux.

De même ce ne sera pas l'acte génital, mais bien l'opportunité qu'il faudra accuser, si, à la suite de coïts fréquemment exercés pendant la période menstruelle, on voit survenir des accidents. Ceux-ci seront dus à des congestions, à des inflammations, à des suppressions brusques de l'évacuation sanguine ou bien à de graves hémorrhagies internes, à des hématocèles rétro-utérines, ainsi que mon excellent maître M. le professeur Tardieu l'a constaté chez une fille publique morte après de nombreux coïts pratiqués pendant les règles.

Mais s'il y a lieu de donner le conseil de ménager la femme

qui a ses règles, à cause des dangers possibles que je viens de signaler, il faut bien savoir que le coït peut être effectué et qu'il a été souvent accompli pendant la période menstruelle sans avoir été suivi d'inconvénient.

Une action bien plus efficace de l'accomplissement des fonctions génératrices est celle qui consiste à *entretenir*, à *perpétuer*, à *aggraver* une affection utérine. Celle-ci en effet résistera à tous les soins si la malade ne se soumet pas à l'abstinence sexuelle. Les médecins, dans leur clientèle de la ville, sont tous les jours à même de constater l'exactitude de cette proposition. Ceux qui observent dans un hôpital, constatent que la guérison s'obtient plus facilement et plus rapidement qu'en ville. Mais, par contre, ils sont frappés de la plus grande fréquence des rechutes dues à la condition sociale des malades, qui, à peine guéries, se livrent aux mêmes excès et s'exposent aux mêmes accidents.

C'est aussi en ralentissant la marche, en prolongeant la durée, en retardant la guérison des affections utérines, qu'agissent certaines causes prédisposantes locales que je ne puis omettre de signaler dans l'étude de la pathogénie des affections utérines ; je veux parler du *coït incomplet,* sans conclusion naturelle, des *manœuvres illicites* et des différentes formes de la débauche solitaire ou en commun, telles que la *masturbation*, la *manuélisation*, le *tribadisme* ou le *saphisme,* suivant l'expression par laquelle Marion Sims a caractérisé les habitudes des femmes lesbiennes, contemporaines de Sapho, etc., etc. Je ne crois pas qu'au point de vue de la pathogénie utérine ces actes soient passibles de tous les méfaits que West et d'autres auteurs se sont complu à leur imputer, et qu'on puisse notamment leur attribuer certaines affections de la matrice, telles que l'hypertrophie utérine, par exemple. Je pense que ces manœuvres agissent davantage sur d'autres organes, soit par des excitations répétées, sur le système nerveux (hystéricisme), ainsi que je l'ai constaté dernièrement sur une malade de mon service, qui m'a avoué qu'elle se livrait à la masturbation sept à huit fois par jour depuis huit à dix ans, soit par un affaiblissement progressif, sur l'état général (chloro-anémie, troubles digestifs, etc.) ; je pense aussi que leur rôle, dans les affections qui m'occupent, consiste bien plutôt dans l'entretien, dans l'aggravation et dans le rappel que dans la production directe. Toutefois je ne méconnais pas leur rôle comme causes prédisposantes, puisque, selon moi, tous ces actes peuvent faire éclore les manifestations constitutionnelles ou diathésiques.

Il ne m'est d'ailleurs pas possible aujourd'hui d'être plus explicite sur ce point de pathogénie. J'ai déjà vu plusieurs cas où ces causes pouvaient être invoquées à l'exclusion de toute autre. Dernièrement encore j'étais consulté par une dame de 28 ans atteinte de métrite chronique assez intense et chez laquelle le coït n'avait jamais eu lieu. Par conséquent, ni grossesse, ni accouchement naturel ou prématuré, ne pouvaient être invoqués pour expliquer la métrite chronique et l'antéversion, qui, développées sous l'influence du lymphatisme, étaient entretenues par un saphisme presque quotidien. Pour assigner à ces causes exactement la place qu'elles méritent, j'ai encore besoin de matériaux et de renseignements plus nombreux, plus complets. Dans quelques années je serai à même de produire une statistique réelle et précise, car, dans l'hôpital de Lourcine, les malades abondent, et les observations de toutes les femmes, qui passent dans mon service, sont, à tous ces points de vue comme aux autres, prises avec le plus grand soin par mes élèves.

§ 12. — Le *défaut d'allaitement* après les couches est considéré comme une cause fréquente d'affections utérines par Aran, Scanzoni, M. Courty et d'autres auteurs. Ainsi Aran a constaté que sur *cent* femmes atteintes de maladies de matrice, *soixante-dix* n'avaient pas nourri. A ce sujet M. Courty s'exprime ainsi : « La fluxion considérable et continue, que l'allaitement entretient sur les mamelles, détourne les mouvements fluxionnaires qui se porteraient sur l'utérus, avec d'autant plus d'efficacité que ces deux organes sont rattachés l'un à l'autre par un lien sympathique non équivoque, et, par conséquent, aide les actes de résolution et de résorption qui tendent à dissiper la congestion et l'engorgement de la matrice. » Il ajoute plus loin : « L'allaitement est encore utile en empêchant la menstruation et par conséquent la fluxion et la congestion qui la caractérisent ; il empêche enfin le retour prématuré de la grossesse. »

Quoi qu'il en soit de l'explication, fort plausible d'ailleurs, j'admets le fait sur lequel je reviendrai lorsque, je m'occuperai des congestions utérines et des métrites en particulier.

§ 13. — Pour terminer ce qui a trait aux causes prédisposantes locales, il me reste à examiner la part qui revient, dans la pathologie utérine, à certaines conditions de la femme, telles que la *virginité*, la *stérilité*, le *célibat*.

Certains auteurs ne craignent pas d'attribuer à la *stérilité* ou au *célibat* les fibroïdes, les polypes, le cancer de l'utérus. Je pense, à ce sujet, comme M. Courty, qu'il n'y a entre ces faits aucune relation de cause à effet.

Il est certain que la *stérilité* doit exempter la femme d'un certain nombre d'affections utérines, notamment de toutes celles qui sont du ressort de la grossesse et de l'accouchement. J'ai signalé à ce propos la solidarité pathologique qui existe entre l'utérus et ses annexes et qui s'explique aisément par la communauté des fonctions du système utéro-ovarien. Or, c'est surtout à l'occasion de la gestation et de l'expulsion du produit de la conception que s'enflamment les annexes de l'utérus ; et on sait, d'autre part, avec quelle facilité l'inflammation se propage, par l'intermédiaire de la séreuse péritonéale, de l'utérus à la trompe et à l'ovaire et plus souvent encore de l'ovaire à la trompe et à l'utérus.

Les femmes stériles ne seront donc pas atteintes de ces derniers accidents, qui, sans contredit, occupent une large place dans les maladies spéciales au sexe ; mais elles ne seront nullement à l'abri des affections dues au développement et à la localisation des états constitutionnels ou des diathèses. Je dirai plus : souvent c'est parce que la cause véritable et primitive de l'affection utérine est restée inaperçue et le traitement mal dirigé, que la stérilité existe et persiste. C'est ce que n'ont pas vu certains médecins localisateurs ; pour n'avoir pas tenu compte des manifestations constitutionnelles dans la pathogénie des affections utérines, ils ont méconnu la filiation de la stérilité et ont donné aux faits une mauvaise interprétation. En effet, que l'on vienne à faire disparaître l'affection utérine, et la stérilité disparaîtra, *sublatâ causâ, tollitur effectus*. C'est là le succès de certaines eaux minérales ; les résultats, parfois merveilleux, obtenus à Ems, par la source aux Garçons (Bubenquelle), ou à Royat, n'ont pas d'autre cause.

§ 14. — Quant au *célibat*, il a bien à compter avec les conséquences des troubles menstruels et des traumatismes possibles, mais c'est encore l'état diathésique qui doit être ici le plus souvent invoqué dans le développement des affections de l'utérus. Les cas de cancers, chez de vieilles filles vierges, sont loin d'être rares. Cette opinion est partagée par M. Courty. De même, M. Pidoux déclare que, sauf les maladies constitutionnelles ou diathésiques, les femmes vouées au célibat, telles que les religieuses, ne présentent que rarement des affections utérines. Il a observé que ces femmes, au moment de leur entrée au couvent, présentent souvent de la leucorrhée, de la dysménorrhée, etc., puis que, peu à peu, sans traitement et sous l'influence seule de la vie claustrale, à l'abri de toutes les émotions mondaines qui retentissent parfois si douloureusement sur le centre génésique, elles acquièrent une santé meilleure ; elles ont des règles de moins en moins pénibles, de plus en plus rares, si bien que, chaque mois, c'est à peine si quelques taches de sang, laissées sur leur linge, viennent leur rappeler qu'elles sont femmes dans le sens physiologique du mot. Concurremment avec cet affaissement de la vitalité de l'utérus qui se flétrit par l'inertie et l'oubli dans lesquels il est plongé, contrairement aux desseins de la nature, on constate une atrophie proportionnelle de la glande mammaire.

M. Tillot pense avec raison que ces faits n'ont aucune valeur contre la doctrine des affections utérines dues aux maladies constitutionnelles et diathésiques; car, en l'absence de causes prédisposantes locales, c'est-à-dire de moyens adjuvants, la diathèse prend un autre cours et va se jeter sur un autre organe ou sur un autre système.

§ 15. — En gynécologie quelle est la part qui revient à la *virginité?* Il faut encore ici scinder la question et se demander quelles affections surviennent de par la virginité ? On observe en effet des affections utérines chez les femmes vierges. Sans nul doute, elles sont moins fréquentes que dans le cas contraire, les sujets sont moins nombreux, mais elles sont loin d'être absolument rares. Chez ces malades, on rencontre la fluxion, la congestion utérine, la leucorrhée, le catarrhe utérin et même la métrite, souvent les déplacements de la matrice et particulièrement l'antéversion, qui n'est alors que l'exagération de la disposition normale. Les vierges, en effet, n'échappent ni aux traumatismes, ni aux maladies constitutionnelles, ni aux diathèses, et elles sont atteintes les unes de métrites mécaniques, les autres de métrites constitutionnelles ou diathésiques : strumeuse, cancéreuse, etc. J'ai vu cette année une jeune fille vierge, âgée de

16 ans, qui vint dernièrement à ma consultation et qui portait tous les attributs d'un lymphatisme prononcé. On pouvait constater tous les symptômes et les signes fonctionnels de la métrite strumeuse, entre autres le tiraillement ombilical, et en même temps ceux de l'antéversion. Dans mon service se trouve actuellement dans la salle Saint-Alexis, au lit n° 46, un exemple de métrite traumatique chez une vierge. Il s'agit d'une fille, âgée de 25 ans, qui exerçait pendant dix et douze heures chaque jour le pénible métier de mécanicienne. Au bout d'un certain temps, elle éprouva des tiraillements dans le ventre et sentit un beau jour un de ses organes abdominaux se déplacer, « se décrocher », suivant son expression. Il s'était produit une sorte de subluxation utérine par suite de la distension et du tiraillement des ligaments suspenseurs. Chez cette malade, j'ai constaté tous les signes fonctionnels de la métrite : une augmentation du volume de la matrice, un écoulement muco-purulent abondant, des troubles menstruels, des douleurs abdominales, etc., et une antéversion prononcée.

D'autre part, chez la vierge, les troubles dans les fonctions physiologiques de l'utérus, notamment ceux de la menstruation, agissent comme cause prédisposante, adjuvante, et éveillent les manifestations constitutionnelles ou diathésiques, dans lesquelles réside la véritable pathogénie des affections utérines. Les auteurs, Aran, MM. H. Bennet, Nonat, Courty, en citent de nombreuses observations. Ils font remarquer, avec raison, que le corps utérin et la muqueuse du corps sont plus souvent atteints que le col et que la muqueuse du col. Ces faits sont importants à signaler et à retenir; c'est parce qu'on n'admet pas facilement la métrite chez la vierge, qu'on méconnaît certains accidents sympathiques. De là, pour les médecins, des méprises fort préjudiciables aux malades, car les accidents persistent, rebelles et tenaces, tant que la métrite n'a pas été prise à partie. On trouve, dans l'ouvrage de M. Nonat, un exemple de paralysie symptomatique d'une métrite chez une vierge. A propos de la symptomatologie, j'étudierai, du reste, ces singulières complications.

§ 16. — Relativement à l'*hérédité* des affections utérines, on ne sera pas étonné de me voir l'admettre, du moment que, dans leur pathogénie, je fais jouer un rôle si considérable aux états constitutionnels et diathésiques. L'hérédité de constitution et de tempérament entraîne aussi la disposition héréditaire. M. Pidoux a dit avec raison « qu'une affection ne peut être constitutionnelle sans être héréditaire. » M. Courty, ayant vu des femmes atteintes de cancer utérin dont étaient mortes leurs mères, admet, pour le cancer, l'hérédité directe.

§ 17. — Quant à l'*âge* auquel on observe le plus communément les affections utérines, c'est certainement pendant celui de l'activité sexuelle, alors que les fonctions génératrices s'accomplissent avec le plus d'énergie, les rapports sexuels avec le plus de fréquence, les grossesses avec le moins d'intervalle. Ainsi, M. Nonat, sur 300 cas de métrites, en a observé 155 de 20 à 30 ans. Aran, sur 100 cas, en a vu 62 chez des femmes de 20 à 30 ans. J'ai classé les 71 métrites qu'il m'a été donné d'observer depuis le mois de janvier, par séries de cinq ans et je trouve les résultats suivants :

20	chez des femmes de	15 à 20 ans.
27	—	20 à 25
16	—	25 à 30
8	—	30 et plus.

Après la ménopause, les affections utérines, outre qu'elles sont plus rares, peuvent exister depuis longtemps sans déterminer de vives douleurs, ni provoquer de troubles sympathiques. « Elles peuvent rester, dit M. Courty, indéfiniment pour ainsi dire à l'état latent. »

§ 18. Causes traumatiques. — Après les développements que j'ai consacrés à la doctrine pathogénique des affections utérines que je professe, est-ce à dire que je veuille rapporter à cette doctrine toutes les affections de l'appareil utéro-vaginal ? ai-je la prétention de la voir dominer d'une façon absolue toute la pathogénie utérine et de faire inflexiblement rentrer toute cette dernière dans le cadre que je viens de tracer ? Évidemment non. Ce serait commettre une étrange erreur que de ne pas vouloir tenir compte d'un assez grand nombre de faits qui échappent à cette doctrine. Je veux parler des affections utérines qui se développent à la suite de causes traumatiques, telles que blessures, chutes, contusion abdominale, qui se développent par suite de la propagation inflammatoire ou même qui résultent de la contagion. Il est évident que ces affections aiguës, passagères, accidentelles, disparaissent souvent sans laisser de traces, ni réveiller l'éclosion d'une maladie constitutionnelle ou diathésique, qui, d'ailleurs, peut bien ne pas exister, car l'individu n'est pas fatalement voué à une maladie constitutionnelle ou diathésique. Des faits existent, et même en assez grand nombre, je le répète, qui sont indépendants de cette doctrine ; il ne saurait donc y avoir de discussion sur l'existence des affections utérines non constitutionnelles ou non diathésiques. Mais tous ces faits ne contredisent nullement la doctrine que je soutiens, doctrine que je considère comme parfaitement exacte et que je rappellerai en terminant ce trop long exposé de pathogénie, parce que, suivant moi, elle domine toute la pathologie des organes génitaux et sexuels de la femme.

Une affection chronique de l'utérus est presque toujours, sinon toujours, la conséquence d'une maladie constitutionnelle ou d'une diathèse, la chlorose étant regardée comme telle. C'est cette doctrine des maladies chroniques que M. Pidoux a résumée par cet aphorisme : « L'affection aiguë est la maladie de l'espèce, l'affection chronique est celle de l'individu. »

§ 19. — Pour que la pathogénie des affections utéro-vaginales soit complète, il me reste à exposer en quelques mots le mode de leur développement.

Développement des affections utérines. — Je n'ai pas à m'étendre sur le développement des affections contagieuses ou traumatiques ; leur origine en est connue et d'ailleurs j'y reviendrai à propos de la description de chaque affection utérine ou vaginale. Le point important et intéressant est le suivant : Comment se développent les affections utéro-vaginales chroniques sous l'influence des maladies-générales ? On peut leur reconnaître deux modes de développement. Émanent-elles d'un produit morbide spécial (tubercule ou cancer) ; sont-elles constituées par un produit éruptif, soit eczémateux, soit herpétique, à la surface de la muqueuse ; ou bien résultent-elles de troubles purement fonctionnels, nutritifs, circulatoires ou nerveux ; elles sont *primitives* ou *protopathiques*. Si elles dépendent, au contraire, d'une des causes prédisposantes, précédemment signalées, dont l'action aura appelé et fixé sur l'utérus une manifestation de l'état général, elles sont *secondaires*, *consécutives* ou *deutéropathiques*.

Dans le premier cas, le développement est facile à comprendre : l'irritation produite dans les tissus par le produit morbide ou éruptif explique le processus inflammatoire de ces affections, de telle sorte que le clinicien émet d'un seul coup le diagnostic anatomique, le diagnostic pathogénique et le diagnostic nosologique. Malheureusement tous les cas ne se prêtent pas à une telle facilité. Ceux qui résultent d'un trouble fonctionnel, nutritif, circulatoire ou nerveux, offrent, au point de vue du diagnostic, de sérieuses difficultés. Le triple diagnostic, anatomique, pathogénique, nosologique, est souvent fort difficile ; le diagnostic anatomique est parfois le seul possible. On constate la lésion utérine (diag. anat.), mais son processus, sa nature échappent; aucune éruption, aucun produit spécial n'existent pour mettre le médecin sur la voie. D'où viennent ces difficultés? Les femmes n'osent pas tout d'abord se plaindre, avouer qu'elles ont les organes sexuels malades; elles retardent, elles temporisent, elles attendent qu'elles soient très-souffrantes, qu'elles soient poussées à bout par la douleur et par les tourments pour en faire l'aveu à leur médecin et pour lui demander un conseil; lorsqu'elles se décident, l'éruption caractéristique, l'accident primordial s'est modifié, altéré ou bien même a disparu.

Bien plus, après bien des délais, des retards, si les malades se décident à recourir à la science, ce n'est pas leur médecin ordinaire qu'elles choisissent de préférence, mais un inconnu, pour lequel elles sont aussi des inconnues, de même que leur constitution et leur prédisposition héréditaire. Il en résulte que le médecin n'est consulté qu'après la disparition des manifestations éruptives caractéristiques ; et comme, à part quelques symptômes fonctionnels spéciaux, quelques lésions plus accentuées dans certaines formes d'affections que dans certaines autres, les lésions et les symptômes fonctionnels des affections utéro-vaginales, constitutionnelles ou non, sont presque identiques, pour ne pas dire identiques, on comprend combien il est épineux et ardu d'établir rétrospectivement la nature de l'affection qu'on a sous les yeux, d'en fixer le processus et d'en poser les diagnostics nosologique et pathogénique. On y peut arriver néanmoins, et l'on y arrive communément, si l'on a soin d'interroger attentivement les antécédents, l'état général de la malade; si l'on recherche scrupuleusement, sur la peau et sur les autres muqueuses, les traces ou les vestiges des manifestations par lesquelles l'état constitutionnel ou diathésique a pu antérieurement se montrer. En effet, l'affection utéro-vaginale se développe rien que par le fait de la maladie constitutionnelle en puissance chez la femme, sollicitée ou non par une des causes prédisposantes déjà signalées. Or, pour se constituer sur la muqueuse utéro-vaginale, pour se fixer sur l'appareil génital, elle suit un processus morbide, non pas différent, mais identiquement semblable à celui qu'elle affecte pour se déterminer sur les autres muqueuses, sur les autres organes.

Il y aura donc, entre ces manifestations, diverses par le siége, mais identiques par la nature, un lien commun qui sera pour le médecin un guide bien précieux.

Je prends, comme exemples, les muqueuses buccale, pharyngée, laryngo-bronchique. Sous l'influence d'un simple trouble fonctionnel, d'une simple irritation produite par la fumée du tabac, par un abus de la parole ou par suite d'une légère inflammation résultant d'un refroidissement, on voit survenir des angines, des laryngites granuleuses d'origine strumeuse, arthritique ou herpétique, se caractérisant par des granulations de la muqueuse, une vascularisation plus grande, du boursouflement des tissus, une sécrétion muqueuse spéciale. De même, un simple trouble irritatif de la muqueuse pharyngée, de la muqueuse laryngée, bronchique ou pulmonaire suffit lorsque le terrain est préparé, lorsque la diathèse préexiste, pour faire éclore la tuberculisation pharyngée, laryngée ou pulmonaire. La diathèse était virtuelle ; son éclosion est sollicitée par une cause souvent des plus légères ; elle éclate, avec tout le cortége de ses symptômes habituels, avec ses caractères spéciaux, avec sa marche chronique ou aiguë.

Dans un autre ordre d'idées, ne suffit-il pas souvent, pour voir apparaître les manifestations d'une maladie chronique, d'une chute, d'un coup, d'un simple traumatisme sur une région quelconque du corps, d'une vive émotion ? Ne sait-on pas qu'un accès de goutte peut apparaître à la suite d'une secousse physique ou morale, à la suite par exemple d'une violente colère, d'un grand chagrin ou d'une vive joie ? J'ai vu, il y a deux ans, un exemple frappant de cette cause : un de mes clients, rhumatisant et goutteux, voit, à l'âge de 20 ans, un premier accès de goutte survenir après un érysipèle de la face. Il est atteint plus tard d'un rhumatisme musculaire, ensuite d'une violente attaque de rhumatisme articulaire aigu, consécutive aussi à un érysipèle de la face. 20 ans après l'accès de goutte signalé plus haut, un deuxième éclate brusquement à la suite d'une violente émotion.

Ne voit-on pas encore, ainsi que M. Noël Guéneau de Mussy en a rapporté un exemple, une manifestation cutanée herpétique succéder à la bénigne irritation de la peau sur laquelle avait été simplement appliqué un topique opiacé? D'où l'indication de ne jamais appliquer de topiques irritants et même de cataplasmes de farine de graine de lin sur la figure d'individus prédisposés à des manifestations d'une maladie constitutionnelle, de n'employer que la crème de riz ou la fécule de pommes de terre.

Il en est de même, suivant moi, pour la muqueuse utérine ; il suffit d'une émotion morale vive, d'un trouble léger dans la circulation, la nutrition ou l'innervation, d'un traumatisme quelconque, et à plus forte raison de l'apparition d'une des causes prédisposantes locales citées plus haut, pour voir survenir une affection chronique se traduisant alors par des phénomènes morbides en rapport avec l'organe attaqué. Il serait, en effet, véritablement bizarre que l'utérus soumis à des troubles si variés, voué à des fonctions si importantes, qu'un organe, en un mot, qui joue dans l'organisme de la femme un rôle si considérable, échappât aux influences constitutionnelles ou diathésique, si désireuses d'ordinaire de laisser partout leur empreinte !

Cette doctrine, d'ailleurs, du processus des affections utérines a déjà été défendue par des hommes de grand talent, et dont j'ai déjà cité les noms : Huguier, MM. Gosselin, Bazin, Pidoux, Noël Guéneau de Mussy, Durand-Fardel, Péter, Tillot, etc. Que dit, en effet, ce dernier auteur, dans l'excellent travail que j'ai si souvent signalé dans le cours de cette étude, à propos de l'explication du processus des affections utérines : « La diathèse strumeuse établit de bonne heure son influence morbide dans l'économie ; c'est elle qui donne lieu à la plupart de ces leucorrhées rebelles et tenaces. L'affection, d'abord limitée aux follicules du col (Morgagni, Huguier); gagne le parenchyme de cette partie de l'organe et y détermine un travail d'hypertrophie, amène sur le museau de tanche des granulations simples ou fongueuses, des ulcérations, des érosions ; d'autres fois, le catarrhe se supprime pour une raison ou pour une autre et il se fait une fluxion inflammatoire sur les ligaments larges ou sur les ovaires.» Plus loin, il ajoute : « Les diathèses ont non-seulement des manifestations locales caractérisées par des lésions, mais aussi par de simples troubles fonctionnels. Chez les scrofuleuses, rien n'est plus fréquent que de voir de l'aménorrhée, de la dysménorrhée. »

Avec MM. Bazin et Noël Guéneau de Mussy j'ajouterai que les mêmes troubles s'observent chez les syphilitiques, chez les herpétiques, chez les arthritiques, chez les chlorotiques. Que chez ces femmes une influence quelconque survienne, et on verra, comme le dit M. Desnos, à propos de la scrofule, une métrite se développer et devenir rebelle à la thérapeutique, si l'herpétisme, l'arthritisme et la syphilis ne sont pas modifiés.

Quant au mode d'action de la chlorose sur le développement des affections utérines, M. Tillot s'exprime ainsi : « L'influence qu'exerce cette altération du sang sur le système nerveux peut l'expliquer. On sait quelle est la part que prennent les altérations des nerfs sur le développement des maladies : on connaît les résultats que M. Cl. Bernard obtient par la section du grand sympathique (phlegmasies, suppurations); eh bien, la chlorose agit en diminuant l'innervation du système utérin, elle en pervertit les sécrétions, et, du travail fonctionnel morbide, fait arriver la muqueuse à l'état de phlegmasie. »

Andral, dans sa clinique médicale, avait émis une opinion analogue : « C'est se fonder, dit-il, sur une analogie raisonnable et ne point s'écarter de loin d'une saine philosophie que d'admettre que, dans tous les cas où les principaux agents de la vie, le sang et le système nerveux, ne nourrissent et n'excitent pas suffisamment les organes, la force toute vitale d'agrégation par laquelle sont réunies les différentes molécules des tissus vivants, cette force, dis-je, cesse d'avoir son intensité physiologique : de là diminution de la cohésion de ces tissus et leur ramollissement. »

M. Pidoux a dit de même : « Si, sous l'influence de la chlorose, il se produit du spasme dans le cœur et les artères, pourquoi n'agirait-elle pas de la même façon sur l'utérus, en y déterminant des spasmes accusés par les douleurs ou par des sensations de poids ou d'embarras dans la région, si communes chez les femmes ? »

Quoi qu'il en soit de ces diverses explications données sur le rôle de la chlorose dans le développement des affections utérines, il faut retenir ce fait, c'est que cette influence est indéniable.

Pour terminer cette trop longue étude pathogénique, qui se trouve cependant justifiée par son importance, puisque presque toute la thérapeutique des affections utérines en découle, je crois ne pouvoir mieux faire que de rapporter l'opinion ingénieuse du Dr Pidoux sur cette question de pathogénie. Ce sera en quelque sorte le résumé de la doctrine que je viens d'exposer, et dont le point capital, sur lequel je me suis efforcé d'attirer l'esprit et l'attention du lecteur, consiste à faire bien ressortir le lien intime qui unit presque *toujours les affections chroniques de l'utérus aux maladies constitutionnelles ou diathésiques.*

Sous le nom de *dysmétrie*, le savant inspecteur des Eaux-Bonnes désigne toutes les lésions, toutes les altérations fonctionnelles de l'utérus. « Il y a, dit cet auteur, dans l'économie, un viscère que l'on peut rapprocher de l'utérus, c'est l'estomac, qui est le centre de la vie de conservation, comme l'utérus est le centre de la vie de reproduction. Quand l'estomac fonctionne mal et qu'il y a douleur, excitations, ballonnement, etc., on dit que l'estomac est atteint de dyspepsie. Cette dyspepsie n'est ni une inflammation, ni une ulcération ni une névralgie ; elle peut être tout cela à la fois, ou bien ne contenir qu'un seul de ces éléments, mais c'est avant tout une dyspepsie, c'est-à-dire une perversion du sens gastrique, et, de cette aberration de sensibilité fonctionnelle découle tout le cortége des affections de l'estomac. » Cette définition de la dyspepsie nous conduit à celle que j'ai donnée de la dysmétrie. « Vous trouvez au toucher, continue M. Pidoux, de l'engorgement, une déviation ; au spéculum, vous constatez une érosion, des granulations, un catarrhe, etc., il y a là de la dysmétrie. »

« C'est la dysmétrie qui domine toutes les lésions de l'utérus ; c'est elle qui les entretient, qui les anime, et c'est à cette aberration de la sensibilité organique de l'utérus qu'il faut attribuer toutes les lésions du centre de reproduction de la femme. Mais cette dysmétrie, ce canevas sur lequel viennent se dessiner toutes les affections utérines, d'où vient-elle ? à quoi tient-elle ? C'est l'expression d'une diathèse ; elle vient du blastème, elle est inhérente à la femme, elle est venue au monde avec elle et elle l'accompagnera pendant tout le cours de sa vie sexuelle. Toute femme dysmétrique est donc exposée à des souffrances utérines qui se traduisent par toutes sortes de lésions. A un moment donné, la diathèse, sous l'influence de laquelle se trouve placée la femme, va s'éveiller dans tout l'organisme, et l'utérus en sera le centre ;

voilà tout. Qu'une circonstance occasionnelle, une grossesse, un accouchement se présente, la diathèse est là, en puissance, et, frappant l'utérus, elle frappe tout l'organisme. Ainsi, il y a, pour l'évolution de la dysmétrie, deux conditions nécessaires : la première, c'est une cause prédisposante diathésique ; la seconde, c'est une cause occasionnelle déterminante. »

CHAPITRE II

SYMPTOMATOLOGIE GÉNÉRALE DES AFFECTIONS UTÉRINES.

CARACTÈRES GÉNÉRAUX.

Caractères généraux des affections utérines. — Symptômes sympathiques, généraux, locaux.

A. Symptomes sympathiques. — *Tube digestif:* dyspepsie, gastralgie. — *Foie:* coliques hépatiques. — *Nutrition:* faciès utérin, habitus utérin, grossesse adipeuse, obésité. — *Système nerveux:* sensibilité cutanée, sensibilité muqueuse, névralgie occipitale, intercostale, faciale, mammaire. — *Névrose cardiaque:* palpitations. — *Névrose vésicale.* — *Névrose laryngo-bronchique:* toux nerveuse, utérine, asthme utérin. — *Vésanies:* illusions, hallucinations, monomanie homicide, monomanie suicide. — Importance de ces troubles intellectuels au point de vue de la médecine légale. — *Troubles de la motilité:* spasmes convulsifs, contracture, chorée, paralysies musculaires, paraplégie: observations, description des symptômes paralytiques, marche, diagnostic. — Quelle est la nature, la pathogénie de ces paralysies? Discussion: Ollivier (d'Angers), Brown-Séquard, Parrish, Griffin, Romberg, Sandras, Jaccoud, Mitchell, Vulpian, Rœssing, Barié. — *Affections cutanées:* taches, masque, pigmentations, chromidrose; éruptions: herpès, eczéma, lichen, acné, érythème, urticaire, érysipèle, furoncles, cancer cutané, alopécie. — *Hystérie:* quels sont les rapports de l'hystérie et des affections utérines.

B. Symptomes généraux. — Ceux-ci appartiennent à la maladie générale constitutionnelle ou diathésique sous l'influence de laquelle s'est développée l'affection utérine. — Symptômes de la scrofule, de la syphilis, de l'arthritis, de l'herpétisme ou herpétis, de la chlorose.

C. Symptomes locaux. — *Diarrhée, constipation, troubles fonctionnels de la vessie. Douleur:* son mode d'apparition, son siége, son type. — *Pertes:* écoulements de sang, de mucus, de muco-pus, de pus. — *Troubles de la menstruation.* — *Pertes blanches:* caractères du mucus vulvaire, du mucus vaginal, du mucus utérin.

Marche, terminaisons des affections utérines: cachexie utérine. — Complications des affections utérines. — Pronostic.

En m'étendant aussi longuement que je l'ai fait sur la pathogénie générale des affections de la matrice, j'ai eu pour dessein de faire nettement ressortir leur caractéristique. En effet, elles ne sont pas seulement des lésions locales, ayant des symptômes prochains, communs à diverses d'entre elles; elles sont, surtout et avant tout, des lésions résultant d'un état général constitutionnel ou diathésique, et, à ce titre, elles ont une symptomatologie variable avec les différentes maladies générales dont elles relèvent.

De ce fait, bien démontré maintenant, découle une symptomatologie double à laquelle s'adresse une double série d'indications thérapeutiques, les unes locales, les autres générales. D'autre part, l'utérus malade, irrité, éveille dans l'organisme des sympathies nombreuses, frappant des appareils plus ou moins éloignés, quelquefois même totalement indépendants de l'organe de la gestation. Une lésion locale légère et d'apparente insignifiance pourra ainsi, sinon produire, du moins entraîner des altérations fonctionnelles plus ou moins graves. Bien plus, les accidents sympathiques l'emporteront parfois sur les accidents utérins et domineront la scène pathologique ; de là de fréquentes et regrettables erreurs de diagnostic.

L'étude de la SYMPTOMATOLOGIE GÉNÉRALE des affections de l'utérus comporte donc celle des symptômes *locaux*, celle des symptômes *généraux*, liés à la maladie générale, celle, enfin, des symptômes *sympathiques*. Dans cette étude de la symptomatologie générale, ces derniers tiennent une place tellement importante que je vais, tout d'abord, en aborder la description. C'est aussi la manière de voir de M. Courty, qui fait avec raison remarquer que le médecin est plus souvent consulté pour l'un de ces symptômes que pour l'affection même dont ils ne sont que la conséquence, mais dont ils ne devraient jamais manquer, pour l'observateur, de constituer les signes.

Du reste, les élèves qui assistent à mes conférences cliniques du mercredi et du samedi ont pu se rendre compte, par l'interrogatoire des malades soumises à leur examen, combien sont nombreuses les femmes qui, atteintes d'une affection de la matrice, accusent fréquemment des troubles variés, soit du côté du tube digestif et de ses annexes, soit du côté du système nerveux, soit du côté des appareils de la circulation et de la respiration.

A. — SYMPTOMES SYMPATHIQUES.

Il y a donc lieu tout d'abord de bien déterminer la cause première et réelle de ces divers troubles. Le médecin devra s'assurer que les différents organes qui les présentent ne sont atteints d'aucune lésion matérielle et s'attacher à saisir, selon l'expression de M. Courty, dans leur physionomie propre, les traits spéciaux qui permettent de rattacher leur point de départ à l'utérus plutôt qu'à tout autre organe.

§ 1. TUBE DIGESTIF. — Les troubles observés du côté du tube digestif sont multiples et variés. On peut cependant les classer sous deux chefs et les ramener soit à la *dyspepsie*, soit à la *gastralgie*.

On distingue deux variétés de dyspepsie : une première, acescente, sthénique, hyperesthésique, cardialgique des auteurs ; une seconde, asthénique, alcaline (Chomel), nidoreuse ou muqueuse (Gendrin), qui est la base des fièvres dyspeptiques (Gendrin), comprenant les formes muqueuses, bilieuses, gastriquse, typhoïdes c'est l'embarras gastrique.

Dans le premier type, dyspepsie sthénique, on rencontre deux ordres de phénomènes : ceux qui procèdent directement de l'estomac ; ceux qui sont la conséquence prochaine ou éloignée des troubles de la digestion.

Parmi les premiers, nous constatons tout d'abord des modifications de l'appétit. Il est généralement conservé, parfois même il est exagéré, excessif et il atteint les proportions d'une véritable *boulimie;* ou bien il est perverti, dépravé, et il affecte les formes morbides connues sous le nom de *pica*, de *malacia;* le plus ordinairement, il est inégal et capricieux ; dans la même journée, et par alternatives, la faim est très-pressante ou presque complétement perdue. Au désir de certains aliments est joint le dégoût de certains autres. Les substances, en apparence les plus indigestes, sont parfois les mieux supportées, tandis que celles d'une digestion généralement facile, le bouillon par exemple, causent des troubles digestifs ou de la répugnance. On voit combien sont variées ces modifications de l'appétit ; j'ajoute que ces bizarreries sont variables selon les sujets, et pour la même personne, selon les temps. Je renonce donc à les décrire toutes, je vais seulement appeler l'attention sur quelques-unes.

Au contact des aliments, soit immédiatement, soit seulement quelque temps après l'ingestion, l'estomac se comporte diversement. On observe les impressions les plus variées : tantôt une douleur vive, poignante, siégeant à l'épigastre, au niveau du cardia et s'irradiant seulement dans les régions environnantes ; c'est la *gastralgie* ou la *cardialgie*, d'intensité variable avec la susceptibilité de l'estomac, avec le tempérament de la femme, et persistant tout le temps qu'il y a des aliments dans la cavité stomacale ; dès qu'il n'y en a plus, une cuisson très-vive, une sensation poignante de brûlure, accompagnées de régurgitations acides, se font sentir au creux épigastrique ; c'est le pyrosis dû probablement à un excès d'acide gastrique. Tantôt, et le plus ordinairement, c'est de la pesanteur et une simple gêne qu'éprouve la malade; tantôt elle ressent de l'oppression, de l'anxiété, des bâillements, du hoquet, de la somnolence, de la tristesse, de petits frissons, des palpitations cardiaques, une petite toux sèche, *toux gastrique*, qui survient au moment de la digestion; en même temps, la face est injectée, les extrémités sont froides, le pouls est petit, concentré, fréquent, la respiration est courte, suspirieuse et, si la femme est nerveuse, des phénomènes nerveux éclatent, vertiges, syncopes, quelques accès convulsifs.

La langue reste rose et humide; mais, de chaque côté de la ligne médiane, elle offre une petite traînée blanchâtre, formée par l'acumulation de salive mousseuse, qui constitue un caractère spécial de la gastralgie et un indice important de l'existence de la dyspepsie sthénique, acescente.

L'examen physique de l'estomac montre que ce viscère est le siége d'une dilatation, d'une tension gazeuse plus ou moins considérable, dénotée par la sonorité à la percussion et par les bruits hydro-aériques obtenus à l'aide de la succussion ; ces bruits sont dus aux gaz et aux liquides ingérés, non encore digérés et non absorbés. Ce retard de la digestion des boissons, désigné, par Chomel, sous le nom de dyspepsie des boissons, explique la dyspnée consécutive au refoulement du diaphragme, dû lui-même au séjour des gaz et des liquides dans la cavité stomacale; il nous fournit, en outre, l'explication de la sensibilité extrême du creux épigastrique, de la douleur obtuse de tout le côté gauche de la base du thorax, des élancements douloureux dans les espaces intercostaux gauches et des points douloureux qui existent au niveau des apophyses des vertèbres correspondantes dans toute la région dorsale; en un mot, il nous rend compte des névralgies diverses qui accompagnent la dyspepsie. Tous ces accidents peuvent commencer aussitôt après la déglutition des premiers bols alimentaires, ou bien pendant la durée du repas ou bien quelques heures après l'ingestion. Surviennent-ils après le repas du soir, ils occasionnent de l'agitation, de l'insomnie, du cauchemar. Suivant M. Bachelet, il ne s'agit point alors d'une dyspepsie stomacale, mais bien d'une dyspepsie iléo-cœcale, et c'est à tort, pour cet auteur, qu'on rapporte à l'estomac des phénomènes morbides dont est seul responsable le côlon transverse. Ces troubles dans la fonction digestive peuvent d'ailleurs durer pendant tout le temps qu'il y a des aliments dans l'estomac, ou se prolonger en dépit de la vacuité et de la déplétion stomacales; ou bien ils peuvent cesser, tantôt brusquement, tantôt lentement, être suivis d'autres phénomènes morbides, de renvois gazeux, éructations bruyantes, de flatulence. L'évacuation de tous ces produits gazeux amène un notable soulagement, d'ailleurs proportionnel. Ces gaz sont généralement inodores ou empreints de l'odeur du vin, des autres substances avalées; mais, souvent aussi, ils sont fétides, nidoreux; ils indiquent par leurs émanations que les aliments ont séjourné plus ou moins longtemps dans l'estomac et qu'ils y ont déjà subi un commencement de décomposition putride.

Je ferai remarquer que le caractère de ces derniers troubles appartient plus spécialement à la deuxième variété de dyspepsie, à la dyspepsie asthénique ou muqueuse.

Les régurgitations ou rapports de matières plus ou moins fluides, d'aliments arrivés à un degré variable de chymification, sont accompagnées de sensations aiguës, d'acidité extrême, dans l'estomac, dans l'œsophage et jusque dans la bouche; elles coïncident avec le pyrosis, et même avec le mérycisme ou phénomène de rumination. Cet accident, d'ailleurs assez rare, constitue plutôt une particularité inhérente à la disposition personnelle de l'individu, qu'un symptôme d'un état maladif; il ne s'exerce guère que pour les aliments difficiles à digérer et peut être regardé comme une forme de la régurgitation.

Les vomissements sont aussi variables dans leurs caractères que dans leur signification, qui est d'ailleurs généralement peu inquiétante. Je m'arrêterai peu sur le vomissement accidentel de l'indigestion, qui est cependant assez fréquent, tant à cause de la susceptibilité même de la muqueuse gastrique qu'à cause des perversions que j'ai signalées dans l'appétit et en vertu desquelles des aliments indigestes ou trop abondants sont ingérés. C'est alors le procédé qu'emploie la nature pour arriver à l'allégement de l'organe de la digestion surchargé; l'estomac se contracte pour se débarrasser d'une besogne excessive, et recherche sa délivrance par le vomissement, qu'on doit par conséquent favoriser.

On observe aussi les vomissements de la dyspepsie chronique, sans gravité s'ils sont inconstants, mais pouvant prendre sur la scène morbide un rôle important, s'ils se montrent, comme dans certaines grossesses, sous la forme incoercible. Les vomissements sont presque exclusivement alimentaires et se montrent ordinairement à des intervalles irréguliers; d'autres fois, ils se produisent en dehors de la digestion, à certaines heures; ils sont alors composés de matières incolores ou grisâtres, mousseuses ou filantes; ils constituent une sorte de pituite, une espèce de catarrhe stomacal, analogue à la gastrorrhée des buveurs, *vomitus matutinus potatorum*, comme dit Trousseau, analogue aussi à celle de certains cancéreux. Le pyrosis se rencontre encore pendant ou après l'effort de vomissement; il est toujours d'une acidité extrême et provoque de l'âcreté, de la cuisson, de la brûlure, qui remontent plus ou moins haut dans l'œsophage. Il est assez rare de découvrir, au microscope, mêlés aux déjections, des éléments figurés, des cryptogames, tels que l'oïdium albicans, la leptotrix buccalis, la sarcina ventriculi, etc., qui n'ont d'ailleurs aucune relation avec telle ou telle forme de dyspepsie.

Les accidents peuvent ne pas se limiter à l'estomac, mais envahir aussi l'intestin et y occasionner différents désordres. Si les aliments sont réjetés par l'anus presque aussitôt qu'ils ont pénétré dans l'appareil digestif, comme dans la faim du loup (*fames lupina* de Chomel), ce cours trop rapide des matières alimentaires entraîne de la diarrhée, de la lientérie; qu'il soit au contraire tardif et ralenti, il donne lieu d'abord à une prolongation des malaises signalés plus haut, puis à des douleurs plus ou moins vives, occupant le creux épigastrique et s'irradiant dans l'hypochondre droit; la crampe d'estomac peut apparaître aussi avec l'attitude spéciale qu'elle impose à la malade, c'est-à-dire la flexion du tronc en avant. Tous ces phénomènes cessent par l'évacuation alvine qui est annoncée par une sensation de gargouillement; si celle-ci se fait attendre, ils persistent et se compliquent de développement de gaz dans l'intestin, de météorisme, de tympanisme, de borborygmes, de coliques, de constipation ou de diarrhée, tous symptômes de l'*embarras intestinal* qui accompagne si souvent la dyspepsie. La constipation est l'accident le plus fréquent; elle est presque toujours le résultat d'une lésion musculaire, et elle ne doit pas être confondue avec la constipation mécanique, due à une compression locale, par l'utérus malade par exemple. De même, pour la diarrhée, il ne faut pas la confondre avec le flux abdominal qu'on observe parfois dans la période prémenstruelle et qui est dû alors à la simple participation de l'intestin à la congestion des organes génito-sexuels. D'autres fois enfin on constate l'alternance de la diarrhée et de la constipation.

Enfin la digestion est terminée! On voit au prix de quelles difficultés et de quelles tribulations! Mais il ne faut pas croire qu'après toutes ces phases de tourments et de secousses, la femme soit complétement remise et jouisse d'une santé parfaite. Il n'en est rien. En effet, un sentiment général de profonde lassitude, d'épuisement complet, s'empare de la malade qui se plaint encore de tiraillements internes et d'une sensation de vide stomacal fort pénible. La malade se croit de l'appétit, mais, dès qu'elle a vu les mets, à peine les a-t-elle touchés, qu'elle est rassasiée, et, si elle céde à cet appétit impérieux bien que virtuel, en dépit de l'appréhension de nouveaux malaises, ceux-ci reparaissent inflexibles et parcourent toutes les phases de l'évolution morbide que je viens de décrire.

Telle est la triste vie que mène, pendant toute la durée de la lésion utérine, la malheureuse malade atteinte sympathiquement de dyspepsie hyperésthésique.

La dyspepsie asthénique présente de tous autres caractères. L'appétit est notablement diminué et d'une façon constante; il est même souvent supprimé. Cette anorexie ne doit pas être confondue avec le dégoût des aliments, *fastidium cibi*, qui n'est qu'une dépravation, et non une suppression de l'appétit. La répugnance pour la nourriture peut être telle que la vue ou la pensée des aliments provoque des nausées. Ce symptôme est plus fâcheux que le précédent. L'état de la langue, sans être le miroir fidèle de l'état de l'estomac ainsi que le croyaient les anciens, peut cependant donner d'utiles renseignements. La sécrétion salivaire étant abolie, on constate sur la langue de la sécheresse, plus ou moins intense, partielle ou générale. La dessiccation de la langue entraîne la formation d'enduits, plus ou moins épais, visqueux ou tout à fait secs, lisses ou fendillés, grisâtres, blancs ou jaunes. Cet état exige le vomitif; l'ipéca rend alors de très-grands et très-rapides services. On observe parfois sur la langue un autre phénomène, qui est dû à une autre modification de la salive et qui constitue un signe de grande valeur pour le diagnostic de cette forme de dyspepsie stomacale. Il consiste dans la formation de deux lignes étroites, blanches, situées sur la face supérieure de la langue, le long des bords et s'écartant par conséquent d'avant en arrière, de la pointe à la base. Ces lignes sont dues à un petit amas de salive mousseuse et légèrement concrète qui est repoussée de dedans en dehors par les frottements de la langue contre la voûte palatine.

Cette seconde variété n'est pas admise par M. Courty : « Chez la femme dont la matrice est malade, dit-il, la langue, au milieu des troubles dyspeptiques, reste normale, n'est ni bordée de blanc, ni piquetée de rouge ; elle est rarement saburrale ou bilieuse. » Sans être formellement affirmatif dans le sens opposé, je dois cependant déclarer que nombreux sont les cas de dyspepsie où, chez une femme atteinte de métrite, j'ai observé une langue large, étalée, blanchâtre, recouverte d'une épaisse saburre grise ou jaunâtre ou bien une langue lisse, mais parsemée de points rouges, bordée de mousse blanche, et où j'ai facilement triomphé au moyen d'un vomitif.

Du côté de l'estomac la malade ne ressent pas de véritable douleur, mais une simple gêne, une sensation de pesanteur plus ou moins pénible. De plus, par suite du séjour habituellement prolongé des aliments dans l'estomac où la sécrétion du suc gastrique paraît insuffisante ou faire défaut, on constate du ballonnement épigastrique, de la dilatation stomacale, donnant lieu à des nausées, à du *fastidium cibi*, à de fréquents vomissements alimentaires et à de la diarrhée ; en même temps, il y a une céphalalgie frontale légère, mais durable ou fréquement répétée. Par suite de ces malaises multipliés, les forces vitales ont subi un notable affaiblissement. La face présente une teinte terreuse, subictérique ; les urines offrent une coloration rouge briqueté. Parfois même on peut remarquer un léger mouvement fébrile.

Il faut donc tenir cette deuxième forme comme bien réelle ; on ne peut que s'étonner qu'elle ait été ainsi méconnue par le chirurgien de Montpellier, car il est certain qu'il n'est pas un praticien qui ne l'ait rencontrée.

§ 2. TROUBLES HÉPATIQUES. — A côté de ces troubles digestifs variés, qui caractérisent la dyspepsie stomacale et la dyspepsie gastro-intestinale, je dois mentionner les phénomènes morbides qu'il m'a été donné plusieurs fois d'observer *du côté du foie.* H. Bennet et Aran ont les premiers appelé l'attention sur leur coïncidence avec les affections utérines. Ils consistent dans des douleurs plus ou moins intenses, parfois extrêmement vives, au niveau de l'épigastre, s'irradiant dans l'hypochondre droit, dans la mamelle et jusque dans l'épaule correspondantes ; ils consistent dans des vomissements bilieux, dans l'augmentation du volume du foie, dans une teinte subictérique des conjonctives, des muqueuses et de la peau, pouvant même entraîner un véritable ictère, avec passage de la matière colorante de la bile dans les urines, avec décoloration des matières fécales qui sont généralement solides et rares ; bref, on trouve tous les caractères de la *colique hépatique*. Mais, pourra-t-on dire, qu'y a-t-il d'étonnant à ce qu'une femme soit atteinte de colique hépatique dans le cours d'une affection utérine? Aurait-on la prétention de croire que la métrite puisse exempter de ces accidents une femme que son tempérament ou son régime pourraient y rendre sujette ! Nullement. Le fait intéressant est que, comme H. Bennet et Aran, j'ai observé, chez mes malades, le retour périodique de ces coliques, de ces douleurs hépatiques, coïncidant avec celui des menstrues ou le précédant de quelques jours, mais ne se montrant que très-rarement après l'époque menstruelle. Ce fait n'est-il pas vraiment curieux et digne d'attention ! Quelle est donc la véritable nature de ces accidents hépatiques ? A quelle cause devons-nous les rapporter ? Aran les a regardés comme de véritables coliques hépatiques, dues à la lithiase biliaire, à l'accumulation dans les voies biliaires de gravelle hépatique qui s'associe fréquemment à la lithiase urinaire, et qui se développe surtout au moment de la ménopause, alors que les sécrétions diminuent, que les canaux perdent de leur élasticité et que la vie est presque exclusivement sédentaire, la marche étant rendue plus fatigante et plus pénible par le fait d'un utérus, volumineux ou irritable. H. Bennet les considère comme des phénomènes purement nerveux sympathiques ou symptomatiques des troubles digestifs. Quant à moi, je partage complétement l'opinion d'Aran. Je pense que c'est un rappel de la maladie constitutionnelle par l'activité fonctionnelle d'un organe malade, d'un utérus irritable. Je suis confirmé dans cette croyance par l'observation que je suis à même de faire, en ce moment dans ma clientèle, sur deux malades : l'une a de véritables coliques hépatiques, compliquées du côté des reins d'accidents analogues ; elles ont éclaté à la suite d'une cure par les eaux de Vittel dont la malade avait cependant retiré un notable soulagement. L'autre est sujette à la lithiase biliaire et aux coliques hépatiques seulement. Ces deux malades sont atteintes d'une métrite chronique, arthritique, variété qui est, en effet, comme je l'ai déjà fait remarquer, souvent accompagnée de lithiase biliaire ou rénale, au point que l'existence de cette dernière peut suffire à la détermination pathogénétique de la première.

§ 3. TROUBLES DE NUTRITION. — Il n'est pas étonnant que des perturbations aussi multipliées des fonctions digestives ne puissent exister d'une manière prolongée sans rendre, au bout d'un temps plus ou moins long, suivant les sujets, la nutrition languissante, sans produire une altération du sang et surtout la déglobulisation. Aussi voyons-nous, après quelques mois de durée d'une affection utérine, les femmes devenir anémiques, chlorotiques, pâlir, s'amaigrir et notablement s'affaiblir. Il résulte du développement progressif de ces différents phénomènes morbides un état particulier, caractéristique, qui donne aux malades une physionomie spéciale, *facies sui generis*, à laquelle on a donné le nom de *type utérin*, aussi bien connu des gynécologues que le sont des médecins les types cardiaque, cérébral, etc.

Il est presque inutile de dire que les affections utérines chroniques seules impriment ainsi à toute l'économie un cachet spécial capable d'attirer au premier abord l'attention du praticien, et que la manière d'être extérieure du corps, l'*habitus*, ne se rencontre pas dans les affections utérines aiguës. Les malades qui sont atteintes d'une affection chronique de l'utérus présentent ordinairement l'aspect suivant : le corps est incliné en avant, la tête fléchie ; les traits sont tirés et empreints d'une expression de souffrance d'autant plus apparente que la malade est plus maigre ; les chairs sont molles et flasques ; les yeux cernés et enfoncés ; le regard languissant ; la physionomie sans expression, excepté au moment paroxystique des diverses névralgies lombaires, inguinales, intercostales et même faciales. Les muqueuses sont décolorées. La pâleur terreuse de la face diffère de la teinte verte de la chlorose et de la teinte jaune-paille du cancer. Les malades passent d'un état de langueur générale à celui d'une irritation vive allant jusqu'à la colère vraie et même jusqu'aux larmes, et ne se permettent aucun effort, aucune marche, à cause des douleurs qu'exaspèrent les moindres contractions abdominales.

L'amaigrissement n'est pas constant; il n'accompagne généralement que les formes douloureuses, irritables, névralgiques. Souvent, en effet, on remarque dans les formes torpides un embonpoint parfois considérable. Les femmes arrivent à l'*obésité*, décrite, par M. Depaul, il y a quelque vingt ans déjà, sous le nom de *grossesse graisseuse*. Ce caractère, qui frappe au premier abord, doit faire soupçonner une affection utérine chronique et peut être ainsi de quelque utilité puisqu'il se rencontre dans les cas où la malade, que la douleur ne tourmente point, peut ignorer l'existence ou du moins le début d'une lésion du côté de la matrice. On a attiré, dans ces derniers temps, l'attention sur la situation, la dépression ou la saillie de la cicatrice ombilicale, qu'il n'est parfois pas indifférent de bien déterminer pour l'exact diagnostic de la *grossesse adipeuse*, dont un des premiers symptômes est, comme on le sait, la suppression des règles. Dans tous les cas de grossesse adipeuse, la cicatrice ombilicale tend à se mettre de niveau avec la paroi abdominale. C'est précisément le contraire dans la vraie grossesse et dans toutes les tumeurs ou épanchements de liquide qui distendent le ventre. L'enfoncement de la cicatrice ombilicale, que l'on constate dans ces cas, est donc pathognomonique. L'utérus est rarement augmenté de volume, et, en tout cas, il l'est peu; mais il est fort difficile de bien s'en rendre compte par la palpation abdominale, car l'obésité porte surtout sur l'abdomen qui prend un volume exagéré, analogue à celui des premiers mois de la grossesse. Le volume du ventre peut encore être augmenté par suite d'une tympanite coexistante, qui est un des épiphénomènes de la dyspepsie sympathique. Certaines malades, surtout celles qui ont le désir d'avoir des enfants, sont alors convaincues qu'elles sont enceintes et quelques-unes affirment sentir le fœtus remuer, phénomènes qui sont dus soit à l'imagination, soit à des déplacements gazeux et peut-être, parfois, à des contractions des muscles abdominaux. C'est par l'examen attentif des faits, par l'habile combinaison des touchers rectal et vaginal, ainsi que par le spéculum, qu'on évitera l'erreur. En même temps que cette obésité, il existe de l'essoufflement et de la lourdeur.

Trois de mes malades sont actuellement tourmentées par cette accumulation de graisse dans les couches superficielles des parois abdominales ; chez elles j'ai pu constater non-seulement, comme le dit M. Courty, une diminution du flux menstruel, mais une véritable aménorrhée qui ne paraît d'ailleurs nullement les fatiguer et à laquelle les malades semblent au contraire s'habituer fort bien. Cette obésité diminue à mesure que la métrite s'amende et ne tarde pas à disparaître après la guérison de l'affection utérine.

La proéminence de l'abdomen constitue donc un bon signe de la métrite chronique. J'ajoute qu'elle est encore augmentée chez les femmes qui portent un corset très-serré. Cet appareil peu hygiénique porte le paquet intestinal en bas et en avant, l'abaisse et le fait paraître davantage. On le remplace avantageusement par une ceinture hypogastrique qui maintient le paquet intestinal ; relève les parois abdominales et soulage considérablement les femmes atteintes de métrite chronique et de grossesse adipeuse.

§ 4. TROUBLES NERVEUX. — Les troubles nerveux qui accompagnent les affections utérines sont excessivement nombreux et variés. Ils consistent tantôt dans des *névralgies,* tantôt dans des *anesthésies cutanées;* d'autres fois, on observe des *spasmes,* des *convulsions,* des *contractures* même, ou bien des *paralysies du mouvement.* La pathologie utérine nous fait même assister parfois à des particularités nerveuses extrêmement intéressantes, sur lesquelles je m'arrêterai quand j'aborderai l'étude de certaines *vésanies,* dont les relations avec l'irritabilité utérine ne sauraient être contestées. La clinique, en effet, met hors de doute l'existence de ces différents troubles nerveux, que d'ailleurs tous les auteurs mentionnent et s'accordent à admettre. Mais lorsqu'il s'agit de leur interprétation, de leur pathogénie, et notamment lorsqu'on veut expliquer la cause des paralysies motrices, la divergence d'opinions commence et l'on se trouve en présence de discussions, très-savantes du reste, mais dont les conclusions sont encore bien loin de jeter sur la question causale une grande clarté. Que ces accidents résultent d'un acte réflexe, sympathique ou d'une irritation périphérique ; qu'ils soient causés par un trouble momentané ou permanent dans la nutrition des cellules de la moelle épinière dû à la contraction spasmodique des artérioles médullaires ; qu'ils soient liés à une congestion ou à une anémie médullaire, ou qu'ils soient attribués à une véritable lésion de la moelle, sur la nature de laquelle le microscope n'a pas dit encore son dernier mot, peu m'importe. Je ne veux actuellement que consigner les renseignements fournis par l'observation, réservant pour un autre moment la discussion de la pathogénie des faits bien constatés.

a. *Anesthésie.* — D'après les recherches de Beau (1848), les mots *anesthésie* et *analgésie* sont consacrés pour désigner, l'une l'insensibilité au tact, l'autre la perte de la sensibilité à la douleur. Dans le cours des affections de la matrice, la sensibilité cutanée est rarement intéressée, et, lorsqu'elle est altérée, il est plus fréquent d'en constater l'exaltation plutôt que la diminution, de rencontrer une *hyperesthésie* plus souvent qu'une anesthésie. Je ne m'occuperai que de cette dernière, car si la peau peut perdre la sensibilité à la douleur sans avoir perdu sa propriété tactile, je ne crois pas que le contraire ait été observé. Pas d'anesthésie sans analgésie (Racle). Lorsque l'anesthésie existe, elle doit être, à mon avis, rapportée à l'hystérie. Toutefois, j'ai tenu à la signaler parce que M. Courty paraît en avoir constaté plusieurs exemples ; il l'a même vue parfois s'étendre aux membranes muqueuses et notamment à celle des organes génitaux ; le vagin, le clitoris n'étaient plus excitables. L'utérus lui-même semble tomber dans une sorte d'inertie et mettre un terme prématuré à la vie sexuelle de la femme. « Il a vu, dit-il, plusieurs femmes qui n'ont plus éprouvé, à partir du développement de leur maladie de matrice, ni désir sexuel, ni sensation voluptueuse pendant le coït. » Je crains fort que ces faits ne doivent être mis sur le compte de l'hystérie bien plutôt que sur celui de la métrite ; au moins n'ai-je observé aucun fait semblable en dehors de l'hystérie, à moins qu'il n'y ait eu en même temps paralysie de la motilité ; du reste, à propos de cette dernière, je reviendrai sur ces phénomènes pathologiques.

b. *Névralgies.* — Les névralgies sont très-fréquentes, très-communes chez les malades atteintes d'une affection utérine ; non-seulement elles se développent sur les nerfs du petit bassin, mais encore elles apparaissent sur des points du corps plus ou moins éloignés de l'organe malade. Ainsi, à côté de la névralgie lombo-abdominale, de la névralgie crurale, on rencontre la névralgie intercostale qui siége de préférence au niveau du rebord des fausses côtes et des attaches musculaires du côté gauche, ainsi que le faisait souvent remarquer Trousseau. Il n'est pas très-rare d'observer des points très-douloureux sur les trajets des nerfs sous-orbitaires et maxillaires des branches temporales et pariétales. M. Courty dit avec raison que ces névralgies affectent dans leurs manifestations une forme hystérique, qu'elles font notamment éprouver aux malades une sensation comparée à celle d'un clou qu'on enfoncerait dans les chairs ou plutôt dans le crâne, sensation douloureuse que Sydenham a décrite sous le nom de *clou hystérique*. Une de mes malades de la ville perçoit cette impression au plus haut degré ; elle la compare à une vrille qui perforerait les téguments ; ce travail incessant la jette dans des préoccupations très-pénibles et laisse son esprit surmené en proie à des perturbations sur lesquelles je reviendrai à propos des vésanies, étudiées surtout par les médecins aliénistes. Chez cette dame, qui ne présente d'ailleurs aucun des symptômes de l'hystérie et qui est atteinte de métrite chronique, cette névralgie fronto-pariétale revient à chaque période menstruelle, tantôt avant, tantôt pendant l'écoulement, moins souvent après la cessation des règles. Des recherches récentes ont montré que ce clou se rencontre aussi le long de la colonne vertébrale, principalement sur les apophyses épineuses, sur le pubis, et sur un grand nombre d'autres points du corps.

C'est ainsi que Watson, M. Courty et d'autres auteurs ont signalé dans le sein des douleurs soit aiguës et tout à fait névralgiques, soit continues, profondes et sourdes, se propageant vers l'aisselle, et s'accompagnant de cette sensation de tuméfaction et de cet éréthisme particulier que les femmes se souviennent d'avoir ressenti à l'époque de la menstruation ou au début de la grossesse. Ces retentissements douloureux dans le sein, appelé alors *sein hystérique*, peuvent se montrer en dehors de la période menstruelle, mais c'est surtout au moment du flux cataménial qu'ils se manifestent. Parfois alors ces douleurs présentent un caractère térébrant qui n'est pas sans effrayer les malades, d'autant plus qu'en même temps la mamelle est gonflée, tuméfiée, inégalement dure ; ces phénomènes, anxieusement et scrupuleusement constatés, ne tardent pas à faire surgir l'idée d'un cancer du sein, qui est, comme on le sait, une des préoccupations constantes de la femme. Que de fois n'est-on pas consulté à ce propos, et ce n'est pas toujours sans de vives contestations que l'on parvient à faire accepter son jugement à la malade et à ramener le calme dans son esprit ! Qu'il me soit encore permis de rapporter l'exemple qui m'est fourni, en ville, par une de mes malades atteinte de métrite chronique. Au moment de son époque menstruelle, d'autres fois peu de temps avant ou après le flux, elle est prise dans le sein gauche, pendant cinq à six jours, soit d'une douleur sourde, intense, continue, soit d'élancements subits, parfois atroces ; elle est persuadée qu'elle a un cancer du sein et elle vient souvent me faire part de ses angoisses, dont, par bonheur, un liniment chloroformé triomphe aussi facilement que de ses souffrances. Le plus souvent, d'après Valleix, cette douleur du sein gauche reconnaît pour cause la névralgie des nerfs intercostaux correspondants (4e, 5e et 6e); d'autres fois, quoique plus rarement, elle relève de la gastralgie et de l'entéralgie, qui, ainsi que je l'ai signalé déjà, existent fréquemment. Ce gonflement douloureux des seins a attiré récemment l'attention de mon collègue et ami M. le Dr Liouville et d'un de ses élèves, M. le Dr Connard, qui en a fait le sujet de sa thèse inaugurale. Il ne faut pas le confondre avec le phénomène nerveux, hyperesthésique, hystérique proprement dit, connu sous le nom de *mamelle irritable* des hystériques. Ces phénomènes douloureux se présentent chez des femmes qui n'ont absolument rien du tempérament nerveux, mais qui sont atteintes de métrite ou d'une affection des annexes. Chez d'autres malades, il existe une relation constante entre les manifestations douloureuses des seins et l'apparition des menstrues ; un retard, une diminution, une irrégularité quelconque dans le cours des règles peut déterminer ce gonflement douloureux.

Dans plusieurs observations de la thèse de M. Connard, on voit le sein douloureux marcher de pair avec des phénomènes semblables du côté de l'ovaire. Sans doute, la mamelle irritable peut constituer une complication, une manifestation de l'hystérie, comme le montre cette observation de Willis (p. 9) où une jeune fille de 16 ans fut prise, à la suite d'une contusion du sein, d'accidents hystériques très-violents qui n'ont pu être calmés que par le mariage et la grossesse. Mais lorsque ce phénomène morbide se rencontre chez des femmes exemptes de tout nervosisme, atteintes seulement d'une affection utérine, il constitue bien un phénomène sympathique de l'irritation de l'utérus. Quelquefois la peau des seins reste rouge pendant toute la durée des accidents; le mamelon est turgescent; l'aréole est large et brunie comme celle d'une femme qui a eu des enfants. La palpation est très-douloureuse ; elle fait percevoir de petites nodosités mamelonnées, qui répondent aux divisions glandulaires inégalement engorgées. Les doigts ne s'impriment pas comme dans les tissus infiltrés. Peu à peu la douleur peut devenir telle que le poids de la chemise ne puisse plus être supporté. Ces symptômes durent un, deux, trois jours, quelquefois plus, et disparaissent soit brusquement, soit progressivement, tantôt sans laisser la moindre trace, tantôt en laissant une douleur sourde, contusive, profonde.

Quand on se rappelle les relations intimes qui existent entre le développement et les fonctions de la mamelle et les organes de la génération, on s'explique facilement ces retentissements douloureux et les sympathies puissantes qu'éveille dans les seins l'utérus malade. L'étroite solidarité qui existe physiologiquement entre ces organes persiste dans toutes les périodes de leur existence. Ils réagissent en effet les uns sur les autres, même chez l'homme, où on observe le sein gonflé et douloureux au moment de la puberté.

c. *Névrose cardiaque.* — Le cœur est souvent atteint de névrose, de palpitations douloureuses, hyperkinésies, qui inquiètent beaucoup les malades et leur font croire à l'existence d'un anévrysme ou d'une lésion organique de l'organe central de la circulation. Mais, ici, il faut tenir grand compte de l'altération du sang, de la chlorose, de la chloro-anémie qui accompagnent, précèdent, suivent et, d'une façon générale, compliquent les affections utérines.

d. *Névrose vésicale.* — Ne serait-ce pas aussi à une névrose qu'il faudrait attribuer les contractures musculaires qui produisent le *ténesme vésical*, parfois si difficile à vaincre ?

e. *Névrose laryngo-bronchique.* — Cette explication ne conviendrait-elle pas encore à cette toux petite, sèche, quinteuse, quelquefois si désagréable par sa sonorité uniforme, ainsi que par sa persistance, désignée par Aran sous le nom de *toux utérine*, souvent observée par Nonat et signalée depuis par presque tous les auteurs ? Ne résulterait-elle pas du spasme convulsif des muscles laryngiens et du diaphragme ?

J'en ai observé à l'hôpital Beaujon un cas bien curieux. La malade était, depuis près d'une année, atteinte d'une toux sèche, incessante, par conséquent très-fatigante, qui avait résisté à tous les traitements dirigés contre elle. Vésicatoires, ventouses sèches et autres révulsifs, calmants opiacés et antispasmodiques n'avaient pu vaincre cette *toux nerveuse*. Lorsque la métrite chronique, dont était atteinte la malade, fut guérie, je fis porter à la malade un pessaire et une ceinture hypogastrique pour combattre l'antéversion qui persistait; la toux cessa subitement. Si la malade, par négligence ou autres motifs, ne mettait pas son pessaire ou sa ceinture et laissait le déplacement se reproduire, la toux ne tardait pas à reparaître, pour cesser dès que la matrice était maintenue dans sa position normale.

Les otologistes ne signalent-ils pas tous également, mais sans en donner une explication plus nette, une petite toux sèche, spasmodique, qui se montre chaque fois qu'on introduit le spéculum dans l'oreille et qui persiste pendant quelques minutes?

f. *Névrose bronchique.* — Enfin, de même qu'on a observé une névrose cardiaque, de même a-t-on pu constater aussi l'existence d'une névrose bronchique, se traduisant par des accès de dyspnée, et souvent par de véritables accès d'asthme, que Warring-Curran nomme *asthme utérin*. Ces accès sont parfois violents, surtout au moment de l'approche des règles ; ils ne cèdent qu'à la guérison de l'affection utérine. J'observe une malade, arrivée à l'âge de la ménopause, qui, depuis trois ans, est atteinte d'un asthme présentant ces caractères, et notamment la fréquence, la violence, l'intensité des accès au moment où se produisait autrefois le flux menstruel, qui se trouve remplacé, ainsi qu'il arrive fréquemment, par ces congestions passagères de la face, ces transpirations subites, ces bouffées de chaleur et autres phénomènes si fatigants et si pénibles pour les malades. Des cataplasmes sur le ventre, quelques sangsues aux cuisses, une ou deux au plus, quelques ventouses et des sinapismes sur les membres inférieurs, triomphent de ces terribles accès qui reviennent chaque mois pendant deux ou trois jours.

g. *Troubles intellectuels, vésanies.* — J'ai précédemment rapporté le fait d'une de mes malades présentant une névralgie fronto-pariétale et des troubles intellectuels. Ces derniers consistent soit dans des *illusions*, soit dans des *hallucinations* de la vue et surtout de l'ouïe, qui sont excessivement fatigantes, absorbantes, engendrent la tristesse, la mélancolie, l'idée fixe et poussent même parfois cette malade au suicide. Les ouvrages spéciaux sur l'aliénation mentale contiennent des faits très-intéressants et très-dignes de l'attention de ceux qui étudient à fond les maladies des femmes. Je vais les résumer en quelques lignes.

Esquirol (1) s'exprime ainsi : « Les irritations, les douleurs, les lésions des organes de la génération sont, pour les aliénés et particulièrement pour les femmes, des causes fréquentes d'illusions ; elles ont quelquefois porté les aliénés à se mutiler. » Plus loin, il ajoute : « Les femmes monomaniaques érotiques éprouvent tous les phénomènes de l'union des sexes... Une démonomaniaque hystérique croyait que le diable, des serpents, des animaux s'introduisaient dans son corps par les organes extérieurs de la reproduction. » Nous trouvons encore dans cet auteur l'observation suivante : « Une femme, depuis un grand nombre d'années, éprouve des douleurs abdominales, elle assure qu'elle a dans le ventre tout un régiment. Lorsque les douleurs s'exaspèrent, elle s'irrite, crie et répète qu'elle sent les coups que se portent les militaires en se battant et qu'ils la blessent avec leurs armes. » Enfin, dit encore Esquirol, les cancers, les ulcères de l'utérus ne sont pas rares chez ces malades.

Bourdin (2), dans son *Mémoire sur le suicide*, s'exprime ainsi : « La monomanie du suicide est quelquefois intermittente. On peut la rattacher, dans certains cas, et le plus souvent, à des troubles utérins : l'époque menstruelle, la grossesse, l'allaitement, certaines affections de l'utérus et de ses annexes, ont assez souvent provoqué des réactions cérébrales et le suicide à sa suite. La cause passée, tout revient à l'ordre normal, le délire cesse complétement. »

Le Dr Belhomme raconte qu'une dame se rendait à Saint-Cloud pour se jeter dans la Seine, ne voulant pas, disait-elle, que son corps pût être retenu par les filets et rendu à sa famille. Chemin faisant, les règles paraissent, la congestion utérine dégage le cerveau, diminue la congestion encéphalique, le délire se calme comme par enchantement, grâce à cette soupape de nouvelle sorte, et cette infortunée retourne tranquillement au milieu de sa famille.

Un des élèves de M. Aubanel cite plusieurs faits analogues, et notamment le suivant : quatre sœurs se trouvant dans l'une des conditions de surexcitation utérine dont je viens de parler

(1) *Maladies mentales*, t. Ier, p. 105.
(2) *Mémoire sur le suicide* considéré comme maladie. Paris, 1845, p. 45 et 46.

ont tour à tour fait des tentatives de suicide. Plusieurs d'entre elles ont succombé. D'après ces auteurs, une lésion des organes de la génération peut entraîner le délire, mais non plus spécialement le délire suicide.

Marcé (1), dans son remarquable travail sur les maladies mentales, écrit ce qui suit : « La science possède un grand nombre d'observations tendant à démontrer que, sous l'influence des maladies de l'utérus et de ses annexes, il se développe des troubles intellectuels purement sympathiques. » Il rapporte le cas d'une dame qui est atteinte d'aliénation mentale dans le cours d'une première grossesse. Dix ans après, les accidents s'étant renouvelés, on crut qu'elle était enceinte. Boyer reconnut un polype utérin dont l'enlèvement mit un terme au dérangement mental.

J'y trouve encore le fait suivant : Guislain a donné ses soins à une jeune fille qui était atteinte d'une descente de matrice et qui se trouvait prise d'une profonde tristesse avec propension au suicide chaque fois que le col de l'utérus venait à se présenter à l'entrée du vagin. L'usage d'un pessaire fit disparaître tous ces accidents.

A côté de ce fait, je puis en placer un autre, tiré de ma pratique personnelle : il s'agit d'une jeune dame d'une trentaine d'années, qui est affligée d'une chute de la matrice. Elle m'a avoué plus d'une fois qu'elle est poursuivie par des idées de suicide qu'elle combat de toutes ses forces par un redoublement de piété religieuse. Ces idées deviennent surtout très-persistantes, comme dans le cas précédent, lorsque l'abaissement utérin est très-prononcé et chaque fois que le col de l'utérus vient apparaître à la vulve. Depuis que je lui fais porter une ceinture appropriée à son infirmité et un bandage avec pelote périnéale, le prolapsus utérin ne se produit pas, toute idée de suicide a disparu, *sublata causâ, tollitur effectus*.

D'après Marcé, le délire peut se développer sympathiquement à la suite d'une lésion organique de l'appareil génito-sexuel de la femme. Au bout d'un certain temps, la folie peut guérir alors même que persiste la lésion utérine. « J'ai donné, dit-il, des soins à une dame chez laquelle un accès de mélancolie débuta en même temps que les premiers symptômes d'une métrite compliquée d'ulcérations granuleuses du col. La mélancolie disparut au bout de quatre mois, tandis que, trois mois après la guérison

(1) *Maladies mentales*, p. 129 et seq.

de la maladie mentale, l'affection utérine n'avait éprouvé qu'une amélioration insignifiante. » Il ajoute : « La réciproque est vraie. »

Ces cas sont toutefois assez rares, et il est plus commun de voir la guérison de l'affection mentale marcher de pair avec celle de l'affection utérine.

Morel (1), après avoir rappelé les travaux de Loiseeau (2), d'Azam (3), qui relatent des faits du plus grand intérêt venant à l'appui de ceux que je viens de signaler et montrant avec la plus grande évidence les troubles intellectuels consécutifs aux affections utérines, termine la description des nombreux cas d'aliénation mentale, observés par les auteurs, par les conclusions suivantes :

« 1° Les maladies organiques de l'utérus et de ses annexes sont une cause de folie sympathique.

2° Les folies sympathiques ayant cette origine prennent le plus souvent la forme de lypémanie suicide ou homicide.

3° Le nombre de ces folies est plus considérable qu'on ne le croit généralement, et s'il en a été fait jusqu'ici peu mention, c'est que les lésions utérines ont été méconnues ou inaperçues.

La fréquence de ce rapport sympathique est suffisante pour autoriser le praticien, même en présence d'une cause morale apparente, à examiner s'il n'y a pas de lésion utérine chez toute lypémaniaque suicide ou homicide.

5° La guérison des maladies curables de l'utérus entraîne celle de l'aliénation mentale ; si la maladie utérine est incurable, l'aliénation s'aggrave et deviendra démence.

6° Tout traitement, autre que le traitement physique, deviendra inutile tant que la lésion organique persistera, et ce dernier aura d'autant plus de chance d'être efficace qu'il sera appliqué à une époque plus rapprochée du début. »

Parmi les affections utérines que l'on rencontre plus particulièrement dans le cas de troubles intellectuels, il faut citer par ordre de fréquence : les dégénérescences cancéreuses, les hypertrophies de l'utérus et ses déplacements, et parmi ceux-ci, la rétroversion surtout, les ulcérations avec engorgement du col, les polypes utérins, les métrites, les kystes de l'ovaire.

(1) Morel, *Maladies mentales*, p. 158.
(2) Loiseau, *Mémoire sur la folie sympathique*, 1857.
(3) Azam, *Folie sympathique*. Bordeaux, 1858.

J'ai insisté sur tous ces troubles vésaniques parce qu'ils n'ont pas été suffisamment décrits dans les ouvrages récents sur les maladies des femmes. Les auteurs ont trop légèrement glissé sur eux ; ils sont très-réels et pas assez rares pour que tout gynécologue n'en ait observé quelques cas.

Dans cette étude, j'ai laissé de côté les faits plus nombreux de délire qui surviennent pendant l'état puerpéral, pendant la lactation. Ce sont, en effet, des phénomènes de tout autre ordre et qui ne rentrent pas dans la description clinique que je trace en ce moment, bien qu'ils soient incontestablement liés aux perturbations utérines.

Les faits, sur lesquels je viens d'attirer l'attention, présentent encore des particularités qu'il est essentiel de connaître : je veux parler de leur importance au point de vue médico-légal.

Ils ont été, de la part de mon excellent maître le savant professeur de médecine légale de la Faculté de Paris, M. Ambroise Tardieu, l'objet d'une étude approfondie dans ses considérations si élevées sur la folie au point de vue médico-légal (1).

Les femmes, atteintes de troubles intellectuels sympathiques d'une affection utérine, ont, ainsi que je viens d'en signaler plusieurs exemples, leurs facultés morales profondément altérées et perverties ; elles sont soumises à des impulsions instinctives en vertu desquelles elles commettent, *involontairement et tout à fait inconsciemment*, les actes les plus bizarres et les plus déraisonnables, absolument répréhensibles et même criminels, que le médecin légiste est appelé à juger et qu'il a par conséquent le devoir d'étudier avec un soin tout particulier. Il ne faut donc pas s'étonner que M. Tardieu ait consacré de grands soins à cette étude, faite d'ailleurs avec la haute intelligence qui caractérise l'éminent médecin légiste. On trouve dans son travail, discutés avec la plus remarquable sagacité, de nombreux exemples de faits se rapportant à cette étude si intéressante des troubles intellectuels sympathiques des affections utérines. Je ne peux ni m'y arrêter ni en faire l'analyse ; je me contente, pour de plus amples développements, de renvoyer à l'ouvrage en question dont je retiens seulement cette conclusion :

« S'il est vrai que les actes répréhensibles que les femmes commettent, lorsqu'elles sont sous cette influence noscive, sont l'effet

(1) A. Tardieu, *Étude médico-légale sur la folie*. Paris, 1872.

d'une perversion instinctive de la volonté qui atténue considérablement, si elle ne l'annule, leur responsabilité, il n'en est pas moins vrai que le médecin doit avoir une certaine méfiance, » car, ajoute M. Tardieu, « un trait commun caractérise ces troubles intellectuels, c'est la simulation instinctive, le besoin invétéré et incessant de mentir sans intérêt, sans objet ni but, uniquement pour mentir, et cela non-seulement en paroles, mais encore en actions, par une sorte de mise en scène où l'imagination joue le principal rôle, enfante les péripéties les plus inconcevables et se porte parfois aux extrémités les plus funestes. »

J'ajoute que l'on rencontre surtout ces faits chez les femmes atteintes de folie hystérique, complication peu rare des lésions de la matrice. Le professeur Lasègue a fait des remarques du même genre. « Il a été frappé, dit-il, des combinaisons parfois inextricables, des détours et des précautions tortueuses, subtiles que les malades mettent en œuvre dans le simple but de dérouter, de tromper et d'intriguer ceux qui les entourent, les observent ou les surveillent. Elles ont parfois un intérêt dans l'accomplissement de tel ou tel acte, mais elles le cachent sous des mensonges débités avec une assurance qui n'a d'égale que la mauvaise foi qui a présidé à leur élucubration, sous des ruses accumulées surprenantes pour l'invention et l'arrangement desquelles l'esprit le plus adroit a dû se mettre en frais et l'imagination la plus féconde être longtemps tourmentée. Toutefois, lorsqu'on arrive à débrouiller la question, on reste tout étonné de la disproportion qui existe entre le but convoité et les moyens qui ont été employés pour assurer la réalisation de leur idée fixe, de la futilité, de la frivolité du premier, de la multiplicité et de la gravité des seconds, puisque la vie ou l'avenir de plusieurs personnes ont parfois été sans scrupule ni hésitation mis en jeu ; enfin, on reste tout étonné de la ténacité et de l'entêtement énergique dont les malades ont dû faire preuve, ne reculant devant aucun obstacle pour arriver au résultat proposé. Cette fixité d'idée, cette activité malsaine, cette perte parfois complète du sens moral, sont des indices de la grave perturbation survenue dans les fonctions intellectuelles de ces malades qui doivent par conséquent être justiciables autant du Codex que du Code pénal. »

D'après tout ce qui précède, on comprend la grande réserve qui est imposée, en pareil cas, au médecin, à cause de la fréquence de la simulation de la part de ces malades criminels, lorsqu'on a à apprécier, au point de vue médico-légal, l'acte accompli, les dispositions morales, les symptômes prédominants et les signes de perversions intellectuelles. Avec quel soin ne doit-on pas observer l'affection mentale, suivre sa marche, remonter à son origine réelle, étudier sa pathogénie et par conséquent ses relations avec la lésion utérine, qui, pour être parfois cause, peut aussi n'être que coïncidence? Mais, je le répète, pour s'éclairer sur tous ces points avant de conclure à la réalité de l'irresponsabilité ou à la réalité de la simulation, on ne peut avoir de meilleur guide que l'ouvrage, déjà signalé, de M. le professeur Tardieu.

h. *Troubles de la motilité.* — Ces troubles consistent tantôt dans des *spasmes* convulsifs, tantôt dans des *paralysies* musculaires.

Les spasmes convulsifs des muscles de la vie de relation ne sont pas très-fréquents. Je ne les aurais pas signalés, si je n'avais pas trouvé dans les *Annales de gynécologie* (mars 1877) une observation de Graily Hevitt, où il est question de convulsions périodiques, dues à une antéflexion aiguë de l'utérus. L'auteur en recherche la cause dans la compression des filets nerveux délicats, situés au point fléchi, surtout du côté de la concavité. Il fait remarquer que ce point est excessivement douloureux pendant le catéthérisme. La périodicité menstruelle des accès s'explique aisément par la congestion qui, plus intense au moment des règles, entraîne l'exagération de la compression, par suite l'irritation nerveuse et les contractures musculaires. Quand la flexion eut cédé à un pessaire, ces dernières cessèrent.

Le distingué redacteur en chef des *Annales de gynécologie*, le Dr Leblond, me citait dernièrement un cas de chorée, consécutive à une affection utérine, et guérie en six mois en même temps que cette dernière, après avoir présenté une marche décroissante proportionnelle. Du reste voici l'observation qu'il a bien voulu me communiquer :

Hémichorée gauche; ulcération folliculaire du museau de tanche. — Madame N..., demeurant à..., âgée de 26 ans, mariée depuis trois ans, pas de grossesses, a toujours habité Paris, réglée à seize ans irrégulièrement la première année, bien depuis; époques douloureuses, mais plus encore depuis son mariage. Le premier jour de l'écoulement, douleurs très-intenses, à se rouler par terre, dit la malade, et rejet de *peaux*, puis l'écoulement devient plus abondant le deuxième jour, et la douleur se calme. Les peaux ont une apparence membraneuse, et ne ressemblent pas à des caillots, au dire de la malade.

Entre les époques rejet de matières glaireuses, quelques douleurs hypogastriques; garde-robes régulières; perte d'appétit, miction normale. Caractère irritable, insomnies. Souffle léger, premier temps, base. Quelques mouvements choréiques des membres supérieur et inférieur gauches, mais surtout du membre supérieur. Prend du fer et du quinquina depuis trois à quatre mois.

Toucher. — Corps de l'utérus perçu en antéversion marquée.

Spéculum. — Col gros, rouge, ulcération folliculeuse sur presque toute la surface.

La sonde ne peut pénétrer au delà de l'orifice interne, elle détermine une douleur vive au niveau de cet orifice.

Traitement. — Badigeonnage du col au moyen d'une solution de nitrate d'argent au tiers; tampon ouaté enduit de glycérine; vin de quinquina; quatre pilules au protochlorure de fer de Rabuteau; injection de décoction d'écorces de chêne matin et soir. Tous les soirs, une cuillerée à bouche de sirop de chloral (120 grammes de sirop de fleurs d'oranger pour 6 grammes de chloral) jusqu'à ce qu'il survienne du sommeil. Introduire tous les jours un tampon enduit de glycérine.

14 décembre 1876. — Appétit meilleur; moins de douleurs du côté de l'abdomen. Rougeur du col moindre; l'épithélium semble se réparer; les mouvements choréiques s'exagèrent. Même traitement. Deux bains sulfureux par semaine.

23 décembre 1876. — S'est trouvée mal il y a quelques jours, les mouvements choréiques diminuent. L'ulcération est moins étendue.

28 décembre 1876. — Bon appétit. Rougeur de la face après les repas. Les mouvements choréiques diminuent. Dort bien maintenant. L'épithélium est presque partout reformé sur le col; encore de la rougeur à l'endroit de l'ulcération. — Même traitement.

6 janvier 1877. — Époque le 29 décembre ayant duré quatre jours, sans douleur, moins d'appétit, la malade se trouve plus forte, les rougeurs de la face sont plus accentuées; col plus rouge, ulcération plus étendue sur la lèvre postérieure que sur l'antérieure. Badigeonnage du col avec un pinceau imbibé de teinture d'iode. — Même traitement.

16 janvier 1877. — Les mouvements choréiques diminuent ; l'ulcération est moindre ; col moins rouge. Application de teinture d'iode sur le col. — Même traitement.

23 janvier. — Les mouvements choréiques sont sensiblement les mêmes qu'au 16 janvier. Application de teinture d'iode. — Même traitement.

6 février. — Presque pas de mouvements choréiques. L'époque est venue le 27 janvier, a duré trois jours, a été un peu douloureuse ; col toujours un peu ulcéré rougeâtre. Quatre points d'ignipuncture au thermo-cautère à 1 ou 2 millimètres de profondeur ; 3 sur la lèvre antérieure, un sur la lèvre postérieure. Tampon de ouate sèche.

13 février. — N'a pas souffert après la cautérisation ; a continué les tampons enduits de glycériné ; col très-notablement diminué de volume, moins vascularisé. — Même traitement.

20 février. — Ne souffre plus à l'hypogastre, col encore un peu rouge, saignant. L'épithélium s'est reformé sur les points touchés par le thermo-cautère ; légère ulcération au pourtour de l'orifice. Je touche l'ulcération avec la solution de nitrate d'argent.

6 mars. — Époque le 24 février, ayant duré trois jours, sans douleur notable ; il n'y a plus du tout de mouvements choréiques. Petite ulcération de quelques millimètres au pourtour de l'orifice, pénétrant dans l'intérieur du col. Je touche avec la solution de nitrate d'argent, et je prescris des tampons enduits de glycérolé de tannin.

10 avril. — Peu d'appétit. Époque à la fin du mois, ayant duré trois jours. A eu plusieurs syncopes. Battements de cœur. Très-légère desquamation épithéliale au pourtour de l'orifice, de la largeur d'une pièce de vingt centimes en argent. Je touche l'ulcération avec l'acide nitrique pur. Je donne du carbonate de fer ; on continue les tampons enduits de glycérolé de tannin.

24 avril. — N'a plus eu de syncopes ; col revenu tout à fait à ses dimensions normales, sans rougeur, il n'y a plus d'ulcération ; on continuera le carbonate de fer, et l'on prendra tous les jours une douche en pluie d'une demi-minute. — Cesser les tampons.

3 juillet. — La température ayant été froide, madame N... n'a pris de douches que depuis quinze jours. Elle a toujours continué le carbonate de fer. État général très-bon ; plus du tout de mouvements choréiques ; face plus colorée ; bon appétit ; col sans ulcé-

ration, mesurant 2 centimètres et demi dans son diamètre antéro-postérieur, au niveau de son sommet ; on continuera les injections d'écorce de chêne et l'hydrothérapie.

Avant d'aborder la description des paralysies musculaires et de leurs caractères, je signalerai sommairement les observations qui en ont été publiées ; elles éclaireront d'un certain jour cette question si intéressante, et elles me fourniront des éléments utiles à la discussion de leur pathogénie.

Lisfranc (1) cite le cas d'une dame, atteinte d'une paraplégie complète, qui fut traitée en vain pour une affection médullaire et qui ne guérit ou du moins ne s'améliora considérablement que lorsqu'on eut l'idée de soigner une métrite chronique, laissée d'abord sur le second plan. Lisfranc fut encore une autre fois frappé de la marche parallèle et toujours correspondante, soit vers l'exaspération, soit vers la guérison, d'une paraplégie et d'une affection utérine.

Duparcque (2) mentionne aussi plusieurs observations où il vit, pendant le cours soit d'une phlegmasie péri-utérine ou d'une ovarite, soit d'une métrite interne, survenir une paraplégie plus ou moins complète. La guérison graduelle de la paraplégie marcha toujours parallèlement avec celle de la lésion de l'utérus ou de ses annexes.

M. Nonat (3) signale d'assez nombreux cas analogues où il a nettement remarqué la rétrocession de la paralysie au fur et à mesure que disparaît la maladie utérine. Le chapitre de son livre qui traite ce sujet est fort intéressant, d'autant plus que l'auteur est un des premiers parmi ceux qui ont été le plus frappés de ces curieux effets. J'y renvoie le lecteur désireux de plus de détails.

Je dois dire cependant que M. Nonat s'est montré parfois trop exclusif et un peu trop facile à accepter les conclusions qu'il désirait. Un certain nombre, en effet, des faits qu'il rapporte se rencontrent chez des femmes manifestement hystériques. Il y a donc ici une certaine réserve à tenir. Je montrerai néanmoins, au cours de la discussion sur la nature de ces paralysies, quel enseignement on peut tirer de ces cas peu concluants. Pour l'instant, je me contente de résumer les faits suivants :

(1) Lisfranc, *Clinique chirurgicale de la Pitié*, t. II. Paris, 1842.
(2) Duparcque, *Maladies de la matrice*, 1839, t. I, p. 8 et 328.
(3) Nonat, *Traité pratique des maladies de l'utérus et de ses annexes*. Paris, 1860.

1° Jeune fille de 23 ans, vierge, atteinte de métrite interne chronique avec anté-latéro flexion ayant amené un phlegmon péri-utérin à gauche. Après plusieurs alternatives d'amélioration et de rechutes, cette malade présente tout à coup une paralysie complète des membres inférieurs avec hyperesthésie musculaire et anesthésie cutanée généralisée. Traitement par la cautérisation transcurrente. Après l'opération, les douleurs disparaissent et la malade qui, un instant auparavant, pouvait à peine remuer les membres inférieurs, fut en état de se lever et de faire quelques pas. Chaque fois que les accidents et les douleurs revinrent, la même médication fut employée avec le même succès. Persuadé que le retour des accidents était lié à la métrite interne, M. Nonat s'attaqua à elle. Il fit douze cautérisations intra-utérines avec le porte-caustique de Lallement. Ces opérations, quoique très-douloureuses, finirent par triompher de la phlegmasie intra-utérine et la paralysie ne reparut plus.

2° Jeune fille de 22 ans, atteinte, à la suite d'un accouchement laborieux, d'une métrite intense, d'une phlegmasie péri-utérine chronique droite avec anté-latéro version droite. La malade était exténuée en outre par la persistance d'une toux sèche, spasmodique, accompagnée d'enrouement d'abord, puis d'aphonie complète ; elle n'était pas hystérique. Pendant le cours de son affection, elle présente en outre des contractures involontaires qui entraînent la jambe droite dans la flexion forcée, une anesthésie cutanée occupant le bas-ventre et la région lombaire à droite. Tous ces accidents disparurent avec les lésions de l'appareil génital.

Dans la thèse du Dr Martin (1), voici ce que je trouve ayant trait à la question dont je m'occupe : « Depuis quelques années, M. Nonat a observé des paralysies chez des malades atteintes de phlegmasies ou de tumeurs péri-utérines. Elles existaient du côté de la tumeur. Sur cinq cas, il y avait deux hémiplégies et trois hémiparaplégies. Trois malades sont guéries de leur tumeur et en même temps de la paralysie ; les deux autres sont en traitement. L'une d'elles, âgée de 35 ans, est couchée au n° 10 de la salle Saint-Philippe ; elle avait à son entrée un phlegmon subaigu du ligament large droit, compliqué d'hémiplégie du même côté. Après cinq mois de traitement antiphlogistique, l'engorgement avait diminué et le membre inférieur avait déjà recouvré une

(1) Martin, *Thèses de Paris*, 1855.

partie de ses mouvements; quant à la main, la malade pouvait s'en servir. »

M. Louis Esnault (1), élève de M. Nonat, publie plusieurs observations où sont consignés des faits analogues, ainsi qu'on en peut juger par le résumé des observations contenues dans ce travail.

Observation I. — Madame B***, âgée de 40 ans, cuisinière, lymphatico-sanguine, entre, en 1847, affectée d'une paralysie qui n'avait respecté que la tête et le cou (service de M. Nonat, Cochin). On traite la moelle ; au bout de huit mois, à peine une légère amélioration; vers la fin du traitement les règles manquèrent pendant quatorze mois; au bout de ce temps, incapable de travailler, épuisée de gastralgie, la malade revient se faire traiter.

Métrite interne, antéversion; phlegmon péri-utérin droit; paralysie symptomatique de ce côté : onze saignées révulsives de 80 grammes. Vingt applications de ventouses. Huit vésicatoires volants sur la fosse iliaque droite, repos, etc. En neuf mois, la tumeur, qui était grosse comme une orange, disparut, ainsi que les troubles digestifs.

L'iodure et les bains sulfureux complétèrent la guérison, et la malade sortit débarrassée de sa tumeur et de sa paralysie qui diminua dans la même mesure que la tumeur; les règles ont reparu quatre mois après la première sortie et ont continué régulièrement.

Obs. II. — La nommée X***, cuisinière, 44 ans, lymphatico-sanguine, avait des pertes blanches et des troubles digestifs depuis douze ans, et depuis cinq ans des douleurs dans la partie droite du bas-ventre. Depuis un an paralysie du bras et de la jambe du côté droit, avec hyperesthésie des membres paralysés où la plus légère pression développait des douleurs s'irradiant dans le bas-ventre et dans les reins; douleurs lombo-ovariques droites; dyspepsie métrite interne; la malade étant vierge, le diagnostic fut peu approfondi; mais on la soumit au traitement antiphlogistique ordinairement employé contre le phlegmon utérin. Après quelques mois, la malade reprit toute liberté du mouvement; mais elle continua d'avoir des pertes blanches, puisqu'on n'a pu attaquer la métrite interne.

(1) Des paralysies symptomatiques de la métrite et du phlegmon péri-utérin, *Thèses de Paris*, 1857.

Obs. III. — L..., 28 ans, entrée à Cochin, 28 août 1848, jamais d'enfants ; elle souffre depuis un an dans le bas-ventre, du côté droit. Tout le côté droit, hors la face, est frappé de paralysie motrice coïncidant avec une hyperesthésie extrême de la région. Traitée par les cautères, douches sulfureuses, noix vomique, mais en vain. On croit à Saint-Louis à une névralgie du col utérin ; on en fait la section ; l'écoulement de sang fut abondant, un grand soulagement eut lieu, mais de courte durée. A Cochin, on trouva une tumeur du ligament large droit, très-douloureuse à la pression qui retentissait jusque dans les membres paralysés. Guérison en quatre mois ; à mesure que l'affection du bas-ventre diminuait d'intensité, la paralysie elle-même disparaissait.

Obs. IV. — Madame C. D..., 30 ans, choro-anémique, nerveuse ; deux enfants ; la plus jeune a huit mois ; depuis cette dernière couche douleurs dans le bas-ventre, surtout à droite, pesanteur dans la matrice, le périnée et les reins ; Jambe droite demi-paralysée ; pertes blanches muco-purulentes ; constipation ; digestions pénibles, amaigrissement.

Métrite interne, antéversion, hémi-paraplégie droite. — Cautérisation du col avec la potasse solidifiée, puis avec le nitrate d'argent, une dizaine de fois, et, après trois mois, guérison, sauf métrite légère (1853).

En 1854, bains de mer, règles indolentes, rétroversion.

En 1855, troisième enfant ; à la suite de cette couche, engourdissement dans la cuisse, troubles digestifs ; nouveaux bains de mer, ceinture abdominale avec pelote périnéale. La guérison s'est maintenue.

Obs. V. — B..., couturière, 28 ans, entre à la Pitié, le 29 avril 1854. Pas d'enfants ; malade depuis neuf ans ; névralgies généralisées ; palpitations, œdème des membres inférieurs pendant dix-huit mois. Depuis onze mois, paralysie de la jambe gauche. Aux époques menstruelles, les douleurs augmentent et s'irradient dans la vulve. Envies fréquentes d'uriner, et cependant paralysie de la vessie. On la sonde, et cette opération est douloureuse. Elle est en traitement depuis neuf ans. On a employé purgatifs, amers, ferrugineux, vésicatoires sur la poitrine, le cœur, l'estomac, les reins ; la digitale, la belladone, la morphine, les saignées, les sangsues aux cuisses pour ramener les règles, l'armoise, le safran, l'absinthe, les bains de siége. On cautérisa le col utérin à la Pitié et, celui-ci guéri, elle fut regardée comme hypochondriaque et obligée de sortir.

Le 30 avril elle entre chez M. Nonat : métrite interne ; engorgegement dans le ligament large gauche ; antéflexion et inclinaison de l'utérus à gauche ; paralysie du même côté. Antiphlogistiques ; sonde utérine, vésicatoires, cautérisations au nitrate, cautérisations transcurrentes superficielles. Paralysie de la vessie. Le n° 12, sonde utérine, amène la première fois une syncope de deux heures ; les autres fois, crises violentes, suivies d'amélioration ; guérison au bout de onze mois ; à peine reste-t-il une leucorrhée légère.

Obs. VI. — Th..., 22 ans (Charité, salle Saint-Joseph, n° 7), grossesse pénible un an auparavant ; depuis ce temps, douleurs hypogastriques droites, pertes blanches abondantes surtout à la période menstruelle, qui est douloureuse. Névralgies diverses ; troubles gastriques sans vomissement, anorexie, constipation ; céphalalgie. Jambe droite faible et engourdie. Rétroversion, utérus abaissé ; métrite interne ; engorgement à droite, du volume d'une noix, à gauche et en arrière, une deuxième petite tumeur.

Le traitement attaque de front le phlegmon péri-utérin par les antiphlogistiques, et la métrite interne par l'hystérométrie et le nitrate d'argent. Première séance, perte de connaissance pendant deux heures ; paralysie de la jambe droite qui ne peut être ni remuée, ni fléchie ni soulevée. A gauche, rien de semblable ; guérison en un mois et demi.

Obs. VII. — L..., 39 ans, chloro-anémique (Charité, le 26 mars 1857).

Première grossesse à 18 ans, suivie de leucorrhée. Cet état durait depuis trois ans et demi quand la malade consulta Lisfranc (pommade d'iodure de potassium, petites saignées révulsives, pilules de ciguë, saponaire). Cinq ans après, cautérisation du col au nitrate d'argent ; neuf ans après au fer rouge.

Après un deuxième accouchement, les mouvements devinrent de temps en temps difficiles ; station impossible ; flexion très-difficile et lente des jambes qui tremblaient.

A son entrée chez M. Nonat, la paralysie persistait dans la jambe droite seule. Utérus incliné à droite ; engorgement et abaissement du col, à lèvres tuméfiées ; à droite, entre bassin et utérus, tumeur du volume d'une petite orange.

L'introduction de la sonde provoque des douleurs qui retentissent dans le siége et vers les reins; la curette, suivie de la cautérisation, n'a pas été immédiatement très-douloureuse ; mais la nuit il y a eu de vives douleurs et des tiraillements dans la jambe.

Au bout d'un mois, la malade commence à remuer la jambe ; les pertes blanches, la tumeur décroissent ; la jambe recouvre progressivement ses forces. Chaque émission sanguine, chaque évacuation menstruelle est suivie d'amélioration évidente. La malade en pleine convalescence n'a pas quitté l'hôpital.

Obs. VIII. — W..., 36 ans, lingère, robuste, entrée à la Charité le 21 juin 1857. Première couche à 16 ans ; à 18 ans, nouvel accouchement ; à 24, fausse couche, soignée pour les suites à Lourcine, pendant quinze jours. Les règles reparurent trois fois ; mais pendant la troisième menstruation, elle fut mouillée, et les règles disparurent pendant onze mois. A chaque époque, tiraillements dans les reins et picotements dans les seins. Il y a un an, jambe lourde et embarrassée pendant quatre ou cinq mois. Urines perdues, douleurs et pesanteur dans le bas-ventre.

Sangsues à la vulve, bains sulfureux, pilules de fer, électricité, pilules de Sédillot. Pas d'amélioration ; attaques de nerfs tous les deux jours.

La malade entre chez Nonat qui trouve : métrite, phlegmasie péri-utérine gauche ; hémiparaplégie gauche très-intense ; utérus douloureux à la pression. Chaque émission sanguine, chaque évacuation sanguine produit du mieux.

Le 1er août, la jambe a recouvré une grande partie de ses mouvements ; le membre inférieur peut être élevé en totalité, la flexion, l'abduction, l'adduction sont assez rapides ; la paralysie de la vessie a disparu depuis quinze jours ; l'engorgement péri-utérin a diminué et ne fait plus souffrir la malade.

M. Esnault mentionne ensuite quelques observations relatives à des troubles sympathiques des lésions utérines et dont j'ai précédemment parlé : *Toux, hoquet, vomissements* parfois incoercibles, dont la véritable cause est indiquée par l'aggravation des symptômes à l'approche des règles, par les pertes blanches, les douleurs dans le bas-ventre, c'est-à-dire par la lésion utérine. La sonde utérine occasionne parfois des douleurs, s'irradiant jusque dans les membres paralysés et réveille les crises ou les vomissements. En résumé, guérison de tous les accidents en parallèle à celle de la métrite chronique.

M. Vallin (1), élève de M. Nonat, a réuni dix observations, recueillies dans les diverses publications périodiques, où l'on constate des paralysies survenues dans le cours d'affections utérines et présentant une marche parallèle à l'évolution de ces dernières.

Je tiens à donner encore ici le résumé de ces faits, qu'il vaut bien mieux juger directement que par l'appréciation d'autrui.

Observation I. — Jeune femme affectée depuis plusieurs années d'une rétention d'urine survenue à la suite d'un arrêt de la menstruation ; depuis trois ans, la rétention était telle qu'il fallait sonder la malade tous les jours. Le cathétérisme, très-douloureux, amenait chaque fois des attaques d'hystérie. Par l'examen avec le doigt, on reconnaît un engorgement très-douloureux dans le tissu cellulaire qui sépare la vessie de l'utérus. Saignées et sangsues ; au bout de cinq mois, disparition de l'engorgement et, bien avant, de la rétention urinaire. Jamais le chloroforme, même poussé très-loin, n'avait amené l'évacuation spontanée de l'urine (Landry, *Moniteur des hôpitaux*).

Obs. II. — Mme D... présente tous les signes d'une métrite depuis une fausse couche double de six mois. Phlegmon du ligament large. Utérus douloureux, volumineux, abaissé. Douleurs vives et écoulement muco-purulent ; grande difficulté non-seulement pour marcher, mais même pour se tenir debout. Traitement antiphlogistique. Guérison générale au bout de plusieurs mois (Teuplier, cité par Duparcque).

Viennent ensuite plusieurs observations, puisées dans l'ouvrage de Duparcque.

Obs. III. — Louise P..., 25 ans, forte complexion, eut de la dysménorrhée à la suite de chagrins. Douleurs vives du bas-ventre, pesanteur périnéale, phlegmon péri-utérin, engorgement de la lèvre postérieure du col utérin, ovarite, médication antiphlogistique. En cinq mois, guérison persistante des lésions utérines et péri-utérines ainsi que de la paraplégie qui les compliquait et qui était presque complète (t. I, p. 339 : Observ. LXX).

(1) *Thèses de Paris*, 1858.

Obs. IV. — Une personne de Lyon vient à Paris pour un prétendu squirrhe utérin. Cessation presque complète des menstrues, douleurs dans les reins, les aines, etc. Les jambes refusaient de faire plus de quelques pas; elles s'engourdissaient aussitôt. Ces accidents prenaient un caractère de violence parfois insupportable pendant les huit ou dix jours qui correspondaient aux règles et déterminaient des accès d'hystérie très-violents. Engorgement général de l'utérus, abaissement de cet organe depuis six ans. Guérison en deux mois. Disparition de la douleur; la malade ne tarde pas a marcher librement. Un an plus tard, grossesse fort heureusement terminée (p. 341).

Deux autres observations analogues, p. 8 et p. 328.

Obs. V. (Mémoire de M. Vallin.) — X..., 30 ans, réglée peu abondamment, mais régulièrement; santé habituellement bonne; à la suite d'un arrêt brusque des règles, inflammation péri-utérine. Toucher fort douloureux, mais pas de collection purulente. Paralysie incomplète des membres inférieurs. Jamais elle n'a eu ni troubles nerveux ni attaques hystériques; antéflexion prononcée. La malade est en traitement dans le service de M. Nonat, à l'hôpital de la Charité.

Obs. VI. — Marie T..., 23 ans, bonne constitution, tempérament lymphatico-sanguin. Depuis son accouchement, il y a un an, métrite interne, engorgement du ligament large droit. Tumeur de la grosseur d'un œuf de pigeon. Rétroversion très-marquée; latéro-version gauche. Paralysie légère du membre inférieur droit, dont la sensibilité est intacte. Bientôt, paralysie motrice complète, rétention d'urine, diminution de la sensibilité. Émissions sanguines répétées; électricité, guérison. Après chaque cathétérisme utérin la paralysie et les douleurs redoublaient. Le cathétérisme vésical occasionne aussi des attaques d'hystérie; jamais jusque-là la malade n'avait eu d'attaques convulsives ni aucun trouble de ce genre. Malgré la disparition de l'engorgement péri-utérin, la paralysie ne diminue pas; on songe alors à l'anémie; on emploie l'électricité. Au bout d'un mois, amélioration; réapparition menstruelle. Mais, à chaque époque, et pendant les cinq à huit jours de durée, les membres deviennent plus faibles et la rétention urinaire se montre. Lorsque l'écoulement menstruel est terminé, les accidents disparaissent. En six mois, guérison générale complète.

Obs. VII. — D..., âgée de 30 ans, douée d'une forte constitution, n'a rien du tempérament nerveux. Jamais d'attaque d'hystérie ni d'accident de ce genre. Depuis l'âge de 18 ans, elle est tourmentée par une affection utérine rebelle ; métrite chronique avec granulations internes, leucorrhée, pertes rouges allant parfois à l'hémorrhagie ; grande faiblesse des jambes ; alitement forcé. Cette paraplégie a eu des alternatives d'amélioration et d'augmentation suivant les divers traitements qu'elle a subis et qui ont consisté en émissions sanguines et en cautérisations répétées du col. Le traitement, par les saignées, que lui fit subir Lisfranc, ramena le mouvement dans les jambes pendant plus d'un an. Il y a quatre ans, la malade vint trouver M. Nonat. Paraplégie complète. Utérus très-volumineux et douloureux ; aujourd'hui, la malade marche très-librement et n'a plus qu'un léger catarrhe utérin. Si elle se fatigue, elle sent encore un léger engourdissement des membres inférieurs.

Obs. VIII. — Marie C..., 30 ans, forte, mais lymphatique, souffre de l'utérus depuis deux ans. Métrite interne avec latéroversion gauche. Paralysie incomplète du membre inférieur gauche ; rétention d'urine. Analgésie cutanée gauche. Pendant le cours de sa maladie, une attaque hystérique très-forte, mais unique. Les cautérisations transcurrentes calment les douleurs et diminuent la paralysie ; la malade marche à peu près librement ; à chaque retour des règles, l'amélioration disparaît pendant un ou deux jours pour revenir quand l'époque est passée.

Obs. IX. — Marie W..., 30 ans, forte, sanguine. Métrite interne, engorgement péri-utérin gauche ; paralysie complète du membre inférieur gauche ; incontinence d'urine. Antiphlogistiques, cautérisation transcurrente ; amélioration très-sensible.

Obs. X. — Mme C..., à la suite d'efforts brusques et d'imprudences répétées, est atteinte d'une procidence et d'une antéversion considérable de l'utérus ; santé florissante habituelle ; ni chlorose ni hystérie. Sous l'influence du déplacement utérin, paralysie du diaphragme et des parois de l'abdomen ; impossibilité de faire les mouvements les plus légers ; aphonie et mutité. Si l'on soulève doucement l'utérus avec le doigt et qu'on remette l'organe en place, immédiatement la voix revient, la respiration se rétablit. Les *accidents reparaissent quand l'utérus retombe*. L'électricité ramène la respiration et la parole pendant une heure. Sous l'influence du chloroforme, la voix et la respiration reparaissent tout à fait. Tous les accidents reviennent peu à peu à mesure que s'affaiblit la chloroformisation, mais de moins en moins vite ; c'est ainsi que, le vingtième jour, leur retour n'est complet qu'au bout de cinq heures. Les stupéfiants (morphine, strychnine), après une amélioration passagère, sont laissés de côté à cause des accidents qu'ils occasionnent, vomissements, etc. Le déplacement utérin augmente, l'utérus est horizontal en antéversion, les accidents s'exagèrent, tous les moyens échouent. Cependant *toujours le replacement de l'utérus, en sa situation normale, permet à la malade de prononcer quelques mots à haute voix*, tandis que, d'une façon constante aussi, la *mutité redevient absolue* au moment même où l'organe reprend sa position vicieuse.

Romberg cite un cas dans lequel la paraplégie, due à un prolapsus de l'utérus, fut guérie très-rapidement lorsque la matrice eut été replacée dans sa position normale.

Brown-Séquard (1) raconte qu'en 1855, une jeune dame vint le consulter pour « une extrême faiblesse des membres inférieurs, » qui n'était autre en réalité qu'une véritable paraplégie et qui se montrait à chaque période menstruelle. La sensibilité était intacte, les sphincters n'étaient pas paralysés ; il n'existait aucun symptôme d'hystérie. Cette dame était atteinte d'une dysménorrhée avec antéflexion de l'utérus. Application d'un bandage approprié et disparition de toute paralysie en moins de deux semaines.

Hunt (de Dartmouth), Wolf (de Bonn), cités par Brown-Séquard, ont observé aussi des cas de paraplégie consécutive à une affection utérine et de guérison plus ou moins prompte après la disparition de l'affection.

M. Courty (2) a été frappé de deux faits remarquables en ce genre et avoue qu'après avoir longtemps douté, il est aujourd'hui convaincu de l'existence des paralysies sympathiques, réflexes ou symptomatiques des affections utérines.

Dans ces derniers temps, M. Barié (3), ancien interne des hôpitaux, a fait une monographie fort complète sur la ménopause, et

(1) *Diagnostic et traitement des paraplégies.* Trad. Gordon. Montpellier, 1864, p. 8.
(2) *Traité pratique des maladies de l'utérus et de ses annexes.* Paris, 1872, p. 103.
(3) *Thèses de Paris*, 1876, in-8, Delahaye.

dans laquelle il signale plusieurs cas de paraplégie survenues à cette époque de la vie de la femme. Parmi les exemples cités, le premier observé par mon collègue, M. Mesnet, est celui d'une femme de 50 ans, chez laquelle la paraplégie se montra trois mois après la cessation des règles. Or, cette malade présentait certains signes de pléthore, mais aucune espèce d'antécédents nerveux. Les phénomènes disparurent d'ailleurs assez rapidement. Le second fait, signalé par mon collègue, M. Desnos, se produisit chez une femme de 56 ans, dont le flux menstruel était interrompu depuis six mois et qui fut atteinte en quelques jours d'abord de monoparaplégie gauche, puis d'accidents analogues à droite. En même temps se montraient des phénomènes congestifs dans le petit bassin et des douleurs lombo-abdominales, comme il arrive parfois quelques jours avant les règles. Ici, encore, le rétablissement ne se fit pas longtemps attendre sous l'influence d'un traitement approprié. Il est à remarquer que la paraplégie diminuait dans la station horizontale pour s'accentuer dans la station verticale. Ces accidents surviennent dans les premiers mois qui suivent la ménopause. Nous verrons, plus loin, quelles conclusions on peut tirer de ces faits pour arriver à se rendre compte de leur production.

Telles sont les observations que j'ai pu recueillir dans les différents auteurs. Elles sont des plus intructives pour le sujet que je traite et montrent d'une façon incontestable l'existence de troubles nerveux musculaires et sensitifs pendant le cours des affections utérines. Je ne veux m'occuper que de ces complications survenant chez des femmes atteintes de ces affections. Si je voulais accepter tous les faits de paralysie ou de contracture réflexes qui sont dans la science et qui surviennent sous l'influence de n'importe quelle irritation ou d'une maladie quelconque, j'aurais un nombre considérable d'observations à rapporter, mais ce serait sortir du cadre que je me suis tracé ; j'en tiendrai néanmoins un certain compte lorsque je rechercherai la nature de ces accidents. Si le lecteur désire être renseigné sur ces divers exemples, il consultera avec fruit l'ouvrage précédemment cité de Brown-Séquard, où beaucoup sont mentionnés, les diverses publications périodiques, telles que le *Journal de médecine* (6 octobre 1876, p. 533) ; la *Revue des sciences médicales* de M. Hayem (t. III, p. 115, et p. 620) ; le *Bulletin* n° 10 de la Société médicale de Reims, la *Gazette des hôpitaux* (1857, p. 467) ; les *Archives de physiologie* (2e série, t. II, 1875, p. 866) ; les ouvrages de MM. Jaccoud, Vulpian, Leroy (d'Étiolles), les traités de Civiale et de Boyer sur les affections des reins, les divers traités des maladies des enfants et les divers recueils, soit nationaux, soit étrangers. Il y trouvera des exemples nombreux d'accidents convulsifs ou paralytiques consécutifs soit à des vers intestinaux, soit à des troubles de la dentition, etc., etc.

Ces phénomènes nerveux ont beaucoup prêté à la discussion, ont exercé la sagacité tant des théoriciens que des expérimentateurs et ont depuis longtemps déjà été remarqués par tous les cliniciens. Au point de vue historique, je n'ai plus grand'chose à ajouter à ce qui précède; je ne puis cependant passer sous silence les noms de Gellé (*Journal pratique*, 1823), de Sevell (t. IV, p. 509), d'Ithen, de Lieutaud (liv. I, obs. 63), de Hunt, cité par Stanley, *London medical Transactions* (t. XVIII, p. 260), de Becquerel qui les omet et d'Aran qui les nie. Il n'est pas non plus à ce sujet sans intérêt de lire l'ouvrage de Stakes, sur les paralysies réflexes dont il discute longuement le mécanisme. Pour me renfermer strictement dans le programme que je me suis tracé, je ne ferai que mentionner Bailly, Bourdon, Cabanis, Brodie, Piorry (*Annales médico-psych.*, 1844), qui se sont occupés de la paralysie hystérique déjà universellement admise, alors que celle qui est utérine était un fait encore ignoré de bien des médecins, ainsi que le dit Boyer (t. III, p. 168). Je laisserai également de côté les paralysies et les troubles nerveux étudiés avant, pendant ou après la grossesse par Levert, Simpson, Charpentier, Churchill, etc.

Ce n'est donc pas, ainsi que je le montrerai plus loin, sur l'existence, qui est cliniquement évidente et aujourd'hui incontestée, mais bien sur la nature et l'interprétation de ces troubles nerveux que les auteurs sont d'opinions divergentes. Les cliniciens, en effet, ont donné de ces phénomènes une description à peu près complète; mais ils sont loin d'être d'accord sur leur interprétation pathogénique. Quels sont donc les caractères qu'on leur attribue? Quelle est leur symptomatologie, leur marche? Quelle est leur pathogénie ? tels sont les points que je vais examiner.

On a pu voir, d'après tout ce qui précède, que les paralysies musculaires ne sont pas absolument rares parmi les différents troubles sympathiques et symptomatiques des lésions utérines

Ces paralysies affectent surtout les membres inférieurs, soit les deux, soit un seul. Jamais les membres supérieurs ne sont envahis isolément. Cette prédilection pour les membres inférieurs s'explique facilement d'après les connexions du système nerveux utérin avec les nerfs des extrémités pelviennes.

Contrairement à la paralysie rachidienne, la paralysie utérine s'accompagne rarement d'une paralysie de la vessie et du rectum. En même temps que la paraplégie, on trouve parfois la paralysie de divers groupes musculaires, telle que, par exemple, la paralysie des cordes vocales, celle des muscles de la langue, d'où l'aphonie, la mutité (observ. de Vallin). Cette paraplégie n'est presque jamais complète. La parésie atteint le membre qui correspond au côté péri-utérin affecté; elle frappe au contraire les deux membres inférieurs, si elle est liée à la métrite, à l'augmentation de volume ou bien au déplacement de la matrice. N'omettons pas ce fait intéressant à connaître, qui ressort de toutes les observations publiées, et qui est le suivant : une paralysie, en voie de guérison, redevient complète à la suite de manœuvres (cathétérisme utérin, cautérisation utérine) pouvant exaspérer la phlegmasie utérine. Rarement la sensibilité musculaire est intéressée. Lorsqu'elle est atteinte, M. Nonat a trouvé qu'elle était plutôt augmentée. Cette hyperesthésie musculaire coexiste fréquemment avec une analgésie et même avec une anesthésie complète du tégument cutané. Elle est exaspérée par toute cause d'irritation agissant sur l'utérus ou sur ses annexes. De même, ces troubles nerveux s'accentuent sous l'influence de tout ce qui peut modifier la circulation utérine, soit les émotions morales vives, soit même l'époque menstruelle, c'est-à-dire un phénomène physiologique, absolument normal. J'ai signalé, d'après Brown-Séquard, le fait fort curieux d'une dame ayant une paraplégie presque complète à chaque époque menstruelle.

Ces paralysies n'affectent jamais les organes des sens. Du moins, M. Nonat, qui en a fait une étude attentive, ne les a-t-il jamais vues se fixer sur ces organes. Il rejette les amauroses, signalées par Bennet, et les considère comme des expressions soit de la chloro-anémie, soit de l'hystérie.

Ces accidents nerveux durent en général ce que durent les affections utérines. Elles débutent rarement d'emblée, mais ordinairement d'une façon progressive, par de la faiblesse d'abord, insensiblement croissante, mais n'arrivant presque jamais à la perte absolue des mouvements.

Parfois la paralysie a pu persister après la phlegmasie qui l'avait provoquée, mais, le plus souvent, elle guérit par la guérison de l'utérus ; elle peut au contraire persister indéfiniment, si, méconnaissant sa véritable origine, on se borne à attaquer le symptôme sans combattre la cause.

Les caractères de ces complications sont, on le voit, assez bien connus et assez nettement définis pour permettre d'arriver assez directement au *diagnostic.* On devra tenir grand compte de la localisation aux membres inférieurs, et, si c'est à un seul, à celui qui correspond à la lésion péri-utérine. S'agit-il d'une métrite, la paralysie, généralement double alors, éprouvera une recrudescence proportionnelle à l'influence irritative, soit qu'elle doive être rapportée à l'accomplissement d'une fonction normale, soit qu'elle reconnaisse pour cause l'aggravation par le froid, par le feu, par la fatigue ou par le traumatisme (cathétérisme utérin, cautérisation, opération quelconque). L'absence ou du moins la rareté de l'anesthésie cutanée, l'hyperesthésie musculaire coexistant avec la parésie, la non-existence d'une paralysie isolée des membres supérieurs, l'immunité sensorielle, le début lent, la marche progressive, la disparition des accidents parétiques par suite de la réduction d'un déplacement utérin et leur réapparition lorsque ce déplacement vient à se reproduire, tous ces caractères appartiennent en propre aux paralysies qui surviennent dans le cours des affections utérines. Que l'on s'aide encore des éléments fournis par les lésions utérines elles-mêmes et l'on aura un ensemble symptomatologique assez complet pour permettre de reconnaître presque à coup sûr l'origine de ces paralysies.

Qu'ont-elles de commun, en effet, avec celles qui sont d'*origine cérébrale ?* Ces dernières ne surviennent-elles pas brusquement? N'intéressent-elles pas le mouvement et la sensibilité ? Ne se compliquent-elles pas de relâchement des sphincters et le plus ordinairement de troubles intellectuels?

Les paralysies d'*origine médullaire* s'accompagnent de douleurs plus ou moins vives du côté de la colonne vertébrale, soit fixes, soit irradiées, soit continues, soit fulgurantes ; elles se caractérisent par des paralysies vésicale et anale, des secousses musculaires, des contractures, des engourdissements, des eschares, etc., et elles sont par conséquent difficilement confondues avec celles que j'étudie. Il en est de même des *paralysies hystériques*, qui affectent de préférence la sensibilité et une marche bizarre comme leur apparition. Elles sont sujettes à des variations brusques, en plus ou en moins, pour la moindre émotion ; elles sont diminuées par le galvanisme. Enfin, elles ne constituent qu'une des mille formes de la grande névrose qui veut un cortége plus nombreux et qui se complaît aux manifestations multiples et simultanées.

Je ne veux pas insister davantage. Les caractères essentiels de ces diverses paralysies, que je me borne à signaler, suffisent largement à les distinguer de celles qui doivent leur apparition à une affection de l'appareil génital de la femme. Il me reste maintenant à interpréter leur nature.

Peu de questions ont été plus débattues, plus controversées, et ont donné lieu à plus de discussions. Aujourd'hui encore bien divergentes sont les interprétations relatives à l'origine de ces paralysies, et bien opposées les argumentations ! Aussi la lumière est loin d'être faite sur cette question si intéressante.

Je dirai tout d'abord que le reproche général qu'on peut adresser à tous les auteurs qui se sont occupés de cette question, est d'être trop exclusifs et de vouloir expliquer tous les accidents nerveux par un seul mécanisme. C'est ainsi que les uns les attribuent à une lésion médullaire, les autres à la compression des troncs nerveux ; ceux-ci leur reconnaissent une origine périphérique ; ceux-là les considèrent comme essentiels, comme n'étant dus à aucune lésion matérielle et les nomment réflexes ou sympathiques. Je crois qu'aucune de ces explications ne peut s'appliquer indifféremment à la généralité des faits et satisfaire l'esprit, mais que chacune d'elles est vraie ou fausse, selon précisément le cas auquel on l'adresse. Tantôt on a affaire à des phénomènes purement nerveux, tantôt à des lésions congestives, tantôt à des lésions matérielles ; il faut donc faire intervenir l'éclectisme et le discernement. C'est ainsi que les faits, rapportés par M. Barié, de paraplégie après la ménopause, ne sauraient reconnaître la même cause que quelques-uns de ceux qui sont signalés par M. Nonat ou par ses élèves. Les premiers sont manifestement le résultat d'une congestion supplémentaire du flux menstruel, et les seconds d'une névrose générale. D'autres, au contraire, relèvent d'une altération matérielle, et ainsi de suite. On commettrait donc une grave erreur en les comprenant tous sous le même chef. Et d'ailleurs, n'en est-il pas de même dans toute la pathologie? Le vertige n'est-il pas dû tantôt à une affection cérébrale, soit de la périphérie (épilepsie), soit du centre (congestion vraie), tantôt à une affection de l'oreille ou d'une lésion de l'estomac? De même pour tant d'autres symptômes. C'est en médecine surtout que l'on peut dire que l'identité des effets n'implique pas l'identité des causes !

Ollivier d'Angers (t. II, p. 10, 1857), ayant constaté à l'autopsie d'une femme qui avait succombé à une suppression brusque des règles une congestion anormale des méninges rachidiennes, admettait que la paraplégie était le résultat de la *congestion rachidienne*, celle-ci étant la conséquence de la compression des veines du bassin par l'utérus hypertrophié ou déplacé. « Plus la compression, dit cet auteur, sera forte, plus la stase veineuse sera intense dans le rachis, plus l'exsudation de sérosité sera favorisée et la quantité de liquide céphalo-rachidien considérable, et plus, par conséquent, la paraplégie s'accentuera. » C'est ainsi que, la malade étant debout, toute la sérosité tombe dans la portion la plus déclive du canal rachidien et la partie inférieure de la moelle est comprimée : d'où augmentation des troubles parétiques ou paralytiques qui diminueront au contraire et disparaîtront dès que la circulation sera moins gênée ou rétablie, et que l'apparition des règles ou les émissions sanguines auront fait cesser la congestion médullaire.

Telles sont les conclusions d'Ollivier (d'Angers), reprises par M. Barié pour l'interprétation des faits qu'il a étudiés.

Cette théorie, sans doute, est fort séduisante ; en effet, elle est conforme d'abord aux expériences de Magendie, qui a vu des paralysies paraître au moment de l'augmentation du liquide céphalo-rachidien et ne durer que le temps de cette augmentation du liquide compresseur. Elle rend ensuite compte, jusqu'à un certain point, de la plupart des symptômes, et notamment de leur aggravation par l'approche des menstrues, par le cathéthérisme, par les cautérisations, par toutes les circonstances, en un mot, qui peuvent augmenter la congestion méningo-rachidienne, en aggravant les accidents utérins. Mais elle a un défaut qui est de n'être pas généralement vraie et d'avoir contre elle les quelques autopsies pratiquées.

N'étant pas confirmée par les faits, cette théorie n'est plus qu'une hypothèse ; et cette hypothèse tombe, du reste, d'elle-même devant les cas où la paralysie affecte la forme hémiplégique. Comment admettre, en effet, une congestion qui n'aurait lieu que sur une moitié verticale de la moelle ?

Parrish, Brown, Griffin, ne trouvant pas à l'autopsie les lésions signalées par Ollivier (d'Angers), attribuèrent ces troubles nerveux à l'*irritation spinale*. Pour ces auteurs, cette irritation aurait sa source dans la lésion et dans le désordre fonctionnel de l'utérus.

Malgré les faits intéressants relatés de paralysies sympathiques d'affections viscérales, malgré le traitement, consistant, d'après ces idées, dans des émissions sanguines et administré avec beaucoup de succès, l'opinion anglaise, qui réduit toutes les maladies nerveuses à l'hystérie chez la femme, à la névralgie chez l'homme, n'est pas plus acceptable que la précédente puisque les autopsies ne la confirment pas davantage et qu'on n'a jamais pu constater cette irritation, qui ne doit pas être autre chose que la congestion d'Ollivier. C'est alors que, ne pouvant admettre l'action nocive et l'altération des centres nerveux, les auteurs se rejetèrent sur la lésion des nerfs périphériques et cherchèrent à expliquer ces paralysies par la compression des troncs nerveux, dans le petit bassin, soit par l'utérus hypertrophié, soit par ses annexes enflammées. Romberg (1) qui, dans son ouvrage, a consacré un chapitre très-important à la paralysie dépendant des affections génito-sexuelles, se range à cette opinion. « C'est pour cette raison, dit-il, que la paralysie se montre, si souvent, du côté où siége la lésion utérine. » L'utérus, pour lui, est même parfois assez volumineux pour comprimer les nerfs de chaque membre abdominal et donner lieu à une paraplégie complète. Dans quelques-uns de ces cas, où il y a une métrite interne sans augmentation de volume du corps utérin, Romberg admet cependant une action réflexe sur la moelle.

Cette opinion n'est pas plus acceptable que les précédentes, car elle ne répond pas à tous les faits observés. En effet, dans le plus grand nombre des cas, l'augmentation de volume est absolument insuffisante pour exercer une compression quelconque sur les nerfs du petit bassin et par conséquent pour causer la perte de la motilité. En outre, à quelle variété spéciale de compression aurait-on affaire, dans ces cas assez nombreux, comme le montrent les

(1) Berlin, 1857.

observations où la sensibilité est conservée intacte? D'autre part, si la vraie cause est bien la compression mécanique, comment se fait-il que de très-gros phlegmons péri-utérins ne soient pas suivis d'accidents, alors que de plus petits le sont? Enfin, dans les quelques autopsies que l'on a eu occasion de faire, on n'a constaté dans les troncs qui innervent les membres inférieurs, ni congestion, ni hypertrophie du névrilème, ni dégénérescence graisseuse des tubes nerveux, en un mot, aucune des modifications histologiques de la compression des nerfs. Cette étiologie de la paraplégie, survenue dans le cours des affections utérines, doit donc être abandonnée. J'ajoute que, non-seulement on ne trouve aucune lésion des nerfs, mais encore qu'il n'existe aucune altération médullaire. La marche et les symptômes de ces paralysies excluent, en effet, toute idée d'altération de la moelle. Où sont les fourmillements, les engourdissements, les vives douleurs, le début brusque, qui caractérisent les myélites? Et, dans les cas d'hémiplégie, peut-on donner une explication satisfaisante de la compression limitée exactement à une moitié verticale de la moelle? Il est vrai que parfois l'hémiplégie n'est pas absolument nette; mais l'argument reste entier, par cela même qu'on a observé, d'une façon incontestable, des paralysies lointaines, limitées au diaphragme, aux bras, à un seul côté, aux membres supérieurs. Dira-t-on encore que leurs troncs nerveux ont été comprimés par les organes hypertrophiés du petit bassin et que la moelle a subi une altération secondaire?

Les altérations des nerfs et de la moelle, ne pouvant être invoquées, du moins comme étiologie unique de tous les cas observés, serait-ce à l'*hystérie* qu'on devrait rapporter ces accidents nerveux? Mais un grand nombre de ces malades n'ont pas le moindre antécédent de cette névropathie. La raison s'oppose alors à ce qu'on admette l'existence d'une cause, manifestement absente, par cela seul qu'on observe un de ses effets habituels. En appelant hystériques ces phénomènes morbides, tout au plus se conformerait-on à l'étymologie, à l'interprétation antique, hippocratique du mot (ὑστέρα, utérus), à cause des corrélations extrêmement intimes qui unissent l'utérus irrité aux membres paralysés ou plutôt la lésion de l'organe de la gestation à l'impuissance des organes de relation! Mais il est évident qu'on répondrait mal à l'idée que l'on se fait généralement de cette névrose et que la question qui m'occupe ne serait nullement éclairée par cette manière de voir. Et d'ailleurs, dans cette névrose, triste apanage du beau sexe, la sensibilité n'est-elle pas toujours intéressée ? N'est-elle même pas souvent le symptôme primitif principal ? De plus si l'hystérie et le tempérament nerveux favorisent souvent le développement des complications sympathiques, paralysies, toux, hoquet, etc. ; s'ils peuvent à la rigueur en être parfois responsables, ils sont loin de pouvoir *toujours* et *exclusivement* les expliquer. En effet, les travaux de Graves, de Stanley, de Rayer, de Civiale, de Leroy (d'Étiolles), pour ne citer que les auteurs qui ont rapporté des complications analogues à celles que j'étudie, ont rendu incontestables les paralysies, liées, chez l'homme, à un grand nombre d'affections viscérales, et spécialement génito-urinaires, rénales, vésicales et urèthrales. Or, nous savons combien l'hystérie, si même elle est admise, est observée rarement chez l'homme ! Hasse, Valentiner, MM. Macario, Notta, ont rapporté des exemples analogues, mais ayant trait à des affections d'autres viscères que ceux du petit bassin. Les traités des maladies des enfants en fourmillent tant à l'occasion des entozoaires qu'à la suite des difficultés de la dentition. De même chez l'homme adulte, chez les jeunes soldats, voyons-nous la sortie de la dent de sagesse être précédée ou accompagnée de divers troubles nerveux, paralytiques ou convulsifs, qui ne répondent pas à des lésions matérielles, appréciables du moins. Mais, sans aller si loin chercher des arguments qui cependant ne sont pas étrangers à la question que je traite, ne voulant m'occuper que des faits liés à l'utérus et à ses affections, que voyons-nous ? Les observations nous apprennent que les phénomènes nerveux morbides dépendent étroitement de l'utérus. Les époques menstruelles, les diverses manœuvres qui influent sur cet organe, agissent sur les paralysies. L'augmentation des accidents utérins engendre l'aggravation des troubles sympathiques, de même que la guérison des premiers entraîne la disparition des seconds. Loin d'être indépendants, ils sont donc bien solidaires et proportionnels les uns aux autres.

La *chloro-anémie*, pas plus que l'hystérie, ne peut être invoquée dans cette pathogénie des paralysies. Outre qu'une partie des arguments précédents peuvent triompher d'elle, il en est un écrasant pour ceux qui auraient quelque tendance à lui faire jouer ici le rôle capital et primordial : le traitement essentiellement débilitant, si énergiquement antiphlogistique, institué par M. Nonat, a souvent guéri les paralysies ; cependant, augmentant l'anémie, il aurait dû les augmenter aussi.

Sandras (1) considère ces paralysies comme des paraplégies « cachectiques, développées à la suite d'affections chroniques graves qui ont appauvri l'organisme. » Mais toutes les femmes qui sont atteintes des accidents dont je cherche à déterminer la nature sont loin d'être cachectiques ou simplement épuisées ; d'ailleurs, les émissions sanguines, qui ne manquent pas d'exagérer les cachexies, ont généralement amené la guérison (Vallin, Esnault).

Si donc l'aphorisme « Curationes morborum naturam demonstrant » est vrai, sans pour cela être infaillible, je ne puis invoquer dans cette pathogénie aucune des raisons générales fournies soit par l'hystérie (il est bien entendu que je ne nie pas les paralysies hystériques en général), soit par la chloro-anémie, soit par la cachexie.

Et cependant ces paralysies existent, elles sont incontestables! Là elles sont sous la dépendance de l'affection viscérale, ici de l'affection utérine!

Puisqu'il n'y a pas de lésion matérielle, anatomique, qui soit appréciable, que l'hystérie, la chloro-anémie, la cachexie ne peuvent être invoquées, elles sont donc le résultat de *troubles réflexes, essentiels?* Étant donnée l'irritation utérine, l'idiosyncrasie fait le reste. Les accidents nerveux, paralytiques ou de toute autre forme, sont des phénomènes *sympathiques*.

Je vais donc rechercher ce qu'il faut penser de ces paralysies réflexes, quelle en est la nature, quel est le mécanisme qui les produit, quelles sont les opinions des auteurs sur ce sujet, quelle réserve il faut garder sur leur existence même? Non pas que j'aie l'intention de faire ici une étude approfondie de cette grande question des paralysies réflexes; cette étude n'appartient nullement au programme que je me suis tracé ; il me suffit seulement de montrer quel est, à ce sujet, l'état actuel de la science et de faire ressortir les points essentiels qui intéressent plus spécialement le clinicien qui étudie les maladies des femmes ; car cette connaissance importe surtout au point de vue des indications thérapeutiques.

Les *paralysies réflexes* existent-elles? Les paralysies que j'étudie

(1) *Gazette des hôpitaux*, juillet 1853.

sont-elles des paralysies réflexes? Telles sont les deux questions que je vais examiner et que je veux brièvement résoudre.

La paralysie réflexe, on le sait, est celle qui résulte d'une irritation transmise par un nerf sensitif à la moelle. Elle survient en vertu du même processus physiologique qui produit le mouvement réflexe. On ne peut pas nier l'action exercée si souvent par un organe sur un point quelconque et lointain du corps. L'anatomie du grand sympathique a vivement élucidé le mécanisme, longtemps inaperçu et si obscur, de ces phénomènes qui tiennent dans la vie une place si importante. Tous les détails, il est vrai, ne nous en sont pas encore familiers; mais ce n'est pas une raison suffisante pour sortir d'embarras par une simple négation.

Le pouvoir excito-moteur de la moelle a été mis en complète évidence par l'excitation, sur un décapité, par exemple, d'un nerf sensitif. Les mouvements réflexes sont nettement démontrés depuis 1838 par les expériences de Muller et de Wolkmann. Ces auteurs ont fait voir qu'en irritant l'intestin d'un animal décapité, on produit des mouvements convulsifs du tronc, qui cessent dès que la moelle est détruite.

L'utérus est innervé par le grand sympathique, par l'intermédiaire du plexus hypogastrique; que cet organe vienne à s'enflammer, les extrémités nerveuses de ce plexus vont transmettre l'impression irritative qu'elles ont subie, à la moelle qui, en vertu de son pouvoir réflectif, déterminera dans un point quelconque, plus ou moins lointain, du corps, une réaction musculaire proportionnelle. Mais, dira-t-on, dans tous ces cas, loin de se paralyser, le muscle se contracte, et même se contractera. Comment assimiler deux phénomènes si opposés ? D'abord cette supposition n'a rien de plus extraordinaire que de croire que l'épingle et le pincement des expérimentateurs provoquent une irritation de nature absolument identique à celle que produit l'inflammation subaiguë ou chronique d'un viscère. Et alors, si l'on admet que les fibres du grand sympathique n'agissent que par les artères qu'ils accompagnent et qu'en vertu de leur puissance vaso-motrice, on est fort bien en droit de penser que la nature de la réflexion médullaire variera avec la nature de la provocation périphérique.

Toutes ces considérations ont fait admettre, à la suite des mouvements réflexes, les paralysies réflexes dont l'analogie est manifeste. Parmi les partisans de cette interprétation, je dois citer

Brown-Séquard, qui, dans l'ouvrage dont j'ai déjà parlé, termine la discussion de l'existence des paralysies réflexes par les conclusions suivantes :

« 1° Avant toute paralysie réflexe, il existe une excitation provenant de quelques nerfs sensitifs.

2° Les variations dans l'intensité de cette excitation sont souvent suivies de variations correspondantes dans le degré de la paralysie.

3° Quand cette excitation disparaît, la paralysie ne tarde pas à disparaître aussi.

4° Les divers modes de traitement des paralysies n'ont ordinairement aucun succès dans le cas de paralysie réflexe tant que persiste l'excitation extérieure. »

Si l'on veut bien se rappeler les caractères que j'ai décrits comme appartenant aux paraplégies utérines, on retrouvera toutes les particularités signalées par Brown-Séquard. Pourquoi en serait-il autrement, puisque l'utérus irrité se trouve dans les conditions d'innervation voulues? Aussi les phénomènes réflexes s'observent spécialement sur les membres inférieurs pour lesquels les corrélations anatomiques expliquent les préférences sympathiques. L'irritation augmente-t-elle, la paralysie augmente; vient-elle à cesser, la paralysie, en vrai phénomène réflexe, s'empresse de disparaître. C'est bien là, du moins, la marche relatée dans toutes les observations signalées par les différents auteurs.

Ces quelques mots suffisent, je crois, pour établir la réalité des paralysies réflexes, et pour faire ressortir l'étroite solidarité qui existe entre elles et lesaffections utérines.

J'admets donc que les paralysies qui surviennent dans le cours des maladies des femmes sont d'origine réflexe, d'origine périphérique. Mais quel est leur mécanisme? Je vais encore ici me trouver en présence d'opinions bien diverses chez les auteurs les plus compétents en physiologie pathologique.

Pour Brown-Séquard, le mécanisme est le suivant. Sous l'influence d'une lésion périphérique, il se produit dans une région déterminée de la moelle une contraction réflexe des vaisseaux de la pie-mère et consécutivement une contraction des vaisseaux de la moelle; d'où un arrêt de l'action des cellules volontaires de la moelle épinière et par suite la production de phénomènes anormaux, tantôt paralytiques, tantôt convulsifs. Jamais d'ailleurs

on n'observe des signes d'irritation des centres nerveux. A côté de ces paralysies réflexes, cet auteur admet que, dans quelques cas, il survient des paralysies médullaires produites par la transmission de l'inflammation de tel ou tel viscère jusqu'à la moelle, grâce à la continuité des tissus.

MM. Jaccoud et Mitchell rejettent cette manière de voir. Ils soutiennent que la paralysie est le fait d'un *épuisement de l'excitabilité nerveuse* à la suite d'une altération primitive de tel ou tel organe en rapport d'innervation avec la moelle. Il en résulte une incapacité fonctionnelle plus ou moins vive de cette région médullaire et par suite une paraplégie plus ou moins étendue, plus ou moins complète. Cet épuisement nerveux pourrait se faire soit sur le coup, comme après les grands traumatismes (Mitchell), soit progressivement, comme dans le cas de lésion viscérale (Jaccoud) en vertu d'une excitation moins intense sans doute, mais fréquemment répétée, sinon continue.

M. le professeur Vulpian (1) critique fortement les opinions de Brown-Séquard, de MM. Jaccoud et Mitchell, avec la haute compétence, la logique serrée, la considération scrupuleuse des faits, qui caractérisent cet éminent physiologiste. Il repousse la paralysie fonctionnelle réflexe, et croit que le groupe des paralysies réflexes renferme une foule de phénomènes divers qu'il est tout au moins fort peu scientifique d'essayer d'expliquer par un même mode de production. Du reste les progrès de la science font de jour en jour diminuer le nombre de ces accidents qui cachaient leur origine inconnue et dissimulaient la pauvreté de nos contrôles sous un pompeux nom de famille. Cette dénomination ne peut satisfaire que ceux qui veulent l'être ; elle ne donne pas à l'esprit une réponse définitive. Ainsi, les paralysies *à frigore*, considérées jadis comme des paralysies réflexes, sont le résultat de la compression du tube nerveux par le névrilème hyperplasié. D'autres troubles du même ordre, les paralysies, par exemple, qui surviennent dans le cours de la diphthérie, de la fièvre typhoïde, sont dues à des altérations fort appréciables des nerfs ou des muscles ; aussi ont-elles été tirées du groupe vaste, mais indéterminé, des paralysies réflexes pour être classées sous un chef plus étroit, mais bien défini. Il en est de même de celles qui sont sous la dépendance des grandes névroses : hystérie, épi-

(1) Vulpian, *Leçons sur le système vaso-moteur.* Paris, 1872.

lepsie, éclampsie. Un certain nombre, dont l'origine avait échappé à toutes les recherches, sont aujourd'hui considérées comme provenant directement d'une inflammation de la moelle, d'une myélite produite par la propagation ascendante d'une lésion irritative d'un nerf ; c'est le fait des paraplégies qui surviennent à la suite d'une altération des reins. Enfin, il existe des paralysies qui se font en vertu de modifications particulières des centres nerveux encore mal définies et qui, il est vrai, n'ont pu être classées. Mais de ce qu'on n'a pu découvrir la lésion, la cause efficiente, on n'est pas en droit de la nier et de voiler, sous une classification idéale, l'insuffisance des procédés d'investigation ou des investigateurs, en attribuant à l'origine réflexe, les faits encore inexpliqués. En tout cas, il vaudrait encore mieux suivre pas à pas le mode de production de ces paralysies et les désigner, en attendant mieux, sous le nom de paralysies d'*origine périphérique*. Cette dénomination ne préjuge en rien la question de la nature de ces paralysies; elle a seulement l'avantage de montrer qu'une lésion périphérique vient donner le branle à une imminence morbide.

M. Vulpian, on le voit, ne nie pas que certaines lésions traumatiques, que certaines affections viscérales, ne puissent provoquer l'apparition d'une paralysie dans une partie du corps plus ou moins éloignée du siége de ces lésions ou de ces affections. Ce qu'il considère comme douteux, c'est que cette paralysie ait pour cause productrice une action exercée sur les vaso-moteurs de la moelle épinière ou sur la moelle elle-même par la simple irritation des nerfs sensitifs intéressés. Si la lésion traumatique abolit rapidement et pour un temps assez long les fonctions d'une région de la moelle, c'est qu'elle détermine des altérations immédiates dans cet organe, particulièrement dans sa substance grise. Si une affection des reins ou d'un autre organe est la véritable cause productrice d'une paraplégie, il faut admettre que, par un processus quelconque, cette affection a engendré une altération de la moelle.

En admettant même la constriction des vaisseaux médullaires, ainsi que Brown-Séquard le conclut de ses expériences, M. Vulpian ne comprend pas pourquoi le resserrement vasculaire serait limité à telle ou telle partie de la moitié correspondante de la moelle, et il doute que le resserrement des vaisseaux de la pie-mère spinale, observé par cet auteur dans la région où la moelle était à nu, ait été plus ou moins prononcé là qu'ailleurs. En supposant, dit-il, que l'irritation des nerfs d'un des organes abdominaux puisse déterminer une contraction vasculaire réflexe dans la région de la moelle qui innerve plus ou moins directement cet organe, il faudra que cette contraction soit bien intense pour entraîner des troubles fonctionnels si graves. En effet, un simple amoindrissement de l'irrigation sanguine d'une région ne suffirait pas ; tout au plus on constaterait, ou un peu d'affaiblissement ou au contraire un état spasmodique des muscles dépendant de la région médullaire anémiée. C'est ce que prouvent les oblitérations partielles produites par les injections intra-vasculaires de poudre de lycopode, à la suite desquelles il n'est jamais survenu qu'un affaiblissement musculaire, et encore n'est-il que passager. Or, M. Brown-Séquard n'a jamais observé dans ses expériences une oblitération complète des capillaires de la moelle, seule capable de rendre compte d'une perturbation fonctionnelle de ce centre et seule suffisante pour déterminer la paralysie plus ou moins complète des muscles des membres inférieurs. D'autre part, ajoute M. Vulpian, dans les cas morbides, s'il y avait d'une façon durable un resserrement des vaisseaux assez prononcé pour effacer leur lumière, on ne voit pas pourquoi la moelle épinière ne subirait pas, dans ce cas, le ramollissement qui se produit si rapidement lorsqu'il y a interruption du cours du sang dans cet organe.

Enfin, d'après l'éminent physiologiste, en acceptant l'hypothèse que les paraplégies soient dues à une contracture vasculaire réflexe, encore faudrait-il que ces paralysies, par leurs caractères symptomatiques, fussent semblables à celles que l'on détermine expérimentalement, en interceptant complétement le cours du sang dans les petits vaisseaux de la moelle? Or, ces deux paralysies diffèrent complétement. La paraplégie qui se produit peu d'instants après l'injection de poudre de lycopode a pour caractère une abolition aussi complète de la sensibilité que du mouvement volontaire. Dans les faits cliniques, on a observé, au contraire, que si la motilité est plus ou moins compromise, la sensibilité reste presque toujours indemne et normale. La substance grise de la moelle ne paraît donc pas atteinte. Il faudrait alors admettre, si la théorie de Brown-Séquard était exacte, que la contracture des vaisseaux porte principalement sur ceux de la substance blanche et non sur ceux de la substance grise. Ce qui n'a pas de raison d'être.

La théorie, dite de l'épuisement nerveux, défendue par MM. Jaccoud et Mitchell, ne paraît pas plus acceptable à M. Vulpian pour expliquer le mécanisme des paralysies dites réflexes.

Chacun connaît les faits cliniques où l'ébranlement général du système nerveux, le choc, la stupeur, déterminés par un violent traumatisme, peuvent avoir pour conséquence immédiate l'abolition de l'excitabilité de la région de la moelle où les nerfs de la partie blessée prennent naissance. Le fonctionnement du centre nerveux cérébro-spinal tout entier a même pu parfois être rendu sur-le-champ impossible. De même l'irritation intense d'un nerf sensitif peut avoir pour conséquence la disparition momentanée des aptitudes du centre cérébro-spinal. Mais, dans l'un et l'autre cas, la moelle épinière rentre, au bout de quelques instants, en possession de la plénitude de son fonctionnement. M. Vulpian fait remarquer avec raison que l'on ne peut concevoir les faits, sur lesquels s'appuie Mitchell, sans lésion du centre médullaire, d'autant plus que ce n'est pas d'une paralysie passagère qu'il s'agit, mais bien d'une perte durable de la motilité. La simple commotion ne peut évidemment entraîner de pareilles conséquences. D'autre part, l'expérimentation nous montre, il est vrai, que l'excitation des nerfs sensitifs d'un des membres postérieurs met en jeu les nerfs moteurs de ce membre, et, si cette excitation est prolongée et continue, les nerfs du membre opposé, ainsi que ceux des membres antérieurs. Mais on n'a jamais vu, dit M. Vulpian, l'excitation d'un membre inférieur, que la moelle soit ou non coupée au niveau du bulbe, se transmettre au membre antérieur correspondant sans agir d'abord ou au moins simultanément sur l'autre membre postérieur, ni même exercer une action excito-motrice moindre sur ce dernier membre que sur le membre antérieur en question. Or, les choses, sous ce rapport, n'ont aucune raison pour se passer autrement chez l'homme que chez les animaux. En outre, pourquoi ces sortes de paralysies seraient-elles en somme tout à fait exceptionnelles dans le cas de blessures des membres inférieurs, si elles se produisaient par le mécanisme que cherche à faire prévaloir Mitchell? Cette réflexion s'applique à juste titre aux paralysies produites chez l'homme par des lésions viscérales et particulièrement par des lésions des organes génito-urinaires. Car, quelque soit le nombre des observations connues, on peut dire que ce nombre est extrêmement restreint eu égard à la fréquence des cas, plus ou moins semblables comme nature, intensité, étendue et durée de l'affection et dans lesquels on n'a pourtant pas constaté le moindre indice de paraplégie. Enfin, il est bien plus difficile de comprendre l'épuisement nerveux médullaire dans une affection viscérale que dans un cas de lésion traumatique d'un membre. On ne voit pas en effet une névralgie d'un des nerfs du bras, si continue ou intense soit-elle, produire d'une façon indiscutable la paralysie d'un ou des deux membres inférieurs. Pourquoi une affection des reins agirait-elle avec plus de puissance que cette névralgie? Pour toutes ces raisons et pour certaines autres que je ne puis rappeler et qui sont discutées magistralement par M. Vulpian, dans son ouvrage si remarquable à tant de titres et auquel je renvoie le lecteur qui voudra approfondir cette question si intéressante des paralysies réflexes, cet éminent physiologiste rejette les théories de Brown-Séquard, de Jaccoud et de Mitchell. J'ai donné plus haut les arguments extrêmement justes et rationnels en vertu desquels il propose, en attendant mieux, de désigner tous ces troubles nerveux sous le nom de *paralysies d'origine périphérique.*

Telle est en substance l'argumentation de M. Vulpian. On peut ainsi juger combien elle est puissante, grâce à la scrupuleuse méthode scientifique qui lui sert de base, où les faits bien acquis sont seuls acceptés et où aucune opinion n'est laissée aux spéculations de l'esprit. Il ne faut donc pas s'étonner si cette doctrine a produit dans le monde savant une profonde impression et si on n'accepte plus aujourd'hui qu'avec une certaine réserve la théorie des paralysies réflexes.

Rœssing (1) partage la même opinion : « Dans la plupart des paralysies de ce genre, dit-il, un examen anatomique rigoureux a toujours su trouver des altérations pathologiques soit dans les centres nerveux, soit dans le parcours du nerf correspondant aux parties paralysées. Pour quelques cas, cependant, même après les recherches les plus minutieuses, on est dans l'impossibilité d'expliquer la paralysie par une modification histologique. On a

(1) *Journal de M. Hayem*, t. III, p. 115.

donc essayé de remonter à la source du mal par une autre voie, en démontrant que la paralysie peut être produite par une irritation des nerfs sensitifs seuls, et qu'une telle irritation peut causer une inflammation de la moelle épinière sans qu'il soit nécessaire qu'on en trouve les traces sur le trajet du nerf. » Rœssing, avec la collaboration de Rosenstein, a répété les expériences de Lévisson et de Feinberg (compression ou contusion de divers viscères contre la colonne vertébrale ou les côtes et paralysies consécutives). Or, ainsi que l'établit M. Vulpian dans sa discussion, ces expériences n'ont pas donné à ce physiologiste les résultats rapportés par Lévisson. Sur neuf expériences, Rœssing n'a pas vu une seule fois cette prétendue paralysie. Relativement aux expériences de Feinberg, qui, irritant par la potasse caustique les extrémités nerveuses du sciatique, voyait en quelques jours mourir l'animal avec tous les symptômes d'une myélite dont, à l'autopsie, on constatait toutes les lésions anatomiques; Rœssing, les ayant répétées à de nombreuses reprises, n'a jamais eu la chance de pouvoir, malgré les examens histologiques les plus minutieux, constater soit une paralysie réflexe, soit une myélite.

Tel est aujourd'hui l'état de la science sur le mécanisme des paralysies qui surviennent soit dans le cours des affections utérines, soit dans le cours d'autres affections viscérales. On le voit, le groupe des paralysies réflexes tend à disparaître par suite des progrès de l'anatomie pathologique aidée de l'emploi du microscope et de la connaissance plus approfondie de la structure de la moelle. Toutefois, la question est encore actuellement fort discutée, *nunc sub judice lis est*, et la désignation de paralysies réflexes, d'origine périphérique, peut encore être provisoirement conservée pour caractériser les paralysies, sympathiques d'affections viscérales en général et utérines en particulier, qui ne peuvent être rapportées ni aux grandes névroses, ni aux altérations du système nerveux, moelle ou nerfs, et qui sont l'expression du retentissement des affections de l'appareil génital de la femme sur son système nerveux. Cette réserve est des plus justifiées au point de vue de la thérapeutique et surtout de la thérapeutique thermominérale. Pour la pratique, en effet, il n'est pas nécessaire d'être définitivement fixé sur le mécanisme de ces paralysies, ni d'en avoir exactement déterminé le mode de développement. *La cause première n'en est pas moins dans l'affection utérine.* Ce fait capital est absolument acquis; il est désormais indiscutable, et il constitue toute la conséquence pratique qu'il fallait arriver à posséder, afin de détruire en même temps la métrite et la paralysie, la cause et l'effet.

i. *Affections de la peau.* — *Taches, pigmentation, chromidrose, herpès, eczéma*, etc., etc. — A l'occasion du retentissement des affections de l'utérus et de ses annexes sur le système nerveux de la femme, je dois encore signaler un certain nombre de modifications qui surviennent soit dans la coloration, soit dans la structure, soit dans les fonctions du tégument externe. Je veux parler surtout des *taches anormales*, des *masques* variés, des *pigmentations cutanées* qui se montrent à la face surtout et sur différents autres points du corps des femmes souffrant depuis un certain temps de la matrice. Ce phénomène pathologique n'a rien qui doive surprendre alors que je viens de montrer l'influence puissante des affections utérines sur le système nerveux. Le système nerveux joue, on le sait, un rôle considérable dans la production de la pigmentation (1). Différents auteurs ont appelé l'attention sur ce sujet depuis un certain nombre d'années. C'est ainsi qu'en 1863, Érasme Wilson signale l'épuisement nerveux et l'hypochondrie comme déterminant souvent la formation de colorations anormales. En 1868, Beigel insiste sur la coïncidence fréquente de la pigmentation exagérée de la peau avec certaines affections du système nerveux ; le professeur Parrot signale de nouveaux faits. Cette influence nerveuse, pathologiquement soupçonnée, est confirmée et mise hors de doute, en 1874, par les recherches et les expériences du Dr Pouchet, qui a vu, chez les poissons remarquables par leurs vives couleurs, les fonctions chromatiques se suspendre par la section du nerf rachidien correspondant à la région pigmentée par la section du trijumeau, du grand sympathique, etc. Brown-Séquard a fait aussi quelques expériences intéressantes. Dans mon Mémoire sur la maladie d'Addison (2), j'ai publié un certain nombre de faits qui me portent à penser, comme M. Jaccoud, comme Erichsen, que la pigmentation cutanée n'est qu'un phénomène nerveux réflexe dû à une lésion des ganglions semi-lunaires du grand sympathique abdominal. Dès lors l'intervention morbide des désordres utérins est parfaitement admissible et explicable dans la production des

(1) Louis Maire, *Thèses de Paris*, 1877.
(2) L. Martineau, *Thèses de Paris*, 1863.

phénomènes que j'étudie en ce moment. La clinique, du reste, montre que ces faits sont excessivement fréquents. Je n'insisterai pas sur les masques des femmes enceintes, phénomènes presque constants ou du moins si fréquents, qu'ils ont été considérés par les accoucheurs comme ayant une valeur réelle au point de vue du diagnostic. Je ne puis toutefois passer sous silence un fait fort intéressant fourni par les malades atteintes d'une affection du sein. Ainsi, M. Marc Sée a observé l'an dernier dans son service une malade, amputée du sein, qui présenta sur le front une accumulation pigmentaire rebelle aux diverses préparations dirigées contre elle; elle ne disparut que lorsque la cicatrisation de la plaie mammaire fut complète. Ces modifications dans la coloration de la peau qui se rencontrent dans les affections de la matrice et des seins ne sont pas le résultat de simples coïncidences fortuites ; elles montrent qu'entre ces organes, physiologiquement solidaires, il existe réellement une affinité, un mode de réaction analogue , une intimité pathologique que j'ai déjà fait remarquer ailleurs.

La pigmentation du front disparaît en général après l'expulsion du produit de la conception ou dans les deux mois qui suivent le retour des menstrues. Si la même femme a d'autres enfants, elle reprendra passagèrement un masque qui affectera identiquement les mêmes régions que dans les précédentes grossesses ; les pigmentations aréolaires des mamelons, des nymphes, de la ligne pubio-ombilicale, persistent seules indéfiniment. Mais si l'on voit le masque persister jusqu'à une époque très-éloignée de la grossesse, durant plusieurs années, on doit soupçonner une affection utérine consécutive à l'accouchement. L'aménorrhée, l'allaitement, les irrégularités menstruelles ont des conséquences analogues, dûment constatées par de nombreuses observations. L'intensité pigmentaire s'accentue à chaque époque menstruelle, surtout pendant l'été.

Les affections utérines peuvent produire un masque aussi prononcé que celui de la grossesse. Il n'y a pas de médecin qui n'ait constaté un nombre plus ou moins considérable de cas où le masque s'est uniquement produit sous l'influence de désordres utéro-ovariens et chez des femmes qui n'avaient jamais conçu. Le masque d'ailleurs est identique. Comme ce dernier, en effet, le masque utérin occupe les régions recouvertes d'une peau fine :

la racine des cheveux, le front, sans dépasser ordinairement les tempes ; il s'étend rarement aux joues ; toutefois il peut occuper la racine du nez, les pommettes, et jusqu'à la lèvre supérieure ; la pigmentation envahit surtout l'aréole mammaire, les nymphes, la ligne médio-abdominale, la partie antérieure du tronc, parfois le système pileux. La muqueuse du vagin a pu même acquérir une teinte foncée, et, d'une manière générale, mes remarques me permettent de dire que la pigmentation est plus accusée sur les portions de peau précédemment dépouillées de leur épiderme. C'est, en effet, dans le réseau de Malpighi que se fait le dépôt pigmentaire ; le derme ainsi que la partie la plus superficielle de l'épiderme n'en présentent ordinairement aucune trace. La coloration varie du jaune pâle au jaune bistre. Elle est d'ailleurs variable d'intensité selon les régions ; elle peut se faire par plaques continues d'une grande étendue ou bien par taches isolées, circonscrivant entre elles des îlots de peau saine, ainsi qu'on l'observe à la partie postérieure du cou dans la syphilide pigmentaire. Ces accumulations de matière colorante se produisent parfois dans le cours des affections utérines chez des femmes qui n'en ont pas présenté pendant leurs grossesses. Longtemps après la ménopause (six ans, par exemple) le masque peut se montrer coïncidant avec l'apparition d'une tumeur soit ovarique, soit utérine. Je le répète, ces modifications de la coloration de la peau ont été parfois considérées comme des troubles de nutrition parce qu'elles avaient été constatées chez des personnes misérables ou cachectiques ; mais, actuellement, elles sont plutôt regardées comme étant la conséquence de troubles nerveux (Parrot) placés sous la dépendance de lésions d'organes divers où celles de l'utérus et du tube digestif semblent tenir le premier rang.

C'est au même ordre de phénomènes qu'appartient la *chromidrose* qui s'est rencontrée à la suite de perturbations menstruelles, de métrite irritable. Elle coïncide avec des émotions vives et d'autres troubles nerveux ou nutritifs.

Le diagnostic des pigmentations anormales n'offre pas de difficultés si l'on tient compte des phénomènes concomitants. Le lentigo, le hâle, la syphilide pigmentaire, le pityriasis versicolor, se distingueront aisément. La limite est plus délicate à établir entre le masque de la grossesse et celui qui est symptomatique d'une lésion utérine. Les commémoratifs, les signes de gestation présente ou passée, la durée du masque, l'état d'intégrité plus ou moins complet des organes génitaux, l'examen attentif du corps et du col de la matrice et des annexes, la finesse de la peau, le climat habité, l'auscultation de la poitrine, la régularité des fonctions digestives, le cortége névropathique, seront tout autant d'éléments précieux de diagnose. Chez les femmes enceintes, on a trouvé, quoique très-rarement, les parasites du pityriasis versicolor constitués par des groupes de sporules régulièrement formés et entourés de tubes de mycelium (microsporon furfur d'Eichstadt; épidermorphyte de M. Bazin). Jamais on ne les a rencontrés sur le masque des femmes mal réglées ou souffrant de la matrice (*Gazette hebd.*, 1868, 2e série, t. V, p. 738).

La solidarité de ces colorations anormales avec les affections utérines est prouvée d'une façon péremptoire par le traitement; que l'on guérisse l'affection de la matrice, et les taches disparaîtront aussi rapidement et je ne crains pas de dire aussi complétement que la syphilide pigmentaire cédera au spécifique de la vérole, ainsi qu'il m'a été donné d'en observer de nombreux exemples.

En examinant les troubles généraux, qui surviennent sous l'influence des affections sympathiques du système utérin et en particulier les modifications pathologiques qu'elles font subir à la peau, je dois signaler encore diverses *affections cutanées*, pour lesquelles les désordres utérins sont l'occasion de poussées aiguës. La puberté, la période de la vie sexuelle, la ménopause, peuvent même, par suite des changements qu'elles infligent à l'économie, tenir ces affections cutanées sous leur dépendance. On voit, en effet, des hémorrhagies et des éruptions cutanées périodiques accompagner les premières époques menstruelles, s'améliorer lorsque la menstruation est devenue indolente et régulière pour s'exaspérer s'il survient des troubles cataméniaux. Les observations montrent que, lorsque l'utérus est incomplétement développé et que les règles ne s'effectuent pas, des éruptions surviennent intenses et rebelles, à l'époque présumée de la puberté, chez des femmes présentant tous les attributs extérieurs d'une excellente santé. Si les moindres troubles fonctionnels peuvent ainsi être l'occasion d'éclosions éruptives, à plus forte raison les désordres plus graves doivent-ils entraîner des conséquences analogues, sinon plus marquées. C'est, en effet, ce qu'on observe, comme l'admet M. Bazin et quoi qu'en dise M. Hardy. « Ce qui prouve, dit Hebra (1), l'influence des maladies de matrice sur la production des affections de la peau en général et de l'eczéma en particulier, c'est que l'état de toutes les femmes affectées de maladies chroniques de la peau empire pendant la menstruation. Quelques femmes éprouvent, même déjà un ou deux jours avant l'arrivée du flux, des douleurs assez vives, de la cuisson et des élancements s'étendant d'ordinaire le long des vaisseaux dans les extrémités. »

Le fait de la coïncidence de l'*herpès*, par exemple, avec les règles est de notion vulgaire : c'est l'herpès menstruel de certains auteurs (2). MM. Courty, Raciborski, Jacquemier, Potain, admettent l'acuïté des éruptions proportionnelle à la dysménorrhée. M. le professeur Potain insiste surtout sur le lichen et sur le prurigo. Je signalerai aussi l'herpès, l'eczéma vulvaris. L'excès de la congestion utéro-ovarienne est alors incontestablement le déterminant de la localisation. Les eczémas et les érysipèles périodiques ne sont pas rares. Les règles disparues peuvent être remplacées par des éruptions passagères, périodiques, qui surviennent aux époques menstruelles correspondantes et sont, selon l'expression de Lordat (3), l'indice de l'effort hémorrhagique et la supplémentaire de la congestion utéro-ovarienne. M. Hardy, qui n'admet pas l'influence des irrégularités des règles, signale pourtant leur suppression comme une des causes les plus fréquentes des éruptions cutanées. Alibert, Grisolle partagent cette opinion. Je trouve dans l'ouvrage d'Alibert l'observation suivante qui montre d'une manière indiscutable cette influence. Une jeune fille de 24 ans fut atteinte, à la suite d'une frayeur, d'une dartre furfuracée générale, les règles s'étant supprimées complétement. Au bout de huit mois, les fonctions de l'utérus se rétablirent, l'affection cutanée disparut sans retour. Royer-Collard et d'autres auteurs rapportent des observations analogues de psoriasis, d'eczéma, de sclérodermie, de pemphigus qui, apparus en même temps que l'affection utérine, disparaissent avec cette dernière, pour revenir encore si, de nouveau, la matrice est malade. A propos de l'influence qu'exercent les affections chroniques de l'utérus sur le développement des éruptions cutanées, je lis dans

(1) Wochenblatt der Zeitschrift der Gesellschaft der Dertze zu Vien, 1856, n. 40.
(2) *Thèses de Paris*, Danlos, 1874.
(3) *Traité des hémorrhagies*, p. 133.

Scanzoni (1): « Les femmes anémiques, atteintes en même temps d'une affection des organes génitaux, présentent très-souvent différentes éruptions sur la peau, surtout lorsqu'il surgit une exacerbation intercurrente de la maladie utérine. Ce sont l'eczéma chronique, l'acné disseminata et rosacea, les éruptions érythémateuses et urticaires fugaces, ainsi que la diathèse furonculeuse, qu'on observe le plus souvent. »

Hebra (2) dit aussi : « Les observations de séborrée et d'*alopécie*, qu'on a faites chez des femmes chlorotiques et leucophlegmatiques, sont dues à la même cause que les affections de la peau, les acnés, les eczémas, qu'on trouve chez des femmes stériles et atteintes de dysménorrhée, c'est-à-dire à une sanguinification vicieuse. » Et plus loin : « On arrive ainsi à admettre, ce qui paraissait paradoxal, que la *chute des cheveux* chez la femme peut annoncer une maladie de la sphère sexuelle. »

Ce rapport, assez singulier en apparence, est pleinement confirmé par l'expérience.

Le cancer cutané (Alibert), comme les pigmentations anormales, s'observe à l'occasion de la ménopause comme chez les femmes dysménorrhéiques.

D'après tout ce qui précède, je suis donc bien en droit de prétendre que les affections chroniques de l'utérus retentissent énergiquement sur la peau. La valeur diagnostique de ces manifestations cutanées ne saurait échapper à un observateur attentif. Aussi m'a-t-il paru utile de leur consacrer, dans cette étude de symptomatologie générale, un plus long développement qu'on ne l'a fait jusqu'ici.

j. *Hystérie.* — Je ne puis terminer cette étude des troubles nerveux sympathiques des affections utérines sans dire quelques mots des relations, plus ou moins intimes suivant les auteurs, qui existent entre ces affections et la grande névrose qui a mérité, par la complication parfois inextricable de ses manifestations, le surnom de *protée pathologique*. L'hystérie, puisqu'il faut l'appeler par son nom, a eu le privilége d'attirer vivement l'attention des observateurs de tous les temps, qu'elle a toujours étonnés et souvent déroutés par la soudaineté, la multiplicité, et l'opposition même de ses formes. Ces faits ont parfois tellement frappé l'esprit de

(1) *De la métrite chronique* traduction Sieffermann.
(2) *Loc. cit.*, p. 641.

ceux qui en étaient témoins qu'ils n'ont pas tardé à sortir du domaine de la science, pour être exploités, dans un but plus ou moins avouable, par des gens intéressés à en imposer au vulgaire, d'autant plus facile à stupéfier et à intimider, qu'il est plus ignorant. Mais je n'insiste pas. Cette affection est l'apanage exclusif du sexe féminin ; quoi qu'en dise le professeur Lasègue, elle n'existe, pour moi, chez l'homme qu'à titre de simulation. Elle est caractérisée par des troubles complexes du système nerveux de la vie de relation et de la vie organique, tantôt, notamment, par des paralysies du sentiment et du mouvement, tantôt, au contraire, par des exagérations de la sensibilité et de la motilité, c'est-à-dire par de l'hyperesthésie cutanée et par des spasmes musculaires, par la sensation d'une oppression précordiale et d'une boule mobile laryngo-trachéale, par des convulsions cloniques revenant sous forme d'attaques périodiques, par des bizarreries de caractère, ainsi que par une foule d'autres phénomènes morbides plus ou moins constants, n'épargnant aucun point de l'économie et dont rien ne saurait expliquer l'apparition ni l'enchaînement.

L'hystérie a toujours divisé les médecins en deux camps absolument opposés : pour les uns, ce n'est qu'un trouble des organes génito-sexuels se transmettant par le grand sympathique à la moelle d'où partent les divers phénomènes réflexes. Cette interprétation n'estque la formule moderne de la doctrine d'Hippocrate qui croyait l'hystérie causée par l'utérus irrité, se promenant par tout l'organisme, d'où sa fameuse maxime : « mulier tota in utero ! » répétée par Galien, Hoffmann, Broussais, etc., et reprise dans ces derniers temps par le Dr Boinet : « Pas d'ovaire, pas d'hystérie. »

Les autres, Sydenham, Lepois, etc., ont édifié un système non moins absolu et ont nié tout rapport entre la névrose hystérique et les organes génito-sexuels. On voit de nos jours M. Briquet opposer énergiquement cette théorie à celle du Père de la médecine : « En voulant tout rapporter, dit-il, à l'ovaire ou à l'utérus, on fait de l'hystérie une maladie de lubricité, une affection honteuse propre à rendre les hystériques des objets de dégoût et de pitié ! » Mais les théories sont peu fécondes en résultats véritablement scientifiques, qui sont tous fournis par la clinique, par l'observation patiente et attentive. Il est certain aujourd'hui que, si l'hystérie peut être une des complications des affections utérines, complication rare, d'après M. Scanzoni (1), elle se développe souvent aussi en dehors de toute affection du système utérin. Suivant moi, l'hystérie ne réside ni dans l'utérus ni dans l'ovaire ; cette névrose est le fait d'un tempérament nerveux spécial ou excessif, qui en est le point de départ ; j'admets seulement que l'irritabilité des ovaires ou la susceptibilité de l'utérus est parfois capable de solliciter l'éclosion des manifestations hystériques, de les multiplier, si elles ont éclaté spontanément. Les phénomènes nerveux complexes qui caractérisent l'hystérie ne seraient, en d'autres termes, que les résultats de l'action réflexe de la moelle ou de l'encéphale, ébranlés, dans certains cas, par une excitation partie des organes génitaux. M. Courty partage cette opinion, il s'exprime ainsi (2) : « Cette excitation se transporte vers les centres nerveux ; analogue à l'aura epileptica, quoique passant souvent inaperçue, elle détermine dans ceux-ci une modification en retour de laquelle se produisent des phénomènes variables de sensibilité ou de motilité, tantôt répandus sur tout le système, tantôt plus ou moins localisés, ici ou là, et principalement sur les organes qui entrent en synergie avec l'appareil sexuel d'où l'excitation est partie. » Ainsi donc, susceptibilité particulière, individuelle, congénitale, des centres encéphalo-rachidiens, voilà la cause efficiente de la névrose hystérie; excitation, stimulation, partie souvent, mais pas toujours, du système utérin, voilà la cause déterminante ; mais je le répète, en dehors de toute prédisposition originelle, cette cause sera toujours impuissante ; son influence soit physique, soit morale, n'est pas plus grande que celle de toute autre cause. Mes opinions, on le voit, sur les relations qui règnent entre l'hystérie et les affections utérines, se rapprochent de celles de M. Courty, dont je ne partage pourtant pas toutes les idées; elles m'éloignent surtout de celles émises par Schützemberg, Piorry, Négrier, etc., qui font jouer les uns à l'utérus, les autres à l'ovaire, un rôle prépondérant. Je n'admets pas non plus la théorie de M. Charcot (3), ni celle des Anglais qui, sous le nom d'*hystérie locale* ou *partielle*, désignent la plupart des accidents qui persistent, d'une manière plus ou moins

(1) *Loc. cit.*
(2) *Loc. cit.*, p. 20.
(3) *Leçons sur les maladies du système nerveux*. Paris, 1872, 1873, p. 283 et *passim*.

permanente, dans l'intervalle des attaques convulsives, chez les hystériques, et qui permettent presque toujours, disent-ils, en raison des caractères qu'offrent ces accidents, de reconnaître cette grande névrose, parce qu'elle existe même en l'absence de convulsions. Ces auteurs donnent, à mon sens, une part trop active à l'ovaire, en considérant cet organe, surtout le gauche, comme le point de départ exclusif de l'*aura hysterica;* qu'il vienne à être irrité soit pathologiquement, soit expérimentalement, on voit, disent-ils, immédiatement éclater les manifestations hystériques. Je suis loin, je le répète, de nier l'influence ovarienne ; mais je crois que cette influence n'est pas plus grande qu'une foule d'autres soit physiques, soit morales ; une violente secousse, un bruit formidable, une lueur subite et étincelante, une contusion très-douloureuse, une émotion vive, soit douce et affective, soit pénible et acerbe, constituent des excitants capables d'éveiller l'aura hysterica, tout autant que la pression ou que l'irritation ovarienne, ou bien que les sensations exclusivement génitales. En émettant cette opinion, je ne crois pas, avec M. Briquet, que la douleur abdominale, ressentie par les femmes hystériques, siége dans les muscles abdominaux ou dans la peau qui recouvre les fosses iliaques ; je partage sur ce point celle de M. Charcot qui en a démontré le siége ovarien avec une grande exactitude. « Si, dit cet auteur (1), sur une ligne horizontale, passant par les épines iliaques antérieures et supérieures, vous faites tomber les lignes perpendiculaires qui limitent latéralement l'épigastre, le foyer douloureux accusé par la malade se trouve à l'intersection des lignes verticales avec l'horizontale. La pression de la région vous fera reconnaître la portion du détroit supérieur qui décrit une courbe à concavité interne : c'est là un point de repère. Vers la partie moyenne de cette crête rigide, la main rencontrera le plus souvent un corps ovoïde, allongé transversalement, et qui, pressé contre la paroi osseuse, glisse sous les doigts. A ce moment, se fait sentir la douleur qui se réveille avec des caractères pour ainsi dire spécifiques. C'est une sensation complexe qui s'accompagne de tout ou partie des phénomènes de l'aura hysterica, tels qu'ils se produisent d'eux-mêmes à l'approche des crises. C'est ainsi que vous voyez survenir des irradiations douloureuses vers l'épigastre, compliquées parfois de nausées et de vomissements ; puis, si la pression

(1) *Loc. cit.*, p. 287, 288.

est continuée, surviennent bientôt des palpitations de cœur avec fréquence extrême du pouls et la sensation du globe hystérique. » A ces phénomènes nerveux, décrits par les anciens auteurs, M. Charcot ajoute les suivants : « des sifflements intenses, qui occupent l'oreille gauche, si la pression a lieu sur l'ovaire gauche ; une sensation de coups de marteau frappés sur la région temporale gauche, et enfin une obnubilation de la vue marquée surtout dans l'œil gauche. » Les mêmes phénomènes se montreraient, quoique moins nets et moins intenses, sur les parties correspondantes du côté droit, dans le cas où l'exploration porterait sur l'ovaire droit, et seraient d'ailleurs variables selon les femmes, les unes étant ovariennes-gauches, les autres, ovariennes-droites.

Tantôt les phénomènes sympathiques, dus à la pression de l'ovaire, se bornent à ceux que je viens de décrire suivant M. Charcot, tantôt ils se terminent par la crise convulsive, ainsi que j'ai eu l'occasion de l'observer à l'Hôtel-Dieu, pendant que j'y remplaçais le professeur A. Tardieu. Il s'agissait d'une femme hystérique, chez laquelle je faisais apparaître à volonté les attaques convulsives par la pression des ovaires. M. Charcot en rapporte plusieurs autres exemples. S'il est des cas où cette pression donne lieu à l'accès convulsif, il en est d'autres, d'après M. Charcot, où une compression énergique de l'ovaire douloureux a une action souvent inverse sur l'attaque convulsive, dont elle peut diminuer l'intensité et parfois même déterminer l'arrêt complet et presque subit. Je ne nie pas qu'il puisse en être ainsi, mais, chez la femme dont je viens de parler, et qui représentait un type d'une netteté remarquable et certainement très-rare, la pression même la plus énergique n'a jamais produit un pareil résultat. D'ailleurs, il ne faudrait pas croire que cette ovarialgie fût constante et constituât un *criterium hystericum*. Que de fois ne m'est-il pas arrivé de faire la pression ovarienne, même énergique, chez des femmes manifestement hystériques, sans produire d'autre modification nerveuse, soit dans un sens, soit dans un autre, que la douleur naturellement et universellement ressentie à la suite d'une violente compression de l'abdomen ?

Et puisque telle est ma manière de voir sur l'hystérie, et sur ses rapports avec le système génital, d'accord en cela avec la plupart des médecins aliénistes, notamment avec M. le docteur Moreau (de Tours), je n'ai pas à m'y étendre davantage dans un travail où j'étudie les affections utérines en général et leurs diverses manifestations sympathiques sur l'économie ; je crois d'ailleurs les avoir toutes passées en revue, et en avoir épuisé la série. Je n'ai pas craint de leur consacrer parfois de longs développements, parce qu'il n'est pas rare de les voir occuper la place capitale, laissant dans l'ombre les symptômes locaux de l'affection, attirant exclusivement l'attention des malades et du médecin et causant ainsi, sinon de nombreuses erreurs, tout au moins des hésitations et des retards très-préjudiciables pour les malades.

B. — Symptomes généraux.

Ces symptômes appartiennent surtout à la maladie générale, constitutionnelle ou diathésique, qui tient sous sa dépendance l'affection utérine.

Les maladies constitutionnelles sous l'influence desquelles naissent les affections des organes génitaux et sexuels de la femme sont, ai-je dit, la scrofule, la syphilis, l'arthritis, l'herpétis et la chlorose.

Quels sont donc les caractères spéciaux à chacune d'elles, au moyen desquels, étant donnée une affection de l'utérus, on pourra reconnaître sa véritable origine, c'est-à-dire fixer le diagnostic nosologique et pathogénique, et déterminer nettement les indications thérapeutiques rationnelles, si précieuses pour le traitement et principalement pour le traitement thermo-minéral des affections génito-sexuelles?

Pour mettre de l'ordre dans cette description, j'adopterai le plan que j'ai suivi pour la pathogénie, c'est-à-dire que j'étudierai successivement les caractères essentiels de la scrofule, de la syphilis, etc.

§ 1. Scrofule — La scrofule, est d'après M. Bazin, une maladie constitutionnelle, non contagieuse, le plus souvent héréditaire, d'une durée ordinairement plus longue, se traduisant par un ensemble d'affections variables de siége et de modalité pathogénique, qui ont cependant pour caractères communs la fixité, la tendance hypertrophique et ulcéreuse et pour isége ordinaire les systèmes tégumentaire, lymphatique et osseux.

Cette maladie s'accuse par certains caractères extérieurs qui permettent de la reconnaître facilement. Ainsi « la coloration de la peau, surtout celle de la face, est ordinairement vive et rosée ; elle constitue, avec une certaine mollesse des tissus, la langueur du regard, la longueur des cils, un type spécial qui a été considéré comme un caractère propre aux scrofuleux, sous le nom de « *beauté scrofuleuse.* » Mais cette coloration n'est pas constante, elle indique plutôt une constitution scrofuleuse que la maladie elle-même. En général, le teint des scrofuleux est pâle, anémique, et coïncide avec une sorte de tuméfaction, de bouffissure, vulgairement nommée *mauvaise graisse*, et persistant jusque dans la cachexie la plus avancée. L'habitus extérieur est spécial : ainsi, le diamètre antéro-postérieur du thorax est aplati, diminué, le sternum est projeté en avant. Les ongles sont souvent courts et déformés en baguette de tambour ; ou bien, ils sont allongés et incurvés. La lèvre supérieure est gonflée, le nez épaté, déformations qui sont la conséquence souvent d'érysipèles chroniques, blancs, répétés. La température du corps est notablement abaissée, les mains et les pieds surtout sont froids. Les scrofuleux présentent une dépression sensible des forces ; ils sont apathiques, paresseux ; ils ont horreur du travail. En effet, ce qui distingue le scrofuleux, dit encore M. Bazin, « c'est l'exagération d'une part, et de l'autre la diminution des forces organiques. Cette loi générale de la scrofule explique toutes les modifications des appareils fonctionnels et organiques chez les scrofuleux. Dans tout, c'est un contraste frappant. » La force de l'hématose est affaiblie ; la sensibilité générale est émoussée. Les affections scrofuleuses ne sont pourtant pas complétement indolores ; mais on est étonné de voir ces affections si graves, qui détruisent profondément les tissus, ne pas causer de plus vives souffrances. Aussi, les affections nerveuses sont rares pendant le cours de la scrofule ; quand elles se montrent, elles sont du ressort de la chlorose, qui est si fréquente chez les scrofuleux. A côté de ces caractères, tirés de l'habitus extérieur, de la nutrition insuffisante, on observe des éruptions cutanées (scrofule tégumentaire, scrofulides cutanées malignes ou bénignes, profondes ou superficielles), des ulcérations, des inflammations chroniques ou catarrhes des muqueuses du nez, des oreilles, des yeux, de la gorge et des bronches (scrofulides muqueuses), des engorgements ganglionnaires compris dans la sphère des parties affectées, et pouvant par le volume de ces tumeurs parfois considérables, désignées sous le nom de *lymphômes, lympho-adénômes, lymphosarcômes* même, entraîner des difformités ou des infirmités plus ou moins graves. Un signe précieux pour le diagnostic est fourni par les cicatrices indélébiles, difformes, irrégulières, enfoncées, adhérentes aux tissus sous-jacents, si caractéristiques, qu'on ne les rencontre dans aucune autre maladie constitutionnelle, par les affections osseuses (caries et nécroses) et par les affections articulaires (tumeurs blanches).

La menstruation, chez les femmes scrofuleuses, est souvent irrégulière dans son apparition, dans sa durée, dans sa qualité et dans sa quantité; les époques menstruelles sont ordinairement précédées, accompagnées ou suivies d'une leucorrhée plus ou moins abondante, plus ou moins irritante, qui peut engendrer un prurit vulvaire, parfois très-pénible. D'autres fois les règles sont abondantes et accompagnées de coliques utérines parfois très-violentes.

§ 2. Syphilis. — La syphilis est une maladie constitutionnelle, virulente, contagieuse, héréditaire, continue ou intermittente, d'une durée ordinairement fort longue, se traduisant par un ensemble d'affections variables de siége et de modalité pathologique.

L'habitus extérieur des syphilitiques ne présente rien de caractéristique. Généralement la coloration des téguments reste normale, sauf cette coloration pigmentaire des téguments de la face postérieure du cou et de la région supérieure du dos, décrite par MM. Pillon et Hardy, sous le nom de syphilide pigmentaire; cette syphilide, que j'observe si communément dans mon service, paraît être plus fréquente chez la femme que chez l'homme, chez la femme blonde que chez la femme brune. Elle appartient à la période secondaire et coexiste le plus souvent avec d'autres signes révélateurs. Elle est constituée par des taches dont la coloration varie du gris à la couleur café au lait; elles ont une forme arrondie ou elliptique, à bords plus ou moins irrégulièrement déchiquetés. Ces taches circonscrivent entre elles des îlots de peau saine, mais elles peuvent, dans les cas intenses, former une couche uniforme assez étendue qui ne pourrait être confondue qu'avec les macules crasseuses, dont un bain fait justice. Je dois mentionner encore comme se rapportant à la syphilis la teinte grise de la peau qui s'observe chez les malades atteints de cachexie syphilitique et qui dénote une altération profonde de l'économie. Excepté dans cette période cachectique, les forces en général sont peu altérées, les fonctions nutritives restent longtemps intactes. Mais si l'amaigrissement survient, il fait en peu de temps des progrès considérables et arrive rapidement à l'émaciation. La syphilis, d'ailleurs, ne tarde pas à imprimer à la peau des taches et des traces révélatrices : ce sont les diverses variétés de *syphilides*, les unes érythémateuses, maculeuses, papuleuses, papulo-tuberculeuses, papulo-vésiculeuses, les autres squammeuses, crustacées, ulcéreuses. Plus tard, elle se caractérise par des produits morbides qui se montrent dans tous les systèmes anatomiques : la *gomme* et l'*élément fibro-plastique*, à la formation duquel la syphilis présente le plus de tendances, depuis l'hyperplasticité du sang, l'induration à la base de l'accident primordial jusqu'à la sclérose viscérale généralisée. Je signalerai, enfin, les engorgements ganglionnaires multiples qui ne suppurent presque jamais.

Les cicatrices qui succèdent aux affections ulcéreuses de la syphilis sont indélébiles comme celles de la scrofule, tout aussi caractéristiques que ces dernières; mais elles sont plus régulières, plus blanches, gaufrées et plissées, et, à part les cas où elles succèdent à des ulcérations profondes, à des pertes de substance considérables dont la réparation se fait alors comme elle peut, elles sont plus superficielles et dépourvues d'induration et d'adhérences. Ces caractères suffisent pour les distinguer des précédentes.

§ 3. Arthritis. — Cette maladie constitutionnelle, non virulente, non contagieuse, est caractérisée par la tendance à la formation d'un produit morbide particulier, le tophus, et par des affections variées de la peau, de l'appareil locomoteur et des viscères (Bazin). Ces affections se terminent généralement par résolution. J'ai déjà fait connaître l'opinion que je professe à propos de la presque identité de la goutte et du rhumatisme, qui ne sont, pour moi, que des manifestations différentes d'une même maladie générale, d'une même idiosyncrasie et qui doivent, par conséquent, être comprises dans un même cadre nosologique. Je ne m'attarderai donc pas à discuter les opinions qui, depuis les travaux de M. Bazin, ont été émises sur l'existence de l'arthritis.

L'habitus extérieur de l'arthritique offre quelques particularités intéressantes à signaler. Les téguments sont communément d'une coloration vive, qui prend une teinte bleuâtre si une éruption vient à s'y produire. Les capillaires sont très-apparents, dilatés, presque variqueux ; la transpiration est exagérée, surtout dans certaines régions, la tête, les mains, les pieds, les aisselles, les organes sexuels. Les arthritiques ont une tendance prononcée à l'obésité ; ils sont généralement hémorrhoïdaires; ils sont souvent constipés. Le système musculaire est assez fortement développé. Les urines sont peu abondantes, acides, rouges, contenant de l'acide urique ou des urates, soit de soude, soit d'ammoniaque. Assez souvent, les arthritiques sont atteints de phlegmasies articulaires, de franches attaques de rhumatisme articulaire ou de goutte, ou bien de douleurs musculaires (myosalgie, dermalgie, névralgie, arthralgie). Du côté de la peau, ils présentent de fréquentes affections, telles que le pityriasis et l'eczéma du cuir chevelu, qui, joints aux excès de transpiration, ne tardent pas à amener la chute des cheveux et la calvitie, les furoncles, l'érythème noueux, l'urticaire, etc. Ces affections s'accompagnent plutôt d'une douleur pongitive, lancinante que de démangeaisons ; elles sont rarement sécrétantes et elles ne donnent presque jamais lieu à des affections ganglionnaires étendues comme la scrofule et la syphilis.

Les manifestations de l'arthritis sont moins fixes que celles de l'herpétis ; elles ne tardent pas à disparaître en vieillissant, et donnent rarement lieu à des ulcérations profondes ; aussi n'observe-t-on qu'incidemment des cicatrices indélébiles du genre de celles que j'ai signalées dans la sommaire description que j'ai faite des précédentes maladies constitutionnelles. Elles alternent souvent avec des affections catarrhales des diverses muqueuses qui constituent un des caractères dominants de l'arthritis. Enfin les arthritiques sont souvent atteints de dyspepsie, qui s'accompagne le plus généralement de chaleur à l'épigastre, de pyrosis, de constriction à l'œsophage, et qui se termine parfois, d'après M. N. Guéneau de Mussy, par le carcinôme stomacal.

§ 4. Dartre ou herpétis. — Je ne veux pas entrer ici dans la discussion qui s'agite encore actuellement autour de la question de savoir, si l'herpétisme existe réellement en tant que maladie constitutionnelle, ou si c'est une simple manière d'être et spéciale du tempérament. Toujours est-il que, entité pathologique ou non, il embrasse un certain nombre de symptômes, les réunit en une sorte de faisceau qui attire et retient l'attention et constitue un ensemble morbide qu'on sait et peut parfaitement reconnaître. C'est donc, tout au moins, pour le clinicien un utile auxiliaire.

L'herpétis est une maladie constitutionnelle, à longues périodes, à marche lente, continue ou intermittente, non contagieuse, constituée par des affections spéciales qui ont pour siége les membranes tégumentaires, les nerfs, les viscères, et caractérisée par la fréquence des récidives et la persistance des manifestations cutanées. Dans l'herpétis, les affections sont nombreuses et protéiformes ; elles alternent souvent les unes avec les autres. Ce qui a fait penser, non sans raison, que le système nerveux périphérique pouvait bien être mis en jeu. Le principe morbifique quitte la peau pour se porter sur les membranes muqueuses : à l'irritation cutanée succède l'irritation catarrhale. Chez les herpétiques, la transpiration est rare, peu abondante ; elle se supprime pendant les éruptions. La maigreur, qui est le fait habituel, contraste avec l'embonpoint de l'arthritique, caractère que Lorry a bien mis en lumière. Les urines sont muqueuses et contiennent surtout des phosphates. Les herpétiques présentent de fréquentes et diverses névroses, telles que la gastralgie, la migraine, la névralgie, etc. Les affections cutanées s'accompagnent d'ordinaire de démangeaisons très-intenses, assez vives pour causer parfois l'insomnie et l'épuisement ; elles sont sèches ou humides et elles ne donnent lieu qu'à des engorgements ganglionnaires passagers dont la durée concorde avec l'acuïté de la poussée. De même que l'arthritis, la dartre se termine rarement, dans ses manifestations cutanées, par des ulcérations profondes ; on ne constatera donc pas des cicatrices indélébiles, mais seulement des petites plaques dures, blanchâtres et lisses, qui ne tardent pas, dans l'herpès de la vulve, par exemple, à devenir imperceptibles tant à la vue qu'au toucher. Les manifestations tégumentaires herpétiques sont remarquables par leur fixité et ne s'altèrent pas en vieillissant ; c'est là un point que je considère comme essentiel.

La dyspepsie chez l'herpétique s'accompagne de douleurs vives, lancinantes ou térébrantes ; elle est facilement produite ou augmentée par les émotions morales.

§ 5. Chlorose. — La chlorose est maintenant considérée, à juste titre, comme une maladie constitutionnelle, non identique à l'anémie, qui n'est qu'un symptôme, qu'une résultante de causes diverses, contrairement à l'opinion de Grisolle (1). La chlorose

(1) *Traité de pathologie interne*, t. I, p. 188, 6e édition.

est une unité morbide, un état anormal clairement défini, souvent originel, natif (MM. Nonat, Bouillaud, etc.). L'anémie est un accident (saignée copieuse, abondantes hémorrhagies, etc.), ou l'expression de troubles nutritifs, apparus sous l'influence d'une maladie toxique, virulente, infectieuse, organique (fièvre palustre, empoisonnement saturnin, cachexie mercurielle, syphilis, *affections utérines chroniques*, albuminurie, cancer, tubercule, etc.).

Dans l'anémie, la force d'hématose reste intacte et l'altération du sang porte toujours simultanément sur tous les éléments du sang. Dans la chlorose, la force d'hématose est abaissée et la diminution porte exclusivement sur les globules du sang. C'est une maladie inhérente à la constitution et qui s'apporte en naissant ; c'est une sorte d'idiosyncrasie. « N'est pas chlorotique qui veut, » a dit Trousseau. La force d'hématose, variable avec les espèces, les sexes et les individus, est la résultante des fonctions qui concourent à l'élaboration du sang. Elle s'évalue par la proportion des globules. La chlorose, prédisposition organique, consiste, *physiologiquement*, en une diminution de l'hématose et, *anatomiquement*, en une diminution de la proportion normale des globules du sang. Elle n'est pas propre à l'âge de la puberté, ainsi que plusieurs auteurs l'ont prétendu ; on la rencontre à toutes les périodes de la vie, même chez les enfants (Nonat). Elle est plus fréquente chez la femme que chez l'homme. La distinction entre la chlorose et l'anémie était un point important à établir dans l'étude des maladies des femmes. En effet, loin d'être la conséquence d'une suppression ou d'une rétention des règles, loin d'être l'effet d'une affection utérine, la chlorose en est le plus souvent la cause, ainsi que je l'ai montré dans l'étude de la pathogénie.

L'anémie, au contraire, peut être le résultat d'une affection chronique de l'utérus ou de ses annexes, aussi bien qu'elle est produite par une des maladies que j'ai énumérées plus haut et qui ébranlent fortement l'organisme ou gênent pendant un temps plus ou moins long la nutrition. *Symptomatiquement*, la chlorose est connue de tous ; aussi je n'insisterai pas sur les pâles couleurs avec reflet verdâtre de la peau, plus prononcée surtout à la lèvre supérieure et au pourtour de la bouche, contrastant parfois avec des couleurs vives ou rosées des pommettes, ni sur la décoloration des muqueuses buccale, conjonctivale, scléroticale, vaginale et vulvaire. Tous les médecins ont été frappés de la flaccidité des chairs, de l'essoufflement si facile et si caractéristique, des palpitations cardiaques, des bruits de souffle au niveau des orifices du cœur, de l'aorte, de l'artère pulmonaire (M. Lépine), de la faiblesse du pouls, des alternatives de chaleur subite et de refroidissement soudain, des lypothymies, des syncopes, des troubles digestifs, des douleurs névralgiques, de l'abattement et de la nonchalance, de la dépression des forces vitales, et surtout de la fréquence des perturbations du système nerveux bien plus profondément atteint chez les chlorotiques que chez les anémiques (amyosthénie, anesthésie, analgésie, paralysies, perturbations morales graves, etc.)

§ 6. Diagnostic. — Tels sont les principaux caractères symptomatiques des maladies constitutionnelles qui seront ainsi reconnues aisément. C'est en en tenant compte que le clinicien arrivera à porter le diagnostic nosologique de l'affection utérine. Les autres éléments de ce diagnostic seront tirés de l'examen du tempérament, de l'âge, des habitudes du sujet. La thérapeutique même, par les résultats déjà obtenus, pourra rendre quelque service.

Ce qui contribue souvent à rendre le diagnostic obscur, c'est la coïncidence sur la même personne de plusieurs maladies constitutionnelles. Il n'est pas rare, en effet, de voir la scrofule se compliquer de syphilis, la syphilis de l'herpétis, l'arthritis de la chlorose, et ainsi de suite, en variant les modes de ces états complexes. Pour arriver, dans ces cas, à déterminer la maladie constitutionnelle qui prédomine et qui tient spécialement sous sa dépendance l'affection utérine chronique, il faut interroger avec soin les malades sur leur manière de vivre, sur leurs antécédents personnels et héréditaires, sur les circonstances au milieu desquelles s'est développée l'affection dont elles souffrent.

C'est, en se basant sur la symptomatologie générale des maladies constitutionnelles et sur quelques symptômes locaux propres à chaque affection utérine, sur les considérations que je viens de faire valoir, que les médecins arriveront à établir aussi exactement que possible les diagnostics nosologique et pathogénique des affections des organes génito-sexuels de la femme; qu'ils en déduiront les principes d'une thérapeutique rationnelle et réellement efficace; qu'ils contribueront enfin à renverser l'opinion de

Scanzoni, à savoir : « que la médecine est désarmée contre la métrite chronique, » opinion malheureusement acceptée de nos jours, encore, par des cliniciens du plus grand mérite, puisqu'ils regardent la métrite chronique comme une maladie incurable.

C. — Symptomes locaux des affections de l'utérus.

Les symptômes locaux des affections de la matrice sont fournis par les troubles, modifications et autres accidents, qui peuvent survenir dans les fonctions et dans l'état, soit des organes du petit bassin, tels que le rectum et la vessie, soit de l'utérus lui-même.

§ 1. Diarrhée. Constipation. — A propos des phénomènes sympathiques qui surviennent du côté du tube digestif, soit pendant le cours d'une affection utérine, soit à l'approche de la période menstruelle, j'ai déjà signalé la constipation et la diarrhée, ou l'alternance de ces phénomènes morbides ; je dois revenir sur leur existence, à propos de l'étude des symptômes locaux, car ils sont assez constants, et, négligés, ils peuvent entretenir et même aggraver une affection utérine. Les rapports anatomiques de l'utérus et du rectum expliquent l'influence réciproque de ces deux organes. C'est ainsi qu'on voit un certain nombre de femmes, même en dehors de tout état pathologique de l'utérus, avoir de la diarrhée au moment de l'approche du flux cataménial, ou encore pendant l'écoulement des règles. Aran avait appelé l'attention sur la fréquence de ce symptôme que tous les médecins, après lui, ont pu contrôler maintes et maintes fois. Du reste, les femmes, elles-mêmes, ne s'y trompent pas, et sitôt que la diarrhée se montre, elles savent que la période menstruelle n'est pas éloignée. Ce phénomène prémonitoire est tout simplement la conséquence de la communauté et de la solidarité circulatoire du rectum et de l'utérus, dont les artères appartiennent au même système vasculaire et puisent leur sang à la même source. De là, simultanéité des congestions, de la diarrhée et de l'écoulement sanguin utéro-vaginal, bien démontrée encore par l'apparition et la turgescence des hémorrhoïdes.

Un autre phénomène du même ordre, mais plus important, parce qu'il est plus fréquent et qu'il constitue parfois une véritable complication, c'est la constipation. Elle entretient et prolonge l'affection utérine, parce qu'elle gêne la circulation et perpétue l'engorgement. C'est un fait analogue qui rend les métrites si difficiles à guérir chez les femmes atteintes d'une affection cardiaque, d'une cirrhose ou de toute autre affection gênant la circulation abdominale.

La constipation opiniâtre et prolongée, non-seulement entretient la congestion, mais encore peut déterminer une irritation qui s'étend dans tout le petit bassin. Elle est d'autant plus fréquente qu'elle n'est souvent l'effet que d'une cause toute mécanique. C'est, en effet, lorsqu'il existe un abaissement de la matrice et surtout un déplacement tels que l'antéversion, la rétroversion ou la rétroflexion, ou bien encore certaines tumeurs, soit utérines, soit péri-utérines, que la constipation est le plus souvent observée. Dans ces conditions, le rectum est aplati et ses fonctions sont d'autant plus gênées que la compression s'exerce avec plus d'intensité. La malade n'obtient des résultats à la garde-robe qu'au moyen de lavements répétés et au prix des plus grands efforts. Les matières fécales sont sèches, aplaties, ovilées ; elles sont souvent recouvertes et comme enveloppées d'un mucus plus ou moins épais. On a vu les selles n'avoir lieu qu'à des intervalles de huit, quinze et même vingt et un jours, et, dans ces conditions, cette rétention de matières fécales se termine par une débâcle, accompagnée de diarrhée, de douleurs abdominales, d'endolorissement pelvien, d'épreintes vésicales, pouvant durer plusieurs jours. On comprend dès lors toute l'importance qu'il y a pour le médecin et pour la malade à ne pas négliger ce symptôme et à le combattre aussi efficacement que possible. L'état d'irritation de l'extrémité inférieure du tube digestif, consécutive à une affection de l'utérus, est encore attesté par ce besoin si fréquent et parfois si pressant d'aller à la garde-robe, qu'il constitue un véritable et très-douloureux ténesme La femme se livre aux plus violents efforts d'expulsion sans obtenir d'autre effet que l'excrétion de quelques glaires sanguinolentes. Ce ténesme, accompagné de très-fortes épreintes, est un épiphénomène assez fréquent pendant la durée des affections utérines. Il n'est pas surprenant que, dans ces conditions, il se développe des hémorrhoïdes formant des bourrelets extérieurs ou des tumeurs internes, parfois si turgescentes et si pénibles, qu'elles se compliquent d'étranglement, de fissures à l'anus, et de contractures du sphincter anal. Comment n'en serait-il pas ainsi, en présence de cette compression des vaisseaux hémorrhoïdaux par les matières fécales, par les contractions des parois rectales, par les efforts incessants d'expulsion et par le globe utérin ?

§ 2. Comme TROUBLES FONCTIONNELS DE LA VESSIE, les malades accusent des envies fréquentes d'uriner, de la gêne et même de la douleur dans la miction. Avec la dysurie, on observe parfois la strangurie ou ténesme vésical insupportable, qui donne lieu à des excrétions fréquentes et douloureuses de quelques gouttes seulement d'urine et souvent d'urine sanguinolente. Il n'est pas étonnant qu'il en soit ainsi. Les rapports de la vessie et de l'utérus n'expliquent que trop bien cette influence de l'utérus sur la vessie. On comprend, dès lors, pourquoi la vessie est si souvent congestionnée, enflammée même, par le fait d'une inflammation de la matrice. A plus forte raison, les fonctions du réservoir urinaire seront-elles troublées, s'il existe une tumeur péri-utérine faisant saillie en avant ou un déplacement antérieur de l'utérus.

L'altération de la vessie donne l'explication des altérations des urines. Celles-ci contiennent des dépôts floconneux, visqueux, filants, muqueux ou muco-purulents, en quantité parfois considérable, coïncidant ou alternant avec des dépôts blancs, pulvérulents de phosphate ammoniaco-magnésien. Ces dépôts muco-purulents et salins sont les signes ordinaires du catarrhe vésical. Enfin, on rencontre, parfois, soit dans l'urine, soit dans les selles, des graviers indiquant l'existence d'une lithiase rénale ou d'une lithiase biliaire. J'ai appelé précédemment l'attention sur l'existence de ces accidents qui, pour M. Courty comme pour moi, se rencontrent surtout dans l'affection utérine liée à l'état arthritique.

§ 3. Parmi les symptômes locaux dépendant de l'utérus, il faut principalement considérer la douleur et les pertes.

§ 4. DOULEUR. — La douleur, qui manque assez souvent dans les affections utérines, surtout chroniques, qui ne manque jamais dans les affections aiguës et dans les affections des annexes de l'utérus, a une grande valeur diagnostique. Aussi doit-on toujours la rechercher et s'enquérir minutieusement de son mode d'apparition, de son siége, de son type, soit spontané, soit provoqué, de ses caractères sourds et continus ou lancinants et intermittents. M. Courty, connaissant toute la valeur de ce phénomène morbide, en a fait une étude approfondie, que je vais mettre à profit pour cette description.

La douleur, dans les affections utérines, est spontanée ou provoquée. Elle apparaît spontanément dans le cas d'inflammation aiguë de la matrice, dans le cas de congestion utérine ou dans le cas d'inflammation péri-utérine, de pelvi-péritonite, d'hématocèle rétro-utérine, etc. Dans ces différentes lésions, elle existe même lorsque la malade est au repos. Elle résulte alors d'une compression exercée par les viscères sur l'organe malade et irritable ; ou bien elle est due à un mouvement, à un changement d'attitude. Elle persiste pendant tout le temps que persiste l'affection de l'utérus ou des annexes, alors même que cette affection est devenue chronique ; il est vrai de dire que dans ce cas elle tend à disparaître et qu'elle se montre plus rarement. Bien souvent aussi elle est en rapport avec le tempérament nerveux de la malade dont la susceptibilité est spécialement sollicitée par les lésions utérines ou tubo-ovariennes. Il y a lieu de bien tenir compte de ces phénomènes nerveux au point de vue de la thérapeutique thermale, ainsi que je le dirai, lorsque j'étudierai la question du choix d'une station thermo-minérale. Les récidives douloureuses fournissent de précieux renseignements : que la douleur reparaisse, après avoir disparu pendant un temps plus ou moins long, elle sera l'indice d'une acuïté nouvelle dans la lésion, d'une récente poussée aiguë de l'affection. Je viens de dire que la douleur est souvent réveillée par des attitudes modifiées, des mouvements divers. Combien voit-on, en effet, de malades qui ne souffrent pas tant qu'elles conservent le décubitus dorsal? Mais qu'elles se mettent sur leur séant, qu'elles prennent le décubitus latéral, la douleur se fait sentir vive et soudaine et les malades sont obligées de reprendre leur attitude première. La douleur, ainsi réveillée, indique le siége du mal, surtout dans les affections des annexes de l'utérus ; elle est due au tiraillement des brides fibreuses et des adhérences de la pelvi-péritonite ou de la péri-métrite, par la matrice qui se déplace suivant les mouvements du tronc. D'autres fois, au contraire, le décubitus dorsal ne peut être gardé à cause de la douleur intolérable qu'il provoque, surtout lorsque le lit, au lieu d'être parfaitement horizontal, forme un plan incliné, de haut en bas, de la tête aux pieds. Dans ces conditions, on voit les femmes placer un coussin sous le bassin afin de le soulever à la hauteur et même à un niveau plus élevé que les épaules, de façon que les intestins qui comprimaient la matrice, se trouvent, par ce moyen mécanique, éloignés d'elle. M. Courty a observé plusieurs malades qui, sans expérience ni raisonnement, avaient trouvé instinctivement dans cet artifice un moyen d'atténuer leurs souffrances. La position assise, la station verticale provoquent aussi les douleurs. Les malades éprouvent au périnée une sensation de pesanteur (*pesanteur périnéale*), à l'anus une sorte d'irritation sourde et pénible, qui se traduit par des envies fréquentes et toujours vaines d'aller à la garde-robe (*gêne hypogastrique, compression, lourdeur douloureuse du bas-ventre*). Veulent-elles s'asseoir, quelles que grandes que soient les précautions qu'elles prennent, elles éprouvent alors, dans le bas-ventre, à la région hypogastrique, dans les fosses iliaques ou à la région lombaire, comme à la suite de tout mouvement un peu brusque, de toute secousse même légère, de toute modification un peu soudaine de l'attitude, des élancements douloureux, assez violents parfois pour occasionner la syncope. La marche, les divers exercices du corps, courses, sauts, danses, natation, équitation, etc., l'action de monter des escaliers, de porter des fardeaux, la trépidation de la voiture, du chemin de fer, réveillent, de même, au plus haut degré, la douleur qui, dans ces circonstances, peut ne pas se limiter à la région hypogastrique, mais encore se faire sentir à la région rénale (*dans les reins*), dans les lombes (*barre lombaire*), au niveau de l'ombilic (*tiraillement ombilical*), dans les aines, à la partie supérieure des cuisses, soit d'une façon indéterminée, soit suivant le trajet des diverses branches du nerf crural. C'est ainsi que les voyages ne pourront être supportés par les malades atteintes de métrite irritable ; que certaines professions, telles que celles de repasseuses, blanchisseuses, mécaniciennes, cuisinières, doivent être abandonnées, que tous les exercices du corps doivent être discontinués et qu'il est nécessaire de conseiller à la femme aussi bien qu'au mari de renoncer, pendant la durée de l'affection des organes génitaux, à l'accomplissement des devoirs conjugaux.

Il est des cas où la douleur spontanée n'existe pas. Il est alors nécessaire de la provoquer, afin que les malades puissent en préciser nettement le siége, la forme, le point de départ. On obtient aisément ce résultat, soit en invitant la malade à faire quelques mouvements, soit, mieux, en explorant directement l'organe à l'aide de la main ou du doigt. La palpation abdominale, le toucher vaginal, le toucher rectal, seuls ou combinés, donnent, lorsque la matrice ou les annexes de cet organe sont le siége d'une lésion, les indications les plus précises sur les douleurs sourdes, sur les douleurs, latentes même, dont les malades n'ont pas conscience.

La palpation abdominale sera pratiquée avec la plus grande douceur. La violence, la brusquerie font contracter les muscles abdominaux qui s'opposent dès lors, non-seulement à la recherche de l'existence du symptôme douleur, mais encore dérobent à l'observateur, soit un simple empâtement des tissus profonds, soit la présence d'une tumeur même volumineuse. Le médecin, qui ne suivra pas ces conseils, pourra encore tomber dans une erreur inverse et croire à l'existence, dans le bassin, d'indurations ou de tumeurs imaginaires, dues aux portions charnues des muscles droits abdominaux durcis par la contraction. C'est surtout chez les malades âgées que l'on est exposé à de pareilles méprises. Les parois abdominales sont déformées; elles résistent inégalement; les muscles droits se contractent irrégulièrement; les intestins sont gonflés par les amas de matières fécales dont ils se sont incomplétement débarrassés. Toutes ces causes rendent l'examen plus délicat et exigent une plus grande attention. Aussi, tout en employant, dans ses explorations, la plus grande douceur, le praticien devra-t-il avoir soin de mettre les muscles des parois abdominales dans le plus complet relâchement possible, en faisant étendre horizontalement la malade dont la tête ne sera pas soulevée par des oreillers, en l'engageant à ouvrir la bouche et à faire de profondes inspirations; en outre, il fera plier les cuisses sur le bassin légèrement surélevé. La position de la malade doit d'ailleurs varier avec le but à atteindre. Enfin, et toujours pour éviter les mêmes inconvénients, ce n'est pas avec un ou deux doigts, ni avec l'extrémité des doigts, que devra se faire la palpation du ventre, mais bien avec la paume de la main largement et bien appliquée.

Le palper, d'ailleurs, peut se faire, soit avec une seule main, soit avec les deux; il est plus superficiel dans ce dernier cas; il donne la forme générale du ventre, le volume, le degré d'élasticité soit inégale d'un côté à l'autre, soit excessive ou insuffisante partout. L'excès de tension des muscles abdominaux qu'on apprécie ainsi fort bien, doit éveiller les soupçons du médecin; c'est, en effet, un des moyens employés par la nature pour immobiliser et pour protéger les parties malades sous-jacentes. Sans fournir d'indications précises, d'informations bien nettes, ce phénomène met sur la voie, et, dans les affections abdominales, être sur la voie est déjà un grand point.

D'une main laissée solidement en place, on peut se faire une sorte de point d'appui fixe et résistant, pendant que l'autre, mobile, hardie, s'enfonçant plus ou moins profondément, opère une sorte de massage du ventre. Ce procédé d'examen du ventre qui a pour but de déplacer les gaz qui auraient pu rendre le palper obscur, ne peut évidemment pas s'employer dans les affections aiguës. C'est au médecin à juger de son opportunité. La succussion abdominale a été aussi employée, mais ses indications sont bien vagues pour le point spécial de pathologie que j'étudie ici.

Quand on veut préciser davantage, soit la limite d'une tumeur, soit le siége des douleurs et de l'inflammation, il faut avoir recours à la palpation pratiquée avec la pulpe des doigts, qui est la partie la plus habile de la main : c'est le *palper digital* opposé au *palper monomanuel* ou *bimanuel*. On arrive ainsi doucement autour de l'endroit suspect et on parvient à le circonscrire avec une exactitude parfois merveilleuse. On apprécie ainsi la consistance, la mobilité, l'état lisse ou irrégulier des organes sous-jacents; on interroge le sentiment douloureux de la malade, qui, par ses caractères fixes, mobiles, ou irradiés, constitue un élément considérable de diagnostic.

Le palper abdominal est d'ailleurs difficile à bien faire; c'est un talent qui ne s'acquiert qu'à la longue, mais que l'attention et l'exercice peuvent rendre très-fécond en résultats utiles. Le médecin ne peut être habile que s'il est observateur et que par conséquent s'il sait tirer de ses sens qu'il a dû rendre d'une susceptibilité exquise, tout ce qu'ils peuvent donner. Les erreurs de diagnostic n'arrivent guère que par l'insuffisance de l'examen, soit par négligence, soit par ignorance. La percussion abdominale rend peu de services en pathologie utérine.

Si la malade est debout, il suffit, pour faire l'exploration du ventre, d'appliquer à plat la main sur l'hypogastre de manière à soulever la masse intestinale, puis de la retirer brusquement; les intestins en retombant provoquent la douleur. Souvent, en usant de cet artifice, on constate un soulagement accusé par la malade; de là l'indication du traitement à employer, la preuve des services que peut rendre une ceinture hypogastrique qui soutient l'abdomen et maintient refoulé en haut le paquet abdominal. Par le toucher vaginal et par le toucher rectal, sur la description desquels je ne veux pas insister pour le moment, on exerce une pression sur le col utérin et, par l'intermédiaire des culs-de-sac, sur toute la circonférence du corps utérin dont on peut ainsi apprécier le volume, la situation et la susceptibilité. On réveille alors sûrement la douleur, on en mesure l'intensité, on en détermine exactement le point de départ, tous renseignements précieux qui mettent sur la voie du diagnostic. En décrivant les manifestations douloureuses, j'ai déjà signalé les diverses régions de l'abdomen qu'elles affectent de préférence et celles dans lesquelles on peut presque à coup sûr l'annoncer ou la faire naître. M. Courty distingue ces points douloureux en trois accessoires et trois principaux, sans compter les irradiations qui sont mal déterminées, variables et inconstantes. Les trois siéges principaux de la douleur sont : les fosses *iliaques*, les *lombes*, l'*hypogastre*.

Les douleurs iliaques sont les plus fréquentes ; des fosses, elles s'irradient plus ou moins vers les aines ou vers l'excavation pelvienne. Elles se montrent plus souvent à gauche qu'à droite. Aran pense qu'elles sont dues à la coexistence fréquente d'une ovarite ou d'une inflammation des annexes. M. Courty fait remarquer avec raison que si, dans certains cas, elles peuvent être attribuées à une ovarite, le plus souvent elles ne reconnaissent pas cette cause. Il propose l'explication suivante : les douleurs de reins proviennent souvent des tiraillements des ligaments utéro-lombaires ; quant aux douleurs iliaques, elles sont probablement produites par un tiraillement du ligament large.

La douleur lombaire, connue vulgairement sous le nom de « douleurs de reins », est aussi fort commune et surtout très-pénible. Les malades la comparent volontiers à une *barre*, occupant exclusivement la région lombaire ou s'irradiant le long des flancs et, par les régions iliaques, jusqu'à l'hypogastre, vers le pubis, elle entoure l'abdomen d'une vraie ceinture douloureuse ; elle se termine quelquefois par une vraie tranchée utérine ou douleur expulsive ; d'autres fois, elle descend vers les membres abdominaux. Cette douleur dépend ordinairement d'une tension exagérée des ligaments utéro-sacrés ou utéro-lombaires. M. Courty la considère aussi comme étant due : tantôt à une congestion qui détend les veines ovariques et le plexus pampiniforme, tantôt à une contraction utérine destinée à expulser le mucus leucorrhéique accumulé dans la cavité utérine.

Quant à la douleur hypogastrique, siégeant au-dessus du pubis, elle est intimement liée à une inflammation de la matrice; elle n'est presque jamais spontanée; il faut la provoquer pour reconnaître son existence. Elle est plus accusée lorsque la malade est debout que lorsqu'elle est au lit, à cause de la pression qu'exercent les intestins sur l'organe malade.

Les trois siéges accessoires de la douleur sont, d'après M. Courty, l'*anus* ou le *périnée*, le *vagin* ou le *col de l'utérus*, la *profondeur du bassin*.

Les douleurs anales ou périnéales se développent surtout sous l'influence de la pression exercée directement sur l'anus ou sur le périnée par une tumeur ou par l'utérus dévié ou hypertrophié. Ces douleurs se font sentir non-seulement pendant la veille et la marche, mais encore durant le repos et malgré la station assise.

Les douleurs vaginales sont plus rares ; elles sont dues tantôt à la propagation inflammatoire que l'acuïté et l'intensité de certaines affections utérines déterminent vers le vagin, tantôt, et même c'est le cas le plus ordinaire, au développement brusque d'affections péri-utérines (pelvipéritonite, hématocèle rétro-utérine, phlegmon du ligament large, etc.).

Les douleurs de l'excavation pelvienne ou de la profondeur du bassin sont habituellement l'expression d'inflammations péri-utérines et de lésions des annexes. Elles sont violentes, pulsatiles, parfois déchirantes, expulsives dans les affections aiguës, sourdes, profondes, gravatives dans les affections chroniques.

Les irradiations douloureuses se font sentir ordinairement dans les membres pelviens. Les douleurs iliaques s'irradient aux aines, soit le long du ligament rond, soit le long de la branche ilio-pubienne du plexus lombaire. Dans ce cas, la douleur prend le caractère névralgique, et l'on observe trois points douloureux : un point iliaque, un point abdominal et un point à la grande lèvre.

La douleur lombaire s'irradie le plus souvent dans le nerf sciatique ; elle offre dès lors tous les caractères d'une névralgie ; elle est, comme elle, passagère, intermittente, paroxystique.

La douleur hypogastrique s'irradie parfois dans l'aine comme la douleur iliaque ; plus souvent, à la partie supérieure de la cuisse en suivant les divisions du nerf obturateur et tout le long de la partie antérieure du membre inférieur jusqu'au genou.

Le *type* de la douleur est continu ou intermittent. La douleur continue varie d'intensité suivant le sujet et suivant la lésion. M. Courty fait observer que les maladies les plus douloureuses ne sont pas les plus graves, et qu'inversement les maladies graves, telles que cancer, épithélioma, peuvent se développer sans donner lieu à aucun retentissement douloureux. Les intolérables douleurs du cancer ne surviennent, en effet, que lorsqu'il est ulcéré.

L'intensité ne comporte pas toujours l'acuïté. Ainsi, il y a des douleurs qui sont intenses, mais sourdes, qui se caractérisent par une sensation de pesanteur, de distension, de fourmillement, d'engourdissement dans l'excavation pelvienne ou le long des nerfs. D'autres douleurs consistent dans des sensations de brûlure ou d'élancements analogues à celles des véritables névralgies, mais moins persistantes et pouvant paraître ou disparaître selon les positions prises par les malades.

L'intermittence tient à trois causes principales : elle est souvent un caractère des douleurs névralgiques, qui peuvent, ici comme dans toute autre région du corps, affecter dans leur marche une certaine périodicité. Les exacerbations, les recrudescences, observées dans les affections chroniques de l'utérus, peuvent de même ramener les douleurs d'une manière intermittente et même périodique. Car elles tiennent souvent aux troubles qui caractérisent l'arrivée ou la cessation des règles, et chaque menstruation peut être le signal d'une exacerbation dans l'affection ou dans les douleurs. Elle peut tenir enfin à la nature même de l'affection et aux contractions utérines qui se développent dans le cours de la lésion. Ces contractions sont douloureuses et passagères comme tous les spasmes musculaires. On les distinguera aisément par ce caractère de douleurs expulsives, de tranchées, qu'elles possèdent au plus haut point.

D'après tout ce qui précède, on peut juger de l'importance qui s'attache à la constatation de la douleur, à son siége, à son mode de manifestation, au point de vue non-seulement du diagnostic de l'affection utérine ou d'une lésion des annexes de l'utérus, mais encore au point de vue des indications thérapeutiques qu'elle fournit, ainsi que je le dirai plus loin. La recherche de la douleur tient, en effet, en pathologie utérine, une si grande place que c'est sur elle que, presque instinctivement, portent les interrogations du médecin, vers elle que tendent ses explorations. Mais si, dans cette recherche, il ne suit pas un procédé méthodique, il laissera échapper nombre de données précieuses et rendra insuffisant par sa faute son plus puissant auxiliaire.

Ces considérations sur les douleurs qui accompagnent les affections utérines suffisent amplement pour expliquer les longs développements que j'ai consacrés à cette étude.

§ 5. Pertes. — Sous ce nom, les femmes désignent des écoulements qui se font par la vulve : pertes rouges, écoulements de sang ; pertes blanches, écoulements muqueux ou muco-purulents. Les pertes rouges sont composées de sang plus ou moins pur, liquide ou caillé ; elles sont souvent le fait de troubles menstruels. Les pertes blanches sont muqueuses ou muco-purulentes ; elles résultent d'un simple trouble fonctionnel ou d'une altération inflammatoire de la muqueuse utéro-vaginale.

§ 6. Troubles de la menstruation. — Dans un certain nombre d'affections utérines, les règles ne présentent aucune altération. Toutefois, il est assez commun d'observer un trouble dans la fonction menstruelle : une fréquence inusitée ou un retard anormal dans le retour de l'écoulement, des hémorrhagies intermenstruelles; une augmentation ou plus souvent une diminution de la quantité du sang, enfin des douleurs qui accompagnent cette fonction. Il y a donc lieu de s'enquérir avec le plus grand soin de l'état de la menstruation. On doit ensuite se rendre bien compte de la présence ou de l'absence des causes qui auraient pu empêcher la menstruation de se produire : telles que l'atrésie des orifices, l'imperforation ou l'oblitération de l'orifice cervical, la déviation du canal cervico-utérin, l'absence du corps de l'utérus, constatée une fois par M. Courty, et récemment par moi sur une malade de mon serivce, le développement incomplet de la matrice qui est restée *fœtale* ou *pubescente*, l'oblitération du vagin par suite d'adhérences congénitales, d'imperforation ou de brides cicatricielles, consécutives à des plaies ou à la gangrène, etc. Le plus souvent les causes résident dans un état constitutionnel, tel que la chlorose, ou dans un état diathésique, tel que la phthisie, plutôt que dans un état morbide de l'utérus. En effet, il est bien rare de voir une suppression complète des règles consécutive à une affection utérine. On observe plutôt une diminution (métrite parenchymateuse) ou une abondance dans l'écoulement périodique (métrite générale, surtout métrite muqueuse ou endométrite), un retard (métrite parenchymateuse) ou une fréquence plus grande dans le retour de cet écoulement (métrite muqueuse), qu'une véritable suppression. Et encore, ici, tout est relatif : il faut avoir bien soin de s'enquérir de l'état de la menstruation avant le développement de l'affection; car il existe des femmes qui, sans affection utérine, ont des périodes menstruelles fort irrégulières, des inégalités considérables dans les manifestations de cette fonction, dans leur durée qui peut varier physiologiquement de quelques heures à plusieurs jours.

Il est donc, je le répète, de toute nécessité, pour le médecin, d'avoir les renseignements les plus exacts et les plus complets sur l'apparition, la durée, la fréquence, l'abondance, l'indolence de l'écoulement menstruel, avant d'attribuer à une affection utérine les désordres présentés par ce phénomène physiologique.

Il n'en est plus de même, lorsque l'hémorrhagie survient en dehors de la période menstruelle, à la suite par exemple de fatigues exagérées, d'excès de coït ou de toutes autres causes analogues, même parfois peu appréciables. Dans ces conditions, la perte de sang est l'indice d'une affection utérine : métrite chronique, végétations utérines, productions polypeuses ou cancéreuses, etc. Je reviendrai plus loin sur la valeur diagnostique et pronostique de cette hémorrhagie. Pour l'instant, je me borne à dire qu'en général, la métrorrhagie extra-cataméniale est sous la dépendance d'une affection utérine. Je ferai remarquer que cette perte de sang n'est accompagnée d'aucun des phénomènes morbides nerveux, sympathiques, qui constituent le *molimen hemorrhagicum;* car il pourrait se faire que les règles apparussent tous les quinze ou vingt jours, et cela, normalement, sans affection utérine.

La nature, la couleur, la densité du sang qui s'écoule, doivent être pris en considération, quoique ces caractères puissent dépendre plutôt de certaines idiosyncrasies que des lésions de la matrice. C'est ainsi que, chez une femme bien portante ou du moins dont la matrice est absolument saine, on peut constater un sang rouge ou noir, liquide ou mêlé de caillots noirâtres, ou bien un sang pâle, presque séreux, ne laissant sur le linge qu'une petite tache rose au centre d'une auréole grisâtre. Toutefois ces caractères de l'écoulement menstruel sont plus accusés dans le cours d'une affection utérine, et la malade elle-même est frappée des modifications subies. Les malades, sur ce sujet, fournissent des renseignements précieux, car les fonctions menstruelles sont pour les femmes l'objet d'une scrupuleuse sollicitude. Personne n'ignore quelle place considérable elles tiennent dans leur vie. C'est à leurs règles, à leur arrêt brusque, à leur abondance extrême, à leurs troubles sollicités par une secousse physique ou morale quelconque, qu'elles rapportent et font remonter le début de leurs maladies ou le point de départ de leurs souffrances, alors même que l'aménorrhée ou la métrorrhagie ne sont que des épiphénomènes d'une maladie depuis longtemps commencée. Par une coïncidence réelle et fortuite ou qu'elles forcent comme à plaisir, bien qu'inconsciemment, c'est toujours lorsqu'elles étaient « indisposées » ou qu'elles « avaient leurs sangs », que sont survenus leurs malheurs ! Je ne sais plus quel médecin a pu dire, non sans quelque raison, que les troubles menstruels, les cataplasmes et les lavements étaient la grande préoccupation des femmes malades.

L'odeur de l'écoulement sanguinolent n'est pas indifférente ; elle peut suffire pour faire soupçonner et diagnostiquer le carcinome. Il n'est pas sans importance aussi, au point de vue diagnostic, de connaître la manière dont se fait cet écoulement, de savoir notamment s'il se produit avec ou sans douleur ; car, dans bien des circonstances, le médecin sera mis sur la voie, non-seulement de l'existence d'une affection utérine, mais même du genre de lésion. Je n'en veux pour exemple que les douleurs qui accompagnent l'époque menstruelle, lorsqu'il existe une déviation utérine et notamment une antéflexion ou une rétroflexion.

§ 7. Pertes blanches. — En dehors des pertes de sang, les femmes atteintes d'une affection utérine peuvent avoir des écoulements désignés sous le nom de pertes blanches. Ces pertes, très-variables au point de vue de la nature, de la quantité, de l'odeur du liquide qui les compose, méritent, de même, de fixer un instant l'attention du médecin. Et, d'abord, il faut rechercher d'où proviennent ces pertes. Viennent-elles de la vulve, du vagin, de la matrice ? En outre, il est important de savoir si elles viennent spontanément ou si elles sont provoquées ; si elles sont légères ou abondantes, continues ou intermittentes, bien tolérées ou accompagnées de fatigue, de maux d'estomac, de tiraillements dans les régions lombaires et dorsales. Le clinicien acquerra ainsi, assez facilement : une conviction sur la valeur morbide de ces pertes, surtout s'il se souvient que, dans l'état physiologique, les sécrétions normales de la vulve, du vagin et de la matrice ne se produisent que d'une manière intermittente, au moment où ces organes accomplissent leurs principales fonctions : le coït, la menstruation, la grossesse, l'accouchement ; il doit savoir aussi que la fatigue, la marche, l'équitation, et surtout les excès vénériens ou bachiques peuvent les provoquer en dehors de tout état morbide.

Sous le rapport du siége spécial et de la nature particulière de chaque sécrétion, le praticien se rappellera que le *mucus vulvaire* est transparent, filant, visqueux, à odeur forte et à réaction acide, qu'il contient des débris d'épithélium nucléaire ou d'épithélium pavimenteux ; que le *mucus vaginal* est un liquide blanc, laiteux, sans viscosité, à réaction alcaline quand il n'a pas séjourné longtemps dans le canal, mais rougissant le papier de tournesol, fait défavorable à la vitalité des spermatozoïdes ; qu'il contient d'énormes cellules épithéliales pavimenteuses. Quant au *mucus utérin*, il n'oubliera pas qu' il se présente sous forme d'un liquide albumineux, filant, visqueux, tenace, analogue à la glaire d'œuf cru, souvent d'une transparence parfaite, à réaction alcaline, et renfermant de l'épithélium cylindrique ou vibratile, de l'épithélium nucléaire et des globules muqueux. Le mucus du col est plus tenace et il renferme un plus grand nombre de cellules épithéliales vibratiles que celui du corps. Quiconque a quelque pratique du spéculum sait combien, il est parfois difficile, avec le pinceau, d'en débarrasser l'orifice cervico-utérin. Que le médecin ne succombe pas à la tentation d'aller le chercher au moyen d'une pince, ce qui ne paraît pas de prime abord déraisonnable, dans les cas où il est assez épais et visqueux pour former des bouchons muco-purulents presque concrets ; car, quelles que soient les précautions prises, il peut être certain de faire naître un écoulement de sang plus ou moins abondant, tant est vasculaire et délicate la muqueuse cervico-utérine, qui saigne au moindre contact. Ce liquide, à l'état pathologique, n'a plus les caractères physiques des écoulements vulvaires, vaginaux ou utérins ; il a subi des modifications profondes ; il constitue une sécrétion morbide, contenant des globules de sang et des leucocytes en plus ou moins grande quantité ; il est blanc, grisâtre, jaune ou strié de blanc et de jaune, tenace, à excrétion intermittente ; il a pu néanmoins conserver sa réaction alcaline. Parfois, il est évacué par masses globuleuses ; son excrétion est accompagnée de douleurs expulsives, de véritables tranchées utérines. Ces caractères pathologiques permettent de conclure à une altération du liquide utérin et par suite à une lésion utérine. De même le médecin recherchera une altération du vagin, s'il remarque un liquide vaginal épais, ayant l'aspect d'un magma caillebotté, butyreux, acide ; il arrivera à la même conclusion, si ce liquide est très-abondant, séro-purulent ou franchement purulent, jaune ou verdâtre, très-irritant et s'il produit des excoriations à la vulve, des rougeurs humides et de l'intertrigo fort pénible dans les plis génito-cruraux et à la partie supérieure et interne des cuisses. Enfin, s'il trouve un liquide vulvaire épais, jaunâtre, verdâtre, purulent, qui forme, par son mélange avec la matière sébacée, un magma épais, caséeux, d'odeur fortement acide et qui irrite les parties avec lesquelles il est en contact, il pensera à une vulvite d'une nature quelconque, blennorrhagique ou non, à une inflammation de la glande vulvo-vaginale, etc.

Ces altérations des liquides sécrétés portent naturellement le médecin à diriger ses investigations du côté des organes génitaux et à reconnaître quel est l'organe sécréteur affecté ? Dans certains cas, l'altération subie par ces liquides est caractéristique. Dans le cancer utérin, par exemple, ils sont mélangés de sang ; ils exhalent une odeur fétide, repoussante, rappellant l'odeur de la macération des matières animales, infectant tout autour de la malade, et ils deviennent purulents, sanieux, ichoreux.

Ces sécrétions altérées irritent, ai-je dit, les parties qu'elles touchent et donnent souvent lieu à une hyperesthésie de la région, à une névralgie très-intense qu'il ne faut pas confondre avec une des formes du vaginisme. Elles font naître aussi, par irritation et hypertrophie des papilles de ces muqueuses et même de la peau avoisinante, des végétations qui peuvent atteindre, chez les sujets malpropres ou prédisposés, des dimensions colossales, monstrueuses. Ces végétations sont constituées par des cellules embryonnaires, accumulées en couches plus ou moins nombreuses, proliférées d'une façon plus ou moins abondante, et par des fibres du tissu conjonctif multipliées et augmentées de volume. Au centre de ces énormes mamelons papillaires, on trouve des vaisseaux gros et nombreux, qui expliquent l'abondance de sang qui s'écoule pendant ou après l'excision. Les nerfs, les filets et les ramifications qui s'y répandent, n'ont pas encore été décrits avec précision ; leur existence est rendue incontestable par l'exquise sensibilité de ces productions. Elles peuvent occuper tout l'espace qui s'étend depuis le mont de Vénus jusqu'à la partie postérieure du périnée et au coccyx, envahir la vulve, les replis du vagin, la profondeur des culs-de-sacs et même se développer sur le col. Leur structure est d'ailleurs partout la même, ainsi que leur thérapeutique, qui consiste dans la disparition des liquides irritants, dans des soins de propreté extrême, dans l'excision et la cautérisation.

Je dois signaler aussi le *prurit vulvaire*, qui ne constitue pas une des plus insignifiantes complications de ces altérations de sécrétion. Il n'est pas un médecin qui n'ait été consulté pour ces démangeaisons rebelles, intolérables, ressenties constamment, jour et nuit, de façon à empêcher toute occupation, tout repos. Dans ces conditions, le liquide provient généralement du vagin, qui est rouge et enflammé. Cette inflammation est souvent due à une éruption dartreuse, scrofuleuse ou arthritique (eczéma, herpès, etc.), et l'on a alors affaire à une métro-vaginite, ou à une vulvo-vaginite herpétique, scrofuleuse ou arthritique qu'il faudra soumettre à une médication générale, appropriée, si l'on ne veut pas voir échouer misérablement tous les traitements locaux. C'est précisément pour arriver à pouvoir établir rationnellement cette thérapeutique générale, but ultime des efforts du médecin, des désirs de la malade, et déterminer nettement les indications de l'hydrothermothérapie, que j'ai cru utile d'insister sur la symptomatologie générale des affections utérines. Il me reste, pour terminer ce long mais nécessaire exposé de leurs caractères, à décrire la marche, les complications et la terminaison qu'elles peuvent présenter.

§ 8. Marche. — Terminaisons. — De la pathogénie des affections utérines, on peut déduire la marche qu'elles suivront. Sauf les affections puerpérales, les affections traumatiques et les affections contagieuses, on peut dire qu'il n'en est pas une qui n'ait été préparée de longue main et qui ne se soit développée lentement. On peut dire que, même après l'accouchement, une affection utérine chronique ne survient que si la matrice y est prédisposée par une maladie constitutionnelle ou diathésique. Aussi, est-ce avec raison que M. Courty s'exprime ainsi : « Alors même qu'une maladie utérine se présente avec un cortége de symptômes aigus ou affecte une marche aiguë, on peut dire que toutes les maladies utérines sont des maladies chroniques d'emblée. » En effet, le plus ordinairement, les accidents aigus ne se rattachent qu'à la période d'invasion, ou bien ils ne sont que des exacerbations de l'affection. Celle-ci ne cesse pas, elle suit sa marche chronique, d'ailleurs entretenue par les causes mêmes qui ramènent les manifestations aiguës, par les époques menstruelles, par le retentissement sur la lésion utérine de la fluxion et de la congestion périodiques, et par les autres causes prédisposantes locales que j'ai passées en revue.

C'est encore l'opinion de M. Courty qui voit, dans les accidents subaigus, sinon aigus, éclatant souvent à l'occasion du retour périodique des menstrues, une preuve, une caractéristique de la chronicité des affections utérines aussi bien que de leur existence même

Quant à la terminaison des affections utérines, elle est variable et relative. C'est encore la pathogénie qui domine cette question. On a pu dire, qu'en tout état de cause, les affections de l'utérus offraient des chances de guérison bien moindres que celles des autres organes, que certaines de ces affections étaient incurables, et qu'enfin elles nécessitaient un traitement plus long, alors même que la maladie est simple et qu'elle est aiguë. Mais, je crois, et la clinique me confirme dans ma croyance, que si les médecins tiennent compte à l'avenir de la pathogénie véritable et indéniable des affections utérines, leur terminaison sera considérée à un autre point de vue; car une thérapeutique mieux conduite, mieux appropriée, triomphera plus aisément, plus activement de ces affections; leur durée sera moins longue; leurs récidives moins fréquentes et leurs guérisons deviendront plus nombreuses. J'ai sous les yeux de trop nombreux exemples de guérison, alors que celle-ci était considérée comme impossible, pour ne pas émettre une telle opinion qui, je l'espère, recevra bientôt la sanction de tous les observateurs impartiaux. Le cri désespéré de Scanzoni : « la médecine est désarmée contre la métrite chronique », ne retentira plus désormais que dans nos souvenirs.

Que penser de la *cachexie des affections utérines* décrite par les auteurs ? Suivant moi, la cachexie est le syndrôme d'une maladie et non d'une affection. Tous les phénomènes qui en dépendent constituent, entre eux, une sorte d'équilibre, de balancement qui fait augmenter l'un quand l'autre diminue. Sous l'influence directe de la maladie parvenue à sa dernière période, toutes les fonctions contribuent synergiquement à la destruction de l'individu ; la cachexie n'est pas plus l'expression symptomatique d'une lésion du sang que d'une altération d'organes. Aussi s'observe-t-elle comme dernière période des maladies constitutionnelles. Dans le cours d'une affection utérine, il faut la considérer comme terme ultime de la maladie constitutionnelle, origine de l'affection utérine, et non comme conséquence de cette affection.

Quoi qu'il en soit, la guérison spontanée d'une affection de la matrice n'a jamais lieu. Bien plus, avec le traitement même le plus rationnel, la guérison ne s'obtient en général que progressivement, très-lentement. Il est bon que le médecin et la malade en soient prévenus. Toutes les causes que j'ai signalées et sur lesquelles je ne veux plus revenir, tout en donnant l'explication du développement de l'affection utérine, de sa marche chronique, de ses exacerbations, renseignent aussi sur sa terminaison lente et graduelle. A l'hôpital les malades guérissent mieux et plus rapidement qu'en ville, parce qu'un certain nombre de ces causes sont supprimées.

Toutes ces circonstances doivent conduire le médecin à mettre de la persistance dans ses tentatives, à ne pas se laisser imposer par l'amélioration qui survient parfois dès le début, et à ne croire à la guérison que si elle existe depuis plusieurs mois, si elle a résisté aux fatigues spéciales de l'organe et à l'accomplissement de toutes ses fonctions.

§ 9. Complications. — Quant aux complications observées dans le cours des affections utérines, elles sont nombreuses. Je n'ai pas en vue les phénomènes sympathiques si variés sur lesquels j'ai fortement attiré l'attention, mais bien les altérations qui surviennent, soit dans les divers organes faisant partie du système utérin, soit dans les autres systèmes de l'organisme. Ainsi, il est fréquent de voir survenir, en même temps qu'une lésion utérine, une lésion péritonéale, une lésion des trompes ou de l'ovaire.

D'ailleurs, la réciproque est vraie, et l'on observe souvent dans les affections des ovaires, des trompes ou du péritoine, une affection utérine consécutive. Ces complications, on le comprend aisément, entravent le traitement, le font traîner en longueur, et contribuent pour leur part à la marche chronique des affections utérines et à la difficulté de leur curabilité. On a du reste à en tenir compte, lorsqu'on pèse les indications d'une thérapeutique minérale ou thermale. Relativement aux complications qui surviendraient dans d'autres organes, étrangers au système utérin, je crois qu'Aran les a exagérées en disant que, sur cent maladies utérines, il avait constaté vingt-cinq cas de phthisie pulmonaire, neuf cas de maladies du cœur, etc. Je ne nie pas que cet auteur n'ait fait de telles observations, mais je crois qu'il en a donné une fausse interprétation. Il s'agit, à mon avis, dans ces cas, sinon d'une simple coïncidence fortuite, du moins d'une identité causale, d'une même pathogénie ; la tuberculose ou l'arthritis, qui a produit la phthisie ou l'asystolie, tient aussi sous sa dépendance l'affection de l'utérus, et, dès lors, on a sous les yeux des manifestations multiples d'une seule maladie générale, deux effets d'une même cause, qui ne sont liés l'un à l'autre par aucune relation directe; il n'y a donc pas complication réelle, et ces affections, pulmonaires ou cardiaques, ne doivent pas être considérées comme telles. J'aime mieux signaler, au nombre des complications fréquentes, les propagations inflammatoires de la muqueuse utérine à la muqueuse vagino-vulvaire, ou réciproquement ; les brides inextensibles qui déplacent l'utérus ; les hypertrophies partielles ou générales ; les flexions et déviations de cet organe, etc. Une maladie constitutionnelle peut aussi se manifester en même temps sur plusieurs points de l'organisme ; c'est ainsi que, dans mon service, j'ai vu de nombreux cas d'éruption herpétique ou eczémateuse généralisée, occupant, surtout pour le premier cas, les lèvres et le voile du palais en même temps que la vulve, le vagin et l'utérus.

§ 10. Pronostic. — De tout ce qui précède, il ressort qu'en général le pronostic des affections utérines présente une certaine gravité ; non pas que la mort soit la conséquence immédiate de ces affections, surtout lorsqu'elles ne sont pas diathésiques, c'est-à-dire cancéreuses ou tuberculeuses, mais bien parce qu'elles produisent, à la longue, dans l'organisme de la femme une perturbation profonde qui n'est pas toujours sans dangers. L'étude des symptômes sympathiques, qui peuvent en résulter, permet d'en juger la valeur pronostique.

Dans le pronostic d'une affection utérine, il ne faut pas tenir seulement compte de la lésion, de sa forme, de son siége, de ses complications, il faut faire intervenir en outre la maladie constitutionnelle ou diathésique qui lui a donné naissance. En effet, il peut survenir une foule d'affections des autres appareils de l'organisme qui augmenteront la gravité de l'affection utérine. De plus, on sait que la durée d'une maladie constitutionnelle est longue, qu'on n'est jamais certain de l'extinction définitive de son principe dans l'économie, et que, par suite, l'avenir est d'autant moins assuré. Ne voyons-nous pas, au bout d'un temps plus ou moins long, parfois très-long, au moment où l'on s'y attend le moins, réapparaître une manifestation nouvelle de la maladie constitutionnelle ? Elle vient affirmer de nouveau l'existence de son principe et son réveil dans l'organisme. Aussi, dans une affection utérine, d'origine constitutionnelle (on voit que la question de pathogénie se retrouve dans tous les problèmes qui peuvent se présenter à l'occasion des affections de la matrice), il ne faut jamais se hâter de porter un pronostic favorable, ni de croire à la guérison définitive. Il faut se tenir toujours sur la plus grande réserve et rester attentif, alors même que la guérison se maintient depuis plusieurs mois, depuis plusieurs années. Toutes ces considérations ne laissent pas d'assombrir notablement le pronostic des affections de l'utérus.

CHAPITRE III

THÉRAPEUTIQUE GÉNÉRALE DES AFFECTIONS UTÉRINES.

I. — Bases sur lesquelles repose la thérapeutique générale des affections utéro-vaginales. — Diagnostic anatomique, pathogénique, nosologique. — Traiter d'abord la maladie constitutionnelle ou diathésique, puis traiter l'affection. — Le traitement général comprend la médication interne et la médication externe.

II. — Traitement des affections utéro-vaginales scrofuleuses, syphilitiques, arthritiques, dartreuses, chlorotiques. — Agents modificateurs des lésions : injections liquides, sèches, cautérisation. — Hygiène des femmes atteintes d'affections utéro-vaginales.

III. — Thérapeutique des affections utéro-vaginales par les eaux minérales et thermales.

Historique. — Considérations générales sur l'action des eaux minérales.— Action directe et indirecte. — Indications et contre-indications.

Action directe. — Composition chimique. — Température. — Procédés balnéatoires : bains généraux, bains locaux, irrigations vaginales, douches générales, douches locales, bains de vapeur locaux.

Action indirecte. — Action spécifique des médicaments, des eaux minérales. — Action dynamique et pathogénétique des eaux minérales.

Indications et contre-indications des eaux minérales dans le traitement des affections utéro-vaginales. — A quel moment de son évolution une affection utérine est susceptible de subir un traitement hydro-minéral ? — Conduite que doit tenir le médecin traitant ou consulté envers le médecin hydrologue. — Conseils à donner aux malades. — Le traitement hydro-minéral est-il compatible avec la période menstruelle ? — Quelle est la durée du traitement hydro-minéral ? — Une malade atteinte d'une affection utérine doit toujours prendre l'avis du médecin de la station thermale. — Résultats thérapeutiques des eaux minérales.

IV. — Composition chimique et classification des eaux minérales.

Classification de M. Durand-Fardel. — A. *Famille des sulfurées.* Deux divisions : *a.* sulfurées sodiques ; *b.* sulfurées calciques. — B. *Famille des chlorurées.* Quatre classes : 1° chlorurées sodiques simples ; 2° chlorurées sulfurées ; 3° chlorurées bicarbonatées ; 4° chlorurées sulfatées. — C. *Famille des bicarbonatées.* Quatre classes : 1° classe à trois divisions : bicarbonatées sodiques, bicarbonatées calciques, bicarbonatées mixtes ; 2° bicarbonatées chlorurées ; 3° bicarbonatées sulfatées ; 4° bicarbonatées sulfatées et chlorurées. — D. *Famille des sulfatées.* Une classe et quatre divisions : sulfatées sodiques, sulfatées magnésiques, sulfatées calciques, sulfatées mixtes. — E. *Famille des indéterminées.* Deux classes : 1° eaux thermales simples ; 2° eaux faiblement minéralisées. — F. *Famille des ferrugineuses.*

Classification de M. Bazin. — Cette classification est basée sur la clinique, sur l'action thérapeutique. — Deux ordres : eaux à minéralisation spéciale, eaux à minéralisation commune. — A. *Eaux à minéralisation spéciale.* Sept classes : 1° eaux chlorurées et bromo-iodurées sodiques ; 2° eaux bicarbonatées sodiques ; 3° eaux sulfatées sodiques ; 4° eaux sulfureuses ; 5° eaux arsenicales ; 6° eaux ferrugineuses ; 7° eaux cuivreuses. — B. *Eaux à minéralisation commune.* Deux classes : 1° eaux salines faibles, deux groupes : *a.* Eaux salines thermales : eaux chlorurées et sulfatées ; *b.* eaux sulfatées, eaux salines froides ; 2° eaux acidulées gazeuses, deux groupes : *a.* Eaux gazeuses ferrugineuses ; *b.* eaux gazeuses simples. — Composition chimique des différentes eaux minérales.

V. — Application des eaux minérales et thermales suivant la nature de la maladie, suivant l'affection, son mode réactionnel, suivant les complications qui l'accompa-

gnent, suivant les phénomènes sympathiquesqui ont pu s'éveiller sous son influence.
Quelles sont les affections utéro-vaginales susceptibles d'être traitées par les eaux minérales ?
VI. — Traitement minéral et thermal des affections utéro-vaginales d'origine constitutionnelle.
A. Affections utéro-vaginales d'origine scrofuleuse. — Eaux chlorurées sodiques. — Eaux sulfureuses. — Eaux arsenicales.
B. Affections utéro-vaginales d'origine arthritique. — Eaux alcalines : bicarbonatées sodiques, calciques, mixtes. — Eaux chlorurées sodiques. — Eaux cuivreuses. — Eaux arsenicales. — Eaux indéterminées. — Eaux sulfureuses
C. Affections utéro-vaginales d'origine dartreuse — Eaux arsenicales. — Eaux sulfureuses salines légères. — Eaux sulfureuses et arsenicales. — Eaux indéterminées.
D. Affections utéro-vaginales chlorotiques. — Eaux ferrugineuses. — Eaux bicarbonatées mixtes. — Eaux indéterminées.
E. Affections utéro-vaginales syphilitiques.
VII. — Traitement minéral et thermal des affections utéro-vaginales d'origine non constitutionnelle. — Metrite chronique simple ; avec ou sans leucorrhée ; avec ou sans écoulement de sang ; accompagnée d'ulcérations, de phénomènes douloureux, de phénomènes sympathiques : tube digestif ; coliques hépatiques ; coliques néphrétiques; névralgies; paralysies. — Métrite puerpérale; phlegmasia alba dolens. — Pelvi-péritonite ; ovarite ; hématocèle péri-utérine.
Traitement minéral et thermal de la dysménorrhée, de l'aménorrhée, de la leucorrhée, des déplacements ou déviations de l'utérus, de la stérilité, des kystes de l'ovaire.
Traitement minéral et thermal des affectious diathésiques : tuberculeuse et cancéreuse.
VIII. — Traitement des affections utéro-vaginales par l'hydrothérapie. — L'hydrothérapie ne constitue pas une médication spécifique, elle ne joue qu'un rôle pathogénétique. — Elle n'agit que sur l'affection et non sur la maladie. — Définition de l'hydrothérapie. — L'eau froide et le calorique sont les deux facteurs qui constituent une médication hydrothérapique. — Divers procédés usités en hydrothérapie. — Effets physiologiques produits par l'hydrothérapie. — Action excitante, stimulante, tonique, reconstituante, révulsive, dérivative, dépurative, — Action sédative.
Indications et contre-indications. — Les affections aiguës de l'utérus, les kystes, les néoplasmes ne doivent pas être traités par l'hydrothérapie. — Les affections utérines chroniques seules sont justiciables de cette médication. — Danger de l'hydrothérapie employée intempestivement. — Accidents dus aux injections vaginales froides. — L'hydrothérapie peut-elle être employée pendant la période menstruelle ? Opinion du Dr Beni-Barde. — Bains chauds prolongés. — Douches d'eau chaude à 50° — Opinion du professeur Courty sur le rôle de l'hydrothérapie.
IX. — Traitement des affections utéro-vaginales par la thérapie marine. — La thérapie marine ne joue qu'un rôle pathogénétique. — Elle n'agit que sur l'affection et non sur la maladie. — Il faut faire une exception en faveur des affections de nature scrofuleuse. Toutefois elle ne remplace pas le traitement minéral par les eaux chlorurées sodiques ; elle n'en est que le complément. — Elle est surtout utile l'hiver.
Indications et contre-indications. — Les affections aiguës, les affections chroniques sujettes à des récidives, à des congestions, à des hémorrhagies ne doivent pas être traitées par les bains de mer. — Les affections de nature diathésique ne sont pas justiciables de la thérapie marine, mais le séjour sur les bords de la mer est avantageux. — Les affections chroniques torpides, les troubles menstruels, surtout à l'époque de la puberté, seront traités par cette médication. — Parallèle des trois médications générales : thérapie minérale, thérapie hydrologique, thérapie marine.

§ 1. Les études de *pathologie générale*, auxquelles j'ai consacré les chapitres précédents, trouvent leur complément nécessaire dans l'étude de la *thérapeutique générale* des affections de l'appareil génito-sexuel de la femme. Les longs développements dans lesquels je suis entré sur la pathogénie et la symptomatologie, étaient indispensables pour établir, sur des bases solides, les indications thérapeutiques réclamées par ces affections. Or, quelles sont ces bases véritables des médications rationnelles et efficaces? Elles consistent dans le diagnostic exact de la lésion, dans sa détermination rigoureuse. Mais ce n'est pas tout; les points les plus importants à préciser reposent dans le diagnostic de la cause et dans celui de la nature de la maladie. C'est parce qu'on s'est contenté de faire le diagnostic anatomique et qu'on a négligé le diagnostic pathogénique et le diagnostic nosologique, que la thérapeutique des affections de l'utérus, comme du reste, celle de la plupart des affections des autres organes, est restée si longtemps impuissante. Ne reposant sur aucune assise fixe, n'étant guidée par aucun point de repère, la thérapeutique était livrée au hasard, à l'impression de l'instant, à l'inspiration du médecin ; elle était forcément empirique et exposée par conséquent à réussir rarement et à échouer souvent, rendant de temps en temps, il est vrai, un service d'une opportunité fortuite, donnant même de merveilleux résultats, mais le plus ordinairement, entraînant le découragement des malades et l'aggravation des affections utérines. Aussi ne faut-il pas s'étonner si la guérison des lésions de l'appareil génital de la femme a été estimée si difficile à obtenir, que certains gynécologues n'ont pas craint d'en proclamer l'incurabilité. Sans nier la longue durée du traitement des affections utérines ; sans méconnaître les difficultés inhérentes aux diverses circonstances qui les compliquent, telles que leur marche chronique, la fréquence de leurs rechutes, de leurs récidives; sans méconnaître l'incurie des malades qui souvent ne consultent le médecin que lorsque l'affection existe depuis longtemps, et qu'elle a donné lieu à des lésions profondes des tissus, altérés soit dans leur structure, soit dans leur nutrition ; tout en tenant compte, dis-je, de ces diverses considérations, il est évident, pour moi, que la principale raison de cette impuissance, de cette inefficacité, gît tout entière dans la mauvaise interprétation pathogénique des accidents qu'on veut combattre. Les médecins anatomo-pathologistes, n'ayant en vue que la lésion, sont conduits forcément à diriger toute la thérapeutique, à faire converger tous leurs efforts, vers la guérison de cette dernière. Aussi voyons-nous préconiser les moyens de traitement les plus variés en rapport avec la théorie dominante de la lésion. Si l'École admet la congestion, l'engorgement, on institue la médication révulsive, dérivative. Prône-t-elle l'inflammation, on a recours à la méthode antiphlogistique et à ses nombreuses ressources. Vient-elle, au contraire, à croire que les déviations utérines sont la cause de toutes les souffrances de la femme, on invoque la contension et tous les moyens mécaniques. Mais je m'arrête dans cette critique du passé... et du présent. Malheureusement, ces idées trouvent encore des défenseurs. Justice cependant doit en être faite. Chaque jour, d'ailleurs, les tendances s'accentuent vers une plus juste appréciation des causes et des effets, ainsi que des divers moyens d'y remédier. La lumière se répand et la conviction se généralise que les affections utéro-vaginales sont, le plus ordinairement, sous la dépendance des maladies constitutionnelles et des maladies diathésiques, et que toute thérapeutique, pour être efficace et salutaire, doit s'adresser d'abord au principe de la maladie, cause de l'affection. Chacun pense aujourd'hui qu'il faut modifier le terrain sur lequel a germé l'affection, afin que les moyens locaux, modificateurs de la lésion, puissent agir efficacement sur elle.

§ 2. La thérapeutique des affections de l'appareil génital et sexuel de la femme repose donc sur deux indications principales : — 1° traiter la maladie constitutionnelle ou diathésique et détruire la cause prédisposante générale de l'affection ; — 2° traiter l'affection locale, tout en combattant la cause occasionnelle, et favoriser ainsi la résolution, la cicatrisation de la lésion.

La première indication sera remplie en instituant un traitement général approprié à la nature de la maladie. C'est celui-ci qui doit m'occuper tout d'abord, réservant le traitement local pour le moment où j'étudierai chaque lésion en particulier.

§ 3. Le traitement général comprend, la médication *interne*, c'est-à-dire l'emploi d'agents thérapeutiques, de substances plus ou moins spécifiques, en un mot l'emploi de médicaments proprement dits, appropriés à la nature de la maladie générale. Il exige aussi une médication *externe*, c'est-à-dire l'emploi de moyens révulsifs, résolutifs, sédatifs, ou excitants, selon les cas.

§ 4. Tout d'abord je ferai remarquer avec plusieurs auteurs, notamment avec MM. Noël Gueneau de Mussy, Bazin, que la guérison des maladies constitutionnelles ou diathésiques est longue et difficile à obtenir. La syphilis seule cède assez promptement à une médication spécifique bien appropriée et bien conduite. Mais si la guérison des maladies constitutionnelles ne s'obtient pas facilement, du moins on les comprime à l'aide de certains modificateurs qui viennent en aide à l'hygiène, et qui, avec celle-ci, constituent le traitement général. Dans d'autres cas, on arrive à combattre efficacement et directement les localisations de la maladie constitutionnelle ; enfin, il faut savoir qu'il y a certains agents modificateurs qui prennent l'organisme par toutes ses surfaces, qui agissent à la fois sur l'affection locale et sur l'ensemble de l'économie, qui unissent l'action médicamenteuse à l'action hygiénique : telles sont les eaux minérales, qui sont d'un si puissant secours dans le traitement des maladies constitutionnelles et qui, ainsi que je le montrerai plus loin, agissent si efficacement dans le traitement des affections utérines survenues sous l'influence d'une maladie constitutionnelle quelconque.

Reconnaissons-le, dans le traitement général d'une maladie constitutionnelle, les agents médicamenteux sont peu de chose en comparaison de l'hygiène. La prédominance de cette dernière est telle qu'aucune discussion sur son rôle, sur son action, n'est possible. En effet, le médecin, en présence d'une maladie constitutionnelle, doit tout d'abord régulariser la nutrition, éviter les excès ou les écarts de régime qui affaiblissent l'organisme et favorisent l'éclosion des germes morbides, proscrire les veilles, les diverses fatigues dues aux passions, les boissons alcooliques ou excitantes, une nourriture trop abondante ou trop épicée. Il proscrira, de même, l'oisiveté ou seulement l'insuffisance de l'exercice musculaire. Les moyens hygiéniques sont donc des modificateurs de chaque jour, qui, par cela même, impriment constamment une direction nouvelle, réparatrice, à la nutrition et que le médecin ne doit pas, par conséquent, oublier de mettre en œuvre lorsqu'il a une de ces maladies à traiter.

L'hygiène joue, on le voit, un grand rôle dans le traitement des maladies constitutionnelles ; mais ce rôle n'est pas suffisant; pour le compléter, le médecin doit avoir recours à des agents de la matière médicale qui possèdent, non pas une action spécifique, car, malheureusement jusqu'ici, la clinique n'a pu reconnaître cette action à un médicament dont le but serait la destruction du germe même de la maladie, mais bien une action plus ou moins puissante, plus ou moins énergique contre les diverses manifestations de la maladie constitutionnelle ou diathésique. En outre, à côté de ces agents médicamentaux, le médecin en trouve d'autres qui exercent une action vraiment pathogénétique qu'il ne doit pas négliger; et c'est, aidé de tous ces moyens fournis par l'hygiène et la matière médicale, qu'il arrivera à combattre les maladies constitutionnelles et les affections qui en sont la conséquence.

Ces principes de thérapeutique générale posés, voyons quelle est la médication qu'il faut employer contre les affections utéro-vaginales d'origine constitutionnelle ?

§ 5. J'ai déjà fait connaître la médication suivie dans mon service en signalant les preuves fournies par la thérapeutique à l'appui de la doctrine que je professe sur la pathogénie des affections utérines. Je crois devoir la rappeler et insister sur quelques points importants.

Cette médication, on se le rappelle, a un double but : 1° combattre la maladie générale constitutionnelle ou diathésique, soit à l'aide de la médication interne, soit à l'aide de la médication externe, révulsive, résolutive ou sédative; 2° combattre la lésion à l'aide de moyens appropriés, destinés à en favoriser la résolution, la cicatrisation, etc., etc.

§ 6. Affections utéro-vaginales scrofuleuses. — Dans le traitement de ces affections, je réponds à la première indication en prescrivant divers médicaments dont les uns jouent le rôle d'agents spécifiques et les autres celui d'agents pathogénétiques. Parmi les premiers, je donne la préférence à ceux qui s'adressent à toutes les manifestations de la maladie constitutionnelle, à ceux qui sont capables de les modifier toutes directement et d'une façon générale. C'est ainsi que je prescris l'huile de foie de morue, le brome, l'iode, le vin antiscorbutique et les autres amers ou dépuratifs. L'huile de foie de morue se donne à la dose de 20, 40 et 60 grammes par jour ; la teinture d'iode, à la dose de 5 à 20 gouttes par jour, en ayant soin de la faire prendre pendant le repas, dans le liquide qui sert de boisson habituelle. Le brome peut se prescrire sous forme de bromure de potassium ou de sodium à la dose de 2 à 4 grammes par jour ; mais il est préférable de conseiller les eaux chlorurées sodiques, bromo-iodurées, qui, ainsi que je le dirai plus loin, sont principalement les eaux de Salies (Béarn), de Salins (Jura), etc. On conseille aussi les eaux chlorurées sulfureuses bromo-iodurées de Gréoulx (Basses-Alpes). Quant au vin et au sirop antiscorbutique, qui n'agissent guère que par les crucifères qui, entrant dans leur composition, contiennent une plus ou moins forte proportion d'iode, on les fait prendre chaque jour, le vin à la dose de 20 à 40 grammes, le sirop à celle de 20 à 80 grammes dans une ou plusieurs tasses de tisane amère, soit de saponaire, soit de gentiane.

Ces différents médicaments agissent surtout sur les affections hypertrophiques atoniques, car l'iode est doué de propriétés excitantes, résolutives et substitutives, capables d'amener la résorption des néoplasmes inflammatoires ; aussi sont-ils indiqués dans la métrite chronique parenchymateuse avec hypertrophie du corps ou du col ; dans quelques cas d'endométrite, surtout lorsque la muqueuse est hypertrophiée, recouverte de végétations ; dans les phlegmasies péri-utérines ; dans les phlegmasies catarrhales des muqueuses utéro-vaginales ou vulvaires, liées à la scrofule.

Parmi les agents pathogénétiques qui modifient assez rapidement les affections scrofuleuses, je dois avouer une véritable prédilection pour le soufre. Ce médicament, en effet, augmente l'activité fonctionnelle de la peau, excite la diaphorèse, favorise l'énergie circulatoire périphérique ; il stimule donc la résorption des produits plastiques inflammatoires. En outre, il constitue un puissant parasiticide ; il tue la plupart des organismes inférieurs, champignons et autres, qui agissent comme ferments dans les flux utéro-vaginaux, et il arrête la prolifération si abondante des éléments épithéliaux qui survient dans les inflammations catarrhales scrofuleuses de la muqueuse utéro-vaginale. Parmi les préparations du soufre, j'emploie surtout les composés sulfurés, tels que le sulfure de potassium, le sulfure de sodium, en solution, à la dose de 20 à 35 grammes dans un bain. Pour que l'eau baigne, pendant toute la durée du bain, le vagin et l'utérus, la malade introduit dans le canal vulvo-vaginal une canule en verre ou en caoutchouc durci, de calibre variable, percée de nombreux trous. Ce procédé, qui m'a déjà donné les plus beaux résultats, présente deux avantages : d'abord sa durée, ensuite sa douceur, puisqu'il ne s'agit pas, dans un bain qu'on prolonge à volonté, d'injections, de jets d'eau, poussés avec plus ou moins de force, mais d'un contact uniforme de la muqueuse avec un liquide modificateur, renouvelé seulement par les mouvements de la malade.

Le fer, le chlorure de sodium, l'arsenic devront être utilisés, parce que ces trois médicaments ont une action pathogénétique marquée sur les affections scrofuleuses.

Le fer a été donné sous mille formes. Pour ma part, j'emploie de préférence une préparation saline, telle que le tartrate ferrico-potassique, à la dose de 10 grammes, dissous dans 100 grammes d'eau; je prescris une cuillerée à bouche de cette solution à chaque repas. Ou bien je formule les pilules suivantes, lorsque la menstruation est difficile, douloureuse :

℞ Tartrate ferrico-potassique	10	grammes
Poudre de castoréum	2	—
Poudre de rhubarbe	2	—
Safran	1	—
Essence de térébenthine	q. s.	—

f. s. a. 100 pilules, de 2 à 4 par jour, avant le repas.

On peut encore l'associer à la poudre de quinquina, à la rhubarbe, à l'extrait d'absinthe, sous forme de sous-carbonate de fer ou de safran de mars, à la dose de 30 centigrammes de chacune de ces substances. Il est bon parfois d'ajouter à chacun de ces paquets, que l'on prendra chaque jour dans du *pain à chanter*, une petite quantité d'opium, soit 1 centigramme de poudre thébaïque.

Le chlorure de sodium, médicament préconisé avec raison par le savant rédacteur en chef de l'*Union médicale*, M. A. Latour, sera donné en pilules, d'après la formule suivante :

℞ Sel marin	10	grammes
Tannin	10	—
Conserves de roses	95	—

f. s. a. 100 pilules, une toutes les deux heures, pendant un mois.

Quant à l'arsenic, c'est un médicament altérant, déterminant d'après Delioux de Savignac, dans le sang et dans les humeurs, des mutations spéciales. Il est transporté par la circulation dans l'épaisseur même des tissus, mêlant ses molécules aux molécules organiques et stimulant ainsi énergiquement les fonctions de nutrition. Il est aussi un modificateur puissant du système nerveux, excitant ou paralysant, avec électivité d'action sur la partie ganglionnaire de ce système et sur certains organes, tels que les organes génito-urinaires, qui sont innervés principalement par elle. C'est en vertu de cette action pathogénétique que l'arsenic a été préconisé contre les affections utérines d'origine scrofuleuse. Je l'emploie à l'intérieur et à l'extérieur. Dans le premier cas, je donne la préférence à la solution suivante :

℞	Eau distillée	300 grammes
	Arséniate de soude	0,10 à 0,20 centigr.

une cuillerée à bouche dans de l'eau rougie pendant le principal repas.

A l'extérieur, je fais mettre dans un bain une solution composée de :

℞	Arséniate de soude	5 grammes
	Chlorure de sodium	500 —

Dans ce cas, comme pour les bains sulfureux, j'ordonne l'emploi de la canule vaginale, afin que le vagin et l'utérus se trouvent baignés par l'eau de ce bain médicamenteux.

La ciguë peut rendre certains services, dans le but d'obtenir la résolution des produits néoplasiques inflammatoires. On en prescrira l'usage à l'intérieur, sous forme d'alcoolature, à la dose de 50 centigrammes à 4 grammes par jour, ou bien sous forme de pilules ainsi composées :

℞	Poudre de semences de ciguë	10 centigrammes
	Extrait de ciguë	1 —

pour une pilule. A la dose de 2, 3, 4, 5 pilules par jour, et même davantage suivant la susceptibilité de l'estomac. Ce médicament devra surtout être employé alors que les malades ne peuvent supporter l'huile de foie de morue.

§ 7. Affections utéro-vaginales syphilitiques. — La médication générale des affections utérines syphilitiques est plus simple. Elle consiste dans l'emploi à l'intérieur de l'iodure de potassium, à la dose de 1 à 2 grammes par jour dans la solution suivante :

℞	Eau de tilleul	60 grammes
	Iodure de potassium	1 à 2 —
	Sirop d'écorces d'oranges amères	15 à 20 —

Parfois on est obligé d'ajouter quelques préparations mercurielles, telles que le bi-iodure d'hydrargyre, afin d'obtenir une action plus rapide, surtout lorsque le traitement spécifique a été nul ou insuffisant. On a alors recours à la solution de Gibert :

℞		
Eau	500	grammes
Bi-iodure d'hydrargyre	0,20	—
Iodure de potassium	10	—
Sirop d'écorces d'oranges amères	30	—

Une cuillerée à café ou à bouche, matin et soir.

A ce traitement j'ajoute souvent les préparations ferrugineuses, le quinquina, et divers autres toniques, suivant les indications tirées de la chloro-anémie qui accompagne si souvent, chez la femme, les affections syphilitiques. En même temps, je prescris les bains avec 5 à 10 grammes de sublimé corrosif, dissous dans une quantité suffisante d'alcool ; puis, dans une période plus avancée, lorsque les manifestations cutanées se sont atténuées, j'ordonne les bains sulfureux, toujours avec l'emploi de la canule vaginale.

§ 8. Affections utéro-vaginales arthritiques. — La médication spécifique de l'arthritis consiste dans l'emploi de médicaments appartenant au règne minéral, tels que le bicarbonate de soude, ou au règne végétal, tels que le colchique d'automne. Mon intention n'est pas d'entrer ici dans la discussion sur l'action que les alcalins jouent dans le traitement de l'arthritis, notamment au point de vue de leur action neutralisante de l'acide urique, ainsi que Petit, Gigot-Suard, l'ont soutenu ; il me suffit de savoir qu'ils jouissent d'une certaine spécificité sur cette maladie constitutionnelle, ainsi que le maintient le professeur Bazin, pour que je les conseille dans le traitement de l'arthritis. Je puis d'ailleurs en apprécier chaque jour la bienfaisante influence. Les résultats obtenus dans mon service sont une preuve éclatante de leur efficacité.

On donne le bicarbonate de soude à la dose de 2, 4 et 8 grammes par jour en solution, soit dans une infusion, soit dans un sirop de fumeterre, de pariétaire, etc., etc.

On peut encore se servir des autres sels de soude, notamment du benzoate de soude, à la dose de 0gr,20 à 0gr,60 par jour, du silicate de soude à la même dose.

Quant au colchique d'automne, j'emploie de préférence les semences ou bulbe sous forme de teinture, de poudre, à la dose de 0gr,20 à 0gr,50 par jour, pendant quatre à cinq jours. On cesse la médication pendant huit à quinze jours, pour la reprendre, et ainsi de suite.

La lithine, découverte dans ces dernières années, doit aussi être employée dans le traitement de l'arthritis. Voici une manière simple de s'en servir, que je recommande, parce que j'ai été à même d'en reconnaître plusieurs fois la commodité pour l'usage journalier. Dans un appareil à eau de Seltz de Briet, je fais mettre dans le gros-récipient ou globe supérieur, celui où se trouve l'eau, un paquet contenant 20, 30 ou 40 centigrammes de carbonate de lithine. Ce sel se dissout dès que le dégagement d'acide carbonique, produit dans le globe inférieur, arrive dans le supérieur; les malades boivent de cette eau lithinée à leurs repas.

Parmi les agents pathogénétiques, je signalerai le perchlorure de fer pour combattre la métrorrhagie, si fréquente dans la métrite arthritique. On le donne à la dose de 1 à 4 grammes par jour, dans un peu d'eau ou dans du sirop de sucre.

Contre les lésions arthritiques vulvaires, vaginales et utérines, je recommande les bains alcalins avec l'emploi de la canule vaginale. Ces bains sont des plus efficaces. On fait prendre tous les deux jours, par exemple, un bain auquel on ajoute 100 à 125 grammes de carbonate de soude. Dans certains cas, on peut employer les bains sulfureux, ou bien des bains médicamentés par les sels qu'on retire des eaux mères de Salins ou de Salies (eaux chlorurées sodiques, bromo-iodurées), notamment lorsqu'on a affaire à des lésions atoniques de nature arthritique et scrofuleuse. Enfin, les bains arsenicaux répondent aux mêmes indications.

§ 9. Affections utéro-vaginales dartreuses. — Quand au traitement des affections utérines d'origine dartreuse, la matière médicale met à notre disposition l'arsenic, le soufre et les alcalins, pour l'usage interne.

Le médicament par excellence, propre à en combattre toutes les manifestations, capable d'en empêcher les récidives, c'est l'arsenic. J'en fais un usage constant, journalier, dans mon service et dans ma clientèle, sous la forme d'arséniate de soude et selon la formule que j'ai déjà rapportée à propos de la scrofule.

℞	Eau distillée.................	300 gr.
	Arséniate de soude...........	10 à 20 centigr.

Une cuillerée à bouche prise, pendant le repas dans, de l'eau rougie, ou matin et soir dans un sirop quelconque, de gentiane, de fumeterre, de saponaire, de cresson.

On peut utiliser encore la solution titrée :

℞	Arséniate de soude............	0 gr. 10
	Eau........................	10

On la donne par goutte. Chaque goutte contient un demi-milligramme d'arséniate de soude.

Il faut, en général, n'employer que de faibles doses d'arsenic, soit 2 à 6 milligrammes par jour, de façon à pouvoir en continuer longtemps l'usage.

M. Bazin emploie dans certaines circonstances l'arséniate de fer, à la dose de 10 à 25 milligrammes par jour, sous forme pilulaire, associé à l'extrait de fumeterre, de patience, etc. Je ne me sers jamais de cette préparation parce qu'elle est infidèle dans son action, ainsi que l'a reconnu M. Bazin lui-même, et parce qu'il est très-difficile, non de préparer ce sel, mais de le conserver pur pendant un certain temps. Lorsque je reconnais la nécessité d'associer le fer à l'arsenic, notamment dans le cas d'herpétis et de chlorose, je prescris les deux solutions suivantes :

℞	Solution A :	
	Eau distillée..............................	300 gr.
	Pyrophosphate de fer citro-ammoniacal........	3
	Solution B :	
	Eau distillée..............................	300 gr.
	Arséniate de soude..........................	0,03

Une cuillerée à bouche de chaque solution prise immédiatement avant chaque repas.

Enfin j'emploie les bains arsenicaux selon la formule que j'ai donnée en parlant du traitement de la scrofule.

Existe-t-il, en même temps, de la gastralgie, de la dyspepsie, à l'arsenic il est bon de joindre les préparations alcalines? Cependant M. Gueneau de Mussy préfère dans les cas de gastralgies opiniâtres, coïncidant avec des arthritides ou des herpétides, les eaux sulfureuses, et, en particulier, celles de Cauterets, qui réussiront, dit-il, d'autant mieux qu'il y aura à combattre en même temps un tempérament plus lymphatique. Le soufre, qui agit comme agent pathogénétique, peut donc être employé dans toutes les maladies constitutionnelles, par suite de ses actions substitutives, révulsives, etc. Les bains sulfureux et arsenicaux répondent surtout, comme je l'ai déjà dit, aux affections atoniques, aux affections liées à un état général herpétique et scrofuleux.

§ 10. Affections utéro-vaginales chlorotiques. — Ces affections sont traitées à l'aide des préparations ferrugineuses, arsenicales selon la formule que j'ai donnée plus haut; à l'aide de l'iode, pris au repas; à l'aide des amers, quassia amara, gentiane, columbo, etc. Les moyens balnéaires que j'emploie de préférence consistent dans les bains sulfureux avec canule vaginale, tous les deux jours; l'hydrothérapie, le massage. Je n'insiste pas sur les indications thérapeutiques des affections chlorotiques, devant, à propos des eaux minérales, de l'hydrothérapie, de la thérapie marine, montrer que ces affections sont surtout guéries par le traitement minéral et thermal, les bains de mer et l'hydrothérapie.

§ 11. Avant de compléter cette étude de la médication générale des affections utéro-vaginales par celles des eaux minérales et thermales, par l'hydrothérapie et la thérapie marine, je dois dire quelques mots sur certains agents et moyens médicamenteux, employés localement, et dont l'emploi général, dans presque toutes les affections, rentre dans une étude générale sur la thérapeutique. Je dirai de même quelques mots sur l'hygiène que doivent suivre les femmes atteintes d'affections utérines.

§ 12. Modificateurs locaux. — Les modificateurs locaux des lésions utéro-vaginales peuvent être choisis, suivant les cas, parmi les émollients (cataplasmes Lelièvre), parmi les stimulants (infusions de camomille, de sureau, etc.). Les alcalins rendent parfois quelques services; dans les formes torpides, les résineux donnent de bons résultats. Les lésions sont directement modifiées par les bains sulfureux; l'alun, le sulfate de cuivre, le tannin, etc., en poudre, en insufflations, ou en solution, en injections, sont, de même, souvent employés pour modifier les ulcérations, les sécrétions muqueuses exagérées ou altérées.

Ces injections doivent être faites d'une façon spéciale, prônée par M. Gueneau de Mussy, et que je recommande aussi fort instamment. Les femmes, qui prennent des injections, ne doivent pas être assises au-dessus d'un récipient, prêt à recevoir le liquide qui s'écoule du vagin aussitôt après qu'il y a été poussé. Elles doivent garder la position horizontale, être couchées sur le dos, avoir le bassin élevé par un vase plat, de façon que le liquide, gagnant les parties les plus déclives, stagne dans les culs-de-sac et baigne le col et ses lésions. En même temps, les femmes oblitèrent l'orifice vulvaire avec la main ou avec un linge, faisant office de tampon, de façon à prolonger le contact des parties malades et du liquide modificateur, pendant le plus de temps possible; chez certaines femmes, la position plus élevée de bas en haut et le resserrement du sphincter de la vulve suffisent pour empêcher complétement le liquide de s'écouler. Après avoir gardé cette attitude pendant huit ou dix minutes, les femmes ont pris alors une injection dont elles retirent quelque profit au point de vue de leur santé qui ne sera, au contraire, jamais améliorée par une injection d'eau poussée avec force et rendue aussitôt après. Les chocs que reçoivent le col et la matrice de la part de ces jets d'eau, plus ou moins violents, sont quelquefois la cause d'accidents douloureux, inflammatoires ou hémorrhagiques. En ville, comme à l'hôpital, je recommande de faire ces injections avec un irrigateur Éguisier. Les malades, après avoir introduit lentement et sans brusquerie la canule vaginale en caoutchouc durci, percée de nombreux trous, ouvrent à peine le robinet de l'irrigateur afin que le liquide modificateur s'écoule goutte à goutte. De cette manière, on évite tous les chocs capables d'augmenter les souffrances de la malade et d'occasionner des accidents; en outre le liquide s'accumule dans les culs-de-sac du vagin et il en résulte un véritable bain médicamenteux. Je recommande, en outre, de n'employer que des liquides tièdes, jamais froids.

Récamier a recommandé sans grand succès les injections sèches contre le catarrhe utérin compliquant le vice dartreux, et qui favorise l'éclosion de ses manifestations. Dans les cas de catarrhe utérin, et surtout dans les cas de ménorrhagie plus ou moins abondante, mais prolongée, je cautérise, suivant les cas, la cavité du col ou la cavité intra-utérine tout entière avec un crayon de nitrate d'argent fondu, avec la teinture d'iode ou tout autre agent caustique. Plusieurs précautions sont à prendre : d'abord, il ne faut pas cautériser trop fortement la cavité cervicale qui présente déjà deux rétrécissements naturels; on pourrait, en effet, produire une atrésie plus ou moins complète et condamner la malade à toutes les souffrances de la dysménorrhée mécanique, par conséquent incurable; ensuite, il faut avoir bien soin de ne pas pratiquer la cautérisation pendant les jours qui précèdent immédiatement le flux menstruel, de même un intervalle de deux ou trois jours, après sa cessation complète, est indispensable pour empêcher toute réaction douloureuse, toute conséquence inflammatoire. Pour obvier à ces accidents d'atrésie du col, si difficiles à éviter lorsqu'on cautérise la cavité du corps utérin avec les porte-caustiques de MM. Nonat, Richet, etc., porte-caustiques ouverts et qui nécessairement cautérisent le col, lors de leur introduction dans la cavité utérine, j'ai fait construire par M. Raoul Mathieu, fils de notre célèbre fabricant d'instruments de chirurgie, un porte-caustique fermé. Une fois introduit dans la cavité utérine, le nitrate d'argent est mis, par un simple et ingénieux mécanisme, au contact de la surface altérée. La cautérisation ayant eu lieu, on ferme l'instrument et on le retire sans que la muqueuse du col ait été cautérisée un seul instant pendant l'opération. Pour éviter les métrorrhagies, les péri-métrites et les pelvi-péritonites, le médecin doit faire garder sinon la position horizontale stricte, du moins un repos complet, pendant les trois ou quatre jours qui suivent la cautérisation. C'est donc une mauvaise pratique que de faire venir les malades dans son cabinet pour les cautériser ou faire sur l'utérus une opération quelconque ; on les expose ainsi à divers accidents, plus ou moins graves, dus à la marche ou à la secousse de la voiture qu'on leur impose pour retourner chez elles. Le traitement, en tout cas, est rendu interminable ; tandis qu'avec un repos de quelques jours bien observé, tous les jours, la guérison est rapide. Je suis à même de constater la différence, qui est considérable, dans la marche, la durée et la terminaison des affections de matrice chez les malades que je soigne en ville ou à l'hôpital.

D'une manière générale, le médecin conseillera aux femmes atteintes d'une affection utérine de garder la position horizontale pendant leurs règles. Car, pour peu que la fonction cataméniale soit troublée, que les malades se fatiguent pendant sa durée, la congestion qui l'accompagne, et qui n'a pas son évolution et sa solution normales, augmente et aggrave la congestion qui l'avait précédée. Si, au contraire, le flux menstruel coule lentement, franchement, sans secousse ni trouble, il favorise la résolution de la congestion morbide et exerce sur elle pour ainsi dire une action substitutive ou déplétive. Le médecin a donc, par cette simple recommandation, éloigné les complications et hâté la guéris n.

Contre les formes ulcéreuses, fongueuses et saignantes, j'ai recours aux cautérisations, soit par les agents chimiques (nitrate acide de mercure, acide nitrique), soit par le fer rouge, qui est, à mon avis, bien préférable, surtout s'il y a hypertrophie, engorgement. Je recommande de porter les pointes de feu sur les lèvres du col, au pourtour de l'orifice; la cautérisation, surtout celle pratiquée avec ces moyens, ne doit jamais être faite dans l'intérieur du col, qui, fatalement, en produit l'atrésie. Si les lésions obligent le médecin à pratiquer la cautérisation de la cavité du col, il en surveillera avec attention les conséquences, de manière à y obvier par la dilatation, soit au moyen du cathéter utérin, soit au moyen de corps dilatants tels que l'éponge préparée, la tige de laminaire.

Quant aux injections intra-utérines dans le cas d'endométrite chronique, accompagnée d'écoulement puro-muqueux abondant ou d'hémorrhagie considérable, je les considère comme étant une pratique très-mauvaise, parce qu'elles peuvent produire de graves accidents, parfois si foudroyants, que toute tentative d'atténuation devient impossible. Aussi, à celles-ci, je préfère la cautérisation à l'aide du nitrate d'argent ou les injections sèches avec les poudres de calomel, de sulfate de cuivre, d'alun, de sandragon; je regarde comme très-mauvaises les injections sèches de poudre de tannin pratiquées au moyen du tube à piston de M. N. Gueneau de Mussy. Elles sont douloureuses, elles peuvent causer des souffrances assez atroces pour déterminer la syncope, des convulsions hystériques, de la tympanite, etc.

Contre les lésions de la cavité du col, on a préconisé des crayons au tannin (Becquerel), à l'alun, qu'on laisse à demeure pendant quelques heures, et qui sont maintenus à l'aide d'un tampon de ouate. Ces crayons, étant trop durs, ont été souvent l'occasion de douleurs vives et d'accidents plus ou moins fâcheux. Nélaton avait renoncé par suite à cette pratique ; il leur préférait les injections sèches au moyen des procédés signalés plus haut. Quant à moi, outre les injections sèches, j'emploie, depuis plus de deux ans, des crayons ainsi constitués :

℞ Hydrate de chloral............	2, 3 et 4 gr.
Cire blanche....................	q. s.

Pour obtenir un crayon long de 5 centimètres. Je n'ai jamais vu d'accidents survenir. Les femmes les gardent facilement pendant quarante-huit heures. Les résultats que j'obtiens sont des plus satisfaisants et m'engagent à préconiser cette méthode de traitement des écoulements, des ulcérations de la cavité cervicale.

Telle est en quelques mots la médication locale, que je devais faire connaître comme étant la plus usitée dans ma pratique et dans mon service de l'hôpital de Lourcine. Je me réserve, d'ailleurs, de l'étudier complétement et d'y insister davantage, lorsque je m'occuperai des diverses affections utéro-vaginales en particulier. Ces détails, en effet, ne sont pas, à vrai dire, du ressort de la thérapeutique générale, mais j'ai cru qu'il était de mon devoir d'y insister dès à présent, car ces moyens locaux complètent le traitement général ; leur action est d'autant plus efficace que le terrain a été mieux préparé par la médication générale.

§ 13. Tels sont les principes de thérapeutique qui me guident dans le traitement des affections utéro-vaginales. Je ne m'en départs jamais, et je n'ai qu'à m'en féliciter, ainsi que le lecteur peut s'en rendre compte par la statistique que je publie après l'étude spéciale de chaque affection utérine.

§ 14. Hygiène des femmes atteintes d'affections utéro-vaginales. — Afin de compléter le traitement général de ces divers états constitutionnels, causes des affections utéro-vaginales, il me reste à attirer l'attention sur l'hygiène que le médecin doit faire suivre aux malades atteintes d'une de ces affections. J'ai déjà indiqué l'importance capitale de l'hygiène dont le traitement général ne doit être considéré que comme le complément, je serai donc bref sur ce qui me reste à dire.

Les malades chez lesquelles le médecin a reconnu le tempérament lymphatique, la constitution scrofuleuse, ou bien la chlorose et l'insuffisance d'hématose, doivent habiter la campagne, vivre au grand air, changer de vie et de climat. Elles doivent aussi avoir une nourriture substantielle et éviter toutes les causes débilitantes. Elles prendront de l'eau ferrugineuse pendant leurs repas ; à la fin de chaque repas, du vin de quinquina, du vin de Bagnols ou du vin de Saint-Raphaël.

La femme arthritique doit éviter l'action du froid humide ; et pour cela, elle portera toujours de la flanelle sur le corps et sur l'abdomen. Dans sa nourriture, elle a aussi quelques précautions à prendre. C'est ainsi qu'elle s'abstiendra autant que possible des poissons de mer, des salaisons, des farineux, des boissons excitantes, thé, café et liqueurs fortes.

Quant à la femme herpétique, il faudra lui éviter les émotions morales, les chagrins, lui conseiller le calme de l'esprit le plus complet et lui défendre dans son alimentation les salaisons, les coquillages et les vins capiteux.

Enfin, il est certaines précautions à prendre dans le traitement de toute affection utérine, et qui découlent de l'action des causes prédisposantes locales sur lesquelles j'ai insisté ailleurs assez longuement pour n'avoir pas à y revenir ici.

Le repos doit être gardé d'une façon absolue dans le cours d'une affection aiguë ou subaiguë. Par conséquent, pas de promenades, pas de danse, pas d'équitation ; le médecin proscrira toute fatigue corporelle capable d'exercer un traumatisme quelconque, d'appeler la congestion sur les organes génitaux et sexuels. C'est à ce point de vue que les rapports conjugaux, ainsi que certaines manœuvres qui, pour être illicites, n'en sont pas moins fréquentes, présentent des inconvénients et des dangers. Enfin, le médecin devra surveiller avec la plus scrupuleuse attention les périodes menstruelles, relativement à leur apparition, à la quantité du sang, à la durée et à la qualité de l'écoulement.

§ 15. La thérapeutique générale des affections utérines, dont je viens de dessiner les principaux traits, trouve dans un autre ordre d'agents thérapeutiques de précieuses ressources : je veux parler de la médication par les *eaux minérales*, par l'*hydrothérapie* et la *thérapie marine*, dont le médecin doit savoir utiliser le puissant concours pour la plus grande amélioration et le plus rapide rétablissement des malades qui lui ont confié leur santé.

Au moyen des eaux minérales et thermales, le médecin peut répondre à toutes les indications thérapeutiques qui ressortent des affections utérines : non-seulement il agit sur l'état général constitutionnel, mais encore il traite l'affection et la lésion. Par l'hydrothérapie et la thérapie marine, il institue une médication résolutive, révulsive, sédative, reconstituante de l'organisme altéré. Ces deux médications, tout en rendant de réels services, ne possèdent pas l'action, la valeur thérapeutique de la médication thermale et minérale; car on opère sur un terrain moins étendu, avec un horizon plus limité; elles ne répondent guère qu'aux indications tirées de l'affection et de la lésion, et non, le plus ordinairement du moins, à celles qui naissent de la nature même du mal.

Après avoir décrit les diverses voies par lesquelles ces procédés thérapeutiques conduisent à la guérison, je terminerai cette étude de thérapeutique générale par un parallèle entre toutes ces médications.

TRAITEMENT DES AFFECTIONS UTÉRO-VAGINALES PAR LES EAUX MINÉRALES.

§ 16. Historique. — L'application de la thérapeutique thermominérale, de l'hydrothérapie et de la thérapie marine, au traitement des affections utérines, est toute d'actualité. Elle ne remonte pas à plus de trente à quarante ans. Ce n'est pas que les anciens médecins n'aient préconisé les eaux minérales contre certains phénomènes locaux, contre certains troubles fonctionnels, et même contre certains désordres généraux de l'économie; mais là se bornait pour eux l'utilité de cette médication; ils ne nous ont laissé notamment aucuns renseignements sur les indications et les contre-indications de cette médication générale. A mesure que les études des gynécologues faisaient progresser la pathologie utérine, les applications thérapeutiques augmentaient parallèlement. Les études sur les eaux minérales devenaient en même temps plus nombreuses, plus sérieuses, basées qu'elles étaient sur une connaissance plus approfondie et plus exacte de leur composition. Leur action thérapeutique, étant mieux appréciée, faisait naître de nouvelles indications, notamment au sujet du traitement des maladies chroniques, contre lesquelles la médecine est si peu puissante, et qui réclament depuis si longtemps une intervention scientifique et efficace. Parmi les maladies chroniques, tributaires des eaux minérales, les affections utérines ne pouvaient être laissées dans l'ombre. Aussi furent-elles l'objet des préoccupations constantes de médecins distingués et savants, parmi lesquels je citerai MM. Durand-Fardel, Villemin, Ourgand, Dorgeval, Duboucher, Buissard, Kuhn, Charmasson de Puylaval, Vergé, Lambron, Pidoux, Coustalé de Larroque, Noël

Gueneau de Mussy. Le traitement des maladies des femmes par les eaux minérales fut, en outre, l'objet de discussions mémorables au sein de la Société d'hydrologie, dont les annales contiennent d'importants matériaux sur le sujet que j'étudie actuellement. On trouve encore dans la littérature médicale un mémoire fort bien fait sur cette partie de la thérapeutique utérine par mon excellent collègue et ami M. Desnos. Enfin le professeur Gubler, dans ses cours, s'est aussi préoccupé de cette question. D'autres documents, non moins précieux, m'ont été fournis par plusieurs de mes confrères, MM. les docteurs Vidal, Caulet, Bottentuit, Billout, Leclère, Durand-Fardel, de Ranse, Laugaudin, Bougard, Brachet, que je prie ici de vouloir bien accepter tous mes remerciments. Ce sont tous ces matériaux instructifs que j'ai mis à profit pour traiter cette question si délicate et si hérissée de difficultés : la thérapeutique générale des affections des organes génitaux et sexuels de la femme par les eaux minérales et thermales.

Pour l'application de l'hydrothérapie au traitement de ces affections, j'ai emprunté de précieux renseignements au savant ouvrage de mon ami le docteur Béni-Barde.

Après ces quelques mots d'historique ou plutôt de bibliographie qui ont pour but d'établir l'état actuel de nos connaissances sur cette partie de la thérapeutique des affections de la matrice, et avant de faire connaître quelles sont les eaux minérales spécialement applicables à telle ou telle affection, je crois devoir exposer quelques considérations générales sur leur action thérapeutique, leurs indications et leurs contre-indications.

§ 17. Considérations générales sur l'action des eaux minérales. — Action directe et indirecte. — Indications et contre-indications. — Les eaux minérales, en qualité de solutions minérales, variables, comme le dit le professeur Gubler, par la nature des éléments, leurs modes de combinaison, leurs états allotropiques et leurs forces latentes, constituent des modificateurs puissants de la crase sanguine, de la nutrition, de la *morphose*. « Elles ne sont pas, ajoute-t-il, des moyens héroïques, ainsi que l'on se plaît à le dire, mais elles procèdent par insinuation. Elles remplacent la masse par la dynamisation, la violence par le temps et manifestent le triomphe des doses minimes,— *non infinitésimales*, — sur les doses grossières de la pharmaceutique habituelle. Si leur action se fait attendre, elle ne s'efface non plus qu'avec une grande lenteur, et leurs effets constitutionnels, *métatrophiques* ou *métamorphiques,* présentent une remarquable stabilité. »

Ces qualités, si bien définies par le savant professeur de thérapeutique de la Faculté de Paris, sont éminemment propres à la curation des maladies constitutionnelles et chroniques. Par la variété de leur composition, de leur température, les eaux minérales se prêtent en effet aux usages les plus multiples et répondent aux exigences thérapeutiques les plus diverses. Il est donc important, avant d'en prescrire l'emploi, d'en connaître l'action. Ces connaissances acquises imprimeront une direction sûre au choix à faire et permettront d'adresser directement le cas pathologique observé à la station qui lui convient le plus spécialement.

Cette question de l'action des eaux minérales présente, pour être résolue, de nombreuses difficultés. Les études chimiques, physiques et physiologiques, poursuivies de nos jours, lui ont, à la vérité, fait faire un grand pas; mais il s'en faut de beaucoup qu'elle soit complétement élucidée. En effet, si la clinique, l'observation nous montrent que certaines eaux agissent plus spécialement sur certaines maladies constitutionnelles, si elles nous apprennent que tels ou tels médicaments exercent une action plus favorable que d'autres sur telle ou telle maladie constitutionnelle, à ce point qu'on a pu considérer ces eaux et ces médicaments comme *spécifiques* de ces maladies, il n'est pas moins vrai de dire aussi que, la plupart du temps, cette influence est inexplicable. Au point de vue spécial qui m'occupe, il n'est ignoré de personne que certaines eaux minérales agissent directement sur les organes malades, et que, par leur pénétration, au moyen de la circulation et de la nutrition, dans la structure intime des tissus, elles aident, dit M. Durand-Fardel, immédiatement à la résolution des engorgements et des tumeurs même. Nous savons aussi que par des stimulations directes ou indirectes, produites sur la peau (*poussée*) ou sur le tube digestif (action purgative, action modificatrice de la digestion et par suite de la nutrition), elles substituent à des irritations anciennes des irritations différentes et salutaires; que, par conséquent, elles possèdent une action résolutive, révulsive, et même substitutive. Nous connaissons enfin l'action sédative, l'action reconstituante, qui caractérisent telle ou telle eau minérale. Mais toutes ces influences reconstituantes, résolutives, substitutives, sédatives, révulsives, ne représentent, pour M. Durand-Fardel, que des médications symptomatiques, suffisantes pour amender des troubles superficiels ou éventuels de l'organisme, mais tout à fait insuffisantes, s'il s'agit de troubles profonds provenant de causes constitutionnelles.

Outre cette action, pour ainsi dire purement locale, dirigée seulement contre le symptôme, les eaux minérales, ai-je dit, sont des modificateurs puissants de la crase sanguine et de la nutrition. Elles constituent donc des médications générales, exerçant, ainsi que le font remarquer encore MM. Durand-Fardel et Gubler, une action très-étendue sur l'organisme, sur l'ensemble des appareils sécréteurs, sur la circulation capillaire, sur le système nerveux, en un mot, sur toute la nutrition. A tous ces points de vue, les eaux minérales représentent donc une médication répondant exactement aux divisions de la symptomatologie, tant locale que générale. C'est en vertu de leur action générale, si puissante sur l'économie, que les eaux minérales ont été considérées comme une médication véritablement spécifique des maladies chroniques et constitutionnelles. Le caractère capital des eaux minérales est, en effet, de représenter la médication dite *altérante*, c'est-à-dire cette médication douée de propriétés essentielles, en vertu desquelles un médicament ou une médication change la manière d'être de l'organisme, en s'adressant aux phénomènes intimes de la nutrition. Le propre de la médication altérante est de ne se traduire que par des effets curatifs et par des modifications physiologiques appréciables. L'action essentielle des eaux minérales est de celles qui s'exercent, en silence, dans le milieu moléculaire où s'effectuent, hors de notre portée, les échanges chimiques et dynamiques, et elle est d'autant plus vraie et plus parfaite, qu'elle sollicite le moins d'expressions physiologiques ou pathogénétiques. Cette opinion de M. Durand-Fardel sur l'action générale des eaux minérales est partagée par la plupart des auteurs qui ont écrit sur la thérapeutique thermale et minérale. Si nous voulons donner une explication plus satisfaisante de leurs effets tant thérapeutiques que physiologiques, nous tombons dans le vague, dans le spéculatif, car nous ne possédons actuellement sur ce sujet que des notions incomplètes qui sont loin de donner à l'esprit une entière satisfaction. Du reste, comment en serait-il autrement, étant donnée la composition complexe des eaux minérales? Comment préciser le principe qui agit dans une eau minérale, alors qu'il entre dans sa composition des principes si divers et si nombreux? Nous savons bien qu'il y existe un principe dominant, c'est même ce fait acquis qui a été pris pour base d'une classification thérapeutique; mais pouvons-nous nier toute influence active aux autres principes qui l'accompagnent, l'atténuent ou le complètent? C'est là une difficulté réelle, une impossibilité même, devant laquelle il faut nous incliner actuellement. Tout en espérant que la science triomphera un jour de ces obstacles, notre devoir aujourd'hui est de rechercher, à l'aide de la clinique et de l'observation, cette action des eaux minérales, action réelle, puissante, puisque ces agents constituent un des meilleurs modes de traitement des maladies chroniques et constitutionnelles. La clinique seule, je le répète, peut nous fournir des renseignements certains, précis, sur le choix des eaux minérales; elle seule permet, au point de vue thérapeutique, d'établir une certaine spécialisation dans leur action, de catégoriser les maladies générales qui sont curables ou susceptibles d'amélioration. De même, aidée de l'observation, elle nous indique quelles sont les affections non constitutionnelles qui sont justiciables plus spécialement de telle ou telle eau minérale? La clinique est donc, pour le praticien, un guide plus sûr que toutes les classifications basées sur la composition des eaux minérales, établies par l'analyse, sanctionnées par la chimie. Aussi ferai-je reposer exclusivement la classification que je préconise sur les données fournies par la clinique. Des résultats observés, je déduirai l'action thérapeutique des eaux minérales.

§ 18. L'action thérapeutique des eaux minérales est directe ou indirecte. — Dans le premier cas, elle résulte de l'application immédiate du médicament sur la partie malade et des propriétés physico-chimiques de ce médicament. Dans le second cas, elle est due aux propriétés physiologiques du médicament introduit dans le torrent circulatoire. Son action s'exerce soit sur la composition du sang, soit sur la force d'hématose, soit sur la nutrition, soit sur la constitution des tissus. C'est l'action que M. Gubler désigne sous les noms de *métacrasique* (antiplastique), de *métatrophique* (fondante, résolutive), d'*allotropique* (métamorphique, métatropique). C'est à cette action indirecte que se rapporte ce que j'ai dit précédemment sur la difficulté de connaître le véritable *modus agendi in curatione morborum* des eaux minérales.

§ 19. a. *Action directe.* — L'action directe thérapeutique des eaux minérales sur les affections génitales et sexuelles de la femme est en rapport : 1° avec leur *composition chimique;* 2° leur *température;* 3° leur *mode d'application*, c'est-à-dire le *procédé balnéatoire.* Elle est d'ailleurs fort variable, tantôt irritative et substitutive, tantôt calmante et sédative, tantôt enfin antiphlogistique et adoucissante. Mais il est à remarquer qu'une même eau minérale peut produire ces divers effets suivant la manière dont on l'emploie ; aussi Patissier n'avait-il pas eu tort de regarder l'une quelconque d'entre elles comme capable de produire tous les effets que l'on était en droit d'attendre de la médication hydro-minérale. Malheureusement, cette opinion, bien que vraie, a exercé et exerce encore une fâcheuse influence sur le choix d'une eau minérale ; car, ne reposant que sur l'action externe, sur l'action pathogénétique, variables suivant le procédé d'application, laissant de côté l'action indirecte qui répond plus spécialement à la maladie générale, elle a fait considérer les eaux minérales comme une panacée pouvant indistinctement s'adresser à toutes les affections. Ne voyons-nous pas tous les jours préconiser une même eau minérale contre les affections les plus disparates? Ces tendances, et parfois les résultats obtenus, pouvaient déconsidérer l'hydrologie auprès des hommes honnêtes, instruits et tenter fortement les ignorants ou les faiseurs. Aussi cette opinion n'aurait pas tardé à discréditer les précieuses ressources thérapeutiques, mises par la nature à la disposition des malades, si, à force d'études consciencieuses et d'observations scrupuleuses, les médecins hydrologues n'étaient arrivés à rendre à la médication thermo-minérale une assise vraiment scientifique. L'action de telle ou telle eau minérale, étudiée de plus près, est, aujourd'hui, exactement appréciée, et ses effets sont nettement déterminés. D'autre part, le diagnostic de la nature de l'affection, de sa cause, non pas seulement occasionnelle, mais efficiente, est sévèrement contrôlé par le clinicien qui a pris à honneur de n'avoir plus l'éventualité pour aide ou pour complice et qui ne fait plus, pour les stations thermales qu'il conseille, qu'un choix raisonné et éclairé.

§ 20. — La composition chimique d'une eau minérale doit être tenue en grande considération pour être appliquée avec discernement dans une affection utérine. C'est ainsi qu'il faut savoir, par exemple, que les eaux *chlorurées sodiques* possèdent une excitation lente, mais énergique et profonde, car elles impriment aux tissus organiques une activité physiologique puissante, durable, en vertu de laquelle toutes les fonctions recouvrent leur énergie normale. Aussi verrons-nous que ces eaux conviennent surtout aux affections utérines d'origine scrofuleuse, alors qu'elles sont caractérisées par un engorgement inflammatoire des différents tissus de la matrice, par une inflammation du tissu cellulaire ou péritonéal, par une inflammation des annexes de l'utérus, pourvu que ces lésions n'existent qu'à l'état chronique et que la malade ne soit pas sujette à des congestions ou ne soit pas atteinte d'un tempérament nerveux. De même, il faut savoir que les eaux *sulfureuses* sont excitantes, stimulantes, révulsives, substitutives; et que non-seulement elles exercent ces actions sur l'organe malade, en modifiant sa circulation, ses sécrétions, sa vitalité, en substituant à une inflammation ulcéreuse, par exemple, une inflammation plus aiguë et réparatrice, mais encore qu'elles agissent sur l'organisme entier, en stimulant la circulation générale et le système nerveux. Les eaux sulfureuses, en effet, possèdent une action physiologique, bien étudiée par Bordeu sous le nom de *remontement général*, qui a été l'objet de nombreuses études de la part des médecins hydrologues tels que Andrieu, Pidoux, Le Bret, Senac-Lagrange, Andral, Grimaud, etc., etc. A ces différentes actions j'en ajouterai deux autres qui rendent dans les affections utérines les plus grands services, je veux parler de leur action parasiticide, si bien mise en lumière par M. Martin-Damourette, et surtout de leur action sédative, hyposthénisante, antiphlogistique, propre principalement à certaines d'entre elles, car toutes les eaux sulfureuses ne la possèdent pas au même degré. Cette action est due à la présence de la *glairine*, de la *barégine*, matière organique des eaux sulfurées, qui se montre sous forme d'êtres microscopiques, vivants et parfaitement organisés. Cette matière, signalée par Bordeu, Anglada, Bayen, Lemonnier, etc., etc., a surtout été bien étudiée dans ces dernières années par le Dr Marcet, médecin à Bagnères-de-Luchon. Parmi les eaux sulfureuses qui contiennent ces principes en plus ou moins grande quantité, je signalerai Saint-Gervais, la Preste-Molitg, certaines sources de Luchon et surtout Saint-Sauveur (Hautes-Pyrénées). Dans cette dernière source thermale, la propriété sédative, antiphlogistique, est très-développée par suite de la proportion énorme de *barégine* qui entre dans sa composition. Elle est onctueuse, douce au toucher, sensation que les malades traduisent, nous apprend le savant inspecteur de cette station, M. le Dr Caulet, en disant que cette eau est huileuse, savonneuse, veloutée, mucilagineuse, etc. Il en résulte que cette eau, tout en constituant une médication sulfureuse, lente, profonde dans son action, forte par la dose du médicament, possédant, par conséquent, toute l'influence des eaux sulfureuses et convenant aux affections utérines ulcéreuses et granuleuses, est néanmoins applicable dans les cas où l'irritation excessive, presque brutale, constitue une contre-indication des autres eaux sulfureuses.

Les eaux bicarbonatées sodiques, Vichy, les eaux bicarbonatées sodiques mixtes, Royat, Saint-Nectaire, qui contiennent dans leur composition une grande quantité de *gaz acide carbonique*, exercent de même une action sédative directe qu'il ne faut pas négliger dans certaines affections utérines. Ce gaz, en effet, d'après les expériences connues, est sédatif de la douleur, stimulant de la circulation et de la calorification.

L'éminent médecin de Royat, M. le Dr Laugaudin, a très-bien fait ressortir l'action sédative de ce gaz, contenu en grande quantité dans ces eaux thermales : « il agit, dit-il, sur le système utérin comme anesthésique et diminue les douleurs si fréquentes que ressentent les femmes atteintes d'affections utérines. » Ce gaz, ai-je dit, est stimulant de la circulation et par suite de la calorification ; en effet, il augmente les excrétions cutanées en excitant et en régularisant l'activité circulatoire de la circulation capillaire de la peau ; de telle sorte que la transpiration notamment est réveillée, régularisée, ainsi que vient de le démontrer M. le Dr Cazalis, médecin consultant au Mont-Dore. En outre, ces eaux bicarbonatées sodiques et mixtes ont donné en bains, par suite des principes alcalins qu'elles contiennent, une action excitante sur la peau; localement elles possèdent une action incontestable sur les organes sexuels, sur les affections légèrement torpides et ulcéreuses. En effet, dit notamment le Dr Laugaudin, « l'eau de Royat, donnée sous forme d'irrigations vaginales, agit par ses principes astringents, elle resserre les tissus, réveille leur vitalité et modifie les sécrétions morbides de l'appareil utéro-vaginal. »

Je borne à ces quelques exemples ce que j'avais à dire sur l'action directe des eaux au point de vue de leur composition chimique. J'aurai du reste l'occasion d'y revenir à plusieurs reprises, lorsque je traiterai de l'application spéciale des eaux aux différentes affections de l'utérus.

§ 21. La température des eaux minérales doit être prise en sérieuse considération. Aussi les médecins hydrologues n'ont pas négligé l'action puissante que possèdent les eaux thermales. Pour le savant inspecteur de Saint-Gervais, le Dr Billout, la température des eaux minérales joue un si grand rôle dans leurs propriétés thérapeutiques, qu'il admet difficilement la valeur d'un bain d'eau minérale chauffée, quelque habile que soit le procédé de chauffage. Les eaux minérales qui peuvent être données en bains, sans être chauffées ou refroidies, ont un avantage marqué sur celles qui doivent subir l'altération du refroidissement et surtout du chauffage. Il n'est pas besoin d'insister, dès lors, sur l'efficacité des bains des stations thermales où les eaux possèdent une température de 35° à 37°, et surtout sur celle des bains où, comme à Royat, ceux-ci sont administrés à eau vive, à eau courante, par suite de l'abondance de la source Eugénie ; il en résulte que pendant les quarante à soixante minutes que dure le bain, la température reste toujours égale. Outre l'action excitante, stimulante, produite sur la peau par les bains dont la température est constante, la température d'une eau minérale présente d'autres actions qui s'exercent sur l'organisme entier. Ainsi l'eau, à une température tempérée, est sédative et antiphlogistique, alors qu'elle est excitante à une température élevée. Les médecins hydrologues apprécient très-bien cette action des eaux minérales et s'en servent suivant les effets variables qu'ils veulent obtenir dans le traitement. C'est à cette action, savamment combinée, qu'il faut attribuer notamment les succès si remarquables, obtenus par des eaux dont la minéralisation est tellement faible qu'on les désigne sous le nom d'*eaux indéterminées, eaux inermes, eaux métalliques*, telles que, par exemple, Plombières, Néris, etc. C'est cette action, dont le lecteur pourra apprécier toute la valeur, en lisant la note que m'a remise un des distingués médecins consultants de la station de Plombières, M. le Dr Bottentuit.

« Employées d'une manière différente, les eaux de Plombières produisent des effets opposés. A volonté le même liquide nous offre une médication stimulante ou une médication adoucissante.

« La médication stimulante s'obtient par l'emploi de bains chauds, de douches à la Tivoli. La médication sédative s'obtient par l'usage de bains tempérés, suffisamment prolongés. Les actions physiologiques de ces deux médications sont tout à fait opposées. Avec les bains tempérés, modérément prolongés, on constate une action manifeste sur la circulation : les pulsations sont ralenties et les mouvements respiratoires notablement abaissés. Ces bains ne provoquent pas de réaction ; ils produisent une sensation de bien-être et ont pour effet d'équilibrer et de régulariser l'action nerveuse. Enfin, ils ne s'accompagnent point de fatigue, et, au bout de quelques jours de traitement, les malades, loin d'être affaiblis, se sentent, au contraire, plus forts et plus vigoureux. »

Cette action des bains tempérés est des plus importantes à connaître ; car, non instruits de ces faits, effrayés de la faiblesse et de la fatigue qui résultent des bains chauds pris dans la forme vulgaire, et tenant compte seulement de ce qu'ils avaient pu constater à la suite des pratiques balnéaires habituelles, certains médecins ont été jusqu'à proscrire cette méthode thérapeutique du traitement des affections utérines. Or, nous voyons que les effets sont tout opposés à Plombières, dont les eaux ont une thermalité très-élevée (68 à 76° centigrades). J'ai du reste pu, dans mon service, faire un emploi journalier de ce moyen de traitement et j'ai été à même, depuis longtemps, de faire justice de cette opinion par les résultats que j'ai ainsi obtenus. Aussi ne me paraît-il pas nécessaire d'insister davantage.

« La médication stimulante, continue M. Bottentuit, faite à l'aide de bains chauds, de bains de siége très-chauds, ou d'autres procédés balnéo-thérapiques, usités dans ces thermes, tels qu'étuves vaginales, douches à la Tivoli, s'élevant des genoux à la ceinture, agit d'une façon inverse ; elle provoque une réaction intense, augmente la circulation et donne lieu à des congestions locales qui trouvent leurs indications dans certaines affections, ou plutôt dans certains troubles fonctionnels, tels que la dysménorrhée, l'aménorrhée, la stérilité due à un défaut de développement des organes génitaux internes. »

La médication sédative s'adresse au contraire aux affections où dominent l'élément nerveux et l'élément douloureux.

Les eaux de Néris (Allier) possèdent les mêmes propriétés, les mêmes actions sous le rapport de leur température. Un savant médecin de cette station, M. le Dr de Ranse, fait également remarquer que les bains prolongés de Néris, à température tempérée, ont une action sédative remarquable, et conviennent principalement aux affections utérines accompagnées de névralgies, d'état nerveux, d'état subinflammatoire.

D'après ces quelques exemples, il devient donc évident que la thermalité d'une eau minérale intervient d'une façon effective et directe et ne doit pas être dédaignée dans le traitement des affections utérines. Je connais même plus d'un médecin, et des plus remarquables, parmi lesquels je pourrais citer le professeur Lasègue, qui considèrent la température d'une eau comme un agent thérapeutique plus puissant que sa minéralisation.

§ 22. Procédés balnéatoires. — Le troisième mode d'action directe des eaux minérales varie avec les *divers procédés d'application;* il réside dans les diverses pratiques balnéaires recommandées dans les établissements thermaux. Ces moyens consistent dans l'emploi de bains généraux, de bains locaux, de bains de pieds ou de siége, de douches de toutes espèces, vaginales, anales, ascendantes, en jets, de bains de vapeur, d'étuves vaginales, d'injections de gaz acide carbonique. Tous ces moyens font varier l'action topique des eaux minérales et leur ajoutent des propriétés particulières, ainsi que le proclament, par de judicieuses remarques, les médecins compétents, MM. Laugaudin, de Ranse, Billout, Bottentuit, Pradier, Brachet, Durand-Fardel, Bougard, etc., etc. Sans m'appesantir davantage sur des points aujourd'hui complétement éclairés, je me contenterai d'ajouter à ce que je viens de dire sur l'action produite par les bains, sous le rapport de leur température constante, tempérée ou élevée, que les bains minéraux, chlorurés sodiques, sulfureux, ou alcalinisés par les carbonates de soude, de chaux ou de lithine, mélangés ou non à l'arséniate de soude, agissent sur l'organisme en produisant une excitation puissante de la peau, de ses systèmes nerveux et circulatoire. Ils en activent ainsi la nutrition, en augmentent les sécrétions et ils exercent, par suite, une révulsion, une substitution, car ils produisent assez rapidement une résorption des néoplasies, résultat de l'inflammation. C'est du moins l'effet observé dans le traitement des affections utérines, des affections des annexes de l'utérus, telles que ovaire, péritoine, tissu cellulaire péri-utérin. Il est vrai d'ajouter que cette action résolvante se trouve corroborée dans ses effets, la plupart du temps, par l'action interne des principes minéraux. Car, en même temps, ces eaux sont prises en boissons ; elles excitent, elles stimulent l'appétit, elles régularisent la digestion, elles agissent donc sur la nutrition et par suite sur la circulation des organes, d'où il s'ensuit une grande modification dans les sécrétions. Cette action sera encore bien plus puissante pour produire la résorption des résidus inflammatoires, si les eaux contiennent des iodures et des bromures, principes qui agissent, on le sait, comme résolutifs et fondants. Cette action des bains, on le comprend, sera plus efficace si les bains sont donnés à eau courante dans une piscine, comme à Aix, Louëche, Vichy, etc., etc., ou dans une baignoire comme à Royat. Dans cette dernière station, en effet, l'excitation produite est telle qu'il faut souvent au bout de trois ou quatre bains, parfois même dès le deuxième, les mitiger en ajoutant de l'eau naturelle pour en abaisser la température; ou bien il faut interrompre l'écoulement, car il survient de l'insomnie, de la courbature, de l'abattement, en un mot, un véritable état fébrile. Ces accidents durent un jour ou deux et sont remplacés alors par un bien-être général, une augmentation de l'appétit, une excitation des forces. Le bain à 35°, ainsi que la piscine, doit avoir une durée de quarante à soixante minutes; celui à 28°, comme par exemple le bain qui est donné, à Royat, avec l'eau de la source César, doit durer dix à vingt minutes. A cette condition le bain aura vraiment des propriétés reconstituantes en même temps que résolutives. Les bains de Louëche, seuls, font exception à cette règle ; leur durée est de trois à quatre heures.

Les douches générales à température élevée, dites *écossaises*, sont utilisées dans tous les établissements thermaux avec le plus grand avantage ; elles agissent sur toute l'économie et constituent un énergique moyen de révulsion.

Les douches locales se donnent soit sur les organes malades, soit sur les parties environnantes, sur les membres inférieurs, sur le bassin, sur le périnée, sur la région lombaire, dans le but d'obtenir une action résolutive. Je considère, comme ayant une bienfaisante influence sur les troubles fonctionnels de l'utérus, les douches appliquées sur les membres inférieurs, et notamment les douches à la Tivoli. Mais je ne suis nullement partisan des douches données sur l'abdomen, sur le périnée, sur la région lombaire, parce qu'elles peuvent réveiller les douleurs utérines et occasionner des poussées aiguës et des accidents inflammatoires. A plus forte raison, je proscris formellement du traitement thermal les douches vaginales, les douches ascendantes, qui, agissant directement sur l'organe malade, donnent lieu parfois à des désordres redoutables, à des congestions, à de véritables inflammations. Du reste, ces douches sont aujourd'hui rejetées par presque tous les médecins hydrologues. Elles sont avantageusement remplacées par des irrigations vaginales ou des bains vaginaux. Les irrigations vaginales sont continues ou intermittentes; elles sont administrées différemment, suivant l'établissement thermal, soit au moyen d'un siphon, soit au moyen d'un irrigateur.

Dans les établissements thermaux où les bains sont donnés à eau courante, comme à Royat, on comprend de suite la grande efficacité que possèdent les irrigations vaginales dans le traitement des affections utérines. Aussi ne faut-il pas s'étonner si M. le Dr Laugaudin a obtenu de si beaux résultats. J'ai pu constater à plusieurs reprises, notamment cette année sur deux de mes malades, atteintes de métrite arthritique, les bons effets obtenus par ces irrigations. Comment en serait-il autrement? On les donne au moyen d'un tube en caoutchouc adapté d'une part au robinet d'écoulement et de l'autre s'adaptant à volonté à un tube, percé de trous, introduit dans le vagin, de telle sorte que la malade peut continuer l'irrigation pendant toute la durée du bain ou l'interrompre, et, dans ce cas, la canule restant dans le vagin, le bain utéro-vaginal ne se trouve pas interrompu. Ces irrigations sont bien de simples irrigations et non des douches, car l'eau n'arrive sur l'utérus que par l'effet de la pesanteur. Ces irrigations, ainsi données à Royat, ont donc lieu avec l'eau minérale naturelle possédant sa température normale, tous ses principes minéralisateurs et surtout possédant tout son gaz acide carbonique. Dès lors il n'est pas étonnant que le traitement des affections utéro-vaginales soit des plus efficaces et rende aux malades et aux médecins les plus signalés services.

Les bains vaginaux se donnent au moyen d'une canule, percée

de nombreux trous, de calibre variable, que la malade introduit dans le vagin. C'est le moyen qui a toutes mes préférences, c'est celui que j'emploie en ville et à l'hôpital. Ces irrigations, ces bains vaginaux constituent un véritable bain intérieur au moyen duquel on modifie la muqueuse du vagin, celle du col utérin, et tout le système génital et sexuel de la malade.

En vertu d'une propriété sédative, substitutive, congestive, qui vient s'ajouter à l'influence même du contact de l'eau, ces bains constituent un précieux mode d'action contre les divers états catarrhaux, action qui sera encore plus active si l'eau minérale contient, comme à Vichy, à Royat, à Saint-Nectaire, une grande quantité de gaz acide carbonique ; dans ces divers établissements, en effet, on met, à contribution, à la source même, la propriété sédative dont jouit ce gaz dissous dans le liquide qui sert aux injections. Ce mode d'emploi des eaux minérales sera encore indiqué dans les engorgements utérins, consécutifs à la métrite chronique, dans les inflammations chroniques des annexes de l'utérus, dans la pelvi-péritonite chronique. Il modifiera puissamment les ulcérations granuleuses et fongueuses, dont la vitalité est si faible et la tendance à la réparation si nulle, que médecins et malades ne dissimulent plus leur découragement.

Enfin, ces bains présentent un autre avantage : je veux parler de l'absorption des principes médicamenteux contenus dans l'eau minérale. En effet, s'il est prouvé, d'après les expériences de Réveil, du Dr Mougeot (de l'Aube), de MM. Homolle, Villemin, que la peau, non dépouillée de son épiderme, n'absorbe pas les principes médicamenteux contenus dans l'eau, il est prouvé aussi que l'absorption se fait facilement par les muqueuses, dont la vascularité est très-grande. Je n'en veux pour preuve que le pouvoir absorbant si considérable des muqueuses digestive, rectale, pulmonaire. Les mêmes phénomènes se produisent à la surface de la muqueuse vaginale, bien qu'avec moins d'intensité, il est vrai, vu l'épithélium pavimenteux qui la tapisse en couches stratifiées. Dans ce cas, l'eau minérale agit non-seulement par ses propriétés pathogénétiques, mais encore par ses vertus spécifiques. C'est ainsi que le bicarbonate de soude, le soufre, le brome, l'iode, le chlorure de sodium modifieront non-seulement la lésion, mais encore, après leur absorption, influenceront dans une certaine mesure l'état constitutionnel. En stimulant les forces vitales, en augmentant les fonctions nutritives, en fortifiant l'état général, ils retentiront plus ou moins vivement sur l'activité spéciale de l'organe affecté ; ils entraîneront d'heureuses modifications dans le renouvellement et dans le mode de réaction réciproque de ses molécules et ils amélioreront définitivement l'état local. C'est précisément le but que l'on veut atteindre : d'abord agir sur l'état morbide général, puis réagir sur les altérations par lesquelles cette fâcheuse disposition générale a pu se traduire localement.

Dans certains cas, on utilisera la vapeur minérale qui se dégage des eaux hyperthermales ; c'est ainsi qu'à Plombières on fait usage des étuves vaginales, plus connues sous le nom de *Trou du Capucin.* La malade est assise sur la source, elle reçoit la vapeur qui pénètre dans le vagin. Ce procédé est très-efficace contre la dysménorrhée, l'aménorrhée et contre la stérilité due à un engorgement utérin ou à un défaut de développement des organes génitaux internes. Cette méthode de traitement sera mise en vigueur l'année prochaine à Royat. L'administration a bien voulu, à ma recommandation, établir les appareils destinés à cet usage. Il en résultera que cette station, déjà si favorisée par l'abondance et la variété de ses sources, possédera tous les moyens balnéatoires reconnus les plus utiles pour le traitement local des affections utérines, dues à l'arthritis, à la chlorose, ou simplement à une cause banale.

Il est encore une pratique balnéo-thérapique que je ne puis passer sous silence : je veux parler des bains de boues minérales. tels qu'on les donne à Saint-Amand (Nord), à Dax (Landes). Ces boues sont généralement composées de sels de chaux, de magnésie, de fer et d'hydrogène sulfuré. La malade est plongée pendant un temps qui varie de quinze à quarante-cinq minutes, dans ces boues chaudes et actives. Les médecins ont obtenu par ce procédédes avantages marqués dans les cas d'engorgement des organes pelviens ou de métrite chronique atonique.

§23. b. *Action indirecte.* — J'arrive maintenant à la description du second mode d'action des eaux minérales, c'est-à-dire à l'action qui s'exerce en vertu des propriétés physiologiques du médicament introduit dans le torrent circulatoire et préalablement absorbé. Cette dernière condition, absolument indispensable, exige que la substance active soit bien, dans l'eau, à l'état de dissolution ; il est, en effet, aujourd'hui nettement démontré que l'absorption ne s'opère pas sur les substances insolubles.

Cette action indirecte constitue certainement la partie la plus importante et la plus intéressante de la thérapeutique des maladies générales, aiguës ou chroniques, mais elle en comprend aussi les points les plus obscurs et les plus délicats. Le médicament absorbé peut agir, sur la cause même de la maladie, par sa spécificité, par ses propriétés physiologiques.

§ 24. Que doit-on entendre par *action spécifique* d'un médicament?

Avec M. Bazin, je dis qu'un médicament est spécifique, lorsqu'il a une influence curative évidente sur toutes les affections dépendantes d'une maladie déterminée, lorsqu'il en modifie la forme et le mode de succession.

Le spécifique paraît agir, non en détruisant la cause morbifique interne, que nous ne connaissons pas, mais en suscitant dans l'organisme un état physiologique particulier qui empêche les manifestations de cette cause de se produire. L'action spécifique ainsi comprise, nous retrouvons, dans les eaux minérales, les médicaments spécifiques que j'ai signalés à propos du traitement général des maladies constitutionnelles. Ainsi, dans les eaux bicarbonatées sodiques, le bicarbonate de soude, la lithine contenue dans certaines d'entre elles, Royat par exemple, constituent la médication spécifique de l'arthritis; dans les eaux arsenicales, l'arséniate de soude, l'arséniate de fer, celle de l'herpétis; dans les chlorurées sodiques et bromo-iodurées, le chlorure de sodium, l'iode, le brôme, celle de la scrofule; dans les ferrugineuses, le fer, le manganèse, celle de la chlorose. Par le moyen de ces diverses eaux minérales, comme par celui des médicaments ordinaires, nous pouvons, en effet, influencer la marche de ces maladies et atténuer les formes de leurs manifestations.

§ 25. Mais il ne faut pas se contenter, dans une eau minérale, de noter son pouvoir spécifique, il faut encore lui considérer une *action dynamique générale* et *pathogénétique* qui s'adresse à la modalité pathogénique de l'affection et de la lésion. Dans le premier cas, l'eau minérale s'adresse à la *nature* de l'affection, car elle a pour effet de modifier les conditions générales de l'organisme qui président à la formation et à l'entretien des affections chroniques. Dans le deuxième cas, elle s'adresse à l'*expression* de l'état morbide général, à l'affection, à la lésion. Il est très-important de tenir compte de cette deuxième action de l'eau minérale dans le traitement des affections utéro-vaginales ; en effet, nous avons ici, outre la maladie et sa nature, à considérer l'affection et sa forme, laquelle est très-variable : elle est torpide ou excitable ; elle est accompagnée de pertes abondantes, soit sanguines, soit leucorrhéiques, ou bien elle est tout à fait sèche, si je puis m'exprimer ainsi, selon que l'affection siége sur la muqueuse utérine ou qu'elle occupe le tissu même de l'organe ; elle est tantôt insensible ou très-douloureuse ; tantôt elle a peu ou point de réaction sur l'organisme, tantôt, au contraire, elle est accompagnée de phénomènes sympathiques plus ou moins intenses ; tantôt, enfin, elle est simple ou compliquée de lésions des annexes de l'utérus. Tous ces états divers constituent des *expressions* de l'affection avec lesquelles il faut compter dans tout traitement par les eaux minérales qui a la prétention d'être rationnel et de devenir efficace. Il faut tenir compte, en outre, de la lésion, de sa forme, de ses caractères extérieurs, de ses récidives, etc., etc. Enfin il faut se préoccuper du tempérament de la malade, de son tempérament sanguin ou nerveux, qui imprime à l'affection, à la lésion, une modalité particulière. Aussi, bien souvent à devra-t-on faire un choix réfléchi, non-seulement parmi les eaux que j'ai désignées comme spécifiques et qui s'adressent directement à la nature de la maladie, mais encore parmi celles qui, ne possédant aucun principe actif, spécifiquement approprié, répondent plus ou moins bien, néanmoins, aux modalités de l'affection utérine, à la lésion, au tempérament de la malade ; c'est alors à la puissance dynamique et pathogénétique des eaux que l'on a recours. Nous ne pouvons pas, en effet, nous expliquer autrement les résultats, presque merveilleux, obtenus à l'aide de l'emploi opportun des eaux minérales indéterminées, telles que celles de Néris ou de Plombières, par exemple, dans le traitement de la métrite arthritique. Ces eaux, ainsi qu'on le verra plus loin, sont peu minéralisées, nullement bicarbonatées sodiques ou arsenicales, et elles ne peuvent en aucune façon, par conséquent, être considérées comme spécifiques de l'arthritis. Et cependant, je le répète, elles rendent de signalés services dans le traitement de la métrite chronique d'origine arthritique et même herpétique. Je dois toutefois retenir l'attention sur la thermalité élevée de certaines de ces eaux, de celles de Plombières, par exemple, qui jouent certainement un rôle véritablement efficace dans le traitement des affections utérines d'origine arthritique ; d'où la confirmation de l'opinion du professeur Lasègue, qui, dans le traitement hydrothermal des lésions arthritiques notamment, donne à la température le pas et la prééminence sur la minéralisation des eaux, et mentionne plus d'un éclatant succès chez des malades qui, ne pouvant, pour une raison ou pour une autre, se rendre aux diverses stations indiquées, n'avaient été traitées en ville que par des bains simples, mais très-chauds. C'est ainsi, que non-seulement il n'a pas craint, mais encore qu'il n'a eu qu'à se louer, de soumettre des malades, atteintes de métrorrhagies abondantes et rebelles, à des immersions très-courtes, mais aussi chaudes que le permettait la tolérance. Le même conseil est donné par M. Ricord (1) : « Les hémorrhagies en général, et les métrorrhagies en particulier, quelle qu'en soit à la rigueur la cause prochaine, sont, comme on le sait, très-souvent difficiles à réprimer. Les hémostatiques à l'intérieur, les injections astringentes de toute nature, le tamponnement, etc., échouent le plus ordinairement. Or, un moyen qui me réussit d'une manière presque infaillible, ce sont les injections d'eau chaude, à 50° centigrades, portées directement et doucement sur le col à l'aide du tuyau d'un irrigateur muni de sa canule en caoutchouc. » Depuis un certain nombre d'années, j'ai eu souvent recours, dans le traitement des hémorrhagies utérines, aux injections d'eau chaude préconisées par M. Ricord. Ainsi que ce maître vénéré, je n'ai obtenu que des résultats satisfaisants. Je puis même dire que je n'ai jamais constaté un seul insuccès. Généralement trois a quatre injections suffisent pour faire cesser l'hémorrhagie.

J'ai déjà rapporté des faits très-probants de guérison de métrite arthritique dus à MM. de Ranse et Bottentuit, médecins consultants auprès des stations thermales de Néris et de Plombières. C'est la même explication qui convient dans les succès, parfois si réels et si prompts, obtenus dans le traitement des métrites herpétiques, à l'aide de certaines eaux sulfureuses, telles que Saint-Gervais, Uriage, Aix, Saint-Sauveur, Molitg, le Vernet, etc., à l'aide de certaines eaux sulfatées calciques, telles que

(1) *Union méd.*, juin 1877.

Vittel, Contrexéville, Capvern, dans le traitement des métrites arthritiques. Ces eaux agiraient surtout en favorisant l'élimination par les urines des principes excrémentitiels uriques contenus dans le sang; car, ainsi que l'a remarqué M. le Dr Brongniart, médecin consultant à Contrexéville, on constate, dans l'urine, sous l'influence de ces eaux, prises en boissons, des sédiments abondants composés d'urate de soude, de cristaux d'acide urique et de cristaux d'oxalate de chaux. De pareils résultats ne peuvent donc s'expliquer que par les propriétés que possèdent ces eaux en tant qu'agents pathogénétiques dont l'activité se fait surtout sentir sur le sang, sur le tégument externe et sur la muqueuse utéro-vaginale (au moyen de bains vaginaux), alors que l'affection, torpide ou légèrement excitable, présente une faible réaction et que l'organisme tout entier a besoin d'une excitation générale.

§ 26. En résumé, l'action thérapeutique des eaux minérales, au point de vue du traitement des affections des organes génito-sexuels de la femme, est donc bien : 1° directe, locale, ou physico-chimique, c'est-à-dire qu'elle dépend de la composition chimique de ces eaux, de leur température et de leur mode d'administration; 2° indirecte, générale, c'est-à-dire qu'elle émane des propriétés spécifiques des eaux minérales et de leur retentissement dynamique et pathogénétique sur l'économie; l'action spécifique s'adressant à la nature de la maladie, l'action pathogénétique aux éléments de l'affection, à sa modalité ainsi qu'à la lésion.

Les eaux minérales répondent donc bien au double but que le médecin se propose d'obtenir : combattre d'une part la maladie, cause première de la chronicité de l'affection, combattre d'autre part la lésion et l'affection dans ses divers modes d'expression. Car, je ne saurais trop le répéter, l'affection présente à considérer dans son évolution plusieurs éléments morbides, qui lui donnent un caractère spécial, nécessitent des indications thérapeutiques particulières et dépendent plutôt du tempérament de la malade que de la maladie constitutionnelle elle-même. C'est ainsi que nous voyons des scrofuleux, des arthritiques, des herpétiques, torpides ou excitables, asthéniques ou sthéniques, sanguins ou nerveux, etc., etc. Ce sont là autant d'indications qui doivent influencer le choix du médecin pour une eau minérale de préférence à une autre.

Je n'ai pas craint d'insister sur ces faits, car ils sont malheureusement encore trop souvent méconnus par la plupart des médecins. Sur eux seuls, pourtant, reposent les véritables indications qui doivent guider le praticien dans son choix d'une eau minérale. Sans eux, il ne peut arriver à se reconnaître au milieu de cette quantité innombrable de stations qui, souvent, se rencontrent dans une même famille minérale, et qui, quoique analogues par leur composition chimique, diffèrent, le plus ordinairement entre elles, non sous le rapport de leur action générale, qui s'adresse à l'état constitutionnel, mais bien sous le rapport de leur action pathogénétique. Eux seuls, donc, bien connus, bien appréciés, peuvent faire progresser la thérapie minérale, puisque, nous donnant des indications cliniques certaines, ils nous permettent de catégoriser les eaux minérales sous le rapport de leur action pathogénétique, s'adressant à la lésion, à l'affection, à ses diverses modalités, et de rejeter à l'avenir cette qualification surannée de « *panacée universelle* ».

J'aurais pu invoquer certains autres modes d'action des eaux minérales, signaler, par exemple, leur influence électrique, à laquelle accorde une si large place Scoutetten. Mais ces actions ne me semblent pas encore incontestablement démontrées : leurs effets propres sont trop incertains ou du moins trop difficiles actuellement à dégager. Je me contente donc de celles sur lesquelles j'ai insisté ; elles sont, d'ailleurs, les plus efficaces ; en outre, malgré les études dont elles ont été l'objet, elles présentent encore assez de désidérata pour que je m'abstienne d'en citer d'autres encore plus mêlées d'obscurités. Je m'en tiendrai donc aux quelques aperçus que je viens de développer sur l'action des eaux minérales et je vais aborder la question de leurs indications et de leurs contre-indications.

§ 27. Indications et contre-indications des eaux minérales et thermales. — Dans le traitement minéral et thermal des affections utérines, comme dans tout traitement, il existe en dehors des indications, basées sur l'action directe ou indirecte des eaux minérales, des indications et des contre-indications, basées sur l'état actuel de la malade, sur la forme de la lésion utérine, etc., etc., circonstances dont tout médecin éclairé et consciencieux doit tenir grand compte. C'est pour avoir négligé ces principes de thérapeutique générale, que le médecin n'a pas toujours fait profiter ses malades des précieuses ressources mises à sa disposition par la thérapeutique thermo-minérale et qu'il a dû enregistrer des insuccès aussi pernicieux à sa considération et au rétablissement de ses malades qu'au prestige, si incontestable, des médications hydriatiques.

Tout état phlegmasique, aigu ou subaigu, de l'utérus, des annexes, constitue une contre-indication formelle au traitement thermo-minéral. Les médecins hydrologues sont tous unanimes sur ce point. Outre l'inconvénient qu'il y aurait à faire voyager les malades pendant la période inflammatoire, il y en aurait un, plus grand encore, émané de l'action excitante même du traitement minéral. C'est, en effet, un fait bien connu que l'utérus enflammé est un organe essentiellement irritable ; qu'il suffit alors de la cause la plus légère, d'une injection vaginale poussée avec trop de force, d'une faible secousse produite par les cahots d'une voiture, à plus forte raison, des fatigues de la marche et des déplacements, etc., etc., pour occasionner une poussée aiguë, des douleurs vives, pour déterminer des accidents inflammatoires et éveiller des troubles sympathiques plus ou moins graves. On sait, de même, que l'inflammation des annexes, péritoine, ovaire, ligaments larges et trompes, s'exaspère, avec la plus grande facilité, sous l'influence de la plus légère excitation, que cette inflammation a pu même revêtir les caractères les plus alarmants et être la cause d'une mort assez rapide. De même donc, qu'il faut s'abstenir de toute pratique, de toute manœuvre, de toute opération sur l'utérus, tels que toucher vaginal, examen au spéculum, cathétérisme utérin, cautérisation, lorsqu'il existe une poussée de pelvi-péritonite ou une métrite irritable ; de même, il est nettement indiqué de ne jamais diriger, vers une station thermale quelconque, une malade atteinte d'une inflammation aiguë de la matrice ou de ses annexes.

§ 28. Il ne faut pas croire non plus qu'il soit indifférent, ainsi que l'ont prétendu certains hydrologues, qu'une malade puisse aller aux eaux et en retirer quelque avantage, à n'importe quelle phase de l'évolution de son affection utérine. C'est là une grave erreur contre laquelle le médecin ne saurait trop se prémunir, ni trop réagir. Souvent, en effet, les malades exigent, presque instamment, du médecin la décision d'un voyage, le choix d'une station ; que le médecin soit inflexible dans l'intérêt même de la santé de ses malades. Si, au contraire, la proposition est témérairement faite par un conseiller imprudent, les malades sont généralement portées à l'admettre ; un certain nombre même l'acceptent avec enthousiasme, persuadées qu'elles se guériront, sans être obligées de subir un examen qui alarme leur pudeur. Il ne faut pas laisser se propager cette erreur, qui peut être fatale aux malades. Une des grandes qualités du médecin, consulté dans ces cas, consiste à être opportuniste ; il doit savoir qu'une affection utérine sera d'autant plus favorablement influencée par la médication hydriatique, qu'elle aura été préalablement l'objet de soins plus appropriés. Il faut, selon l'heureuse expression de mon excellent collègue et ami le docteur Desnos, « que la matrice ait été convenablement préparée à la cure thermale ». Il faut, dans l'intérêt de cette cure, que le médecin ait préalablement tiré des moyens que la thérapeutique met à sa disposition, tout le parti possible. Je suppose, par exemple, qu'il ait à traiter une métrite scrofuleuse avec douleur, érosion du col, catarrhe puriforme, etc., etc. ; il emploiera d'abord le traitement général, précédemment indiqué, puis le traitement local, consistant dans le repos absolu, les émollients, les antiphlogistiques et enfin les cautérisations, les divers topiques modificateurs. Lorsque les accidents aigus auront disparu, s'il reste une légère augmentation du volume de l'organe, un catarrhe persistant avec sécrétion albumineuse, sans douleur, s'il existe, en un mot, une métrite parenchymateuse ou une endométrite chroniques, il s'adressera alors seulement et avec certitude assurée du succès, au traitement thermo-minéral antistrumeux, qui produira une résolution de l'hyperplasie chronique d'autant plus rapide que la lésion aura été traitée dès le début de son apparition.

D'après tout ce qui précède, il faut donc bien retenir ce précepte, d'importance capitale, que : dans une affection utéro-vaginale aiguë, d'origine constitutionnelle ou non, un traitement préalable doit toujours être institué avant de recourir au traitement thermo-minéral.

Si cette ligne de conduite, formellément indiquée par la clinique et par l'observation, est toujours suivie, je ne doute pas de la guérison dans la généralité des cas. Du moins, je puis affirmer que, quant à moi, je n'ai eu qu'à me louer de cette direction imprimée à la thérapeutique des affections utérines déjà nombreuses qui se sont présentées à mon observation. Elle peut d'ailleurs se généraliser et s'appliquer au traitement par les eaux minérales et thermales, de toute affection d'origine constitutionnelle ou diathésique, siégeant sur la gorge, le larynx, la peau, sur n'importe quel organe.

Telles sont les principales indications et contre-indications que je devais faire connaître, et que le praticien doit toujours avoir à l'esprit, quand il se dispose à traiter une affection utérine par les eaux minérales.

§ 29. Il me reste, avant de faire l'exposé des règles qui doivent présider au choix de la station la plus favorable, à attirer l'attention sur certains points qui présentent un réel intérêt, relativement à la conduite qu'un médecin doit tenir, soit à l'égard de ses confrères des eaux minérales, soit à l'égard de ses malades.

§ 30. Conduite a l'égard du médecin de la station choisie. — D'une manière générale, je crois, avec la plupart de mes collègues et avec M. Desnos en particulier, que le médecin qui adresse une malade à une station minérale, doit s'abstenir de toute intervention directe dans la direction du traitement par des prescriptions formulées à l'avance, même en admettant qu'il soit au courant des difficultés de la pratique hydrologique. Néanmoins, il me paraît nécessaire de donner au médecin hydrologue quelques notions succinctes sur la nature de l'affection, sur les particularités de sa marche, sur le traitement suivi jusqu'à ce jour, et sur les résultats déjà obtenus. C'est ainsi que, dans la lettre de recommandation donnée à la malade pour le médecin qui a toute notre confiance, il est utile d'énoncer d'abord les diagnostic nosologiques, pathogénétique et anatomique de l'affection, d'attirer son attention sur la modalité prédominante, de noter l'état général de la malade et ses antécédents, de rappeler en quelques mots le traitement institué et les résultats déjà obtenus. Le médecin peut donner son avis sur le traitement qui lui paraît le plus apte à amener la guérison définitive, en rappelant toutefois au confrère qu'à lui seul incombe la responsabilité et la direction médicale. Il peut survenir, en effet, à tout instant, dans le cours d'une médication active, des changements dans les allures de l'affection, des complications qui nécessitent souvent soit des modifications, soit la suspension du traitement, et toujours une surveillance extrêmement attentive. Ainsi prévenu, le médecin hydrologue pourra prescrire sans tâtonements le traitement balnéaire qui lui paraîtra le plus convenable et le plus salutaire. La malade gagnera donc du temps.

Les renseignements fournis par le médecin habituel auront encore un autre avantage, c'est de permettre, à moins de complications brusquement survenues, pendant le traitement hydriatique, au médecin des eaux de s'abstenir de tout examen qui répugne ordinairement aux femmes. Si je n'admets cet examen, soit au moyen du toucher vaginal, soit au moyen du spéculum, que dans des circonstances bien déterminées, c'est-à-dire lorsqu'un accident s'est déclaré et dont il est nécessaire de reconnaître la nature ; à plus forte raison, dois-je m'unir à M. Desnos pour proscrire tout traitement local autre que celui de la balnéation, pendant la durée de la médication thermo-minérale. Donc, durant tout ce temps, et toujours par prudence, il faut éviter les cautérisations, quelle qu'en soit la nature.

§ 31. Conduite a l'égard des malades envoyées aux eaux. — Le médecin doit fortement prémunir les malades, atteintes d'une affection de la matrice, contre certaines mesures antihygiéniques qu'elles sont trop portées à mettre en pratique, dans les stations thermales où les plaisirs mondains exercent la plus grande attraction; je veux parler de l'équitation, de la danse, des entraînements divers, des longues promenades, des stations verticales prolongées à la musique ou ailleurs, des excursions fatigantes, etc. En effet, si ces procédés ne sont pas sans dangers, en temps ordinaire, dans les affections utérines, ils sont bien plus pernicieux encore pendant la cure thermale. C'est là, d'ailleurs, un point sur lequel s'accordent tous les hydrologistes, qui, le plus ordinairement, attribuent l'insuccès de la cure et les rechutes à la négligence et à l'absence de ces précautions.

§ 32. Il est encore un point intimement lié à ce sujet, et qui est trop important pour n'être pas développé. Lorsqu'une malade est décidée à se rendre à la station thermale qui lui a été désignée par son médecin, elle ne manque pas de lui demander avis sur le moment de son départ : *doit-elle partir avant son époque menstruelle, pendant* ou *après?*

Mon habitude, dont je n'ai qu'à me féliciter, est de ne conseiller le départ qu'après la terminaison de l'époque menstruelle. J'évite ainsi la congestion utérine qui peut résulter de la fatigue du voyage, l'exaspération des douleurs, etc., etc.; j'évite enfin toute perte de temps, considération importante pour certaines malades. Elles peuvent, en effet, commencer leur traitement immédiatement après leur arrivée, et le continuer pendant vingt à vingt-cinq jours au moins.

§ 33. Ici se pose une question des plus intéressantes : *une malade atteinte d'une affection utérine peut-elle continuer le traitement thermal pendant la période menstruelle?*

Cette question mérite d'être bien étudiée, non-seulement parce que les malades ne manquent jamais de la faire et qu'il faut être en état de leur donner une réponse judicieuse et utile, mais parce qu'elle a été, tout récemment encore, vivement discutée et diversement interprétée par les médecins hydrologues. Cette question fut, en effet, l'objet, il y a deux ans, d'une discussion sérieuse et très-intéressante, dans le sein de la Société d'hydrologie. Un certain nombre de médecins ayant fait connaître les résultats de leurs pratiques, je vais résumer l'exposé de la question, dont tous les éléments ne sont encore ni complétement connus, ni définitivement fixés.

Suivant V. Gerdy (1) : « L'aménorrhée et la dysménorrhée peuvent être utilement traitées à l'aide de toutes les eaux minérales, selon la cause qui les entretient. S'il y a ménorrhagie, les eaux minérales, comme les bains de mer, exercent une action tonique et excitante, peut-être astringente, mais généralement leur emploi se trouve moins indiqué..... » Gerdy recommande ensuite « d'agir avec la plus grande circonspection quand le col est engorgé (période menstruelle surtout), sensible et douloureux au toucher. Il repousse alors les douches ascendantes, et, à propos de la température de l'eau injectée, il cite un fait où une douche trop chaude, prolongée pendant dix minutes, provoqua quelques accidents de péritonite commençante. Donc pas de traitement local pendant la période menstruelle, et, tout au plus, quelques douches révulsives sur les parties du corps les plus éloignées de l'organe malade. » M. Pradier (2) affirme « que, pendant une pratique de sept années à la Bourboule, il a employé les bains et fait continuer l'eau de la Bourboule en bains et en boissons à *toutes* ses malades, pendant la période menstruelle, sans avoir jamais observé

(1) *Annales de la Société d'hydrologie.* Paris, 1854, p. 98.

(2) *Loc. cit.*, p. 59 et seq., t. XX, 1874-1875.

le plus léger accident. » M. Château, ayant suivi la même pratique, rapporte trois accidents dont un caractérisé par une métropéritonite partielle. « Il est vrai, ajoute-t-il, que deux de mes malades, qui avaient continué leur traitement pendant la période dangereuse des règles, c'est-à-dire au début, présentaient des lésions chroniques des organes pelviens, et rentraient par conséquent, dans la catégorie des malades chez lesquelles, même d'après M. Pradier, la médication thermale ne doit pas être continuée pendant la période menstruelle ».

M. Durand-Fardel, à Vichy, n'a pas de fait à opposer à la méthode de M. Pradier; mais il observe le précepte de thérapeutique générale, en vertu duquel, les congestions physiologiques, intermittentes ou continues, doivent être respectées; il conseille l'abstention *restreinte* pendant la période menstruelle *dangereuse*, c'est-à-dire, du troisième au cinquième jour, selon la durée ordinaire du flux périodique.

Je trouve, dans une brochure fort bien faite de M. Paul Delmas (1), des renseignements importants sur cette question. Ce médecin l'envisage d'une façon générale et chez des malades atteintes d'une affection chronique *quelconque*, ayant laissé dans un état d'intégrité relative l'appareil utéro-ovarien. Voici ses premières conclusions, d'après l'analyse de la menstruation qu'il fait avec M. Durand-Fardel :

« 1° Pendant la période préparatoire de l'évolution menstruelle, estimée, suivant les cas, de quatre à huit jours, des ménagements doivent être apportés dans l'application du traitement thermal, en vue d'augmenter, de diminuer ou de respecter, suivant les indications, la fluxion sanguine qui va suivre.

« 2° Dès l'apparition des règles, on doit surveiller de près l'application de ce traitement, si l'on a opté pour la continuation, et ne se relâcher de toute sévérité qu'à la fin de la période, dite dangereuse, de la menstruation.

« 3° Dans les cas où l'on a opté pour la suspension du traitement hydriatique pendant l'évolution menstruelle apparente, on peut le reprendre avec quelques ménagements à partir du troisième au cinquième jour, suivant la durée habituelle de cette évolution. »

« A Forges-les-Bains et à Luxeuil, on n'interrompt pas le traitement thermal. M. Delacroix, inspecteur des eaux de Luxeuil,

(1) *Opportunité des traitements hydriatiques pendant la période menstruelle*. Paris, 1877, p. 10, 20, 28.

suspend la douche et fait continuer les bains. M. Martin-Lauzer, médecin à la même station, prescrit les bains de Luxeuil contre les hémorrhagies menstruelles, pendant leur apparition. M. Billout, ancien médecin de la même station, actuellement inspecteur des eaux de Saint-Gervais (Haute-Savoie), prescrit également le traitement thermal pendant la période menstruelle, et même dans certains états pathologiques de l'organe utérin, notamment dans la dysménorrhée. »

« M. Verjon, médecin inspecteur à Plombières, a vu les femmes qui reprenaient, malgré lui, le traitement thermal avant la fin de leurs règles, présenter une recrudescence dans l'écoulement et quelquefois une véritable hémorrhagie. Il est vrai de dire qu'il y avait de la part des malades bien des exagérations dans les pratiques balnéaires. »

« Il faut accuser à Bagnères-de-Bigorre et aux Eaux-Chaudes, pour les accidents produits, bien plus le défaut de précautions prises, que le traitement continué pendant les règles. »

« Les eaux sulfureuses, qui ont sur les organes pelviens une action congestive bien plus accusée que les autres, causent des hémorrhagies, plus rarement des suppressions ; leur usage doit cesser pendant la période menstruelle, d'après les divers médecins qui les étudient et les emploient ; il n'en est pas de même des eaux ferrugineuses, des sulfatées calciques, des chlorurées et des bicarbonatées sodiques, qui peuvent être continuées. »

M. Delmas pense « qu'en apportant plus de ménagements dans le mode d'administration et surtout plus de précautions contre les refroidissements, le traitement balnéaire, aux stations sulfureuses, est possible pendant la période menstruelle. » Il ajoute : « les traitements thermaux, la médication hydrothérapique, et les bains de mer qui, dans aucun cas, ne doivent durer plus de deux minutes, et surtout les bains généraux d'immersion à la lame, sont applicables, le plus ordinairement, pendant la période menstruelle. » Enfin, le même auteur termine en promettant d'examiner prochainement « les avantages inappréciables » que l'on peut retirer de la médication hydriatique, continuée pendant la période menstruelle, chez des malades atteintes d'affections utérines.

Quoi qu'il en soit des différences de leur pratique, les hydrologistes s'accordent généralement à penser que les eaux minérales ont une tendance commune à augmenter la fluxion menstruelle, les eaux sulfureuses surtout, et ils attribuent la suppression brusque du flux au refroidissement qui suit l'administration d'une douche ou d'un bain chaud.

Bien que toutes ces discussions aient eu lieu à propos de malades dont l'appareil utéro-ovarien est sain, j'ai tenu, dans un traité comme celui-ci, à en rendre compte. Il en découle, en effet, un double enseignement : d'abord, même dans les cas où la matrice n'est pas malade, la médication thermo-minérale, continuée pendant les règles, augmente la congestion des organes pelviens ; ensuite, les praticiens les plus expérimentés hésitent à permettre la continuation de la cure thermale pendant les règles, alors que d'autres la défendent tout à fait.

Dans les cas d'affections de la matrice, la plus grande majorité des médecins se rangerait donc à l'avis de Gerdy, et, par prudence, proscrirait formellement la continuation des traitements hydriatiques pendant l'évolution menstruelle.

Pour moi, la question est toute résolue. De même que j'ai recommandé de s'abstenir de toute manœuvre, d'éviter toute excitation, pendant la période cataméniale, d'en surveiller et d'en respecter scrupuleusement l'évolution ; de même, pour éviter les nombreuses récidives et exaspérations, ainsi que les fréquentes rechutes des affections utérines, dois-je conseiller d'interrompre toute cure minérale, toute pratique balnéaire, pendant la période menstruelle. En effet, le traitement thermo-minéral est excitant ; or, à ce moment, la moindre excitation peut être fatale.

Je ne vois de restriction à cette défense absolue que pour certains troubles fonctionnels, non liés à une lésion de l'utérus, tels que la dysménorrhée et l'aménorrhée. Dans ces conditions, en effet, le traitement balnéaire, soit au moyen de bains généraux, soit au moyen de bains de pieds, de douches locales, de douches à la Tivoli sur les membres inférieurs, d'étuves vaginales, est indiqué ; il donne les meilleurs résultats, surtout si le médecin a soin de favoriser la réaction et d'éviter tout refroidissement consécutif. A part ces seuls cas de troubles fonctionnels, il faut, je le répète, interrompre le traitement balnéaire au moment des règles. La malade doit se résigner à prolonger son séjour à la station thermale plutôt que de risquer une aggravation de son affection et de s'exposer à des accidents parfois redoutables.

Mais, si je proscris toute pratique balnéaire, je ne fais pas la même restriction pour le traitement par la boisson. Les malades peuvent continuer à boire l'eau minérale, suivant la prescription du médecin traitant; le plus ordinairement, elles n'en éprouvent aucun inconvénient. Si, cependant, la malade a un utérus d'une exquise susceptibilité, si les eaux sont ou très-froides ou très-chaudes, il vaut encore mieux pécher par excès de précautions et couper l'eau minérale, de manière à donner à la boisson une température moyenne. C'est du reste le médecin traitant qui est le meilleur juge dans la matière : lui seul peut permettre, suivant les effets physiologiques qu'il constate, de continuer la boisson ou la faire cesser.

§ 34. Durée du traitement thermal. — Les malades interrogent souvent leur médecin sur la durée qu'elles doivent donner au traitement thermal. En effet, étant donné le préjugé mondain qui veut qu'une saison thermale soit de vingt-un jours, il n'est pas étonnant que cette question : « Docteur, combien de jours resterai-je aux eaux ? » soit journellement adressée. J'y fais, pour ma part, la réponse suivante : « Je ne puis savoir quelle sera la durée de votre traitement. Le médecin, auquel je vous adresse, est le seul juge des circonstances qui doivent vous faire cesser ou prolonger le traitement qu'il vous prescrira. » Et, en effet, le traitement par les eaux minérales ne diffère pas de celui par un médicament quelconque. On n'impose jamais à l'action de tel ou tel agent thérapeutique une durée plus ou moins longue, fixée d'avance, et qu'il devra atteindre ou ne pas dépasser. La conduite du médecin se règle sur les effets physiologiques du médicament, sur les résultats thérapeutiques obtenus. Il en est de même pour le traitement par les eaux minérales, qui ne sont que des agents thérapeutiques, et la médication hydriatique, comme toute autre, sera interrompue dès qu'elle aura produit les résultats qu'on recherchait. Il s'ensuit que le traitement minéral et thermal, pas plus que tout autre mode de guérir, ne peut avoir de durée fixe, déterminable d'avance, que cette période de vingt-un jours, assignée à cette médication, est tout arbitraire, et qu'elle ne repose sur aucune donnée physiologique solide. Pratiquement, elle doit varier et elle varie, non-seulement selon les eaux employées, non-seulement selon les affections, mais encore suivant les malades : suivant leur état constitutionnel, leur diathèse, leur tempérament, leur susceptibilité, leur tolérance. Au lieu de vingt-un jours, il faudra vingt-quatre, trente, trente-six jours et même plus; ou bien, il en faudra moins, douze, quinze, dix-sept, suivant les résultats thérapeutiques et physiologiques obtenus. Il n'est donc pas possible de donner d'avance le terme d'un traitement quelconque à un jour près et il faut renoncer à cette limitation prématurée. M. de Ranse fait, en outre, valoir, à l'appui de l'opinion que je viens de faire connaître, une autre considération qui n'est pas sans valeur : « Cette durée de vingt-un jours mesure justement l'intervalle qui sépare, chez la plupart des femmes, deux époques menstruelles ; aussi beaucoup s'arrangent-elles de manière à faire coïncider leur période intermenstruelle avec leur séjour aux eaux. Or, ce calcul présente de sérieux inconvénients au point de vue des effets du traitement thermal. Et d'abord, la coïncidence de l'excitation qui marque en général le début du traitement, de la *poussée*, avec l'hyperhémie, le flux, le malaise que laissent ordinairement les règles, chez les malades, atteintes d'affections utérines, les expose davantage à des phénomènes congestifs, causes de vives souffrances, assez intenses parfois pour nécessiter un repos de quelques jours, propres enfin à retarder, sinon à combattre, l'action sédative de la médication hydro-minérale. »

« En second lieu, le petit calcul des malades est bien souvent déjoué par un retour prématuré des règles, auquel le traitement d'ailleurs n'est pas toujours étranger. Si l'époque menstruelle est en avance de plusieurs jours, les malades n'hésitent pas à prolonger leur séjour aux eaux et à reprendre le traitement après le repos nécessaire. Mais, si l'avance n'est que d'un ou de deux jours, elles mettent, en parallèle, d'un côté, les avantages de deux bains en plus, de l'autre, une prolongation de séjour d'une et quelquefois deux semaines, et, le plus souvent, elles se décident à partir après un traitement de dix-huit ou de dix-neuf jours, manifestement insuffisant comme durée et dont les effets seront encore, dans bien des cas, amoindris par les fatigues d'un voyage en pleine période menstruelle. »

« Le moment le plus favorable pour inaugurer un traitement thermal est le milieu de la période intermenstruelle. Après une dizaine ou une douzaine de bains, l'arrivée des règles oblige les malades à un repos qui, en dehors même de cette circonstance, répond souvent à une indication tirée de l'excitation produite par les premières applications thermo-minérales. Quand les règles ont cessé, les malades, déjà en voie d'acclimatement, sont plus aptes à bénéficier de l'action sédative du traitement, et l'intervalle de temps, qui sépare de la prochaine période menstruelle, permet de donner à la cure une durée en rapport avec les effets produits et ceux qu'on est autorisé à attendre. »

§ 35. D'après tout ce que je viens de dire, il est facile d'induire que je n'admets pas davantage cet autre préjugé, non moins vulgaire que pernicieux, en vertu duquel une malade se rend aux eaux, s'y soigne, s'y comporte ainsi qu'il lui convient ou bien y suit le même traitement que l'année précédente. Les eaux minérales, comme tous les autres médicaments disposant d'une certaine efficacité, ne peuvent pas être prises impunément ; le médecin seul peut les ordonner ; seul il est capable d'en apprécier les indications et les effets physiologiques. Aussi leur administration ne doit-elle pas être abandonnée au bon plaisir des malades, alors surtout qu'il s'agit d'une femme atteinte d'une affection utérine. Dans ces circonstances, on ne souffrira jamais qu'une femme puisse se soigner sans recevoir les avis d'un médecin.

La médication hydriatique, en effet, a besoin d'être suivie de fort près ; une fois instituée, elle doit encore être surveillée et se conformer exactement aux modifications heureuses ou fâcheuses qui surviennent dans l'affection. Le médecin seul est compétent en pareille matière, de même que seul il se prononce pour telle ou telle station thermale, selon la nature, la modalité, la période de l'affection. Il trouve, d'ailleurs, dans les résultats obtenus, une sorte de criterium de la justesse de ses prévisions médicales. En effet, si le choix est bon, la malde ne tarde pas à éprouver, et le médecin à constater, que la nutrition devient plus active, que les accidents s'allégent, que les phénomènes sympathiques s'améliorent. La dyspepsie, les troubles nerveux disparaissent, les forces se relèvent. Les douleurs se calment, les pertes rouges deviennent plus rares, les pertes blanches, moins abondantes. La menstruation s'effectue avec plus de régularité, plus de facilité, sans malaise général, sans sensation de pesanteur dans le bas-ventre. La même amélioration qu'on remarque dans les symptômes, soit généraux, soit locaux, se remarque du côté de la lésion. Les produits inflammatoires et néoplasiques se résorbant, le gonflement, l'engorgement, les hypertrophies soit partielles, soit généralisées, s'amoindrissent. La pelvi-péritonite entre en résolution, les granulations se guérissent, les ulcérations, d'abord plus rosées, plus vivaces, se cicatrisent, alors même qu'elles avaient résisté aux moyens locaux; ou bien ces derniers en ont promptement raison au retour. C'est à ces signes graduels d'amélioration progressive que le médecin apprécie la valeur de cette médication générale. Le succès peut être complet: tous les troubles fonctionnels peuvent disparaître, même la stérilité, qui bien souvent n'est qu'une résultante de l'accomplissement vicieux des fonctions utérines. La stérilité, en effet, ainsi que je le montrerai plus tard, est due à une affection utérine, à une affection des annexes, à un catarrhe utérin qui obstrue plus ou moins complétement la cavité, ou bien à un arrêt de développement de l'organe de la gestation. Si l'on combat efficacement et adroitement la cause de la stérilité, l'effet disparaîtra. Si la cause est curable, l'effet le sera. Si, au contarire, la stérilité est due à des adhérences fibreuses et anciennes, si elle est causée par une atrésie du col, elle ne disparaîtra jamais. Pourtant, dans ce dernier cas, on a pu dilater le canal cervico-utérin au moyen de l'éponge préparée ou d'un fragment de *laminaria digitata,* en rétablir la perméabilité et refaire ainsi la possibilité de la conception et de la gestation.

Veut-on un autre exemple, une autre preuve de l'influence des eaux minérales ? On les trouve dans les changements subis par les déviations utérines. Celles-ci sont le fait d'un traumatisme, d'une sorte de luxation de l'utérus, ou la conséquence d'un relâchement de son appareil de suspension par suite des affections inflammatoires de la matrice ; ou bien, enfin, elles sont le résultat de la rétraction de brides fibreuses survenues à la suite d'une lésion inflammatoire péritonéale partie de l'utérus lui-même ou de ses annexes. Suivant la cause, la déviation est, comme la stérilité, curable ou non curable. Si la lésion utérine guérit, et que la déviation soit sous sa dépendance, la disparition de la cause entraîne celle de l'effet. Autrement elle persiste.

Toutes ces modifications ont donc leur importance et ne doivent pas échapper au médecin, puisqu'elles peuvent être et sont généralement pour lui un excellent guide dans la direction à donner à sa thérapeutique. Elles lui indiquent qu'il est dans la bonne voie, et qu'en y persistant, ses efforts seront couronnés de succès ; elles l'avertissent, au contraire, par leur absence, de l'erreur, de l'inopportunité de la médication employée. En effet, il est un fait qu'on observe encore trop souvent, c'est que si, par erreur, le médecin a adressé une malade à une station thermale qui n'offre aucun rapport avec la maladie constitutionnelle qui tient sous sa dépendance l'affection utérine, celle-ci ne tarde pas à empirer. D'autres fois, cette recrudescence rapide de l'affection ne se montre pas immédiatement, pendant le cours du traitement thermal, mais seulement, au retour, dans les premiers temps qui le suivent. « On a enfermé le loup dans la bergerie, » selon l'heureuse expression du docteur Caulet, le savant médecin-inspecteur des eaux de Saint-Sauveur.

Les eaux minérales ne doivent d'ailleurs agir que lentement. La progression vers la guérison doit se faire par étapes successives. Il faut donc se méfier des guérisons rapides, des succès trop subits, qui ne sont souvent que le prélude des recrudescences que j'ai signalées plus haut. Enfin, il faut surveiller la guérison longtemps encore après que la malade se réjouit d'être tout à fait rétablie.

§ 36. Après ces considérations sur l'action thérapeutique générale et locale des eaux minérales et thermales appliquées au traitement des affections utéro-vaginales, sur leurs indications et sur leurs contre-indications, sur la conduite du médecin appelé à en juger, il me reste à étudier la composition chimique de ces eaux, leur efficacité spéciale, et à faire connaître leurs diverses classifications. En effet, c'est ainsi seulement qu'on pourra arriver à la solution du double problème, objet des préoccupations de tout médecin : 1° Quelle est l'eau minérale spécifique de la maladie constitutionnelle, cause de l'affection ? 2° Quelle est l'eau minérale qui répond aux divers modes pathogénétiques, aux diverses modalités de l'affection ?

Ainsi que je l'ai déjà dit, dans le choix d'une eau minérale, le médecin ne doit pas se préoccuper seulement de celle qui convient plus spécialement au traitement spécifique de la maladie constitutionnelle, cause de l'affection ; il doit encore rechercher, dans la classe des eaux spécifiques, celle qui répond le mieux à l'expression de l'affection. Et si, parmi elles, il ne s'en trouve pas, le praticien doit s'adresser à celles qui jouissent d'une action pathogénétique des plus évidentes.

On le voit, le problème en face duquel se trouve le médecin est hérissé de difficultés. Aussi, pour le résoudre d'une manière aussi satisfaisante que possible, est-il vraiment nécessaire de connaître exactement la composition chimique des eaux minérales et thermales et d'en bien posséder les classifications.

COMPOSITION CHIMIQUE ET CLASSIFICATIONS DES EAUX MINÉRALES.

§ 37. L'étude des eaux minérales et thermales a été l'objet de travaux importants de la part des médecins français, parmi lesquels je citerai surtout MM. Gubler, Lefort, Durand-Fardel, Bougard, Rotureau, Le Bret, Labat. Je ne dois pas oublier la Société d'hydrologie, composée de tous les médecins compétents, et qui, elle aussi, a fait faire un pas considérable à la connaissance des eaux minérales et à la détermination de leur efficacité. Relativement au sujet qui m'occupe, j'ai déjà cité les travaux de MM. Durand-Fardel, Villemin, Charmasson de Puylaval, Khun, Lambron, Coustalé de Larroque, de Ranse, Caulet, Laugaudin, Bottentuit, Brachet, Billout, auxquels il n'est que juste de rendre hommage. Tous les médecins hydrologues, d'ailleurs, ont contribué, pour leur part, à établir sur des bases solides la science hydrologique, à en vulgariser la connaissance, les indications et les résultats dans le traitement des maladies chroniques. J'aurai à m'inspirer des recherches de tous pour mener à bonne fin l'œuvre que j'ai entreprise. Je renvoie spécialement aux leçons professées par M. Durand-Fardel, à l'École pratique de Paris, en 1874, pour étudier tout ce qui a rapport aux eaux minérales, à leur composition, à leur application. Pour moi, je ne franchirai pas les limites de mon programme, qui est de considérer et d'apprécier les ressources mises, par les eaux minérales et thermales, au service du médecin traitant les affections utéro-vaginales. Quelques mots cependant me paraissent nécessaires sur la composition et sur la classification des eaux minérales, puisque c'est d'après les renseignements ainsi obtenus, que l'on sera à même de répondre avec discernement par la thérapeutique aux indications fournies par la clinique.

Les eaux minérales ont été classées d'après la prédominance d'un ou de plusieurs principes minéralisateurs. Ces principes servent à les caractériser sous le rapport hydrologique et, en même temps, sous le rapport thérapeutique. Mais, si certains principes minéralisateurs prédominent, il en existe d'autres qui, pour être en moins grande quantité, n'en jouissent pas moins d'une incontestable influence. C'est ce qu'avec beaucoup de raison M. Durand-Fardel ne manque pas de faire observer : « Une eau minérale doit être considérée comme un tout, dont aucune partie ne saurait être retranchée, sans qu'il cessât d'être lui-même. »

§ 38. Classification de M. Durand-Fardel. — La classification de M. Durand-Fardel est basée sur la prédominance d'un principe chimique, d'un sel ; et, comme c'est principalement de la qualité de l'acide que dérive la caractéristique chimique et thérapeutique d'un sel, c'est sur la considération des acides que sont établies les classes des eaux minérales.

Ces classes sont les suivantes :

Eaux minérales et thermales.....	sulfurées. chlorurées. bicarbonatées. sulfatées.

Les divisions dans les classes sont fondées sur la prédominance relative des bases. Ces bases sont toujours ou la soude, ou la chaux, et exceptionnellement la magnésie qui accompagne alors la chaux. Il y a donc des eaux *sodiques*, des eaux *calciques* et *magnésiques-calciques*. Enfin, comme il est des eaux dans lesquelles il est impossible de reconnaître une prédominance formelle soit d'un, soit de plusieurs éléments, il y a lieu de distinguer des précédentes les *eaux minérales mixtes*.

D'autre part, cette dernière circonstance se remarque également pour les acides, puisqu'il est certaines eaux qui présentent plusieurs acides prédominants. Il convient donc d'en faire des *classes distinctes* en réservant le nom de *familles* aux grands types fournis par les divisions primitives des eaux en sulfurées, chlorurées, bicarbonatées et sulfatées.

A côté de ces grandes classes, il en est une dont les eaux sont si faiblement minéralisées qu'elles n'offrent, en réalité, aucun principe prédominant et qu'on ne sait à quelle classe les rattacher méthodiquement. M. Durand-Fardel en a fait une famille particulière, sous le nom d'eaux *indéterminées :* ce sont les *indifférentes* des Allemands, les *inermes* de M. Gubler, les *amétalliques* de M. Rotureau. Cette famille comprend deux classes : *a.* les eaux simples ; *b.* les eaux faiblement minéralisées.

Enfin les eaux, dont le fer forme la base, doivent être rangées dans une famille ou mieux dans une classe supplémentaire comprenant toutes les eaux *ferrugineuses*.

Voici d'ailleurs un tableau qui permet d'embrasser, d'un coup d'œil, la classification des eaux minérales d'après M. Durand-Fardel :

A. — Famille des sulfurées.

(Une classe.)

1re division. — Sulfurées sodiques.
2e — — — calciques.

B. — Famille des chlorurées.

(4 classes.)

1° Chlorurées sodiques.
2° — sulfureuses.
3° — bicarbonatées.
4° — sulfatées.

C. — Famille des bicarbonatées.

(4 classes.)

1re classe...	1re division. — Bicarbonatées	sodiques.
	2e — —	calciques.
	3e — —	mixtes.
2e classe....................	—	chlorurées.
3e —	—	sulfatées.
4e —	—	sulfatées-chlorurées.

D. — Famille des sulfatées.

(Une classe.)

1re division. — Sulfatées sodiques.
2e — — calciques.
3e - — mixtes.
4e — — magnésiques.

E. — Famille des indéterminées.

(2 classes.)

1re classe. — Eaux thermales simples.
2e — — faiblement minéralisées.

F. — Famille supplémentaire.

Eaux ferrugineuses.

Mon intention n'est pas d'entrer dans de longs développements sur chacune des eaux minérales composant la classification de M. Durand-Fardel. Je me propose seulement de résumer en quelques mots leur composition chimique, de faire connaître les principales sources de France qui composent les familles, les classes et les divisions admises par l'éminent inspecteur de Vichy. A propos de la classification de M. Bazin, je m'étendrai plus longuement sur la composition chimique des principales eaux, de celles qui sont le plus communément utilisées, car il importe au médecin qui fait un choix parmi les sources parfois innombrables qui rentrent dans une même famille, de connaître exactement tous les principes de l'eau minérale et thermale qu'il prescrit.

A. — Famille des Sulfurées.

Deux divisions : (1°) *sulfurées sodiques* ; (2°) *sulfurées calciques*. Parmi les sulfurées sodiques, je trouve les eaux de Luchon (Haute-Garonne) ; Ax (Ariége) ; Cauterets (Hautes-Pyrénées) ; Bonnes (Basses-Pyrénées) ; Saint-Sauveur (Hautes-Pyrénées) ; Amélie, le Vernet, Molitg, la Preste (Pyrénées-Orientales) ; Bagnols (Lozère) ; Saint-Honoré (Nièvre) ; Aix, Marlioz (Savoie).

Ces eaux contiennent un principe essentiel, le sulfure de sodium, à la dose de 0gr,15 à 0gr,30. On y trouve encore de la silice, du carbonate de soude, de l'oxygène, de l'acide carbonique. Il ne faut pas oublier un autre élément qui se rencontre dans certaines d'entre elles, la barégine ou glairine. Cet élément leur donne une propriété sédative remarquable et explique les succès des eaux telles que Saint-Gervais, Saint-Sauveur, Amélie, le Vernet, la Preste, Molitg, etc. Toutes ces eaux sont alcalines.

Parmi les sulfurées calciques, je citerai Enghien (Seine-et-Oise) ; Pierrefonds (Oise) ; Allevard (Isère).

Ces eaux contiennent comme principe essentiel du sulfure de calcium. Elles sont peu applicables au traitement des affections utéro-vaginales ; il faut toutefois en excepter Allevard.

B. — Famille des Chlorurées.

Cette famille comprend quatre classes :

1re classe : *Chlorurées sodiques simples*. — On y rencontre Balaruc (Hérault); Bourbonne (Haute-Marne); Bourbon-l'Archambault (Allier); la Motte (Isère); Moutiers-Salins (Savoie); Salins (Jura); Salies (Basses-Pyrénées); Bourbon-Lancy (Saône-et-Loire).

Ces eaux contiennent comme principe essentiel le chlorure de sodium. On y trouve encore quelques sulfates et bicarbonates à base de chaux et de magnésie, de l'iode, du brôme et du fer. Elles sont froides ou thermales. Leur minéralisation varie de 2 grammes à plus de 200 grammes. Elles renferment aussi du gaz acide carbonique qui, pour certaines d'entre elles, en facilite l'usage interne (Bourbonne, Balaruc).

2e classe : *Chlorurées sulfurées.* — Parmi les eaux, comprises dans cette classe, dont l'action thérapeutique est semblable à celle des eaux sulfurées et des eaux chlorurées simples, nous rencontrons celles d'Uriage (Isère); Gréoulx (Basses-Alpes); Challes (Savoie); Lavey (canton de Lausanne, Suisse).

Ces eaux sont constituées par du chlorure de sodium, dont la dose varie de 2 à 7 et 8 grammes, des sulfures de sodium, de calcium, des iodures et des bromures de potassium (surtout l'eau de Challes, l'eau de Gréoulx).

3e classe : *Chlorurées bicarbonatées.* — M. Durand-Fardel comprend dans cette classe les eaux de la Bourboule et de Saint-Nectaire. Pour ma part, je crois, sans préjuger la question qui s'agite actuellement sur l'antagonisme du chlorure de sodium et de l'arsenic, que les eaux de la Bourboule doivent former une famille à part et non une classe des eaux chlorurées bicarbonatées. Aussi ne fais-je ici que mentionner cette eau, sur l'action de laquelle je reviendrai plus tard. De même, Saint-Nectaire appartient, suivant moi, au même titre que Royat, Châteauneuf, à la classe des bicarbonatées mixtes.

Quoi qu'il en soit, ces eaux contiennent du chlorure de sodium à la dose de 2 à 4 grammes, du bicarbonate de soude à la dose de 2 à 3 grammes.

4e classe : *Chlorurées sulfatées.* — La France possède deux stations thermales appartenant à cette classe, celle de Saint-Gervais (Haute-Savoie); celle de Brides (Savoie). Ces eaux renferment du chlorure de sodium à la dose de 1gr,2 à 1gr,6 ; des sulfates mixtes, principalement de soude, de magnésie, et un peu de bicarbonate de chaux.

C. — Famille des Bicarbonatées.

Comme la précédente, cette famille se subdivise en 4 classes, suivant que les bicarbonates prédominent puissamment, ou que les chlorures, les sulfates se trouvent en proportion presque égale avec les bicarbonates, ou bien que les uns et les autres coexistent proportionnellement.

1re classe : *Bicarbonatées simples.* — Cette classe comprend elle-même trois divisions : *a*) les bicarbonatées sodiques ; *b*) les bicarbonatées calciques ; *c*) les bicarbonatées mixtes.

a) Bicarbonatées sodiques. — Dans cette division, se rangent Vichy (Allier) ; Vals (Ardèche) ; le Boulou (Pyrénées-Orientales) ; la Caldette (Lozère).

Ces eaux contiennent comme principe essentiel du bicarbonate de soude à la dose variable de 2 à 8 et 9 grammes, du gaz acide carbonique en excès, des sulfates et des chlorures, ainsi que de la lithine en petite proportion.

b) Bicarbonatées calciques, parmi lesquelles on connaît surtout les eaux de Pougues (Nièvre) ; Foncaude (Hérault) ; Alet (Aude).

Ces eaux sont composées de bicarbonate de chaux à la dose de 2 grammes, d'une petite quantité de bicarbonate de soude, de sulfate de soude et de chlorure de magnésie. Elles sont faiblement reconstituantes et légèrement sédatives, comme le sont, du reste, toutes les eaux à base calcique.

c) Bicarbonatées mixtes. — Elles sont représentées par les eaux de Châteauneuf et leurs quatorze sources (Puy-de-Dôme) ; la Malou (Hérault) ; Sail-les-Bains, Saint-Alban, Sail-sous-Couzan (Loire) ; Chateldon (Puy-de-Dôme). Ces eaux sont constituées par des bicarbonates de soude et de chaux et sont en même temps ferrugineuses.

2e classe : *Bicarbonatées chlorurées.* — Les eaux de cette classe agissent parce qu'elles sont bicarbonatées, tandis que les eaux chlorurées bicarbonatées, composant la troisième classe de la famille des chlorurées, agissent par les chlorures plus abondants qu'elles contiennent (Durand-Fardel). Cette classe renferme les eaux de Royat (Puy-de Dôme) ; Saint-Maurice ; Vic-le-Comte ; (Puy-de-Dôme), et Vic-sur-Cère (Cantal). Il entre dans leur composition des bicarbonates de soude et de chaux, du chlorure de sodium, du bicarbonate de fer, une quantité variable de lithine, notamment dans les sources de Royat (Eugénie, Saint-Mart, Saint-Victor) qui contiennent 35 milligrammes de lithine par litre ; ce qui nous permet aujourd'hui de les considérer comme des eaux bicarbonatées mixtes, chlorurées et lithinées. Nous verrons en outre qu'une source de Royat, celle de Saint-Victor, est en même temps ferrugineuse ; elle contient près de 6 centigrammes de carbonate de fer par litre, et du gaz acide carbonique en grande quantité.

3e classe : *Bicarbonatées sulfatées.* — Cette classe comprend les eaux de Contrexeville (Vosges), Sermaize (Marne), qui sont remarquables par la présence des bicarbonates et des sulfates avec prédominance des bases calciques et magnésiques.

4e classe : *Bicarbonatées sulfatées-chlorurées.* — Elles se trouvent à Châtelguyon (Puy-de-Dôme) et sont à base exclusivement sodique avec prédominance des sulfates sur les bicarbonates.

D. — Famille des Sulfatées.

La classe unique de ces eaux sulfatées reconnaît quatre divisions. « Les trois familles précédentes, dit M. Durand-Fardel, jouissent de propriétés thérapeutiques très-déterminées, en rapport avec leur composition chimique ; il n'en est plus de même de celles qu'il nous reste à passer en revue. Ici la caractéristique chimique et la caractéristique thérapeutique s'affaiblissent graduellement. Deux des groupes qui composent la famille des sulfatées, les *sulfatées sodiques* et les *sulfatées magnésiques* possèdent, il est vrai, une action thérapeutique déterminée, l'action purgative, mais celle-ci est une action simple qui diffère singulièrement des actions complexes que nous avons dû reconnaître aux autres eaux minérales. Aussi ces eaux appartiennent bien plus à la matière médicale commune qu'à la médication minéro-thermale. C'est pourquoi, elles sont employées à distance comme eaux purgatives. Au point de vue qui nous occupe, elles trouvent donc peu d'applications. Parmi elles, je signalerai Miers (Lot) ; Montmirail (Vaucluse). »

Quant aux *sulfatées calciques*, elles comprennent les eaux de Bagnères-de-Bigorre (Hautes-Pyrénées) ; Capvern (Hautes-Pyrénées) ; Aulus (Ariége). Ces eaux contiennent du sulfate de chaux, un peu de sulfate de magnésie, de chlorure de sodium. Parmi les les sulfatées calciques, il ne faut pas oublier Louèche (Suisse).

Les eaux *sulfatées-mixtes*, telles que les eaux de Vittel (Vosges); contiennent surtout des sulfates calciques et magnésiques.

E. — Famille des Indéterminées.

Cette famille se compose de deux classes : *a.* (les *eaux thermales simples; b.*) les *eaux faiblement minéralisées*. Parmi les premières. on rencontre Néris (Allier) ; Plombières (Vosges) ; Luxeuil (Haute-Saône) ; Bains (Vosges) ; Ussat (Ariége) ; Dax (Landes).

Ces eaux, indéterminées de M. Durand-Fardel, indifférentes des Allemands, inermes de M. Gubler, amétalliques de M. Rotureau, ne présentent aucune caratéristique positive. Leur composition ne diffère pas beaucoup de la composition moyenne des eaux douces.

Elles agissent surtout par leur thermalité; et leur action thérapeutique, ainsi que j'ai déjà eu l'occasion de le dire, est, avant tout, en rapport avec les procédés balnéaires employés. C'est ainsi qu'elles sont sédatives ou excitantes suivant qu'on fait usage des bains tempérés et prolongés ou des bains courts et à haute température. C'est à ce caractère sédatif, qu'elles possèdent à un haut degré, dit M. Bottentuit, qu'elles doivent d'être, en même temps, reconstituantes. Aussi exercent-elles une action réelle sur l'arthritis névropathique, sur l'herpétis. Elles agissent en pareil cas, non comme eaux spécifiques de l'arthritis, de l'herpétis, mais comme eaux pathogéniques.

Parmi les eaux qui composent la 2e classe, celle des eaux faiblement minéralisées, je mentionnerai le Mont-Dore (Puy-de-Dôme) ; Evaux (Creuse) ; Saint-Christau (Basses-Pyrénées) ; Bagnoles (Orne); Evian (Haute-Savoie). Ces eaux, pour M. Durand-Fardel agissent par leur haute thermalité, par exemple, le Mont-Dore. Celles de Saint-Christau sont froides et cuivreuses. Ce principe, d'après M. Tillot, le savant médecin-inspecteur, donnerait à ces eaux une action cicatrisante des plus évidentes sur les affections ulcéreuses atoniques, à marche phagédénique. Celles de Bagnoles sont également froides, mais ferrugineuses.

F. — Classe supplémentaire. — Eaux ferrugineuses.

On ne doit admettre parmi les eaux ferrugineuses que celles

où le fer existe en *proportion thérapeutique*, les autres principes s'y trouvant en proportion trop faible pour imprimer à ces eaux des caractères spéciaux.

Le fer se trouve toujours à l'état de base sous la forme de bicarbonate dans la plupart des sources, d'arséniate dans un certain nombre, de sulfate dans quelques autres. Il peut encore, d'après M. Durand-Fardel, être combiné avec les acides organiques créniques et aprocréniques, ou associé au manganèse ; on voit parfois ce dernier acquérir une certaine importance, comme à Luxeuil, à Cransac. Le fer est toujours en faible proportion ; mais il est certain que la forme sous laquelle il existe et le voisinage de certains principes qui l'accompagnent, lui prêtent une activité thérapeutique de beaucoup supérieure à celle des préparations ferrugineuses empruntées à la matière médicale.

Les analyses des plus importantes eaux ferrugineuses accusent les proportions suivantes : ainsi, à Spa (Belgique), on trouve 6 centigrammes d'oxyde de fer ; à Forges (Seine-inférieure), 9 centigrammes et demi de crénate de fer ; à Provins (Seine-et-Marne), 7 centigrammes et demi d'oxyde de fer ; à Orezza (Corse), 12 centigrammes de carbonate de fer ; à Andabre (Aveyron), 6 centigrammes et demi de bicarbonate de fer ; à la Bauche (Savoie), 17 centigrammes de protoxyde de fer ; à Renlaigue (Puy-de-Dôme), 8 centigrammes de bicarbonate de fer ; à Saint-Victor, Royat, (Puy-de-Dôme), 5 centigrammes et demi de bicarbonate de fer.

Les sources ferrugineuses sont froides, sauf exceptions. Aussi ces eaux sont exportées et prises en boissons. Pourtant, comme elles sont nombreuses et que le fer existe encore dans d'autres sources, telles que Luxeuil, Bagnères-de-Bigorre, Châteauneuf, la Malou, Royat, Vichy, Bussang, Vals, on peut dire que la véritable médication ferrugineuse se fait en France, car la thérapeutique y trouve des ressources bien plus variées et plus efficaces que dans les sources ferrugineuses pures des pays étrangers.

§ 39. M. Bazin reproche à la classification de M. Durand-Fardel, d'être incomplète. On n'y rencontre, dit-il, ni les eaux arsenicales, ni les eaux cuivrées. Il lui reproche, en outre, un manque d'homogénéité ; « c'est un arrangement plus ou moins commode, plus ou m ins méthodique, mais indigne du nom scientifique de classification. » Pourquoi, dit-il encore, mettre sans les distinguer, dans une même classe, la troisième, par exemple, des médicaments très-actifs, comme les eaux bicarbonatées sodiques proprement dites, et des eaux en général à faible minéralisation et dont l'action reste indécise? Il attribue les défauts de cette classification à ce que l'auteur n'était pas bien persuadé de la fécondité de cette idée : « que la substance la plus importante que révèle l'analyse chimique, est celle qui agit dans la cure des maladies ».

§ 40. Classification de M. Bazin. — M. Bazin propose une classification basée sur l'action des eaux dans les maladies. Cette classification repose en somme sur l'observation, sur la clinique, base vraie de la pathologie et de la thérapeutique. Les médecins, qui exercent dans les stations minéro-thermales, qui étudient sur un vaste terrain les manifestations multiples et variées des diverses maladies constitutionnelles, sont bien à même de juger, de contrôler les effets produits par telle ou telle eau minérale sur telle ou telle affection, selon qu'elle relève de telle ou telle idiosyncrasie, de telle ou telle maladie constitutionnelle. Tous s'accordent à conseiller de rechercher exactement quel est l'état pathologique général qui domine dans la constitution des malades ; tous sont unanimes à y voir la véritable cause de l'affection, ne reconnaissant guère aux autres causes qu'une *influence provocatrice*. C'est à rechercher la solution de cette question délicate que le médecin, désireux de guérir ses malades, doit tout d'abord appliquer son esprit. Et, ce n'est que lorsqu'il est en possession de tous ces éléments, qu'il peut faire un choix éclairé et par conséquent efficace des stations minérales. L'action des eaux a été d'ailleurs contrôlée avec rigueur et rigoureusement étudiée dans ses rapports avec les diverses affections, leurs modalités et leur nature par les médecins hydrologues. C'est d'après tous ces renseignements qu'il précisera la source qui guérira à l'exclusion des autres, qu'il reconnaîtra celles qui sont inefficaces ou même nuisibles. Telle est la voie que l'esprit doit suivre, celle d'ailleurs que, soit volontairement, soit inconsciemment, il suit généralement, comme la plus directe, la plus rationnelle, la plus satisfaisante par conséquent.

On conçoit alors les immenses avantages d'une classification, établie d'après de telles conditions et basée, non sur les réactifs et sur le creuset, sur un élément chimique prédominant, c'est-à-dire, sur les effets probables, mais sur les données cliniques, sur les faits acquis, sur les résultats obtenus et sensibles.

§ 41. M. Bazin distingue deux ordres d'eaux minérales : le premier ordre contient toutes les eaux à *minéralisation spéciale*, c'est-à-dire contenant des agents chimiques capables, par leur qualité ou leur quantité, d'influencer la marche des maladies chroniques et d'agir sur leurs affections; le second ordre renferme toutes les eaux à *minéralisation commune*, dont l'action, sur la maladie et sur ses affections, est peu précise ; celles qui ne s'adressent le plus souvent qu'à un symptôme de cette dernière.

D'ailleurs, cette classification, d'après M. Bazin, n'est pas en contradiction avec les résultats de l'analyse chimique, c'est-à-dire avec celle de M. Durand-Fardel.

§ 42. Classification des eaux minérales d'après M. Bazin.

A. — Eaux a minéralisation spéciale

Sept classes, dont les *trois premières* sont à *base de soude*.

1re classe.	— Eaux	chlorurées et bromo-iodurées sodiques.
2e —	—	bicarbonatées sodiques.
3e —	—	sulfatées sodiques.
4e —	—	sulfureuses.
5e —	—	arsenicales.
6e —	—	ferrugineuses.
7e —	—	cuivreuses.

B. — Eaux a minéralisation commune.

Aucun principe prédominant au point de vue chimique et thérapeutique. Minéralisation faible qui ne dépasse guère, toujours par litre, 2 à 3 grammes de matériaux solides. Propriétés thérapeutiques dues soit aux principes salins ou organiques, soit à l'acide carbonique.

De là deux classes :

1re classe. — Eaux salines faibles.	Deux groupes.	Eaux salines thermales.		*a*. Chlorurées et sulfatées.
				b. Sulfatées.
		Eaux salines froides.		
2e — — acidulées gazeuses.	Deux groupes basés sur la présence du fer.			*a*. Eaux gazeuses ferrugineuses.
				b. Eaux gazeuses simples.

Telle est la classification de M. Bazin. Je vais, comme pour la précédente, reprendre chacune des classes en particulier et faire brièvement connaître leur composition chimique, leurs propriétés thérapeutiques et leur situation gé graphique.

A. — Eaux à minéralisation spéciale.

1re classe : *Eaux chlorurées et bromo-iodurées sodiques*. — Ces eaux sont celles où le principe dominant est le chlorure de sodium, et où l'analyse découvre en même temps, presque toujours, une quantité plus ou moins considérable de brôme, allié au sodium ou au potassium, et de l'iode combiné aux précédents métalloïdes.

L'agent spécial de cette classe d'eaux minérales réside dans le chlorure de sodium, dont le poids est très-variable suivant les sources. Ainsi, il varie de 216 grammes par litre (Salies de Béarn) à 1gr,01 (Luxeuil, Haute-Saône). Comme ce principe se rencontre dans presque toutes les eaux minérales bicarbonatées à des doses plus ou moins fortes, M. Bazin ne range dans la 1re classe de sa nomenclature que les eaux qui renferment 2 grammes au moins de chlorure de sodium.

Voici les principales sources de France que l'on rencontre dans cette classe. Avec leur énumération je donne leur degré de minéralisation et leur température, car celle-ci ne doit pas être négligée :

Arbonne (Savoie)	280 gr.	froide.
Salies (Béarn, Basses-Pyrénées)	216	froide.
Salins (Jura)	27	12°,5
Salins-Moutiers (Savoie)	10	35°
Balaruc (Hérault)	7	40° à 50°
Bourbonne-les-Bains (Haute-Marne)	6	58°
Bourbon-l'Archambault (Allier)	2	52°
Lamotte (Isère)	3	58°

Outre le chlorure de sodium, ces eaux contiennent du brôme depuis 1 milligramme jusqu'à 2 centigrammes et de l'iode en quantité variable.

La proportion si variable des principes permet de diviser les eaux chlorurées sodiques et bromo-iodurées en eaux fortes et en eaux faibles. Leur action diffère, en effet, sous beaucoup de points de vue, et jusque dans leur mode d'administration. Si l'emploi des eaux fortes n'est possible, à l'intérieur, que par l'addition d'eau douce, celui des eaux faibles, à l'extérieur, n'est possible qu'en ajoutant des eaux mères, afin d'en augmenter l'activité.

J'estime, ainsi que je l'ai dit plus haut, qu'il n'est pas sans intérêt pour le clinicien qui désire se rendre un compte exact de l'action thérapeutique et physiologique de chaque source minérale et thermale, d'en connaître exactement la composition chimique. Je transcris donc, d'après les analyses connues, les résultats obtenus, sinon pour toutes, du moins pour les plus importantes. Quant aux autres, le lecteur trouvera tous les renseignements désirables, soit dans les dictionnaires des eaux minérales, soit dans l'ouvrage très-bien fait de M. Le Bret, soit enfin dans les brochures spéciales, publiées annuellement par les médecins des eaux minérales et thermales.

TABLEAUX ANALYTIQUES DES EAUX CHLORURÉES SODIQUES ET BROMO-IODURÉES.

Eaux de Salies de Béarn (Basses-Pyrénées).

Analyse par M. O. Henry.

(Par litre.)

Chlorures anhydres	de sodium	216gr,020
	de potassium	2 ,080
	de calcium	traces
	de magnésium	
Sulfates anhydres	de soude	9 ,750
	de potasse	
	de magnésie	
	de chaux	
Iodures alcalins		traces
Bromures alcalins		1 ,050
Phosphates, silice, alumine, sesquioxyde de fer		traces
Matières organiques		5 ,500
Bicarbonate de chaux		traces
— de magnésie		
Total		234gr,400

Analyse par M. le docteur Garrigou.

(Par litre.)

	gr.
Chlorures de sodium	229,354
— de potassium	0,354
— de calcium	6,495
— de magnésium	6,792
— de lithine	traces
Sulfates de soude	9,094
— de potasse	0,212
— de chaux	0,797
— de magnésie	3,750
— de lithine	traces
Bromure de magnésium	0,473
Iodure de sodium	0,053
Alumine de fer	0,460
Silicate de soude	0,254
Carbonate de soude	traces
Matières organiques	non dosées
Total	257,988

A l'analyse de l'eau naturelle, je crois devoir comparer celle des eaux mères qui peuvent aussi rendre de signalés services.

Analyse des eaux mères.

(Par litre.)

	gr.
Chlorures de sodium	223,335
— de potassium	55,009
— de lithine	1,500
— de calcium	1,800
— de magnésium	155,203
Sulfate de magnésie	11,245
Bromure de magnésium	10,000
Iodure de magnésium	0,949
Silicate de soude	0,272
Alumine de fer	0,180
Carbonate de soude	traces
Matières organiques	15,000
Perte	12,800
TOTAL	487,293

Ces eaux ont donc une minéralisation très-forte, une richesse extrême en chlorures de sodium et de magnésium, en bromures et en iodures; c'est-à-dire qu'elles contiennent en quantité considérable trois des agents dont l'efficacité est des moins contestables en thérapeutique.

Les eaux de Salins (Jura) sont celles de France, qui remplacent le mieux celles de Kreusnach, de Nauheim (Allemagne); elles leur sont supérieures dans beaucoup de cas. La minéralisation est considérable : 30 grammes dont 27 de chlorures sodiques et 0,06 de bromures, un peu de carbonates et de gaz carbonique. (Durand-Fardel.)

Analyse des eaux de Balaruc (Hérault).

Température : 47 ou 48°.

DURAND-FARDEL.	BÉCHAMP ET GAUTHIER.
9 grammes de principes minéralisateurs, dont 6gr,8 de chlorure de sodium et 1gr,07 de chlorure de magnésium, des carbonates de chaux et de magnésie, notablement du bromure.	10gr,195 de principes salins, dont 7gr,45 de chlorure de sodium. Traces de cuivre. Sulfates et carbonates alcalins.

Analyse des eaux de Bourbonne-les-Bains (Haute-Marne).

(Toujours pour 1 litre.)

D'après M. Pressoir, pharmacien en chef de l'hôpital militaire.

(1860.)

	gr.
Chlorure de sodium	5,800
— de magnésium	0,400
Carbonate de chaux	0,100
Sulfate de chaux	0,880
— de potasse	0,130
Bromure de sodium	0,065
Silicate de soude	0,120
Alumine	0,130
Iode	traces
Arsenic	traces
Peroxyde de fer	0,003
Oxyde mangano-manganique	0,002
Total	7,630

Il faut y ajouter le cuivre découvert par M. Béchamp, le manganèse (Drouot), le lithium, le strontium, le cœrium, le rubidium (Grandeau).

On doit à Vauquelin une analyse du sédiment bourbeux qu'on retire du fond du puisard.

100 parties lui ont donné :

	gr.
Matières végétales	15,40
Acide silicique	64,40
Oxyde de fer	5,80
Chaux	6,20
Magnésie	1,00
Alumine	2,20
Perte	5,00
Total	100 »

Analyse de l'eau thermale de Salins-Moutiers (Savoie).

(Par litre.)

Température à la source : 35°.

	gr.
Acide carbonique	0,68
Carbonate de fer	0,15
— de chaux	0,75
Sulfate de chaux	2,40
— de magnésie	0,52
— de soude	0,98
Chlorure de sodium	0,30
— de magnésium	10,22
— de lithium	traces
Total	16,00 de sels.

On a signalé encore des traces de bromure, d'iodure de potassium, des arséniates de fer et de chaux. Elles peuvent donc remplacer avantageusement les eaux de Hombourg, Manheim, Wiesbaden, Kreusnach, Kissingen, dont l'Allemagne est si fière. (Rotureau.)

Bourbon-l'Archambault (Allier) : Température, 51 à 53°. Ces eaux contiennent par litre 3^{gr},980 de sels, à base surtout de chlorure de sodium. D'après M. Durand-Fardel, elles contiendraient 4^{gr},3 de minéralisation, dont 2^{gr},2 de chlorure de sodium, 1^{gr},2 de bicarbonates mixtes, des bromures et des iodures en proportion pondérable, une certaine quantité de gaz carbonique.

Je signalerai encore Bourbon-Lancy (Saône-et-Loire) comme une eau chlorurée ; mais elle est faiblement minéralisée : chlorure de sodium 1^{gr},030, gaz carbonique, fer, quelques bases magnésiques.

On trouve à Lamotte (Isère) une source de 58 à 60° de température avec 7 grammes de minéralisation par litre dont :

3,^{gr}80^{c} de chlorure de sodium.
0, 80 de carbonate terreux.
1, 65 de sulfate calcique.
0, 02 de bromure de sodium.
0, 02 de fer.

2e classe : *Eaux bicarbonatées sodiques*. — Ces eaux forment une famille naturelle où, comme l'indique leur nom, le bicarbonate de soude prime les autres principes. Ce sel varie de quelques centigrammes à 7 grammes et plus par litre. M. Bazin fixe à la dose de 50 centigrammes par litre le poids minimum de ce sel pour caractériser les eaux qui en contiennent.

Comme ces eaux renferment en même temps d'autres principes en quantité suffisante pour expliquer une certaine action, M. Bazin établit un groupe d'eaux bicarbonatées sodiques proprement dites et quatre groupes annexes :

A. Proprement dites.
- Vals (Ardèche).
- Vichy (Allier).
- Vic-sur-Cère (Cantal).
- Vic-le-Comte (Puy-de-Dôme).
- Châteauneuf (Puy-de-Dôme). — Suivant moi, cette eau rentre plutôt dans le 2e groupe des annexées.

B. Annexées.

- 1er groupe. — Bicarbonatées et chloro-iodurées : Gurgitello (Ischia), Téplitz (Bohême).
- 2e — — Bicarbonatées et chloro-sodiques : Royat, Saint-Nectaire, Châteauneuf (Puy-de-Dôme), Ems (duché de Nassau).
- 3e — — Bicarbonatées sodiques et ferrugineuses : Le Boulou, Saint-Martin (Pyrénées-Orientales).
- 4e — — Bicarbonatées sodiques et arsenicales : Mont-Dore (Puy-de-Dôme).

Nous pouvons maintenant faire un groupe à part de certaines eaux bicarbonatées sodiques, car elles contiennent une nouvelle base alcaline, la lithine, à des doses plus ou moins considérables suivant la source. Je le désignerai sous le nom d'eaux bicarbonatées sodiques et lithinées. Parmi celles-ci, je mentionne, en première ligne, Royat, Châteauneuf (Puy-de-Dôme). Du reste, voici une énumération des eaux bicarbonatées sodiques où MM. Truchot et Fredet ont constaté la présence de la lithine :

Mont-Dore	8	milligr. de chlorure de lithium par litre.
Vic-sur-Cère	8	— — — —
Saint-Nectaire	22	— — — —
Châtelguyon	28	— — — —
Châteauneuf	35	— — — —
Royat (trois sources). Eugénie, Saint-Martin, Saint-Victor	35	— — — —
Différentes sources de Vals, de	15 à 20	— — — —
— — de Vichy, de	18 à 22	— — — —

A, TABLEAUX ANALYTIQUES DES EAUX BICARBONATÉES SODIQUES PROPREMENT DITES.

EAUX DE VICHY (ALLIER)

Composition chimique des principales sources, d'après M. BOUQUET. (Pour 1 litre d'eau).

DÉNOMINATION DES SOURCES.	GRANDE-GRILLE.	PUITS-CHOMEL.	PUITS-CARRÉ.	LUCAS.	HÔPITAL.	CÉLESTINS OU DU ROCHER.	CÉLESTINS DE LA GROTTE.	SOURCE DU PARC (BROSSON).	PUITS D'HAUTERIVE.	PUITS DE MESDAMES.
Acide carbonique libre.........	0,908	0,768	0.876	0,751	1,067	1,049	1,299	1,555	2,188	1,908
Bicarbonate de soude..........	4,883	5,091	4,893	5,001	5,029	5,103	4,101	4,857	4,687	4,016
— de potasse.............	0,352	0,371	0,378	0,282	0,440	0,315	0,231	0,292	0,189	0,189
— de magnésie............	0,303	0,338	0,335	0,275	0.200	0,328	0,554	0,213	0,501	0,425
— de strontiane...........	0,033	0,003	0,003	0,005	0,005	0,005	0,005	0,005	0,003	0,003
— de chaux..............	0,434	0,427	0,421	0,545	0,570	0,462	0,699	0,614	0,432	0,604
— de protoxyde de fer.......	0,004	0,001	0,004	0,004	0,004	0,004	0,044	0,004	0,017	0,826
— de protoxyde de manganèse	traces	traces	traces	traces	traces	traces	traces	traces	traces	traces
Sulfate de soude..............	0,291	0,291	0,291	0,291	0,291	0,291	0,314	0,314	0,201	0,250
Phosphate de soude............	0,130	0,070	0,028	0,070	0,046	0,091	traces	0,140	0,046	traces
Arséniate de soude............	0,002	0,002	0,002	0,002	0,002	0,002	0,003	0,002	0,002	0,003
Borate de soude..............	traces	traces	traces	traces	traces	traces	traces	traces	traces	traces
Chlorure de sodium...........	0,534	0,534	0,534	0,518	0,518	0,534	0.550	0,550	0,534	0,355
Silice......................	0,070	0,870	0,068	0,050	0,050	0,060	0,065	0,055	0,071	0,032
Matière organique bitumineuse.	traces	traces	traces	traces	traces	traces	traces	traces	traces	traces
Chlorure de lithium (1)........	0,020	0,020	0,020	0,020	0,018	0,022	0,022	0,022	0,020	0,020
TOTAUX.........	7,964	8,989	7,823	7,817	8,240	8,266	7,887	8,023	8,891	8,631

(1) D'après M. Truchot, professeur à la Faculté des sciences de Clermont-Ferrand.

Analyse des eaux froides de Vals (Ardèche), par O. HENRY.

(Par litre.)

Source : *La Chrétienne.*

	gr.
Acide carbonique libre. 1/3 du volume environ.	
Bicarbonate de soude	6,350
— de potasse	0,200
— de chaux	0,380
— de magnésie	
— de protoxyde de fer	0,017
— de manganèse	traces
Chlorure de sodium	0,150
Sulfate de soude	
— de chaux	
Silicate d'alumine	0,105
Phosphate de chaux ou d'alumine	indét.
Principe arsenical	
Iodure, matières organiques	
TOTAL	7,182

Analyse des autres principales sources de Vals, d'après M. O. HENRY.

THERMALITÉ 13°.	Saint-Jean.	Rigolette.	Précieuse.	Désirée.	Magdeleine
Acide carbonique libre	1,425	2,095	2,218	2,145	7,050
Bicarbonate de soude	1,480	5,800	5.940	6,040	7,200
— de potasse	0,040	0,263	0,230	0,263	0,255
— de chaux	0,310	0,259	0,960	0,571	0,520
— de magnésie	0,120		0,750	0,900	0,672
— de fer et manganèse	0,006	0,024	0,010	0,010	0,620
Chlorure de sodium	0,060	1,200	0,080	1,100	0,160
Sulfate de soude et de chaux	0,054	0,220	0,185	0,200	0,235
Silicate et silice, alumine	0,030	0,060	0,060	0,058	0,097
Iodure alcalin, arsenic et lithine	indice	traces	indice	indice	traces
	2,151	7,826	8,885	9,24	9,248

VIC-SUR-CÈRE (Cantal), VIC-LE-COMTE, CHATEAUNEUF, avec ses quatorze sources à différents degrés de température, variables de 16 à 30°, contiennent :

La 1re station..........	2 gr. de bicarbonate de soude et 0gr,050 de sels ferrugineux.
La 2e —	3 grammes.
La 3e —	1gr,50 à 2 grammes.

Les eaux bicarbonatées se prennent en boisson et représentent la médication interne, tandis que la balnéation est essentiellement pratiquée au moyen des eaux chlorurées.

Voici des détails plus complets sur la composition des sources de Châteauneuf (Puy-de-Dôme) étudiées avec tant de soin en 1855 par J. Lefort.

Analyse des eaux de Châteauneuf (Puy-de-Dôme), par M. J. Lefort.

Source *Morny*, par M. J. Lefort (1876).

Température : 17°,5.

	gr.
Acide carbonique libre.......... 2 ou	2,351
Bicarbonate de soude..................	0,968
— de potasse..........................	0,135
— de lithine..........................	indices très-sensibles
— de chaux............................	1,015
— de magnésie.........................	0,390
— de protoxyde de fer............	0,055
Chlorure de sodium....................	0,169
Sulfate de soude......................	0,163
Silice....................................	0,120
Iodure de sodium......................	indices
Arséniate de soude....................	traces
Total..............	5,366

Source *Salneuve*, par M. J. Lefort (1861).

Température : 16°.

	gr.
Acide carbonique libre.................	1,979
Bicarbonate de potasse................	0,412
— de chaux............................	0,738
— de magnésie.........................	0,454
— de protoxyde de fer.............	0,027
— de soude............................	1,383
Sulfate de soude.......................	0,371
Chlorure de sodium....................	0,362
Arséniate de soude....................	traces
Crénate de fer.........................	indices
Lithine..................................	traces
Silice....................................	0,110
Alumine..................................	traces
Matières organiques...................	traces
Total..............	5,836

TABLEAU SYNOPTIQUE

De la densité, de la température et de la composition chimique des diverses sources de Châteauneuf.

NOMS DES SOURCES.	FONTAINE Desaix.	FONTAINE la Pyramide.	BUVETTE du gr. bain chaud.	GRAND bain chaud.	BAIN Auguste.	BAIN Julie.	BAIN tempéré	FONTAINE du petit moulin.	FONTAINE du Postillon ou de Champfleuret.	BAIN du Petit-Rocher.	FONTAINE du Petit-Rocher.	FONTAINE Chevasier.	BAIN de la Rotonde.	FONTAINE de Chambon-Lacroix.
Densité...........	1,0017	1,0029	1,0018	1,0018	1,0027	1,0027	1,0020	1,0016	1,0035	1,0016	1,0016	1,0014	1.0016	1,0015
Température......	16°,5	25°,6	30°,5	38°	29°	32°	36°	15°,75	16°	30°	21°,5	33°	33°	18°
Azote................	5cc,500	7cc00	6cc	5cc,8	4cc,2	4cc,1	2cc,3	3cc,5	2cc,3	3cc,5	4cc,1	4cc,9	4cc,3	6cc,4
Oxygène..............	1 ,000	0 ,3	1	1 ,3	1 ,4	0 ,0	0 ,6	0 ,5	0 ,5	0 ,2	0 ,8	0 ,4	1 ,2	2 ,7
Chlore................	0 ,244	0 ,274	0 ,221	0 ,223	0 ,265	0 ,241	0 ,267	0 ,180	0 ,223	0 ,205	0 ,154	0 ,101	0 ,222	0 ,103
Acide carbonique.......	3 ,509	3 ,189	2 ,198	2 ,666	2 ,549	3 ,574	2 ,746	2 ,794	4 ,327	2 ,350	3 ,030	2 ,399	3 ,033	3 ,097
— sulfurique........	0 ,141	0 ,272	0 ,275	0 ,267	0 ,241	0 ,249	0 ,265	0 ,102	0 ,220	0 ,179	0 ,153	0 ,105	0 ,167	0 ,071
— sulfhydrique......	»	indices	indices	»	»	»	»	»	»	indices	»	indices	»	»
— crénique..........	traces	traces	traces	traces	traces	traces	traces	traces	traces	traces	traces	traces	traces	traces
Potasse..............	0 ,268	0 ,377	0 ,321	0 ,279	0 ,259	0 ,299	0 ,285	0 ,271	0 ,461	0 ,222	0 ,296	0 ,220	0 ,343	0 ,196
Soude................	0 ,879	1 ,021	0 ,892	0 ,900	0 ,971	0 ,920	0 ,922	0 ,633	0 ,995	0 ,704	0 ,465	0 ,471	0 ,782	0 ,566
Chaux................	0 ,200	0 ,249	8 ,148	0 ,122	0 ,174	0 ,152	0 ,156	0 ,184	0 ,292	0 ,158	0 ,212	0 ,008	0 ,101	0 ,274
Magnésie.............	0 ,038	0 ,075	0 ,068	0 ,065	0 ,066	0 ,061	0 ,067	0 ,079	0 ,139	0 ,055	0 ,040	0 ,032	0 ,046	0 ,113
Alumine..............	traces	traces	traces	traces	traces	traces	traces	traces	traces	traces	traces	traces	traces	traces
Silice................	0 ,103	0 ,109	0 ,115	0 ,101	0 ,122	0 ,126	0 ,121	0 ,085	0 ,092	0 ,095	0 ,166	0 ,078	0 ,095	0 ,010
Protoxyde de fer........	0 ,008	0 ,119	0 ,001	0 ,027	0 ,014	0 ,016	0 ,012	0 ,027	0 ,072	0 ,010	0 ,018	0 ,045	0 ,012	0 ,022
Arsenic...............	indices	indices	indices	indices	indices	indices	indices	indices	indises	indices	indices	indices	indices	indices
Matière organique.......	traces	traces	traces	traces	traces	traces	traces	traces	traces	traces	traces	traces	traces	traces
Lithine (1).............	0 ,035 (par litre.)	»	»	»	»	»	»	»	»	»	»	»	»	»
TOTAUX.......	5 ,390	5 ,588	4 ,236	4 ,660	4 ,661	5 ,638	4 ,841	4 ,385	6 ,821	3 ,974	3 ,509	3 ,539	4 ,801	4 ,552

(1) D'après l'analyse de M. Truchot, professeur à la Faculté des sciences de Clermont.

B. EAUX BICARBONATÉES SODIQUES ANNEXÉES.

PREMIER GROUPE.

Analyse des eaux de Gurgitello (Ischia), par LANCELOTTI.

Température : 63 à 70°. — Eau : 1 litre.

	gr.
Chlorure de sodium	3,052
Carbonate de soude	2,810
— de potasse	0,012
— de magnésie	0.071
— de chaux	0,116
Sulfate de soude	0,651
— de chaux	0,137
— de fer	traces
Iodure de potassium	0,044
Chlorure de fer	traces
Silice	0,043
Oxyde de fer et de magnésie / Alumine / Phosphate de chaux	0,007
Matières organiques	traces
TOTAL	6,943

Cette eau se prend en bains, douches et lotions.

Analyse des eaux de Tœplitz (Bohême), par FICINUS.

Source *Hauptquelle*.

Température : 49°. — Eau : 1 litre.

	gr.
Carbonate de soude	2,844
— de lithine	0,018
— de manganèse	0.084
— de fer	0,036
— de magnésie	0,057
— de chaux	0,344
— de strontiane	0,020
Sulfate de potasse	0,459
Chlorure de sodium	0,458
— de potassium	0,110
Iodure de sodium	0,060
Phosphate d'alumine	0,023
Silice	0,030
Acide crénique	0,095
Perte	0,002
TOTAL	4,613

DEUXIÈME GROUPE.

Analyse des eaux bicarbonatées sodiques et chlorurées sodiques de Royat (Puy-de-Dôme), par M. J. Lefort (1857).

Leur température de 35°,5 permet de les donner en bains à eau courante, à eau vive.

Source *Eugénie* ou *Grande source.*

Eau : 1 litre.

	gr.
Acide carbonique libre	0,377
Bicarbonate de soude	1,349
— de potasse	0,435
— de chaux	1,000
— de magnésie	0,677
— de fer	0,040
— de manganèsé	traces
Sulfate de soude	0,185
Phosphate de soude	0,018
Arséniate de soude	traces
Chlorure de sodium	1,728
Iodure et bromure de sodium	indices
Silice	0,156
Alumine	traces
Matières organiques	traces
Chlorure de lithium (1)	0,035
Total	6,000

Source *César.*

	gr.
Bicarbonate de soude	0,392
— de potasse	0,286
— de chaux	0,686
— de magnésie	0,397
— de fer	0,025
— de manganèse	traces
Sulfate de soude	0,015
Phosphate de soude	0,014
Arséniate de soude	traces
Chlorure de sodium	0,766
Iodure et bromure de sodium	traces
Silice	0,167
Alumine	traces
Matières organiques	indices
Total des matières fixes	2,748
Gaz acide carbonique	0,620
Gaz azote	0,038
Gaz oxygène	0,009
Chlorure de lithium, dosé par M. Truchot (1875)	0,022

(1) Découvert en 1875, par M. Truchot.

Analyse des eaux de Royat, par M. TRUCHOT (1875).

DÉSIGNATION DES SUBSTANCES.	SOURCES	
	SAINT-MART.	SAINT-VICTOR (1).
Bicarbonate de soude	0,8003	0,8886
— de potasse	0,1701	0,8866
— de chaux	0,9696	0,0121
— de magnésie	0,6508	0,6464
— de fer	0,0230	0,0560
— de manganèse	traces	traces
Sulfate de soude	0,1463	0,1656
Phosphate de soude	traces	traces
Chlorure de sodium	1,5655	1,6497
Bromure et iodure de sodium	traces	traces
Chlorure de lithium	0,0350	0,0350
Silice	0,0945	0,0950
Arsenic	traces	traces
Total des matières fixes	4,4551	4,4350
Gaz acide carbonique	1,709	1,492
Azote	7,5	6,6
Oxygène	traces	traces

(1) Cette source, en outre, est très-ferrugineuse. Elle contient, on le voit, 5 cent. et demi de carbonate de fer. Elle est d'une digestion facile, vu sa quantité considérable d'acide carbonique.

Analyse des eaux de Saint-Nectaire (Puy-de-Dôme).

Par M. TEREIL.

Cette station possède quatre sources dont la température varie de 30 à 44°. Voici l'analyse de la plus chaude et de la plus riche en bicarbonate de soude et en chlorure de sodium.

	gr.
Bicarbonate de soude	2,9699
Chlorure de sodium	2,5100
Sulfate de soude	0,1800
Bicarbonate de magnésie	0,3332
— de fer	0,0416
— de chaux	0,7190
Sulfate de chaux	traces
Alumine	traces
Silice	0,1100
Matière organique	traces
Perte	0,1500
TOTAL	7,0141

M. Truchot a constaté la présence de 22 milligrammes de lithine;

Ces eaux sont administrées à l'intérieur et à l'extérieur en bains, douches, aspirations.

Il existe encore à Saint-Nectaire une source ferrugineuse qui porte le nom de source Rouge.

Analyse de la *source Rouge*, par MM. Terreil, Boutet et Salvetat.

Eau : 1 litre.

	gr.
Hydrogène sulfuré	traces sensibles
Acide carbonique libre	1,760
— crénique	quantité indéterminée
Chlorure de sodium	2,957
Iodure de sodium	traces sensibles
Bicarbonate de soude	2,511
— de potasse	9,150
— de lithine	0,260
Sulfate de soude	0,165
Acide silicique	0,080
Bicarbonate de chaux	0,640
— de magnésie	0,212
Protoxyde de fer	0,021
Alumine	0,035
Arséniate de fer	dosable
Phosphate de fer	»
Matières organiques	indéterminées
Total	8,791

J'ai donné plus haut la composition des eaux de Châteauneuf.

Quant aux eaux d'Ems (Nassau) qui offre quatre sources dont la température varie de 30 à 37° et de Schangenbad (Nassau) dont la température varie de 28 à 32°, elles sont faiblement minéralisées, surtout celles de la deuxième station, dont le poids des principes est seulement de 0gr,3169 par litre. Ems contient 3gr,3 de principes minéralisateurs, dont un gramme à 2 grammes de bicarbonate de soude et un gramme de chlorure de sodium. Ces deux eaux minérales allemandes contiennent des conferves, qui les rendent douces et onctueuses.

TROISIÈME GROUPE.

Eaux bicarbonatées sodiques et ferrugineuses.

Ce troisième groupe est constitué principalement par les quatre sources du Boulou (Pyrénées-Orientales), de Saint-Martin-de-Fenouilles, de Sorède, de Laroque, dont les eaux se prennent à l'intérieur dans le cas d'anémie.

Analyse des eaux du Boulon et de Saint-Martin, par ANGLADA.

DÉSIGNATION DES SUBSTANCES. Eau : 1 litre.	NOMS DES STATIONS.	
	LE BOULON.	SAINT-MARTIN.
Température	17°,5	16°,25
Acide carbonique libre	0lit,611	0lit,750
Carbonate de soude	2gr,431	2gr,787
— de chaux	0 ,741	0 ,448
— de magnésie	0 ,215	0 ,159
— de fer	0 ,032	0 ,050
Sulfate de soude	traces	0 ,019
Chlorure de sodium	0 ,852	0 ,324
Silice	0 ,134	0 ,106
Matière organique	indéterminé	0 ,022
Perte	»	0 ,104
TOTAUX	4gr,405	4gr,029

QUATRIÈME GROUPE.

Eaux bicarbonatées sodiques et arsenicales.

Le quatrième groupe est représenté par les sources du MONT-DORE (Puy-de-Dôme), au nombre de neuf, toutes chaudes, de 18 à 45°, excepté celle de Sainte-Marguerite qui est à + 10°. Ces eaux, bicarbonatées sodiques et arsenicales, sont limpides, inodores, plus denses que l'eau distillée. Elles abandonnent très-facilement à la vapeur aqueuse la plus grande partie de l'arsenic dont elles sont chargées. C'est sur elles que Scoutetten (de Metz) a découvert, en 1865, les propriétés électriques des eaux minérales, à l'aide du galvanomètre de Nobili. Thénard, en 1853, a fixé la dose d'arsenic à 0gr,00125 d'arséniate de soude. Plus récemment, MM. Lefort et Grandeau ont démontré, au moyen de l'analyse spectrale, la présence du cœsium, du rubidium, de la lithine, et le Dr Joal, celle du brome et du phosphore.

Analyse des eaux du Mont-Dore, par M. J. Lefort (1862).

DÉSIGNATION DES SUBSTANCES. Eau : 1 litre.	NOMS DES CINQ SOURCES PRINCIPALES				
	MADELEINE	CÉSAR.	PAVILLON	RAMOND.	RIGNY.
Oxygène	$0,65^{cc}$	$0,98^{cc}$	$0,77^{cc}$	$0,73^{cc}$	$0,71^{cc}$
Azote	8,64	14,22	10,45	10,01	9,25
Acide carbonique libre	$0^{gr},3522$	$0^{gr},5967$	$0^{gr},3810$	$0^{gr},4997$	$0^{gr},4644$
Bicarbonate de soude	0 ,5362	0 ,5391	0 ,5452	0 ,5462	0 ,5375
— de potasse	0 ,0309	0 ,0212	0 ,0309	0 ,0212	0 ,0232
— d'oxyde de rubidium / — de cœsium	indices	indices	indices	indices	indices
— de lithine	traces	indices	traces	traces	traces
— de chaux	0 ,3423	traces	0 ,3142	0 ,2720	0 ,3092
— de magnésie	0 ,1757	0 ,1676	0 ,1676	0 ,1647	0 ,1628
— de protoxyde de fer	0 ,0207	0 ,0258	0 ,0235	0 ,0317	0 ,0250
— de manganèse	traces	traces	traces	traces	traces
Chlorure de sodium	0 ,3685	0 ,3587	0 ,3630	0 ,3578	0 ,3599
Sulfate de soude	0 ,0761	0 ,0756	0 ,0761	0 ,0737	0 ,0761
Arséniate de soude	0 ,00096	0 ,00096	0 ,00096	0 ,0006	0 ,00096
Borate de soude / Iodure et fluorure de sodium	traces	traces	0 ,1686	traces	traces
Acide silicique	0 ,1654	0 ,1551	0 ,1586	0 ,1550	0 ,1653
Alumine	0 ,0112	0 ,0083	0 ,0094	0 ,0065	0 ,0101
Matière organique bitumineuse	traces	traces	traces	traces	traces
Totaux	$2^{gr},08016$	$2^{gr},26736$	$2^{gr},0776$	$2^{gr},11946$	$2^{gr},03546$

Les sources Boyer, Pigeon, Caroline, ont une minéralisation sensiblement analogue. Celle de Sainte-Marguerite n'a de commun avec les autres sources que l'acide carbonique dont elle est sursaturée. C'est une eau acidule, fraîche, limpide, qui n'est employée qu'à la préparation des bains tempérés, ou qu'en boisson; elle est très-agréable comme eau de table mêlée au vin.

A côté des eaux bicarbonatées mixtes et avant les eaux sulfatées sodiques et magnésiennes, eaux purgatives par excellence, qui malheureusement n'existent pas en France, je place les eaux de Châtelguyon (Puy-de-Dôme), eau bicarbonatée mixte, chlorurée sodique et magnésienne. Ces eaux bien étudiées dernièrement par M. Baraduc, médecin inspecteur, sont légèrement purgatives, et à ce titre elles offrent un certain intérêt pour le traitement de quelques troubles sympathiques des affections utérines.

Analyse des eaux de Châtelguyon (source *Deval*), par M. J. Lefort.

Température : 35°.

	gr.
Acide carbonique libre	0,258
Chlorure de sodium	1,617
— de potassium	0,178
— de magnésium	1,218
— de lithium	indices
Bicarbonate de soude	1,054
— de chaux	2,105
— de magnésie	0,440
— de protoxyde de fer	0,054
Sulfate de chaux	0,498
— de strontiane	indices
Arséniate de soude	indices
Alumine	0,008
Silice	0,126
Matière organique bitumineuse	indices
Total	7,556

D'après l'analyse spectrale de M. Truchot, Châtelguyon renferme 0,028 milligrammes de chlorure de lithium (par litre).

3e classe : *Eaux sulfatées sodiques et magnésiques.* — La troisième classe forme une famille où le sulfate de soude prime les autres principes ; il doit exister à la dose minimum de 2 grammes pour pouvoir être considéré par M. Bazin, comme caractéristique du groupe. Ces eaux sont peu nombreuses en France ; elles le sont plus en Bohême où l'on rencontre

Sedlitz	31	gr. de sulfate de magnésie.
Pullna	33	— —
—	21	— de soude.

Dans notre pays, on trouve :

Miers (Lot)	2gr,675 de sel de soude.
Montmirail (Vaucluse)	5 ,06 de sulfate de soude.

A côté de ces eaux, je placerai :

Brides-les-Bains (Savoie), contenant sulfate	de soude	1gr,6
— — — —	de chaux	1 ,8
— — — —	de magnésie	6 ,1
Saint-Gervais (Haute-Savoie) — —	de soude	2

On pourrait donner à cette classe le nom d'eaux purgatives, d'eaux laxatives.

Analyse des eaux de Miers (arrondissement de Gourdon, Lot),

Par MM. BOULLAY et HENRY.

Température : froide. — Eau : 1 litre.

Acide carbonique	un très-léger excès
	gr.
Bicarbonate de chaux	0,208
— de magnésie	0,120
— de soude	0,071
Sulfate de soude	2,675
— de chaux	0,945
Chlorure de magnésium	0,750
— de sodium	0,020
Acide silicique	0,480
Alumine	0,037
Oxyde de fer	0,005
Matière organique	0,060
TOTAL	5,371

Analyse des eaux de Montmirail (Vaucluse).

Par M. O. HENRY.

Des deux sources de cette station, une seule, connue sous le nom d'*Eau verte*, rentre dans cette troisième classe de M. Bazin. Elle jouit des mêmes propriétés purgatives que les eaux allemandes ; en outre elle a l'avantage d'avoir une saveur moins désagréable et de purger sans causer d'entérite. A la source, la purgation est obtenue par l'ingestion d'un litre d'eau environ.

Température : 16°,5. — Eau : 1 litre.

	gr.
Sulfate de magnésie	9,31
— de soude	5,06
— de chaux	1,00
Chlorure de magnésium	0,83
— de sodium — de calcium	0,18
Bicarbonate de chaux	0,37
— de magnésie	0,16
Iodure	traces sensibles
Phosphates terreux Silice, alumine Sesquioxyde de fer Principe arsenical	0,39
Matière organique	traces sensibles
TOTAL	17,30

Par comparaison, voici la composition des eaux de Bohême.

Analyse des eaux de Sedlitz par M. BOUILLON-LAGRANGE.

Acide carbonique	0^{lit},068
	gr.
Sulfate de magnésie	31,820
— de soude	0,730
— de chaux	0,581
Carbonate de chaux	0,220
— de magnésie	0,141
Matière résineuse	0,084
TOTAL	33,576

Analyse des eaux de Pullna, par M. BARRUEL.

	gr.
Acide carbonique	indéterminé
Sulfate de magnésie	33,556
— de soude	21,889
— de chaux	1,184
Carbonate de chaux	0,010
— de fer	0,001
— de magnésie	0,540
Chlorure de sodium	3,000
— de magnésium	1,860
Matière organique	0,400
TOTAL	62,440

Ces eaux font partie de la médication énergiquement évacuante.

Les eaux de Friederichshall sont moins irritantes. Elles contiennent :

	gr.
Sulfate de soude	6,05
— de magnésie	5,15

Les eaux de Seidchutz contiennent :

Sulfate de soude	6,4
— de magnésie	10,00

Toutes ces eaux sont froides ; de là leur emploi exclusivement interne. Celles de Karlsbad (Bohême) ont une température de 30° à 41°, ce qui permet de les administrer aussi en bains et sous forme de douches ; en boisson, elles sont efficaces à la dose de cinq ou six verres.

Voici l'analyse d'une des douze sources que l'on y trouve :

Analyse de la source Sprudel de Karlsbad, par M. GOTTL.

Température : 73°. — Eau : 1 litre.

Acide carbonique libre	210^{cc},59
Azote	0 ,85

	gr.
Sulfate de soude	2,154
— de potasse	0,053
Chlorure de sodium	1,256
Carbonate de soude	1,304
— de chaux	0,290
— de magnésie	0,057
— de protoxyde de fer	0,004
Phosphate basique d'aluminium	0,030
Silice	0,151
TOTAL	5,299

A côté de Karlsbad se place Marienbad qui, comme les sources analogues, n'a pas d'action spécifique et n'a d'autre effet que d'exagérer la sécrétion intestinale. Ces eaux sont laxatives, plutôt que purgatives. Elles sont des plus efficaces contre l'obésité, contre la grossesse adipeuse, phénomène sympathique, qui accompagne si souvent, ainsi que je l'ai montré, la métrite chronique, surtout la métrite parenchymateuse.

Eaux sulfatées sodiques, chlorurées et magnésiques.

La France possède des eaux laxatives puissantes qui, ainsi que les précédentes, répondent à toutes les indications thérapeutiques. C'est bien là la conclusion à tirer de la comparaison des diverses analyses précédentes. La minéralisation des eaux françaises, Brides, Salins-Moutiers, etc., s'élève à plus de 16 grammes de sels par litre. Parmi ces sels figurent le chlorure de sodium, dans la proportion de 10 à 11 grammes par litre, le chlorure de lithium, les sulfates alcalins, le fer, le manganèse, le bromure et l'iodure de potassium, les arséniates de fer, de soude et de chaux. Ces eaux peuvent donc, comme le dit si bien, mon savant confrère, le Dr Rotureau (1), remplacer avantageusement les eaux de Hombourg, Nauheim, Viesbaden, Kreusnach et Kissingen, dont l'Allemagne est si fière. Ce sont là des principes dont les praticiens doivent bien se pénétrer.

Ces eaux, déjà connues sous Septime-Sévère (211), ont été découvertes de nouveau en 1818. Leur température varie de 35 à 36° centigrades. Elles sont limpides, douces au toucher, d'une saveur légèrement amère et styptique ; elles sont acidulées par le gaz carbonique.

(1) Rotureau, *Examen comparatif des principales eaux de la France et de l'Allemagne*, p. 51.

Les principes minéralisateurs, dans les eaux de Brides, s'élèvent à près de 7 grammes par litre.

Analyse des eaux de Brides (Savoie), par M. JOBRY.

	gr.
Sulfate de chaux	2,350
— de soude	1,031
— de magnésie	0,700
Chlorure de sodium	1,222
Carbonate de chaux	0,326
Protoxyde de fer	0,016
Silice	0,042
Iode et manganèse	traces
Arsenic et cuivre	traces
Phosphates	indices

Ce sont donc des eaux vraiment purgatives. MM. Pétrequin et Socquet, dans leur savant Traité sur les eaux minérales, vont jusqu'à les considérer « comme un type d'eaux salines, sulfatées, calciques, sodiques. » (Dr Girard de Cailleux, *Lyon médical.*)

Dans un moment où l'Allemagne reproche encore à la France sa pauvreté en fait de sources minérales purgatives, il est donc heureux, que notre pays puisse démontrer que la pauvreté ne tenait qu'à l'ignorance des ressources possédées et surtout qu'à leur défaut d'utilisation ; mais, grâce à l'activité et à la richesse des Français, cette lacune ne sera pas longue à combler ; nos voisins ne tarderont pas à s'en apercevoir, d'autant plus que les eaux de Brides, par exemple, ont l'énorme avantage, sur les eaux allemandes, de pouvoir être employées plusieurs jours de suite, pendant toute la durée d'une cure purgative, sans entraîner de fatigues, ni d'irritation des organes digestifs.

Ce qui précède s'applique également aux eaux de Saint-Gervais (Haute-Savoie), où l'on trouve quatre principales sources dont la température varie de 20° à 38° et 42°. Dans leur composition, on distingue principalement : 1^{gr},6 de chlorure de sodium, près de 3 grammes de sulfates mixtes, surtout sodiques, un peu de bicarbonate calcique et enfin un peu de sulfure de chaux, qui les rapproche d'Uriage et de Gréoulx : 0^{gr},023 à 0^{gr},024 par litre. Enfin on y découvre des iodures et des bromures alcalins. Ces eaux, assez richement minéralisées, puisque la somme des sels dépasse 5 grammes par litre, contiennent toutes du soufre.

4e classe : *Eaux sulfureuses.* — Cette quatrième classe où le soufre constitue le principe dominant comprend deux groupes :

Premier groupe. — Eaux sulfureuses à base de sulfure de sodium.

Deuxième groupe. — Eaux sulfureuses à base de sulfure de calcium.

Parmi les eaux sulfurées sodiques, je dois mentionner : Luchon (Haute-Garonne) où, suivant les sources, le sulfure de sodium varie de 5 à 7 milligrammes par litre ; Baréges (Hautes-Pyrénées), de 2 centigrammes à 4 centigrammes ; Cauterets (Hautes-Pyrénées), de 1 milligramme à 28 milligrammes ; Saint-Sauveur (Hautes-Pyrénées), de 19 milligrammes à 23 milligrammes.

PREMIER GROUPE.

Eaux sulfurées sodiques.

Luchon est de beaucoup la station thermale la plus importante des Pyrénées. On y compte cinquante-quatre sources, d'une température qui varie de 30 à 55 et même 68° centigrades. Il faut absolument, pour bien se rendre compte de leur importance, de leurs variétés, de leurs effets, les étudier dans les ouvrages spéciaux, tels que ceux de MM. Fontan, Filhol, Lambron et Lezat. Voici, à titre d'exemple, l'analyse de deux sources :

Analyse des eaux de Luchon par M. FILHOL.

DÉSIGNATION DES SUBSTANCES.	NOMS DES SOURCES.	
	REINE.	BAYEN.
Sulfure de sodium	0gr,0508	0gr,0777
— de fer	0 ,0022	traces
— de magnésium	0 ,0028	traces
Chlorure de sodium	0 ,0624	0 ,0829
Sulfate de potasse	0 ,0092	traces
— de soude	0 ,0312	traces
— de chaux	0 ,0312	traces
Silicate de soude	traces	traces
— de chaux	0 ,0102	0 ,0220
— de magnésie	0 ,0048	traces
— d'alumine	0 ,0255	traces
Carbonate de soude	traces	traces
Silice libre	0 ,0209	0 ,0444
Matière organique	non dosée	non dosée
TOTAUX	0gr,2511 par litre	0gr,2270 par litre

Les eaux de Luchon sont surtout employées en bains. Leur minéralisation varie d'ailleurs, selon les sources, au point qu'elles semblent reproduire, dit M. Durand-Fardel, toute la gamme des sulfurées. D'une façon générale, quand une même station présente des thermalités différentes, on doit considérer les sources les plus chaudes comme les plus actives, c'est-à-dire comme étant les plus excitantes.

Analyse des eaux de Baréges (Hautes-Pyrénées).

A Baréges se trouvent quinze sources dont la température varie de 29 à 45° centigrades (Tambour). Ces eaux sont plus stables et plus alcalines que la plupart des eaux sulfureuses pyrénéennes. Elles représentent surtout une médication externe d'une grande énergie ; elles ne blanchissent pas à l'air libre, d'après MM. Henry et Boullay, par suite de l'absence de l'acide silicique. Voici, d'après M. Filhol, le tableau des principales sources, suivant leur température et leur richesse en sulfure de sodium :

SOURCES.	SULFURE DE SODIUM.	TEMPÉRATURE.
Le Tambour	0gr,0404	45
L'Entrée	0 ,0372	40 ,80
La Chapelle	0 ,0203	31
Polard	0 ,0238	38
Le Fond	0 ,0248	36
Dassieu	0 ,0234	35
Genecy	0 ,0220	32
Bain-Neuf	0 ,0341	37
Bordeu	0 ,019	30
Saint-Roch	0 ,037	34

Analyse des eaux de Cauterets (Hautes-Pyrénées).

Au nombre de vingt-deux, ces sources, d'une température de 16 à 55° centigrades, sont divisées en trois groupes, qui sont situés, par rapport à la ville, au nord-est, au centre, à l'ouest et au midi. Voici quelles sont la richesse en sulfure de sodium et la température des sources les plus importantes :

SOURCES.	SULFURE DE SODIUM.	TEMPÉRATURE.
César vieux	0gr,0267	48°,50
César nouveau	0 ,0280	»
Espagnol	0 ,0254	46 ,20
La Raillière	0 ,0192	39
Petit-Saint-Sauveur	0 ,0099	30
Mauhourat	0 ,0154	50
Source aux œufs	0 ,0192	55
Rieumizet	»	16

Je me borne à donner une analyse plus détaillée des trois sources plus particulièrement employées en boisson, les seules qui, d'ailleurs, sont exportées pour le traitement à domicile. Elles sont d'une grande stabilité.

Analyses par MM. Filhol et O. Réveil.

DÉSIGNATION DES SUBSTANCES. Eau : 1 litre.	NOMS DES SOURCES.		
	LA RAILLIÈRE.	CÉSAR.	MAUHOURAT.
Sulfure de sodium	0gr,0177	0gr,0239	0gr,0135
— de fer	traces	0 ,0004	0 ,0004
Chlorure de sodium	0 ,0598	0 ,0717	0 ,0800
— de potassium	traces	traces	traces
Carbonate de soude	traces	traces	traces
Sulfate de soude	0 ,0468	0 ,0080	0 ,0075
Silicate de soude	0 ,0081	0 ,0656	0 ,0625
— de chaux	0 ,0324	0 ,0451	0 ,0450
— de magnésie	traces	0 ,0007	0 ,0007
Borate de soude	traces	traces	traces
Iodure de sodium	traces	traces	traces
Fluorure de calcium	traces	traces	traces
Silice	0 ,0195	»	»
Matière organique	0 ,0350	0 ,0450	0 ,0460
Phosphate de chaux	traces	traces	traces
— de magnésie	traces	traces	traces
Totaux	0gr,2192	0gr,2605	0gr,2556
Gaz azote	22cc,90	22cc,38	23cc,90
Gaz oxygène	traces	traces	traces
Température	40°	48°,40	50°

Analyse des eaux de Saint-Sauveur (Hautes-Pyrénées).

PERÇU DE LA COMPOSITION DES DEUX PRINCIPALES DES CINQ SOURCES.

ANALYSES par M. FILHOL.

DÉSIGNATION DES SUBSTANCES.	SOURCES	
	DES BAINS.	HENTALADE.
Sulfure de sodium	0gr,0218	0gr,0199
Chlorure de sodium	0 ,0695	0 ,0780
Sulfate de soude	0 ,0400	0 ,0430
Silicate de soude	0 .0704	0 ,0701
— de chaux	0 ,0062	0 ,0054
— de magnésie	0 ,0031	0 ,0028
— d'alumine	0 ,0070	0 ,0060
Matière organique	0 ,0320	0 ,0310
Iode et brôme	traces	traces
TOTAUX	0gr,2500	0gr,2562

Les Eaux-Chaudes possèdent six sources ; elles contiennent de 0gr,005 à 0gr,009 de sulfure de sodium.

A côté de ces eaux sulfureuses, nous en trouvons d'autres où nous constatons la présence du carbonate de soude, bien que le sulfure de sodium y figure aussi à des doses assez élevées. La présence de ce principe, carbonate de soude, répond principalement aux diverses indications basées sur l'existence de l'arthritis. En outre, ces eaux sont situées dans les Pyrénées-Orientales où la douceur du climat permet pendant l'hiver l'usage d'un traitement thermal et minéral.

Je signalerai : Le Vernet, qui présente douze sources et deux établissements. Dans le premier sont utilisées des eaux contenant 0gr,05 et 0gr,04 de sulfure de sodium, et 0gr,05 à 0gr,07 de carbonate de soude. Dans le second, le sulfure de sodium varie de 0gr,01 à 0gr,04 ; le carbonate de soude atteint en moyenne la dose de 0gr,09.

Amélie-les-Bains. — Ces eaux contiennent de 0gr,008 à 0gr,01 de sulfure de sodium, une notable quantité de carbonate de soude et de glairine. La thermalité varie de 20° à 60°.

Olette est d'une abondance extraordinaire ; la sulfuration varie de 0gr,02 à 0gr,03, en raison de la thermalité des nombreuses sources, laquelle mesure de 27° à 78°.

Molitg possède dix sources d'une thermalité de 27 à 40°, d'une onctuosité remarquable due au carbonate de potasse et surtout à la glairine.

Pour donner une idée de la différence qui existe dans la composition des eaux des Pyrénées-Orientales et de celles des Basses- et Hautes-Pyrénées, je vais rapporter, d'après M. Anglada, l'analyse de la source Llupia.

Eau : 1 litre.

	gr.
Carbonate de soude	0,0715
— de potasse	0,0119
— de chaux	0,0023
— de magnésie	0,0002
Sulfure de sodium	0,0436
Sulfate de soude	0,0111
— de chaux	0,0013
Fluorure de sodium	0,0168
Acide silicique	0,0411
Glairine	0,0073
Perte	0,0030
TOTAL	0,2101

La Preste. — Les eaux, d'une température de 37° à 45°, contiennent 0gr,01 de sulfure de sodium et 0gr,03 de carbonate de soude par litre d'eau.

DEUXIÈME GROUPE.

Eaux sulfurées calciques.

Parmi les eaux du deuxième groupe, c'est-à-dire les eaux sulfurées calciques, qui sont généralement froides, je dois citer : Enghien (Seine-et-Oise), contenant du sulfhydrate de chaux, à la dose de 10 centigrammes; Pierrefonds (Oise), minéralisé par 15 milligrammes de sulfhydrate de chaux ; Bagnols (Orne), dont la composition chimique est peu connue ; Schinznach (Suisse), contenant du gaz sulfhydrique ; cette eau est très-excitante ; Saint-Honoré (Nièvre), dont la composition chimique est : gaz sulfhydrique, 70 centigrammes ; sulfure de calcium, 3 milligrammes ; Aix (Savoie), dont la source d'alun est franchement sulfureuse, tandis que la source de soufre contient 4 centigrammes de gaz sulfhydrique ; la source de Marlioz est alcaline-sulfureuse ; son principe minéralisateur est de 1 centigramme; Saint-Gervais (Haute-Savoie), contenant du sulfure de calcium, dont la dose varie de 4 milligrammes à 23 milligrammes. Les eaux de Saint-Gervais contiennent, en outre, du chlorure de sodium, 1gr,6, du sulfate de soude, 2 grammes, par litre ; de telle sorte que, tout en étant sulfurées calciques, elles sont en même temps, voire davantage, sulfurées sodiques et doivent, par conséquent, rentrer plutôt dans le premier groupe que dans le deuxième.

Analyse des eaux sulfurées calciques froides.

Analyse des eaux d'Enghien (cinq sources : *Cotte, Deyeux, Péligot, Bouland, Pécherie*).

Par M. Frémy.

Eau : 1 litre.

	gr.
Azote	0,002
Acide carbonique	0,260
— sulfhydrique	0,260
Sulfhydrate de chaux	0,104
Chlorure de magnésium	0,028
Sulfate de magnésie	0,130
— de chaux	0,290
Sous-carbonate de chaux	0,340
— de magnésie	0,060
— de fer	0,003
Silice	0,060
Matière organique	0,030
Total	1,567

Analyse des eaux de Pierrefonds (Oise), par M. O. Henry.

Eau : 1 litre.

	gr.
Acide sulfhydrique libre	0,0022
— carbonique et azote	traces
Sulfhydrate de chaux	0,0156
Sulfate de soude — de chaux	0,0260
Bicarbonate de chaux — de magnésie	0,2100
Chlorure de sodium et de magnésium	0,0220
Silice et alumine Sels de potasse Matière organique	0,0588
Total	0,3336

Les eaux de Bagnols et de Laroche-Posay ont une action excitante, une odeur sulfureuse, mais elles ne semblent rien avoir de spécial. Leur minéralisation d'ailleurs n'est pas exactement déterminée et demande de nouvelles recherches.

Analyse des eaux sulfurées calciques thermales,

Par M. Lœvig.

Elles sont très-excitantes, mal supportées par l'estomac et désagréables au goût et à l'odorat. Aussi sont-elles presque exclusivement employées en bains. Telles sont les eaux de Schinznach (Suisse).

Analyse des eaux de Schinznach.

Température : 36° — Eau : 1 litre.

	gr.
Sulfate de chaux	0,850
— de soude	0,160
— de magnésie	0,357
Carbonate de chaux	0,189
— de magnésie	0,011
Chlorure de sodium	0,870
— de potassium	0,011
Alumine	0,008
Silice	0,015
Total	2,471
Sulfure de calcium; Fluorure, iodure, bromure de sodium	quantité indéterminée.
Hydrogène sulfuré	63^{cc},444
Acide carbonique	94 ,521

Analyse des eaux de Saint-Honoré (Nièvre).

Température : 31°. — Eau : 1 litre.

Acide sulfhydrique libre	0^{cc},70
— carbonique	1/9 du vol.
Sulfure de calcium	0 ,003

Au-dessus de ces deux dernières stations, quant au degré de température, et au-dessous d'elles, par le degré de sulfhydrométrie, nous trouvons les thermes d'Aix (Savoie) et de Saint-Gervais (Haute-Savoie), dont la thermalité s'élève pour la première de 43 à 45°, et pour la seconde, de 20 à 42°, et dont les eaux jouissent d'une célébrité justement méritée ; elles sont surtout employées en douches, bains, piscines, etc.

Tableau de la composition des eaux d'Aix, par M. Bonjean.

SUBSTANCES CONTENUES DANS 1,000 GRAMMES D'EAU.	SOURCES de soufre, sulfureuse 1838	SOURCES d'alun, saline 1838
Azote	0gr,03204	0gr,08010
Acide carbonique libre	0 ,02578	0 ,01334
— sulfhydrique libre	9 ,04140	»
Oxygène	»	0 ,01840
Acide silicique	0gr,00500	0gr,00430
Phosphate d'alumine		
— de chaux	0 ,00249	0 ,00260
Fluorure de calcium		
Sulfure de sodium	»	»
Carbonate de chaux	0 ,14850	0 ,18100
— de magnésie	0 ,02587	0 ,01980
— de soude	»	»
Bicarbonate de fer	0 ,00886	0 ,00936
— de manganèse	»	»
— de strontiane	traces	traces
Sulfate de soude	0 ,09602	0 ,04240
— de chaux	0 ,01600	0 ,01500
— de magnésie	0 ,03527	0 ,03100
— d'alumine	0 ,05480	0 ,06200
— de fer	traces	traces
Chlorure de sodium	0 ,00792	0 ,01400
— de magnésium	0 ,01721	0 ,02200
Iodure alcalin	traces	»
Bromure de potassium	»	»
Glairine	quantité indéterm.	quantité indéterm.
Perte	0 ,01200	0 ,00724
Parties solides sur 1,000 grammes	0gr,43000	0gr,41070
Température centigrade	45°,0	46°,5

J'ai déjà donné plus haut un aperçu de la composition des eaux de Saint-Gervais. Prises à l'intérieur, elles sont légèrement purgatives ; à l'extérieur, elles sont adoucissantes (glairine).

On peut placer à côté de ces stations les eaux de Baden (Suisse, canton d'Argovie).

A côté de ces deux familles d'eaux sulfureuses, on trouve quatre groupes constitués par un agent spécifique, tel que le brome, l'iode, le bicarbonate de soude, l'arsenic, qui se joint au principe sulfureux. Leur propriété thérapeutique est, peut-être, plus utile que celle des premières, parce que chacun de ces groupes possède, dans un même véhicule, l'agent pathogénétique et l'agent spécifique.

1er GROUPE.	—	Eaux	sulfureuses	et bromo-iodurées.
2e	—	—	—	et chlorurées-sodiques.
3e	—	—	—	et arsenicales.
4e	—	—	—	et ferrugineuses.
5e	—	—	—	et bicarbonatées sodiques.

Premier groupe. — EAUX SULFURÉES BROMO-IODURÉES.

Challes (Savoie) contient une quantité considérable de sulfures, plus des iodures et des bromures alcalins, surtout de potassium. Ces derniers principes la rendent efficace contre la scrofule, et le soufre la fait excitante générale. Ces eaux, situées à proximité d'Aix-les-Bains, permettent aux malades de cette dernière station de prendre à l'intérieur celle de Challes, qui est l'eau la plus sulfurée connue, et qui, à ce titre même, est aussi très-employée en bains.

Voici d'ailleurs un tableau comparatif de la teneur en soufre des principales eaux sulfurées connues. Ce tableau a été dressé par M. Garrigou.

	soufre.		monosulfure de sodium.
	gr.		gr.
Challes	0,1972	équivalent	à 0,4788
Saint-Boès	0,0533	—	à 0,130
Gamarde	0,0500	—	à 0,124
Enghien	0,434	—	à 0,106
Cadéac	0,0320	—	à 0,078
Luchon (Bayen)	0,0291	—	à 0,071
Baréges (Tambour)	0,0164	—	à 9,040
Ax (Viguerie)	0,0998	—	à 0,024
Eaux-Bonnes (Vieille)	0,0086	—	à 0,021
Cauterets (César)	0,077	—	à 0,019

La dernière analyse quantitative de l'eau de Challes a été faite par le Dr Garrigou, dont le nom fait autorité en hydrologie. On verra d'après la quantité des sels minéralisateurs contenus dans un litre d'eau, que ce n'est pas sans raison qu'elle a pu être proclamée comme étant des plus efficaces contre la scrofule.

Analyse de l'eau de Challes par M. GARRIGOU (1875).

	gr.	
Soufre représentant l'acide sulfhydrique libre	0,0140	Soufre total dosé par la balance à l'état de sulfate de plomb : 0gr,1972.
Soufre représentant l'acide sulfhydrique à l'état de sulfhydrate de sulfure	0,0465	
Soufre à l'état de monosulfure	0,1128	
Soufre probablement à l'état de polysulfure	0,0189	
Soufre à l'état d'hyposulfite	0,0050	
Acide sulfurique	0,0390	
— silicique	0,0092	
— carbonique libre ou à l'état de bicarbonate	0,1162	
— carbonique fixe	?	
— phosphorique	0,00057	
— nitrique	0,0011	
Chlore	0,0870	
Brome	0,0016	
Iode	0,0089	
Soude	0,4749	
Potasse	0,0057	
Ammoniaque	0,0022	
Chaux	0,0856	
Magnésie	0,0021	
Alumine	0,00022	
Fer	0,00039	
Manganèse	traces nettes	
Cobalt	traces à peine sensibles	
Cuivre	traces très-nettes	
Plomb	— —	
Antimoine	traces ?	
Arsenic	0,000007	
Matière organique dialysée	abondante	
— — non dialysée	assez abondante	
TOTAL	1,023887	

Dans les sources de Saxon (Valais), le soufre existe en minime quantité, surtout relativement à la station précédente, mais le brome et l'iode s'y trouvent en remarquable proportion. L'eau a une grande limpidité, une température de 25° centigrades, une légère odeur d'iode ; elle se prend sous forme de boissons, bains, douches, pulvérisation. M. O. Henry y a reconnu l'existence de :

	gr.
Iodure de calcium et de magnésium	0,110
Bromure de calcium et de magnésium	0,041
Chlorure de sodium	0,190

Dans le canton de Vaud, dans la vallée du Rhône (Suisse), je signalerai les eaux de Lavey, eaux sulfureuses à base de potasse et de soude, d'une température de 46° centigrades. En outre, on emploie fréquemment, à cette station, les *eaux mères* provenant des Salines de Bex.. Ces eaux ont été, de la part de M. le Dr P. Suchard, l'objet d'un excellent travail.

Analyse des eaux de Lavey, par M. BAUP.

Eau : 1 litre.

Gaz acide sulfhydrique....	3,51	à 0° ,76 mt.
— carbonique........	4,34	
Gaz azote...............	27,80	

	gr.
Chlorure de potassium..................	0,0034
— de sodium........................	0,3633
— de lithium........................	0,0056
— de calcium........................	0,0015
— de magnésium....................	0,0015
Sulfate de soude anhydre..............	0,7033 (1)
— de magnésie anhydre............	0,0068
— de chaux anhydre................	0,0907
— de strontiane....................	0,0023
Carbonate de chaux..................	0,0730
— de magnésie....................	0,0018
Silice................................	0,0566
TOTAL..............	1,3128

Brome..................	traces ou quantités indéterminées.
Iode....................	
Fluorure de calcium......	
Phosphate de chaux.....	
Oxyde de fer............	
— de manganèse......	
Matière extractive.......	

(1) Avec eau de cristallisation :

Sulfate de soude...............	1,5825
— de magnésie.............	0,0140
— de chaux................	0,1147

Voici l'analyse des eaux mères de Bex, faite en 1841, par M. Pyrame Morin.

Sur 1,000 parties elles contiennent :

	gr.
Chlorure de magnésium................	142,80
— de calcium........................	40,39
— de potassium....................	38,62
— de sodium........................	33,92

Bromure de magnésium	0,65
Iodure de magnésium	0,08
Sulfate de soude	35,49
Silice	0,15
Alumine	0,39
Carbonate de chaux, fer	traces
TOTAL	292,49

Pesanteur spécifique : 1,2766

Les eaux d'Allevard (Isère), où l'iode n'est plus qu'à la dose de 0gr,006 par litre et où le brome n'existe pas, sont moins importantes au point de vue qui m'occupe. Toutefois en voici la composition.

Analyse des eaux d'Allevard (Savoie) par M. DUPASQUIER, d'après M. BAZIN.

Eau : 1 litre.

	gr.	cc
Acide sulfhydrique	0,052	24
— carbonique	0,022	96
Azote	traces	41
Carbonate de chaux	0,034	
— de magnésie	0,018	
Chlorure de sodium	0,334	
— de magnésium	0,068	
Sulfate d'alumine	traces	
— de magnésie	0,065	
— de chaux	0,053	
— de soude	0,024	
Silice et oxyde de fer	traces	
Iode	0,006	
TOTAL	0,673	

A côté de ces eaux sulfureuses, bromo-iodurées et chlorurées, je dois placer les eaux de Gréoulx (Basses-Alpes) qui sont, elles aussi, chlorurées, sulfureuses, iodurées. Ces eaux, dont la température est de 36°,50 centigrades, sont claires, limpides, incolores, douces et onctueuses au toucher, par suite d'une assez grande quantité de matières organiques qu'elles contiennent (barégine et glairine). Elles seront donc employées, avec avantage, dans le traitement des affections utérines de nature lymphatique, scrofuleuse, surtout lorsque l'affection sera éréthique et congestive. Comme certaines eaux sulfureuses, elles sont donc à la fois spécifiques et pathogénétiques.

Analyse des eaux de Gréoulx.

Source du *Gravier*.

	gr.
Carbonates de soude et de magnésie	0,214
Sulfates de soude et de chaux.............	0,306
Sulfure de calcium........................	0,050
Chlorure de sodium........................	1,541
— de magnésium..................	0,195
Iodure et bromure de sodium.	0,064
Acide silicique et alumine................	0,059
Matière organique.........................	0,209
Acide sulfhydrique........................	0,001
Azote et acide carbonique.................	quant. indét.
Total des principes minéralisateurs......	2,639

Deuxième groupe. — EAUX SULFURÉES CHLORURÉES SODIQUES.

Le soufre joue le rôle d'agent pathogénétique ; le chlorure de sodium, celui d'agent reconstituant analeptique.

Uriage (Isère). — Cette eau sulfureuse, saline, présente, à son émergence du rocher, une température de 27°,25 centigrades.

Analyse de l'eau d'Uriage.

DÉSIGNATION DES SUBSTANCES. Eau : 1 litre.	ANALYSES	
	PAR M. LEFORT.	PAR V. GERDY.
Azote à 0° et à 760^{mm}..................	19^{cc},5	indéterminés
Acide carbonique libre..............	3 ,2	
— sulfhydrique................	7 ,34	»
	0^{gr},0113	0^{gr},01597
Chlorure de sodium................	6 ,0369	7 ,2364
— de potassium..................	0 ,4088	»
— de lithium..................	0 ,0078	»
— de rubidium..................	impondérable	0 ,00038
Iodure de sodium..................		
Sulfate de chaux	1 ,5205	1 ,80454
— de magnésie..................	0 ,6048	2 ,56665
— de soude..................	1 ,1875	2 ,29911
Bicarbonate de soude..............	0 ,5555	0 ,20514
Hyposulfite de soude..............	indices	»
Arséniate de soude..............	0 ,0021	quantité indéterm.
Sulfure de fer..................	impondérable	»
Silice..........................	0 ,0790	»
Matière organique..................	indices	»
TOTAUX...........	10^{gr},4262	14^{gr},12792

Troisième groupe. — EAUX SULFURÉES ARSENICALES.

Ces eaux sont très-rares. A Bagnols (Lozère), on a trouvé des traces d'arsenic d'une part, et de l'acide sulfhydrique d'autre part. Le poids total des éléments minéralisateurs n'atteint que 0gr,61 par litre d'eau.

Hammam-Meskoutin (Algérie) est la source dans laquelle M. Tripier a pour la première fois dosé l'arsenic.

Analyse des eaux d'Hammam-Meskoutin, par M. TRIPIER (1840).

Source de la *Cascade.*

Température : 50°. — Eau : 1 litre.

	gr.
Chlorure de sodium	0,41560
— de magnésium	0,07864
— de potassium	0,01839
— de calcium	0,01085
Sulfate de chaux	0,38086
— de soude	0,17653
— de magnésie	0,00673
Carbonate de chaux	0,25722
— de magnésie	0,04235
— de strontiane	0,00150
Arsenic dosé à l'état métallique	0,00050
Silice	0,0700
Matière organique	0,0600
Fluorure	traces
Oxyde de fer	traces
TOTAL	1,51917

Gaz, en abondance, constitués par :

Acide carbonique	97,0
— sulfhydrique	0,5
Azote	2,5
TOTAL	100,0

Quatrième groupe. — EAUX SULFUREUSES BICARBONATÉES SODIQUES.

Marlioz (Savoie), dont un litre d'eau tient en dissolution 6 centimètres cubes 70 d'hydrogène sulfuré, 0gr,067 de sulfure de sodium, 0gr,04 de bicarbonate de soude.

Analyse des eaux de Marlioz, par M. BONJEAN (1850 et 1857).

	gr.
Azote	0,012
Acide carbonique libre	0,009
— sulfhydrique libre	0,010
Acide silicique	0,006
Sulfure de sodium	0,067
Carbonate de chaux	0,186
— de magnésie	0,012
— de soude	0,040
Bicarbonate de fer	0,013
— de manganèse	0,001
Sulfate de soude	0,028
— de chaux	0,002
— de magnésie	0,018
— de fer	0,007
Chlorure de sodium	0,018
— de magnésium	0,014
Iodure alcalin	quantité indéterminée.
Bromure de potassium	— —
Glairine	— —
Perte	0,017
Parties solides sur 1,000 grammes	0,429
Température centigrade	14°,0

Bagnols (Lozère) est aussi une eau sulfureuse et bicarbonatée sodique; elle a une température de 30 ou 40°, tandis que Marlioz n'atteint que celle de 14; ce qui en empêche l'usage extérieur contre les affections utéro-vaginales.

Cinquième groupe. — EAUX SULFURÉES FERRUGINEUSES.

Sylvanés (Aveyron) possède trois sources chaudes, de 34 à 38° centigrades; cette eau est limpide et laisse un arrière-goût légèrement salé. Elle contient environ 0^{lit},05 d'acide sulfhydrique et 0^{gr},04 de carbonate de fer.

Cinquième classe : *Eaux arsenicales.* — L'arsenic se rencontre dans les eaux minérales sous deux formes :

1° L'arséniate de soude;

2° L'arséniate de fer.

D'où la distinction, bien facile et nettement indiquée, de deux groupes d'eaux thermales arsenicales :

Premier groupe : EAUX ARSENICALES SODIQUES.
Deuxième groupe : EAUX ARSENICALES FERRUGINEUSES.

Premier groupe. — Eaux arsénicales sodiques.

Les eaux de la Bourboule (Puy-de-Dôme) sont les eaux arsenicales par excellence. Leur importance est incontestée depuis longtemps. De nombreux ouvrages la consacrent, depuis ceux de Duclos (1670) jusqu'à ceux de Chomel (1838), Michel Bertrand (1823), Lecoq (1828), Patissier (1854), Thénard (1854), M. Gonod (1856), M. Lefort (1862) au nom de la Société d'hydrologie, jusqu'à ceux enfin de l'École des mines (1870 et 1873).

Les recherches plus récentes de l'École des mines sur les nouvelles sources nous fournissent le résumé suivant :

Tableau comprenant les proportions des acides et des bases contenus dans un litre d'eau minérale de la Bourboule, d'après les analyses faites à l'École des mines de Paris, en 1870 et en 1873.

DÉSIGNATION DES SUBSTANCES.	SOURCES EXPLOITÉES PAR LA COMPAGNIE (1873).					SOURCE Choussy (1870).
	La Plage.	Sedaiges.	Perrières.	Fenestre n° 1.	Fenestre n° 2.	
Résidu fixe par litre...	gr 5,4500	gr 3,4800	gr 5,1100	gr 1,2400	gr 2,7400	gr 5,125
Arsenic par litre..........	gr 0,0042	gr 0,0035	gr 0,0048	gr 0,0035	gr 0,040	gr 0,0122
Acide carbonique libre......	0,5166	0,6494	0,4034	0,3361	0,8486	0,1622
— — des bicarbon..	1,3376	0,9702	1,2944	0,3988	0,7445	1,4574
— chlorhydrique.......	2,2225	1,3258	2,0320	0,4219	0,0534	1,9115
— sulfurique..........	0,1098	0,0721	0,1167	0,0274	0,0463	0,1167
Silice....................	0,0360	0,0280	0,0340	0,0250	0,0400	0,0500
Peroxyde de fer...........	0,0040	0,0048	0,0043	0,0030	0,0050	0,0080
Chaux.....................	0,0380	0,0340	0,0720	0,0450	0,0350	0,0550
Magnésie..................	0,0154	0,0128	0,0146	0,0164	0,0147	0,0075
Potasse...................	0,1230	0,0577	0,0769	8,0336	0,0461	0,0769
Soude.....................	2,7618	1,7860	2,5696	0,5696	1,3864	2,6534
Matières organiques.......	0,0160	0,0170	0,0140	0;0200	0,0040	traces
Lithine...................	traces sensibl.	traces sensibl.	traces sensibl.	»	»	traces
Totaux......	gr 1,1879	gr 4,9613	gr 6,6367	gr 1,9003	gr 6,5106	gr 6,5106

Tableau comprenant les proportions des acides et des bases contenus dans un litre d'eau des sources minérales de la Bourboule, par M. JULES LEFORT (1862).

SUBSTANCES.	NOMS DES SOURCES.			
	GRAND-BAIN.	BAGNASSOU.	LA ROTONDE.	DES FIÈVRES.
Acide carbonique libre et combiné	1gr,8327	2gr,0304	2gr,2776	2gr,2409
Acide sulfhydrique	traces	traces	traces	traces
— chlorhydrique	2 ,2370	2 ,1560	2 ,0130	2 ,0511
— sulfurique	0 ,1563	0 ,1474	0 ,1316	0 ,1306
— arsénique	0 ,00819	0 ,00951	0 ,00468	0 ,00465
— silicique	0 ,1095	0 ,1075	0 ,1080	0 ,1080
Soude	2 ,6290	2 ,6021	2 ,5601	2 ,5561
Potasse	0 ,1490	0 ,1453	0 ,1374	0 ,1401
Chaux	0 ,0765	0 ,0751	0 ,0696	0 ,0697
Magnésie	0 ,0168	0 ,0143	0 ,0110	0 ,0165
Alumine	0 ,0301	" ,0218	0 ,0185	0 ,0182
Oxyde de fer	»	0 ,0015	0 ,0012	0 ,0028
Matières organiques	traces	traces	traces	traces
TOTAUX	7gr,24749	7gr,36091	7gr,36268	7gr,31859

Analyse des eaux de la Bourboule, par M. DUCLAUX (1878).

DÉSIGNATION DES SUBSTANCES.	SOURCES DE FENESTRE.		SOURCE du GRAND-BAIN.
	N° 1.	N° 2.	
Sulfate de chaux	0gr,0466	0gr,0787	0gr,1964
Chlorure de calcium	0 ,0511	0 ,0051	»
— de potassium	0 ,0533	0 ,0731	0 ,2353
— de sodium	0 ,5805	1 ,6320	3 ,3457
Bicarbonate de soude	0 ,7065	1 ,4007	2 ,2749
— de magnésie	0 ,0398	0 ,0538	»
— de fer	0 ,0065	0 ,0110	indices
Acide carbonique libre	0 ,3257	0 ,8173	0 ,3852
Silice	0 ,0250	0 ,0460	traces
Matières organiques	0 ,0200	0 ,0250	traces
Arséniate de soude	0 ,0068	0 ,0078	0 ,0126
Chlorure de lithium	»	»	traces
— de cœsium	»	»	traces
— de rubidium	»	»	traces
Iodure / Bromure } de sodium	»	»	traces
Alumine	»	»	0 ,0301
TOTAUX	1gr,8816	4gr,1513	6gr,9043

Tableau comprenant les proportions des combinaisons salines attribuées par le calcul à un litre d'eau des sources minérales de la Bourboule, par M. Jules Lefort (1862).

SUBSTANCES	NOMS DES SOURCES.			
	GRAND-BAIN.	BAGNASSOU.	LA ROTONDE.	DES FIÈVRES.
Acide carbonique libre	0gr,3852	0gr,8789	0gr,9758	0gr,9324
— sulfurique	»	»	traces	traces
Chlorure de sodium	3 ,3457	3 ,1972	3 ,0458	0 ,0298
— de potassium	0 ,2353	0 ,2295	0 ,2164	0 ,2213
— de magnésium	0 ,0390	0 ,0332	0 ,0255	0 ,0384
— de lithium — de cœsium — de rubidium	indices	indices	indices	indices
Sulfate de soude	0 ,2788	0 ,2829	0 ,2342	0 ,2324
Bicarbonate de soude	2 ,2719	2 ,0157	2 ,0260	2 ,0455
— de chaux	0 ,1964	0 ,1911	0 ,1771	0 ,1774
— de protoxyde de fer	indices	0 ,0033	0 ,0025	0 ,0063
— de manganèse — d'ammoniaque Phosphate de soude	indices	indices	indices	indices
Arséniate de soude	0 ,01263	0 ,01468	0 ,00722	0 ,00717
Iodure / Bromure } de sodium	traces	traces	traces	traces
Acide silicique	0 ,1093	0 ,1075	0 ,1080	0 ,1080
Alumine	0 ,0301	0 ,0218	0 ,0185	0 ,0182
Matière organique — bitumineuse	traces	traces	traces	traces
TOTAUX	6gr,90433	6gr,97578	6gr,83702	6gr,81687

De tous récents travaux de captage, qui viennent d'être exécutés dans le puits Perrières, donnent le dosage arsenical suivant : 13 milligrammes d'arsenic par litre de cette eau dont la thermalité s'élève a 59°,7 centigrades.

Les analyses précédentes montrent bien que les propriétés physiques et chimiques sont communes ou à peu près à toutes les sources de la Bourboule et que ces eaux peuvent être toutes rangées dans une formule chimique unique. D'ailleurs, tous ceux qui sont au courant des travaux exécutés à la Bourboule, admettent pour les eaux une communauté d'origine, une source mère, fournissant autrefois tous les filets d'eau jaillissante et alimentant aujourd'hui tous les puits que l'on a creusés ou que l'on creusera dans la suite.

Enfin nous donnons page 241, la composition hypothétique des combinaisons salines des sources de la Bourboule d'après M. Lefort (1862) et d'après M. Duclaux, professeur à la faculté des sciences de Clermont (1873). Ce dernier travail ne comprend que les deux sources de Fenestre.

Mont-Dore (Puy-de-Dôme) contient l'arsenic, à la dose de 1 à 2 millig. d'arséniate de soude, des bicarbonates mixtes, à celle de 0gr,9, du bicarbonate de fer, à la dose de 0gr,02 et du chlorure de sodium, à celle de 0gr,3. En tout 1gr,6 de minéralisation. Ce sont des eaux alcalines et arsenicales thermales ; elles ont, en effet, une température de 12° à 45° centigrades.

Au point de vue de l'arsenic, ce sont des eaux faiblement minéralisées, quinze fois moins que celles de la Bourboule ; cette dose d'arsenic est néanmoins véritablement thérapeutique ; c'est ce qui me fait ranger le Mont-Dore parmi les stations arsenicales à haute température. Sur les 7 sources, il n'en est qu'une froide, dite fontaine de Sainte-Marguerite. C'est au Mont-Dore, que Scoutetten (de Metz), se fondant sur la trop faible minéralisation des eaux pour expliquer leur action parfois si puissante, a commencé ses études sur l'électricité dynamique des eaux minérales. Ces eaux donnent souvent lieu à la fièvre thermale.

Plombières (Vosges) offre un grand nombre de sources qui diffèrent par leur composition et par leur température. Ce sont aussi des eaux à faible minéralisation qui, selon M. Lhéritier, doivent être cependant classées parmi les eaux arsenicales ; toutefois, aujourd'hui, on les range parmi les eaux indéterminées, les eaux amétalliques.

Dans la source des Dames, l'arsenic se rencontre à la dose de 0gr,0008 par litre. Dans les autres sources on a constaté sa présence sans en préciser la quantité. Dans la source de Bourdeille, il existe sous forme d'arséniate de fer. Leur température varie (50°,8 et 42°).

Analyse des eaux de la source du Crucifix de Plombières.

Par MM. O. Henry et L'Héritier.

Eau : 1 litre.

	gr.
Acide silicique	0,0200
Alumine	0,0120
Silicate de soude	0,0518
Silicate de potasse	0,0080
à reporter...	0,0918

report.....	0,0918
Silicate de chaux.................... } — de magnésie.................. }	0,0454
Chlorure de sodium................. } — de potassium................ }	0,0450
Sulfate de soude......................	0,0810
Arséniate de soude....................	0,0006
Sesquioxyde de fer.....................	traces
Iodure..................................	indices
Phosphates.............................	très-sensibles
Fluor et fluates...................... } Acide basique....................... }	douteux
Matière organique.....................	0,0200
TOTAL...............	0,2838

Avène (Hérault) est onctueuse, sédative, possède une thermalité de 28°,7 et une très-faible proportion d'arséniate de soude.

Deuxième groupe. — EAUX ARSÉNICALES FERRUGINEUSES.

La source Dominique de Vals contient 3 milligrammes d'arséniate de fer par litre d'eau et 1 gramme d'acide sulfurique. Elle est donc acide, martiale et arsenicale. Elle présente une thermalité de 25° centigrades.

La source Lardy (de Vichy) offre la composition suivante :

Analyse de la source Lardy (Vichy), par M. BOUQUET.

Eau : 1 litre.

	gr.
Acide carbonique.....................	1,750
Bicarbonate de soude..................	4,910
— de potasse....................	0,527
— de magnésie...................	0,238
— de strontiane..................	0,005
— de chaux......................	0,710
Carbonate de chaux..................	0,028
— de magnésie..................	traces
Sulfate de soude......................	0,314
Phosphate de soude..................	0,081
Arséniate de soude..................	0,003
Chlorure de sodium..................	0,534
Silice..................................	0,065
TOTAL.............	9,165

Les eaux de Bussang (Vosges) sont ferrugineuses, arsenicales, froides, acidulées et pétillantes par suite de l'acide carbonique qu'elles renferment en assez grande quantité; elles constituent une eau de table fort agréable. Elles renferment 3 milligrammes d'arséniate de fer par litre; elles appartiennent donc aux eaux faiblement minéralisées; aussi sont-elles bien supportées par les estomacs les plus délicats et les jeunes filles les plus chlorotiques.

Analyse de l'eau de Bussang, par M. O. Henry.

Source de *la Salmade.*

Eau : 1 litre.

Acide carbonique libre..........	0lit,41
	gr.
Carbonate de soude..................	0,789
— de chaux......................	0,340
— de magnésie..................	0,150
— de strontiane..................	traces
— de fer..........................	0,017
Crénate de fer, manganèse, traces de chlorure de sodium..................	0,078
Sulfate de soude et de chaux........	0,110
Crénate de soude..................	p. q.
Silicate de soude.................. } — de chaux.................... } — d'alumine.................. }	0,002
Arséniate de fer (Chevalier, Schaenfèle)..............................	0,0025
Total............	1.4885

Sixième classe : *Eaux ferrugineuses.* — Les eaux ferrugineuses sont thermales ou froides. Parmi les premières nous trouvons les eaux de La Malou (Hérault) qui contiennent 2 milligrammes de peroxyde de fer ; on peut donc leur appliquer la définition, donnée par M. Durand-Fardel, de l'eau ferrugineuse, c'est-à-dire « de celle où le fer, existant lui-même à dose thérapeutique, les autres principes se trouvent en proportion trop faible pour imprimer à ces eaux des caractères spéciaux. »

Plusieurs sources et trois établissements, la Malou-le-Haut, la Malou-du-Centre, la Malou-le-Bas, constituent cette station. Ces eaux, comme les eaux ferrugineuses en général, sont limpides et plus ou moins acidulées par l'acide carbonique.

Analyse de la grande source de la Malou, par M. Bérard.

Température : 16° centigrades. — Eau : 1 litre.

	gr.
Bicarbonate de soude................	0,7711
— de potasse.....................	0,1242
Carbonate de chaux..................	0,4528
— de magnésie..................	0,1863
à reporter...	0,5344

report....	0,5344
Peroxyde de fer	0,0251
Sulfate de soude	traces
Chlorure de sodium	0,0187
Acide silicique	0,0638
Alumine	0,0302
Matière organique	quant. indéterm.
TOTAL	1,6722

La source Saint-Victor, de Royat, nouvellement découverte, présente une minéralisation ferrugineuse plus considérable, ainsi qu'on a pu le voir par l'analyse que j'en ai donnée à propos des eaux bicarbonatées mixtes.

On trouve, dans le Gers, à Barbotan, des sources nombreuses dont les eaux servent à la boisson, aux bains, aux douches, etc. Les boues de Barbotan ont une action excitante (Bassin des boues).

Analyse des eaux de Barbotan, par M. MERMET.

Température : 31 à 39°. — Eau : 1 litre.

Acide carbonique	0lit,152
	gr.
Carbonate de chaux	0,02030
— de magnésie	0,00150
— de fer	0,03026
Sulfate de soude	0,03180
Chlorure de sodium } — de magnésium }	0,02120
Acide silicique et barégine	0,02669
TOTAL	0,13166

Parmi les eaux ferrugineuses froides, je mentionnerai celle de Passy (Seine), qui est exportée en assez grande quantité, mais qui est assez indigeste par défaut d'azote et d'acide carbonique dont on ne trouve que quelques traces.

Les analyses des eaux d'Auteuil, de Montlignon (Seine-et-Oise),

Analyse des eaux de Passy, par O. HENRY.

	gr.
Sulfate de chaux	1,5360
— de magnésie	9,2000
— de soude	0,2800
— d'alumine	0,1100
Sulfate et sous-sulfate de protoxyde de fer	0,0456
Chlorure de sodium } — de magnésium }	0,2600
Acide silicique	0,800
Matière organique	indéterminée.
TOTAL pour un litre d'eau	2,5116

de Forges (Seine-Inférieure), de Provins (Seine-et-Marne), de Saint-Christophle (Saône-et-Loire), de Château-Gonthier (Mayenne), donnent des résultats analogues à ceux de l'analyse des eaux de Passy (M. Bazin). Les eaux ferrugineuses françaises se trouvent d'ailleurs répandues dans différentes classes; elles offrent aussi des ressources bien plus variées et plus efficaces à la thérapeutique que les ferrugineuses pures comme Spa (Belgique), Schwalbach ou Pyrmont (Allemagne). C'est à Luxeuil, à Bagnères-de-Bigorre, à la Malou, à Châteauneuf, à Royat, à Pougues, à Vichy, à Vals, que se fait véritablement la médication ferrugineuse en France (M. Durand-Fardel). Ces faits sont absolument vrais, incontestables. Sous ce rapport, notre pays n'a rien à envier à l'étranger.

La minéralisation ferrugineuse de ces eaux est toujours faible; elle est basique, c'est-à-dire que le fer est surtout à l'état de bicarbonate, de sulfate rarement, d'arséniate plus souvent ; ou bien encore, il est combiné avec les acides organiques crénique et apocrénique, comme à Bussang, ou associé au manganèse, comme à Luxeuil (Haute-Saône) et à Cransac (Aveyron). Malgré cette faible minéralisation, les eaux ferrugineuses possèdent une action thérapeutique des plus évidentes. M. Durand-Fardel, dans les leçons sur les eaux minérales et les maladies chroniques, qu'il a professées, en 1874, avec tant de talent, à l'École pratique s'exprime ainsi : « Le fer est toujours en proportion minime, mais il est certain que la forme sous laquelle il existe, et le voisinage des principes qui l'accompagnent, lui prêtent une activité thérapeutique qui dépasse de beaucoup celle des préparations ferrugineuses empruntées à la matière médicale. Les analyses, la plupart très-imparfaites, accusent le fer dans les proportions suivantes : Spa, $0^{gr},060$ oxyde de fer ; Forges, $0^{gr},98$ crénate de fer; Provins, $0^{gr},076$ oxyde de fer ; Orezza, $0^{gr},12$ carbonate de fer ; Andabre, $0^{gr},065$ bicarbonate de fer ; la Bauche, $0^{gr},17$ protoxyde de fer. » Voici d'ailleurs quelques analyses plus complètes :

Analyse des eaux de la Bauche (Savoie) faite par le Jury de l'Exposition universelle de Vienne.

Eau : 1 litre,

	gr.
Gaz de l'air (oxygène et azote)........	indéterminés.
Gaz acide sulfhydrique libre,..........	traces.
Gaz acide carbonique libre............	0,03500
à reporter...	0,03500

report....	0,03500
Bicarbonate de chaux	0,25180
— de magnésie	0,12129
— de protoxyde de fer	0,14257
— de potasse	0,02150
— d'ammoniaque	0,02850
— de manganèse	0,00350
Crénate de protoxyde de fer	0,03050
— de potasse	0,01950
— d'ammoniaque	0,01450
Hyposulfite de soude	0,01215
Phosphate de chaux	0,01026
Chlorure de sodium	0,00473
Iodure alcalin	traces sensibles.
Silice / Alumine	0,01450
Glairine / Extrait humique	0,01200
Total	0,72230

Oriol (Isère) possède deux sources, dont l'eau, à 18°, jouit d'une grande tolérance.

Analyse des eaux d'Oriol (Isère), par O. HENRY.

Eau : 1 litre.

	lit.
Acide carbonique libre	0,084
	gr.
Bicarbonate de chaux	1,150
— de magnésie	0,150
— de soude	0,100
— de protoxyde de fer	0,046
— de manganèse	sensible.
Principe arsenical et iodé	non douteux.
Sulfate de soude / — de chaux / — de magnésie	0,170
Chlorure de sodium / — de magnésium	0,014
Silice et alumine / Matière organique	0,020
TOTAL	1,500

Analyse des eaux d'Orezza (Corse), par M. POGGIALE, très-employées comme eau de table.

Température : 15° centigrades. — Eau : 1 litre.

	lit.
Air atmosphérique	0,011
Acide carbonique libre	1,218
	gr.
Carbonate de chaux	0,602
— de magnésie	0,074
à reporter...	0,676

report...	0,676
Carbonate de lithine	traces.
— de fer	0,128
— de manganèse	traces.
— de cobalt	traces.
Sulfate de chaux	0,021
Chlorure de potassium — de sodium	0,014
Alumine	0,006
Silice	0,004
Acide arsénique Fluorure de calcium Matière organique	traces.
TOTAL	0,849

Les eaux suivantes forment la sous-classe des stations ferrugineuses et manganésiennes de M. Durand-Fardel.

Luxeuil (Haute-Saône) possède une vingtaine de sources, dont la température varie de 19 à 56°

Analyse des eaux de Luxeuil, par BRACONNOT.

Eau : 1 litre.

	gr.
Chlorure de sodium	0,2579
— de potassium	0,0021
Sulfate de soude	0,0700
— de chaux	0,0050
Carbonate de chaux	0,0350
Oxyde de manganèse	0,0220
Magnésie	0,0070
Matière azotée	0,0100
Silice et alumine	8,080
Oxyde de fer Phosphate de fer Arséniate de fer	0,0270
TOTAL	0,440

Analyse des eaux de Cransac (Aveyron), par O. HENRY.

DÉSIGNATION DES SUBSTANCES.	DEUX SOURCES RICHARD.	
	HAUTE.	BASSE.
Sulfate ferroso-ferrique	0gr,750	0gr,05
— de manganèse	0 ,507	0 ,28
— d'alumine — de chaux — de magnésie — de soude — d'alumine et d'ammoniaque	2 ,843	6 ,15
TOTAUX pour 1 litre	4gr,100	6gr,48

Elles sont toniques et purgatives et proviennent des eaux de pluies qui ont lavé des détritus houillers chargés de pyrite.

Enfin je dois mentionner, parmi les eaux ferrugineuses, celles de Capvern (Hautes-Pyrénées) ; ces eaux sont faiblement minéralisées, il est vrai ; elles doivent plutôt être considérées comme des eaux sulfatées calciques et magnésiennes. Cette station possède deux sources dont les propriétés thérapeutiques sont diamétralement opposées. L'eau de Hount-Caoute, prise en bains et en douches, est excitante ; elle cause de l'insomnie ; celle de Bouridé est notablement sédative ; elle procure un sommeil réparateur. Il est curieux de voir deux agents si différents, correctifs l'un de l'autre, être ainsi placés, côte à côte, selon le besoin, à la portée du médecin et du malade. Capvern est assurément, sous ce rapport, une station privilégiée. Cette eau sulfatée calcique et ferrugineuse se prend en boisson et en bains.

Analyse des eaux de Capvern, par M. Garrigou (1875).

DÉSIGNATION DES SUBSTANCES.	SOURCE de HOUNT-CAOUTE (Capvern).	SOURCE DE BOURIDÉ (Capvern).	
		Année 1874.	Année 1875.
Acide carbonique	0gr,1135	0gr,7002	0gr,6850
— sulfurique	0 ,8580	0 ,4826	0 ,4152
— silicique	0 ,0029	0 ,0020	0 ,0058
— azotique	8 ,0056	0 ,0050	0 ,00038
— phosphorique	sensible	0 ,00004	traces
Chlore	0 ,0038	0 ,0044	0 ,0040
Soude	0 ,0067	0 ,00678	0 ,0048
Potasse	0 ,0016	0 ,0041	0 ,0032
Lithine	0 ,0000026 ?	0 ,000053	traces
Ammoniaque	0 ,0018	0 ,0018	0 ,00097
Chaux } Strontiane	0 ,3199	0 ,2396	0 ,2652
Magnésie	0 ,08749	0 ,0611	0 ,0696
Alumine	traces	»	0 ,00003
Fer (sesquioxyde)	0 ,00021	0 ,000357	0 ,00036
Manganèse (sesquioxyde)	0 ,0000002	0 ,0000418	0 ,00003
Cobalt	traces	»	»
Cuivre	très-sensible	très-sensible	trés-sensible
Plomb	0 ,000025	0 ,0000276	très-sensible
Arsenic	très-sensible	très-sensible	très-sensible
Tellure	sensible	»	»
Matière organique dialysée	notable	notable	notable
— — non dialysée	notable	notable	notable
Totaux pour 1 litre	1gr,4033278	1gr,5080994	1gr,45457

Septième classe : *Eaux cuivreuses.* — Le cuivre doit être, par sa dose thérapeutique, le principe minéral dominant. Une seule station remplit en France cette condition; c'est celle de Saint-Christau de Lurbes (Basses-Pyrénées), dont M. Tillot, le savant médecin inspecteur, nous a fait connaître l'efficacité thérapeutique.

SUBSTANCES.	SOURCES				SOURCE sulfureuse du PÊCHEUR.
	des ARCEAUX.	du CHEMIN.	de la ROTONDE (douce).	de la ROTONDE (froide).	
Oxygène........	7cc,40	7cc,60	8cc,10	8cc,20	»
Azote...........	24 ,60	24 ,80	25 ,20	25 ,10	24cc,81
Acide carbonique libre..	0gr,0004	0gr,0036	0gr,0110	0gr,0157	0gr,0510
Bicarbonate de chaux...	0 ,1566	0 ,1600	0 ,1578	0 ,1275	0 ,1905
— de magnésie.....	0 ,0587	0 ,0641	0 ,0339	0 ,0128	0 ,1033
— de lithine.......	traces	traces	traces	traces	traces
Chlorure de sodium....	0 ,0297	0 ,0301	0 ,0272	0 ,0254	0 ,0227
— de calcium......	0 ,0230	0 ,0236	0 ,0031	traces	traces
Iodure de sodium......	traces	traces	traces	traces	traces
Sulfure de calcium....	»	»	»	»	0 ,0103
Hyposulfite de chaux...	»	»	»	»	traces
Sulfate de chaux.......	0 ,0096	0 ,0098	0 ,0175	0 ,0127	0 ,0777
— de soude........	0 ,00035	0 ,00034	0 ,0002	traces	traces
— de fer...........	0 ,0042	0 ,0046	0 ,0032	traces	traces
Carbonate de manganèse..............	traces	traces	traces	traces	traces
Phosphate de chaux....	0 ,0013	0 ,0015	0 ,0007	traces	0 ,0026
Arséniate de chaux....	traces	traces	traces	traces	»
Silicate de chaux......	0 ,0139	0 ,0140	0 ,0104	0 ,0420	0 ,0339
— de potasse.......	traces	traces	traces	traces	traces
Borate de soude........	»	»	»	traces	traces
Matières organiques....	traces	traces	traces	traces	traces
TOTAUX pour 1 litre d'eau............	0gr,29775	0gr,31164	0gr,2650	0gr,2361	0gr,4920

Cette analyse, faite en 1863 par M. Filhol, montre bien que ces eaux ne sont pas de simples annexes des ferrugineuses.

D'après M. Bazin, il n'existe aucune eau connue qui contienne un sel mercuriel et qui soit spécifique de la syphilis, comme les précédentes le sont de la scrofule, de l'herpétis et de l'arthritis. « Si jamais, dit ce savant médecin, on parvenait à découvrir une source chariant l'hydrargyre, je lui réserverais une place à part dans une huitième classe. »

B. — Eaux a minéralisation commune.

Dans ce deuxième ordre d'eaux médicinales, on ne trouve aucun principe prédominant sur l'action duquel on puisse baser la thérapeutique d'une maladie constitutionnelle. Ces eaux agissent surtout par l'ensemble des substances qu'elles tiennent en dissolution, par leur thermalité, par leur action sédative ou bien par leurs propriétés excitantes. Elles conviennent surtout aux affections utérines non constitutionnelles, aux phénomènes sympathiques qui les accompagnent, ou bien, aux affections utéro-vaginales qui, tout en étant constitutionnelles, présentent des caractères d'excitabilité, d'irritabilité nécessitant l'application d'eaux à minéralisation plus faible encore que celles que je viens de passer en revue. Dans les suivantes, en effet, les principes minéralisateurs ne dépassent pas 2 à 3 grammes par litre. M. Bazin les divise en deux classes, suivant que l'influence salutaire leur vient des agents organiques ou salins ou bien de l'acide carbonique.

Première classe. — *Eaux salines faibles.*
Deuxième classe. — *Eaux acidulées gazeuses.*

PREMIÈRE CLASSE

EAUX SALINES FAIBLES SUBDIVISÉES EN DEUX GROUPES.

1er groupe. — Eaux salines thermales.
2e groupe. — Eaux salines froides.

Dans le premier groupe, c'est-à-dire dans celui des eaux salines faibles, thermales, on distingue encore :

(*a*) Les eaux chlorurées et sulfatées.
(*b*) Les eaux sulfatées.

(*a*) Les eaux chlorurées et sulfatées, faibles et thermales, sont principalement représentées par Néris (Allier). Leur température est assez élevée (52° C.) pour permettre de donner des bains de vapeur; elles sont d'ailleurs prises aussi à l'intérieur.

Analyse des eaux de Néris, par M. Lefort.

Eau : 1 litre.

Substances.	Puits César.
	cc
Acide carbonique libre............	0,049
Azote................................	13,000

	gr.
Bicarbonate de soude	0,4169
— de potasse	0,0129
— de magnésie	0,0957
— de chaux	0,1455
— de fer	0,0042
— de manganèse	traces.
Sulfate de soude	0,3896
Chlorure de sodium	8,1788
Ioduré de sodium	traces.
Fluorure de sodium	
Silice	0,1121
Matière organique azotée	traces.
TOTAL	1,2657

Analyse des eaux de Bourbon-Lancy (Saône-et-Loire),

par MM. TELLIER et LAPORTE.

Température : 26° à 56°. — Eau : 1 litre.

	gr.
Chlorure de sodium	1,30
— de calcium	0,05
— de magnésium	0,40
Iodure de sodium	traces.
Sulfate de soude	0,25
— de chaux	0,02
Carbonate de chaux	0,06
— de magnésie	0,15
Silice	0,02
Oxyde de fer	0,02
Arsenic	traces.
TOTAL	2,27

(*b*) Les eaux salines faibles, thermales, sulfatées, ne paraissent agir que par leur thermalité. Parmi celles-ci nous trouvons :

Bains (Vosges). Cette station se compose de plusieurs sources qui jouissent d'une température de 29° à 50°. Le traitement se fait au moyen de bains et de douches.

Analyse de la source Savonneuse de Bains, par M. POUMARÈDE.

Eau : 1 litre.

	gr.
Carbonate de chaux	0,045
Oxyde de fer	0,00
Sulfate de soude	0,160
Chlorure de sodium	0,163
Acide silicique	0,121
Matière organique	petite quantité.
TOTAL	0,491

Bagnères-de-Bigorre (Hautes-Pyrénées). Vingt-neuf sources se rencontront dans cette station. Leurs effets sont excitants, toniques ou sédatifs. Les eaux de Lasserre et de la Reine sont, en outre, laxatives.

Analyse des eaux de Bagnères-de-Bigorre.

Température : 13° à 51° centigrades.

Source de la *Reine*.

Eau : 1 litre.

Acide carbonique	indéterminé.
	gr.
Chlorure de magnésium	0,130
— de sodium	0,062
Sulfate de chaux	1,680
— de soude — de magnésie	0,396
Carbonate de chaux	0,266
— de magnésie	0,044
— de fer	0,080
Substance grasse	0,006
Acide silicique	0,036
Perte	0,054
Total	2,754

Ussat (Ariége) offre des eaux limpides, onctueuses, sans saveur, ni odeur; elles sont utilisées en bains, piscines; elles exercent, sur les femmes nerveuses, une action nettement sédative et adoucissante.

Analyse des eaux d'Ussat, par M. Filhol.

Eau : 1 litre.

	cc
Acide carbonique	16,57
Azote	20,38
Oxygène	1,05
	gr.
Bicarbonate de chaux	0,6995
— de soude	0,0381
— de magnésie — de fer	traces.
Sulfate de magnésie	0,1791
— de soude	0,0583
— de potasse	0.0200
— de chaux	0.1920
Chlorure de magnésium	0,0420
Matière organique et perte	0,0471
Total	1,2761

Analyse des eaux de Louësche (Valais), par MORIN (Genève, 1844).

Température : 31° à 51° centigrades.

		cc
Gaz acide carbonique	0,0047	2,3890
— oxygène	0,0015	1,0543
— azote	0,0145	11,5180
Substances fixes		
		gr.
Sulfate de chaux		1,5209
— de magnésie		0,3084
— de soude		0,0592
— de potasse		0,0386
— de strontiane		0,0048
Carbonate de protoxyde de fer		1,0103
— de magnésie		0,0096
— de chaux		0.0053
Chlorure de potassium		0,0065
Silice		0,0360
Alumine		traces.
Phosphate		traces.
Azotate		traces.
Sel d'ammoniaque		traces.
Glairine		quant. indét.
Arsenic (Payen, Oettli)		traces.
TOTAL		3,0104

On peut donc dire, avec M. Rotureau, que les eaux de Louësche sont des eaux hyperthermales, sulfatées calciques, carboniques faibles, ferrugineuses et arsenicales.

On donne à Dax (Landes) des bains de limon végétal, et on utilise à l'intérieur, mais surtout à l'extérieur, sous toutes formes, des eaux sans saveur, ni odeur, d'une limpidité parfaite, d'une température qui varie de 31° à 61° centigrades.

Analyse des eaux de Dax, par MM. THORE et MEYRAC.

Eau : 1 litre.

	gr.
Carbonate de magnésie	0,027
Sulfate de soude	0,151
— de chaux	0,170
Chlorure de sodium	0,032
— de magnésium	0,095
TOTAL	0,475

Dans le deuxième groupe des eaux salines faibles, c'est-à-dire dans celui des eaux salines faibles et froides, il faut citer : Saint-

Amand (Nord), avec ses 3 sources, d'une température de 20° centigrades, célèbre par ses *boues*, dont la thérapeutique obtient sous forme de bains, de grands résultats. Composition identique des trois sources.

Analyse des eaux de Saint-Amand, par M. Kuhlmann.

Eau : 1 litre.

	lit
Acide carbonique libre et combiné....	0,19
	gr.
Carbonate de chaux....................	0,066
— de magnésie....................	0,079
Sulfate de soude..........................	0,234
— de chaux..........................	0,870
— de magnésie......................	0,152
Chlorure de sodium......................	0,018
— de magnésium..................	0,095
Acide silicique..........................	0,020
Matière organique......................	traces.
Total..............	1,534

Contrexéville (Vosges). Trois sources, à 12° centigrades, dont les malades peuvent boire une quantité considérable et obtenir ainsi une abondante et salutaire diurèse.

Analyse des eaux de Contrexéville, par O. Henry.

Source du *Pavillon*.

Eau : 1 litre.

	gr.
Acide carbonique libre..................	0,019
Oxygène..................................	quant. indét.
Bicarbonate de chaux..................	0,675
— de magnésie..................	0,220
— de soude....................	0,197
— de fer et manganèse............	0,009
— de strontiane...................	indices.
Sulfate de chaux.......................	1,150
— de magnésie....................	0,190
— de soude.......................	0,130
— de potasse.....................	indices.
Chlorure de sodium.................. }	0,140
— de potassium.................. }	
— de magnésium...................	0,040
Iodure, bromure.........................	indices.
Alumine et silice.......................	0,120
Phosphate de chaux et d'aluminium. ... }	0,070
Matière organique, perte............ }	
Total.............	2,9600

Vittel (Vosges) offre une composition et une médication analogues.

Analyse des eaux de Vittel.

Grande *Source*.

Eau : 1 litre.

Acide carbonique libre	faible quant.
	gr.
Bicarbonate de soude	0,0510
— de magnésie	0,0737
— de chaux	0,2025
— de fer	0,9088
— de lithine	0,0014
Silicate de soude	0,0390
— de chaux	0,0035
Phosphate de chaux	0,0023
Sulfate de soude	0,2461
— de magnésie	0,1824
— de chaux	0,6800
Chlorure de potassium — de sodium — de magnésium	0,0903
Traces de fluor, de manganèse, d'arséniate de fer, d'alumine, de strontiane, d'acide borique, de matière organique	traces.
TOTAL	1,4810

Outre cette source, ordinairement employée pour le traitement de l'arthritis et de la lithiase rénale, la station de Vittel est constituée par deux autres sources, la source *Marie* et la source dite *Salée*, dont les effets thérapeutiques sur l'obésité et la lithiase biliaire sont des plus remarquables.

Martigny-les-Bains (Vosges) : trois sources froides dont les eaux, limpides, sans saveur ni odeur, utilisées en boissons, en bains et en douches, se conservent et se transportent très-bien. D'ailleurs même minéralisation, même thérapeutique que Vittel et Contrexéville. Ces eaux contiennent une certaine quantité de lithine (0,030 mill. de chlorure de lithium). Elles doivent donc rentrer dans la famille des eaux lithinées; elles exercent une action puissante sur l'arthritis et les affections qui en découlent.

Analyse des eaux de Martigny.

DÉSIGNATION DES SUBSTANCES.	SOURCES	
	N° 1.	N° 2.
Acide carbonique libre	traces	faible quantité
Bicarbonate de soude	0gr,0168	0gr,0126
— de magnésie	0 ,1980	0 ,1825
— de chaux	0 ,1700	0 ,1740
— de fer	0 ,0098	0 ,0311
Silicate de soude	0 ,0532	0 ,0456
— de chaux	0 ,0029	0 ,0014
Phosphate de chaux	0 ,0028	0 ,0019
Sulfate de soude	0 ,2299	0 ,2360
— de magnésie	0 ,3300	0 ,3340
— de chaux	1 ,4240	1 ,4400
Chlorure de lithium	0 ,0300	0 ,0170
— de sodium	0 ,0650	0 ,0877
— de potassium	0 ,0090	8 ,0111
Fluor, crénate de fer Arséniate de fer	traces	traces
Alumine Matière organique	oxyde ferrique venant du crénate de fer.	0 ,0070
TOTAUX pour 1 litre d'eau	2gr,6570	2gr,6460

Évian (Savoie) : deux sources, d'une température de 12 degrés.

Analyse des eaux d'Évian, par BARRUEL.

Eau : 1 litre.

Gaz acide carbonique	24 m. m. cubes.
	gr.
Bicarbonate de chaux	0,101
— de magnésie	0,017
— de soude	0,137
Chlorure de sodium	traces.
Glairine	quant. indét.
TOTAL	0,255

Ces eaux, on le voit, n'ont rien de spécial, rien qui puisse les faire comparer à Vichy. On les emploie à l'intérieur et à l'extérieur.

DEUXIÈME CLASSE

EAUX ACIDULÉES GAZEUSES. — EAUX DE TABLE.

Ces eaux sont toutes froides. Elles contiennent une minéralisation minime, sans spécialisation, mais une notable quantité d'acide carbonique. Elles constituent deux groupes, suivant qu'elles sont ou non ferrugineuses.

Dans le premier groupe, eaux gazeuses, alcalines, ferrugineuses, je mentionnerai Pougues (Nièvre), dont les eaux sont digestives, reconstituantes, toniques. Leur minéralisation est la plus élevée de toutes celles qui rentrent dans cette classe.

Analyse des eaux de Pougues, par MM. BOULLAY et O. HENRY.

Eau : 1 litre.

	lit.
Acide carbonique libre	0,33
	gr.
Bicarbonate de chaux	1,3269
— de magnésie	0,9762
— de soude, avec traces de sel de potasse	0,6362
— de fer	0,0206
Sulfate de soude	0,2700
— de chaux	0,1900
Chlorure de magnésium	0,3500
Matière organique soluble	0,0300
Phosphate de chaux et d'alumine	traces.
Acide silicique et alumine	7,0350
TOTAL	10,8349

Je citerai, en outre, les eaux de Chateldon (Puy-de-Dôme); Saint-Galmier (Loire); Celles (Ardèche); Clermont (Puy-de-Dôme); Condillac (Drôme); Saint-Alban (Loire); Soultzbach (Haut-Rhin).

Dans le deuxième groupe, eaux gazeuses simples, c'est-à-dire ne différant des précédentes que par l'absence du fer, on rencontre : les sources d'Alet (Aude), alcalines, tièdes ; celles de Desaignes (Ardèche).

La France est donc aussi riche en eaux de table qu'en eaux minérales proprement dites ; elle peut se passer facilement des eaux étrangères gazeuses telles que les eaux de Seltz (Nassau), etc., etc.

§ 43. Telle est la composition des eaux minérales. Si, dans un traité clinique sur les affections utérines, j'ai jugé à propos d'insister aussi longuement et d'entrer dans tant de détails sur la constitution chimique des eaux minérales et thermales, c'est que j'ai pensé que la première condition, pour bien se servir d'agents thérapeutiques aussi efficaces, était de les bien connaître. D'autre part, j'ai pensé rendre service à un grand nombre de membres du corps médical, tant étudiants que praticiens, en publiant, répandant et vulgarisant les résultats nombreux et importants, dus aux travaux spéciaux sur les eaux minérales. L'étude de ces dernières est, en effet, trop laissée de côté dans l'enseignement officiel qui est disposé de telle sorte que beaucoup d'étudiants quittent les bancs de l'École sans presque connaître cette importante branche de la thérapeutique, surtout de la thérapeutique des affections utéro-vaginales ; ils ne peuvent acquérir ces connaissances, indispensables aujourd'hui à tout jeune praticien, qu'au prix d'efforts personnels très-ardus et très-lents. C'est cette lacune que pour ma part, je me suis efforcé de combler.

APPLICATION DES EAUX MINÉRALES ET THERMALES AU TRAITEMENT DES AFFECTIONS UTÉRO-VAGINALES, SUIVANT LA MALADIE, SUIVANT L'AFFECTION ; SON MODE RÉACTIONNEL SUIVANT LES COMPLICATIONS QUI L'ACCOMPAGNENT, SUIVANT LES PHÉNOMÈNES SYMPATHIQUES QUI ONT PU S'ÉVEILLER SOUS SON INFLUENCE.

§ 44. La composition des eaux minérales étant connue, leurs classifications nous étant familières, nous sommes à même de pouvoir faire un choix éclairé parmi les nombreuses stations minérales et thermales, de donner, avec discernement et en connaissance de cause, un conseil salutaire dans tel ou tel cas donné. Le clinicien saisira toutes les indications, l'hydrologue pourra y répondre.

Les indications thérapeutiques des eaux minérales, ai-je dit, sont basées, comme celles des divers agents thérapeutiques, tirés de la matière médicale : 1° sur la nature de l'affection ; 2° sur la modalité de l'affection, c'est-à-dire sur son mode réactionnel, sur son expression pathologique ; 3° sur les circonstances au milieu desquelles elle s'est développée ; 4° sur les diverses complications qui l'accompagnent ; 5° enfin, sur les phénomènes sympathiques qui ont pu éclater dans l'organisme, à son occasion et sous son influence.

Il faut, en outre, tenir compte de la constitution, du tempérament du sujet. En effet, il n'est que trop fréquent d'observer le développement simultané et parallèle de deux maladies constitutionnelles. Pour ma part, j'observe journellement des faits de métrite arthritique, par exemple, développée soit chez une malade scrofuleuse, soit chez une femme chlorotique, greffée sur une constitution herpétique ou bien survenue chez une femme syphilitique, etc. De même il faut tenir compte du tempérament sanguin ou nerveux de la malade, car la modalité de l'affection utérine offre alors une expression symptomatique toute particulière.

Or, dans le choix d'une station minérale, aucune de ces considérations ne doit être négligée ; le succès est à ce prix. En effet, en présence d'une affection utéro-vaginale, la première indication à remplir est d'en bien élucider la lésion élémentaire, le genre et surtout la nature. Qu'importe qu'il y ait identité de forme, de siége, entre deux affections, si la nature diffère. En vain appliquera-t-on à celle-ci le traitement qui a réussi contre celle-là, l'affection sera rebelle, réfractaire; elle restera stationnaire; elle pourra même reprendre une marche plus rapide et plus grave.

Le problème thérapeutique, en présence d'un cas donné, est donc bien tel que je l'ai posé plus haut. Chaque jour, on entend répéter que telle eau convient aux maladies des femmes, que telle autre est préférable, qu'une troisième fait des merveilles, et ainsi de suite. Rien de plus fallacieux que ce langage. Il faut être plus précis. La thérapeutique, pour être efficace, demande des bases nettes et sûres. Ses effets sont d'autant plus appréciables et certains, qu'ils s'adressent à la maladie dont l'affection n'est qu'une émanation. La lésion, elle-même, est d'autant plus modifiée par les moyens locaux, que le terrain, sur lequel elle a germé, subit un traitement approprié à sa nature. C'est surtout dans le traitement des affections utéro-vaginales que ces principes généraux de thérapeutique, qui dominent toute la médecine, ne doivent pas être oubliés. Aussi, dirai-je, les affections utéro-vaginales, qui dépendent de la scrofule, réclament les eaux chlorurées sodiques et bromo-iodurées ; les affections arthritiques, les eaux bicarbonatées sodiques ; les herpétiques, les eaux arsenicales ; et ainsi de suite pour chaque affection suivant la nature de la maladie dont elle est la traduction sur l'utérus. On voit, dès lors, immédiatement quel horizon le clinicien ouvre au thérapeutiste.

Il ne faut pas croire pourtant que, dans la thérapeutique des affections utérines, le cas soit toujours aussi simple qu'il peut le paraître d'après ce qui précède et qu'il suffit de se dire : je suis en présence d'une affection utérine scrofuleuse, je vais envoyer ma malade dans une station d'eaux chlorurées sodiques, bromo-iodurées. Ce serait s'exposer à de nombreux mécomptes, car les eaux qui composent cette classe peuvent ne pas être appropriées au tempérament de toutes les malades ; il est donc nécessaire de faire un choix parmi les eaux qui la constituent. C'est ainsi, qu'ayant étudié le tempérament de la malade, sa nature congestive ou nerveuse, le médecin choisira, parmi les eaux minérales et thermales, celles dont les propriétés thérapeutiques sont le plus directement en rapport avec les diverses nuances pathologiques qu'il aura saisies. L'affection utéro-vaginale, tout en étant scrofuleuse, arthritique, herpétique ou chlorotique, peut exister chez une femme d'un tempérament sanguin très-accusé ou d'un tempérament nerveux exagéré; elle peut se montrer chez une femme débilitée par les chagrins, par les excès de travail, par une alimentation insuffisante, ou bien exister chez une femme déjà profondément atteinte par une autre maladie constitutionnelle. Il en résulte que l'affection se montre avec des caractères symptomatiques variables suivant ces diverses circonstances. Il importe, dès lors, de choisir parmi les eaux minérales du groupe approprié à l'état constitutionnel, celle qui correspond le mieux à telles ou telles modalités de l'affection. Je m'explique en choisissant un exemple, car, en pareille circonstance, la démonstration devient plus claire, plus facile à saisir.

Je prends pour exemple la métrite arthritique. Elle doit être traitée par les eaux bicarbonatées sodiques. Mais cette affection existe chez une femme d'un tempérament sanguin prononcé; elle s'accompagne fréquemment de ménorrhagie; elle est sujette à des récidives inflammatoires subites sous l'influence de la plus légère cause congestive ou excitante. Elle sera justiciable des eaux bicarbonatées sodiques assez fortes, telles que Vichy. Au contraire, elle s'est montrée chez une femme débilitée par les chagrins, l'excès de travail, la mauvaise alimentation; elle ne s'accompagne d'aucune réaction inflammatoire; elle s'accuse surtout par une sécrétion leucorrhéique abondante, indice d'une endométrite catarrhale; elle devra être traitée par les eaux bicarbonatées mixtes, chlorurées et ferrugineuses, par les eaux de Royat principalement.

L'affection utérine existe chez une femme névropathe, le tempérament nerveux est très-accusé; la métrite arthritique est surtout caractérisée par des douleurs utérines, influencées par les variations atmosphériques, telles que le froid, l'humidité, par les causes morales les plus variées, les plus légères; elle s'accompagne de névralgies localisées ou éloignées, de névroses plus ou moins persistantes; les tissus utérins, sauf la muqueuse, ne sont pas atteints; il faudra alors avoir recours aux eaux indéterminées, telles que Néris, Plombières, ou aux eaux faiblement minéralisées, telles que

Luxeuil, Bains. Si l'affection arthritique s'est développée chez une femme scrofuleuse, et qu'elle se caractérise par un engorgement, une hypertrophie des tissus utérins, par un état atonique des plus prononcés, un catarrhe plus ou moins abondant, une ou plusieurs ulcérations, plus ou moins accusées, suivant que la muqueuse, ses glandes, ses follicules sont plus ou moins atteints, il faudra avoir recours aux eaux chlorurées sodiques, plus ou moins fortes, telles que Bourbonne-les-Bains, Salies, Salins, ou eaux sulfureuses, telles que Luchon, Aix, Lavey.

Je me borne à cet exemple. Il est facile à saisir ; il repose sur la clinique, l'observation ; il peut servir de guide pour les indications thérapeutiques de telle ou telle affection utérine de nature constitutionnelle.

C'est dans ce travail d'induction que gît le secret de la supériorité de certains médecins et l'efficacité, parfois surprenante, de certaines eaux dans certains états morbides donnés et surtout bien appréciés par le médecin.

§ 45. Quelles sont donc les affections utéro-vaginales, d'origine constitutionnelle ou non, qui sont susceptibles d'être traitées par les eaux minérales et thermales, par l'hydrothérapie et la thérapie marine ?

Les affections utérines, susceptibles d'être modifiées, guéries même, par un traitement minéral et thermal, sont d'abord celles qui consistent dans une inflammation chronique de l'utérus (métrites chroniques) du corps ou du col, de la muqueuse ou des autres tissus, dans les lésions inflammatoires des annexes de l'utérus, de l'ovaire, du péritoine (ovarite, pelvi-péritonite, phlegmon péri-utérin, phlegmon du ligament large). Sont aussi justiciables de cette thérapeutique précieuse quelques lésions qui peuvent n'avoir aucune relation avec l'inflammation, mais qui, le plus souvent, sont en rapport direct avec elle et résultent des changements qu'elle fait subir à la structure de l'organe, aux rapports normaux qu'elle modifie avec les organes voisins ; je veux parler des déplacements de l'utérus. Les déplacements, en effet, quand ils ne sont pas traumatiques, sont liés le plus ordinairement à une lésion inflammatoire de l'utérus ou du péritoine, à une hypertrophie considérable de l'organe, soit plastique, soit vasculaire, à des adhérences vicieuses provenant de l'inflammation du péritoine qui tapisse le petit bassin. Il en est, de même, de certains troubles fonctionnels, tels que l'aménorrhée, la dysménorrhée, la stérilité. Cette dernière, du reste, n'est le plus souvent que la conséquence d'une lésion inflammatoire du corps et surtout du col; elle disparaît avec celle-ci. Mais, comme ces troubles fonctionnels peuvent, dans certains cas, être sous la dépendance de toute autre cause, il est bon de les signaler à l'attention du médecin qui doit reconnaître quels sont ceux qui doivent ou non être soumis à la médication hydriatique. Quant à la leucorrhée, je ne crois pas utile d'en faire une mention spéciale, car je la considère comme étant, sinon toujours, du moins le plus souvent, subordonnée à un état inflammatoire, constitutionnel ou non, qui vicie le fonctionnement glandulaire ou la circulation de l'organe de la gestation ; son traitement est donc celui de l'état, constitutionnel ou inflammatoire, qui l'a engendrée.

Pour rester fidèle aux principes qui ont présidé au développement de ma doctrine pathogénique et à l'étude de la symptomatologie des affections utéro-vaginales, je vais, dans l'exposition des moyens thérapeutiques dirigés contre ces affections, m'occuper d'abord du traitement de celles qui sont liées à un état constitutionnel, à un état diathésique. Ensuite, je passerai en revue celles qui, indépendantes de tout état général, sont apparues à l'occasion des causes locales, le plus ordinairement traumatiques.

TRAITEMENT MINÉRAL ET THERMAL DES AFFECTIONS UTÉRO-VAGINALES D'ORIGINE CONSTITUTIONNELLE.

§ 46. 1° AFFECTIONS UTÉRO-VAGINALES SCROFULEUSES. — Les affections des organes génito-sexuels, développées sous l'influence de la maladie constitutionnelle, SCROFULE, doivent être traitées, comme je l'ai déjà dit, par les eaux thermo-minérales chlorurées sodiques et bromo-iodurées. L'agent spécial de ces eaux est, en effet, le chlorure de sodium qui s'y rencontre en proportion variable, depuis 1 gramme jusqu'à 216 grammes par litre. Ces eaux contiennent, en outre, du brôme et de l'iode, en quantité notable et thérapeutique. Elles sont donc composées par les agents médicamenteux que j'ai considérés comme *spécifiques* de la scrofule. Il est bien entendu que, si je me sers du mot spécifique, c'est parce qu'il exprime bien ma pensée. Je me suis expliqué, à différentes reprises, dans le cours de cette étude thérapeutique, sur la valeur qu'il faut aujourd'hui lui attribuer. J'ai montré notamment que, sous ce nom de spécifique, on désigne l'agent thérapeutique qui met l'organisme en état de résister le plus puissamment à tel ou tel vice de constitution ou d'organisation, à telle ou telle manière d'être défectueuse. En lui reconnaissant cette action qui me paraît indéniable, il ne s'agit nullement de la superposition, plus ou moins parfaite, plus ou moins géométrique, pour ainsi dire, du médicament à la maladie, de la substitution directe d'un état meilleur, mais artificiel, à un état naturel, mais inférieur, au moyen de l'ingestion d'une substance déterminée. A ce point de vue, il est bien évident qu'il n'existe pas de médicament spécifique, dans l'acception expresse du terme ; mais il est certain aussi que nous ne pouvons nier l'existence d'agents plus ou moins puissants qui modifient l'économie, stimulent son activité, augmentent ses forces vitales et la mettent ainsi, à même de réagir victorieusement contre les causes de dépression, de dépérissement et d'imperfection physiologique auxquelles elle a pu être originellement soumise. C'est à ce titre que je ne puis méconnaître l'existence d'agents véritablement spécifiques, destinés à jouer un rôle si utile, si efficace dans la thérapeutique des maladies constitutionnelles et des affections qui en sont la conséquence.

M'appuyant sur l'action spécifique du chlorure de sodium, du brôme et de l'iode, je considère donc les eaux chlorurées et bromo-iodurées comme étant des agents thérapeutiques spécifiques de la scrofule. La clinique et l'observation nous montrent du reste l'action efficace et heureuse de ces eaux dans le traitement des affections utéro-vaginales, d'origine strumeuse. Elles nous montrent que ces eaux possèdent une action reconstituante, fondante et résolutive, qu'elles font partie, au premier chef, des ressources fournies par la médication dite *altérante*. A ce titre donc, elles constituent bien la médication spécifique de la scrofule.

Ces eaux agissent d'abord sur la maladie, lorsqu'elles sont prises en boisson. Le médecin doit donc s'adresser à celles qui peuvent être employées sous cette forme, telles sont celles de Balaruc, Bourbonne-les-Bains, etc. En outre, administrées comme topiques ou en irrigations pendant les bains, au moyen de la canule vaginale, elles exercent une action cicatrisante sur les ulcérations ; elles ont des effets résolutifs sur les engorgements torpides qui caractérisent en général les affections scrofuleuses. Enfin, elles combattent l'anémie qui accompagne si souvent les affections utérines, par suite de l'excitation, de la stimulation générale qu'elles produisent sur tous les tissus; car elles surexcitent le système nerveux et par suite la circulation du tégument externe.

D'après la minéralisation, trois groupes, ainsi qu'on l'a vu, se partagent la classe des eaux chloro-bromo-iodurées. Dans le premier, se rangent les eaux froides, mais fortement minéralisées, de Salies, Salins, Salins-Moutiers, qu'on utilisera, lorsqu'on voudra agir énergiquement sur les affections torpides et ulcéreuses de la matrice, sur les affections ulcéreuses de la vulve. Viennent ensuite les eaux moins minéralisées, mais thermales, comme Balaruc, Bourbonne-les-Bains, Bourbon-l'Archambault, qui seront indiquées, lorsque la lésion siégera surtout sur la muqueuse cervico-utérine, qu'elle donnera lieu à une leucorrhée abondante, à de légères ménorrhagies. Enfin les eaux thermales, très-faiblement minéralisées, telles que celles de Bourbon-Lancy, conviendront principalement aux affections légèrement excitables dont les lésions donnent lieu à des ménorrhagies fréquentes.

A côté de ces eaux, à action spécifique, on peut faire usage, consécutivement ou concurremment des eaux sulfureuses qui rendent de signalés services dans le traitement de la scrofule. Elles n'ont, il est vrai, aucune action spécifique sur cette maladie constitutionnelle, mais elles agissent néanmoins d'une façon bienfaisante sur certaines affections chroniques scrofuleuses de l'utérus, car elles constituent un agent pathogénétique dont on ne doit pas dédaigner le concours. Ainsi, par leur action stimulante sur les muqueuses, qui est, pour M. G. Sée, le triomphe des eaux sulfureuses, elles modifient la circulation et par suite les sécrétions; elles produisent ainsi la résolution des engorgements chroniques, contre lesquels ont parfois échoué tous les autres procédés thérapeutiques ; par leur action excitante et stimulante sur la peau, leur action pathogénétique se fait encore sentir ; elle se traduit, le plus ordinairement, par un phénomène éruptif, appelé la poussée; c'est à ce titre qu'elles sont aussi reconstituantes.

Par leur action parasiticide, elles combattent efficacement les ferments et les diverses végétations inférieures et de mauvaise nature qui deviennent si prospères dans les liquides des catarrhes utéro-vaginaux. En outre, certaines d'entr'elles contiennent de la barégine et de la glairine, d'où elles tirent une action remarquablement sédative, nettement hyposthénisante. Enfin, l'une d'elles,

Challes, en Savoie, renfermant en même temps du brôme et de l'iode, peut avoir, jusqu'à un certain point, une action spécifique et convenir aux affections chroniques, liées à la scrofule et à la syphilis. Comme les eaux chlorurées, les eaux sulfureuses simples conviennent aux affections scrofuleuses torpides.

Une action pathogénétique des eaux sulfureuses que je ne puis passer sous silence, est celle qu'on observe, à Saint-Sauveur par exemple, dans le traitement de la métrorrhagie symptomatique des corps fibreux : bien que les eaux sulfureuses congestionnent la matrice, on ne tarde pas à voir le sang s'arrêter. Les eaux sulfureuses jouissent donc aussi de propriétés astringentes et hémostatiques remarquables.

Ceci dit, quelle sera la conduite du médecin en présence d'une affection utéro-vaginale, d'une affection vulvaire, d'origine scrofuleuse? S'il s'agit d'une métrite chronique, affectant le corps et le col, se traduisant par une augmentation du volume de tout l'organe, une hypertrophie considérable, coïncidant avec une certaine mollesse, une coloration blafarde, une indolence remarquable des tissus, s'accompagnant d'une sécrétion leucorrhéique plus ou moins louche, plus ou moins purulente, plus ou moins abondante ; s'il existe, en même temps que ces lésions, une ulcération irrégulière, phagédénique, ayant envahi la muqueuse cervicale, celle du corps ou la muqueuse vaginale du col ; qu'en outre, il n'existe aucune lésion des annexes de l'utérus, aucune réaction inflammatoire ; que la malade accuse au plus haut degré une constitution scrofuleuse, un tempérament profondément lymphatique ; le médecin choisira sans hésiter les eaux chlorurées sodiques, bromo-iodurées, fortes, telles que celles de Salies, de Salins, de Salins-Moutiers. Il s'adressera, de même, à ces eaux, s'il s'agit d'une affection ulcéreuse de la vulve, décrite, dans ces dernières années, sous le nom d'*esthiomène*, affection dont il m'a été donné, cette année, de voir un remarquable exemple à l'hôpital de Lourcine.

Le médecin choisira, de préférence, les eaux chlorurées sodiques de Bourbonne-les-Bains, de Bourbon-l'Archambault, de Bourbon-Lancy, si l'affection, tout en étant ulcéreuse, n'affecte que la muqueuse. Il aura recours aux eaux sulfureuses de Luchon, d'Aix, de Challes surtout, s'il est nécessaire de faire un traitement mixte, s'il s'agit, par exemple, d'une affection scrofuleuse développée sur un sujet syphilitique, ou bien s'il est nécessaire d'obtenir en même temps une action pathogénétique puissante. Je le répète, les eaux sulfureuses n'agissent dans le traitement des affections scrofuleuses qu'à titre d'agents pathogénétiques. L'eau de Challes possède, toutefois, une action spécifique assez remarquable, à cause des bromures et d'iodures qui existent en certaine quantité dans sa composition. M. Brachet pense que cette action doit, de même, être attribuée aux eaux d'Aix (Savoie), car elles contiennent aussi des bromures et des iodures.

Si la métrite scrofuleuse chronique existe chez une femme jouissant d'un tempérament sanguin prononcé ; si elle s'accompagne fréquemment de ménorrhagie et même de métrorrhagie ; si elle s'exaspère sous la plus légère influence, que les accidents inflammatoires se répètent souvent, et, surtout, si elle est compliquée d'une lésion inflammatoire des annexes, que, notamment, la pelvi-péritonite s'accuse par un empâtement douloureux des culs-de-sacs vaginaux, que l'ovaire soit volumineux et douloureux, le médecin délaissera les eaux chlorurées sodiques, même les plus faibles pour s'adresser aux eaux sulfureuses légères, telles que celles de Saint-Sauveur, qui, suivant la remarque du savant inspecteur de cette station, M. le Dr Caulet, jouissent de propriétés astringentes et hémostatiques. Il aura, de même, recours à cette célèbre station, si l'affection utérine scrofuleuse existe chez une femme névropathique, atteinte de névralgies diverses, de vapeurs, d'hystéricisme et même d'hystérie.

L'affection est-elle scrofuleuse et arthritique ? Le médecin aura recours de préférence aux eaux sulfureuses qui contiennent du bicarbonate de soude, notamment à celles d'Amélie-les-Bains, de la Preste, etc., ou bien il enverra ses malades aux eaux alcalines, chlorurées et arsenicales, du Mont-Dore, de la Bourboule. N'oublions pas, surtout, que certaines stations des Pyrénées, telles qu'Amélie-les-Bains, la Preste, permettent, par le climat sous lequel elles sont situées, de continuer le traitement pendant l'hiver.

Si la scrofule s'est associée à l'herpétisme pour constituer une métrite torpide, celle-ci sera justiciable des eaux excitantes et reconstituantes d'Uriage qui réussiront d'autant mieux qu'il existera une dyspepsie, sympathique de la lésion utérine. Les eaux arsenicales de la Bourboule sont de même indiquées comme traitement de cette métrite.

L'affection utérine est placée, au contraire, sous la dépendance de la scrofule et de la chlorose, elle sera victorieusement combattue par les eaux sulfurées et ferrugineuses (fer et acide sulfhydrique), telles que celles de Sylvanès (Aveyron), auxquelles ne résistent pas les cas de métrite parenchymateuse avec ramollissement du col. Si la métrite parenchymateuse est à un degré plus avancé encore, si elle se complique d'ulcérations fongueuses et phagédéniques, elle sera justiciable des eaux cuivreuses de Saint-Christau (Basses-Pyrénées) ; tandis que, si elle s'accompagne de névralgies ou de douleurs, s'il existe des traces de pelvi-péritonite récente ou ancienne, elle le sera des boues de Saint-Amand, de Dax et de Barbotan.

2° Affections utéro-vaginales arthritiques. — La médication spécifique, par excellence, des affections arthritiques est, comme je l'ai déjà montré, la médication alcaline, c'est-à-dire, celle qui se fait à l'aide des bicarbonates de soude, de chaux et des sels de lithine. C'est donc aux eaux qui présentent cette composition qu'on aura recours contre les affections de matrice de nature arthritique.

Le médecin s'y adressera d'autant plus que ces eaux sont presque toutes sursaturées d'acide carbonique, et qu'à ce titre, leur digestion est des plus faciles. Ces eaux constituent la médication dite altérante et elles agissent de plusieurs manières contre les manifestations de l'arthritis ; d'abord elles neutralisent, ainsi que l'a démontré Petit (de Vichy), les acides. Ainsi, sous l'influence du traitement, les urines, d'acides qu'elles étaient, deviennent alcalines. En outre, elles excitent la peau et exercent ainsi une action révulsive, une action substitutive même. Enfin, elles ont une action dynamique générale excitante, ainsi que le dit M. Bazin, car le pouls augmente de force et de fréquence sous leur influence. La peau est plus chaude ; la diaphorèse est facilitée ; les digestions deviennent plus faciles; les selles sont plus régulières. C'est pour toutes ces raisons que M. Bazin a considéré ces eaux minérales comme spécifiques de l'arthritis. D'après M. Durand-Fardel, les eaux alcalines, bicarbonatées sodiques surtout, sont, en outre, reconstituantes; elles le sont spécialement pour les anémiques et les atoniques; enfin, toujours d'après cet auteur, par suite de leur action sur la circulation abdominale, dont elles activent et modifient la nature, elles sont résolutives et fondantes ; c'est à ce titre qu'elles sont utiles dans le traitement de la métrite chronique arthritique.

Les affections arthritiques de l'utérus, comme les affections scrofuleuses, ne se présentent pas toujours avec le même caractère, avec la même modalité ; d'où une certaine variété dans leurs expressions symptomatiques et par suite des indications thérapeutiques variables. C'est à bien les saisir que le clinicien doit s'appliquer. Ainsi l'affection utérine existe chez une jeune femme pléthorique, sanguine ; elle est caractérisée par un engorgement inflammatoire des tissus, une hypertrophie du col ou du corps ; en un mot, il existe une métrite parenchymateuse. Cette affection s'accompagne de pesanteur au périnée, à l'anus, de sensations douloureuses dans le bas-ventre, de coliques utérines même ; la malade éprouve dans tout le petit bassin un sentiment de plénitude, indice d'une congestion veineuse qui se traduit au dehors par des ménorrhagies fréquentes. Cette affection utérine arthritique sera justiciable des eaux de Vichy. Elle le sera d'autant plus que, presque toujours en pareil cas, il existe des troubles digestifs, des troubles dyspeptiques. Mais si la dyspepsie est flatulente, si elle s'accompagne de vertige, de pyrosis, les eaux bicarbonatées calciques, Pougues par exemple, seront préférées.

Si la métrite arthritique s'accuse par une sécrétion catarrhale abondante, indice de l'existence d'une endométrite, si elle existe chez une femme anémique, débilitée, affaiblie par les excès ou par les souffrances, le médecin s'adressera aux eaux bicarbonatées sodiques mixtes. Il prescrira les eaux de Royat, de Saint-Nectaire, de Châteauneuf, de la Malou, et, en général, les eaux bicarbonatées mixtes, faibles, mais ferrugineuses et acidules. Il aura d'autant mieux recours à ces eaux que la métrite ne s'accompagne pas d'inflammation pelvi-péritonéale ; car, si cette complication existait, ces eaux seraient trop stimulantes, et il faudrait alors s'adresser à des eaux faiblement minéralisées, telles que Plombières, Néris.

En même temps que la métrite, s'il existe des symptômes de gravelle urique ou de lithiase biliaire, le médecin s'adressera de préférence aux eaux de Vittel, de Contrexéville, de Capvern, etc., qui jouissent d'une action réellement efficace.

Si, au contraire, la dyspepsie est nulle ou peu prononcée, si l'affection utérine est surtout caractérisée par des douleurs intermittentes, variées en intensité, influencées par des variations atmosphériques, par des causes morales, et s'il existe, en même temps, des troubles névropathiques généralisés ou des complications inflammatoires péri-utérines et pelvi-péritonéales, c'est plutôt aux eaux de Plombières, de Néris, d'Ussat qu'on s'adressera. Ce sera, au contraire, à Louèche, que le médecin enverra ses malades atteintes de métrite chronique parenchymateuse, accompagnée de névralgies iléo-lombaires et hypogastriques.

Lorsque la métrite arthritique est survenue chez une femme lymphatique, qu'elle est caractérisée par un catarrhe plus ou moins abondant, suivant que la muqueuse participe plus ou moins à l'inflammation du tissu utérin, qu'elle est caractérisée par un engorgement, une hypertrophie et une augmentation de volume de l'organe, par une ou plusieurs ulcérations, plus ou moins étendues, ulcérations légèrement blafardes, saignantes au moindre contact, dont la cicatrisation est difficile à obtenir (caractères des ulcérations scrofuleuses); qu'elle est, en un mot, caractérisée par un état atonique sans réaction, cette affection sera alors justiciable des eaux chlorurées sodiques faibles, telles que celles de Bourbonne-les-Bains, de Balaruc, etc.; car, à l'action altérante de ces eaux si efficaces dans le traitement du lymphatisme, se joint une action pathogénétique sur la peau; elles activent les fonctions du système tégumentaire, puisqu'elles en accélèrent la circulation, en favorisent les sécrétions. Le médecin obtiendra le même résultat avec les eaux sulfureuses d'Uriage, surtout s'il existe des troubles gastriques; avec celles d'Aix (Savoie). Mais il ne faut pas se dissimuler que ces eaux sont parfois des plus pernicieuses dans le traitement de la métrite arthritique, même lorsqu'elle existe chez une femme à tempérament scrofuleux. M. le Dr Caulet signale, dans la note qu'il m'a remise sur l'action des eaux de Saint-Sauveur, plusieurs cas de métrite arthritique qui ont été aggravés sous l'influence de ce traitement. Si les ulcérations de cette métrite sont profondes, phagédéniques, on ne peut mieux faire que de les traiter par les eaux de Saint-Christau. De même, si cette métrite parenchymateuse s'accompagne de pelvi-péritonite, d'ovarite, de phénomènes douloureux généralisés ou articulaires, ce sont encore les boues de Saint-Amand, de Dax et de Barbotan, qui apportent le plus de soulagement et rendent les plus grands services.

Si l'affection arthritique existe chez une femme herpétique, et qu'elle se révèle par des caractères d'irritabilité, d'excitabilité, qu'elle soit sujette à des exaspérations soudaines, survenant par suite de causes les plus légères, le médecin utilisera les précieuses ressources offertes par les eaux minérales du Mont-Dore et de la Bourboule.

Enfin, si l'affection utérine arthritique est trop influencée par les climats froids et humides; si elle est exaspérée pendant l'hiver, il ne faudra pas hésiter d'envoyer la malade aux eaux sulfureuses alcalines d'Amélie-les-Bains, de Molitg, où elle trouvera, un meilleur climat et des eaux qui conviendront à la nature de son affection.

3° Affections utéro-vaginales herpétiques. — Les affections utérines, dues à l'herpétis, relèvent, au point de vue de leur traitement, des eaux arsenicales qui sont vraiment spécifiques du vice dartreux. Ces eaux sont aussi une des plus énergiques ressources de la médication dite altérante ; elles sont toniques et reconstituantes. Il faudra donc envoyer les malades, atteintes de métrites herpétiques, aux eaux contenant de l'arsenic, et, parmi celles-ci, on choisira entre la Bourboule, le Mont-Dore, etc.

Ces métrites, on le sait, affectent plusieurs variétés: tantôt la muqueuse utérine, soit du col, soit du corps, est seule atteinte; tantôt le tissu utérin participe à l'altération. Dans le premier cas, on trouve sur la muqueuse du col, et probablement sur celle du corps, une éruption constituée par de petites vésicules miliaires (eczéma), reposant sur un fond rouge, presque violacé, éruption que l'on retrouve sur la muqueuse vaginale qui tapisse le col utérin. Ce col est chaud, volumineux, douloureux à la pression ; l'orifice est entr'ouvert, et, généralement, on constate un écoulement leucorrhéique glutineux, opalin, mélangé de stries blanchâtres, purulentes; dans quelques cas, cet écoulement est franchement purulent. Si l'éruption siége sur la muqueuse du corps, celui-ci est augmenté de volume, douloureux à la pression; tous les tissus peuvent participer à l'inflammation, et, dans ce cas, on peut voir survenir une pelvi-péritonite, ainsi que j'ai eu l'occasion d'en observer un cas cette année ; l'écoulement leucorrhéique est alors franchement purulent, abondant. Dans certains cas, cette éruption dartreuse, eczémateuse, ne se borne pas à l'utérus, on l'observe sur la muqueuse vaginale, sur la muqueuse vulvaire, sur la peau des grandes lèvres, dans le pli génito-crural où elle se présente alors avec les caractères habituels de l'eczéma qui affecte le système cutané.

Au lieu de l'éruption eczémateuse, on rencontre, plus souvent encore, sur l'utérus, ainsi que sur le vagin, de grosses vésicules d'herpès, et il n'est pas rare, ainsi que je l'ai signalé, de constater une éruption de même nature sur le pharynx, sur le voile du palais. Or, il faut savoir que la première forme de la métrite dartreuse est des plus tenaces, des plus difficiles à guérir, qu'elle résiste longtemps aux moyens généraux et locaux dirigés contre elle ; aussi faut-il s'adresser aux eaux arsenicales les plus fortes, et à ce titre celles de la Bourboule rendent de signalés services. Elles conviennent surtout, par suite de leur composition, dans laquelle, on se le rappelle, il entre une certaine quantité de chlorure de sodium, aux affections génito-sexuelles herpétiques, entées sur un tempérament lymphatique ou légèrement strumeux, aux affections accompagnées d'un état chloro-anémique. Le Mont-Dore, renfermant, il est vrai, moins d'arsenic que la station précédente, mais contenant aussi des bicarbonates alcalins, convient principalement aux affections utéro-vaginales développées sur un terrain arthritique. C'est surtout lorsque l'affection est irritable, douloureuse et subinflammatoire, qu'il faut conseiller ces eaux, qui sont, en même temps, sédatives et hyposthénisantes. Dans les cas d'anémie prononcée et de dyspepsie, on prescrira à l'intérieur la source Dominique de Vals, la source Lardy de Vichy, l'eau de Bussang, toutes les eaux, en un mot, arsenicales et ferrugineuses.

A côté de ces eaux vraiment spécifiques, le médecin peut avantageusement employer, dans le traitement des affections utérines dartreuses, certaines eaux sulfureuses, salines, chaudes. Les eaux de Saint-Gervais (Haute-Savoie), par exemple, conviennent surtout aux métrites herpétiques du col, caractérisées par de petites granulations, analogues à celles qui, sous la même influence, surviennent sur le pharynx et sur le larynx, caractérisées par des excoriations superficielles et arrondies, alors qu'il existe, en même temps, d'autres manifestations herpétiques, notamment de l'eczéma sur les différentes parties du corps, de l'eczéma intertrigo, vulvaire et anal, du pityriasis du cuir chevelu, des symptômes de gastralgie, surtout des symptômes de dyspepsie asthénique, troubles fonctionnels que l'on rencontre très-souvent chez les sujets herpétiques. Ces eaux, en effet, contenant de la glairine en certaine quantité, sont sédatives et conviennent par conséquent aux malades nerveux, irritables.

Le savant inspecteur des eaux de Saint-Gervais, le Dr Billout, qui a bien voulu me communiquer ces renseignements, ajoute que ces eaux réussissent fort bien contre le catarrhe utérin à forme subaiguë, avec sécrétion abondante, mais peu épaisse, sécrétion qui, dit-il, pourrait être considérée comme le fait d'un eczéma de la muqueuse intra-utérine. On retrouve, dans cette opinion, une confirmation de la théorie que je soutiens relativement au développement des affections utérines d'origine constitutionnelle. En outre, ces eaux possèdent une action résolutive, désobstruante, comme on disait autrefois, sur les divers symptômes de la pléthore abdominale, sur les engorgements hémorrhoïdaires et sur la constipation. A ce point de vue, elles conviennent donc aux affections utérines herpétiques qui s'accompagnent de paresse intestinale et de congestion des vaisseaux du petit bassin. N'oublions pas, enfin, que ces eaux, contenant une certaine quantité de chlorure de sodium, sont aussi des eaux chlorurées-sodiques ; qu'à ce titre, elles sont efficaces dans le traitement des affections utéro-vaginales, qui présentent le cortége des symptômes herpétiques ci-dessus indiqués, en même temps que celui des manifestations lymphatiques peu prononcées.

Les eaux de Saint-Sauveur possèdent des propriétés excitantes, substitutives, secondairement fluxionnantes ; en outre, elles agissent spécialement sur le système nerveux, sur le nervosisme, car elles sont sédatives au plus haut degré. Leur action est surtout manifeste sur les lésions superficielles, limitées à la muqueuse utéro-vaginale ou à la séreuse, pourvu qu'elles soient chroniques. Aussi doivent-elles être ordonnées dans la métrite superficielle, dans l'endométrite herpétique chronique, accompagnée d'un catarrhe leucorrhéique plus ou moins abondant ou de ménorrhagies, de métrorrhagies, dues aux fongosités muqueuses, si facilement saignantes qui tapissent la muqueuse utérine enflammée ; elles seront prescrites, avec d'autant plus de raison, qu'il existera en même temps une manifestation herpétique cutanée. Cette station répond donc aux mêmes indications que Saint-Gervais. Mais, si la métrite, quelle que soit sa forme, subaiguë, aiguë même, dit M. Caulet, est accompagnée de névralgies utérine, lombaire, lombo-abdominale, hypogastrique, crurale, ou de névralgies, dites périphériques, réflexes, d'ovarialgie, d'hystéricisme et d'hystérie même, c'est, sans hésitation, Saint-Sauveur qu'il convient de choisir, car ces eaux agissent d'autant plus efficacement que les troubles nerveux sont plus prononcés. Elles sont de même utiles et efficaces dans les affections herpétiques de l'utérus, compliquées de pelvi-péritonite chronique ou subaiguë, et le distingué inspecteur de ces eaux fait remarquer que c'est dans tous ces cas que la médication thermale agit le mieux, le plus vite et le plus sûrement : « Ainsi, dit-il, dans une communication écrite qu'il a eu l'obligeance de me transmettre, soit un catarrhe grave, c'est-à-dire très-abondant, fétide, diathésique, durant depuis de longues années, fût-il franchement scrofuleux et herpétique, il serait périlleux d'en promettre la guérison en moins de trois ou quatre ans. Mais, s'il est compliqué de pelvi-péritonite, il y aura beaucoup de chances pour qu'une seule cure le guérisse radicalement, lui et la péritonite. »

Mais, si Saint-Sauveur a une influence favorable et marquée sur l'endométrite herpétique ou même scrofuleuse, il ne faut pas oublier que l'action de ces eaux est des plus pernicieuses, lorsqu'il s'agit d'une endométritre chronique arthritique, alors même que celle-ci se traduit par un catarrhe abondant, et qu'elle est accompagnée des manifestations névropathiques les plus variées et les plus graves. M. Caulet, du reste, a soin de nous dire que cette variété de métrite ne doit pas être envoyée à Saint-Sauveur. Cet observateur distingué a vu, en effet, plusieurs cas où, sous l'influence du traitement thermal, la sécrétion catarrhale disparaissait, il est vrai, très-rapidement, trop rapidement même, à ce point que les malades déjà chantaient victoire, mais leur joie était de courte durée, car l'affection ne tardait pas, à Saint-Sauveur même, à subir des exacerbations aiguës et très-douloureuses. Tenons donc bien compte de l'expérience, de l'observation des médecins hydrologues ; eux seuls sont à même de suivre pas à pas les modifications, en bien ou en mal, qui surviennent dans les affections soumises à leurs énergiques moyens de thérapeutique, et rappelons-nous bien que la métrite arthritique est une formelle contre-indication au choix de la station de Saint-Sauveur. Ces métrites arthritiques, à forme névropathique, sont surtout passibles, ainsi que je l'ai déjà dit, des eaux à minéralisation commune, des eaux indéterminées, telles que Plombières et Néris. De même, ces eaux indéterminées conviennent aux affections utérines herpétiques, alors que, tout en étant légères, superficielles, n'affectant que la muqueuse, se caractérisant par un écoulement leucorrhéique plus ou moins abondant, ces affections sont pourtant très-douloureuses, et donnent lieu à des névralgies utérines ou des annexes de la matrice, si tenaces, si difficiles à guérir. Elles sont indiquées surtout, s'il existe, en même temps, de la gastralgie, de l'entéralgie, accompagnées de cette contipation si opiniâtre, qui fait si souvent le désespoir des malades et des médecins ; car elle résiste à toutes les médications.

4° Affections utéro-vaginales chlorotiques. — Les affections génito-sexuelles, développées sous l'influence de la chlorose, ou s'accompagnant d'un état chlorotique très-prononcé, qui s'est accusé au fur et à mesure que l'affection utérine progressait, ou qui, parfois, n'est survenue qu'après l'entier développement de celle-ci, réclament, comme traitement général, l'emploi de la médication tonique et des eaux thermo-minérales ferrugineuses. Le médecin prescrira donc les eaux ferrugineuses de la Malou, celles de Luxeuil, ou bien il s'adressera à d'autres eaux thermales qui, tout en contenant d'autres principes que le fer, offrent, pour le traitement de la métrite chlorotique, des ressources très-variées et très-efficaces, telles sont celles de Bagnères-de-Bigorre, de Châteauneuf, de Vichy, de Saint-Nectaire et surtout de Royat, où, ainsi que je l'ai dit à plusieurs reprises, dans le courant de cette étude, les procédés balnéaires et notamment les bains à eau courante, constituent un moyen thérapeutique des plus puissants de la chlorose. De même, il pourra avoir recours aux eaux ferrugineuses et sulfureuses, toniques et stimulantes, telles qu'on les trouve à Sylvanès. Enfin, dans les cas où l'estomac débilité supporte mal les préparations martiales ordinaires, il conseillera une médication beaucoup plus douce, consistant dans l'usage, pendant le repas, des eaux acidules ferrugineuses et faiblement minéralisées, telles que les eaux de Bussang, d'Orezza, de Vals, de Pougues, etc. Mais il faut savoir qu'il est indispensable de soumettre, en même temps, ces malades à la médication hydriatique complète, c'est-à-dire aux diverses pratiques balnéaires, excitantes et reconstituantes. Les eaux indéterminées de Plombières, de Néris, ne doivent leurs éclatants succès dans le traitement de la métrite chlorotique, qu'aux procédés balnéaires employés avec tant de discernement par les médecins distingués de ces stations thermales. Elles seront surtout prescrites, s'il existe, soit du côté des annexes, soit du côté de l'estomac, des contre-indications à la médication ferrugineuse proprement dite. Nous savons, en effet, que sous l'influence de la médication ferrugineuse, la pelvi-péritonite, la gastralgie, la dyspepsie, sont exaspérées ; les douleurs qui surviennent, sont telles, que le traitement thermal ne peut être continué. Ces eaux indéterminées seront encore indiquées, si le système nerveux est surexcité, s'il existe des névralgies, du nervosisme. Dans ces conditions les eaux produisent une sédation de l'inflammation, de la douleur ; les fonctions digestives se régularisent ; la nutrition se fait plus facilement, et, à ce titre, elles sont reconstituantes ; elles agissent tout aussi bien et même mieux que les eaux franchement ferrugineuses.

5° Affections utéro-vaginales syphilitiques. — Les affections utéro-vaginales syphilitiques ne réclament l'usage des eaux minérales que dans le cas où elles sont devenues chroniques. Le chancre, les plaques muqueuses et les accidents, dits secondaires, de la syphylis, ne réclament aucun traitement par les eaux minérales. Je dirais même plus, ce traitement pourrait avoir de graves inconvénients, en accélérant notamment l'évolution de la syphilis, en excitant les lésions. Ce traitement doit être réservé aux cas où une affection de l'utérus est survenue dans le cours d'une syphilis tertiaire, qu'elle s'est développée sous son influence, ou lorsque la syphilis a fait éclore une autre maladie constitutionnelle, ainsi que l'a si bien démontré M. N. Guéneau de Mussy. Rien n'est commun à l'hôpital de Lourcine comme de voir survenir, par le fait de la syphilis, une affection utéro-vaginal herpétique, arthritique ou scrofuleuse. L'expression pittoresque de M. Ricord *scrofulate de vérole*, signalant l'alliance, la fusion des deux maladies constitutionnelles, scrofule et syphilis, est des plus exactes et peut très-bien s'appliquer aux affections utérines scrofuleuses se développant sous l'influence de la syphilis. C'est dans ces différents cas que le traitement thermo-minéral peut rendre de signalés services, et il est d'autant plus indiqué que l'organisme des malades est plus saturé par un usage prolongé de l'iodure de potassium. Dans ces conditions d'épuisement et de cachexie, il arrive, en effet, de voir ce médicament si héroïque devenir impuissant à combattre les accidents graves de la syphilis tertiaire ; soit que, en vertu de certaines prédispositions individuelles, il n'a jamais pu être ingéré sans donner lieu à une sorte d'intoxication iodique plus ou moins violente ; soit que la tolérance cesse pour un médicament qui était assimilé sans difficulté au début du traitement. Dans ces conditions le médecin est très-heureux de profiter des ressources que lui offrent les eaux minérales et thermales. Qu'il ordonne les eaux sulfureuses de Luchon, d'Aix (Savoie), surtout celles de Challes, ou bien les eaux chlorurées sodiques et bromo-iodurées fortes de Salins, de Salies, etc., et il s'applaudira de sa prescription, d'après les résultats favorables qu'il obtiendra assez rapidement. C'est donc à ces différentes stations que le médecin adressera les malades atteintes de métrite syphilitique, surtout lorsque cette affection se greffera sur la strume. Les eaux arsenicales rendent parfois des services ; elles agissent, comme les précédentes, en relevant l'organisme, en le fortifiant et en lui permettant ainsi de lutter avec avantage contre l'épuisement, la débilitation, dus à cette maladie constitutionnelle, virulente, si profondément cachectisante. Enfin il aura recours aux eaux cuivreuses de Saint-Christau, lorsque les ulcérations de la métrite chronique, survenue chez une femme syphilitique, prennent le caractère fongueux et surtout phagédénique, qui les rend si rebelles à tout traitement local.

TRAITEMENT MINÉRAL ET THERMAL DES AFFECTIONS UTÉRO-VAGINALES D'ORIGINE NON CONSTITUTIONNELLE.

§ 47. Le traitement des affections utéro-vaginales, d'origine non constitutionnelle, par les eaux minérales, sauf les indications tirées de la nature de l'affection, repose sur les mêmes bases, édifiées pour celui des affections constitutionnelles. En effet, le médecin doit se préoccuper, avant de faire son choix, de la lésion, de sa forme, de sa profondeur, de son existence ancienne ou récente, de sa modalité symptomatique, de la nature des sécrétions, des troubles fonctionnels qui l'accompagnent, de l'existence des phénomènes sympathiques, des complications survenues soit du côté des annexes des organes génitaux, soit du côté des autres organes. Lorsque ce diagnostic est fait, il choisit l'eau minérale et thermale qui, d'après sa composition chimique, ses propriétés thérapeutiques, correspond le mieux au traitement de l'affection qu'il observe.

Ainsi, s'il s'agit d'une *métrite chronique* simple, parenchymateuse, ne donnant lieu qu'à une augmentation du volume du corps ou du col, sans douleur, se présentant sans réaction, sans complications, sans sécrétions, sans ulcérations même, il s'adressera aux eaux qui excitent la circulation, qui augmentent les fonctions de la peau et qui, par conséquent, exercent une révulsion puissante sur le système tégumentaire. A ce titre, les eaux sulfureuses fortes, calciques ou sodiques, bromo-iodurées, sont indiquées, et, la malade peut être indistinctement envoyée à Luchon, à Aix (Savoie), à Challes, à Lavey (Suisse), à Uriage. Il s'adressera, de même, aux eaux chlorurées sodiques fortes de Salins, de Salies, de Lamotte, de Bourbonne-les-Bains, ou bien aux eaux bicarbonatées mixtes de Vichy, de Royat, de Saint-Nectaire. Mais ces eaux répondent bien mieux à d'autres indications que je signalerai bientôt.

Il s'en faut de beaucoup que la métrite parenchymateuse chronique se présente avec cette simplicité. Le plus ordinairement elle s'accompagne d'endométrite, et alors il existe un écoulement leucorrhéique plus ou moins abondant, plus ou moins trouble, louche, purulent, ou bien un écoulement sanguinolent, une ménorrhagie et même une véritable métrorrhagie. Dans ces conditions, les eaux sulfureuses sont indiquées ; elles doivent être préférées aux eaux chlorurées sodiques, à moins de s'adresser à des eaux faiblement minéralisées, à Bourbon-Lancy par exemple. Ces eaux sont surtout prescrites, si l'écoulement est simplement leucorrhéique, car, s'il est sanguinolent, si son odeur est plus ou moins fétide, il faut s'adresser, de préférence, aux eaux sulfureuses alcalines de Saint-Sauveur, d'Amélie-les-Bains, du Vernet, de Molitg, de la Preste.

Outre les caractères précédents, si la métrite s'accompagne d'ulcérations, soit superficielles, n'affectant que les follicules, ulcérations folliculaires de la muqueuse vaginale du col et de la muqueuse cervicale, soit profondes, fongueuses, bourgeonnantes, saignantes, les indications thérapeutiques deviennent plus précises. Dans le cas d'ulcérations superficielles, les eaux sulfureuses, déjà mentionnées, sont indiquées ; mais les eaux bicarbonatées mixtes de Royat, de Saint-Nectaire, sont préférables ; leur astringence, leur acide carbonique, contribuent puissamment à la cicatrisation des ulcérations, à la sédation de la douleur qu'elles provoquent et à la résolution de l'inflammation. On peut encore les utiliser contre les ulcérations profondes ; mais les eaux sulfureuses de

Saint-Sauveur, d'Uriage, les eaux chlorurées sodiques de Bourbonne-les-Bains, Bourbon-Lancy ou les eaux cuivreuses de Saint-Christau, agissent avec plus d'intensité et doivent être préférées.

Dans d'autres circonstances, la métrite chronique parenchymateuse, au lieu d'être indolore ou légèrement douloureuse, s'accompagne de douleurs locales plus accentuées, plus constantes; celles-ci semblent faire croire que l'affection est à l'état aigu, qu'il existe une inflammation intense ou même une complication péritonéale ; ou bien elle s'accompagne de phénomènes nerveux généralisés, vagues, disséminés, connus sous le nom d'état nerveux, de vapeurs autrefois, d'hystéricisme aujourd'hui, se traduisant par des viscéralgies fugaces, de la tendance à la tristesse, à la mélancolie, à la bizarrerie de caractère, à l'aberration du sens moral et des facultés intellectuelles ; qu'en même temps surviennent des troubles dans la menstruation, s'accusant le plus ordinairement par de la métrorrhagie ou de la ménorrhagie ; qu'il survienne, enfin, un état fébrile, modéré il est vrai, mais que nous savons ne pas exister dans la métrite chronique simple, il est bien évident que cette variété de métrite ne devra pas être traitée indifféremment par les eaux minérales signalées comme constituant le traitement thermal de la métrite simple, non compliquée. Il faut donc faire un autre choix. En thèse générale, les eaux très-actives, à moins de très-rares exceptions, doivent être laissées de côté. De même, il ne faut pas avoir recours à des pratiques hydriatiques violentes, telles que douches locales, à impulsion plus ou moins énergique, qui ne peuvent que surexciter ces phénomènes douloureux.

C'est principalement au groupe des eaux indéterminées, indifférentes, inermes, etc., qu'on s'adressera. Les malades seront envoyées à Plombières, à Néris, à Bains, à Luxeuil, à Evian, à Ragatz-Pfeffers (Suisse), à Tœplitz, à Gastein (Bohême). Les eaux de Bagnères-de-Bigorre, qui doivent, à une grande quantité de barégine, de remarquables propriétés sédatives, dont M. Lemonnier a constaté l'efficacité dans de nombreuses observations, seront surtout indiquées. Les sources du *Salut*, du *Foulon*, du *Petit-Prieur*, où ces vertus hyposthénisantes sont le plus marquées, seront préférées pour le traitement des affections utérines à forme irritable, douloureuse, éréthique, névropathique.

Les eaux calciques d'Ussat, très-bien aménagées et appropriées au traitement des affections utérines, depuis les travaux de l'ingénieur J. François, devront, de même, être prescrites, car elles rendent, tous les ans, des services incontestables et incontestés.

Les eaux sulfureuses sodiques ne conviennent pas à cette modalité pathologique ; toutefois, il faut excepter Saint-Sauveur, les Eaux-Chaudes, eaux faiblement sulfurées, calmantes, hyposthénisantes, où l'on obtient de véritables et grands succès.

Parmi les eaux chlorurées, on ne peut attendre quelque service que d'une seule source, celle de Bourbon-Lancy, chlorurée sodique faible, contenant beaucoup de matière organique.

Les bicarbonatées sodiques de Vichy, les bicarbonatées mixtes de Royat, Saint-Nectaire, ne conviennent nullement, à moins qu'on utilise, ce qui se fait du reste dans ces deux stations, les douches utéro-vaginales d'acide carbonique. Royat et Saint-Nectaire sont deux stations très-bien installées sous ce rapport. Ces injections, ces douches, ont été fortement préconisées par MM. C. Paul, Salva, le Juge, Demarquay, Desnos, Dumas-Aubergier, Cl. Bernard, etc. Leur efficacité s'explique par la propriété, aujourd'hui indéniable, incontestable, que possède ce gaz, de calmer, assez rapidement même, la douleur. Il est donc à désirer qu'un procédé, si rationnel et pouvant être si utile, soit fréquemment mis en usage dans les deux stations thermales ci-dessus et qu'une appréciation plus complète de l'efficacité du gaz acide carbonique soit donnée par les savants médecins de ces stations. On a aussi attribué à ce gaz une action résolutive. Je n'en ai aucune preuve matérielle, mais je ne répugne pas à admettre une telle action, parce qu'en diminuant les phénomènes douloureux, il diminue, par cela même, la fluxion qui est, sinon uniquement entretenue, du moins toujours exaspérée par la douleur; cela étant, il contribuerait ainsi d'une manière indirecte à la résolution de l'inflammation et à la cicatrisation des ulcérations.

Lorsque la métrite s'accompagne de phénomènes sympathiques, plus ou moins intenses, du côté du tube digestif, de nouvelles indications surgissent dans le choix d'une station thermale. Le médecin s'adressera aux eaux qui, tout en combattant la dyspepsie, agiront, en même temps, sur l'affection utérine. Il aura notamment recours aux eaux :

Bicarbonatées sodiques, telles que Vichy, Vals, s'il n'y a ni douleur gastralgique, ni anémie ; ou bien aux bicarbonatées calciques, telles que Pougues;

Bicarbonatées mixtes, s'il y a anémie et dépérissement, à Royat de préférence, et à Saint-Nectaire. Mais il faut bien se rappeler que le fer peut donner lieu à des gastralgies d'une violence parfois extrême ; il faudra donc mettre une certaine réserve dans l'administration de ces eaux mixtes ferrugineuses ;

Chlorurées sodiques faibles, telles que Bourbon-Lancy ;

Sulfureuses, telles que Saint-Sauveur (source de la Hontalade) ;

Indéterminées, telles que Bagnols (Orne) ; Plombières ; Bagnères-de-Bigorre ;

Ferrugineuses vraies, Orezza ; la Bauche ; Saint-Pardoux ; Renlaigue ; Morny-Châteauneuf.

La constipation accompagne souvent la métrite, elle est parfois très-opiniâtre. Aussi est-elle une cause fréquente d'exagération des malaises. A ce titre elle devient la source de nouvelles indications pour le choix d'une station thermale. Le médecin s'adressera aux eaux bicarbonatées et sulfatées sodiques qui, nous l'avons vu, sont purgatives et laxatives. Il aura le choix entre Carlsbad, Miers, Brides, Châtelguyon, Pullna, Hunyadi-Janos, Birmenstorff, Montmirail, Vacqueiras, Saint-Gervais.

D'autres fois, la métrite est accompagnée de coliques hépatiques et de gravelle urique. Il n'est pas rare, en effet, de voir l'inflammation de la matrice ou de ses annexes coïncider avec la lithiase biliaire ou la lithiase rénale ; on a même pu, sans invraisemblance, considérer les affections utérines comme une des causes des coliques hépatiques. J'en ai rapporté deux cas tirés de ma clientèle de la ville. Que les affections utérines agissent indirectement par le repos qu'elles nécessitent et par l'obstacle qu'elles mettent ainsi au libre cours de la bile, ou bien qu'elles créent de toutes pièces, comme dit M. Desnos, ce trouble général de la nutrition en vertu duquel se constituent la goutte, les calculs biliaires et la gravelle urique, ces discussions sont ici d'importance secondaire. Le fait existe. M. Villemin, dans son travail sur la colique hépatique, l'a signalé, ainsi que beaucoup d'autres observateurs. Cette complication des affections utérines impose une indication nouvelle, un choix spécial parmi les eaux minérales. Le médecin choisira de préférence celles où le traitement de la colique hépatique, de la colique néphrétique, est institué fructueusement et dont les eaux agissent en même temps sur la métrite. Vichy, Capvern, Vittel, Contrexéville, Brides, sont les stations appelées à lui fournir de réels avantages.

Lorsque la métrite est aggravée par des névralgies ou par des paralysies, ces troubles du système nerveux forcent encore le médecin à varier son choix. S'agit-il de névralgies réflexes (névralgies iléo-lombaire, intercostale, etc.), qui ont résisté aux révulsifs et aux narcotiques alternés, le traitement thermal en aura facilement raison, si le médecin se garde des eaux excitantes. Il aura surtout recours aux thermalités élevées, et principalement aux eaux indéterminées, telles que Néris, Plombières, la Malou, Ussat, Bagnères-de-Bigorre, ou bien aux eaux sulfureuses douces, comme Saint-Sauveur, Eaux-Chaudes. Les eaux bicarbonatées mixtes, Saint-Nectaire, Royat, seront indiquées s'il existe en même temps de la chloro-anémie. J'ai obtenu par les eaux de Royat deux remarquables succès.

Si les névralgies résultent de la compression ou de la propagation de l'inflammation à certains troncs nerveux, à une ou plusieurs branches du nerf crural ou du sciatique ; si elles sont, par exemple, sous la dépendance d'un déplacement de l'utérus, d'une inflammation des organes du petit bassin, d'épanchements sanguins ou de collections purulentes péri-utérines, l'indication capitale du traitement est d'obtenir la résolution des phlegmasies, des épanchements, de remédier au déplacement utérin. J'ai indiqué les moyens thérapeutiques qui permettaient d'arriver à ce but, lorsque l'inflammation est récente. Mais, s'il persiste une induration, un empâtement quelconque, indiquant la persistance de la phlegmasie, il faudra envoyer la malade aux eaux capables d'accélérer, sans violence, la résorption et le travail de régression. Les eaux inermes sont indiquées. Néris, Plombières, ou leurs analogues, donneront d'excellents résultats. Nous n'aurons pas à craindre le retour de la phlegmasie, les récidives, si fréquentes, qui résultent de l'administration intempestive et inopportune des eaux ferrugineuses. Si, au contraire, la résolution des accidents aigus s'est opérée régulièrement et complétement, s'il n'existe aucune trace de pelvi-péritonite, les bicarbonatées mixtes sodiques (Royat) ou les sulfureuses faibles (Saint-Sauveur) seront prescrites avec avantage pour relever les forces vitales altérées par un décubitus prolongé et pour compléter la guérison.

Les paralysies qui surviennent dans le cours de la métrite et qui ne sont pas sous la dépendance de la compression, sont, pour M. Desnos, des accidents purement hystériques. Je crois avoir montré qu'il n'en était pas toujours ainsi; et, d'autre part, je ne suis pas éloigné de croire, avec Scanzoni, que l'hystérie n'est pas une complication des maladies utérines aussi fréquente qu'on s'est plu à le proclamer. Quoiqu'il en soit, ces paralysies seront traitées par les eaux chlorurées sodiques, telles que Bourbonne, Bourbon-l'Archambault, Balaruc, la Mothe, ou bien par les eaux bicarbonatées sodiques, par les eaux bicarbonatées mixtes, telles que Vichy, Royat, Saint-Nectaire, etc. Les bains de boues minérales, comme on les administre à Saint-Amand, à Dax et à Barbotan, les bains de sable des plages du Midi rendront aussi de signalés services.

Mais si, avec la paralysie du mouvement, on constate de l'hyperesthésie de la peau, si, en un mot, il existe une hystérie véritable, le médecin conseillera des eaux moins excitantes, et principalement celles qui appartiennent à la classe des indéterminées (Néris, Plombières, Luxeuil, Tœplitz, Gastein, Pfeffers, la Malou), où les pratiques balnéaires jouent le premier rôle.

La *métrite puerpérale*, comme on le sait, s'accompagne parfois de *phlegmatia alba dolens*, affection assez souvent rebelle, laissant à sa suite un gonflement notable du pied, de la jambe, et même de tout le membre pelvien.

Ce gonflement est une cause de gêne permanente pour la malade, il constitue une véritable infirmité pendant des mois entiers, alors même qu'il ne s'accompagne ni de crampes, ni de douleurs, ainsi qu'il m'a été donné d'en observer plusieurs cas. Dans ces conditions, je fais envelopper le membre dans une flanelle, de façon à exercer une pression modérée et uniforme, allant, bien entendu, de bas en haut, ou bien je conseille le bas élastique à varices. J'obtiens ainsi une notable amélioration, mais non la guérison. J'ai alors recours à d'autres moyens qui consistent surtout dans l'emploi des eaux minérales. Il faut choisir des eaux assez actives, propres à provoquer la résolution de la phlegmasie et la résorption des exsudats. Je m'adresse de préférence aux eaux bicarbonatées sodiques ou aux eaux bicarbonatées mixtes : Vichy, Vals, Saint-Nectaire. Royat m'a donné, ainsi qu'à M. le Dr Langaudin, de brillants résultats. La nouvelle source ferrugineuse Saint-Victor, récemment exploitée, rendra de réels services, si l'affection est accompagnée d'anémie. Les stations chlorurées sodiques de Salies, Salins, Bourbon-l'Archambault, Bourbonne-les-Bains, trouveront une formelle indication, si la malade est lymphatique. Cependant, si cette phlegmasie chronique coexistait avec une métrite irritable, le médecin conseillerait avec avantage des eaux plus douces, les indéterminées, par exemple, Néris, Plombières, etc., ou bien les sulfureuses simples et faibles, à savoir, Saint-Sauveur, Eaux-chaudes, Cauterets, Ax, etc.

Il me reste à examiner quel parti le médecin peut tirer des eaux minérales contre les phlegmasies et les hémorrhagies développées dans le tissu cellulaire du petit bassin, soit autour des ovaires, soit autour de l'utérus ou dans les ligaments larges : je veux parler des *pelvi-péritonites*, des *phlegmons péri-utérins*, des *hématocèles péri-utérines*, des *ovarites*, etc. Il ne saurait être question ici de la phlegmasie aiguë du péritoine pelvien ou du tissu cellulaire péri-utérin, pas plus que de l'ovarite aiguë, qui seront traitées par les émissions sanguines, par les vésicatoires répétés et par le repos absolu. Les contre-indications de la médication hydriatique, signalées pour la métrite aiguë, sont ici les mêmes.

Le médecin n'adressera donc les malades aux diverses stations thermales, que lorsque les phlegmasies, dont elles sont atteintes, seront devenues chroniques, lorsqu'il aura préparé l'efficacité du traitement thermal par les soins ordinaires et lorsqu'il croira n'avoir plus à obtenir que la résolution de quelques reliquats inflammatoires. Ces phlegmasies peuvent se compliquer d'une irritabilité locale ou générale ; elles peuvent, comme la métrite, se présenter avec le cortége de prédominances sympathiques du côté de l'estomac, de l'intestin, du système nerveux ; elles peuvent, enfin, dépendre, comme la métrite elle-même, d'une maladie constitutionnelle ou diathésique. Le médecin suivra donc les mêmes indications thérapeutiques qui dominent la pathologie utérine et sur lesquelles j'ai, je crois, suffisamment insisté ; il soignera ces phlegmasies par le même traitement minéral que la métrite chronique. Toutefois, il n'est pas inutile de rappeler l'extrême facilité avec laquelle ces inflammations chroniques repassent à l'état aigu et suppurent, lorsqu'une cause trop excitante vient les influencer. Je recommande donc d'agir avec la plus grande prudence et la plus extrême réserve. Le médecin proscrira les douches locales et même les douches générales, trop énergiques, avec autant de soin qu'il se garde, pendant la période d'acuité, de tout examen de la matrice et de toute manœuvre chirurgicale ; il limitera les pratiques balnéaires à des immersions, plus ou moins prolongées, dans des piscines, dans des bains à température modérée.

Relativement à l'hématocèle rétro-utérine, j'ai peu de chose à ajouter. Le traitement minéral est le même que celui de la pelvi-péritonite. On n'en fera donc usage que pour obtenir la résolution, soit de quelques indurations fibrineuses, soit de quelques produits plastiques péritonéaux, réfractaires au travail régressif.

Contre l'ovarite qui coexiste, dans la majorité des cas, avec la pelvi-péritonite ou la périmétrite, la thérapeutique minérale devra être soumise aux mêmes règles. Contre l'ovarite, qui complique si souvent la métrite, suivant l'opinion d'Aran, de MM. Gallard, Bernutz, Siredey, il faudra avoir recours aux eaux minérales, indiquées pour le traitement de l'inflammation utérine. Toutefois, l'ovarite n'est pas toujours une complication ; elle survient parfois isolément par suite de circonstances diverses, et particulièrement sous l'influence de la fluxion menstruelle, plus souvent, au dire de M. Desnos, chez les jeunes filles que chez les femmes mariées, à l'occasion, enfin, de toutes les causes qui peuvent exciter le système génital. On a signalé, dans cet ordre d'idées, le travail prolongé de la machine à coudre à deux pédales. L'ovarite peut être aussi la conséquence de maladies générales, du rhumatisme, de la variole, ainsi que l'ont rapporté divers observateurs, entre autres MM. Desnos et Boinet; ce dernier, dans un travail remarquable sur l'ovarite, en distingue sept variétés. Ici encore, c'est lorsque les symptômes aigus ont disparu et qu'il ne reste plus que ceux d'une phlegmasie chronique, que le médecin doit faire intervenir le traitement thermal pour parfaire la résolution et compléter la guérison. Il s'adressera aux eaux bicarbonatées sodiques, malgré l'avis contraire de M. Gallard qui redoute leurs propriétés altérantes, aux eaux chlorurées sodiques, aux eaux sulfureuses douces et aux eaux indéterminées.

La médication thermo-minérale n'est pas applicable seulement aux affections utéro-vaginales d'origine constitutionnelle ou non constitutionnelle, aux affections des annexes de l'utérus, du péritoine, de l'ovaire ; elle convient aussi à un certain nombre de troubles fonctionnels, tels que la *dysménorrhée*, l'*aménorrhée*, la *leucorrhée*, la *stérilité ;* elle convient à certains désordres anatomiques et physiologiques de l'utérus, tels que les *déplacements de la matrice* ; elle convient, enfin, dans des cas bien déterminés, à certaines *productions hétéromorphes* qui se développent dans l'utérus, telles que les *tumeurs fibreuses*, les *myômes*. Je terminerai cette étude de thérapeutique par quelques considérations sur le traitement des affections diathésiques, tuberculeuses ou cancéreuses, par les eaux minérales.

La plupart des troubles fonctionnels mentionnés plus haut, de même que les désordres anatomiques observés du côté de l'utérus, ne sont souvent que la conséquence des lésions, dues à l'inflammation des tissus utérins, à la métrite. Aussi disparaissent-ils dès qu'on a su combattre leurs causes, et, comme celles-ci sont passibles des eaux thermales et minérales, ainsi qu'on vient de le voir, il n'est pas étonnant que leur action soit des plus efficaces, que les médecins hydrologues aient constaté de réels succès, notamment dans le traitement de la dysménorrhée, de l'aménorrhée, de la leucorrhée, de la stérilité et même dans celui des déplacements, des déviations de la matrice.

Le médecin, en présence d'un cas de DYSMÉNORRHÉE, aura donc, tout d'abord, à rechercher quelle est l'affection utérine qui existe, quelle en est la nature. Suivant que cette affection sera constitutionnelle ou non, il choisira parmi les eaux minérales désignées plus haut. C'est ainsi qu'il s'adressera aux eaux chlorurées-sodiques, aux eaux alcalines, aux eaux arsenicales, aux eaux ferrugineuses et même aux eaux sulfureuses, suivant que l'affection, cause de la dysménorrhée, sera scrofuleuse, arthritique, dartreuse ou chlorotique. Dans certains cas, il semble que la dysménorrhée soit la conséquence d'un état purement nerveux; nous nous expliquerions ainsi les excellents résultats obtenus à l'aide, soit des eaux indéterminées, soit des eaux faiblement minéralisées, mais jouissant de propriétés sédatives incontestables, telles que Plombières, Néris, Ussat, Luxeuil, Saint-Sauveur.

L'*aménorrhée* doit, de même, être fréquemment considérée et traitée comme le symptôme d'une affection utérine, d'une métrite parenchymateuse chronique par exemple, comme le symptôme d'une lésion ancienne des annexes de l'utérus. Elle exige, par conséquent, le même traitement que ces diverses affections, ces diverses lésions; suivant leur nature le médecin s'adressera aux eaux que j'ai signalées, comme répondant le mieux au traitement de la scrofule, de l'arthritis, de l'herpétis et de la chlorose. Ici encore, les eaux indéterminées, telles que Plombières, Néris, ne devront pas être oubliées, à cause des moyens balnéaires puissants dont on y dispose, et des succès obtenus, dans les cas, par exemple, d'aménorrhée consécutive à un défaut de développement de l'utérus.

Un certain nombre de *déplacements utérins* seront aussi heureusement modifiés par les eaux minérales et thermales. Il y a lieu d'établir la distinction suivante : les déplacements sont traumatiques, indépendants d'un état inflammatoire de la matrice ou consécutifs à une inflammation utérine, à une inflammation du péritoine, à une pelvi-péritonite, qui a entraîné l'utérus dans une position vicieuse et a fait adhérer cet organe aux parties voisines. Lorsque la déviation utérine résulte d'une métrite chronique, il est bien évident que celle-ci entretiendra, augmentera le déplacement; il en sera de même si elle survient après que le déplacement est produit, dans le déplacement traumatique, par exemple. Il y a donc lieu de la combattre, parce que, si elle disparaît, le déplacement cessera d'exister ou du moins d'être nuisible à l'organisme. Ici, encore, c'est donc la nature de l'affection qui fait déterminer dans quelle station et dans quelles conditions doit se faire le traitement hydro-minéral. Ce traitement aura, en outre, un effet qu'il ne faut pas dédaigner: il fera disparaître l'inertie phlegmasique des ligaments suspenseurs. M. Villemin a bien fait ressortir les succès de la médication hydriatique dans le traitement des déviations utérines. Selon les indications qui ressortent des causes de déplacements de la matrice, le médecin conseillera donc les eaux bicarbonatées sodiques : Vichy, etc. ; les eaux bicarbonatées sodiques mixtes : Royat, Saint-Nectaire, etc. ; les eaux chlorurées-sodiques : Bourbonne-les-Bains, Salins, Bourbon-l'Archambault, Balaruc, Lamotte, Bourbon-Lancy, etc. ; les eaux sulfureuses fortes : Luchon, Aix, Gréoulx, etc. Les eaux indéterminées, Plombières, Néris, Ussat, seront surtout indiquées, lorsque la métrite est irritable.

Si le déplacement est traumatique et indépendant de toute lésion utérine, il résistera énergiquement au traitement minéral. Il ne faut pourtant pas se laisser aller au découragement, car on voit parfois le déplacement disparaître ou diminuer sensiblement, lorsqu'on est arrivé à développer et à fortifier l'élément musculaire qui entre dans la composition des ligaments utérins. Tout en maintenant la déviation de l'utérus, réduite au moyen de bandages appropriés, dont je me réserve d'examiner plus tard et la nature et l'application, le médecin doit donc prescrire un traitement thermal dans lequel il fera surtout intervenir les eaux fortifiantes. Suivant les indications, il choisira les eaux bicarbonatés mixtes : Royat (Saint-Victor), Mont-Dore, Saint-Nectaire, etc., etc.; les eaux chlorurées-sodiques : Bourbonne, Bourbon-l'Archambault, Salies, etc. ; les eaux ferrugineuses : Orezza, la Bauche, etc.

Lorsque le déplacement utérin est le fait d'une pelvi-péritonite, la conséquence d'adhérences vicieuses contractées entre la matrice et les organes pelviens, le médecin doit employer les moyens résolutifs les plus propres à faire disparaître, à faire dissoudre les produits inflammatoires. Il prescrira en conséquence les eaux thermales sulfureuses légères, telles que Saint-Sauveur, Eaux-chaudes, Molitg, la Preste, etc.; les eaux indéterminées, telles que Plombières, Néris, etc. ; les boues minérales de Dax, Saint-Amand, Barbotan.

La *stérilité* est ordinairement la conséquence d'une lésion matérielle du système génital ou de conditions générales de l'organisme assez nettement déterminées. C'est laisser entrevoir que les causes de la stérilité sont multiples et variées, comme je me propose d'ailleurs de le démontrer dans la seconde partie de ce traité. Donc, préconiser, contre la stérilité, toujours et quand même, telle ou telle eau minérale, ainsi que certains médecins l'ont fait, c'est parler, comme le dit M. Desnos, un langage extra-médical. Tout au moins, c'est faire acte d'imprudence excessive et preuve d'ignorance, et s'exposer à une foule de mécomptes ; ou bien même, le plus souvent, c'est prendre vis-à-vis de personnes incompétentes, des engagements qu'on sait ne pouvoir tenir, c'est manquer de bonne foi.

Avant donc d'ordonner contre la stérilité une eau minérale, il faut savoir à quelle cause la rapporter ? Si elle résulte d'une métrite, d'une phlegmasie des annexes de l'utérus : ligament large, trompe, ovaire, péritoine, il est évident que les eaux minérales, bien dirigées contre la nature de l'affection, peuvent la combattre efficacement, en donnant lieu à la résolution de ces inflammations qui produisaient, soit un rétrécissement, soit une obstruction du canal cervico-utérin ou des trompes, soit des adhérences vicieuses des trompes ou des ovaires. Si, au contraire, la stérilité résulte d'un défaut de développement, d'une atrophie ou d'une dégénérescence des ovaires, d'un rétrécissement fibreux ou d'une obstruction définitive des trompes, d'une atrésie du canal cervico-utérin ou des adhérences réciproques de ses parois, la stérilité sera incurable; du moins le traitement thermal n'aura et ne pourra avoir aucune influence.

Lorsqu'il existe un vaginisme, qui rend incomplets les rapports sexuels, et qui devient ainsi cause de stérilité, le traitement thermal est indiqué ; que ce vaginisme reconnaisse pour cause une métrite, une uréthro-vaginite ou une vulvite, les eaux faiblement minéralisées et indéterminées seront capables de faire disparaître cette inflammation, ainsi que la contracture spasmodique et douloureuse qui est sous sa dépendance ; telle est l'action des eaux de Plombières et de Néris.

L'obésité, la chloro-anémie, sont encore des causes de stérilité dont on triomphe par un traitement approprié. Il est une loi de physiologie générale, bien connue des éleveurs et des agronomes : l'engraissement est un obstacle à l'imprégnation. L'espèce humaine n'échappe pas à cette règle. Je n'ai pas à m'étendre ici sur les caractères, sur la pathogénie de l'obésité ou de la polysarcie, qui n'en est que l'exagération ; qu'il me suffise de dire qu'il faudra avoir recours, en pareil cas, aux eaux laxatives et purgatives de Brides, de Miers, de Montmirail, de Vacqueyras, de Châtelguyon, de Saint-Moritz, de Saint-Myon, de Rouzat en France, de Marienbad en Bohême.

Si le médecin croit devoir attribuer la stérilité à une atonie particulière et locale du système génital, à la chlorose, il prescrira un traitement reconstituant, et il aura à choisir, parmi les eaux ferrugineuses : Orezza, la Bauche, Bussang, Renlaigue, Royat (Saint-Victor), où les bains à eau courante sont d'une si grande utilité, Saint-Nectaire (source rouge), Cayla, Vic-sur-Cère, Châteauneuf, Condé, Cransac, Casteljaloux (ces trois dernières sont en même temps ferrugineuses et manganésiennes), Provins ; ou bien il choisira parmi les eaux sulfurées ferrugineuses : Luchon (source de la galerie du Sud), Audinac, Bagnères-de-Bigorre, Castéra, Verduzan (Gers), s'il existe, en même temps, un catarrhe bronchique et un catarrhe utérin. Les eaux sulfatées ferrugineuses et arsenicales, contenant en même temps du sulfate d'alumine, seront prescrites, de préférence, dans les cas où il existe une tendance aux ménorrhagies, aux métrorrhagies. Le médecin aura à faire un choix entre Passy, Auteuil, Chemillé, Cransac, Vals (Saint-Louis et la Dominique). Enfin, il pourra s'adresser aux eaux bicarbonatées-ferrugineuses : Forges (Seine-Inférieure).

La *leucorrhée* est encore un accident de même nature. Ce mot d'ailleurs, a reçu, suivant les auteurs, des acceptions bien différentes. Ainsi, Monneret désigne, sous ce nom, tous les écoulements muqueux, séreux, puriformes ou purulents, qui se font par l'orifice vulvaire. Cette définition a l'inconvénient de réunir sous un même chef des flux de natures très-diverses, d'origines très-différentes : vaginites, métrites, etc.

C'est avec plus de raison que d'autres auteurs entendent, par leucorrhée, des hypérémies utérines, vaginales ou utéro-vaginales, étrangères à un état local inflammatoire nettement accusé. Ce qui ne veut pas dire que ces hypérémies soient exemptes de tout travail irritatif; car les femmes, qui en sont atteintes, présentent une grande prédisposition aux phlegmasies de l'utérus ou du vagin, mais elles ne présentent aucun des phénomènes fonctionnels, aucun des signes objectifs de l'inflammation.

Le fluide leucorrhéique, provenant de la matrice, est visqueux, filant, ressemblant à de la glaire d'œuf cru, transparent ou légèrement opalin, parfois même strié de filets jaunâtres constitués par des accumulations de leucocytes. Il contient de l'eau, de la mucine, des fragments d'épithélium et des sels alcalins. A l'état frais, il est neutre ou alcalin.

Le fluide leucorrhéique, provenant du vagin, est plus fluide, lactescent, quelquefois assez abondant, acide (Gubler).

Des organismes inférieurs très-variés pullulent dans ce liquide, et des ferments transforment le mucus alcalin de la cavité utérine en pus vaginal acide.

Pour moi, la leucorrhée est le résultat d'un état constitutionnel, qui donne lieu tantôt à une affection inflammatoire aiguë ou chronique, à une lésion de la muqueuse utérine, à une endométrite générale ou partielle du corps, du col, tantôt à de simples troubles circulatoires et sécrétoires de cette muqueuse. Elle s'observe chez le jeune enfant, aussi bien que chez la jeune fille ou chez la femme ; toutefois, elle est plus fréquente à l'époque de la puberté. Mais, presque toujours, elle est sous la dépendance d'un des états constitutionnels que j'ai admis : arthritisme, scrofule, herpétisme, chlorose surtout.

Cette étiologie indique le traitement minéro-thermal auquel

le médecin aura recours. Contre la leucorrhée scrofuleuse, il administrera les eaux chlorurées-sodiques et les sulfureuses; contre la dartreuse, les eaux arsenicales, les eaux sulfureuses ou les eaux chlorurées-sodiques; contre l'arthritique, les eaux bicarbonatées-sodiques, les eaux bicarbonatées-sodiques mixtes. M. Gubler préconise, comme traitement de la leucorrhée, les eaux sulfurées bitumineuses, dégénérées en sulfites et hyposulfites alcalins, par exemple, celles d'Euzet (Gard) ou de Saint-Boès (Basses-Pyrénées). Ces eaux seront surtout efficaces contre la leucorrhée scrofuleuse des enfants et des jeunes filles.

Le traitement thermal des *tumeurs fibreuses* ou *myômes* de l'utérus a pour but de favoriser la résolution des hyperplasies qui entourent le fibrôme et d'arrêter le travail de prolifération conjonctive qui précède l'envahissement du tissu utérin par de nouvelles productions. Il s'agit, en un mot, d'obtenir l'atrophie des tumeurs fibreuses, des tumeurs fibroïdes de l'utérus, par un ensemble de moyens médicinaux que Cruveilhier appelait le « traitement atrophique des tumeurs fibreuses de l'utérus. »

Quelques pathologistes, mais surtout les chirurgiens, répugnent à croire que le traitement thermal ait une telle efficacité. Pour moi, d'accord avec M. Desnos, auquel j'emprunte cette partie de mon travail, je regarde cette action comme tout à fait conforme aux données que fournissent sur l'évolution des corps fibreux leur anatomie et physiologie pathologiques. Nous savons, en effet, que sous l'influence d'un processus irritatif, leur tissu peut subir une dégénérescence granulo-graisseuse, régressive, et qu'arrivé à cette période, il peut être complétement résorbé. C'est ainsi que pendant la gestation, par suite du travail congestif qui s'opère sur la matrice, on peut voir quelques fibrômes, après s'être accrus pendant la grossesse, subir un travail d'absorption progressive qui les fait disparaître ou diminuer considérablement de volume. M. Guéniot en a rapporté plusieurs observations concluantes devant la Société de chirurgie.

Pourquoi le traitement thermal n'aurait-il pas une action analogue? M. Coustalé de Larroque a observé, à Salies-de-Béarn, quelques cas heureux qui semblent bien la démontrer. C'est, en effet, aux eaux chlorurées-sodiques, aux eaux à minéralisation élevée, qu'il faut recourir en pareil cas.

Souvent, sous l'influence du traitement, ou plutôt dans le cours du traitement, il survient des hémorrhagies, comme il s'en montre si souvent chez les femmes atteintes de tumeurs fibreuses. Il faut donc être prudent dans l'application de ces eaux. C'est cette considération que fait valoir M. Durand-Fardel en faveur des eaux moins excitantes, des eaux bicarbonatées-sodiques, telles que Vichy. « Il a vu, dit-il, à la suite de bains prolongés pendant plusieurs heures, ou sous l'influence de douches générales répétées, s'effectuer, en général, au bout d'un temps plus ou moins long, une diminution notable du volume des tumeurs fibreuses, de grosseurs diverses, mais jamais très-considérables ; d'autres fois, il n'a constaté qu'un temps d'arrêt manifeste dans le développement des néoplasmes. » Cet auteur fait remarquer, en outre, que ce traitement enraie la disposition hémorrhagique, qu'il ne l'a jamais vu l'exaspérer et qu'il a pu le continuer pendant et malgré les hémorrhagies.

Quant aux kystes de l'ovaire, aucun traitement ni minéral, ni thermal, ne peut évidemment en amener la résolution.

TRAITEMENT MINÉRAL ET THERMAL DES AFFECTIONS DIATHÉSIQUES.

§ 48. Les affections diathésiques de l'utérus ou des annexes, telles que celles qui résultent de la diathèse tuberculeuse, de la diathèse cancéreuse, ne réclament jamais le traitement thermal et minéral. Celui-ci, en effet, ne peut avoir aucune efficacité, si ce n'est une efficacité mauvaise, en accélérant al marche de l'affection. Si, dans certains cas, notamment dans la tuberculisation pulmonaire, on a vu les troubles fonctionnels utérins, tels que douleur, dysménòrrhée, aménorrhée, leucorrhée, disparaître sous l'influence du traitement minéral, dirigé contre la phthisie pulmonaire, il ne faut pas conclure qu'il y existait une affection utérine diathésique, métrite tuberculeuse, pelvi-péritonite tuberculeuse, et que la guérison s'est effectuée. L'interprétation est tout autre. Sous l'influence du traitement général, la circulation, la nutrition, ont subi une excitation, une régularisation, l'organisme lui-même s'est reconstitué ; il s'est produit, en un mot, un remontement général, suivant la célèbre expression de Bordeu. Les sécrétions ont, dès lors, repris leurs cours ; elles sont redevenues normales, régulières. Ces réserves faites, j'admets, volontiers, que les exsudats inflammatoires, dus à la granulation tuberculeuse développée soit sur le péritoine, soit sur la muqueuse utérine, puissent subir, sous l'influence du traitement thermal, un travail de régression et finissent par disparaître. Aussi je conseille un traitement thermal, par les eaux du Mont-Dore ou de la Bourboule, dans le cas de métrite tuberculeuse ou de pelvi-péritonite tuberculeuse, pourvu que les accidents inflammatoires aigus aient disparu depuis un certain temps. Ces eaux sont, en effet, sédatives; elles ne peuvent avoir qu'une influence heureuse sur l'inflammation utérine diathésique, de même qu'elles en exercent une très-réelle sur l'inflammation pulmonaire. Je ne prescris pas les eaux sulfureuses, qui, elles aussi, rendent de réels et de signalés services dans le traitement de la phthisie pulmonaire, parce que je crains une réaction violente, une excitabilité néfaste.

Quant au traitement du *cancer* de l'utérus par les eaux minérales et thermales, il suffit de signaler cette diathèse, pour dire que le traitement thermal est complétement impuissant contre cette redoutable affection, qu'il peut même être plutôt nuisible, par l'activité plus grande qu'il donne au développement de l'affection. Toutefois, on sait que Simpson, Follin, Ch. Bernard, Monod, Demarquay, etc., etc., ont signalé les douches d'acide carbonique, comme un excellent sédatif des douleurs atroces du cancer de l'utérus. Si, donc, le médecin se trouvait obligé de conseiller un voyage, afin de calmer l'esprit inquiet de sa malade, il la dirigerait sur les stations où ce mode de traitement est mis en usage, c'est-à-dire sur Vichy, sur Saint-Nectaire et surtout sur Royat, où l'installation, bien aménagée des douches d'acide carbonique, permet d'en obtenir d'heureux résultats.

Telles sont les considérations générales auxquelles prête le traitement des affections utéro-vaginales par les eaux minérales et thermales.

Dans la deuxième partie de ce traité, lorsque j'étudierai les affections en particulier, j'insisterai sur le traitement local et général qui convient à chacune d'elles. Je compléterai ainsi la thérapeutique des affections de la vulve du vagin, de l'utérus et de ses annexes. Dans la première partie de cette étude, mon but a été de poser les bases fondamentales de la thérapeutique générale de ces affections. Heureux serais-je si j'ai pu l'atteindre!

Il me reste maintenant à examiner les résultats que l'on peut obtenir sur les affections utéro-vaginales, d'abord à l'aide de l'hydrothérapie et ensuite au moyen de la thérapie marine.

TRAITEMENT DES AFFECTIONS UTÉRO-VAGINALES PAR L'HYDROTHÉRAPIE.

§ 49. La thérapeutique générale des affections utéro-vaginales par les eaux minérales et thermales, par l'hydrologie en un mot, est complétée par l'hydrothérapie et la thérapie marine. Jamais, en effet, ainsi que quelques médecins l'ont avancé, ces deux dernières médications ne peuvent prétendre au rôle de médication spécifique, sauf la thérapie marine qui peut avoir dans quelques cas une action réellement spécifique, notamment dans le traitement des affections scrofuleuses de l'utérus. Quant à l'hydrothérapie, je ne lui considère, je le répète, aucune action spécifique, et, partant, aucune prise sur la maladie, cause de l'affection utérine. L'eau douce, froide ou chaude, ainsi que le fait remarquer avec juste raison M. Bazin, ne détermine que des phénomènes physiologiques. Sous l'influence du froid ou de la chaleur, on observe, un renouvellement plus rapide du fluide sanguin, une activité plus grande de la circulation générale ou locale, une modification de l'innervation et, par suite, une résorption plus facile des exsudats plastiques, des engorgements viscéraux inflammatoires ; on observe une amélioration bien évidente de la constitution, de l'état général du sujet; mais tous ses effets résultent d'une action pathogénétique et non spécifique.

Contrairement donc à l'hydrologie, l'hydrothérapie n'agit pas sur la maladie. Elle ne possède pas, comme les eaux minérales, une action spécifique. Mais, comme l'hydrologie, avec un degré d'infériorité, il est vrai, elle agit sur l'affection dont elle modifie la modalité pathogénique ; elle agit sur la lésion, en vertu de l'action pathogénétique du froid ou de la chaleur, en vertu, surtout, de l'action dynamique générale de ces agents.

Ce n'est donc qu'à ce titre que l'hydrothérapie peut être employée dans le traitement des affections utérines. Son rôle, du reste, pour être complémentaire de l'hydrologie, n'en est pas moins assez efficace, pour que les médecins n'y aient souvent recours, pour le plus grand profit de leurs malades. Aussi, ne doit-on pas s'étonner, depuis surtout que des études très-consciencieuses, sur l'action thérapeutique de cette médication, lui ont fait faire un pas immense, de voir ce procédé thérapeutique si fréquemment employé dans le traitement des affections utérines.

Comment, du reste, en serait-il autrement, dit mon ami le Dr Beni-Barde dans son excellent *Traité sur l'hydrothérapie*, « quand on tient compte des effets de sédation, de tonification, de révulsion, de résolution que peut produire l'emploi méthodique de l'hydrothérapie. »

« Quand elle n'est pas seule efficace, ajoute-t-il, l'hydrothérapie devient encore un auxiliaire si actif des autres médications usuelles, que les traités les plus récents de gynécologie l'invoquent comme étant appelée à rendre d'incontestables services dans la pratique. » A ce titre, donc, il était nécessaire de signaler l'hydrothérapie parmi les agents généraux de la thérapeutique des affections utéro-vaginales.

§ 50. L'hydrothérapie a été l'objet de nombreux travaux de la part des auteurs français depuis la découverte, ou pour être plus exact, depuis l'étude très-consciencieuse de Priessnitz. Je ne les mentionnerai pas. Toutefois, il m'est impossible de traiter ce sujet sans appeler l'attention sur les travaux si remarquables de L. Fleury, de MM. Macario, Tartivel, Vidart, Beni-Barde, etc., etc., et relativement à l'étude qui m'occupe en ce moment, sur ceux de Becquerel, de MM. Courty et Gallard, etc., etc. Le lecteur puisera dans les ouvrages de ces différents auteurs de nombreux renseignements sur tous les points qui se rapportent à cette méthode de traitement. Quant à moi, je ne puis m'appesantir sur cette histoire. Je dois me borner à faire connaître, au point de vue de la thérapeutique des affections utérines, les indications générales de l'hydrothérapie, réservant pour chaque affection les indications spéciales qui ressortent à chacune d'elles.

En quoi consiste l'hydrothérapie ? quels sont ses moyens d'action dans le traitement général des affections utérines ? quelles sont surtout ses indications et ses contre-indications ? Telles sont les principales questions que je vais essayer d'élucider.

§ 51. L'hydrothérapie, ainsi que son nom l'indique, est une méthode de traitement des affections qui repose sur l'usage de l'eau. L'eau froide et le calorique, dit M. Beni-Barde, auquel j'emprunte la plus grande partie de cette étude, sont les deux facteurs qui constituent la médication hydrothérapique. On est parfois obligé d'associer ces deux puissants moyens ; on est même forcé, dans certains cas, d'élever la température de l'eau pour la rendre moins saisissante, mais il faut savoir que l'eau froide est l'agent le plus nécessaire, l'agent fondamental de cette médication. A l'action énergique de cet agent, il faut ajouter celle, non moins puissante, de l'impulsion que l'on donne à l'eau au moyen de divers procédés usités en hydrothérapie. Il est donc de toutes nécessités de les faire connaître, avant de savoir quelles sont les indications et les contre-indications de l'hydrothérapie appliquée au traitement des affections utéro-vaginales.

§ 52. Mon intention n'est pas de donner une description détaillée des procédés opératoires et appareils usités en hydrothérapie, le lecteur trouvera cette description dans les traités d'hydrologie, notamment dans celui du Dr Beni-Barde. Je me bornerai à faire connaître succinctement ceux qui intéressent le médecin au point de vue du traitement des affections utérines, ceux qu'il prescrira le plus ordinairement.

§ 53. Relativement au mode d'application de l'eau chaude et de l'eau froide, deux moyens principaux sont utilisés. L'eau, dit M. Beni-Barde, est projetée sur le corps avec le plus ou moins de force ; ou bien elle est simplement mise en contact avec les téguments, sans qu'il y ait percussion. Le type des applications sans percussion est l'*immersion :* le type des applications avec percussion est la *douche*. Parmi les procédés sans percussion, employés le plus ordinairement en hydrothérapie, nous trouvons l'emmaillottement sec, l'emmaillottement humide, les bains de vapeur, les bains d'air chaud, les bains d'eau chaude, ou bien l'immersion dans des piscines, les bains partiels à l'eau froide : bains de siége, de pieds. On se sert encore de compresses, de ceintures imbibées d'eau tiède.

Parmi les procédés avec percussion, nous trouvons les douches générales et partielles : en pluie, à colonne, à lames concentriques, en nappe, en cercle ou en poussière ; nous trouvons les douches locales, au nombre desquelles il faut placer les douches utérines, les douches vaginales.

Chacun de ces procédés possède une action physiologique et par suite un effet thérapeutique bien connu aujourd'hui. Je ne puis ni les décrire en détail, ni rappeler les résultats thérapeutiques que l'on obtient de chacun d'eux. Je dois me borner à faire connaître les résultats généraux obtenus, afin que le médecin puisse apprécier, en toute connaissance de cause, les indications et les contre-indications de l'hydrothérapie appliquée au traitement des affections utérines.

L'expérience indique que les principaux effets de l'hydrothérapie peuvent être attribués à une action excitante, exercée sur la peau, et, secondairement sur les muqueuses ; car, si, sous l'influence de l'excitation de la peau, il se produit une affluence plus considérable de sang dans l'enveloppe cutanée et par suite une sécrétion sudorale plus marquée ; de même, la vascularisation, la nutrition intime, la sécrétion des muqueuses et même des parenchymes se trouvent modifiées. Dans le premier cas, l'action est directe ; dans le deuxième, elle est indirecte ; c'est en quelque sorte une action révulsive qui s'est produite. Ce n'est pas tout, sous l'influence de cette stimulation, de cette excitation générale, l'activité nerveuse est éveillée ; les fonctions vitales sont activées ; les mouvements d'assimilation et de désassimilation se régularisent ; les échanges augmentent ; tout l'organisme, en un mot, est stimulé. Il se produit un remontement général, si nécessaire à obtenir chez les malades qui ne présentent aucune réaction, chez les femmes surtout, atteintes d'affections utérines torpides, affections qui, nous l'avons vu, résistent à tous les traitements locaux.

Cette action excitante est bien réelle, car elle se traduit par une augmentation de la température, des pulsations cardiaques, des mouvements respiratoires ; il n'est donc pas étonnant que la nutrition soit augmentée, que l'activité fonctionnelle soit accrue.

Ces phénomènes physiologiques produits par l'action excitante de l'hydrothérapie, nous donnent l'explication de certains autres obtenus à l'aide de cette médication ; je veux parler de ceux qui résultent de l'action résolutive, de l'action altérante et dépurative qui viennent compléter l'action excitante.

L'action résolutive est des plus manifestes. On voit disparaître, sous l'influence d'une nutrition intime des tissus, plus régulière, plus active, les déchets azotés qu'une nutrition imparfaite tend à y laisser séjourner. Les exsudats inflammatoires sont résorbés. Quant à l'action altérante et dépurative, elle résulte des oscillations produites dans la circulation sanguine par le fait de spasme et de dilatation que l'hydrothérapie produit alternativement sur les vaisseaux. Ces oscillations se répètent dans les actes sécrétoires et probablement aussi dans les actes intimes de la nutrition. Il en résulte un échange plus complet, une combustion plus achevée des matériaux et une expulsion de ceux qui ont servi. Ce double résultat se traduit par une augmentation de l'appétit, des forces et un accroissement des sécrétions les plus dépuratives, telles que celles des sueurs et de l'urine.

Mais l'hydrothérapie n'est pas seulement, ainsi que nous venons de le voir, un stimulant de la réparation nutritive, c'est encore un tonique, et un tonique astringent qui raffermit les éléments, augmente leur cohésion et en accroît la force.

Tous ces effets physiologiques qui ne sont, en somme, que des effets de stimulation, s'obtiennent surtout à l'aide de procédés capables de produire la réaction ; par conséquent, il faut avoir recours à toutes les applications de courte durée, faites avec de l'eau froide, animée d'une force de projection plus ou moins grande. Au lieu de l'eau froide, il faut savoir que l'on peut avoir recours, pour obtenir ce même résultat, à l'eau chaude, ou même alternativement, à l'une et à l'autre, suivant le plus ou moins d'impressionnabilité de la malade ; car il existe des malades qui ne peuvent supporter l'action de l'eau froide. Quel que soit l'agent employé, on l'administrera sous forme de douches, en pluie, en colonne, en cercle, en douche mobile, etc., etc. Toutefois le choix du moyen de projection varie suivant l'effet que l'on veut obtenir; il varie suivant que l'on recherche une action stimulante générale, forte ou faible, une action révulsive ou dérivative. Ainsi, s'il est besoin d'une stimulation générale, on se servira de la douche en pluie, à colonne, en nappes, à lames concentriques ; si, en même temps, que cette excitation est générale, il est nécessaire d'avoir une action révulsive, on emploiera la douche en cercles ou en poussière ; s'il faut une stimulation forte, la douche en jet mobile répondra à cette indication.

§ 54. L'hydrothérapie ne possède pas seulement une action excitante, des effets de stimulation générale. Le médecin peut obtenir, à l'aide de cette médication, des effets sédatifs très-marqués.

« L'eau froide, a dit mon excellent maître Trousseau, est le type des sédatifs. » Cette assertion, ainsi que le fait remarquer le Dr Béni-Barde, n'est vraie qu'en partie. « Si le froid, dit-il, est appliqué de manière à produire une grande réfrigération, on détermine une sédation. Si l'application est de courte durée, le froid devient un agent excitant au premier degré. Excitation et sédation, tels sont les deux résultats directement produits par le froid ou plutôt par les divers modes d'application du froid. En effet, pour produire la sédation, l'application du froid doit être longue et exempte de percussion. On l'obtient donc au moyen de l'immersion ; mais il faut qu'elle soit surveillée avec le plus grand soin et que sa durée soit réglée par la susceptibilité nerveuse de la malade et par son degré de résistance au froid. Car, il faut savoir que, trop courte, la réaction se produit, et l'on a un effet excitant, trop longue, le système nerveux peut se trouver dans un état de sédation qui n'est pas sans danger. »

Si la sensation de froid est trop pénible, on élève la température de l'eau d'un ou plusieurs degrés jusqu'à 20 et même 25°.

Les affusions, les lotions, les ablutions, les frictions, faites avec un drap mouillé et non tordu, le maillot humide, sont, avec l'immersion dans la piscine ou dans la baignoire, les procédés employés pour obtenir les effets sédatifs. Mais, il faut savoir, ainsi que le dit le Dr Béni-Barde, que l'effet sédatif est parfois difficile à obtenir au moyen de ces pratiques. Dans ce cas, il faut recourir à l'action excitante de l'eau froide. On y aura recours, surtout, lorsque l'excitabilité des malades est l'effet d'une faiblesse générale, d'une atonie de l'organisme, d'une dépression des forces vitales. Dans ces conditions, l'effet sédatif ne se produit, que si l'état morbide, cause de l'excitabilité, a disparu ; c'est là un effet sédatif indirect, obtenu à l'aide des procédés excitants, tels que le maillot humide, la douche mobile à percussion insensible, la douche écossaise.

§ 55. Indications et contre-indications. — Connaissant la nature des agents hydrothérapiques, leurs effets physiologiques, les différents modes d'application de ces agents et leurs effets thérapeutiques, nous sommes en mesure d'apprécier les circonstances où l'hydrothérapie est appelée à rendre des services, de savoir quelles sont les affections utérines qui sont susceptibles d'être traitées par cette médication, et d'examiner les indications et les contre-indications de cette méthode de traitement.

De tout ce qui précède, il résulte, en effet, que les affections aiguës, les affections inflammatoires de la matrice, les affections chroniques qui gardent encore un caractère d'acuité ou qui présentent une grande tendance à des poussées inflammatoires, ne sont pas susceptibles d'être traitées par l'hydrothérapie. Je ferai peut-être une exception en faveur de la métrite aiguë puerpérale, qui, ainsi qu'on le verra, est souvent guérie, non par l'hydrothérapie, mais par un des moyens usités en hydrothérapie, je veux parler de l'application continue du froid, soit au moyen de compresses imbibées d'eau froide, recouvertes d'un enduit imperméable, soit au moyen de vessies en caoutchouc remplies de morceaux de glace, suivant la méthode préconisée par le professeur Béhier. Je reviendrai sur ce traitement lors de mon étude sur les métrites. Pour le moment, je n'ai en vue que des indications générales et non des indications appropriées à chaque affection utérine en particulier. Ainsi donc, je le répète, on ne traite pas par l'hydrothérapie les affections aiguës, les affections chroniques présentant des redoublements inflammatoires. De même, les kystes, les néoplasmes de l'utérus ne sont pas justiciables de cette méthode de traitement.

Les affections chroniques de l'utérus, les troubles fonctionnels de cet organe sont seuls susceptibles d'être modifiés, guéris par l'hydrothérapie. Je rappellerai, toutefois, ce que je disais en commençant, que l'hydrothérapie ne constitue pas une médication spécifique, sauf, peut-être, le cas d'affection utérine chlorotique, mais bien une médication pathogénétique de certaines lésions, de certains symptômes locaux et de certains phénomènes sympathiques. Il ne faudra donc pas, ainsi qu'on l'a fait, demander à cette médication puissante la guérison des affections constitutionnelles, dues à la scrofule, à l'arthritis, à la dartre ou herpètis, à la syphilis ; on n'attendra pas, de même, de cette méthode la guérison des affections diathésiques, dues au cancer ou à la tuberculose. Toutefois, si l'hydrothérapie n'agit pas sur la nature de l'affection, action qui appartient en propre, ainsi que je l'ai démontré, aux eaux minérales, elle peut être employée et doit être, même, mise en usage, comme modificateur de la constitution générale, comme excitant et régulateur des forces vitales, ainsi que les effets physiologiques que j'ai fait connaître, nous le montrent. Que le calorique intervienne, soit pour provoquer des sudations, soit pour déterminer une excitation de la surface cutanée et activer la circulation dans son réseau capillaire ou la circulation locale des organes, l'hydrothérapie excite la nutrition générale, en accentuant les mouvements nutritifs, en accélérant les échanges organiques ; elle agit, par conséquent, à titre d'altérant, de tonique, de reconstituant, en même temps qu'elle exerce une action résolutive. Le médecin ne saurait donc se priver d'une médication dont les indications sont si nettes, si tranchées, dans le traitement des affections utérines chroniques. J'ajouterai que cette médication ne contre-indique en rien l'usage d'un traitement général spécifique, en rapport avec la nature de l'affection. Ainsi donc, toutes les fois que les malades seront débilitées par suite d'une nutrition languissante, que les forces seront affaiblies, que les tissus seront décolorés, anémiés, que le système nerveux sera excité, et qu'il existera, du côté de l'utérus, une lésion atonique, réagissant peu, que notamment les ulcérations seront longues, difficiles à se cicatriser, que les tissus seront engorgés par les produits inflammatoires, qu'ils seront même hypertrophiés, qu'il existera des troubles fonctionnels, s'accusant par des irrégularités dans les menstrues, notamment dans leur apparition, dans leur quantité, la médication hydrothérapique sera indiquée; elle sera, dans toutes ces circonstances, un excellent succédané du traitement local. En un mot, l'hydrothérapie sera appelée à rendre un signalé service dans le traitement de la métrite parenchymateuse chronique, de l'endométrite, de la pelvi-péritonite chronique, dans les déplacements utérins, consécutifs ou non à une lésion utérine, dans le traitement des troubles fonctionnels de l'utérus, tels que dysménorrhée, aménorrhée, leucorrhée, troubles qui résultent ordinairement, ainsi que je l'ai dit, d'une lésion du tissu utérin, d'une perversion dans la circulation ou dans l'innervation de l'organe. De même, elle devra être conseillée contre la stérilité, lorsque celle-ci sera le résultat d'une lésion utérine ou d'un trouble purement fonctionnel.

Il ne faudrait pas croire que tous les moyens employés en hydrothérapie, moyens que j'ai fait connaître, puissent convenir à toutes les affections utérines; celles-ci ne peuvent être indifféremment traitées par un moyen quelconque. Chaque lésion, chaque symptôme, chaque trouble, nécessitent un moyen approprié, dont les indications sont nettement formulées, bien connues des médecins qui ont fait une étude spéciale de la médication hydrothérapique. Comme cette médication, employée à tort ou à travers, peut être nuisible pour les malades, je conseille, ainsi que je l'ai fait pour les eaux minérales, de laisser au médecin spécial le soin de diriger le traitement hydrothérapique, lorsque celui-ci a été reconnu indispensable. Comme pour la médication thermale, le médecin traitant lui fournira tous les renseignements qu'il a pu recueillir sur sa malade, sur la marche de l'affection. Du reste, comme ce traitement n'exige pas habituellement un déplacement de la malade, il en résulte que le médecin traitant est le plus ordinairement à même de fournir de vive voix à son collègue tous les renseignements nécessaires, de discuter avec lui les moyens hydrothérapiques qui seront employés, de suivre les progrès obtenus par cette médication, en même temps qu'il continue le traitement local qu'il a institué.

Tous les médecins n'acceptent pas sans conteste le traitement des affections utérines par l'hydrothérapie. C'est ainsi que Virchow et Scanzoni pensent que les applications d'eau froide augmentent l'état congestionnel de l'utérus, en refoulant, vers les viscères intérieurs et en particulier vers le système utérin, une partie du sang qui circule à la surface du tégument externe. M. Brachet partage cette opinion. « Il a vu, dit-il, des inflammations aiguës, des métrites aiguës, survenir à la suite de cette médication. »

MM. Courty et Gallard, avec Fleury, ne partagent pas l'opinion de Virchow, car, ainsi que le fait remarquer M. Béni-Barde, cet afflux est passager, et un courant inverse s'établit aussitôt la douche terminée. « De là, dit cet auteur, une nouvelle congestion réactionnelle de la peau qui rappelle dans ses réseaux capillaires une quantité de sang plus abondante encore que celle qui aurait été refoulée dans les organes internes. Ceux-ci se décongestionnent donc à leur tour; dès lors on doit reconnaître, qu'en mettant en œuvre les méthodes d'usage pour faciliter la réaction, on emploie la méthode la plus propre à combattre l'hypérhémie et l'inertie organique qui concourent à la persistance de la métrite. » Je partage complétement cette opinion et, pour ma part, je n'ai jamais vu d'accidents survenir à la suite de l'hydrothérapie. Seulement, il faut qu'il n'existe aucune contre-indication et que les indications de cette médication soient nettes et précises. Il est à craindre qu'il n'en était pas ainsi dans les accidents que les médecins ont pu relever. Si je n'ai pas observé d'accidents à la suite de l'hydrothérapie, il n'en est pas de même, lorsque les moyens employés sont mal dirigés ou lorsque les malades se servent de procédés dangereux tels que les injections vaginales à l'eau froide. J'ai vu déjà un certain nombre de malades avoir des inflammations utérines, par suite d'un usage trop fréquent et intempestif de ce moyen de toilette appliqué par les femmes. Soit qu'il faille accuser la contusion répétée de la matrice avec les canules, soit qu'il faille accuser la projection trop forte de l'eau ou sa température, il n'est que trop certain que cette pratique est dangereuse et qu'elle est souvent la cause de lésion utérine ou de recrudescence dans les altérations en voie de rétrocession. Aussi je proscris cet usage et cet emploi des injections vaginales. Je le répète, les injections pour la toilette ou nécessitées par une lésion vaginale, une lésion utérine, doivent êtres faites, la femme étant dans le décubitus dorsal, au moyen d'un irrigateur dont le robinet sera à peine ouvert et avec un liquide dont la température ne doit pas être inférieure à 25°.

§ 56. Je ne puis terminer ces considérations générales sur la médication hydrothérapique des affections utérines, sans dire quelques mots sur l'emploi de l'hydrothérapie pendant la période menstruelle.

Avant de donner mon opinion sur cette question, qui a été le sujet de nombreuses controverses et d'une discussion intéressante dans le sein de la Société d'hydrologie médicale de Paris, je laisserai la parole à mon ami le Dr Béni-Barde qui en a fait le sujet d'un excellent mémoire.

« L'hydrothérapie favorise l'explosion des règles. Elle est par- « faitement applicable pendant l'époque menstruelle.

« Si la femme est bien portante, et si le procédé est méthodi- « quement appliqué et surtout bien choisi, il me semble possible « d'affirmer que l'hydrothérapie est inoffensive pendant les rè- « gles. Il est incontestable que, si le système nerveux utérin est « facilement ébranlé ou que l'application froide est très-prolon- « gée, les accidents, dont on a parlé si souvent, surviendront fa- « cilement; mais je crois pouvoir dire qu'alors c'est l'opérateur, « non l'hydrothérapie, qui est en faute.

« On ne doit jamais soumettre la femme à une application froide « le jour où les règles paraissent.

« Si la femme est très-impressionnable, alors même qu'elle « est acclimatée à la sensation que provoque l'eau, il est préfé- « rable de suspendre l'hydrothérapie pendant la menstruation. « Mais cependant je puis affirmer que, si l'on emploie une dou- « che générale courte, en ayant soin de mouiller également

« toutes les parties du tégument externe, on n'expose la femme à « aucun accident.

« C'est là le procédé qui convient le mieux à l'âge de la pu- « berté comme à l'âge critique ; c'est celui qu'il faut employer « quand on applique l'hydrothérapie pendant les règles.

« Lorsque la fonction menstruelle est troublée, que les règles « sont douloureuses ou difficiles, que le sang est supprimé ou « coule avec une grande abondance, l'hydrothérapie peut être « fort utile. Mais, dans ces conditions, elle cesse d'être un agent « hygiénique et constitue un modificateur thérapeutique puis- « sant;

« La grossesse, la lactation, ne sont pas des contre-indications « aux applications froides hygiéniques bien appliquées. Elles « sont même conseillées aux femmes grosses, atteintes, dès le début « de leur grossesse, de chloro-anémie, et aux nourrices faibles et « chétives qui veulent continuer de nourrir.

« On leur permettra ainsi d'arriver au terme de leur grossesse, « et, en tonifiant l'organisme, on augmentera et on bonifiera la « sécrétion laiteuse.

« Dans ce dernier cas, le seul inconvénient à redouter, c'est « l'apparition anticipée de l'écoulement menstruel. Pour obvier « à cet inconvénient, on évitera les douches sur les reins, on ma- « nœuvrera avec légèreté sur les parties inférieures du corps, « agissant de préférence sur les parties supérieures, et employant « des douches à percussion légère, des affusions ou de simples « lotions. Dans le cas où l'on voudra rappeler les menstrues, « on se servira du procédé inverse.

« Les troubles de menstruation dominent toute la série des alté- « rations fonctionnelles du système utérin. Pour beaucoup de « pathologistes, les anomalies de la menstruation ne constituent « pas des espèces morbides, et sont toujours symptomatiques des « maladies des organes génitaux ou d'autres maladies plus gé- « nérales, affectant l'ensemble de la constitution.

« C'est au médecin à distinguer.

« De tous les procédés capables de rétablir les fonctions mens- « truelles, le meilleur est, sans contredit, la douche mobile. L'eau « doit être froide, la durée courte, la percussion énergique. Il « est nécessaire de mouiller toute la surface du corps, mais rapi- « dement, pour ensuite insister sur les reins, le siége et les parties

« inférieures, au détriment des supérieures ; pas de douche en « pluie, mais douche mobile courte pour fortifier la réaction. Si « la matrice devient un centre d'appel et que le *molimen hemor-* « *rhaagicum* se produise sans donner lieu à un écoulement de « sang, il faut aider la douche de bains de siége froids à eau cou- « rante, de douches utérines, de bains de pieds chauds, de dou- « ches chaudes à la partie interne des cuisses, etc. (sac à glace de « Chapmann). Les bains de pieds chauds précéderont immédiate- « ment la douche générale.

« Le sac à glace Combaire qu'on peut garder d'une demi-heure à « deux heures a rappelé les règles et rétabli les fonctions de calo- « rification, chez des femmes qui avaient continuellement les « pieds froids.

« L'eau froide a été employée avec succès contre les métrorrha- « gies, soit que l'application générale augmente la plasticité du « sang, fortifie la constitution et prévienne le retour des mouve- « ments fluxionnaires vers l'utérus, soit que l'application locale, « directement ou par action réflexe, fasse resserrer les vaisseaux « utérins et arrête consécutivement l'écoulement du sang.

« La vertu hémostatique de l'hydrothérapie froide est donc bien « reconnue. Mais en pareil cas tous les médecins ne l'emploient « pas de la même façon ; les uns affirment qu'il est indispensable « de faire intervenir l'hydrothérapie pendant la période hémor- « rhagique, les autres repoussent l'emploi de l'eau froide pendant « cette période et ne l'acceptent que comme un moyen préventif, « applicable, par conséquent, avant que l'écoulement sanguin « ait fait son apparition. Les deux ont raison dans certains cas ; la « difficulté est de les bien déterminer.

« Lorsque la ménorrhagie est permanente, l'hésitation n'est « pas permise et l'on doit faire de l'hydrothérapie pendant la du- « rée de l'écoulement sanguin.

« Lorsque l'hémorrhagie est abondante, et que ses conséquences « peuvent exposer la femme à un danger sérieux, on n'a pas le « droit de faire de la médecine expectante ; il faut doucher pen- « dant les règles.

« Lorsque la ménorrhagie dépend d'une atonie des nerfs vaso- « moteurs (chlorotiques), (système utérin faible et irritable), il est « préférable d'intervenir pendant la période cataméniale.

« Lorsque l'abondance du sang ne menace pas la vie et ne peut

« produire des désordres sérieux immédiats, lorsque la malade est « très-impressionnable et nerveuse et qu'elle présente une sus« ceptibilité maladive du cerveau, des poumons et du cœur, il « vaut mieux ne pas intervenir pendant l'écoulement sanguin.

« Tel est le traitement hydrothérapique méthodique et rationnel « des malades pendant le flux menstruel abondant.

« Si la malade est très-impressionnable, avant de l'attaquer « par la douche en pluie froide, courte, énergique, on se trouvera « bien de l'acclimater d'abord par la douche mobile promenée « rapidement sur la partie supérieure du corps.

« On peut employer aussi le sac à eau chaude de Chapmann « et surtout les bains de pieds à eau *courante* et *très-froide* (au « début, quelques *secondes*), conditions au moyen desquelles les « malades ne sont exposées à aucun danger.

« Dans les cas de ménorrhagie non inquiétante où l'état de la « femme permet au médecin d'agir entre deux époques catamé« niales, il suffit quelquefois d'administrer une série d'appli« cations froides excitantes pour obtenir la diminution de l'écou« lement menstruel et les bains de pieds froids. Lorsque la malade « arrive à la période de sang, il faut lui conseiller le repos et ne « recommencer les applications froides qu'après la cessation de « l'écoulement.

« En agissant ainsi, on relève les forces de l'organisme, on donne « à la circulation cutanée une activité plus grande et on rend aux « vaisseaux utérins la tonicité qui leur est nécessaire .»

Ainsi que je l'ai fait remarquer à propos du traitement thermal, la question de l'emploi de l'hydrothérapie, pendant l'époque menstruelle, est complexe, et, pour la résoudre convenablement, il faut la poser en ces termes : une femme atteinte d'une affection utérine peut-elle être soumise au traitement hydrothérapique pendant les règles?

Suivant moi, il ne peut subsister aucun doute. De même que j'ai conseillé de cesser tout traitement balnéaire, de même je ne saurais approuver l'usage de l'hydrothérapie, pendant les règles, chez une femme atteinte d'une affection utérine. J'en ai donné les raisons ; je n'y reviendrai pas. J'ai observé trop d'exemples funestes pour ne pas émettre une opinion aussi formelle.

Relativement à l'emploi de l'hydrothérapie chez une femme qui ne présente pas d'affection utérine, je partage complétement l'opinion de M. Béni-Barde, et je ne vois aucun inconvénient à continuer cette médication ou à la mettre en œuvre, suivant les indications posées par cet éminent médecin. J'ai vu d'excellents résultats de cet emploi, notamment chez des femmes atteintes de ménorrhagie par suite d'une altération de sang, d'une atonie de vaisseaux utérins. Je pourrais comme lui citer surtout une observation très-intéressante, recueillie pendant mon internat à l'hôpital de la Charité, dans le service de mon excellent maître, le professeur Natalis Guillot. C'est, dans le même service, que j'ai pu constater une application heureuse, dans le traitement de la ménorrhagie non liée à une altération utérine, des bains chauds à 39°, prolongés pendant deux à trois heures. Depuis lors, je n'ai eu qu'à me louer de cette méthode de traitement, ainsi que de celle préconisée par M. le Dr Ricord, je veux parler des douches utérines à la température de 50°. Dernièrement encore, dans mon service et dans ma clientèle, ce traitement m'a donné les plus heureux résultats dans quatre cas de ménorrhagie, dont deux se rapportent à des femmes arrivées à l'époque de la ménopause. Je ferai remarquer que le succès n'est certain que dans le cas où il n'y a pas une lésion diathésique, un néoplasme de l'utérus. Les indications de ces injections sont formelles ; il ne doit pas exister de lésion utérine résultant d'une production hétéromorphe, d'un néoplasme. Par contre, dans la ménorrhagie, dans la métrorrhagie de l'endométrite chronique, ces injections sont indiquées et rendent les plus grands services.

Sans méconnaître, ainsi que le dit M. le Dr Béni-Barde, que l'hydrothérapie, l'emploi de la glace à l'aide du sac de Chapmann, de Combaire, rendent de très-grands services dans le traitement de la ménorrhagie, je crois préférable d'avoir recours d'abord soit aux bains chauds prolongés, soit aux douches vaginales chaudes. Les malades supportent mieux cet emploi, elles ne sont pas effrayées, comme elles le sont sitôt qu'on leur conseille l'eau froide ; aussi se soumettent-elles plus facilement à ce mode de traitement.

Quoi qu'il en soit, malgré les restrictions que j'ai cru devoir signaler dans les indications générales de l'application de l'hydrothérapie au traitement des affections utérines, son rôle est encore assez vaste, surtout si le médecin envisage les indications thérapeutiques à propos de chaque lésion utérine, ainsi que je le ferai, en étudiant spécialement ces lésions, dans la deuxième partie de ce traité clinique. Aussi dirai-je avec M. le professeur Courty : « Il ne faut demander à l'hydrothérapie que ce qu'elle peut donner, et c'est beaucoup. C'est même tant que, sans elle, il me paraît difficile de mener à bonne fin la cure de la majorité des maladies utérines. »

TRAITEMENT DES AFFECTIONS UTÉRO-VAGINALES PAR LA THÉRAPIE MARINE.

§ 57. — Le traitement général des affections utéro-vaginales par les bains de mer tient le milieu entre le traitement par les eaux minérales et thermales, et celui par l'hydrothérapie. En effet, si l'on emploie les bains de mers froids, si l'on traite la malade par les bains à la lame et de courte durée, de deux à trois minutes, par exemple ; les bains de mer ne sont alors que des agents hydrothérapiques, animés d'une certaine force de percussion; ils ne diffèrent pas de la piscine à eau courante ; on fait de l'hydrothérapie. Si, au contraire, on prescrit les bains de mer chauds, de 20 à 30 minutes de durée, et surtout si on conseille, ce qui, malheureusement, a été peu fait jusqu'à ce jour, l'usage interne de l'eau de mer, on recherche l'action des eaux minérales et la malade est soumise à un traitement minéral et thermal. On le voit, la thérapie marine peut, selon l'emploi qui en est fait, correspondre aux deux médications générales que je viens de passer en revue. Voyons quelles en sont les indications.

§ 58. — La thérapie marine a été employée de tout temps dans le traitement des maladies chroniques. Elle a été le sujet de travaux considérables, depuis Richard Russel, au dix-huitième siècle, qui le premier formula, ainsi que le fait remarquer M. le Dr Bazin, les règles de la cure des maladies chroniques par l'eau de mer, jusqu'à nos jours.

Parmi ces travaux, je citerai notamment ceux de MM. Mialhe et Figuier, Bouillon-Lagrange, Fauré, Lefort, Gillebert d'Hercourt, Foubert, Duriau, Dutrouleau, etc., etc. : tous ces auteurs ont étudié les bains de mer, relativement à la composition de l'eau, à la climatologie, ou bien ils ont posé les règles qui doivent présider à leur administration, et ils ont donné certaines indications sur les maladies qui sont susceptibles d'être modifiées, d'être guéries par la thérapie marine. Mais il faut le dire avec regret, les travaux sur le traitement des affections utéro-vaginales sont peu nombreux. Le lecteur trouvera quelques indications dans un travail très-bien fait de M. Dutrouleau, publié dans le Dictionnaire encyclopédique des sciences médicales (t. VIII. Paris, 1868).

Je n'ai pas à insister ici sur la composition chimique de l'eau de mer, sur l'installation des bains, sur les procédés balnéatoires employés, ni sur les conditions climatologiques que présentent les différentes côtes de France, au nord, à l'ouest et au midi. Le médecin doit pourtant connaître les climats, la température moyenne de chaque station marine, car l'une ou l'autre sera préférée suivant le tempérament, les antécédents de la malade, suivant, surtout, les complications, les affections concomitantes. Mon étude ne comporte, ainsi que je l'ai fait, pour l'hydrothérapie que des indications générales ; les indications particulières seront mentionnées à propos de l'étude de chaque affection.

§ 59. — L'action d'un bain de mer est celle de l'hydrothérapie. C'est, en effet, un bain froid spécial, un agent, par conséquent, hydrothérapique. Les effets physiologiques et thérapeutiques sont ceux de l'hydrothérapie, c'est-à-dire ils consistent dans une excitation directe de l'enveloppe cutanée dont ils augmentent la circulation et dont ils régularisent l'innervation. Il en résulte une action générale sur l'organisme, la nutrition est activée, les échanges des matériaux organiques se font avec plus de facilité et de régularité. Les bains de mer agissent donc comme toniques, analeptiques, reconstituants, et, parfois, comme altérants, dépuratifs.

Cette action des bains de mer froids se retrouve dans les bains chauds. En outre, l'eau de mer exerce une action altérante et même purgative que nous ne retrouvons pas aussi marquée dans l'hydrothérapie et qui rapproche la thérapie marine de la thérapie minérale. En effet, l'eau de mer est une eau chlorurée sodique forte et froide, dont elle possède toutes les propriétés physiologiques et thérapeutiques. C'est pourquoi elle doit être administrée à l'intérieur. Rayer avait constaté qu'elle n'offre aucun inconvénient, que les malades n'éprouvent aucune répugnance. Les Anglais en font un grand usage. M. Pasquier (de Fécamp) l'a rendue gazeuse, afin qu'elle soit mieux tolérée. Tous les médecins qui ont conseillé l'usage interne de l'eau de mer, n'ont eu qu'à se louer de son action altérante. Aussi, avec M. Dutrouleau, j'insiste pour que cet usage soit plus répandu ; car, absorbée, l'eau de mer est diurétique et dépurative, par conséquent elle aide le sang à se reconstituer. A ces actions produites par l'eau de mer, sous forme de bains froids ou de bains chauds, il faut joindre celle qui est produite par l'inspiration de l'air, qui, sur les bords de la mer, si l'on en croit les expériences de M. Gillebert d'Hercourt, contient une certaine quantité de chlorure de sodium. L'absorption de ce sel par la muqueuse bronchique serait prouvée par l'analyse chimique. En effet, M. Lefort aurait trouvé dans les urines des personnes qui vivent sur le bord de la mer, une plus grande quantité de chlorure de sodium. D'après tout ce qui précède, il est donc évident que la thérapie marine est très-utile dans le traitement des affections utéro-vaginales ; qu'en outre, elle possède, comme les eaux minérales chlorurées sodiques, une certaine action spécifique sur les affections utérines de nature scrofuleuse, d'origine lymphatique. Mais il ne faudrait pas croire qu'elle peut remplacer la thérapie minérale. Elle n'en est que le complément. Elle est utile surtout l'hiver, s'il est nécessaire que la malade continue la médication chlorurée sodique. Dans ce cas, il faudra prescrire le séjour à l'une des différentes stations du littoral méditerranéen, Hyères, Le Rouccas blanc, Cannes, Nice, Menton.

§ 60. — Indications et contre-indications. — La thérapie marine ne constitue pas plus que l'hydrothérapie une médication spécifique des affections utérines ; elle ne joue qu'un rôle pathogénétique, et, à ce titre, elle exerce une véritable influence sur certaines lésions, sur certains phénomènes sympathiques. Les affections de nature arthritique, herpétique, ne sont pas justiciables de cette médication. Les affections de nature scrofuleuse sont manifestement influencées par ce traitement. Mais, ainsi que je viens de le dire, la thérapie marine ne doit être considérée que comme un adjuvant de la médication minérale, de la médication par les eaux chlorurées sodiques qui, elles seules, possèdent une action véritablement spécifique. La thérapie marine sera surtout appelée à rendre de grands services l'hiver, lorsqu'il sera utile de continuer cette médication. Je n'ai pas besoin d'insister sur tous les avantages hygiéniques que les malades, atteintes d'affections utérines de nature scrofuleuse, peuvent retirer d'un séjour pendant l'hiver, sur les bords de la mer. Il en sera de même pour les affections de nature chlorotique, surtout si la malade est débile, si les fonctions nutritives sont languissantes. Dans ces conditions le séjour d'une grande ville ne peut être que pernicieux. Les lésions restent stationnaires; la résolution ne fait aucun progrès; il faut s'estimer heureux si elles ne s'aggravent pas. D'après ce que nous connaissons sur l'action de la thérapie marine, il est bien évident que les affections utérines aiguës, que les affections chroniques, sujettes à des récidives, à des poussées inflammatoires, ne devront jamais être traitées par cette médication. De même, les affections irritables s'accompagnant de névralgies, ou bien celles qui existent chez des femmes dont le tempérament nerveux est extrême, ne sont pas justiciables de cette médication. Il n'est nul besoin d'insister sur les affections diathésiques, cancéreuses ou tuberculeuses qui ne doivent, dans aucun cas, être soumises à ce traitement. Toutefois, le séjour au bord de la mer, surtout pendant l'hiver, ne sera pas préjudiciable à ces malades; il devra, au contraire, être prescrit; car elles se trouveront dans d'excellentes conditions hygiéniques, pour combattre la dépression des forces vitales, due à l'existence de leurs maladies diathésiques. La thérapie marine convient surtout aux métrites torpides, atoniques, parenchymateuses ou non, accompagnées d'ulcérations phagédéniques ou de déplacements utérins, alors qu'il existe de l'hyposthénie, une grande faiblesse organique, et qu'il n'existe, surtout, aucune tendance aux congestions, aux hémorrhagies. Elle convient donc toutes les fois qu'il est nécessaire d'obtenir des effets toniques, résolutifs, excitants, reconstituants.

Les indications de la thérapie marine, on le voit, sont celles que j'ai assignées au traitement des affections utérines par l'hydrothérapie. Aussi doit-elle être encore prescrite, lorsqu'il existe des troubles menstruels, de la dysménorrhée, de l'aménorrhée, de la leucorrhée. Elle le sera, avec le plus grand avantage, chez les jeunes filles, au moment de la puberté.

Pour les raisons que j'ai développées à propos de l'hydrothérapie, les bains de mer ne seront pas prescrits pendant l'époque menstruelle. M. Béni-Barde qui conseille, pendant les hémorrhagies utérines, les douches à immersion proscrit formellement la thérapie marine pendant les règles. Il partage sur ce point de pratique l'opinion de M. Foubert.

§ 61. — Arrivé à la fin de cette longue étude sur la thérapeutique générale des affections utéro-vaginales, si je jette un coup d'œil d'ensemble sur les résultats fournis par les trois médications : thérapie minérale et thermale, thérapie hydrologique, thérapie marine, je vois que le médecin possède, pour le traitement des affections utérines, des moyens puissants qui modifient le terrain sur lequel s'est développée la lésion, combattent les accidents locaux ou généraux qui en sont la conséquence et ont pour résultat final la guérison de l'affection utéro-vaginale. Si ces moyens généraux ne suffisent pas, le traitement local achèvera la guérison commencée. Son action sera d'autant plus active que le terrain sera mieux disposé. De ces trois médications l'une, la thérapie minérale et thermale, est spécifique ; elle s'adresse à la nature de l'affection, à la maladie dont celle-ci est l'effet ; en même temps, elle exerce une action pathogénétique puissante sur la lésion, sur sa manière d'être et sur les phénomènes sympathiques qui en découlent ; l'autre, la thérapie hydrologique, n'exerce qu'une action pathogénétique, il est vrai, mais son rôle, pour être restreint, n'en est pas moins efficace et apte à rendre de grands services ; enfin la troisième, la thérapie marine joue à la fois le rôle de médication spécifique et de médication pathogénétique ; toutefois son action ne peut être comparée à celle de la thérapie minérale, elle est moins puissante, moins active et elle ne répond pas à toutes les indications des maladies constitutionnelles. Aussi doit-elle être considérée comme complémentaire et non comme succédanée de la médication thermale et minérale. Son intervention est surtout utile lorsqu'il s'agit de continuer, l'hiver, le traitement minéral et thermal.

FIN DE LA PREMIÈRE PARTIE.

TABLE DES MATIÈRES

DE LA PREMIÈRE PARTIE

PATHOLOGIE GÉNÉRALE

CHAPITRE PREMIER

PATHOGÉNIE DES AFFECTIONS UTÉRO-VAGINALES

CHAPITRE II

SYMPTOMATOLOGIE GÉNÉRALE DES AFFECTIONS UTÉRINES

CARACTÈRES GÉNÉRAUX

CHAPITRE III

THÉRAPEUTIQUE GÉNÉRALE DES AFFECTIONS UTÉRINES

FIN DE LA TABLE DES MATIÈRES DE LA PREMIÈRE PARTIE.

TRAITÉ CLINIQUE

DES

MALADIES DE L'UTÉRUS

ET DE SES ANNEXES

AUTRES TRAVAUX DE L'AUTEUR

De la maladie d'Addison. 1 vol. in-8. — Paris, J. B. Baillière, 1863.

Des endocardites (thèse d'agrégation). 1 vol. in-8. — Paris, Delahaye, 1866.

Nouveau Dictionnaire de médecine et de chirurgie pratiques. (J. B. Baillière.) Articles *Crachats, Coliques, Coma, Constipation.* — Articles *Morve et Farcin*, en collaboration avec M. le professeur A. TARDIEU.

Traitement de la pleurésie par la thoracentèse. (Mémoires de la Société médicale des hôpitaux. 1874.)

3830-78. — CORBEIL, Typ. et stér. de CRÉTÉ.

TRAITÉ CLINIQUE

DES

AFFECTIONS DE L'UTÉRUS

ET DE SES ANNEXES

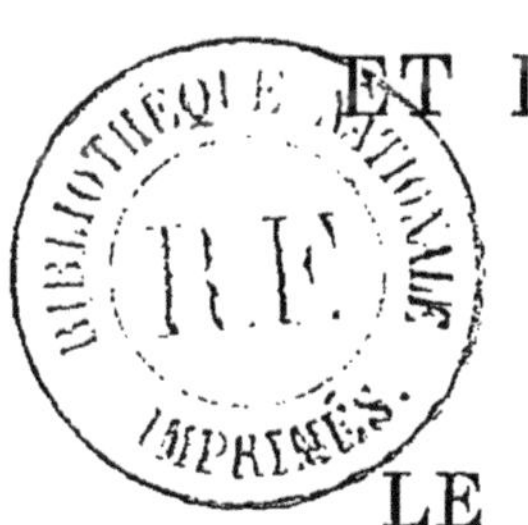

PAR

LE Dr L. MARTINEAU

Médecin de l'hôpital de Lourcine,
Membre et secrétaire de la Société médicale des hôpitaux,
Membre de la Société de thérapeutique,
Secrétaire de l'Association générale des médecins de France, etc., etc.
Chevalier de la Légion d'honneur.

PARIS
LIBRAIRIE GERMER BAILLIÈRE ET CIE
108, BOULEVARD SAINT-GERMAIN, 108
Au coin de la rue Hautefeuille

1878

DEUXIÈME PARTIE

PATHOLOGIE SPÉCIALE

CHAPITRE IV

MÉTRITE.

I. — Considérations générales sur l'anatomie de l'utérus.

Dimensions de l'utérus suivant l'âge de la femme, suivant l'état de virginité ou de défloration, suivant qu'elle est nullipare ou multipare. — Augmentation des dimensions pendant la menstruation. — L'utérus considéré comme un organe érectile. — Forme de l'utérus. — Situation de l'utérus dans la cavité pelvienne. — Direction, axe de l'utérus. — Rapports de l'utérus. — Moyens de fixité de l'utérus : ligaments larges ; ligaments ronds ; ligaments postérieurs, utéro-sacrés, plis de Douglas ; utéro-lombaires ; ligaments antérieurs. — Le vagin soutient-il l'utérus ? — Structure de l'utérus, trois tuniques : séreuse, musculaire, muqueuse. La muqueuse du corps présente une structure qui diffère de celle du col. — Vaisseaux artériels, veineux, lymphatiques. — Nerfs. — Modifications de la muqueuse pendant la menstruation et la grossesse. — Développement de l'utérus.

II. — Définition. — Fréquence. — Divisions.

Métrite parenchymateuse, métrite muqueuse ou endométrite aiguë ou chronique. Scanzoni, H. Bennet, Aran, Nonat, Gallard, Courty. — Ma classification : 1° métrite constitutionnelle, métrite diathésique ; 2° métrite non constitutionnelle. — La métrite est protopathique ou deutéropathique, primitive ou secondaire.

III. — Étiologie.

Causes prédisposantes générales ; causes locales, déterminantes.

A. Métrite constitutionnelle. — Causes prédisposantes générales : maladies constitutionnelles, scrofule, arthritis, herpétis, syphilis, chlorose ; maladies diathésiques : tuberculose, cancer. — Causes locales, causes déterminantes : fonctions physiologiques de l'utérus ; menstruation, grossesse, accouchement, avortement ; rapports sexuels ; coït incomplet ; coït pendant la menstruation ; masturbation ; saphisme ; traumatisme : coït, injections vaginales, douches locales, pessaires ; inflammations de voisinage. La métrite n'est pas toujours consécutive à une inflammation de l'ovaire, du péritoine, du tissu cellulaire péri-utérin ; elle est le plus ordinairement primitive ; l'inflammation de ces organes étant consécutive à la lymphangite utérine, à l'adéno-lymphite pelvienne ; déviation utérine ; vaginite blennorrhagique ; métrite blennorrhagique ; syphilis. — *B*. Métrite non constitutionnelle : causes déterminantes : grossesse, avortement, accouchement ; rapports sexuels, etc., traumatisme (métrite traumatique) ; blennorrhagie.

Développement de la métrite constitutionnelle, de la métrite diathésique. — Age. —

Fréquence. — A quel âge observe-t-on la métrite? — A quel âge s'observe-t-elle le plus fréquemment? — Statistique de M. Nonat. — Ma statistique. — Existence de la métrite chez l'enfant, chez la jeune fille, avant et après l'instauration, chez la femme vierge, chez la femme après la ménopause. — Hérédité.

IV. — ANATOMIE PATHOLOGIQUE.

Difficulté de cette étude. — Trois ordres de lésions : lésions constantes, caractéristiques; lésions variables; lésions des annexes. — I. *Lésions de la muqueuse utérine. Lésions constantes :* (a) *Métrite aiguë :* rougeur, épaississement, rétrécissement de la cavité utérine, saillies des follicules glandulaires; mucus louche, purulent; peu d'augmentation du volume de l'utérus; (b) *Métrite chronique :* Coloration foncée, granulations nombreuses, altération de l'épithélium; mucus visqueux, louche, opaque; hyperplasie des éléments de la muqueuse; derme sous-muqueux; glandes; dilatation des cavités; augmentation du volume de l'utérus; adéno-lymphite. — *Lésions variables :* oblitération, atrésie des orifices; hypertrophie des follicules utriculaires de la muqueuse; fongosités utérines, végétations; granulations; état acnoïde du col; ulcérations; exfoliation de la muqueuse (dysménorrhée pseudo-membraneuse). — II. *Lésions du parenchyme. Lésions constantes.* — (a). *Métrite aiguë :* augmentation de volume, dilatation de la cavité, ramollissement du tissu, rougeur, infiltration séro-sanguinolente. — (b). *Métrite chronique :* forme variable de l'utérus; épaississement des tissus; induration; examen microscopique : dilatation des vaisseaux artériels et veineux; altération granulo-graisseuse des fibres musculaires, hyperplasie du tissu cellulaire, prolifération des cellules embryonnaires; plus tard, à l'état chronique, oblitération des vaisseaux, prolifération conjonctive considérable, pseudo-hypertrophie de l'organe, disparition de l'élément musculaire, sclérose, altération du système lymphatique, dilatation des espaces lymphatiques. — *Lésions variables :* déplacement de l'utérus; suppuration de l'utérus; abcès utérin. — (c). *Métrite traumatique :* importance des lésions au point de vue de la médecine légale. — La *métrite constitutionnelle* a-t-elle des caractères anatomiques spéciaux? — Lésions de la métrite scrofuleuse, de la métrite arthritique, de la métrite herpétique, de la métrite chlorotique, de la métrite syphilitique; de la métrite blennorrhagique. — (d). *Métrite diathésique :* métrite tuberculeuse; métrite cancéreuse. — III. *Lésions des annexes de l'utérus :* péri-métrite, phlegmon des ligaments larges, salpingite, ovarite, pelvi-péritonite. — Leur pathogénie. — Lésions du vagin, de la vulve.

V. — SYMPTOMATOLOGIE.

Trois ordres de symptômes : 1° symptômes locaux et généraux de la métrite aiguë et chronique; 2° symptômes sympathiques; 3° symptômes généraux de la maladie constitutionnelle. — Les procédés d'exploration de l'utérus sont au nombre de quatre : palpation abdominale, toucher vaginal et rectal, examen au spéculum, cathétérisme utérin.

1° Symptômes locaux et généraux de la métrite aiguë et chronique. — Début.

A. Métrite aiguë. — (a). Symptômes fonctionnels : douleurs; pesanteur pelvienne; chaleur; leucorrhée; troubles de la menstruation. — Troubles de voisinage : ténesme vésical; épreintes anales; constipation; diarrhée glaireuse; douleurs des culs-de-sac vaginaux dues à la lymphangite, à l'adénite pelvienne (adéno-lymphite).

(b). Signes physiques : tuméfaction de l'abdomen; augmentation de la température de la région hypogastrique; tuméfaction de l'utérus; état du col utérin; rougeur, granulations, ulcération; tuméfaction des vaisseaux et des ganglions lymphatiques. (c). Symptômes généraux : fièvre, anorexie, vomissements. — Thermométrie utérine. — Marche, durée, terminaisons.

B. Métrite chronique. — (a). Symptômes fonctionnels : douleur; leucorrhée; troubles menstruels; stérilité; troubles de voisinage : ténesme vésical, anal. — (b). Signes physiques : tension abdominale; augmentation de la température de la région hypogastrique; augmentation du volume de l'utérus; altérations du col; altérations des vaisseaux et des ganglions lymphatiques pelviens. — (c). Symptômes généraux; fièvre. — (d). Phénomènes sympathiques. — (e). Troubles digestifs : dyspepsie, gastralgie, coliques hépatiques; troubles nerveux : névralgies, spasmes, convulsions, contractures, paralysies de la motilité, vésanies, hystérie ; troubles nutritifs : amaigrissement, pâleur, facies utérin, obésité, grossesse adipeuse ; affections de la peau : pigmentation, taches, éruptions diverses.—(*f*). Symptômes généraux de la maladie constitutionnelle : scrofule; arthritis; herpétis; chlorose; syphilis. — Modalités cliniques de la métrite en rapport avec la prédominance des symptômes locaux, des symptômes généraux, des symptômes sympathiques; avec le tempérament; avec l'âge; avec les maladies constitutionnelles; avec la blennorrhagie; avec les maladies diathésiqnes; avec les maladies aiguës; avec les maladies chroniques; avec les affections chroniques de l'utérus, telles que corps fibreux, polypes, hypertrophie, etc.

Marche, durée, terminaisons de la métrite. — Abcès de l'utérus. — Cachexie utérine. — Mort.

Complications. — Les unes appartiennent à la prédominance de certains symptômes, de certaines lésions, telles sont la métrorrhagie, l'atrésie des orifices ou du canal cervical, l'hydrométrie, l'hématométrie, les déviations utérines, l'adéno-lymphite; les autres à la prédominance des symptômes sympathiques; les autres, enfin, aux lésions des organes annexes, telles que la vaginite, le phlegmon peri-utérin, le phlegmon des ligaments larges, l'ovarite, la pelvi-péritonite; l'hématocèle péri-utérine.

VI. — Diagnostic.

Trois problèmes à résoudre. Y a-t-il métrite? Quelle est sa cause? Quelle est la maladie constitutionnelle ou diathésique? Diagnostic anatomique, diagnostic pathogénique, diagnostic nosologique.

A. Diagnostic anatomique. — (*a*). Avec les affections des organes annexes; telles que l'ovarite; la salpingite; la péritonite; les inflammations péri-utérines; l'hématocèle péri-utérine; les névralgies lombo-abdominales, iliaques; la vaginite; les inflammations vésicales et rectales. — (*b*). Avec les affections utérines : hypertrophie, hystéralgie, corps fibreux, cancer ; avec la grossesse. — Diagnostic de la modalité clinique de la métrite, suivant la prédominance des symptômes sympathiques, d'un ou de plusieurs symptômes locaux, de certaines lésions, telles que leucorrhée, métrorrhagie, aménorrhée, dysménorrhée, dysménorrhée pseudo-membraneuse (métrite exfoliatrice), hématométrie, hydrométrie, déviations, ulcérations. — Diagnostic du siège de la métrite : muqueuse ou parenchyme, corps ou col, d'après la prédominance de tels ou tels symptômes, de telles ou telles lésions. — Diagnostic des complications. — *B*. Diagnostic pathogénique. — Son utilité au point de vue du pronostic et des indications thérapeutiques. Difficultés qu'il présente. — *C*. Diagnostic nosologique. Ses difficultés, sa valeur.

VII. — Pronostic.

Considérations générales. — Le pronostic de la métrite est basé sur la forme anatomique; sur l'état aigue ou chronique ; sur le siège des lésions : col ou corps; sur les lésions consécutives qui surviennent du côté de l'utérus ou des annexes; sur la prédominance de tel ou tel symptôme local : leucorrhée, métrorrhagie, aménorrhée, dysménorrhée, dysménorrhée pseudo-membraneuse (exfoliation de la muqueuse utérine); sur la prédominance de tel ou tel symptôme sympathique : troubles gastro-intestinaux, nerveux, intellectuels, nutritifs ; sur la prédominance de telle ou telle lésion : ulcérations, rétrécissement des orifices ou du canal cervical, végétations; déviations; sur la cause génératrice : traumatique, contagieuse, constitutionnelle ou non ; sur les fonctions physiologiques de l'utérus.

VIII. — Traitement.

A. *Traitement local de la métrite aiguë ou chronique, constitutionnelle ou non constitutionnelle.*

Considérations générales. — Triple traitement : traitement de la lésion (traitement anatomiqne); traitement de la cause (traitement pathogénique); traitement de la nature (traitement nosologique); correspondant au triple diagnostic de la métrite.

(*a*). Métrite aiguë ; antiphlogistiques : saignée générale et locale; émollients; cataplasmes vaginaux; fomentations; injections; irrigations; bains; lavements; révulsifs cutanés; révulsifs intestinaux; narcotiques; sédatifs. — (*b*). Métrite chronique : antiphlogistiques ; émissions sanguines locales, émollients ; excitants; astringents; révulsifs intestinaux; révulsifs cutanés ; cautères; sétons; pommade stibiée; mercuriaux; teinture d'iode; vésicatoires; révulsifs portés sur le col : pommades mercurielles ; crayons; pessaires médicamenteux; injections intra-utérines sèches ou liquides; injections parenchymateuses; cautérisations: fer rouge, thermo-cautère du docteur Paquelin. Traitement général.

Traitement des différentes modalités cliniques de la métrite aiguë ou chronique. — (a). *douleur :* sédatifs, narcotiques. — (b). *Leucorrhée :* cautérisation de la cavité utérine. — (c). *Métrorrhagie :* astringents ; tannin, teinture de cannelle; digitale ; perchlorure de fer; froid; bains chauds prolongés à 37°; curage de l'utérus; injections intra-utérines; cautérisation de la cavité utérine à l'aide de caustiques solides; crayons au nitrate d'argent, au sulfate de zinc, au tannin, à l'iodoforme. — (d). *Ulcérations :* cautérisation à l'acide nitrique, à l'acide chromique, au nitrate acide de mercure, au fer rouge. — (e). *Rétrécissements :* dilatation brusque ou lente; incision ; électrolyse. — (f). *Dysménorrhée pseudo-membraneuse, métrite exfoliatrice :* traitement général; traitement local par la cautérisation de la cavité utérine. — (g). *Déviations utérines :* moyens de contention, trois ordres: ceintures abdominales, redresseurs utérins, pessaires. — (h). *Stérilité :* traiter la métrite et les accidents qui en résultent. — (i). *Lymphangite et adénite péri-utérine* (adéno-lymphite) : émissions sanguines; pommade résolutive et calmante. — (j). *Vaginite, vulvite; prurit vulvaire :* émollients, astringents, solution de Gowland, solution de Meigs, solution chloralée. — (k). *Inflammation de la vessie, du rectum.*

Traitement des symptômes sympathiques.

B. *Traitement général de la métrite.*

Considérations générales sur la médication générale de la métrite constitutionnelle ou non constitutionnelle.

Traitement de la métrite scrofuleuse. — Huile de foie de morue; iode; brôme; arsenic; chlorure de sodium ; soufre; fer; amers; eaux minérales chlorurées sodiques; eaux sulfureuses ; thérapie marine.

Traitement de la métrite arthritique. — Sels de soude : bicarbonate, silicate, benzoate, salycilate ; sels de chaux : bicarbonate, salycilate ; lithine ; colchique; eaux minérales bicarbonatées sodiques; eaux minérales bicarbonatées sodiques mixtes chlorurées, ferrugineuses et lithinées; eaux indéterminées, amétalliques.

Traitement de la métrite herpétique. — Sels arsenicaux; eaux minérales arsenicales; eaux sulfureuses; eaux indéterminées.

Traitement de la métrite chlorotique. — Préparations ferrugineuses, arsenicales; préparations toniques; tannin ; eaux ferrugineuses froides, chaudes ; eaux alcalines et ferrugineuses ; eaux indéterminées.

Traitement de la métrite syphilitique. — Iodure de potassium; bains de sublimé ; bains sulfureux ; eaux sulfureuses bromo-iodurées ; eaux arsenicales; eaux ferrugineuses et arsenicales ; eaux chlorurées sodiques; eaux cuivreuses.

Traitement de la métrite diathésique.

Traitement de la métrite non constitutionnelle. — Médication ferrugineuse, arsenicale, tonique. Médication par les eaux minérales, par l'hydrothérapie, par la thérapie marine.

Hygiène des femmes atteintes de métrite.

I. — Considérations générales sur l'anatomie de l'utérus.

§ 1. Avant de commencer l'étude de la métrite, il me semble indispensable de rappeler en quelques mots l'anatomie normale de l'utérus. La forme, la dimension, la direction, les moyens de fixité, les rapports, la structure, le développement de cet organe, tous ces points, pris isolément, ont leur importance. Leur connaissance approfondie est essentielle pour les études de gynécologie ; à chaque pas le médecin est obligé de s'appuyer sur l'anatomie pour interpréter les lésions qu'il observe, pour juger à leur juste valeur les accidents qui surviennent et apprécier les indications thérapeutiques qui en découlent. L'utérus est l'organe de la gestation. Il est le siège de phénomènes physiologiques propres à la femme : la menstruation et la grossesse.

§ 2. Plongé dans un profond engourdissement pendant la première enfance, suivant l'expression de Cabanis, mais succeptible d'être malade, ainsi que je le montrerai, l'utérus, chez le nouveau-né, est constitué par un cylindre creusé d'une seule cavité sur laquelle il est pourtant facile de reconnaître deux parties inégales en longueur et en largeur ; l'une supérieure formant le corps, mesurant à peine 11 millimètres de longueur, alors que l'autre plus longue et plus large, le col, mesure de 18 à 24 millimètres, ce qui donne à l'organe comme longueur totale de 29 à 35 millimètres. A mesure que la femme avance vers l'époque de la puberté, c'est-à-dire vers l'âge de 14 à 15 ans (Pajot), la vie génitale se développe, la glande mammaire, les ovaires augmentent de volume et l'utérus s'allonge en même temps que les deux parties qui le constituent, s'accusent de plus en plus. La cavité du corps se dessine, prend la forme triangulaire et le diamètre transverse l'emporte sur celui du col. La longueur est à peu près égale à celle du col. L'utérus mesure à cette époque de 40 à 50 millimètres La cavité du col est séparée de celle du corps par un resserrement annulaire qui limite exactement les deux cavités; c'est l'orifice interne du canal cervical. A partir de ce moment, le corps utérin continuera à se développer, le col restera stationnaire, de telle sorte que, si la longueur intérieure moyenne de l'utérus, chez une femme adulte, vierge, est de 50 millimètres, la longueur du corps donnera de 26 à 28 millimètres, celle du col sera de 24 à 22 millimètres. Chez la femme déflorée, le diamètre longitudinal intérieur est plus élevé. En même temps il présente des différences suivant que la femme est nullipare ou multipare ; ainsi, d'après M. Sappey, chez la femme nullipare, la longueur intérieure est de 52 millimètres : 27 millimètres pour le corps, 25 millimètres pour le col; chez la femme multipare, elle est de 57 millimètres: 33 pour le corps, 24 pour le col. M. Picard (1) est arrivé à peu près au même résultat. Le diamètre transverse augmente en proportion d'une trompe à l'autre ; il est en moyenne de 35 à 45 millimètres. Je dois ajouter que, selon la remarque de MM. Richet et Picard, ces diamètres augmentent de quelques millimètres pendant les cinq ou six jours qui précèdent ou suivent l'apparition des règles. Il importe de connaître cette circonstance, afin de ne pas croire à une lésion utérine alors qu'il ne s'agit que d'un fait physiologique. A quoi attribuer cette augmentation des diamètres utérins pendant la période menstruelle? Elle résulte de l'érection de l'utérus, phénomène qui a été mis en évidence par les belles recherches de M. le professeur Rouget (2). Ce professeur, on le sait, a considéré le corps de l'utérus et l'ovaire comme de véritables organes érectiles. Lorsque les fibres musculaires, entourant les vaisseaux hélicoïdes de l'utérus et les vaisseaux enroulés en spirale des trompes et de l'ovaire, se contractent, elles compriment ces vaisseaux, déterminent la réplétion vasculaire en retardant la marche du sang, et l'on voit se produire, par suite de l'érection, un redressement du corps de l'utérus sur le col. La menstruation terminée, le corps utérin s'affaisse. Les diamètres sont ceux qui existaient avant la période menstruelle.

Après la ménopause, le rôle de l'utérus est terminé ; aussi cet organe diminue de volume. Chez les vieilles femmes, il s'atrophie. L'atrophie porte sur le corps plus encore que sur le col et ramène jusqu'à un certain point la proportion relative de ces deux parties à ce qu'elle était chez la jeune fille ou du moins avant le moment de l'exercice le plus actif des fonctions reproductrices (M. Courty). D'après Cruveilhier, la portion vaginale du col s'efface aussi très souvent.

§ 3. L'utérus, arrivé à l'apogée de son développement, présente, dit M. le professeur Sappey, la forme d'un cône aplati d'avant en arrière, dont la base regarde en haut et le sommet tronqué en bas. Sur la surface de ce cône, on remarque immédiatement au-dessous de sa partie moyenne une légère dépression circulaire qui la divise en deux parties : l'une, supérieure, plus volumineuse, constitue le corps de l'organe ; l'autre, inférieure, porte le nom de col. Le corps est conoïde ; le col est cylindroïde, mais un peu ren-

(1) P. Picard, *Mémoire sur les inflexions de l'utérus*. Paris, A. Delahaye, 1862.

(2) Rouget, *Des organes érectiles de la femme, journal de physiologie* de Brown-Séquard, 1858.

flé ordinairement vers sa partie moyenne. Le sillon qui les sépare, l'isthme de l'utérus, est plus prononcé en avant et sur les côtés qu'en arrière. Le col est lui-même séparé en deux portions par l'insertion de la muqueuse vaginale sur son pourtour: d'où portion sus-vaginale et portion sous-vaginale du col. On a encore comparé l'utérus, avec plus de raison, à une de ces poires aplaties par la dessiccation, appelées poires tapées, ou encore à une petite calebasse légèrement aplatie sur les deux faces antérieure et postérieure.

La portion sous-vaginale ou vaginale porte le nom de museau de tanche. Sa surface est unie, rosée; elle est petite, conique, donnant au doigt la sensation de mollesse jointe à une certaine élasticité; elle présente un orifice petit, étroit, circulaire, chez la jeune fille ou la femme vierge. Chez la femme qui a eu des enfants, le col est plus gros, plus court, cylindrique; l'orifice est entr'ouvert et représente une fente plus ou moins irrégulière, qui divise cette portion en deux lèvres : l'une antérieure, courte; l'autre postérieure, plus longue, plus renflée. La portion vaginale du col est parfaitement accessible au toucher et à la vue; il est facile de se rendre compte des altérations si variées, si nombreuses dont elle est le siège.

§ 4. Ainsi constitué, l'utérus est situé dans la cavité pelvienne. Chez l'enfant, à la naissance, il dépasse le plan du détroit supérieur; mais chez la jeune fille, chez la femme, il est situé au-dessous de ce plan; il est distant de 2 centimètres pour M. Sappey. Il s'ensuit qu'à l'état normal, on ne peut sentir l'utérus au-dessus du pubis, à travers la paroi abdominale, à moins que celle-ci ne soit souple et se laisse déprimer; dans ce cas, en déprimant fortement la région hypogastrique, on arrive à sentir le fond de cet organe, surtout si l'on associe le toucher vaginal au palper abdominal. L'utérus est situé derrière le pubis et la vessie, en avant du rectum, au-dessus du vagin dans lequel il fait saillie par son extrémité inférieure, au-dessous des circonvolutions intestinales. Il est fixé dans cette position par six ligaments qui, de ses bords latéraux, vont s'insérer sur les parois latérales, antérieures et postérieures de l'excavation pelvienne. Je reviendrai sur leur description après avoir donné quelques considérations sur la direction, sur l'axe de l'utérus.

§ 5. L'utérus a-t-il une direction, un axe constant? Question importante qui a été résolue diversement par les gynécologues et qui a été le sujet de leurs préoccupations au point de vue des déviations utérines. Si l'on considère l'ensemble de l'appareil génital (vulve, vagin, utérus) par rapport aux plans du bassin, on constate : 1° que la vulve est placée à peu près dans le plan du détroit inférieur et même un peu plus bas ; 2° que le vagin est dans l'axe même de ce détroit, ayant de la tendance à suivre en s'élevant la courbure du sacrum ; 3° que l'utérus est dans l'axe du détroit supérieur, ce qui suppose, disent les anatomistes, qu'il se continue avec le vagin, en formant un angle au point d'insertion ou de jonction de ces deux organes. Il résulte de là que l'utérus est dirigé de haut en bas et d'avant en arrière, de telle sorte que son axe est parallèle à celui du détroit supérieur. D'après cette direction, il est facile de voir que les axes du corps et du col de l'utérus ne sont pas absolument en ligne droite. Le col, en effet, suit la courbure du sacrum allant au-devant du vagin ; tandis que le corps s'incline légèrement en avant regardant la paroi abdominale antérieure. Il en résulte chez l'enfant, chez la femme vierge, une antéversion légère et même une légère antéflexion normale. C'est pourquoi l'antéversion morbide est de beaucoup la plus fréquente des déviations utérines. De même, le plus ordinairement, le fond de l'utérus n'est pas exactement sur la ligne médiane ; il est un peu incliné à droite, inclinaison très exagérée pendant la grossesse ; il en résulte une latéro-version droite normale.

Je me borne pour l'instant à ces quelques considérations générales sur la direction et sur l'axe de l'utérus. J'ajouterai seulement que cette direction est des plus variables ; que l'axe lui-même est sujet à de nombreuses variations qu'il est très important de connaître. Aussi je me propose d'y insister, alors que je chercherai à élucider l'histoire si compliquée des déviations utérines.

§ 6. Les rapports de l'utérus sont importants à connaître. Cet organe, ai-je dit, est situé en partie dans la cavité abdominale, en partie dans la cavité vaginale, mais seulement par son extrémité inférieure. La partie qui est située dans la cavité abdominale est de beaucoup la plus importante ; elle est tapissée par le péritoine. En avant, cette séreuse s'arrête au niveau de l'union du corps et du col pour se réfléchir sur la vessie (cul-de-sac vésico-utérin), tandis qu'en arrière, elle tapisse toute la face postérieure du corps, la portion sus-vaginale du col et elle ne se réfléchit qu'après avoir atteint la partie supérieure du vagin. L'extrémité supérieure ou col est tapissée par une muqueuse, muqueuse vaginale, qui se réfléchit sur sa surface pour la recouvrir à l'union du tiers inférieur et des deux tiers supérieurs et la divise en deux parties très distinctes : une partie inférieure ou portion vaginale, une partie supérieure ou portion sus-vaginale. Entre les points de réflexion de la séreuse en haut et de la muqueuse en bas, il existe une partie intermédiaire sur laquelle M. Gallard attire avec raison l'attention. Cet intervalle se trouve comblé par du tissu cellulaire plus abondant en avant et sur les côtés, à la base des ligaments larges, qu'en arrière, où cependant il existe d'après M. Gallard. « Il forme tout autour de l'isthme, dit cet auteur, un anneau complet que l'on pourrait comparer à une bague dont le chaton serait dirigé en avant. » M. Courty le représente sous la forme de deux demi-circonférences embrassant l'utérus par ses parties latérales. C'est dans ce tissu cellulaire que M. Gallard et les autres auteurs avec lui placent le siège du phlegmon péri-utérin. C'est surtout dans ce même tissu que l'on trouve, au niveau des culs-de-sac latéraux du vagin, les plexus et les ganglions lymphatiques qui reçoivent les vaisseaux lymphatiques du col et que M. J. Lucas-Championnière a si bien décrits, vaisseaux lymphatiques et ganglions qui, ainsi que je le montrerai, sont le siège d'une inflammation constante dans la métrite du corps ou du col, peuvent provoquer, à leur tour, une inflammation du tissu cellulaire, du tissu séreux, qui les entourent et donner naissance alors à un phlegmon péri-utérin, à une péri-métrite, à un phlegmon du ligament large, à une pelvi-péritonite.

La portion abdominale de l'utérus, tapissée par la séreuse péritonéale, est en rapport, en avant, avec la face postérieure de la vessie, en arrière, avec le rectum et, en haut, avec les circonvolutions intestinales, rapports plus ou moins intimes selon que ces organes creux sont dilatés, vides ou pleins. Sur les côtés les deux feuillets péritonéaux se réunissent pour former le ligament large.

La portion sus-vaginale du col est tapissée en arrière par le péritoine également ; mais, en avant et sur les côtés, elle est en rapport avec le tissu cellulaire dont je viens de parler et qui comble l'espace compris entre la réflexion de la séreuse péritonéale d'une part, et celle de la muqueuse vaginale d'autre part. Sur les côtés, ce tissu se conjoint avec celui qui occupe la base des ligaments larges ; il est lamelleux et assez lâche ; en avant, au contraire, il est plus dense, plus serré et fait adhérer intimement la portion correspondante du col utérin à la face postérieure de la vessie. Il est possible, cependant, de séparer ces deux organes l'un de l'autre, soit par simple décollement, soit par voie de dissection; on connaît l'application heureuse qu'en a fait Jobert de Lamballe pour la guérison de la fistule vésico-vaginale.

La portion sous-vaginale ou vaginale du col est en rapport avec le vagin, où elle fait une saillie plus ou moins prononcée suivant l'âge de la femme, suivant son état de virginité ou de défloration, suivant son état de nulliparité ou de multiparité, suivant les lésions dont elle est atteinte. Elle est tapissée par la muqueuse vaginale.

Des rapports de l'utérus avec les organes voisins découlent des relations qui ne sont pas sans être très importantes au point de vue de l'inflammation de voisinage. Situé derrière la vessie, lorsqu'il est tuméfié ou infléchi, il cause dans la miction des urines des troubles qui consistent dans des envies fréquentes d'uriner, dans du ténesme vésical; il produit une rétention d'urine, s'il est abaissé ou fortement appliqué contre l'arcade pubienne. Dans ce cas, il comprime l'urèthre. Ses rapports avec le rectum expliquent les altérations qui surviennent dans l'émission des matières fécales, telles que rétention, constipation ou besoin factice d'aller à la garde-robe, ténesme rectal. Ses rapports avec le paquet intestinal expliquent d'une part combien est douloureuse la pression intestinale lorsque la matrice est enflammée et d'autre part ce sentiment de vide que les femmes éprouvent dans le ventre, ce tiraillement à l'ombilic, résultant de la précipitation des intestins et de la traction que les veines et les artères ombilicales exercent sur l'ouraque, lorsque l'utérus est dévié en rétroversion ou en rétroflexion.

§ 7. Une question, non moins importante à connaître pour le gynécologue, est celle qui se rapporte aux moyens de fixité de l'utérus. Quels sont donc les liens qui rattachent l'utérus aux parois de la cavité pelvienne? Cet organe est maintenu par deux sortes de ligaments dont les uns le soutiennent en quelque sorte par son fond ou corps et par ses côtés, et les autres par son sommet ou col. Les moyens de fixité du corps sont : 1° les ligaments larges; 2° les ligaments ronds. Les ligaments larges sont les deux parties latérales du double feuillet péritonéal qui, se portant de la vessie sur l'utérus pour se refléchir ensuite de cet organe sur le rectum, contient dans sa duplicature la matrice au milieu, les annexes sur les côtés, et partage, comme par une cloison transversale, le petit bassin en deux parties inégales, l'une antérieure, vésicale, l'autre postérieure, recto-intestinale. Partant des bords de l'utérus pour se continuer avec le péritoine qui revêt le détroit supérieur et l'excavation pelvienne, les ligaments larges se réfléchissent en bas, avant de toucher au plancher du bassin, le feuillet antérieur vers la vessie, le postérieur plus bas sur les ligaments utéro-sacrés, tandis qu'en haut ils se subdivisent en trois replis secondaires connus sous le nom d'ailerons et contenant l'antérieur, le ligament rond ; le moyen, la trompe; le postérieur, l'ovaire et son ligament. Les ligaments larges ne sont pas formés seulement par une plicature du péritoine, on y constate la présence de fibres musculaires qui, pour M. le professeur Rouget, constituent une véritable membrane musculaire enveloppant tous les organes génitaux, servant à les suspendre, contribuant à l'expulsion de l'œuf hors de l'ovaire, forçant le pavillon de la trompe à s'adapter sur l'ovaire, comprimant les vaisseaux de l'ovaire et de l'utérus au point d'amener, ainsi que je l'ai dit, d'une part l'érection de tous les organes génitaux, d'autre part l'écoulement menstruel utérin. On y rencontre, outre les vaisseaux sanguins si considérables qui viennent de l'utérus ou qui s'y rendent et qui forment des plexus vasculaires excessivement riches, on y rencontre, dis-je, des vaisseaux lymphatiques remarquables par leur nombre et leurs dimensions. « Nés, dit M. J. Lucas-Championnière (1), du parenchyme de l'utérus, du tissu sous-séreux de la muqueuse utérine, ils rampent vers les côtés de l'utérus, pour la plupart dans les couches superficielles et gagnent les ligaments larges. Dans le tissu cellulaire lâche qui environne le col de l'utérus, les lymphatiques sont nombreux; dans les ligaments larges, on rencontre des petits ganglions. » M. J. Lucas-Championnière a vu souvent un de ces derniers placé sur le côté et en arrière du col, au-dessus du cul-de-sac vaginal latéral. « Souvent, dit-il, il y a de ce point à la paroi latérale du bassin une chaîne de ganglions très petits. L'existence de ces lymphatiques, leur inflammation dans certains cas de lésions utérines est appelée, je crois, à jeter un nouveau jour sur la pathogénie, le développement des phlegmons du ligament large, de la péri-métrite, de la pelvi-péritonite, de l'ovarite même, car, ainsi que je vais le dire, les vaisseaux lymphatiques de l'ovaire, de

(1) J. Lucas-Championnière, *Mémoire sur les lymphatiques et la lymphangite utérine.* — Thèses de Paris 1870 et archives de tocologie 1875.

la trompe, ont de nombreuses connexions avec les lymphatiques utérins.

Les ligaments ronds, nés par des fibres musculaires lisses de toute l'étendue des parties latérales de la matrice et particulièrement de sa moitié supérieure, se détachent de ses angles latéraux, en avant et un peu au-dessous des trompes, se coiffent de l'aileron antérieur du ligament large, gagnent en dehors le détroit supérieur, et de là, en se recourbant en dedans, se dirigent vers l'orifice abdominal du canal inguinal pour parcourir ce dernier et s'insérer, d'après certains auteurs, d'une part à la paroi inférieure de ce canal et à l'épine du pubis, d'autre part à la partie la plus élevée des grandes lèvres. D'après M. le professeur Rouget, au contraire, le ligament rond ne traverse pas le canal inguinal ; il se continue avec les faisceaux du petit oblique et du transverse de l'abdomen, représentant ainsi l'insertion antérieure de la membrane musculaire sur la paroi ventrale. Ces deux ligaments maintiennent en place le corps utérin. On leur a fait jouer, ainsi que je le montrerai plus tard, un certain rôle dans la formation des déviations utérines.

Les moyens de fixité du col de l'utérus sont plus sûrs, plus résistants ; de là les attitudes spéciales que l'organe peut prendre sous l'influence des diverses impulsions qui lui sont imprimées. Ils consistent dans les ligaments postérieurs, plis de Douglas et utéro-sacrés de Mme Boivin et dans les adhérences antérieures de l'utérus à la vessie. Les ligaments postérieurs, nés sur les côtés de la face postérieure de l'utérus, à l'union du corps et du col, formés comme les ligaments larges, les ligaments ronds de fibres musculaires qui se détachent de l'utérus pour se porter sur la lame postérieure du ligament large, coiffés du péritoine qui, se réfléchissant du ligament large au-dessus d'eux pour descendre de là dans le cul-de-sac utéro-rectal, forme le pli dit de Douglas, les ligaments, dis-je, vont s'attacher immédiatement en dedans de la symphyse sacro-iliaque à la troisième vertèbre sacrée, parfois au promontoire et même à la dernière vertèbre lombaire ; aussi Huguier préfère-t-il les désigner sous le nom de ligaments utéro-lombaires. Ces ligaments empêchent le col de s'abaisser, tout en laissant à l'organe la mobilité extrême qui le caractérise. Sont-ils distendus ou déchirés, l'organe s'abaisse en masse, le col en avant, avec tendance à s'échapper par la vulve.

L'adhérence intime du col à la partie postérieure de la vulve constitue un moyen de fixité assez important. Cette adhérence résulte de la présence d'un tissu cellulaire dense qui occupe tout l'espace existant entre l'insertion du vagin et le fond du cul-de-sac vésico-utérin, longueur qui varie de 20 à 25 millimètres. Ce soutien s'arrête donc à la hauteur de l'orifice supérieur du col, au niveau de l'orifice interne, portion qui est rétrécie, plus mince et moins résistante que tout le reste de la paroi utérine, ce qui explique les flexions se produisant presque toujours en ce point. La présence de ce tissu cellulaire, ai-je dit, a été mise à profit par les chirurgiens, notamment par Jobert de Lamballe, dans les différentes opérations nécessitées par les fistules vésico-vaginales. En outre, ce tissu au milieu duquel cheminent de nombreux vaisseaux, des ganglions lymphatiques, nous donne l'explication de certaines inflammations péri-utérines du col.

Le vagin soutient-il l'utérus? Cette question, qui intéresse surtout les chirurgiens au point de vue de la chute de l'utérus, de la hernie utérine, serait résolue négativement d'après Hohl. Cet auteur a, en effet, démontré qu'en coupant les insertions vaginales et le périnée, le corps de l'utérus ne subit aucun changement dans sa situation.

Tous ces moyens de fixité de l'utérus que je viens d'énumérer n'empêchent pas cet organe d'être mobile dans la cavité pelvienne. On peut le soulever, le faire basculer en avant et en arrière, l'abaisser même, en l'attirant à la vulve avec des pinces de Museux. Cette mobilité, qui prouve l'élasticité de ses moyens de suspension, lui permet de s'adapter aux distensions du rectum et de la vessie, de résister aux pressions intestinales, de se prêter enfin à la gestation, à l'accouchement. Dans tous ces cas, il reprend facilement sa position normale, à moins qu'il n'ait contracté des adhérences avec les organes voisins.

§ 8. Structure de l'utérus. — Cet organe est formé de trois couches : une tunique externe ou séreuse, une tunique moyenne ou musculaire et une tunique interne ou muqueuse.

La séreuse forme une tunique incomplète. C'est une dépendance du péritoine ; elle peut être intéressée dans diverses conditions ; sa lésion constitue la complication la plus grave qu'on puisse craindre dans les affections de cette région. La tunique musculaire sous-jacente à la séreuse se compose de trois couches : l'une, superficielle, comprend un faisceau médian à fibres longitudinales et des faisceaux à direction transversale; l'autre, moyenne, plus épaisse, est formée de fibres sans direction déterminée; elle est plexiforme et ne se prolonge pas sur le col. C'est elle aussi qui renferme la plus grande quantité de vaisseaux utérins. La dernière couche est l'analogue de la couche externe; sur le col, ses fibres longitudinales constituent les arbres de vie. Au niveau de l'isthme cette couche est formée de simples faisceaux annulaires s'entrecroisant à angle aigu et constituant un agent constricteur qui peut rendre compte de l'occlusion de l'utérus pendant et hors le temps de la gestation. De là, tendance de ce point à se resserrer comme un véritable sphincter sous l'influence d'une excitation quelconque; de là, difficulté que l'on éprouve souvent à franchir l'orifice interne avec le cathéter et enfin l'oblitération fréquente de cet orifice après la ménopause. Ce point rétréci nous fournit encore l'explication d'un certain nombre de troubles menstruels douloureux, alors qu'il se rétrécit encore davantage, sous l'influence soit d'une affection inflammatoire de la muqueuse utérine ou des tissus utérins, soit d'une autre affection de l'utérus, soit, enfin, par suite d'un traumatisme résultant de la déchirure de la muqueuse au moment de l'accouchement, de cautérisations intempestives. Les fibres musculaires de l'utérus appartiennent au système de la vie végétative. Sous l'influence de la grossesse, elles s'hypertrophient considérablement et se multiplient.

La tunique muqueuse est surtout le siège des phénomènes pathologiques qui se passent dans l'utérus. Elle revêt toute la surface interne de l'utérus, se continue en haut avec la muqueuse qui revêt les trompes utérines, en bas elle se réfléchit sur le museau de tanche, pour se continuer avec la muqueuse vaginale proprement dite. Elle présente des différences notables, suivant qu'on l'examine sur le corps ou sur le col de l'utérus. La muqueuse du corps est d'un blanc rosé et présente une épaisseur de 7 millimètres, d'après MM. Coste et Robin, de 2 millimètres seulement d'après MM. Sappey et Kölliker. Elle est très adhérente à la couche musculaire sous-jacente, mais elle est peu résistante. Sa surface libre est plane et unie; elle présente une multitude d'orifices qui représentent l'embouchure d'autant de glandes en tubes rectilignes ou légèrement flexueuses, cylindriques, à extrémité profonde, arrondie, simple, quelquefois bifide. Ces glandes sont formées par une couche amorphe que tapisse un prolongement de l'épithélium de la muqueuse; elles sécrètent un mucus transparent, à peine visqueux. Quant à la muqueuse elle-même, elle comprend dans sa structure une couche épithéliale formée par un seul plan de cellules cylindriques à cils vibratils, et une couche profonde formée, comme M. Robin l'a démontré, par un tissu conjonctif embryonnaire, c'est-à-dire riche en noyaux. Ces cellules arrondies et fusiformes l'emportent sur les fibres lamineuses.

La muqueuse du col est plus blanche, plus adhérente et plus résistante. Pour M. Sappey, elle serait un peu moins épaisse que celle du corps; pour M. Kölliker, au contraire, son épaisseur serait un peu plus prononcée. Elle présente dans sa partie inférieure des papilles très petites, complètement voilées par la couche épithéliale, et, dans toute son étendue, des orifices, embouchure des glandes en grappe composées sécrétant un liquide épais et visqueux, qui, en se collectant, forme chez le fœtus et souvent aussi chez l'adulte, un cylindre gélatineux remplissant la cavité du col. Lorsque l'orifice de ces glandes s'oblitère, le fond se dilate et il se forme de véritables kystes que Naboth avait pris pour des œufs tombés dans la cavité du col. Ce sont ces kystes que M. Kölliker désigne sous le nom de vésicules closes. « Ces vésicules, dit cet auteur, sont formées d'une couche de tissu conjonctif et de petites cellules cylindriques; elles crèvent de temps en temps, comme les follicules de Graaf. En réalité, ce sont de simples follicules muqueux dilatés et oblitérés. Elles doivent quelquefois leur existence à un travail pathologique et elles se rencontrent aussi çà et là, dans la muqueuse du corps de l'utérus. » Le mucus, plus ou moins épais, plus ou moins visqueux, sécrété par les glandes utérines, présente une réaction alcaline qui le différencie de celui dû à la sécrétion vaginale qui présente une réaction acide.

Comme la muqueuse du corps, la muqueuse du col comprend dans sa structure une couche épithéliale et une couche profonde. La couche épithéliale composée de cellules cylindriques dans ses deux tiers supérieurs, se modifie dans son tiers inférieur. A ce niveau, les cellules présentent la forme pavimenteuse qu'elles conservent sur toute l'étendue des parois du vagin. La couche profonde est constituée par un tissu conjonctif fibrillaire et très peu de tissu conjonctif embryonnaire, c'est dire qu'on y rencontre peu de cellules arrondies et fusiformes; sa consistance est très faible; aussi peut-elle facilement être lésée, lors du cathétérisme utérin.

L'utérus est riche en vaisseaux. Ses artères viennent de l'aorte par les ovariques ou utéro-ovariennes et des hypogastriques par les utérines, sans compter celles des ligaments ronds qui naissent des épigastriques. Les artères utéro-ovariennes sont de beaucoup les plus importantes, puis viennent les artères utérines ; quant à celles des ligaments ronds, elles sont relativement grêles. « Il résulte de cette multiplicité d'origine, dit M. Sappey, que l'utérus est parmi les organes de la femme un de ceux dont la circulation est le mieux assurée contre toutes les influences physiologiques ou morbides qui tendraient à détourner de ses parois les colonnes confluentes du sang artériel. » Ces artères arrivent à l'utérus par ses bords latéraux, en formant, suivant la remarque de M. Sappey, une espèce de hile ou de pédicule vasculaire, puis elles s'enfoncent dans la substance musculaire où elles affectent une disposition des plus remarquables et qui a été bien décrite par le professeur Rouget. Dans sa couche muqueuse elles forment un réseau capillaire péri-glandulaire et un autre réseau superficiel à mailles plus serrées. De ces réseaux partent des veines beaucoup plus volumineuses dépourvues de valvules et qui suivent le trajet des artères. Pendant la grossesse ces veines prennent un calibre très considérable et méritent le nom de sinus. Elles forment sur les bords latéraux de l'utérus deux vastes plexus d'où partent de gros troncs veineux qui vont se terminer, les inférieurs dans les veines hypogastriques, les supérieurs dans la veine cave inférieure à droite, dans la veine rénale à gauche.

Les vaisseaux lymphatiques naissent réellement, ainsi que l'ont démontré, dans ces dernières années, MM. J. Lucas-Championnière, P. Fridolin, Gehrard Léopold (de Leipsick), du tissu musculaire et de la muqueuse utérine. Ce dernier anatomiste a montré surtout que la muqueuse était riche en espaces lymphatiques, s'ouvrant par des conduits dans des canaux intermusculaires et que les gaînes endothéliales péri-vasculaires étaient remarquables par leur étendue. D'après M. J. Lucas-Championnère (1), ces vaisseaux, émanés du corps et du col, se réunissent en troncs lymphatiques qui vont se rendre aux ligaments larges, puis aux ganglions iliaques, hypogastriques, pubiens et au ganglion du trou obturateur ; d'autres suivent les vaisseaux utéro-ovariens et vont se rendre aux ganglions lom-

(1) *Loc., cit.*

baires, sacrés. Dans leur trajet, ces vaisseaux occupent surtout les parties superficielles, immédiatement sous-péritonéales des ligaments. Les lymphatiques du col se réunissent en vaisseaux plus ou moins gros à l'union du corps et du col, au niveau de l'isthme; ils émergent à ce niveau dans le tissu cellulaire latéral, s'accolent aux vaisseaux sanguins et rencontrent immédiatement un ou plusieurs petits ganglions; les vaisseaux les plus volumineux gagnent la face postérieure sous-péritonéale du ligament large, puis cheminent comme les vaisseaux utéro-ovariens autour desquels ils rencontrent des ganglions. En avant les vaisseaux sont moins apparents et moins volumineux. Ces vaisseaux lymphatiques du col vont former un plexus plus ou moins volumineux, immédiatement au-dessus et en arrière du cul-de-sac vaginal latéral, au niveau duquel existent un ou plusieurs ganglions accolés à l'utérus. De là, ils se dirigent en arrière pour ramper dans le ligament large. Les vaisseaux émanés du corps de l'utérus se dirigent surtout vers les angles de cet organe; ils sont, dans ce trajet, sous-péritonéaux, séparés du péritoine par une mince couche de tissu musculaire. Arrivés aux angles, ils sont pour la plupart superficiels et se perdent dans le ligament large, en arrière et au-dessous de la trompe, entre la trompe et le ligament rond, mais surtout au-dessous de l'ovaire et de la trompe.

J'insiste sur l'origine des lymphatiques dans la tunique musculaire et muqueuse de l'utérus, sur la situation exacte des troncs lymphatiques, sur leur trajet, leur direction, sur les ganglions auxquels ils se rendent, parce que cette nouvelle étude est appelée à jouer, ainsi que je le montrerai, un rôle des plus importants, des plus intéressants dans la métrite, dans la pathogénie, dans le développement de la pelvi-péritonite, du phlegmon du ligament large, de la péri-métrite et même de l'ovarite. Elle est appelée à éclairer bien des points qui divisent aujourd'hui les gynécologistes.

Quant aux nerfs, ils émanent du plexus hypogastrique et du plexus ovarique; ils accompagnent les vaisseaux sanguins et paraissent surtout destinés à la tunique musculaire. Ils seraient, d'après Kölliker, plus nombreux dans la portion cervicale de l'utérus. Leur terminaison dans la muqueuse n'est pas connue. Quoi qu'il en soit, c'est par l'intermédiaire de ces nerfs que l'utérus participe au consensus général de l'économie, c'est par cette voie que ses souffrances retentissent si fortement sur l'organisme entier ; c'est par cette voie que les phénomènes morbides sympathiques, si nombreux dans le cours des affections utérines, se développent si facilement.

§ 9. La muqueuse utérine subit pendant la menstruation et la grossesse d'importantes modifications que je vais faire connaître brièvement. Dans la menstruation, l'hypertrophie de la muqueuse, la coloration rouge vif, l'élimination partielle de l'épithélium du corps sont les faits principaux. Le sang menstruel est-il le résultat de la rupture des capillaires superficiels (Kölliker) ? La plupart des auteurs pensent que c'est le fait de l'exhalation séro-sanguine à travers la paroi de ces capillaires.

Pendant la grossesse, deux ordres de modifications se montrent du côté de l'utérus : 1° augmentation du volume de l'organe; 2° modifications de la muqueuse. L'augmentation du volume de l'utérus est due à l'épaississement de la tunique musculaire; cet épaississement résulte de deux phénomènes : 1° accroissement de volume des éléments musculaires préexistants; 2° formation de nouvelles fibres musculaires. Je n'insisterai pas davantage sur les modifications de la muqueuse elle-même, sur la formation de la caduque vraie, de la caduque réfléchie, sur l'état des vaisseaux et des nerfs qui participent de même à l'hypertrophie générale. La muqueuse du col ne contribue pas à la formation des caduques.

Je dirai seulement quelques mots sur le développement de l'utérus. Les points intéressants qu'il soulève au point de vue des vices de conformation de cet organe seront surtout étudiés dans un travail à part dont je mets en ordre dès à présent les matériaux et qui se basera sur de nombreuses observations que j'ai recueillies dans mon service. Les développements que nécessite cette étude sortent trop du cadre d'un ouvrage clinique pour que j'aie cru devoir m'y appesantir.

§ 10. Le mode de formation des organes sexuels chez l'embryon est, aujourd'hui, à peu près élucidé, grâce aux travaux de Geoffroy Saint-Hilaire, Coste, Longet, Serres, en France, et de Rathke, Leuckart, Bischoff et Thiersch en Allemagne. Cependant, pour les détails les plus intimes, il existe encore bien des divergences d'opinions. Tout le monde est d'accord sur ce que les organes de Müller et de Wolf sont les premiers débuts de la formation des organes sexuels. Mais ici la controverse commence. Rathke (1)

(1) *Traité de l'Embryologie de l'homme et des animaux.* Leipsich, 1833, t. I, p. 60.

croit que l'utérus se développe en partie du canal génital, en partie des bouts inférieurs des conduits de Müller qui, à leur tour, se transforment plus tard en tubes de Fallope. Le canal génital se dilate, toujours selon Rathke, dans sa partie supérieure; il subit, au contraire, un étranglement dans sa partie inférieure, de sorte que la partie dilatée devient la matrice, tandis que la partie au-dessous de l'étranglement constitue le vagin. Selon que les conduits de Müller entrent pour une plus ou moins large part dans la constitution de l'utérus, celui-ci assume plus ou moins la forme bicorne ou biloculaire. Cette conception explique assez bien l'arrêt de développement qui se traduit par un utérus bicorne ou biloculaire, mais elle laisse absolument inexpliqués les cas de col double d'utérus et de vagin doubles, cas qui sont la règle chez les marsupiaux et qui sont loin d'être rares chez l'homme. Aussi Serres, Geoffroy Saint-Hilaire et François Mondini (de Bologne) (1), croient-ils que les organes sexuels ont une préformation entièrement double. D'après eux les conduits de Müller primitivement séparés se rapprochent et finissent par s'accoler sur la ligne médiane. D'abord pleins, ils se sont peu à peu creusés d'un canal dans toute leur longueur. Ce canal vient s'aboucher dans le cloaque interne qui se trouve également l'aboutissant de l'intestin, du pédicule de l'allantoïde, du canal excréteur des corps de Wolf et des uretères. Ces divers organes momentanément réunis se sépareront plus tard, et la cloison verticale, résultat de l'accolement des deux conduits de Müller, disparaîtra pour ne plus laisser qu'un seul canal qui formera la partie supérieure du vagin; mais le cloaque interne se trouve séparé de l'extérieur par une certaine épaisseur de tissu embryonnaire. C'est aux dépens de ce tissu que vont se former les autres portions du vagin; si le travail de résorption s'opère incomplètement dans ce tissu, ses restes formeront plus tard des cloisonnements transversaux du vagin (Thèse de Delaunay, 1877, p. 33 et 34).

Ainsi donc l'utérus et le vagin sont d'abord deux canaux séparés et juxtaposés qui se réunissent plus tard par la résorption de la cloison longitudinale qui les sépare; mais qu'une cause inconnue empêche cette résorption de se faire, un double vagin et un double utérus persisteront; que la résorption se fasse en partie

(1) *Novi commentar. Acad. scient. inst. Ronon.* T. II, 1836.

seulement, l'on aura des cloisonnements longitudinaux plus ou moins incomplets du vagin, du col ou du corps de l'utérus.

Ces quelques considérations générales sur l'anatomie de l'utérus, pour être complètes, devraient s'adresser aussi à celle de l'ovaire et des trompes, à celle du vagin et de la vulve. J'ai pensé qu'elles trouveraient mieux leur place aux chapitres où je m'occuperai des affections de ces organes.

II. — Définition. — Fréquence. — Divisions.

§ 11. Définition. — La métrite est l'inflammation de l'utérus. L'étude de la métrite a été de tout temps l'objet de grandes et instructives discussions de la part des médecins, des chirurgiens et spécialement des gynécologues. La fréquence de cette affection, sa nature, son existence même, ont été tour à tour niées et défendues par les auteurs les plus éminents. Mon intention n'est pas de rappeler toutes les opinions qui ont été émises à ce sujet. Cette histoire n'offrirait, du reste, qu'un intérêt médiocre ; car la plupart des questions soulevées à une époque antérieure et qui ont été vivement discutées dans la presse, dans les sociétés savantes, dans les académies, ont reçu aujourd'hui une solution pour ainsi dire définitive et acceptée par tous les gynécologues. Si le lecteur veut se familiariser avec les différents problèmes agités à une autre époque, il n'a qu'à se reporter aux traités d'Aran, de Becquerel, de MM. Bennet, Nonat, Courty et Gallard ; il y trouvera un historique complet des phases par lesquelles a passé l'étude de la métrite. Du reste, à mesure que je pénétrerai dans l'étude si difficile, si délicate de cette affection, à mesure que je rencontrerai quelques points encore en litige, je m'efforcerai de faire connaître les opinions de mes prédécesseurs et de mes contemporains.

§ 12. Avant de commencer l'étude clinique de la métrite, il est tout d'abord essentiel de s'entendre sur l'interprétation qu'il faut donner à cette inflammation, sur les lésions utérines qu'il faut lui attribuer. A ce point de vue, les auteurs qui ont étudié spécialement les affections de l'utérus, peuvent être divisés en deux camps bien tranchés. Dans l'un se trouvent ceux qui, partageant les idées de M. H. Bennet, attribuent à l'inflammation la plupart des lésions utérines, notamment la fluxion, la congestion , les ulcérations, les granulations, l'engorgement, l'hypertrophie, le catarrhe utérin, les déviations utérines. Dans l'autre se trouvent ceux qui admettent, avec Lisfranc, Aran, Valleix, Nonat, que ces différentes lésions utérines n'affectent ordinairement aucune relation avec la métrite, qu'elles peuvent exister en dehors d'elle. Aussi en font-ils une étude séparée.

M. Gallard (1), tout en considérant que H. Bennet est allé trop loin en voulant réduire tous les états morbides utérins à n'être que des conséquences plus ou moins directes de l'état inflammatoire, n'admet pas l'opinion d'Aran. Pour lui, la plupart des lésions décrites par cet auteur sont sous la dépendance de la métrite. « La fluxion et la congestion, dit l'éminent médecin de la Pitié, sont les premières phases de la métrite aiguë; l'engorgement, l'induration en sont les dernières phases. » « S'il existe, ajoute-t-il, quelques différences entre la fluxion, la congestion active et la phlegmasie franche, ces différences sont insignifiantes et tiennent beaucoup moins à la nature des symptômes qu'à leur intensité. On conçoit que la phlegmasie qui se limite à son premier degré et ne dépasse pas l'état de simple congestion inflammatoire doit être beaucoup moins violente et détermine par conséquent moins de désordres fonctionnels que celle qui parcourra toutes ses périodes. Quant à la métrorrhagie, à la leucorrhée, à l'hydrométrie, aux ulcérations folliculeuses et papillaires, ce ne sont que des manifestations de l'inflammation utérine. »

M. le professeur Courty (2) n'admet l'opinion de M. Gallard qu'avec de nombreuses restrictions. « Le catarrhe, les ulcères, les granulations, l'engorgement, l'hypertrophie de l'utérus, ne me paraissent pas, dit-il, plus que le tubercule et le cancer de cet organe, devoir être pris pour la métrite elle-même. Ils en sont souvent des conséquences, quelquefois ils peuvent en être des causes. Mais qu'elle soit essentielle ou symptomatique, la métrite est autre chose ; locale ou générale, elle suppose une nature à part, une nature inflammatoire. »

L'inflammation, en général, est essentiellement caractérisée par un trouble de nutrition dont le premier terme est la congestion,

(1) Gallard, *Union médicale*, mai 1860. *Leçons cliniques sur les affections de l'utérus*. Paris, 1873.

(2) Courty, *Traité des maladies de l'utérus*, 2e édit. — Art. *métrite*, *Dict. encyclopédique des Sciences médicales*. Paris, 1873.

et le résultat final, une transformation des tissus utérins dans le cas où la résolution ne s'effectue pas. Dans l'utérus enflammé nous retrouvons les mêmes caractères. Tout d'abord il y a congestion, puis hyperplasie des éléments normaux; c'est le cas de la métrite aiguë et subaiguë; si ces altérations ne se résolvent pas, l'hyperplasie se prononce de plus en plus, ainsi que nous le voyons dans la métrite chronique; il y a alors engorgement, induration de l'organe. A ce titre donc, ces lésions font partie de l'inflammation et elles ne peuvent s'établir en dehors d'elle. Je dis plus. L'utérus, pas plus qu'aucun autre organe, n'échappe à cette loi de physiologie pathologique, à savoir que l'inflammation chronique peut s'établir d'emblée, ou du moins sans être précédée de phénomènes morbides assez accentués pour attirer l'attention du médecin sur un état inflammatoire. Rien n'est plus commun, en effet, que de voir la métrite être chronique d'emblée. C'est ainsi notamment que procède le plus ordinairement la métrite constitutionnelle. Les fonctions utérines prédisposent, du reste, cet organe plus qu'aucun autre à cette variété de l'inflammation. Quant aux granulations utérines, aux ulcérations, aux végétations, elles sont une conséquence de l'inflammation, une de ses modalites. L'anatomie pathologique nous renseignera sur leur pathogénie. A ce titre donc, elles ne sauraient être distraites de la métrite. Ainsi que mon collègue, M. Gallard, je regarde donc la fluxion, la congestion, les granulations utérines, l'ulcération, l'engorgement, l'induration, comme des lésions appartenant à la métrite et ne devant pas, par conséquent, être décrites à part. Allant plus loin que MM. Gallard et Bernutz, je considère le catarrhe utérin, non comme une affection à part ou comme un simple flux, ainsi que le dit M. Courty, mais bien comme la conséquence de la métrite. La leucorrhée, ainsi que je le montrerai, n'est qu'un symptôme de l'inflammation utérine, de la métrite muqueuse, de l'endométrite. Enfin, je ne saurais admettre avec M. Courty que l'herpès, l'acné du col ne sont point le fait de l'inflammation. Pour moi, les faits nombreux que j'observe dans mon service de Lourcine, corroborent mon opinion. Les éruptions qui se montrent sur le col et j'ajoute sur la muqueuse utérine du col ou du corps, concordent toujours avec l'existence d'une métrite. La preuve qu'elles sont bien conséquence de cette inflammation, c'est que tant que la métrite constitutionnelle existe, tant que l'inflammation utérine persiste, la malade présente de temps à autre une éruption herpétique, eczémateuse, acnéique qui parfois disparaît pendant plusieurs jours, plusieurs semaines, pour reparaître, ainsi de suite, jusqu'à complète guérison de la métrite. Je citerai, à propos de la métrite herpétique, une observation où cette évolution de l'éruption sera des plus caractérisées.

De ce qui précède, il résulte donc que la métrite joue un rôle prépondérant dans le développement des lésions qui affectent la matrice. A ce point de vue j'adopte l'opinion de H. Bennet. J'ajoute que, si elle est parfois consécutive à des lésions inflammatoires péri-utérines, elle est plus souvent la cause occasionnelle de ces lésions, qu'elle donne fréquemment lieu à ces complications, à ces accidents, par suite de l'inflammation des lymphatiques utérins, inflammation qui fait partie de l'ensemble des lésions de la métrite, aussi bien que l'inflammation de la muqueuse, du parenchyme ; cette inflammation des lymphatiques utérins se propage aux lymphatiques, aux ganglions du petit bassin et, par suite, aux tissus qui les entourent (tissu cellulaire, péritoine). Les faits que j'observe en si grand nombre dans mon service sont à cet égard des plus concluants. Il me sera facile, lorsque j'étudierai les accidents qui surviennent du côté des annexes de l'utérus dans le cours de la métrite, de montrer que ces accidents, tels que le phlegmon du ligament large, la péri-métrite, la pelvi-péritonite, l'ovarite même, ne sont le plus ordinairement que le résultat de la métrite, de prouver que ces lésions sont la conséquence de la lymphangite, de l'adénite pelvienne. L'inflammation des lymphatiques utérins, je le répète, fait partie de l'anatomie pathologique de la métrite, au même titre que celle de la muqueuse, que celle des glandes et du parenchyme utérin. M. J. Lucas-Championnière a émis en partie cette idée. M. A. Guérin vient de démontrer que l'inflammation du tissu cellulaire post-pubien peut être la conséquence de l'adénite post-pubienne; il cite même quelques observations où il a constaté l'adénite dans le cours de la métrite. Mais ces auteurs n'ont nullement tiré les conséquences que je viens d'établir et qui depuis plus d'un an ont été de ma part l'objet de plusieurs conférences cliniques.

Je ne puis terminer ces quelques considérations sur la manière d'interpréter la métrite, sur les différentes lésions et les troubles utérins variés que ce mot englobe, sans faire connaître l'opinion que M. J. Lucas-Championnière a émise dans ces dernières années relativement à quelques-unes de ces lésions. Je viens de dire que cet auteur fait jouer un grand rôle aux lymphatiques utérins dans les accidents inflammatoires pelviens qui se développent chez les femmes en couches. Pour lui, en effet, les lymphatiques utérins paraissent jouer le rôle principal dans l'affection dite métrite puerpérale; il s'agit plutôt d'une lymphangite que d'une métrite, les lésions observées du côté de la muqueuse et du tissu utérin étant consécutives à la lymphangite utérine. « On observe, dit-il, pour les tissus utérins les mêmes effets que pour la peau et les muqueuses dans l'érysipèle » qui, d'après les travaux les plus récents, ne serait qu'une lymphangite des réseaux superficiels de la peau et des muqueuses. Se basant sur les faits observés, M. J. Lucas-Championnière pense qu'en dehors de l'accouchement, les lymphatiques utérins sont appelés à jouer un certain rôle dans l'étude des lésions utérines, dans l'étude des symptômes et des complications. Sur ce point, on l'a vu, je partage complètement son opinion. Mais je ne saurais admettre avec lui que la congestion et l'engorgement de l'utérus doivent être regardés comme une lésion indépendante de l'inflammation utérine. « L'engorgement (1)., dit-il, caractériserait cet état de l'utérus qui commence à l'augmentation temporaire de volume du col et du corps pour se terminer à l'augmentation de volume définitive... Que l'on tienne compte de la part prise par le système lymphatique de l'utérus à son développement partiel ou total, qu'on applique le nom d'engorgement à beaucoup de cas dits inflammatoires; mais qu'en disant engorgement on ne sous-entende pas seulement congestion veineuse, que l'on pense à l'influence des lymphatiques ». Quoique l'opinion de M. J. Lucas-Championnière diffère essentiellement de celle émise par Lisfranc, Aran, MM. Nonat, Courty, etc., etc., en ce que ces lésions seraient la conséquence d'une inflammation des lymphatiques, d'une lymphangite utérine et non d'une congestion, je ne puis l'admettre. Suivant moi, la lymphangite utérine est la conséquence de la métrite. Elle n'est dans aucun cas primitive, elle est toujours secondaire. Comme M. J. Lucas-Championnière, j'attribue à la lésion des lymphatiques de l'utérus une partie de l'augmentation de volume, de l'épaississement des tissus utérins. Comme lui, j'admets que les lymphatiques sont atteints dans la métrite ; qu'ils jouent un certain

(1) J. Lucas-Championnière, *Lymphatiques utérins*. Annales de tocologie, 1875.

rôle dans le gonflement aigu et même chronique de l'utérus enflammé. J'admets de plus que cette lésion est constante, qu'elle donne lieu à des symptômes caractéristiques et qu'elle joue un rôle important dans la pathogénie des accidents inflammatoires qui se développent du côté des annexes de l'utérus ; mais, je le répète, l'inflammation des lymphatiques, la lymphangite utérine n'est jamais primitive; elle est toujours secondaire à une lésion inflammatoire de l'utérus. Les nombreuses observations que je suis à même de faire dans mon service me confirment dans cette opinion. Je n'ai jamais observé un cas de lymphangite utérine sans inflammation de l'organe. L'engorgement utérin, la congestion utérine n'existent donc qu'en tant que lésions consécutives à la métrite; l'interprétation de ces lésions, donnée par M. J. Lucas-Championnière, ne saurait être admise. A plus forte raison, les ulcérations du col, ainsi que semble l'admettre M. J. Lucas-Championnière, ne sauraient être la conséquence de cette lymphangite. Elles sont consécutives comme elle à l'inflammation utérine, à la métrite. Serait-il plus exact de dire que l'inflammation des lymphatiques est consécutive à l'ulcération? Les observations de certains auteurs, notamment de M. Noël Guéneau de Mussy, paraissent en faveur de cette opinion. Suivant cet auteur, les douleurs perçues dans les culs-de-sac vaginaux correspondent surtout au siège de l'ulcération utérine. D'après les faits que j'observe, cette opinion n'est pas plus exacte que la première. Les ulcérations sont, comme la lymphangite, un résultat de l'inflammation. J'ajoute qu'il est commun de rencontrer la lymphangite des ligaments larges, les adénites du col utérin et des culs-de-sac en dehors de toute ulcération apparente du col. Je dis apparente, car n'ayant aucune autopsie, je dois me borner à constater le fait. En outre, lorsqu'il existe une ulcération, il n'est pas rare de constater que l'adénite et la lymphangite existent du côté opposé. Donc, jusqu'à plus ample informé, je crois devoir maintenir cette opinion que la lymphangite est toujours consécutive à l'inflammation de l'utérus ; que les lésions qui l'accompagnent sont le fait de cette inflammation et non de la lymphangite seule.

M. J. Lucas-Championnière paraît croire, en outre, que cette lymphangite ne s'observe que chez les femmes scrofuleuses, lorsqu'il nous dit « que la fréquence des troubles utérins, chez les femmes lymphatiques, doit être attribuée à la lésion des vaisseaux blancs, des vaisseaux lymphatiques, que les ulcérations dites inflammatoires sont la conséquence de cette inflammation. » La lymphangite n'appartient pas en propre à la métrite scrofuleuse ; elle se montre dans toute inflammation de l'utérus, que celle-ci soit d'origine constitutionnelle ou non. On la rencontre aussi bien dans la métrite arthritique, herpétique, chlorotique, syphilitique, que dans la métrite scrofuleuse, dans la métrite non constitutionnelle, dans la métrite traumatique. Les exemples observés dans mon service sont nombreux et ne laissent aucun doute.

En résumé, la métrite comprend la plupart des lésions qui surviennent du côté de l'utérus. La fluxion, la congestion, les ulcérations, les granulations, l'engorgement, les végétations appartiennent à l'étude de la métrite et ne sauraient être décrites à part, ainsi que le veulent encore certains gynécologistes. De même, certains troubles fonctionnels, étudiés séparément et considérés la plupart du temps comme n'appartenant pas à la métrite, tels que la leucorrhée, l'aménorrhée, la dysménorrhée, la métrorrhagie, appartiennent avant tout à la métrite; ils en font partie intégrante; ils en constituent des symptômes essentiels. Ce n'est qu'exceptionnellement qu'ils se montrent en dehors de la métrite, et cela dans des circonstances bien déterminées, ainsi que je le dirai. Si je les décris à part, c'est pour alléger la description de la métrite, pour en donner la valeur diagnostique, pour en donner la thérapeutique spéciale qu'ils nécessitent; mais il est bien entendu qu'ils appartiennent surtout à l'étude de la métrite, qu'ils sont la conséquence la plus ordinaire de cette inflammation.

Quant à la stérilité, aux déviations utérines, on verra de même qu'elles sont, sauf de rares exceptions, la conséquence de la métrite, qu'elles résultent des lésions produites par l'inflammation utérine soit du côté de l'utérus, soit du côté des annexes de cet organe.

La métrite est donc appelée, suivant moi, à jouer un grand rôle dans la pathologie utérine. Elle tient pour ainsi dire sous sa dépendance toutes les lésions qui affectent l'organe sexuel et génital de la femme. C'est à elle qu'il faut attribuer la plupart des souffrances que la femme éprouve depuis son enfance jusqu'à la ménopause et souvent même au delà. C'est à elle qu'il faut attribuer la plupart des troubles physiologiques auxquels la femme est si souvent en proie, à cause des connexions si étroites qui unissent l'utérus aux autres organes, à cause des sympathies nombreuses qu'il réveille dans l'organisme. Aussi peut-on dire avec raison, que la femme souffre toute sa vie par l'utérus et rien que par l'utérus. L'étude des lésions de cet organe et surtout celle de la métrite, puisque l'inflammation de l'utérus est pour ainsi dire la source unique de ces lésions, est donc des plus importantes pour le médecin. Car, connaissant cette inflammation, en appréciant toutes les conséquences, il sera plus à même de la prévenir, de la combattre et par cela même il aura rendu un service des plus signalés non seulement à la femme dont il aura soulagé les souffrances, mais encore à la société, à la patrie, en portant remède à une des grandes causes de la diminution de l'accroissement de la population.

§ 13. Divisions. — Ceci dit sur la manière d'envisager la métrite, manière que je partage du reste avec plusieurs de mes collègues, notamment avec M. Gallard, il me reste, avant de passer à l'étude de ses causes, de son développement, avant de signaler la période de la vie de la femme où on l'observe le plus fréquemment, à dire quelques mots des divisions établies par les auteurs pour faciliter l'étude de cette inflammation. Ces divisions sont nombreuses; elles reflètent toutes les préoccupations des auteurs sur la variété de l'inflammation, sur son siège, etc., etc. Aucune, ainsi qu'on le verra, ne repose sur une base vraiment scientifique, sur une base qui donne au médecin de véritables indications thérapeutiques. Je dois donc faire connaître ces divisions avant celle que j'ai adoptée et qui repose sur la doctrine que j'ai émise dans la première partie de ce traité clinique.

Scanzoni (1) admet une métrite parenchymateuse et une métrite muqueuse; il divise chacune d'elles en aiguë et chronique.

H. Bennet (2) divise la métrite en métrite du col et en métrite du corps qui peut porter à la fois sur le parenchyme et la muqueuse ou sur la muqueuse seule (métrite interne), dans les deux cas, elle peut être aiguë ou chronique; mais il avoue aussitôt que cette division est tout artificielle. « Les symptômes locaux et généraux d'une affection inflammatoire de l'utérus, dit-il, sont presque complètement semblables, quelle que soit la région de l'organe affectée, de sorte que ce que l'on dit de l'une peut s'appliquer, dans de certaines limites, à toutes. »

(1) Scanzoni, *Traité pratique des maladies des organes sexuels de la femme*. Trad. par Doret. Paris, 1858.

(2) H. Bennet, *Traité prat. de l'infl. de l'utérus, de son col et de ses annexes*. Trad. par Peter. Paris, 1864.

Aran (1) admet, comme Bennet, Scanzoni, une métrite parenchymateuse et une métrite muqueuse ou catarrhale, suivant que l'inflammation affecte le tissu utérin ou la membrane muqueuse; suivant la marche de l'inflammation, il les divise l'une et l'autre en métrite aiguë et en métrite chronique.

M. Nonat (2), considérant que l'inflammation utérine peut être générale ou partielle, simple ou compliquée, aiguë ou chronique, distingue la métrite partielle en métrite externe (métrite du col), en métrite interne (métrite du corps), et en métrite parenchymateuse.

M. Gallard (3), après avoir insisté sur la nécessité de séparer la métrite puerpérale de la métrite parenchymateuse aiguë non puerpérale, montre que la métrite simple parenchymateuse aiguë est excessivement rare et que la muqueuse participe ordinairement à la phlegmasie; aussi, tout en maintenant la division des auteurs précédents, métrite parenchymateuse et métrite interne ou muqueuse, il étudie principalement cette dernière, montrant que le parenchyme est ordinairement atteint. Comme les autres auteurs, il admet l'état aigu et l'état chronique.

M. Courty (4), pour prouver l'extension trop grande donnée, suivant lui, au mot *métrite*, dit « qu'on a été obligé de diviser la métrite en autant de variétés qui correspondent justement aux divers états morbides confondus avec l'inflammation utérine. Ainsi, dit-il, suivant Racle et Lorrain (5), ces variétés sont si nombreuses, qu'il est impossible de donner de la métrite une description générale. N'est-ce pas, ajoute M. Courty, la meilleure critique du sens dans lequel on doit entendre le mot inflammation utérine » ? « Du moment, ajoute-t-il, que la congestion, l'engorgement, l'hypertrophie, les granulations, le catarrhe, tout ou presque tout, rentre dans la métrite et qu'on est obligé pourtant, pour caractériser des états morbides si différents, de distinguer une métrite interne ou endométrite, une métrite moyenne ou idiométrite (Hervieux), une métrite superficielle ou paramétrite, une périmétrite ou métropéritonite, une métrite muqueuse et une métrite parenchymateuse, une métrite du col et une métrite du corps, une métrite aiguë et une métrite

(1) Aran, *Leçons cliniques sur les maladies de l'utérus*. Paris, 1858.
(2) Nonat, *Traité pratique des maladies de l'utérus*. Paris, 1860.
(3) Gallard, *Leçons cliniques sur les maladies des femmes*. Paris, 1877.
(4) Courty, *loc., cit.*
(5) Racle et Lorrain, *Addition à la 4e édition du guide praticien de Valleix*. Paris, 1861.

chronique, une métrite puerpérale et une métrite non puerpérale et même une métrite post-puerpérale, on est en droit de se demander : qu'est-ce que la métrite? Comment en faire une description générale. Sans doute, il n'existe pas un type de la métrite comme on voudrait le rencontrer pour la simplicité de la description. L'utérus est sujet à tant de variations par sa structure, par la nature de ses fonctions, que l'inflammation, en l'atteignant dans des conditions qui sont si différentes d'un sujet à l'autre, peut bien présenter aussi dans ses manifestations des différences dont les écarts sont plus grands que pour tout autre organe. Mais, aiguë ou chronique, interne ou externe, muqueuse ou parenchymateuse et même puerpérale ou non puerpérale, la métrite est toujours la métrite, et je ne pense pas qu'on doive comprendre avec elle la leucorrhée, les ulcères, les granulations, les fongosités, les polypes, pas plus que la fluxion, la congestion, l'engorgement, l'hypertrophie. »

Ceci dit, après avoir rapporté l'opinion émise par M. Gallard dans ses leçons de 1866 : « l'inflammation peut atteindre dans l'utérus comme dans le cœur l'enveloppe externe ou séreuse, le revêtement interne ou muqueux et le tissu intermédiaire, tissu propre ou parenchyme; après avoir montré que la séreuse et la muqueuse sont très susceptibles de s'enflammer soit séparément, soit que le tissu musculaire qui les sépare, participe à cette inflammation, que le tissu ne s'enflamme que rarement sauf à l'état aigu, tandis qu'à l'état chronique la propagation de l'inflammation de la muqueuse au parenchyme et réciproquement est presque constante», M. Courty établit la division suivante : eu égard à son siège et à son étendue, la métrite est générale ou partielle, suivant qu'elle porte sur l'utérus entier ou sur l'une de ses parties. Si l'inflammation affecte la muqueuse, la métrite est dite muqueuse; c'est l'endométrite, la métrite catarrhale de quelques auteurs, le catarrhe utérin de quelques autres. Si l'inflammation affecte le tissu propre de l'utérus, le tissu musculaire, la métrite est dite parenchymateuse; c'est l'idiométrite de M. Hervieux. Si l'inflammation se borne à l'un des segments de l'utérus, si elle se borne au col ou au corps, soit qu'elle en atteigne le parenchyme, soit qu'elle en affecte la muqueuse, la métrite est dite partielle; si elle affecte les deux segments, elle est dite générale; relativement à sa marche, la métrite est, dans l'un et l'autre cas, aiguë ou chronique. Eu égard à l'état puerpéral, M. Courty divise la métrite en puerpérale et non puerpérale. Enfin, il admet que la métrite est simple ou compliquée.

On le voit, les divisions admises par les auteurs sont nombreuses et ne laissent pas que de jeter une certaine confusion dans l'étude de la métrite. Sans doute, l'inflammation de l'utérus, si l'on tient compte de la structure de cet organe, peut, au début, se localiser soit dans le parenchyme, soit dans la muqueuse; mais rapidement l'inflammation se propage au tissu non primitivement atteint et il devient difficile de dire, au point de vue clinique, quel est le tissu primitivement atteint et surtout quel est celui des deux qui est resté sain. Je sais bien qu'on a donné certains caractères pour établir cette distinction, mais même en admettant que cette distinction soit réelle et facile à faire, l'observation, la clinique, nous montrent que l'inflammation de tel ou tel tissu ne reste pas complètement isolée ; elles nous montrent aussi que la caractéristique attribuée à tel ou tel symptôme, pour établir cette distinction, n'est pas aussi grande qu'on a bien voulu le dire. Il s'agit en réalité d'une question de plus ou de moins dans l'inflammation de tel ou tel tissu, ainsi que l'a dit M. Gallard. Seulement je ne puis admettre pour l'état aigu la distinction que cet auteur ne fait pas pour l'état chronique et décrire avec lui une métrite parenchymateuse et une métrite muqueuse aiguë. Suivant moi, que l'inflammation utérine existe à l'état aigu ou à l'état chronique, qu'elle paraisse plus accusée sur le parenchyme ou sur la muqueuse, il ne s'agit pas moins d'une métrite, affection qui atteint les deux tissus utérins et qui expose la femme à des douleurs les plus vives, les plus variées, qui l'expose à des troubles physiologiques, constituant parfois une véritable infirmité et une source de souffrances non seulement physiques mais encore morales, qui l'expose enfin à de nombreuses complications du côté des organes pelviens, mettant à chaque instant sa vie en danger. De même, je n'admets pas la nécessité de diviser la métrite en inflammation du col et en inflammation du corps. Cette division est bien souvent arbitraire et a été le sujet de bien des contestations. Certains auteurs pensent avec Aran que l'inflammation du corps est plus fréquente ; d'autres, avec H. Bennet, Hardy et Béhier, que celle du col est très commune. Ces derniers rejettent même la possibilité de l'inflammation de la muqueuse de la cavité du corps en dehors de l'état puerpéral, allant plus loin que Bennet, dit M. Gallard, qui se contente de considérer l'inflammation de la muqueuse du corps comme rare et qui prétend que, si on a pu croire à sa fréquence, c'est parce qu'on a confondu la métrite de la muqueuse du corps avec celle de la muqueuse du col.

Quant à la division de la métrite en puerpérale et non puerpérale, elle a sa raison d'être, mais tout en réservant la question soulevée par M. J. Lucas-Championnière, relativement à l'existence de la métrite puerpérale, cet auteur paraissant admettre qu'il s'agit d'une lymphangite utérine et non d'une métrite. Je ne m'occuperai pas de cette métrite, car il s'agit d'une affection à part, bien limitée, ne s'observant que chez les nouvelles accouchées, parfois même dès le début du travail ou quelques jours avant, ayant une marche rapide, une gravité exceptionnelle, très-souvent mortelle, circonstances que nous ne trouvons qu'exceptionnellement dans la métrite ordinaire, que l'on trouve surtout dans la métrite traumatique. Mais si j'accepte cette division, je ne saurais admettre celle qui consiste à décrire à part la métrite post-puerpérale, à regarder comme une métrite spéciale celle qui se développe sous l'influence de la grossesse, de l'avortement et de l'accouchement. Ces causes agissent, en effet, soit comme traumatisme, soit comme cause déterminante locale de l'éclosion d'une maladie constitutionnelle ou d'une maladie diathésique. A ce titre, cette dénomination n'a aucune raison d'être, car la métrite post-puerpérale de Chomel n'offre aucun caractère particulier qui la distingue des autres métrites.

Toutes ces divisions, toutes ces classifications, on le voit, reposent soit sur le siége, soit sur la nature, soit sur la marche de l'inflammation utérine. Aucune ne présente le caractère clinique que doit comporter toute classification.

Lorsque nous étudions une maladie et les affections qui en découlent, nous devons avant tout en rechercher les caractères cliniques, en étudier le développement, les causes, car ce sont les seules bases d'une thérapeutique raisonnée. Pour que celle-ci, en effet, soit efficace, il importe, tout en tenant compte de la marche aiguë ou chronique, tout en tenant compte de la lésion, de sa forme, de son étendue, de son siége, c'est-à-dire tout en tenant compte du diagnostic anatomique, de connaître exactement la nature de la maladie générale, constitutionnelle ou diathésique, qui tient sous sa dépendance l'affection, de connaître la cause qui lui a donné naissance ; il importe, avant tout, de faire le diagnostic nosologique et le diagnostic pathogénique. Ce n'est qu'après avoir posé ce triple diagnostic que le médecin possède des bases sûres pour asseoir la thérapeutique de l'affection qu'il observe. C'est parce que les divisions que je viens de signaler ne reposent que sur le diagnostic anatomique, que la thérapeutique des affections utérines, notamment de la métrite, a fait peu de progrès. Forcément les médecins devaient être conduits à chercher les moyens modificateurs des lésions et instituer un traitement purement local. Il en a été ainsi pendant de longues années; encore aujourd'hui un grand nombre de médecins ne font que ce traitement. Que l'on consulte les ouvrages des gynécologistes, on verra que toute l'attention du praticien est dirigée sur l'état local, que le traitement général est à peine esquissé; on parle bien du traitement par les eaux minérales, par l'hydrothérapie, mais il n'est fait aucune distinction ; la thérapeutique est empirique. Qu'au contraire, la classification des métrites soit basée sur le diagnostic nosologique et le diagnostic pathogénique, le médecin ne procédera plus empiriquement ; il possédera un guide sûr pour le faire cheminer dans ce dédale de moyens encombrant l'arsenal thérapeutique des affections utérines.

Ce sont ces principes que je me suis efforcé de développer dans la première partie de ce traité; ce sont eux qui m'ont servi de base pour établir une classification des affections utérines ainsi que les indications et les contre-indications thérapeutiques qu'elles comportent; ce sont eux qui vont me servir pour établir la classification suivante de la métrite. La métrite est : 1° d'origine constitutionnelle ou d'origine diathésique, 2° d'origine non constitutionnelle.

La métrite constitutionnelle est protopathique ou deutéropathique, c'est-à-dire primitive ou secondaire, suivant qu'elle se développe d'emblée, ainsi qu'on le voit notamment chez l'enfant, chez la femme vierge, suivant qu'elle est sollicitée soit par une cause physiologique, menstruation, grossesse, avortement, accouchement, etc., soit par une cause traumatique, soit enfin par une cause infectieuse et même contagieuse, la syphilis, la blennorrhagie.

La métrite non constitutionnelle est, de même, protopathique ou deutéropathique, primitive ou secondaire, suivant qu'elle se développe d'emblée ou qu'elle est la conséquence de l'extension de l'inflammation d'un des organes annexes de l'utérus, ligament large, ovaire, trompe, péritoine, vagin.

III. — Étiologie.

§ 14. — Quelles sont les causes de la métrite? Les auteurs ont admis des causes prédisposantes et des causes déterminantes, des causes générales et des causes locales. N'ayant en vue, la plupart du temps, que la lésion, ils donnent une longue énumération des causes les plus disparates, sans insister sur ce qu'elles peuvent présenter de spécial. Me basant sur la classification que je viens d'admettre, je divise les causes de la métrite : 1° en causes générales, comprenant les maladies générales constitutionnelles et diathésiques qui jouent le rôle de causes prédisposantes générales; 2° en causes locales, jouant le rôle de causes déterminantes, parmi lesquelles nous trouvons les fonctions physiologiques de l'utérus, les traumatismes, la contagion, les inflammations de voisinage. Ces causes, en effet, appellent sur l'utérus la manifestation de l'état constitutionnel ou de l'état diathésique; elles sont donc bien déterminantes. Quant aux causes de la métrite non constitutionnelle, elles sont purement locales ; elles comprennent le traumatisme, la contagion, etc., etc.

A. Métrite constitutionnelle.

a. *Causes générales.* — Les causes générales de la métrite constitutionnelle sont, en première ligne, celles dont elle est l'émanation, c'est-à-dire les maladies constitutionnelles, telles que la scrofule, l'arthritis, l'herpétis, la chlorose, la syphilis; les maladies diathésiques, telles que la tuberculose, le cancer. Ces maladies générales jouent le rôle de causes prédisposantes générales. J'ai assez insisté dans la pathologie générale sur l'existence et le développement des affections utérines constitutionnelles et diathésiques pour que je n'y revienne pas à propos de la métrite. Il me suffira de rappeler que l'utérus, de même que les autres organes de l'économie, n'échappe pas à la localisation d'une de ces maladies générales; que cette localisation se fait, tantôt, d'emblée et se traduit soit par des érythèmes, soit par des congestions, soit par des éruptions, soit par un produit spécial, tel que la granulation tuberculeuse ou la cellule cancéreuse; que, tantôt, elle est sollicitée par une des nombreuses causes locales que j'ai signalées et qui sont appelées, pour cette raison, causes déterminantes, causes occasionnelles.

La scrofule est de toutes les maladies constitutionnelles celle dont les manifestations s'observent le plus fréquemment sur la muqueuse utéro-vaginale. Aussi la métrite scrofuleuse est des plus communes; c'est elle que j'observe le plus ordinairement dans mon service, à l'hôpital de Lourcine. Tantôt elle résulte d'une éruption érythémateuse ou d'une éruption vésiculeuse (eczéma ou herpès), tantôt elle est purement catarrhale, accompagnée ou non de granulations, d'ulcérations. Ces éruptions ou scrofulides sont analogues à celles de la peau; elles sont en général bénignes. Je ne sache pas qu'on ait constaté sur l'utérus des scrofulides malignes, telles que le lupus; pour ma part je n'en ai jamais vu. J'ai observé l'esthiomène de la vulve, considéré comme une scrofulide maligne par quelques auteurs; mais, dans ce cas, je n'ai pas vu cette affection gagner l'utérus. La métrite scrofuleuse existe fréquemment avec la vaginite, la vulvite, surtout chez les enfants. Cette métrite se caractérise ordinairement par une réaction peu vive, un retentissement dépourvu d'acuïté, par une torpeur qui contraste avec celle des accidents des autres variétés de métrite. Elle est aussi caractérisée par l'abondance de la sécrétion leucorrhéique, par l'hypertrophie considérable des tissus, etc., etc.

L'arthritis n'exerce pas une action moindre sur le développement de la métrite. Cette affection, moins fréquente à l'hôpital, s'observe surtout dans la clientèle privée. Sous cette influence on voit survenir tantôt une métrite accompagnée de granulations et d'ulcérations, tantôt une métrite purement congestive, fugace, douloureuse, tantôt, enfin, une métrite avec des éruptions herpétiques, eczémateuses, acnéiques, coïncidant avec des éruptions sur le vagin, sur la vulve. La métrite arthritique est surtout irritable, à réaction excessivement vive, avec tendance aux métrorrhagies; elle est accompagnée des phénomènes sympathiques les plus variés. La métrite arthritique survient brusquement; elle s'exaspère en même temps qu'une poussée rhumatismale se produit sur la muqueuse digestive ou respiratoire, sur les articulations, etc., etc., ou bien elle disparaît au moment où cette dernière apparaît, affectant alors cette sorte de balancement et subissant cette alternance qu'on remarque entre les diverses manifestations d'une même maladie constitutionnelle.

L'herpétis produit sur l'utérus les mêmes lésions que j'ai signalées pour les maladies constitutionnelles précédentes, c'est-à-dire des fluxions, des inflammations simples du corps, du col utérin ou compliquées d'éruptions sur le vagin et surtout sur le col. Ces éruptions sont vésiculeuses, composées soit de vésicules isolées, soit plutôt de plaques formées par la confluence des vésicules herpétiques, eczémateuses; elles coïncident avec des éruptions analogues sur d'autres parties du corps, soit sur la peau, soit sur les muqueuses. La métrite herpétique n'est pas aussi fréquente que les deux précédentes. J'en observe cependant tous les ans plusieurs exemples, soit dans ma clientèle, soit dans mon service. Elle se présente avec des caractères qu'il est impossible de méconnaître, et sur lesquels j'insisterai à propos du diagnostic.

La syphilis agit de deux manières dans le développement des affections utérines. Tantôt elle agit directement sur l'organe et produit des métrites qui sont le fait du retentissement de la vérole sur l'utérus. Tantôt elle agit indirectement, elle joue le rôle de cause occasionnelle, elle fait éclore, chez une femme scrofuleuse, arthritique ou herpétique, des manifestations scrofuleuses, arthritiques ou herpétiques.

La chlorose enfin doit être regardée comme une cause prédisposante générale assez fréquente. Que la déglobulisation du sang soit antérieure, concomitante ou consécutive à l'affection utérine, suivant que l'on tient compte de telle ou telle opinion, il est certain qu'elle joue un rôle considérable dans l'étiologie de la métrite constitutionnelle. Je n'en veux pour preuve que l'existence si fréquente de cette métrite chez les jeunes filles, chez les femmes vierges.

Quant à l'influence de la diathèse tuberculeuse et cancéreuse, personne n'a jamais pensé à la révoquer en doute; il suffit pour l'instant de citer cette cause de métrite; je me propose d'y revenir lorsque je décrirai la métrite diathésique tuberculeuse, la métrite cancéreuse.

b. *Causes locales*. — Les causes locales qui jouent le rôle de causes déterminantes, parce qu'elles appellent sur l'utérus les manifestations de la maladie constitutionnelle ou diathésique, sont nombreuses. Au premier rang, il faut placer les fonctions physiologiques que l'utérus est appelé à remplir et auxquelles les auteurs donnent le nom de causes prédisposantes locales. Ces fonctions physiologiques sont la menstruation, la grossesse, l'accouchement, l'avortement. On peut en rapprocher les rapports sexuels. L'exécution normale de ces fonctions suffit quelquefois pour déterminer sur l'utérus l'éclosion d'une maladie constitutionnelle, d'une diathèse, pour donner naissance à une métrite. On voit souvent la métrite se développer chez des jeunes filles lymphatiques, chlorotiques, herpétiques, arthritiques, dès l'instauration menstruelle, dès les premiers rapports sexuels. De même, il n'est pas rare de la voir survenir après un premier accouchement, alors même qu'il a été régulier, exempt de tout accident et que la la jeune femme a cependant observé toutes les règles de l'hygiène. Ces faits ne doivent pas nous surprendre. Nous savons, en effet, qu'une cause, même légère, suffit pour faire éclore rapidement les manifestations d'un état constitutionnel ou diathésique jusque-là latent. Dans mon étude sur la pathologie générale des affections utérines j'en ai donné de nombreux exemples. Or la menstruation et plus encore la grossesse determinent dans l'utérus des modifications profondes qui sont, pour ainsi dire, sur les limites de l'état morbide et qui suffisent amplement pour expliquer cette action. C'est ainsi que la menstruation s'accompagne, chaque mois, d'une fluxion, d'une congestion, d'une tuméfaction, d'un ramollissement de l'utérus; il en résulte que la vitalité, la circulation, la sensibilité de cet organe sont chaque mois profondément modifiées. C'est ainsi que la grossesse produit dans le tissu de l'utérus des modifications plus profondes encore; car la congestion est plus intense, plus continue; tous les éléments s'hypertrophient; il y a chute de la muqueuse. Quant à l'accouchement, même le plus facile, le plus simple, il ne se fait toujours qu'au prix de lésions mécaniques plus ou moins prononcées, contusion, quelquefois déchirure du col; il laisse, après le décollement du placenta, une plaie saignante, plaie placentaire. Il n'est donc pas étonnant que ces fonctions que l'utérus est appelé à remplir, soient si souvent la cause de l'éclosion d'une métrite constitutionnelle, par suite des modifications profondes qu'elles produisent sur les tissus de cet organe. Ces modifications sont assez puissantes pour ne laisser planer aucun doute sur leur action réelle et efficace.

Assez souvent, cependant, tant que la fonction reste régulière, tant qu'elle n'est pas troublée par une cause quelconque, l'état général reste latent, la maladie constitutionnelle n'éclate pas. La congestion menstruelle disparaît vite. Après la grossesse, la congestion utérine diminue, puis finit par disparaître avec le retour des menstrues; la muqueuse se renouvelle; la plaie placentaire se cicatrise et l'utérus subit un travail d'évolution rétrograde, un retrait physiologique qui le ramène à ses dimensions normales. Malheureusement il n'en est pas toujours ainsi. Pendant la période menstruelle, l'évacuation sanguine peut se supprimer brusquement à la suite d'une cause physique, impression subite du froid sur une partie quelconque du corps, coït pendant les règles, à la suite d'une cause morale, impression vive, peur. Si l'écoulement physiologique ne reprend pas son cours, la congestion persiste. Après l'accouchement, le travail d'évolution rétrograde qui succède à l'expulsion du fœtus peut être entravé, retardé, empêché par les imprudences de la nouvelle accouchée qui ne prend pas le repos nécessaire pour donner à l'organe le temps de subir son retrait physiologique. C'est ce qui arrive lorsque, malgré toutes les recommandations, la femme se lève trop tôt, qu'elle reprend ses occupations habituelles, son travail, qu'elle se fatigue, qu'elle se laisse aller aux rapports sexuels. Toutes ces causes ont pour résultat d'entretenir la congestion et l'hypertrophie de l'organe. « Je ne connais rien de plus dangereux, dit M. Gallard, que cette habitude si populaire de limiter à neuf jours la durée du repos que les femmes prennent après leur accouchement; je voudrais voir ce repos continué pendant vingt ou vingt-cinq jours au moins, et l'on éviterait ainsi bien des phlegmasies du système génital interne qui ne reconnaissent pas d'autres causes que ces fatigues prématurées. » Il n'est donc pas étonnant que cette congestion persistante, que cette hypertrophie des éléments sollicitent, elles aussi, l'éclosion d'une manifestation d'un des états constitutionnels ou diathésiques que j'ai signalés.

Les grossesses répétées agissent par le même mécanisme, surtout lorsqu'elles ne sont pas séparées par un intervalle assez long, pour que l'utérus ait eu le temps de reprendre ses dimensions physiologiques et normales, avant d'être fécondé de nouveau.

Après l'avortement, l'utérus semble encore plus disposé à devenir malade qu'après l'accouchement et surtout à subir cette hypertrophie par défaut d'évolution dont je viens de parler. « Il semble, dit M. Courty, que, lorsque l'utérus n'a pas subi d'une manière complète l'évolution excentrique ou progressive dont il est destiné à parcourir les phases depuis la conception jusqu'à l'accouchement, le retour aux dimensions et à la structure de l'état de vacuité ou le phénomène de l'évolution naturelle est encore plus difficile qu'à la suite de l'accouchement à terme et qu'il se laisse plus aisément arrêter. »

L'accouchement peut se faire facilement, mais présenter à sa suite des accidents divers tels que rétention du placenta, suppression des lochies, inflammation de la plaie placentaire, ou bien il est difficile, laborieux, il nécessite des opérations, des manœuvres obstétricales (version, application du forceps, etc.). Ce sont là autant de causes qui agissent de même en provoquant sur l'utérus une manifestation de l'état constitutionnel, de l'état diathésique.

Les rapports sexuels ont la même influence sur le développement de la métrite constitutionnelle que les causes précédentes. Ils produisent une congestion utérine plus ou moins intense qui, si elle est persistante, ne tarde pas à faire éclore une métrite constitutionnelle. Je ne puis m'expliquer autrement le développement de la métrite chez certaines femmes, alors que d'autres, qui pourtant ne mettent aucun frein, aucune retenue dans le coït, restent indemnes toute leur vie. C'est ainsi qu'il faut expliquer les cas où la métrite survient après le coït qui, au lieu d'être pratiqué avec mesure et dans les conditions normales, est pratiqué avec excès et dans des circonstances anormales. C'est ainsi que, chez les jeunes femmes, j'explique la métrite qui se montre si fréquemment dès le début du mariage. Aux congestions répétées, continues, qui résultent des premières approches, vient, en outre, s'ajouter le traumatisme qui, intervient toujours dans le coït, soit par suite d'une ardeur excessive, soit par suite d'une disproportion entre les organes. De ce qui précède, il ne faut pas conclure que la métrite est, dans cette circonstance, constamment due aux premiers rapports sexuels, qu'elle en est la conséquence immédiate ; je crois, au contraire, que la métrite due à cette influence est plus rare qu'on ne l'a dit. Je crois qu'elle existait bien avant les premiers rapports sexuels, qu'elle existait chez la jeune fille à l'état latent ou qu'elle se révélait par quelques symptômes qui n'avaient pas attiré son attention ou celle de sa famille. Je prouverai, en effet, dans un instant, que la métrite constitutionnelle est plus commune qu'on ne le croit, chez l'enfant et chez la jeune fille ; je prouverai que les premiers rapports sexuels agissent plutôt comme coup de fouet, pour révéler cette affection ou pour l'exaspérer, que comme agent traumatique. Les auteurs, notamment M. Noël Guéneau de Mussy, ont signalé un certain nombre d'observations qui ne laissent à cet égard aucun doute. Aussi je ne puis accepter l'opinion de M. Gallard, qui attribue la production de la métrite chez les jeunes mariées à une série d'avortements répétés, survenus peu de temps après la conception et provoqués alors par la répétition de l'acte vénérien ou par toute autre cause agissant de la même façon. « Je ne m'explique pas autrement, dit cet auteur, la production de la plupart des métrites hémorrhagiques qui surviennent au début d'un assez grand nombre d'unions conjugales. Je crois que, le plus souvent, il y a eu alors conception, suivie d'un avortement très-précoce que j'attribue moins à l'abus du coït qu'à l'habitude si fort à la mode aujourd'hui des voyages de noces. La jeune femme qui, au moment de la conception, a éprouvé des sensations fort inconnues pour elle, ne soupçonne pas l'état dans lequel elle se trouve. Pendant le cours du voyage, quelquefois à la suite d'une excursion plus ou moins fatigante, elle voit apparaître ses règles ; sont-elles en retard ou en avance ? Elle songe à peine à le remarquer, leur abondance même, plus grande peut-être que d'habitude, n'attire pas son attention ou bien paraît justifiée par son état nouveau. Du repos, des soins hygiéniques qu'elle avait l'habitude de prendre à cette époque, il est à peine question. Le voyage continue, les fatigues se succèdent, une nouvelle époque ou peut-être un nouvel avortement se produit, et, au bout de quelques mois, la nouvelle mariée, partie bien portante, revient épuisée, endolorie, toute désolée de rester inféconde, alors que l'état dans lequel elle se trouve est la conséquence d'une ou de plusieurs conceptions ayant mal abouti, plutôt que d'une stérilité véritable. »

Pratiqué souvent impunément pendant les règles, le coït peut quelquefois supprimer l'évacuation sanguine, produire des congestions plus ou moins intenses, éveiller l'état général constitutionnel ou diathésique jusque-là latent et devenir ainsi la cause occasionnelle d'une métrite. Il en est de même lorsque le coït est pratiqué après l'accouchement; il entretient, dans ce cas, la congestion et l'hypertrophie de l'organe et s'oppose à son retrait physiologique. Quant au coït incomplet, c'est-à-dire sans sa conclusion naturelle, auquel les auteurs paraissent attribuer une grande influence, quant aux manœuvres illicites et aux différentes formes de la débauche solitaire ou en commun, telles que la masturbation, la manuélisation, qui seraient invétérées dans tous les couvents et pensionnats de la Germanie, au dire de Scanzoni, qui leur attribue une grande influence sur la production de la métrite, je ne crois pas que tous ces actes, pas plus que le tribadisme ou saphisme, jouent un rôle aussi prépondérant, aussi direct que le disent les gynécologues; ils agissent plutôt sur l'état général de l'individu, sur sa nutrition, sur son système nerveux, etc., etc. ; je ne saurais leur attribuer tous les méfaits qu'on leur attribue, notamment le développement du cancer de l'utérus, de l'hypertrophie utérine, des kystes de l'ovaire. Mais, si je ne reconnais pas à ces actes une action aussi directe, ils n'en sont pas moins nuisibles, en ce que je les considère, vu la congestion qu'ils entretiennent dans l'utérus, comme une cause très fréquente de l'éclosion de la manifestation sur cet organe de la maladie constitutionnelle. La métrite de l'enfant, de la jeune fille, de la femme vierge, qui, pour moi, est toujours constitutionnelle, ne reconnaît pas souvent d'autre cause. Il est facile de s'en assurer en lisant les nombreuses observations recueillies dans mon service. Scanzoni avait donc raison en lui attribuant la métrite, mais il ne pouvait en donner une explication plausible, puisqu'il n'admettait pas au même degré que moi l'influence constitutionnelle ou diathésique.

J'en dirai tout autant pour les machines à coudre, la disposition spéciale de la chaussure des femmes avec les talons élevés qui déplacent la base de sustentation et produisent une inclinaison du corps en avant. Toutes ces causes, invoquées dans ces derniers temps, n'agissent que chez les femmes prédisposées par un état constitutionnel ; elles agissent en provoquant une congestion pelvienne qui, dès lors, devient susceptible d'appeler sur l'utérus la manifestation constitutionnelle.

Quelques-unes des causes que je viens de citer agissent parfois d'une toute autre manière. Elles provoquent un véritable traumatisme ; tel est l'accouchement qui détermine la contusion et la déchirure du col ; tel est l'avortement, provoqué surtout dans un but criminel, qui agit également par le traumatisme qu'il détermine ; telle est enfin la contusion du col, produite par les excès de coït, qui détermine cette inflammation du col si connue sous le nom de *métrite par balistique*.

Je suis ainsi amené à parler des causes traumatiques véritables, du traumatisme accidentel ou opératoire, agissant sur l'utérus à travers les parois abdominales, ou atteignant directement cet organe par le vagin.

c. *Causes traumatiques.* — Le traumatisme indirect, c'est-à-dire portant sur les parois abdominales et n'atteignant l'utérus que par l'intermédiaire de ces parois, est rare. Cependant les chutes sur le bassin ou sur le ventre, les coups, les chocs, les violences, les blessures reçues sur l'hypogastre peuvent devenir des causes déterminantes de métrite. Quant aux traumatismes plus graves atteignant directement l'utérus par les parois abdominales ou par le vagin, je n'ai pas à m'en occuper ici, car généralement ils intéressent d'autres organes. L'utérus, en effet, profondément situé dans l'excavation du petit bassin, entouré de tous côtés par une ceinture osseuse, par des muscles, des viscères, ne saurait être atteint sans que la vessie, le rectum, les intestins, le péritoine, le bassin, parfois même des nerfs considérables ou de gros vaisseaux, le soient aussi ; ce traumatisme donne lieu à un ensemble de symptômes nombreux et variés dans lesquels ceux de la métrite se trouvent perdus. Le plus souvent ces traumatismes atteignent l'utérus pendant la grossesse alors que son volume, sa position hors de l'excavation pelvienne, la saillie abdominale produite par son développement, l'exposent à l'action directe des causes vulnérantes. Les plus communes, surtout dans les premiers mois de la gestation. sont consécutives à des tentatives d'avortement dont il n'existe que trop d'exemples.

Les traumatismes qui agissent directement sur l'utérus par le vagin sont plus fréquents et plus nombreux. Le plus souvent ils sont le fait d'une intervention chirurgicale. Une injection vaginale poussée avec trop de violence pourrait-elle déterminer une inflammation utérine? Certains auteurs pensent qu'il n'en est rien. Je ne partage pas cette opinion. J'ai observé de nombreux faits où l'injection vaginale faite sans précaution et sans mesures avait donné lieu à des métrites, sans que le moindre doute puisse subsister ; aussi l'ai-je absolument proscrite de mon service d'hôpital et de ma clientèle. J'en dirai autant des douches locales, données dans les établissements thermaux, au moyen d'un réservoir placé au-dessus de la baignoire. Que ce réservoir soit à une hauteur de 1^m,50 ou de 1 mètre, la chute de l'eau aura une force suffisante pour contusionner la matrice ou les culs-de-sac, de telle sorte que; si ces organes sont déjà enflammés, il en résulte une recrudescence de l'inflammation très-préjudiciable pour la malade. Aussi ne saurais-je trop condamner cette pratique qui existe encore dans les établissements thermaux. Il faut que les médecins exigent la modification d'un tel état de choses. Du reste, ils remplaceront avec avantage et sans inconvénients les douches locales, qui n'ont qu'une certaine durée, par l'emploi de la canule vaginale dont je donnerai la description au chapitre du traitement. Au moyen de cet instrument les organes génitaux restent en contact avec l'eau minérale pendant toute la durée du bain. De même, il faut remplacer les injections vaginales par des irrigations faibles, données avec l'irrigateur Éguisier, suivant les préceptes que j'ai déjà formulés et sur lesquels je reviendrai à propos de la thérapeutique de la métrite.

Le séjour prolongé dans le vagin des corps solides, tels que pessaires, éponges, doit être évité avec soin, car il est des plus pernicieux. Le pessaire peut donner lieu à la métrite de trois manières différentes, dit M. Courty: « Tantôt il contusionne l'organe par l'énergie de la pression, tantôt il l'enflamme et l'ulcère par la continuité du contact, tantôt enfin, par suite de la facilité qu'a l'extrémité du col à passer à travers l'anneau du pessaire et de sa tendance naturelle à s'hypertrophier, favorisée par la pression, la partie engagée dans le pessaire peut s'étrangler, au point de nécessiter une intervention chirurgicale, ainsi que j'en ai observé un cas avec M. Fontana (1). »

Les opérations chirurgicales pratiquées sur le corps, sur le col ou sur l'utérus tout entier, entrent pour une assez large part dans l'étiologie de la métrite constitutionnelle. Je citerai seulement le cathétérisme utérin brutal, l'application du redresseur à tige, maintenu à demeure pendant un certain temps, comme le faisait Valleix. Cet auteur laissait son redresseur dans la cavité utérine jusqu'à ce que sa présence eût déterminé dans cet organe un certain travail d'irritation inflammatoire, et par suite un dépôt plastique qui le rendait assez rigide pour conserver la forme et la direction qu'il lui avait données. Si l'on enlevait l'instrument avant que ce travail inflammatoire se fût produit, l'organe reprenait sa position vicieuse. Il était difficile d'apprécier exactement la limite

(1) Fontana, *Gaz. médicale*, 1836, p. 536.

qu'il fallait atteindre ; aussi elle était souvent dépassée et cette inflammation, produite dans un but thérapeutique, devenait véritablement morbide. On voit encore survenir la métrite à la suite de l'abaissement de l'utérus pour faciliter l'extirpation d'un polype, du raclage de la surface utérine avec la curette dite de Récamier, de la dilatation du col à l'aide de corps dilatants, tels que les tiges de laminaria digitata, les cônes d'éponge préparée, de l'incision du col avec le bistouri, de la déchirure de cet organe par l'accouchement, de l'excision de la portion vaginale du col, de l'incision des orifices, d'une cautérisation intempestive.

d. *Inflammations de voisinage.* — Les inflammations des organes voisins, tels que l'ovaire, les trompes, le tissu cellulaire péri-utérin, le péritoine, sont considérées par les auteurs comme pouvant se propager à l'utérus et donner lieu à une métrite. Il est évident que toute cause d'irritation pour la matrice est susceptible de faire éclore une manifestation quelconque de la maladie constitutionnelle ou diathésique existant chez la femme, et qu'à ce titre l'inflammation des annexes ne doit pas être négligée dans l'étude des causes. Mais ici se présente une question, et je me demande si, dans les faits de propagation observés par les auteurs, qui n'admettent pas pour la plupart, on l'a vu, la métrite constitutionnelle, il ne s'agit pas plutôt d'une métrite primitive, avec lymphangite et adénite, d'une métrite passée inaperçue par suite de l'acuïté des symptômes péri-utérins, s'il ne s'agit pas, dis-je, de ces cas si communs, si fréquents, où, par suite de l'inflammation de l'utérus, la lymphangite utérine se propage aux lymphatiques pelviens et de là aux tissus qui les environnent, tissu cellulaire, tissu séreux : d'où le phlegmon des ligaments larges, le phlegmon péri-utérin, la périmétrite, la pelvi-péritonite et même la salpingite et l'ovarite, par suite de la connexion des vaisseaux ovariques et utérins. C'est là, en effet, ce que j'observe habituellement, c'est la pathogénie nouvelle de tous ces accidents, décrits par les auteurs, qui me paraît ressortir de toutes les observations recueillies dans mon service par mes élèves et par les médecins étrangers qui suivent ma clinique. Aussi, si je ne nie pas absolument les faits de propagation signalés par les auteurs, il me semble qu'il faudra tenir compte à l'avenir de cette nouvelle pathogénie et admettre que la métrite, au lieu d'être consécutive à une inflammation des organes qui l'environnent, est le plus ordinairement primitive, l'inflammation de ces organes étant consécutive à la lymphangite utérine, lésion normale de la métrite.

Les déviations utérines, la difficulté de l'instauration menstruelle, la dysménorrhée ont été signalées parmi les causes ordinaires de la métrite. Quant à moi, je ne saurais les admettre, parce que ces lésions, ces troubles fonctionnels sont le plus ordinairement la conséquence de la métrite, ainsi que je le démontrerai. A ce titre donc il faut les écarter de l'étiologie ; seulement, il faut savoir aussi que, tant que ces lésions, tant que ces troubles fonctionnels dureront, ils seront une cause d'aggravation, de persistance de la métrite constitutionnelle.

Une cause fréquente du développement de la métrite constitutionnelle est la blennorrhagie vaginale, la métrite blennorrhagique. Cette inflammation spécifique fait éclore, au même titre que toutes les autres causes d'irritation, de congestion, une manifestation de la maladie constitutionnelle. Fréquemment, à Lourcine, j'observe soit une métrite scrofuleuse, soit une métrite herpétique, comme conséquence de la vaginite blennorrhagique, de la métrite blennorrhagique. Aussi j'appelle l'attention de mes collègues sur ce fait spécial. La syphilis elle-même, ainsi que l'a prouvé M. Noël Guéneau de Mussy, fait souvent éclore une métrite constitutionnelle scrofuleuse, arthritique ou herpétique.

Telles sont, à peu près, toutes les circonstances étiologiques qui donnent naissance à la métrite constitutionnelle, qui la provoquent directement par suite de leur action immédiate sur l'utérus ou qui la font éclater par suite d'un trouble morbide quelconque qu'elles apportent aux fonctions utérines. Leur action, dans ce cas, est indirecte, mais elles n'en sont pas moins des causes déterminantes.

J'arrive maintenant à l'étude des causes de la métrite non constitutionnelle. Nous allons retrouver en partie, sinon toutes celles que je viens de signaler.

B. — Métrite non constitutionnelle.

Les causes de la métrite non constitutionnelle sont exactement celles que je viens d'étudier à propos de la métrite constitutionnelle. Les gynécologistes regardent ces causes locales comme des causes prédisposantes et des causes déterminantes ; aussi regardent-ils la métrite non constitutionnelle (la seule du reste qu'ils ont décrite) comme résultant soit d'un trouble dans les fonctions physiologiques de l'utérus, soit d'un traumatisme, soit d'une inflammation de voisinage. Je crois toutefois que le rôle de ces causes, en tant que prédisposant aux inflammations, a été exagéré. Ce rôle est surtout efficace dans la métrite constitutionnelle, ainsi que je viens de le montrer, et c'est pour cette raison qu'au lieu de les regarder comme des causes locales prédisposantes, je leur ai attribué une action déterminante. Ces réserves étant faites, quelles sont donc ces causes?

D'après la plupart des gynécologues et M. Courty en particulier, les fonctions physiologiques de l'utérus jouent un double rôle : elles sont à la fois des causes prédisposantes et des causes déterminantes. Comme causes prédisposantes leur rôle est incontestable. La menstruation produit dans l'utérus des modifications importantes; la grossesse détermine l'hypertrophie, le ramollissement, la chute de la muqueuse; l'accouchement produit des contusions, des déchirures du col; il laisse après lui une plaie placentaire qui est longue à se cicatriser. Les rapports sexuels, tout en étant une cause de congestions plus ou moins intenses, déterminent souvent une contusion du col, du corps même de l'utérus, lorsqu'il existe une antéversion, une antéflexion ou même une rétroversion, une rétroflexion. Tous ces actes physiologiques, alors même qu'ils s'accomplissent avec régularité, prédisposent l'utérus à l'inflammation. A plus forte raison leur action sera-t-elle plus accentuée lorsqu'une cause quelconque, venant surprendre l'utérus en cet état, troublera les fonctions qu'il est chargé de remplir. C'est ainsi qu'agiront l'arrêt brusque des règles (froid, coït pendant l'évacuation sanguine, impression morale vive); le défaut d'évolution rétrograde, à la suite de l'accouchement, de l'avortement, quand la nouvelle accouchée se lève trop tôt, etc., etc.; la contusion, les déchirures déterminées par un accouchement laborieux; les conceptions répétées; les contusions du col produites par les excès de coït et la disproportion des organes génitaux.

Je dois reconnaître toutefois que M. Courty n'est pas aussi catégorique que certains auteurs, tels qu'Aran, M. Nonat, par exemple, et qu'ainsi que je l'ai dit à propos de la pathologie générale et de mon étude sur l'étiologie en général des affections utérines, le professeur de Montpellier fait jouer un certain rôle aux maladies générales constitutionnelles ou diathésiques dans le développement de la métrite. En effet, il ne peut s'empêcher de reconnaître que les différentes causes qu'il vient d'énumérer, tantôt produisent la métrite, tantôt ne la produisent pas. « Le plus souvent, dit-il, les maladies de matrice sont préparées de longue main par des modifications lentes de la vitalité ou de la structure de l'organe, par l'influence latente et continue d'une diathèse; mais quant aux circonstances qui les font naître, on ne peut pas les prévoir toujours. Celles-ci n'ont d'ailleurs aucune importance au point de vue de la nature ni du traitement de la maladie; qu'elles consistent dans un traumatisme, dans les suites de couches ou d'avortement, dans une réaction contre une impression fâcheuse quelconque, elles n'en sont pas moins de simples causes occasionnelles qui ont allumé l'incendie, mais qui n'ont pu ni le préparer ni l'entretenir. » Plus loin, après avoir dit que la menstruation, les rapports sexuels, la grossesse, l'accouchement, l'avortement et surtout la succession rapide de grossesses pourraient par elles-mêmes faire naître la métrite, il ajoute : « Et pourtant je dois le dire, car c'est une des preuves les plus péremptoires de la large part que prennent les affections générales dans la constitution des maladies utérines, j'ai connu plusieurs femmes chez lesquelles la succession rapide des grossesses, par exemple, huit ou dix grossesses en huit ou quinze ans, n'avait amené le développement d'aucune maladie de l'utérus ou de ses annexes. Chez quelques autres j'ai remarqué une fatigue locale produite par la persistance de la tuméfaction de l'organe et un dépérissement général dû simplement à la maigreur, à l'appauvrissement du sang causé par le continuel retour de la gestation. J'en ai conclu que les femmes, en nombre bien plus considérable, il est vrai, chez lesquelles la succession rapide des grossesses était suivie d'un état morbide caractérisé de l'utérus ou de ses annexes, devaient le développement de leur maladie à la localisation d'une diathèse plutôt qu'à la succession même des gestations, laquelle ne paraissait guère avoir joué ici d'autre rôle que celui de cause occasionnelle. »

D'après ce qui précède, on voit donc que j'ai raison de prétendre que ces causes ne sont pas capables de déterminer l'inflammation utérine, en l'absence de toute maladie constitutionnelle, de toute maladie diathésique, qu'elles sont bien réellement prédisposantes. M. Courty ne peut méconnaître ni cette action ni cette influence. Si donc la métrite survient quelquefois à la suite de ces causes, c'est qu'il existe en germe une maladie constitutionnelle ou diathésique, à l'égard de laquelle les troubles menstruels, la grossesse, l'accouchement, les excès sexuels jouent le rôle de causes occasionnelles. L'accouchement, toutefois, a une action réellement déterminante lorsqu'il s'accompagne de contusion, de déchirures du col. Les excès sexuels, la disproportion des organes génitaux peuvent de même être regardés parfois comme des causes traumatiques déterminantes.

Quant aux causes traumatiques telles que blessures, chutes, contusion abdominale, etc., etc., sur lesquelles j'ai déjà insisté, ce sont celles qui déterminent ordinairement la métrite. Dans ces circonstances, que le traumatisme soit accidentel ou provoqué, qu'il soit volontaire, comme à la suite des pratiques de l'avortement, ou involontaire, la métrite est vraiment traumatique.

Quant à la métrite due à la propagation d'une inflammation des organes voisins, je me suis assez expliqué à ce sujet pour ne pas revenir sur la discussion que j'ai soulevée. Je dirai seulement, qu'au lieu de considérer la métrite comme étant due constamment à la propagation d'une inflammation de l'ovaire, de la trompe, du péritoine, il faut se demander plutôt si l'inflammation utérine n'est pas primitive et l'inflammation de ces organes consécutive, du moment que nous savons que ces inflammations reconnaissent pour origine une œdèmo-lymphite, lésion normale de la métrite qui était restée inconnue jusqu'à ce jour. La métrite blennorrhagique seule résulte manifestement, dans certains cas, d'une extension de la vaginite blennorrhagique à la muqueuse utérine; mais je fais la même restriction sur la propagation possible de l'inflammation spécifique à la muqueuse de la trompe, à la séreuse péritonéale, ainsi que l'admettent certains auteurs. Pour moi, je crois que ces cas sont très rares et que les faits de péritonite blennorrhagique peuvent être interprétés, ainsi que les autres accidents, phlegmon sous-péritonéal, phlegmon sous-abdominal, par une inflammation soit de la séreuse, soit du tissu cellulaire, consécutive à la lymphangite et à l'adénite, qui ne fait pas plus défaut dans la métrite blennorrhagique que dans la métrite constitutionnelle ou non. J'ajoute que cette lymphangite et cette adénite pelvienne accompagnent constamment la vaginite blennorrhagique; qu'elles se montrent rien que par le fait de la vaginite. Seulement les lymphatiques et les ganglions atteints sont surtout ceux qui occupent la paroi postérieure du vagin ainsi que la face postérieure de la branche pubienne et le trou obturateur. Ce sont ceux qui, enflammés, donnent lieu au phlegmon post-pubien, décrit dans ces derniers temps par M. Alph. Guérin et ses élèves.

§ 15. DÉVELOPPEMENT DE LA MÉTRITE CONSTITUTIONNELLE. — Comment la maladie générale, constitutionnelle ou diathésique, se développe-t-elle, se localise-t-elle sur l'utérus ? Les maladies générales ou diathésiques se localisent sur l'utérus comme sur les autres organes, comme sur les autres tissus. L'utérus, pas plus que la peau, les muqueuses du pharynx, du larynx et des bronches, n'échappe aux manifestations des maladies constitutionnelles ou diathésiques. Cette localisation se fait de deux manières différentes. Tantôt la localisation a lieu d'emblée, sans aucune cause appréciable. La maladie constitutionnelle ou diathésique se traduit à la surface de la muqueuse utérine, soit par des érythèmes, soit par des éruptions, eczéma, herpès, soit par des troubles purement fonctionnels, nutritifs, circulatoires ou nerveux, soit, enfin, par un produit spécial tel que la granulation tuberculeuse ou la cellule cancéreuse. Dans ce premier cas, la métrite est dite primitive, protopathique. Tantôt, au contraire, la localisation ne se fait plus d'emblée sur l'utérus ; elle est sollicitée par une cause quelconque, parfois très légère, mais jouant toujours un rôle excitant, irritatif. C'est le rôle des causes déterminantes, occasionnelles, telles que la menstruation, la grossesse, l'accouchement, l'avortement, les rapports sexuels, le traumatisme. Dans ce second cas, la métrite est dite secondaire, deutéropathique.

Pour se constituer sur la muqueuse utéro-vaginale, pour se fixer sur l'appareil génital, la maladie constitutionnelle ou diathésique, en puissance chez la femme, suit donc un processus morbide semblable à celui qu'elle affecte pour se déterminer sur les autres muqueuses, sur les autres organes. Le processus est bien le même, car, c'est tantôt spontanément, sans aucune cause appréciable, tantôt sous l'influence d'un simple trouble fonctionnel, d'une simple irritation produite par la fumée du tabac, par un abus de la parole ou par suite d'une légère inflammation résultant d'un refroidissement, que les angines, les laryngites granuleuses, d'origine constitutionnelle, strumeuse, arthritique ou herpétique, surviennent. De même, il suffit d'un simple trouble irritatif de la muqueuse pharyngée, de la muqueuse laryngée ou pulmonaire, lorsque le terrain est préparé, pour que la diathèse tuberculeuse éclate avec sa plus grande intensité sur la muqueuse pharyngée, laryngée ou pulmonaire. Ne savons-nous pas, en outre, d'après l'observation de M. Noël Guéneau de Mussy, qu'il suffit d'une simple irritation de la peau, produite par un topique opiacé ou un topique émollient, pour déterminer une manifestation cutanée herpétique ; qu'il suffit d'une chute, d'un coup, d'un simple traumatisme sur une région quelconque du corps pour voir apparaître les manifestations d'une maladie chronique; qu'il suffit, enfin, d'une secousse physique ou morale (colère, joie, chagrin) pour éveiller un accès de goutte? Du moment que ces faits sont acceptés et ils le sont, parce qu'ils sont vrais, parce que la clinique nous en montre tous les jours la réalité, pourquoi ne le seraient-ils pas, alors qu'il s'agit de la muqueuse utérine, de l'utérus, organe qui, ainsi que je l'ai dit, possède une grande activité fonctionnelle, qui est le centre des changements opérés dans l'organisme de la femme au moment de la puberté et de la ménopause, et qui, si ses lésions se font vivement sentir sur les autres systèmes de l'économie par les sympathies nombreuses et variées qui l'unissent aux autres organes, subit à son tour les influences morbides les plus légères qui surviennent du côté de ces derniers? Il ne faut donc pas s'étonner que cet organe soit influencé par les maladies constitutionnelles ou diathésiques au même titre que les autres organes, que les autres tissus; il ne faut pas s'étonner que la métrite survienne à la suite d'un léger trouble de la circulation utérine ou de l'innervation, tels qu'en produisent le refroidissement, une émotion morale vive, les désirs sexuels non satisfaits, la lecture de livres libidineux, immoraux, la masturbation, la danse, l'équitation, la suppression d'un exutoire ; qu'elle survienne par suite d'un trouble porté à la menstruation, consistant surtout dans un arrêt brusque ou dans une prolongation anormale. Dans ces circonstances, ces causes ne suffisent pas évidemment à elles seules pour produire toujours la métrite, mais elles suffisent, le plus ordinairement, pour éveiller la maladie constitutionnelle, la diathèse virtuelle qui, en leur absence, serait peut-être restée longtemps encore à l'état latent. On ne s'étonnera pas surtout, si une cause à peine appréciable suffit pour déterminer l'éclosion d'une maladie constitutionnelle ou diathésique, l'une des nombreuses causes déterminantes que j'ai signalées, produit le même résultat. Du reste, si l'analogie nous permet d'admettre par induction l'existence de la métrite constitutionnelle, la clinique nous en permet l'affirmation. Certains auteurs, parmi lesquels il faut citer surtout MM. Bazin, Pidoux, N. Gueneau de Mussy, Tillot, ont prouvé son existence en publiant de nombreuses observations relatives au développement de la métrite constitutionnelle. Pour ma part, je pourrais en citer un grand nombre ; à l'hôpital et dans ma clientèle, il n'y a pas de jour que je n'observe une de ces métrites. A mesure que j'avancerai dans cette étude, je ferai connaître les plus intéressantes.

Ce que je viens de dire s'applique surtout au développement de la métrite constitutionnelle, à son existence. Il est facile à comprendre, à saisir. L'apparition sur la muqueuse d'une des manifestations de l'état constitutionnel nous en donne une preuve palpable, indéniable. L'irritation des tissus par le produit éruptif explique le processus inflammatoire, sa persistance. Elle explique surtout ces récidives nombreuses de la métrite, les difficultés extrêmes que le médecin éprouve pour obtenir la guérison de cette affection, alors que, traitant seulement la lésion, il néglige celui de la maladie générale, cause première de cette affection, de cette lésion. Ce développement de la métrite constitutionnelle est, pour le médecin, des plus importantes à connaître, car, dès qu'il s'en est rendu compte, dès qu'il a résolu tous les problèmes qu'il soulève, il émet à la fois le diagnostic de la lésion (diagnostic anatomique), le diagnostic de la cause (diagnostic pathogénique), le diagnostic de la maladie générale (diagnostic nosologique).

Le développement de la métrite diathésique, de la métrite tuberculeuse, de la métrite cancéreuse, n'est pas aussi facile à saisir. Il est, en effet, impossible de surprendre sur le fait même l'évolution de l'inflammation et l'évolution du produit hétéromorphe. Aussi cette question est des plus difficiles à résoudre et elle l'est d'autant plus que les travaux ne sont pas nombreux, que les auteurs n'en ont pas fait le sujet de leurs méditations, autant que pour les muqueuses digestives, pharyngées, intestinales, pour les muqueuses respiratoires, laryngées, bronchiques, pour les organes, poumons, foie, etc., etc. N'oublions pas, enfin, que cette difficulté est encore accrue par la dissidence des opinions relatives à la nature primitive ou secondaire de l'inflammation dans la tuberculisation de ces muqueuses ou de ces organes. On sait, en effet, que les auteurs, à propos de la tuberculisation des muqueuses, des séreuses et des organes, discutent encore sur la question de savoir si l'inflammation est primitive, si la production hétéromorphe est secondaire ou réciproquement. Si les auteurs éprouvent plus d'une difficulté pour résoudre ces points de physiologie pathologique, lorsqu'il s'agit d'organes étudiés tous les jours, à plus forte raison, ces difficultés sont nombreuses lorsqu'il s'agit de l'utérus, organe dont les lésions entraînent rarement la mort et ne peuvent être, par conséquent, l'objet d'études anatomo-pathologiques approfondies. Quoi qu'il en soit, je crois que sur l'utérus la tuberculisation est primitive et non secondaire à l'inflammation. J'adopte ainsi l'opinion qui me paraît admise par la généralité des médecins, à savoir que la granulation tuberculeuse est primitive sur les muqueuses, sur les organes, qu'elle se développe sur la gaîne lymphatique des vaisseaux et qu'elle donne lieu à une inflammation de voisinage, ainsi que je l'ai vu notamment sur la muqueuse du pharynx dans la tuberculisation miliaire aiguë ou chronique de cet organe, affection si bien décrite par Isambert. Par analogie, j'admets que, dans l'utérus, la tuberculisation se développe dans la gaîne lymphatique des vaisseaux, notamment sur le trajet des vaisseaux lymphatiques et que l'inflammation utérine est consécutive. Ceci dit, il faut savoir que la métrite tuberculeuse est loin d'être rare. M. Brouardel (1) rapporte 56 cas de tuberculose des organes génitaux chez la femme; M. Namias (de Venise) dit qu'on la rencontre 12 fois sur 100 phthisiques; Kiwish en rapporte 14 observations. Elle survient surtout chez les femmes de vingt à quarante ans, c'est-à-dire pendant l'âge de la période sexuelle ; toutefois on a rencontré cette affection chez l'enfant, chez la femme après la ménopause.

La métrite tuberculeuse peut être primitive, envahir l'utérus avant tous les autres organes ou bien être secondaire, survenir alors que les poumons, le péritoine sont déjà envahis. Dans les deux cas, elle peut se développer d'emblée, spontanément, sans l'intermédiaire d'aucune cause déterminante. M. Tillot en rapporte une observation (Observation XVI). Mais le plus souvent la diathèse tuberculeuse semble attendre une cause occasionnelle pour se localiser sur l'utérus; c'est ainsi que tous les auteurs si-

(1) Brouardel, Thèses de Paris, 1864.

gnalent la grossesse, l'accouchement, l'avortement, l'état puerpéral comme favorables à cette localisation. Ces résultats doivent être tenus en ligne de compte, lorsqu'on étudie et calcule l'influence de la grossesse sur le développement de la tuberculose, d'autant plus que, comme le fait remarquer M. le professeur Gosselin, la métrite est souvent hémorrhagique, qu'elle peut devenir à son tour soit un point de départ de la phthisie, chez les sujets prédisposés, soit une aggravation, chez les personnes qui en ont déjà subi les premières atteintes.

Quant à la métrite cancéreuse, l'inflammation est de même consécutive à la production, à l'évolution de la cellule cancéreuse. Elle est donc secondaire. Cette métrite disparaît au milieu de la gravité de son origine, au milieu des accidents dus à la production hétéromorphe. Aussi passe-t-elle inaperçue le plus souvent? Aussi n'est-elle le sujet que de travaux très incomplets? Tous les auteurs ne partagent pas l'opinion que je viens d'émettre sur la nature secondaire de la métrite cancéreuse. Certains pensent que la métrite est primitive, que la dégénérescence est secondaire. Pour eux, l'inflammation jouerait dans l'utérus le même rôle qu e dans l'estomac, le sein, etc., etc. Ils commettent donc la même erreur; ils donnent une mauvaise interprétation du développement de la production hétéromorphe. Parce que le cancer de l'estomac, le cancer du sein paraissent se développer à la suite de troubles gastriques prononcés et persistants, à la suite d'un traumatisme, il ne s'en suit pas que le cancer résulte immédiatement de ces troubles, de ce traumatisme. Ceux-ci en sont peut-être la cause médiate; ils ont pu favoriser l'éclosion de la diathèse, ainsi qu'une irritation légère de la peau ou des muqueuses favorise l'éclosion d'une maladie constitutionnelle, en puissance chez l'individu; mais l'inflammation, déterminée par ces différentes causes, ne subit pas la transformation hétéromorphique. Il en est de même pour l'utérus. Ce n'est pas une raison, parce que des femmes, atteintes de métrite pendant plusieurs années, présentent plus tard un cancer utérin, pour admettre que cette inflammation a subi la transformation cancéreuse. C'est une coïncidence. Tout au plus, pourrait-on supposer que cette inflammation a été une cause déterminante de la diathèse cancéreuse; mais, je le répète, il ne se produit pas plus de transformation cancéreuse, qu'il n'y a de transformation tuberculeuse.

Avant de terminer l'étiologie de la métrite, il me reste à présenter quelques considérations sur l'âge de la femme où l'on observe cette affection, sur sa fréquence.

§ 16. Age. — Fréquence. — A quel âge observe-t-on la métrite? A quel âge s'observe-t-elle le plus fréquemment? Connaissant les causes qui donnent naissance à la métrite, la manière dont elle se développe, il m'est facile de résoudre ces deux questions.

La métrite, ai-je dit, est constitutionnelle, diathésique ou non constitutionnelle, non diathésique. Tandis que celle-ci est presque toujours deutéropathique, qu'elle ne se développe le plus ordinairement que par le fait d'un traumatisme quelconque, celle-là est le plus souvent protopathique, primitive; elle se développe d'emblée, la maladie constitutionnelle ou diathésique se localisant sur l'utérus en l'absence de toute cause occasionnelle. Aussi constate-t-on l'existence de cette métrite non seulement chez la jeune fille menstruée, chez la femme pendant toute la période d'activité sexuelle et génitale, mais encore chez l'enfant, chez la jeune fille non menstruée, chez la femme après la ménopause. On peut donc dire que la métrite se montre à tout âge. La connaissance de ce fait constitue un des points les plus intéressants dans l'histoire de la métrite. Car, non seulement, elle appelle notre attention sur la pathogénie de certaines altérations utérines, de certains troubles fonctionnels, ainsi que je le dirais, à propos de mon étude sur l'aménorrhée, la dysménorrhée, la métrorrhagie, la déviation utérine, la stérilité, mais, encore, elle nous donne l'explication de l'existence de la métrite chez la femme vierge, chez la femme vouée au célibat.

La possibilité du développement de la métrite à toutes les époques de la vie de la femme, les causes si nombreuses qui peuvent donner lieu à l'inflammation utérine me permettent de dire que cette affection est très fréquente. Cette fréquence est si grande, que je ne crains pas d'affirmer que la métrite est, peut-être, de toutes les affections qui surviennent chez la femme, celle qui se montre le plus communément, celle qui est la cause de ses plus grandes souffrances physiques et morales. Tout en admettant que la métrite survient à tout âge, il est bien évident que sa fréquence est en rapport avec les fonctions que les organes génitaux et sexuels sont appelés à remplir. Si j'admets, en effet, que la métrite constitutionnelle se développe d'emblée, j'admets aussi que son développement est le plus souvent sollicité par une cause occasionnelle, par une cause déterminante, telle que la menstruation, la grossesse, l'accouchement, l'avortement, les rapports sexuels, le traumatisme. Il s'en suit donc que la métrite survient surtout pendant la période de l'activité sexuelle et génitale, que c'est à cette époque de la vie de la femme qu'on l'observe le plus ordinairement. Je ne puis encore dire quelle est la proportion existant entre les différents âges; ma statistique n'est pas assez complète pour donner sur ce point d'utiles renseignements. Dans quelques années seulement, je serai à même d'établir une statistique reposant sur une base solide, car elle s'appuiera sur plusieurs milliers de cas observés et recueillis, dans mon service, avec le plus grand soin, par mes élèves. Plusieurs statistiques ont été données par les auteurs. Comme ces statistiques sont très incomplètes, qu'elles ne nous donnent aucun renseignement sur la métrite de l'enfance, de la jeune fille ou sur la métrite observée après la ménopause, je ne transcrirai que celle de M. Nonat et celle que j'ai fait dresser dans mon service.

M. Nonat (1), sur 300 cas de métrite, en a observé :

Avant 20 ans	35
de 20 à 25 —	77
de 25 à 30 —	78
de 30 à 40 —	83
Après 40 —	27
	300

Le relevé fait dans mon service porte sur 225 cas de métrite observés du 1er janvier 1877 au 1er avril 1878. Je trouve que cette affection a existé :

Avant 20 ans	51 fois.
de 20 à 25 —	125 —
de 25 à 30 —	30 —
de 30 à 40 —	14 —
Après 40 —	5 —
	225

Si l'on prend la période de 20 à 30 ans, cette statistique ne

(1) Nonat, *Traité des maladies de l'utérus*. Paris, 1860, p. 59.

diffère pas de celle de M. Nonat. La différence porte sur les malades observées de 30 à 40 ans. Cette différence tient peut-être à ce que la population de l'hôpital de Lourcine est constituée surtout par des jeunes femmes; elle tient aussi à ce que les affections utérines constitutionnelles sont très fréquentes, qu'elles se développent facilement par le fait d'une maladie contagieuse, syphilitique ou blennorrhagique ; mais cette statistique montre, comme celle de M. Nonat, que c'est principalement pendant la période de la vie génitale, période toute sexuelle de la femme, que la métrite existe le plus fréquemment.

Si la métrite présente son maximum de fréquence pendant la période d'activité sexuelle de la femme, alors que les fonctions génératrices s'accomplissent avec le plus d'énergie, les rapports sexuels avec le plus de fréquence, les grossesses avec le moins d'intervalle, elle se montre, de même, ainsi que je viens de le dire, quoique avec une fréquence moindre, chez l'enfant, chez la jeune fille, avant la menstruation, chez la femme vierge, chez la femme vouée au célibat et enfin chez la femme après la ménopause. Je ne saurais dire actuellement, je le répète, quelle est la proportion de ces métrites par rapport aux précédentes, mais ce que je puis affirmer, c'est leur existence. J'ai fait valoir les raisons qui ne permettent pas de la nier. Les auteurs en ont signalé plusieurs cas et moi-même j'ai eu l'occasion d'en observer un certain nombre. Le jour où les médecins voudront y regarder de près, je suis persuadé que la métrite sera, dans ces diverses circonstances, constatée plus d'une fois et qu'on sera même étonné de sa fréquence. Si elle a passé, pour ainsi dire, inaperçue jusqu'à ce jour, si les auteurs n'ont pas spécialement porté l'attention sur l'existence de cette affection, notamment chez l'enfant, chez la jeune fille avant la menstruation, il faut attribuer cette négligence à cette opinion: l'inflammation utérine ne survient que dans des cas bien déterminés, tels que troubles apportés à la fonction menstruelle, traumatisme. Il faut, en outre, l'attribuer à une interprétation erronée de la leucorrhée.

Dans mes études sur la pathogénie de la métrite, j'ai montré ce qu'il fallait penser de l'opinion actuelle de la plupart des gynécologues; j'ai montré surtout que cette affection était de nature constitutionnelle ou non, qu'elle pouvait par conséquent s'établir d'emblée, sans le secours d'aucune cause, sans le secours surtout de celles invoquées par les auteurs. Je n'ai donc pas à y revenir.

Quant à la leucorrhée, sans vouloir dès à présent empiéter sur l'étude spéciale que j'en ferai plus tard, je dirai qu'elle n'est jamais essentielle, qu'elle est toujours symptomatique et que le plus ordinairement, pour ne pas dire toujours, elle est un symptôme de la métrite. Suivant moi, en effet, lorsqu'il existe une leucorrhée et qu'il est bien reconnu qu'elle provient de l'utérus et non de la vulve ou du vagin, on peut affirmer qu'elle résulte d'une lésion de la muqueuse utérine et que cette lésion est due à une inflammation, à une métrite muqueuse. Entre mon opinion et celle des gynécologistes actuels, il ne s'agit donc que d'une question de doctrine pathogénique et d'une interprétation. Ils ne sont pas aussi éloignés qu'ils le croient de la doctrine que je soutiens. En effet, lorsqu'on lit attentivement ce qu'ils ont écrit sur la leucorrhée, on voit qu'ils ne peuvent méconnaître que la leucorrhée, que le catarrhe utérin est plus fréquent chez les enfants, ayant une constitution appauvrie, un tempérament lymphatique; ils admettent donc que le lymphatisme, la scrofule, jouent un certain rôle dans le développement de la leucorrhée, du catarrhe utérin chez l'enfant. Or, comme il est admis à peu près aujourd'hui que le catarrhe utérin n'est autre qu'une endométrite, qu'une métrite muqueuse, j'avais bien raison de dire que leur opinion ne s'éloignait pas de la doctrine que je soutiens. Cette opinion, en outre, appuie celle que j'ai émise relativement à l'existence de la métrite chez l'enfant, chez la jeune fille, avant la menstruation. Seulement au lieu d'invoquer, comme cause de l'endométrite, une seule maladie générale constitutionnelle, la scrofule, je n'ai garde d'oublier les autres maladies constitutionnelles, notamment l'herpétis, l'arthritis, qui existent aussi bien chez l'enfant que chez l'adulte. Tous les jours, le médecin est appelé à constater chez l'enfant, soit sur la peau, soit sur les muqueuses, des manifestations scrofuleuses, arthritiques, herpétiques et même syphilitiques; il constate plus rarement, il est vrai, des manifestations diathésiques, tubercule ou cancer. Pourquoi donc l'utérus échapperait-il à une localisation de ces différents états constitutionnels ou diathésiques? Aussi il n'y échappe pas. La muqueuse utérine est atteinte aussi bien que les muqueuses vaginale, vulvaire, oculaire, nasale, pharyngée, bronchique. Les observations qui prouvent cette existence sont assez nombreuses pour que le doute ne soit pas possible. Les auteurs ont signalé chez l'enfant la métrite tuberculeuse, et, il me serait facile de citer plusieurs exemples de métrite constitutionnelle, scrofuleuse, arthritique.

L'existence de la métrite chez l'enfant, révélée par le symptôme leucorrhée, est appelée, ainsi que je l'ai fait pressentir à plusieurs reprises, à jouer un grand rôle dans la pathologie utérine. Elle, seule, nous rend compte d'une foule d'accidents qui frappent la jeune fille, la femme; ces accidents dont l'interprétation était difficile, qui, par cela même, étaient mal soignés, deviennent la source de plus d'une complication qui rendent la vie insupportable pour la femme. Les exemples abondent dans la science. Je ne doute pas que mes collègues qui ont étudié spécialement les affections utérines, aient vu, comme moi, des faits très concluants, qui prouvent que ces accidents sont la conséquence d'une métrite antérieure. C'est ainsi que, plus d'une fois, j'ai eu à soigner des jeunes filles qui, atteintes de leucorrhée dans leur enfance, avaient une instauration difficile, douloureuse même. Je constatai chez elles une menstruation irrégulière, non seulement sous le rapport de la quantité du sang secrété, mais encore sous le rapport du retour de l'époque menstruelle. C'est ainsi que ces jeunes filles avaient une première époque abondante, durant 8, 10, 12 jours; puis la deuxième n'avait lieu qu'au bout de 4, 5, 8 mois, un an, parfois même 2 ou 3 ans, et celle-ci consistait en quelques gouttes de sang, durait à peine un ou deux jours. Lorsque ces jeunes filles venaient à se marier, dès les premiers rapports sexuels, des douleurs abdominales, pelviennes, survenaient, la leucorrhée augmentait et je constatais tous les signes d'une métrite, non pas récente, mais ancienne. Dans ce cas, il était évident pour moi que la métrite n'était pas traumatique, qu'elle n'était pas la conséquence des rapports sexuels, car, souvent, les rapports avaient été très rares, parfois même incomplets. Si, au contraire, je tenais compte de l'augmentation du volume de l'utérus, de sa consistance, des lésions des ligaments larges et qui consistaient dans une adéno-lymphite chronique, il était évident que j'avais affaire à une métrite ancienne, ayant subi une recrudescence sous l'influence des premiers rapports sexuels; cette recrudescence était prouvée par l'adéno-lymphite aiguë qui existait parfois du côté opposé à l'adéno-lymphite chronique. La leucorrhée, les difficultés de l'instauration, l'aménorrhée et même la dysménorrhée ne reconnaissaient chez elles évidemment pas d'autre cause que la métrite développée pendant leur enfance. L'observation suivante est un bel exemple de métrite arthritique chez une jeune fille.

Mlle X..., âgée de seize ans, a été réglée pour la première fois à l'âge de douze ans, elle n'a ses époques menstruelles que tous les quatre ou cinq mois. Cette jeune fille, depuis l'âge de cinq ans jusqu'au moment où a eu lieu l'instauration, était tourmentée par une leucorrhée utérine, si reconnaissable aux signes que j'ai indiqués et que je rappellerai en étudiant ce symptôme. Cette jeune fille est rhumatisante ; les manifestations articulaires se sont déclarées chez elle un an après sa formation, mais elle présentait, étant enfant, un urticaire qui se montrait tous les ans, deux ou trois fois. En outre,elle était sujette à des bronchites, à des angines pharyngées, caractérisées surtout par cette douleur musculaire, constrictive, qui accompagne l'angine d'origine rhumatismale. Sa mère a plus d'une fois appelé mon attention sur ce fait : sitôt que l'urticaire ou l'angine survenait, la leucorrhée disparaissait ou du moins diminuait. Il y avait donc alternance entre les phénomènes morbides utérins et ceux de la peau, des autres muqueuses. Lorsque la congestion arthritique se montrait sur les muqueuses bronchique ou pharyngée, elle disparaissait ou diminuait sur la muqueuse utérine. Ce fait est un exemple frappant d'endométrite arthritique, chez une jeune fille qui a présenté, au moment de la puberté, des troubles menstruels, indice de la métrite persistante ; celle-ci s'est même accrue; car, aujourd'hui, les époques, tout en étant irrégulières sous le rapport de leur apparition, durent 8 jours et sont accompagnées de phénomènes douloureux, de phénomènes dysménorrhéiques très accusés. La dysménorrhée, ainsi que l'aménorrhée, qui se sont montrées au moment de l'instauration ou plus tard, ne reconnaissent pas, en effet, d'autre cause, suivant moi, que l'endométrite, et il est facile, en interrogeant les parents de cette jeune fille, d'admettre que la métrite existait dans le jeune âge; elle s'accusait par un seul symptôme, la leucorrhée; un deuxième, la dysménorrhée, un troisième et un quatrième même, l'aménorrhée et la métrorrhagie sont survenus, dès que l'utérus a été appelé à remplir ses nouvelles fonctions physiologiques. C'est là l'évolution ordinaire des accidents que l'on observe chez les jeunes filles ayant été atteintes de métrite pendant leur enfance.

L'observation suivante est un bel exemple d'endométrite scrofuleuse, ayant donné lieu à un rétrécissement de l'orifice interne du col utérin et par suite à une dysménorrhée intense.

Mlle X..., dix-neuf ans, entrée à l'hôpital de Lourcine le 2 avril 1878, salle Saint-Louis, 24, pour une affection syphilitique, chancres herpétoïdes de la vulve. Antécédents strumeux, blépharite, adénites cervicale et sous-maxillaire suppurées; mère morte de phthisie. A partir de l'âge de dix ans, leucorrhée constante, épaisse, dit-elle, tachant le linge. Réglée à l'âge de treize ans, la menstruation a été déterminée par le premier coït; elle est douloureuse, elle s'accompagne, pendant toute la durée, de coliques, de tranchées utérines très intenses, qui obligent la malade à garder le repos. Elle dure 4 à 5 jours; quelques caillots noirs. Pas de grossesse, ni de fausses couches. Elle n'a jamais été soignée pour une affection utérine. Habitudes vicieuses (masturbation); crises nerveuses hystériques fréquentes.

Examen local: Chancres herpétoïdes sur les grandes et les petites lèvres; pléiade ganglionnaire inguinale caractéristique; pas de vaginite; utérus en position normale, mobile, orifice circulaire, entr'ouvert, donnant issue à un liquide leucorrhéïque, purulent, abondant; col plus volumineux qu'à l'état normal; le cathétérisme utérin avec le cathéter ordinaire n'est pas possible par suite du rétrécissement de l'orifice interne du col.

Chez cette malade la dysménorrhée ne peut être attribuée à une flexion; la position de l'utérus est normale; elle est le fait d'une atrésie incomplète de l'orifice interne, atrésie qui ne peut être rapportée qu'à une métrite s'étant développée pendant l'enfance, métrite s'accusant par une leucorrhée abondante.

Bien des métrites, ai-je dit, qui se développent, ou mieux qui paraissent se développer dès les premiers rapports sexuels, existaient avant ce moment. Elles reçoivent seulement un coup de fouet. La femme qui souffre, consulte un médecin qui attribue à une cause fortuite une affection existant depuis longtemps. Que le médecin veuille bien interroger la malade et il constatera des signes, des symptômes, notamment la leucorrhée, des troubles de menstruation, qui prouvent l'existence antérieure de la métrite. Le fait suivant que je viens d'observer est un exemple remarquable qui prouve à la fois l'existence de la métrite chez l'enfant et celle de la métrite scrofuleuse.

Il s'agit d'une jeune femme de vingt-deux ans, atteinte, dans son enfance, de blépharite, de gourmes, d'angines fréquentes et de leucorrhée utérine intense. Les règles apparaissent pour la première fois à l'âge de quatorze ans ; elles sont assez régulières jusqu'à l'âge de dix-sept ans ; mais à partir de cette époque, elles deviennent irrégulières; elles se montrent toutefois sans douleurs et leur quantité s'amoindrit; la leucorrhée, qui n'avait pas cessé, devient plus abondante. En même temps un eczéma scrofuleux apparaît sur les lèvres, autour de la bouche. Dès que l'eczéma se produit, la leucorrhée diminue pour apparaître aussi intense, sitôt que l'éruption de la face s'amoindrit. Cette jeune fille se marie à l'âge de vingt-deux ans. Dès les *premiers rapports*, la leucorrhée augmente, devient purulente. Les règles qui jusqu'alors apparaissaient sans douleurs, sont précédées pendant deux ou trois jours de douleurs atroces, de tranchées utérines qui obligent la malade à garder le lit, et cela pendant toute la période menstruelle qui dure 8 à 10 jours, alors qu'avant le mariage elle ne durait que 4 jours. Elles deviennent en même temps très abondantes et constituent une véritable ménorrhagie. Dans l'intervalle des époques, la malade est fatiguée, elle se plaint d'une barre lombaire, de pesanteur dans le bas-ventre, de douleurs hypogastriques, de douleurs dans le haut des cuisses. Les rapports sexuels sont douloureux et n'ont lieu qu'à de longs intervalles ; chaque fois ils donnent lieu à un léger écoulement de sang. Cet état dure sept mois environ. Je suis consulté et je constate une métrite aiguë caractérisée par un écoulement leucorrhéique abondant, une augmentation du volume de l'utérus qui est douloureux à la pression, une rétroflexion et un ramollissement du col dont l'orifice est entr'ouvert transversalement et entouré d'une érosion de la muqueuse. Je diagnostique une métrite scrofuleuse et je soumets cette dame au traitement suivant : Huile de foie de morue, 2 à 4 cuillerées par jour, bains sulfureux avec canule vaginale pendant la durée du bain. Au bout de trois mois de ce traitement, cette dame était guérie. L'utérus avait repris sa position normale, les règles ne duraient plus que 4 jours, leur quantité était peu considérable, la dysménorrhée n'existait plus, la malade n'était plus forcée de garder le lit; au contraire, elle pouvait marcher, faire même de longues marches ; la leucorrhée avait disparu.

Les auteurs ont vu des exemples analogues. Ainsi M. Noël Guéneau de Mussy (1) signale plusieurs cas de métro-vaginite développée dès les premiers rapports sexuels. « Presque toutes mes malades, dit cet auteur, avaient de la leucorrhée avant leur mariage ; les rapports sexuels dans ces cas ne faisaient donc que donner un coup de fouet à une affection existant déjà depuis longtemps. »

Ce médecin distingué, cet éminent observateur a vu, de même, des cas où l'affection utérine s'est développée sous l'influence d'une maladie constitutionnelle, et où les premiers rapports sexuels ont donné lieu à une exacerbation de la métrite, ainsi que je l'ai observée chez les malades dont je viens de rapporter l'observation. « Le mariage, les premiers rapports sexuels, dit-il, peuvent déterminer le développement de métro-vaginites chez certaines femmes prédisposées. Les observations que j'ai recueillies ne sont pas assez nombreuses pour que je puisse affirmer la nature de cette prédisposition, je dirai seulement que dans 4 cas qui sont actuellement présents à mon esprit, j'avais affaire à de jeunes femmes, chez lesquelles une disposition arthritique héréditaire avait développé une grande excitabilité nerveuse, chez lesquelles existait en même temps une pâle mollesse des tissus et chez lesquelles s'étaient en même temps montrés ces phénomènes strumeux du premier degré qui accusent un élément lymphatique. Cette combinaison diathésique de l'arthritisme et du lymphatisme est éminemment favorable aux catarrhes. »

« Il peut y avoir, et il y a certainement dans le modus des premiers actes sexuels des circonstances qui ont une part dans le développement de ces métro-vaginites ; leur fréquence, leur durée, les excitations qui les accompagnent, peuvent assurément y contribuer. Il n'est pas rare que l'incitation de l'appareil utéro-ovarien provoquée par les premiers coïts amène un écoulement sanguin qui a tous les caractères du flux menstruel. »

« Chez d'autres, autant qu'on peut s'en rapporter à des renseignements qui ne sont pas toujours l'expression d'une observation très attentive, la métro-vaginite ne s'est pas manifestée d'emblée, mais a évolué lentement. Ce n'est qu'au bout de plusieurs semaines qu'elle a acquis tout son développement. Mais, presque toutes mes malades

(1) N. Guéneau de Mussy, *Contributions à l'étude des maladies matrimoniales*, France médicale, Fév. 1876.

avaient de la leucorrhée avant leur mariage. » Plus loin M. N. Guéneau de Mussy ajoute : « Chez les femmes lymphatiques, sujettes avant le mariage à de la leucorrhée, celle-ci peut acquérir des proportions considérables. J'ai vu dans ces conditions des ulcérations du col, accompagnées de ménorrhagies, chez des femmes nouvellement mariées, réclamer l'intervention du médecin. Je me rappelle notamment une très jeune femme, fille d'une mère goutteuse, elle-même très lymphatique. Quelques mois après son mariage, le catarrhe et les métrorrhagies étaient d'une telle abondance, que je dus l'examiner. Je trouvai sur le col une ulcération étendue, mollasse, fongoïde, saignant au moindre contact. Le fer rouge était évidemment ce qui convenait le mieux dans ce genre d'ulcérations, la malade ne voulut pas y cousentir. Je tentai des applications de nitrate d'argent profondes et prolongées pour tâcher de prévenir les hémorrhagies si souvent consécutives aux conditions spéciales où se trouvait la malade. Je ne pus pas y réussir; cette opération était suivie de véritables pertes. Je dus y renoncer et substituer au nitrate d'argent le nitrate acide de mercure. J'obtins ainsi la cicatrisation de l'ulcération et le catarrhe fut combattu efficacement par l'introduction du crayon d'azotate d'argent dans le col, par les toniques et par les bains sulfureux. Dans ce cas, il s'agit d'une métrite catarrhale qui avait commencé avant le mariage, mais que cette circonstance avait considérablement aggravée; le catarrhe avait, sous son influence, pris des proportions considérables et s'était compliqué d'hémorrhagies périodiques dont les règles étaient l'occasion, mais qui avaient deux ou trois fois l'abondance et la durée du flux cataménial ».

On le voit, le médecin de l'Hôtel-Dieu apporte un grand appui, non seulement à la doctrine que je soutiens, relativement à la nature constitutionnelle des affections utérines, mais encore à l'opinion que je défends, relativement à l'existence de la métrite chez la jeune fille, et même chez l'enfant à partir de quatre ou cinq ans. Il admet, comme moi, que la métrite chez la jeune fille peut être la conséquence d'une prédisposition constitutionnelle, qu'elle existe réellement chez la femme non déflorée et qu'elle subit une recrudescence sitôt après la défloration. Cette métrite qui, chez l'enfant, ne se manifestait que par de la leucorrhée, subit, sous l'influence de l'excitation anormale, provoquée dans l'utérus par les premiers rapports sexuels, une exaspération et se traduit par des douleurs et des métrorrhagies qui fatiguent la malade en l'obligeant de consulter un médecin.

La métrite existe chez l'enfant, cela n'est pas douteux. Les exemples que j'ai cités prouvent non-seulement son existence, mais encore sa nature constitutionnelle ou diathésique. Je la crois assez fréquente, mais il est évident qu'elle ne l'est pas autant que celle qui se montre chez la jeune fille, à partir de 9 à 10 ans. Chez celle-ci, les causes déterminantes, telles que les habitudes vicieuses, la masturbation notamment, sont plus communes que chez l'enfant; elles exercent, je l'ai dit, une certaine action, en faisant éclater sur la matrice la manifestation constitutionnelle, par suite des congestions répétées qu'elles sollicitent sur cet organe soumis à de nombreuses excitations. En outre, cette excitation peut être éveillée par une foule de causes, notamment par une mauvaise hygiène. Il n'est donc pas étonnant qu'à partir de cet âge, la métrite soit plus fréquente, et que cette fréquence augmente à mesure que la jeune fille avance en âge ; car, arrivée à l'époque de l'instauration, la fonction menstruelle va devenir une nouvelle cause de métrite.

M. N. Guéneau de Mussy a très bien développé l'influence de toutes ces causes dans l'article que j'ai cité plus haut. Pour lui les affections utérines sont surtout fréquentes chez la jeune fille, enfermée dans une pension ou un couvent, privée de soleil, d'exercice, d'air, oubliant les conditions fondamentales et essentielles de l'hygiène. « On laisse ignorer aux jeunes filles, dit-il, des règles de prudence dont l'omission peut avoir pour leur santé et pour leur avenir les conséquences les plus funestes. La fonction menstruelle est englobée dans cette catégorie de mystères honteux qu'il faut dissimuler. On ne leur dit pas que la crise cataméniale doit modifier leur vie habituelle, qu'il faut, pendant sa durée, s'abstenir de tout exercice violent, craindre les fatigues, les refroidissements. Loin de là, on leur dirait plutôt d'éviter tout ce qui pourrait faire soupçonner leur situation, elles sautent, courent, dansent, bravent les intempéries atmosphériques, voyagent, montent à cheval, sans en tenir aucun compte. N'y a-t-il pas là une cause puissante de ces ménorrhagies, de ces dysménorrhées, de ces catarrhes et autres affections congestives qui affligent si souvent les jeunes filles? Une fois sorties de pension, les jeunes filles ou les jeunes femmes conservent l'habitude qu'elles y ont contractée, de ne faire aucune attention à cette fonction si importante, à cet accouchement en miniature qui exigerait tant de soin ou de précautions. »

M. Gallard partage la même opinion : « L'éducation et les habitudes hygiéniques, dit-il, ne sont pas sans exercer une certaine influence sur la production de la métrite. Les mêmes causes qui font que la jeune fille élevée à la ville, au milieu des plaisirs, des agitations de toute sorte, qui, par l'intermédiaire de son imagination ou de son intelligence, agissent sur ses sens, est menstruée plus tôt que celle qui vit au milieu des champs, dans le calme et la solitude, ces mêmes causes font que la congestion physiologique de la menstruation peut dépasser le degré normal et arriver à constituer un état phlegmasique. »

A ces causes, M. N. Guéneau de Mussy en ajoute d'autres: « Les désirs sexuels, la pensée d'un mariage prochain, dit-il, ne peuvent-ils pas agir comme causes déterminantes par les troubles de la circulation et de l'innervation qu'ils produisent? Qui n'a pas remarqué les modifications que cette expectative produit très-souvent dans la santé d'une jeune fille ? Elle maigrit, elle pâlit; l'imminence d'un engagement irrévocable, l'attente de l'inconnu émeuvent son système nerveux, troublent son sommeil, occupent ses insomnies et altèrent la nutrition. Qu'à cela se joignent des excitations inconscientes de l'appareil générateur, toutes ces causes réunies produiront une congestion vers ces organes, de même que la vue de l'enfant fait affluer le lait dans le sein de la nourrice. » Chez une jeune femme que je voyais tout récemment, ajoute cet auteur, la leucorrhée épaisse, lactescente, jaunâtre, avait commencé trois mois avant le mariage, pendant le temps de la cour prématrimoniale.

M. H. Bennet s'est occupé aussi de cette question, de l'existence de la métrite chez la jeune fille. « L'inflammation et l'altération du col chez les vierges, dit-il, existent fréquemment; on doit leur attribuer la plupart des formes graves de dysménorrhée qui résistent au mode ordinaire de traitement, et le plus grand nombre de ces leucorrhées invétérées de jeunes filles qui s'accompagnent de faiblesse générale et de prostration. »

« J'ai observé ces lésions, ajoute-t-il, non-seulement chez des jeunes filles de 20 ans, mais encore chez des jeunes filles de 16 à 17 ans, dont la menstruation n'était pas complétement établie. Cette métrite des jeunes filles se révèle par les mêmes symptômes que la métrite des femmes adultes, douleurs, leucorrhée, troubles menstruels ; elle revêt généralement un caractère plus aigu. »

D'après tout ce qui précède, d'après les différentes lésions constatées par les auteurs, la métrite ne peut être mise en doute pendant le jeune âge, la virginité. On voit qu'ils n'hésitent pas plus que moi à lui attribuer les accidents qui surviennent, tels que leucorrhée persistante, rebelle, aménorrhée, dysménorrhée, métrorrhagie, à lui attribuer certaines lésions, telles que l'ulcération du col. Il me reste, pour montrer toute l'importance de cette métrite chez l'enfant, chez la jeune fille, pour montrer tout l'intérêt qu'il y a de la reconnaître au début et de la traiter, à signaler les déviations utérines, la stérilité, comme succédant fréquemment à cette affection.

La métrite des jeunes enfants est, en effet, souvent la cause des déviations utérines, ainsi que je le montrerai plus tard. Ces déviations, pendant le jeune âge, ne donnent pas lieu à de grandes souffrances. Elles ne s'accusent même le plus ordinairement par aucun phénomène morbide, à moins que la métrite ne soit très-prononcée, que la leucorrhée étant très-abondante, l'écoulement, par suite de la déviation et du rétrécissement produit par la tuméfaction de la muqueuse enflammée, ne puisse se faire facilement; dans ce cas, il se forme un bouchon gélatineux dans le canal cervical, le liquide leucorrhéique s'accumule dans la cavité utérine, forme un corps étranger, qui, pour être expulsé, produira des douleurs utérines, des tranchées, qui, méconnues par l'enfant et les parents, sont considérées comme des coliques intestinales. Dans ce cas, le médecin attentif reconnaîtra le siége de ces douleurs et, procédant à un interrogatoire minutieux, il apprendra qu'au moment de l'apparition des douleurs abdominales, il existait une leucorrhée assez abondante, que celle-ci s'est supprimée tout à coup, et qu'elle a repris après la cessation des douleurs ; il n'aura aucun doute sur le siége véritable des accidents éprouvés par l'enfant. Cet arrêt de l'écoulement leucorrhéique est, en effet, produit par la métrite et par la déviation utérine, surtout par une flexion. Plus tard, lorsque l'instauration aura eu lieu, la déviation pourra s'annoncer par les douleurs si caractéristiques, désignées sous le nom de dysménorrhée, qui se montrera soit à chaque époque menstruelle, soit à des intervalles plus ou moins réguliers. Bien souvent les déviations que l'on observe chez la femme déflorée remontent à une époque antérieure et ne reconnaissent pas d'autre cause que la métrite qui s'est développée pendant l'enfance ou chez la jeune fille à l'époque de la puberté.

La stérilité ne reconnaît bien souvent d'autre cause que la métrite qui a existé chez l'enfant, soit que celle-ci ait donné lieu à une déviation utérine, soit qu'elle ait produit une atrésie plus ou moins complète du canal cervical, de l'orifice utérin interne ou de l'orifice des trompes, soit enfin qu'elle ait donné lieu à une modification profonde de la muqueuse utérine qui empêche le développement du germe. Dans d'autres circonstances cette altération de la muqueuse produit l'avortement. Les exemples sont nombreux ; j'ai vu plusieurs fois des femmes rester stériles, alors que leurs organes étaient parfaitement conformés, alors que, du côté du mari, il n'existait aucune altération des voies spermatiques. Ces femmes avaient eu une leucorrhée plus ou moins abondante dans leur enfance, l'instauration s'était faite difficilement ; la leucorrhée persistait. Dans trois cas, j'ai vu des femmes qui, pendant les premières années du mariage, 2, 3, 4, 5 et même 10 ans, étaient stériles, devenir enceintes alors qu'elles étaient soumises à un traitement destiné à combattre la leucorrhée, le catarrhe utérin, et à modifier surtout la métrite constitutionnelle dont elles étaient atteintes. Le succès de certaines eaux ne s'explique que de cette manière ; le traitement minéral ne s'applique pas à la chloro-anémie qui existe à un haut degré chez ces femmes, chloro-anémie qui donnerait lieu au catarrhe utérin, ainsi que le prétendent la plupart des gynécologistes, mais bien à l'état général constitutionnel, scrofule, arthritis, herpétis ou chlorose, sous l'influence duquel s'est développée la métrite. Celle-ci s'accuse par le catarrhe utérin et des troubles sympathiques nombreux se montrant sur le tube digestif, sur le système nerveux et se caractérisant par des troubles de nutrition très accusés, par une déglobulisation du sang, par un état chlorotique plus ou moins prononcé. Dans d'autres circonstances, de nombreuses fausses couches auront lieu sans que la cause puisse être expliquée autrement que par l'existence d'une métrite ; que celle-ci disparaisse de même sous l'influence d'un traitement général, du traitement minéral surtout, la grossesse survient et l'accouchement se termine heureusement.

Tous ces faits, on le voit, concourent à prouver l'existence de la métrite chez l'enfant. C'est donc à la bien reconnaître que le médecin doit s'appliquer. C'est, en outre, à bien apprécier l'état général, l'état constitutionnel duquel elle relève, qu'il doit employer toute sa sagacité, toutes les qualités du clinicien.

De la connaissance de ces faits découlent des indications thérapeutiques nettes et précises, à-savoir qu'il ne faut pas négliger chez l'enfant, chez la jeune fille, la leucorrhée utérine, car celle-ci indique l'existence d'une endométrite toujours constitutionnelle. Le traitement qu'elle nécessite est donc un traitement en rapport avec cet état général ; je n'ai pas à y insister, car il a été de ma part l'objet d'une longue exposition dans la première partie de ce traité. Le plus ordinairement un traitement local n'est pas nécessaire ; toutefois, si la leucorrhée était abondante, on pourrait avoir recours soit à des insufflations de poudres astringentes, soit à des injections astringentes, ainsi que je le dirai à propos du traitement des métrites.

Toutes les considérations que je viens de faire valoir à propos de la métrite chez l'enfant, chez la jeune fille, avant ou après l'instauration, se retrouvent pour la métrite qui se développe chez la femme vierge, chez la femme vouée au célibat. Aussi n'insisterai-je pas sur l'existence de cette métrite, ni sur sa nature constitutionnelle ou diathésique.

Après la ménopause, ai-je dit, la femme peut être atteinte de métrite aussi bien que pendant la période d'activité des fonctions génitales. Nous retrouvons ici les mêmes conditions étiologiques que j'ai invoquées pour la métrite de l'enfant ou de la jeune fille, sans méconnaître néanmoins l'influence que le traumatisme peut jouer par suite de la continuation des rapports sexuels. Les auteurs ont observé assez souvent la métrite à cette époque de la vie de la femme, et son origine a été diversement interprétée. M. H. Bennet, à ce sujet, s'exprime ainsi : « Après la ménopause, la métrite est plus rare ; elle semble en général être le reliquat lointain d'une affection inflammatoire, dont le début remonte à l'époque où les règles ont cessé. Dans quelques cas, cependant, je l'ai vue survenir d'une façon primitive et spontanée, et dans d'autres résulter d'une blennorrhagie contractée assez tardivement. Le plus souvent cependant la métrite, qui existait avant cette époque, s'améliore et ne survit pas à l'atrophie de l'appareil utérin qui suit physiologiquement la ménopause, atrophie qui exerce sur toute affection utérine existante une influence aussi incontestable que salutaire. Si la métrite persiste, elle est beaucoup plus rebelle et plus difficile à guérir que chez les jeunes femmes; qu'elle soit non ulcéreuse ou ulcéreuse, ce qui est plus fréquent, elle est également tenace et rebelle à la médication. »

Comme cet auteur, j'ai vu parfois la métrite, développée avant la ménopause, persister après la cessation de la fonction menstruelle de l'utérus. Dans cette circonstance, il s'agissait surtout d'une métrite constitutionnelle. D'autres fois, je l'ai vue survenir d'emblée, constituée par une manifestation d'un des états constitutionnels que j'ai fait connaître. Dans ce moment, j'observe, à la consultation de l'hôpital de Lourcine, une femme de 60 ans environ, atteinte d'une métrite herpétique. D'autres fois enfin, j'ai vu la métrite succéder, ainsi que l'a dit M. H. Bennet, à une vaginite blennorrhagique. Cette année notamment, j'ai eu, dans mon service, deux femmes. âgées de plus de 50 ans, non réglées, atteintes d'une métrite chronique survenue à la suite d'une vaginite blennorrhagique.

§ 17. Hérédité. — En terminant l'étude étiologique de la métrite, il me reste à examiner une dernière question : cette affection est-elle héréditaire ?

M. Nonat, comme M. Courty, a été frappé de ce fait qu'il a été appelé plusieurs fois à donner des soins à la mère et à la fille, à deux ou trois sœurs. « Sans doute, dit-il, il n'y a point là d'hérédité, au même titre que pour la phthisie, la scrofule, le cancer; mais il y a autre chose que de simples coïncidences; il y a une véritable disposition organique, une véritable aptitude de famille. » Les faits observés par M. Nonat, comme ceux de M. Courty, sont vrais. Plusieurs autres auteurs en ont signalé à leur tour. Ils prouvent que l'opinion que je soutiens, notamment avec MM. Pidoux, Tillot, N. Guéneau de Mussy, sur la nature constitutionnelle de la métrite, est parfaitement exacte. En effet, ce n'est pas la métrite, affection inflammatoire de l'utérus, qui se transmet par le fait de l'hérédité, mais bien la maladie constitutionnelle dont elle est une émanation, dont elle est une des manifestations. L'inflammation utérine se développe chez les filles, au même titre que nous voyons survenir chez elles des angines, des bronchites, des affections cutanées. Du moment que, dans une famille, le père, la mère et même les ascendants de plusieurs générations sont atteints d'une maladie constitutionnelle ou diathésique, les enfants peuvent être atteints d'une affection de même nature. Il n'est nul besoin, on le voit, que la mère seule soit atteinte d'une affection utérine, ainsi que l'ont observé MM. Nonat et Courty, pour que les filles en soient atteintes à leur tour; il suffit que l'un des ascendants ait présenté une manifestation constitutionnelle. L'observation de métrite arthritique que j'ai citée à propos de la métrite chez l'enfant, est un exemple frappant du fait que j'avance. La mère de cette jeune fille n'est atteinte ni de métrite ni d'arthritis, mais le père est arthritique, il appartient à une famille où l'arthritis règne en maître. Je ferai remarquer, en outre, ainsi que l'a dit M. Pidoux, que les maladies constitutionnelles se transforment souvent, qu'elles dégénèrent et qu'elles se traduisent par des manifestations d'une toute autre nature. La métrite en est un des exemples frappants. Il n'est pas rare, en effet, de voir une métrite herpétique chez une femme ayant des antécédents scrofuleux ou arthritiques dans sa famille, ou réciproquement, une métrite scrofuleuse ou herpétique chez une femme à antécédents arthritiques. Ces faits ne sont pas plus rares que ceux où nous voyons deux maladies constitutionnelles exister chez la même malade, faits sur lesquels j'ai insisté à propos de la pathologie générale, et sur lesquels je reviendrai à propos du diagnostic nosologique et des indications thérapeutiques de la métrite.

§ 18. Ce sont toutes ces considérations suscitées par l'étiologie de la métrite, que le médecin doit avoir présentes à l'esprit pour mieux interpréter les faits qu'il observe, pour ne pas laisser passer inaperçue une affection qui se montre chez la femme dès son jeune âge, avant comme après l'instauration, qui l'atteint aussi bien après la ménopause que pendant la période toute d'activité sexuelle ou génitale, qui s'observe chez la femme vouée à la virginité ou au célibat, aussi bien que chez la femme déflorée ou mariée, aussi bien chez la femme stérile que chez la femme ayant eu un ou plusieurs enfants. Ainsi prévenu, il recherchera l'existence de cette affection plus souvent qu'il ne le fait, et il sera ainsi plus à même d'instituer dès le début une thérapeutique, qui sera d'autant plus efficace, qu'elle reposera sur des indications nettes et précises, et qu'elle préviendra l'évolution des altérations des tissus utérins que je vais faire connaître à propos de l'anatomie pathologique.

IV. — Anatomie pathologique.

§ 19. L'anatomie pathologique de la métrite laisse beaucoup à désirer, parce que, d'une part, les occasions de faire cette étude ne sont pas fréquentes, les malades ne succombant pas à la métrite, à moins que celle-ci ne soit d'origine puerpérale, d'origine traumatique ou d'origine spécifique ; à moins qu'elle ne soit consécutive à une perforation utérine par le fait de manœuvres abortives ou par le fait d'opérations faites, à la légère, sur l'utérus, comme dans le cas du cathéterisme utérin, du curage de cet organe, des cautérisations du col, etc., etc. ; à moins qu'elle ne soit consécutive à la blennorrhagie. D'autre part, il faut bien le dire, les circonstances où cette étude pourrait être faite avec fruit, sont négligées. C'est ainsi que l'utérus est rarement l'objet d'un examen approfondi dans l'autopsie d'une femme ayant succombé à une affection quelconque. Les médecins négligent d'autant plus l'examen de cet organe que, dans la vie, leur attention n'a pas été attirée sur une lésion possible de cet organe, sur une lésion récente ou ancienne. Quant aux lésions utérines, constatées chez les femmes ayant succombé à la métrite dite puerpérale, elles sont aujourd'hui contestées au point de vue de leur origine. Cette métrite n'existerait pas suivant M. J. Lucas-Championnière, et en cela, on le sait, je partage complétement l'opnion de ce chirurgien ; il s'agit plutôt d'une lymphangite utérine que d'une métrite. Du reste ces lésions ne peuvent servir pour l'étude anatomo-pathologique de la métrite, car, si on étudie attentivement la description anatomique donnée par les auteurs qui admettent cette métrite, on constate que les lésions qu'ils décrivent présentent un tel caractère d'exception, qu'il est impossible de se baser sur elles pour en faire une description nette et précise.

De tout ceci, il résulte que les études anatomo-pathologiques de la métrite présentent de nombreuses lacunes, de nombreuses difficultés. Cette difficulté s'accroît encore de la divergence des opinions sur l'interprétation que les auteurs donnent aux différentes lésions, telles que la granulation, les ulcérations, les végétations, l'engorgement. Quoi qu'il en soit, certaines lésions, par leur constance, sont admises par tout le monde ; leur nature inflammatoire n'est pas discutée ; elles peuvent donc faire l'objet d'une étude anatomo-pathologique. Quant à celles dont la nature inflammatoire est contestée, je m'efforcerai de montrer qu'elles sont bien le résultat de l'inflammation, et qu'à ce titre elles rentrent dans l'étude anatomo-pathologique de la métrite.

L'étude anatomo-pathologique de la métrite comporte trois ordres de lésions : 1° celles qui sont constantes, caractéristiques et qui se montrent sur la muqueuse et sur le parenchyme ; 2° celles qui, tout en affectant ces mêmes tissus, n'ont pas une existence constante, et dont l'absence ou la présence n'a aucune valeur pour infirmer ou affirmer la métrite ; 3° celles enfin qui peuvent survenir du côté des annexes. Je vais donc passer en revue successivement ces trois ordres de lésions, en ayant soin de montrer les différences qu'elles présentent suivant que l'affection est aiguë ou chronique, suivant qu'elle siége sur la muqueuse ou sur le parenchyme, qu'elle siége plus spécialement sur le corps ou sur le col. Mais, je le répète, ces localisations ne sont pas suffisantes pour faire admettre, ainsi que l'ont fait les auteurs, une étude séparée des lésions et des symptômes de la métrite muqueuse ou endométrite, de la métrite parenchymateuse, de la métrite du corps et de la métrite du col. Cette division est tout arbitraire ; bien rarement les lésions présentent cette localisation exacte ; en outre, elle n'a aucune valeur au point de vue des indications thérapeutiques. L'étude anatomo-pathologique de la métrite serait bien plus intéressante, si l'état actuel de la science me permettait d'attribuer aux différentes métrites d'origine constitutionnelle, les lésions qui pourraient leur appartenir en propre. Malheureusement, je l'ai dit, l'anatomie pathologique de la métrite en général laisse beaucoup à désirer ; à plus forte raison, celle de la métrite constitutionnelle doit présenter beaucoup de lacunes, puisque cette affection est à peine connue. Je chercherai néanmoins avec les matériaux que j'ai déjà recueillis et ceux qui me sont fournis par quelques-uns de mes prédécesseurs, notamment MM. N. Guéneau de Mussy, Tillot, à jeter les bases de cette étude. J'ajoute toutefois, bien que j'admette le développement des lésions utérines sous l'influence d'une maladie constitutionnelle, scrofule, arthritis, herpétis, chlorose, syphilis, bien que j'admette que ces lésions inflammatoires s'accompagnent d'éruptions, d'érythème, de granulations, d'ulcérations, j'ajoute, dis-je, je crois impossible dans l'état actuel de la science de donner la caractéristique ces lésions, au point de vue de telle ou telle maladie constitutionnelle. L'ulcération, en effet, ne présente rien de spécial ; les granulations, considérées par Chomel et M. Guéneau de Mussy, comme la caractéristique de la métrite herpétique, se rencontrent aussi bien dans la métrite constitutionnelle, due à la scrofule, à l'arthritis, à la chlorose que dans la métrite non constitutionnelle. Quant aux éruptions érythémateuses, vésiculeuses ou pustuleuses, quant aux ulcérations qui en sont la conséquence, si elles nous permettent d'établir une distinction anatomique entre la métrite constitutionnelle et la métrite non constitutionnelle, elles ne présentent aucun caractère particulier qui permette de les rapporter à telle ou telle origine. Il est impossible de dire notamment, en présence d'une éruption eczémateuse, d'une ulcération qui lui a succédé, si elle appartient plutôt à la scrofule, à l'arthritis qu'à l'herpétis. Si je reconnais que, dans l'état actuel de nos connaissances, l'anatomie pathologique n'apporte pas un grand appui à la doctrine que je défends, la clinique fournit de telles preuves en faveur de cette doctrine qu'il n'est pas possible aujourd'hui de la rejeter. J'espère que l'anatomie pathologique, à son tour, viendra confirmer l'existence des métrites constitutionnelles. C'est à bien diriger nos études sur cette partie de la gynécologie, qu'il faut à l'avenir nous appliquer et faire pour les maladies utérines ce que le célèbre médecin de Saint-Louis, M. Bazin, a fait pour les affections de la peau.

§ 20. LÉSIONS DE LA MUQUEUSE. 1° LÉSIONS CONSTANTES. *a. Métrite aiguë.* La muqueuse est rouge, hypérémiée ; cette rougeur est plus ou moins vive, uniforme ou pointillée, se présentant sous forme d'arborisations vasculaires très-fines; elle est de plus épaissie, tuméfiée ; elle se détache plus facilement des parties sous-jacentes. L'épithélium vibratile disparaît par places, on ne trouve plus que l'épithélium cylindrique. La muqueuse présente, çà et là, de petites saillies, espèces d'éminences mamillaires ayant l'apparence de papilles. Aran avait considéré ces saillies comme les papilles du derme de la membrane muqueuse mise à nu ; mais ces papilles existent-elles réellement? Les anatomistes ne sont pas d'accord à ce sujet. En même temps, on constate de petites saillies formées par les orifices des follicules utriculaires qui sont comme dilatés et entourés d'un réseau vasculaire gorgé de sang. Par la pression du tissu utérin on fait sourdre une assez grande quantité de mucus trouble, demi-liquide. Outre ces lésions, on constate parfois des ecchymoses sous-muqueuses, plus ou moins étendues, un ramollissement de cette membrane, des dénudations épithéliales, des exulcérations et même des ulcérations. Dans un cas, M. Gallard a constaté que le fond de ces ulcérations était rougeâtre, pulpeux, se détachant sous l'action d'un filet d'eau.

En général, la cavité utérine contient un liquide analogue comme composition à celui obtenu par la pression des glandes utérines; il est plus ou moins transparent, plus ou moins semblable à une solution de gomme; il est quelquefois jaunâtre, purulent, sanguinolent. La cavité utérine n'est pas dilatée; elle est même rétrécie, surtout lorsque l'inflammation n'affecte que la muqueuse, lorsqu'il s'agit d'une endométrite. L'orifice de communication des cavités du corps et du col est ordinairement rétréci. L'inflammation peut atteindre uniformément les deux cavités utérines sans qu'on puisse saisir une ligne de démarcation. Quelquefois, les altérations s'arrêtent brusquement au niveau de l'orifice interne ou de l'isthme utérin, de telle sorte que l'inflammation est bornée à la muqueuse, soit de la cavité du corps, soit de la cavité du col. D'après Aran, la muqueuse de la cavité du corps serait bien plus souvent atteinte chez les jeunes filles, chez les femmes vierges, que celle du col. « Au spéculum, dit-il, il a été frappé, dans ces métrites qu'il appelle catarrhales, de la petitesse de volume du col qui ne présente aucune altération; par son orifice entr'ouvert s'écoule un liquide visqueux, quelquefois transparent, sans que la muqueuse du col présente aucune altération appréciable. Souvent aussi la membrane qui tapisse la cavité du col est d'un rouge plus ou moins foncé et l'épithélium peut même être érodé. »

Dans le cas où le col est positivement atteint, Aran constate que la sécrétion muqueuse est moins abondante que dans le cas de métrite du corps. « Il est assez commun, dit-il, de constater une rougeur de la muqueuse du col sans aucune sécrétion. »

Ce sont là les lésions anatomiques de la muqueuse qui caractérisent principalement la métrite aiguë, la métrite subaiguë, que l'on trouve aussi bien chez l'enfant, que chez la jeune fille après la puberté, chez la femme vierge ou déflorée, qu'il s'agisse d'une affection constitutionnelle ou non constitutionnelle.

§ 21. b. *Métrite chronique.* — A l'état chronique, la muqueuse utérine présente un épaississement plus considérable qu'à l'état aigu ; en même temps sa coloration est plus foncée, quelquefois ardoisée (Aran) ; sa surface est rarement lisse, elle est fréquemment hérissée de saillies serrées qui lui donnent un aspect velouté. D'après Aran qui nous a laissé une description anatomo-pathologique de la métrite aussi complète que possible, la rougeur de la muqueuse est en rapport avec les saillies qui la hérissent. Plus celles-ci sont nombreuses, plus la coloration rouge est foncée ; là où il n'y a pas de villosités, la membrane est souvent pâle. L'épithélium de la muqueuse a le plus ordinairement disparu ; dans les endroits où il existe encore, il n'offre plus son développement parfait, régulier ; de cylindrique et vibratile qu'il était, il présente les caractères de l'épithélium pavimenteux. Le liquide contenu dans la cavité utérine est visqueux, transparent ou opaque, louche, purulent et même sanguinolent ; il est plus ou moins abondant. Celui qui est contenu dans la cavité cervicale est épais, tenace, visqueux, formant un bouchon qui, par des prolongements, s'enfonce et pénètre dans les orifices des glandes.

Lorsque la métrite chronique affecte surtout le col, on trouve une hypertrophie considérable des éléments qui constituent cette membrane, une saillie des replis qui la parcourent et un développement très-prononcé des follicules, des glandes, reconnaissables à leurs orifices largement dilatés.

La cavité utérine est ordinairement dilatée ; la sonde utérine joue avec la plus grande facilité. Cette dilatation porte parfois sur la cavité cervicale. Aran a constaté une dilatation de cette cavité à sa partie moyenne, formant ainsi un renflement cylindrique très-accentué entre les deux orifices qui alors n'ont éprouvé qu'une dilatation médiocre. Souvent même, surtout dans la métrite qui se montre après la ménopause, l'orifice interne est oblitéré ou presque entièrement oblitéré. De cette dilatation des cavités utérines résulte une augmentation de volume de l'utérus, alors même que les parois utérines ne sont pas épaissies par le fait de la métrite parenchymateuse qui, d'ailleurs, ne manque jamais d'accompagner la métrite muqueuse aiguë ou chronique.

§ 22. 2° Lésions variables, non constantes. — A côté des altérations anatomiques qui frappent la muqueuse dans les cas les plus ordinaires de l'inflammation aiguë ou chronique, on en trouve d'autres qui méritent d'appeler l'attention, parce qu'elles rendent compte de certains symptômes qui, parfois, constituent de véritables accidents, accidents dont la gravité est parfois telle qu'ils nécessitent des moyens thérapeutiques appropriés à leur nature. Ces lésions sont très-variables; leur existence n'est pas constante. Elles résultent d'une localisation plus marquée de l'inflammation de la muqueuse soit sur l'un des segments de l'utérus, soit sur l'un ou plusieurs des éléments qui la composent.

Ces lésions variables de la muqueuse utérine consistent dans le rétrécissement des orifices du col, de l'orifice des trompes, pouvant aller jusqu'à l'atrésie la plus complète; dans l'hypertrophie des follicules utriculaires; dans la formation des fongosités, des végétations, des granulations utérines; dans les ulcérations de la muqueuse. En les décrivant, j'insisterai sur les points spéciaux qui ont été vivement discutés par les auteurs.

§ 23. *Oblitération des orifices du col et de la trompe.* — L'oblitération du col utérin porte soit sur l'orifice interne, soit sur l'orifice externe, soit enfin sur les deux. Par le fait de cette oblitération, l'excrétion utérine morbide est modifiée. Si l'oblitération porte sur les deux orifices, l'excrétion ne se fait pas, le liquide s'accumule en arrière de l'obstacle, il se produit une hydrométrie. Les cavités se dilatent, les parois s'hypertrophient d'abord, puis s'atrophient, suivant le dire d'Aran. Si, au contraire, un seul des orifices est oblitéré, la cavité, située en arrière de l'obstacle, se dilate. C'est, pour cette raison, qu'Aran a établi la distinction entre le liquide pathologique fourni soit par la muqueuse du corps, soit par la muqueuse du col, afin de faciliter le diagnostic du siége de la lésion. Le premier est toujours liquide, presque séreux, à peine visqueux, plus ou moins louche, plus ou moins purulent, suivant l'acuïté de l'inflammation; il contient de nombreuses cellules d'épithélium cylindrique chargées de larges granulations graisseuses. Le second est glutineux, filant, plus ou moins louche, plus ou moins purulent, suivant toujours le degré d'acuïté de l'inflammation; il contient une quantité énorme de corpuscules muqueux et de globules graisseux jetés au milieu du plasma visqueux, disposés quelquefois en forme de séries longitudinales plus ou moins rapprochées, et mêlés à un petit nombre de cellules d'épithélium pavimenteux. Ces deux liquides présentent, en outre, une réaction alcaline qui permet de les distinguer de celui qui a pour origine une inflammation du vagin.

Cette oblitération des orifices du col est due dans la métrite aiguë à un boursouflement de la muqueuse ; dans la métrite chronique, elle résulte tantôt d'un véritable épaississement de la muqueuse, d'un rétrécissement cicatriciel, tantôt de la présence de brides cellulo-fibreuses qui ferment plus ou moins les orifices. Outre cette atrésie des orifices, l'oblitération peut porter sur le canal utérin tout entier ou seulement sur une de ses parties, soit celle du corps, soit celle du col. Elle est parfois tellement intense qu'il en résulte un trajet plus ou moins sinueux, plus ou moins irrégulier, qui permet à peine aux liquides utérins de se frayer un passage pour venir se faire jour au dehors, et aux instruments de pénétrer dans la cavité utérine.

Dans d'autres circonstances, l'oblitération résulte de l'hypertrophie d'un des éléments de la muqueuse ; c'est ainsi qu'elle est due soit à une végétation, soit à une fongosité, soit à un gonflement kystique des follicules, soit même à de petits polypes résultant d'un prolongement pédiculé de la muqueuse utérine. Dans un cas, Aran a vu une végétation de la muqueuse du corps, du volume et de l'aspect d'une fraise, qui, pouvue d'un pédicule très-court, était venue se placer dans la lumière de l'orifice utérin et y avait contracté une adhérence par un point limité de sa circonférence, sans donner lieu à une occlusion complète, mais suffisante cependant pour que la cavité du corps se soit dilatée et fût trouvée pleine de liquide muco-sanguinolent.

L'oblitération plus ou moins complète, l'atrésie peut de même porter sur l'un ou sur les deux orifices utérins de la trompe. Elle résulte des mêmes lésions. Tantôt c'est un simple gonflement de la muqueuse ; tantôt une hyperplasie des éléments de cette membrane qui forme une véritable cicatrice. Rarement elle résulte d'une végétation, d'une fongosité. Une telle lésion rend compte des accidents parfois considérables qui surviennent dans le cours de la métrite ; je citerai seulement la formation d'une hématocèle rétro-utérine. La possibilité de cette oblitération rend compte, en outre, de la stérilité, conséquence assez fréquente de la métrite.

§ 24. *Hypertrophie des follicules utriculaires de la muqueuse.* Les follicules du col sont parfois très-développés. Cette altération, bien décrite par Huguier et M. le professeur Charles Robin, a levé tous les doutes sur la véritable nature des prétendus œufs de Naboth. Ces follicules acquièrent parfois un tel développement qu'ils oblitèrent soit l'orifice utérin du col, soit la cavité. Aran a fait la même remarque. Suivant cet auteur, ils se présentent sous forme de petites tumeurs saillantes, demi-sphériques ou arrondies, quelquefois pédiculées, aux parois transparentes, se rapprochant, dit-il, des sudamina de la peau par leur transparence et par leur aspect. Ces petites tumeurs, de volume variable, depuis celui de la tête d'une épingle jusqu'à celui d'une petite noisette, couvrent parfois toute la muqueuse. Elles contiennent un liquide transparent, incolore, jaunâtre ou brunâtre. D'après M. Robin, leur origine folliculaire ou utriculaire ne peut laisser de doutes. Leur paroi est composée de fibres de tissu cellulaire entre-croisées en différents sens, presque toujours isolées, de matière amorphe, tantôt assez molle, d'autres fois résistante, de vaisseaux capillaires très-fins, d'une petite quantité d'éléments fibro-plastiques, d'une couche d'épithélium qui en tapisse la face interne. La couleur de ces kystes est généralement transparente, incolore ou grisâtre, quelquefois légèrement brunâtre, se composant principalement de sérum visqueux, moins filant que celui des glandes du col de l'utérus. Ces kystes, ajoute Aran, s'associent souvent à une autre altération de la membrane muqueuse à laquelle on a donné le nom de fongosités, de granulations, de végétations.

§ 25. *Fongosités utérines. — Vegétations utérines.* — Les fongosités utérines, les végétations utérines ont été signalées pour la première fois par Récamier; puis elles ont été étudiées avec soin par Nélaton dans plusieurs leçons cliniques qui ont été publiées par Hédouin (1). Plusieurs auteurs, parmi lesquels je citerai notamment MM. Babin (1850), Robinet (1853), Ferrier (1854), Juteau (1855), en ont fait le sujet de leur thèse inaugurale. En 1850, elles furent l'objet d'une discussion intéressante dans le sein de la Société de chirurgie. Robert, Malgaigne, M. Richet y signalèrent plusieurs cas intéressants. M. Rouyer, élève de Nélaton, en fit, en 1858, l'objet d'une thèse très-instructive où se trouvent relatées les idées du maître.

Les fongosités utérines se montrent sous l'aspect de petites granulations saillantes, soulevant légèrement la muqueuse utérine ou formant à sa surface de petites saillies hémisphériques ou sphériques, parfois pédiculées, ressemblant assez bien à de petits grains

(1) *Union médicale de la Gironde*, 1858.

de groseille, opaques ou transparents, jaunâtres ou rosés, rouges même. En même temps qu'elles, on trouve, quelquefois sur la muqueuse de petits caillots sanguins, comme apoplectiques, mais beaucoup plus souvent on y rencontre de petites masses à surface spongieuse, violacées, semblables à du tissu placentaire, contenant dans leur intérieur une sorte de noyau central, mal limité, plus dur, que l'on sent surtout à la pression. Ces petits grains sont parfois pédiculisés, se rattachant à la muqueuse par un petit pédicule mince, ressemblant tout à fait aux polypes pédiculaires ; d'autres fois, ils sont sessiles, disséminés à la surface de la muqueuse, à laquelle ils donnent un aspect chagriné. Ces granulations sont assez consistantes et présentent à la coupe une couleur blanchâtre ; elles ressemblent parfaitement à de petits grains glandulaires. La muqueuse utérine est toujours plus ou moins hypérémiée.

Ces fongosités siégent un peu partout sur la muqueuse utérine. Robert et M. Richet ont pensé qu'elles se développent de préférence sur les points de la cavité utérine, siége de l'implantation du placenta pendant la grossesse. Cette opinion n'est pas exacte ; on les rencontre sur les autres parties de la muqueuse, même sur la muqueuse du col ; mais elles n'y sont pas plus fréquentes, ainsi que le prétendent certains médecins. Le contraire est plutôt vrai.

L'examen microscopique fait par Lebert démontre que la muqueuse utérine est altérée dans sa structure. Ainsi elle est ramollie ; ses éléments constituants, glandes utriculaires, tissu cellulaire, vaisseaux, sont augmentés de volume. D'après M. Ch. Robin, ces végétations ont la même structure que la muqueuse utérine ; ce sont des excroissances de cette muqueuse. Elles sont formées de tissu cellulaire en petite quantité et d'éléments fibro-plastiques plus abondants que dans le tissu normal ; les vaisseaux capillaires y existent en certaine quantité. Dans un cas de M. Gallard, on a constaté que les végétations sont dues à une hypertrophie et à une dilatation des follicules et des papilles de la muqueuse utérine, avec une très-petite quantité de tissu conjonctif interposé. Aran pense que ces fongosités, ces végétations se présentent sous deux formes bien tranchées : dans une première forme, la plus commune, ce sont des tumeurs cellulo-vasculaires, ordinairement sessiles, se continuant avec la muqueuse par une base large ; d'autres fois la base est étroite, allongée, les végétations sont pédiculées ; elles offrent un volume variable, depuis celui d'un grain de blé jusqu'à celui d'un gros pois, d'une petite fève ; leur surface est chagrinée, leur consistance molle; elles semblent infiltrées de liquide ; leur coloration tire sur le rouge plus ou moins foncé et elles présentent à leur surface des arborisations nombreuses. Dans la deuxième forme, tumeurs cellulo-fibreuses, elles se présentent avec les caractères décrits plus haut. Aran considère ces végétations comme une hypertrophie de la muqueuse due à l'inflammation de cette membrane. En effet, l'hyperplasie des éléments de cette muqueuse, sa plus grande vascularité indiquent le caractère inflammatoire de ces végétations. D'ailleurs cette nature est encore prouvée par les autres lésions inflammatoires que l'on rencontre en même temps: telles que l'augmentation du volume de l'utérus, le ramollissement du tissu utérin, etc, etc.

M. de Sinéty (1), dans une étude récente sur l'anatomie pathologique de la métrite chronique, rapporte également les végétations à l'inflammation utérine. Ayant eu l'occasion de faire quelques autopsies, et ayant été à la recherche du produit morbide sur l'utérus vivant, à l'aide de la curette de Récamier, il a pu étudier la constitution intime de ces végétations. Cet auteur a reconnu qu'il en existait de trois sortes : 1° Les unes, composées presque uniquement de glandes hypertrophiées, déjà signalées par M. Robin ; 2° les autres, formées par un véritable tissu conjonctif embryonnaire et assez semblables aux bourgeons charnus d'une plaie suppurante; 3° quelques-unes, enfin, constituées par des vaisseaux de diamètre normal ou anormal que l'on peut apercevoir à l'œil nu. Ces trois formes de végétations, lésions caractéristiques de la métrite chronique, correspondraient, d'après cet auteur, aux trois formes symptomatiques de la maladie. L'hypertrophie glandulaire déterminerait l'accroissement de la sécrétion et l'écoulement muqueux qu'on observe dans beaucoup de cas; les granulations bourgeonnantes donneraient lieu à un écoulement muco-purulent ; enfin, les productions vasculaires produiraient les hémorrhagies. Ces trois formes d'altérations peuvent d'ailleurs se rencontrer sur le même utérus. Je dirai en passant que dans tous ses examens, cet auteur a toujours constaté que l'utérus était altéré dans toute son épaisseur, aussi bien dans son parenchyme que dans sa muqueuse, ce qui vient confirmer l'opinion que je défends avec M. Gallard, à

(1) De Sinéty. Comm. à la société de biologie, séance du 18 mai 1878.

savoir que tous les tissus sont altérés dans la métrite, que l'inflammation ne reste pas localisée à la muqueuse ou au parenchyme et que, dès lors, il faut abandonner la division d'Aran : métrite muqueuse, métrite parenchymateuse.

Cette opinion sur la nature des végétations n'a pas été admise par tous les auteurs. C'est ainsi que Nélaton, Robert, MM. Richet et Maisonneuve considèrent ces fongosités comme une lésion spéciale qui, suivant eux, n'a rien de commun avec l'inflammation. Les lésions inflammatoires de la muqueuse sont considérées par ces éminents chirurgiens comme des coïncidences, des complications. Cette lésion a une symptomatologie propre. En un mot, pour eux, les fongosités utérines constituent une entité morbide ayant ses caractères anatomiques, sa symptomatologie et nécessitant un traitement particulier.

Une autre opinion émise par P. Dubois et soutenue par Michon, Velpeau, Scanzoni, Becquerel, consiste à rejeter l'existence de ces fongosités et à considérer la ménorrhagie, la leucorrhée, comme des symptômes d'une inflammation de la muqueuse. Les prétendues fongosités, disent ces auteurs, ne sont autres que des lambeaux de muqueuse modifiée par l'inflammation. Il s'agit, en un mot, d'une métrite folliculeuse ou granuleuse. Ces auteurs étaient dans le vrai en regardant les symptômes comme appartenant à l'inflammation utérine, mais ils ont eu tort de nier l'existence de ces lésions et d'en faire une variété de métrite, sous le nom de métrite granuleuse. A côté de ces deux opinions, il en existe une troisième basée d'une part sur l'existence réelle des fongosités et d'autre part sur les lésions inflammatoires de la muqueuse. C'est celle qui fut soutenue par Aran. M. le professeur A. Tardieu (1) partage, de même, cette manière de voir, « car, dit-il, cette lésion inflammatoire de la muqueuse peut s'étendre au tissu même, au tissu propre de l'utérus, d'où la possibilité d'un avortement dont il faut savoir reconnaître la cause en médecine légale. » Cette opinion a reçu sa consécration des travaux récents de M. de Sinéty. On ne saurait donc mettre en doute la nature inflammatoire de ces végétations. Les végétations appartiennent à l'histoire de la métrite chronique ; elles ne constituent ni une entité morbide spéciale, ni une métrite spéciale ; elles sont une modalité anatomique et clini-

(1) A. Tardieu, *Etude médico-légale de l'avortement.*

que de la métrite chronique ; il est très essentiel que cette opinion indiscutable, aujourd'hui, soit toujours présente à l'esprit du praticien lorsqu'il veut pratiquer l'opération du curage de l'utérus. Il se rappellera, en effet, que le plus ordinairement le tissu propre de l'utérus est ramolli et que par conséquent il peut être perforé. Cette perforation, du reste, a eu lieu entre les mains des plus habiles chirurgiens, de Nélaton entre autres. Il est juste, toutefois, de faire remarquer qu'elle ne présente pas la gravité qu'on pourrait croire, car les femmes n'ont pas succombé à la suite de cet accident, la perforation s'étant cicatrisée. Pour terminer ce qui a trait aux fongosités, je dirai que les auteurs qui ont étudié particulièrement cette lésion, ont constaté qu'elle était souvent héréditaire. C'est ainsi que Nélaton a vu plusieurs enfants atteints comme la mère ; c'est ainsi que son élève, le docteur Rouyer, a constaté son existence chez plusieurs sœurs. Ces faits me portent à admettre que cette lésion s'observe de préférence dans la métrite constitutionnelle. Peut-être même serait-elle un des caractères anatomiques de la métrite arthritique? On verra, en effet, que cette métrite donne souvent lieu à des accidents ménorrhagiques. Or la ménorrhagie est un symptôme constant des végétations cellulo-vasculaires. Il faut donc désormais rechercher avec soin cette lésion. Quoi qu'il en soit, cette hérédité est une preuve à ajouter à celles si nombreuses qui plaident en faveur de la métrite constitutionnelle. D'ailleurs, les auteurs tels que Becquerel, M. Nonat, qui n'admettent pas l'origine constitutionnelle de la métrite, sont obligés de reconnaître, parmi les causes de ces végétations, un tempéramment lymphatique, scrofuleux.

§ 26. *Granulations.* — Il n'est pas rare d'observer sur le col utérin des petites saillies, des granulations, plus ou moins nombreuses, arrondies, du volume d'un grain de millet, tantôt agglomérées et confluentes, tantôt disséminées. D'après Aran, elles paraissent constituées par de nombreux follicules distendus par le liquide de leur sécrétion. Quelle est l'origine de cette altération? Quelle en est la nature? Les auteurs ne sont nullement d'accord sur ces deux points. Robert, puis Aran font remarquer que ces granulations sont constituées par les follicules du col; qu'elles résultent d'une distension de ces follicules par le liquide qu'elles secrètent. « En les perçant, dit Robert (1), avec la pointe d'une lan-

(1) Robert, *Des affections granuleuses, ulcéreuses du col de l'utérus* (Thèse de concours, 1848).

cette, on en fait sortir un liquide filant. » Aran compare cette lésion des follicules du col à la lésion kystique qu'il a décrite sur la surface interne de la muqueuse du col. Il lui reconnaît donc une origine inflammatoire. D'autres auteurs considèrent ces saillies comme une hypertrophie des villosités du derme, comme un véritable bourgeonnement des papilles du derme muqueux. Ils regardent cette lésion comme indépendante de l'inflammation et la décrivent sous le nom de granulations du col utérin. Chomel les considérait comme une affection propre à cet organe, comme une sorte de lésion végétante souvent liée à la diathèse dartreuse. M. Noël Guéneau de Mussy les a étudiées avec le plus grand soin. Pour lui, elles sont le résultat de l'inflammation. Elles sont produites par la tuméfaction des papilles du derme de la muqueuse et des follicules de cette muqueuse. Elles sont analogues à celles qui se montrent sur les autres muqueuses, notamment sur la muqueuse du voile du palais, du pharynx, du larynx. «Dans les pharyngites, dit cet auteur, l'état granulé du pharynx est le produit inflammatoire des glandes et des follicules de la muqueuse ». Ces granulations sont de deux espèces : les unes sont petites, nombreuses, cohérentes ; les autres sont volumineuses, disséminées. Leur évolution est différente ; ainsi les petites s'affaissent au bout d'un certain temps ; les grosses laissent à leur place de petites excavations en godet. Ce sont ces excavations qui, en se réunissant, forment des ulcérations dont l'origine est très reconnaissable, ainsi que je le fais remarquer dans mes conférences cliniques.

Lebert, dès 1850, avait reconnu que le plus grand nombre de ces granulations étaient constituées de même par des papilles du derme muqueux, entremêlées de follicules ; car, dit-il, un certain nombre de ces granulations étaient bifurquées. Sous l'influence d'un processus inflammatoire, ces deux éléments de la muqueuse, papilles du derme et follicules, se tuméfient, soulèvent l'épithélium et font saillie. La persistance de l'épithélium se reconnaît à la teinte mate des granulations, à leur rougeur moins vive, à ce qu'elles ne blanchissent pas immédiatement au contact du nitrate d'argent, comme les portions de la muqueuse qui sont érodées. A une époque plus avancée, l'épithélium disparaît, les saillies granuleuses s'accentuent davantage et l'ulcération peut leur succéder.

M. A. Guérin n'admet pas que les granulations du col soient

constituées par les follicules enflammées. « Elles ont sans doute, dit-il, la plus grande analogie avec celles du pharynx, mais pas plus pour le pharynx que pour les paupières et le col de l'utérus on n'est en mesure d'affirmer que les granulations ne sont que des follicules hyperphiés ; elles sont constituées ou par une néoplasie, ou par une hyperplasie des éléments primordiaux. » A côté de cette lésion, cet auteur décrit sous le nom de folliculite, l'inflammation des follicules de la muqueuse se révélant par des points rouges, saillants, puis blanchâtres, coloration qu'ils doivent au liquide purulent qu'ils renferment. Quand ils crèvent pour donner issue à ce liquide, il se produit une petite ulcération qui tantôt ressemble à une aphthe, tantôt à l'ulcération qui succède à l'herpès.

M. Gallard pense, comme Lebert, M. N. Guéneau de Mussy, que les granulations du col résultent de l'hypertrophie des follicules enflammés et de l'inflammation des papilles du derme de la muqueuse. Pour ma part, j'accepte cette opinion et contrairement à celle de Chomel et de M. N. Guéneau de Mussy, qui considèrent les granulations comme liées surtout à la diathèse dartreuse, je les regarde comme un produit inflammatoire qui se forme aussi bien dans la métrite non constitutionnelle que dans la métrite constitutionnelle, et qui évolue aussi bien dans la métrite scrofuleuse, arthritique, syphilitique, chlorotique, que dans la métrite herpétique.

§ 27. *État acnoïde du col.* — A côté des granulations, souvent en même temps qu'elles, on trouve une lésion de la muqueuse du col bien décrite par Chomel et M.N. Guéneau de Mussy, sous le nom d'acné du col utérin. Cette lésion, d'après cet auteur, se présente sous l'apparence de petites taches jaunes, saillantes, arrondies, souvent entourées d'une auréole rouge, plus ou moins foncée. Ces taches sont isolées, disséminées ou groupées sur le col de la matrice en forme de couronne autour du méat utérin. L'incision de ces taches donne issue à une petite masse globuleuse, arrondie, ayant en moyenne le volume d'un gros pois, quelquefois plus considérable et dont le diamètre dépasse par conséquent beaucoup celui de la tache. Rarement opaque dans toute son étendue, le plus souvent opaline, semi-pellucide, ressemblant par l'aspect et la consistance à l'humeur vitrée, sur un point de sa périphérie on aperçoit un petit corpuscule jaune, faisant un léger relief à la surface, ayant les dimensions d'un grain de millet ou d'un grain de chénevis et correspondant à la tache extérieure. Après la sortie de cette masse globuleuse, on constate une légère dépression arrondie, constituée évidemment par une cavité folliculaire dilatée dont la matière jaune occupait le goulot. Au lieu d'affecter une forme circinée, les taches jaunes sont habituellement disséminées d'une manière irrégulière sur la surface du col; quelquefois elles sont juxtaposées par séries linéaires courbes ou droites qui partent et rayonnent de l'orifice utérin. Le volume des taches est variable. Les unes sont grosses comme une tête d'épingle; d'autres comme un grain de raisin. Abandonnées à elles-mêmes, elles peuvent persister pendant un temps très-long, ou bien se rompre spontanément, en laissant une dépression en godet qui persiste plus ou moins longtemps suivant le volume de la petite tumeur.

A quoi attribuer cette lésion du col? On pourrait l'expliquer dit M. N. Guéneau de Mussy, par la participation des follicules au travail morbide qui s'accomplit dans le tissu du col. On peut se demander si ces taches jaunes ne seraient pas consécutives à l'oblitération du goulot des follicules par un travail inflammatoire et à la distension, à la dilatation de leur cavité par la sécrétion folliculaire accumulée derrière l'obstacle. On le voit, la nature inflammatoire de cette lésion ne fait aucun doute pour M. Noël Guéneau de Mussy. Cet auteur considère, en outre, cette lésion comme très-fréquente chez les femmes dartreuses et il n'est pas éloigné de la considérer comme une des manifestations caractéristiques de la métrite herpétique.

Si je partage complétement la manière de voir de cet auteur relativement à la nature inflammatoire de cette lésion, je ne puis pourtant la considérer comme un des caractères de l'herpétisme, car je l'ai constatée aussi bien dans les métrites constitutionelles que dans les métrites non constitutionnelles et elle ne m'a pas paru plus fréquente dans la métrite herpétique que dans la métrite scrofuleuse, arthritique, chlorotique

§ 28. *Ulcérations du col.* — Les ulcérations du col de l'utérus, de même que les lésions précédenies, ne se présentent pas constamment dans le cours de la métrite. Aussi quelques auteurs ont nié leur présence, alors que d'autres pensaient qu'elles n'avaient aucun lien avec l'inflammation. Sans les regarder comme rares, Aran pense qu'on a exagéré leur fréquence, en considérant comme des ulcérations, les érosions qui sont le résultat d'une macération de l'épithélium par suite des mucosités qui baignent le col et celles qui résultent du développement sur le col d'éruptions particulières. De même, dit-il, il faut éviter de confondre avec les ulcérations de la métrite, celles qui succèdent à une affection diathésique et celles qui résultent d'une affection contagieuse, telle que la syphilis. A part ces cas, Aran reconnaît que les ulcérations du col sont la conséquence de la métrite. Il ne les regarde nullement comme une entité morbide. « La preuve, dit-il, qu'elles résultent de l'inflammation, c'est qu'elles suivent celle-ci dans son cours, paraissent et s'étendent avec ses progrès, diminuent et se cicatrisent avec la plus grande rapidité, dès que l'inflammation suspend ou arrête définitivement sa marche ».

M. Gallard considère de même les ulcérations du col comme un des symptômes de la métrite chronique. « Elles peuvent bien présenter, dit-il, quelques caractères spéciaux, mais ces caractères ne sont pas suffisants pour permettre d'établir des variétés, et c'est à la phlegmasie que le traitement doit s'appliquer presqu'exclusivement ».

J'accepte complétement la manière de voir de ces auteurs distingués. L'ulcération du col, comme celle qui se montre à la surface interne de la cavité cervico-utérine, est le résultat de l'inflammation. Mais tout en admettant la pathogénie qu'ils enseignent sur le développement des ulcérations, je vais plus loin qu'eux en regardant les lésions qui se montrent sur le col, comme un produit de l'inflammation. Ainsi, tout en excluant les ulcérations diathésiques et certaines ulcérations contagieuses, telles que le chancre du col, la plaque syphilitique ulcérée, j'admets que l'érosion, telle que la considère M. A. Guérin (1), n'est pas le plus communément le fait d'une simple macération de l'épiderme résultant du contact prolongé de la muqueuse avec le liquide utérin, leucorrhéique ou le liquide vaginal, mais bien le premier degré de l'inflammation, ainsi que le prouve la leucorrhée. En outre il faut savoir que les ulcérations succèdent souvent à une éruption d'herpès, d'eczéma, et que ces éruptions sont produites par une inflammation de nature constitutionnelle.

On a recherché quelle était la fréquence des ulcérations dans la

(1) A. Guérin. Leçons cliniques sur les organes génitaux internes de la femme Paris, Delahaye, 1878.

métrite et on a dressé des statistiques. C'est ainsi que H. Bennet a rencontré cette lésion 237 fois sur 300 cas de maladies utérines; Scanzoni 169 sur 213 observations ; M. Courty ne l'a rencontrée, dit-il, que 425 fois sur 1563 malades. « On ne peut guère s'expliquer cette statistique de M. Courty, dit M. Gallard, alors que ces ulcérations sont si fréquentes, « puisque, d'après Aran, elles se rencontrent 1 fois sur 10; West les a trouvées 17 fois sur 65 cadavres et Stewart 15 fois sur 50 sujets. Quant à moi, ajoute M. Gallard, je les ai rencontrées à peu près dans la moitié des cas». Je n'ai pas fait de relevé statistique des malades de mon service à ce point de vue, mais je partage l'opinion de mon éminent collègue; je ne crois pas qu'il s'écarte trop de la vérité, si je consulte seulement mes souvenirs.

Les caractères physiques des ulcérations de la métrite chronique sont des plus variables. Tantôt elles consistent dans de simples érosions, l'épiderme de la muqueuse a disparu, tantôt il s'agit d'une véritable ulcération constituée par une destruction de la muqueuse, de son derme et en même des parties sous-jacentes. Ces lésions siégent au pourtour de l'orifice et s'étendent de ce point comme centre sur la lèvre antérieure, sur la lèvre postérieure ou sur les deux à la fois qu'elles envahissent en partie ou dans leur totalité. Parfois elles pénètrent dans la cavité du col, mais les cas sont plus rares qu'on ne le pense. Aran a dit avec raison que, dans l'immense majorité des cas; l'ulcération s'arrête net dans le point où la muqueuse commence à se transformer en pénétrant dans la cavité cervicale. « Si, dit-il, dans quelques cas, on a vu des ulcérations avoir détruit une partie de la muqueuse de la cavité du col, quelques-unes de ses rides penniformes, par exemple, c'est que cette muqueuse était fortement renversée en dehors ». Je crois qu'Aran a été trop loin et si j'admets qu'il a eu raison de dire que les médecins ont eu tort de considérer cette extension de l'ulcération du col à la muqueuse cervicale comme d'une fréquence extrême, je ne puis admettre qu'elle n'ait pas lieu même en dehors des cas qu'il signale. Pour ma part, j'en ai vu un certain nombre et j'ai soin d'appeler sur ce point l'attention des élèves. M. Gallard admet de même la pénétration de l'ulcération dans la cavité du col, il la regarde comme très fréquente, contrairement à l'opinion de Mayer (de Berlin) et d'Aran qui les regardent, ai-je dit, comme très-rares. Pour constater cette propagation, il a essayé l'emploi du spéculum intra-utérin, l'emploi de l'endoscope de M. Desormeaux ; mais ces instruments sont trop petits, la quantité de lumière n'est pas suffisante pour éclairer convenablement les parties ou bien la présence du sang obstrue la lumière de la sonde; il en résulte que la constatation directe est très-difficile, Avec le sépculum de M. Ricord qui dilate l'orifice du col, en ouvrant largement les valves de l'instrument, l'exploration est plus facile. Suivant cet auteur, lorsque l'ulcération pénètre dans la cavité du col, son aspect est très-différent. Ainsi, on n'y rencontre pas de granulations; elle est chagrinée, irrégulière, à surface rouge, hérissée de petits mamelons à peine perceptibles et saignant facilement.

Les ulcérations érosives sont généralement aplaties, limitées par un liséré rouge, plus ou moins régulier, ou festonné ; d'autres fois elles paraissent plus élevées, plus saillantes. Les ulcérations véritables, avec perte de substance, sont plus ou moins profondes, plus ou moins larges, plus ou moins anfractueuses, plus ou moins irrégulières. Leur aspect est des plus variables. Il faut savoir toutefois que ces ulcérations paraissent ordinairement plus profondes qu'elles ne le sont réellement ; les tissus paraissent beaucoup plus détruits qu'ils ne le sont en réalité. Aran a fait remarquer avec raison qu'à l'autopsie, on est étonné de voir que la destruction des tissus est en somme légère et qu'elle se borne à la muqueuse, à ses éléments ou à son derme. Les cas où le parenchyme est atteint, sont très-rares. J'ai observé pour ma part plusieurs faits où celui-ci était détruit en partie, alors qu'il ne s'agissait que d'une métrite simple et non d'une métrite diathésique. On comprend la variété que peut présenter l'aspect d'une ulcération du col. Aussi celle-ci échappe-t-elle à une description magistrale. L'ulcération occupe soit la lèvre antérieure, soit la lèvre postérieure, soit les deux à la fois; parfois elle est unique, plus ou moins aplatie, à circonférence irrégulière ; elle présente des bords plus ou moins saillants, plus ou moins proéminents, plus ou moins festonnés, suivant que les papilles du derme de la muqueuse, que les follicules muqueux sont plus ou moins enflammés, plus ou moins vasculaires, plus ou moins saillants; il s'ensuit que l'ulcération présente l'aspect de fongosités, de végétations (végétations en choux-fleurs et crête de coq). Ces fongosités saignent au moindre contact. Elles présentent une coloration rutilante ou violacée ; dans ce cas, elles sont entourées de veines volumineuses et elles se rencontrent plus particulièrement chez les femmes enceintes (ulcérations variqueuses, ulcérations de la grossesse). D'autres fois les ulcérations sont multiples, isolées, disséminées, petites et le col présente l'aspect d'une écumoire; au contact d'un corps étranger elles ne saignent pas aussi facilement que les précédentes. Enfin, dans certains cas, l'ulcération est entourée d'une petite collerette épidermique; elle a succédé alors soit à une éruption de vésicules herpétiques ou de petites vésicules eczémateuses. Les auteurs, M. Gallard entre autres, n'admettent pas cette origine des ulcérations, parce qu'ils ne croient pas à la possibilité de cette éruption vésiculeuse sur le col. Ils croient qu'une erreur de diagnostic a eu lieu et qu'on a confondu cette éruption avec l'inflammation des follicules du col, qui, ai-je dit, forment parfois des granulations transparentes, contenant un liquide opalin. Je ne nie pas que cette confusion puisse se faire; mais il est impossible de ne pas admettre l'évolution d'une éruption vésiculeuse, herpétique ou eczémateuse, qui, dans certains cas, donne lieu à des ulcérations superficielles, disséminées sur le col, n'affectant aucun siége spécial (caractère fondamental), ne présentant pas les formes de cupule, l'aspect enfoncé, l'aspect en écumoire que présentent les ulcérations qui succèdent aux granulations folliculaires, à l'état acnoïde du col de M. Guéneau de Mussy (autre caractère fondamental). Lorsqu'on assiste à l'évolution de cette lésion, il est facile, en outre, de constater que l'épiderme est simplement affaissé, par suite de la rupture de la vésicule ou des vésicules; si on la pique, le liquide s'écoule et l'on retrouve la même collerette épidermique bien limitée, analogue à celle qui caractérise la lésion ulcéreuse qui en dérive. Ces caractères physiques ne permettent donc pas d'établir une confusion avec les follicules transparents d'Aran et de M. Gallard et avec les ulcérations qui en sont les conséquences. J'ajoute que, suivant l'origine constitutionnelle, la durée est plus ou moins longue, le traitement plus ou moins rebelle. Je constate tous les jours, les médecins et les élèves qui suivent mon service, peuvent constater comme moi combien est grande la difficulté du traitement de l'eczéma herpétique, comparé à celui de l'eczéma scrofuleux, de l'eczéma arthritique. Enfin, comme preuve de l'existence de ces éruptions et des ulcérations qui en sont la conséquence, j'ajoute que ces éruptions se montrent en même temps sur le vagin, la vulve, le pli génito-crural. J'ai signalé, l'année dernière, l'observation remarquable d'une malade de mon service qui présentait tantôt une angine herpélique, tantôt une métrite, tantôt une vaginite de même nature. De même, j'ai appelé l'attention, lorsque je me suis occupé de la métrite chez l'enfant, de l'alternance de l'eczéma scrofuleux sur le tégument de la face et sur l'utérus. M. Hébra a montré de même que les femmes, affectées de métrite chronique, présentaient souvent des éruptions cutanées. Aussi, je le répète, je ne comprends pas pourquoi mon éminent collègue, M. le docteur Gallard, n'admet pas la possibilité de ces éruptions, et les ulcérations qui en sont la conséquence, alors qu'il est obligé de reconnaître que les femmes, atteintes de maladies constitutionnelles, sont plus disposées que d'autres à la métrite chronique et par conséquent aux ulcérations.

Sous le nom d'ulcère syphilitique du col de l'utérus, le docteur Robert Ellis décrit une ulcération dont les caractères sont exactement ceux de l'ulcération qui succède, soit à un herpés, soit à un eczéma. En effet, cette lésion serait constituée, d'après lui, par des ulcérations siégeant çà et là sous forme d'îlots sur le museau de tanche, ayant le diamètre d'un pois à celui d'une noisette, à bords irréguliers, quelquefois dentelés, recouverts d'une fausse membrane qui se détache facilement en laissant une surface saignante. Ces ulcérations, dit-il, sont parfois superficielles, d'autres fois profondes. Elles se montrent sur le déclin de la vie fonctionnelle de l'utérus, sous l'influence d'un état atonique de l'économie; on constate du côté de l'utérus tous les caractères d'une métrite. En un mot, il y a, ajoute-t-il, un vice évident de la constitution pour lequel il est difficile de trouver une expression appropriée. D'après cette description, il est bien évident que l'auteur a assisté au développement d'une éruption constitutionnelle et des ulcérations qui en sont la conséquence; seulement, il n'a pas osé les attribuer à leur véritable origine. Le même auteur a décrit un ulcère sénile qui se montrerait après la ménopause. Si on lit attentivement la description des accidents qui accompagnent cette ulcération, il est facile de voir qu'il ne s'agit que d'une métrite chronique, développée après la ménopause, sous l'influence d'une maladie constitutionnelle. Cette ulcération est généralement petite; sa coloration est d'un rouge vif, analogue à celle du sang artériel; sa surface est recouverte d'un liquide muco-purulent qui suinte du col, en général atrophié et induré; parfois la surface est bourgeonnante, les bourgeons charnus sont petits, d'un rouge vif, ils laissent suinter un peu de sang, quand on les touche. L'auteur fait remarquer la difficulté extrême du traitement, du traitement local notamment. Je ne doute pas que, s'il avait fait usage d'un traitement général approprié à la maladie constitutionnelle, cause première de la métrite et plus tard de l'ulcération, il n'eût obtenu une amélioration plus prompte.

Quel est le mode de développement de l'ulcération? Mayer et Scanzoni ont pensé qu'elle avait pour origine l'inflammation des papilles du derme de la muqueuse. Aran l'a attribuée avec raison à une inflammation des follicules glandulaires. Ces follicules sont les uns intacts et forment, ainsi que je l'ai dit, les granulations; les autres sont déchirés à leur sommet, l'épithélium a disparu et l'ulcération résulte de la réunion de tous ces follicules enflammés. L'aspect varié des ulcérations, qui leur a valu le nom d'ulcérations granuleuses, fongueuses, variqueuses, tient tout simplement à l'hypertrophie des villosités dermiques, à la destruction de ces mêmes villosités, à l'état de la base sur laquelle elles reposent, à la présence de veines dilatées d'un certain volume, ou de simples réseaux vasculaires dilatés. M. Gallard admet la même origine. « Au lieu, dit-il, de considérer, à l'exemple des auteurs allemands, l'ulcération papillaire comme complètement différente de l'ulcération folliculaire, je me demande, s'il ne serait pas plus logique de penser que ce sont là deux degrés, deux phases successives du même travail morbide ». Ainsi que cet auteur, je considère l'ulcération folliculaire comme le fait initial; elle persiste souvent seule. L'ulcération papillaire est consécutive; elle indique un travail inflammatoire plus prononcé et elle nécessite un traitement local plus énergique. L'anatomie vient ici à l'appui de l'observation clinique en nous montrant que les papilles sont peu abondantes autour de l'orifice du col, siège le plus fréquent des ulcérations; tandis que les glandules y sont très nombreux. L'ulcération est donc consécutive aux granulations, à l'acné du col, lésions inflammatoires des follicules de la muqueuse dont l'épithélium qui les tapisse a subi de ce fait une dégénérescence graisseuse. La perte de substance résulte de la disparition de ces cellules.

Les caractères anatomiques de ces ulcérations permettent de les différencier des ulcérations diathésiques, notamment de celles du cancer. Ils nous permettent également de les différencier des ulcérations qui se montrent au début de la syphilis et qui n'appartiennent pas encore à la métrite. Car, ne l'oublions pas, dans une autre période de la syphilis, dans la période tertiaire, on peut voir survenir une métrite chronique, la syphilis agissant comme les autres maladies constitutionnelles. Les ulcérations qui se montrent alors, sont sous l'influence de l'inflammation et non sous celle de la syphilis.

Le diagnostic différentiel ne présente aucune difficulté lorsque le cancer du col a pris un certain développement; mais ainsi que le font remarquer les auteurs, M. Gallard notamment, dans l'épithélioma, lorsque l'ulcération cancéreuse ne siège qu'à l'orifice du col, le médecin, peut tout d'abord éprouver un certain embarras à faire le diagnostic entre ce cancer et les ulcérations fongueuses, phagédéniques de la métrite chronique. L'épithélioma du col utérin, on le sait, se présente sous deux aspects différents, suivant qu'il existe sous forme d'ulcère rongeant ou sous forme de végétations. Dans le premier cas, l'ulcération est dure, saignante au moindre contact; à son pourtour, elle présente de petits mamelons non encore ulcérés. Dans le deuxième cas, on rencontre des végétations fongueuses, saignantes, de même, au moindre contact. Cette forme est très difficile à reconnaître au point que certains auteurs pensent qu'il est impossible de dire si ces végétations sont inflammatoires ou cancéreuses. Sans méconnaître cette difficulté, je crois cependant que le diagnostic est possible si le médecin veut bien tenir compte des lésions qui entourent cette ulcération végétante, s'il veut notamment tenir compte de l'état plus ou moins induré, plus ou moins mamelonné du tissu utérin et surtout de l'écoulement plus ou moins séreux, plus ou moins nauséabond, qui recouvre l'ulcération cancéreuse. L'odeur particulière du liquide cancéreux ne ressemble en rien à celle plus ou moins fétide du pus résultat de la métrite chronique. Quant aux ulcérations syphilitiques, je ne veux pas y insister pour le moment. Je dirai toutefois que le chancre mou du col utérin est caractérisé par une ulcération dont les bords sont taillés à pic et dont le fond est grisâtre; que le chancre induré se montre sous la forme d'une lésion papuleuse et grisâtre, à base indurée, assez difficile à percevoir avec le doigt; que de plus il est indolent, il se modifie très vite et il peut siéger, quoiqu'on en ait dit, au niveau même de l'orifice utérin, ainsi que je l'ai observé chez deux malades de mon service. Ce chancre, du reste, est reconnaissable à ses bords saillants, faisant corps avec le fond qui est légèrement mamelonné, à sa coloration cuivrée particulière tranchant sur la coloration du reste de la muqueuse. Par le toucher, on circonscrit aisément cette ulcération et il est parfois facile de constater l'induration bornée à son pourtour, induration caractéristique, sur laquelle il n'est nul besoin d'insister. En outre, on constate une lymphangite et une adénite pelvienne siégeant au niveau d'un des culs-de-sac latéraux et non une adénite inguinale. M. Bernutz a cité une troisième variété de chancre qu'il a décrite sous le nom de chancre diphthéritique; la surface est saignante, un peu boursoufflée, recouverte d'une sorte de membrane. Je n'ai pas encore eu l'occasion de constater cette variété dans mon service de Lourcine; quoiqu'il en soit, les caractères donnés par M. Bernutz suffisent pour éviter toute méprise.

Quant aux ulcérations secondaires, ce sont ordinairement des plaques syphilitiques, saillantes, opaques, d'une coloration blanc-grisâtre, qui le plus souvent sont assez faciles à reconnaître, plaques muqueuses qui se montrent sur le col et qui, ainsi que l'a si bien décrit mon éminent collègue M. Fournier, se présentent sous trois formes différentes: érosive, papuleuse, ulcéreuse. Ces lésions dont la nature spécifique peut être soupçonnée lorsqu'elles siègent en dehors du col, deviennent d'un diagnostic presqu'impossible lorsqu'elles siègent au voisinage de l'orifice. On n'a plus alors pour guide que leur indolence et leur facile curabilité, leur disparition rapide.

§ 28 (*bis*). Parmi les lésions anatomiques variables de la muqueuse je citerai en dernier lieu l'exfoliation de la muqueuse, exfoliation qui se produit tantôt par lambeaux, tantôt en entier, sous forme de sac membraneux. Cette exfoliation, diversement interprétée par les auteurs, a été considérée par les uns comme une entité morbide et dénommée dysménorrhée pseudo-membraneuse; par les autres comme le résultat de la métrite, d'où le nom de métrite exfoliatrice; par M. Gauthier (de Genève), enfin, comme une desquamation périodique, régulière, physiologique, de la muqueuse utérine, en rapport avec le processus menstruel, d'où le nom d'icthyose utérine par analogie avec l'icthyose linguale. Cette étude ne doit pas m'arrêter pour l'instant. Comme je considère cette exfoliation comme étant le produit de l'inflammation de la muqueuse utérine; qu'elle se remarque surtout dans la métrite constitutionnelle et qu'elle constitue avant tout une modalité clinique de la métrite, son étude sera mieux placée au chapitre de la symptomatologie, alors que je m'occuperai des diverses modalités de l'inflammation utérine.

II. — Lésions du parenchyme.

§ 29. Ces lésions peuvent se montrer isolément d'après certains auteurs, notamment d'après Aran, et constituer la métrite parenchymateuse. M. Gallard a dit avec raison que la lésion seule du parenchyme existe bien rarement, la muqueuse utérine étant presque toujours altérée. Pour cet auteur, la lésion du tissu utérin est toujours ou presque toujours consécutive à l'inflammation de la muqueuse. Suivant Aran, l'endométrite est parfois consécutive à la métrite parenchymateuse. C'est pour cette raison que cet auteur a décrit une métrite parenchymateuse aiguë et chronique, une métrite muqueuse aiguë ou chronique. Suivant moi, la métrite parenchymateuse est toujours consécutive à l'endométrite ; elle est toujours accompagnée d'endométrite ; seulement elle peut prédominer à ce point que le médecin ne voit que la lésion du parenchyme. C'est, parce qu'il en est parfois ainsi que les auteurs, tels que Lisfranc, Valleix, ont décrit à part l'engorgement utérin, qu'ils ne l'ont nullement considéré comme étant le résultat de l'inflammation ; qu'Aran, tout en reconnaissant qu'il était le plus souvent le résultat de l'inflammation utérine, a admis qu'il pouvait se montrer en dehors d'elle ; que M. Courty a émis la même opinion et qu'enfin, dans ces derniers temps, M. J. Lucas Championnière a pensé que l'engorgement utérin pouvait être le résultat d'une lymphangite utérine. Cette diversité d'opinions doit-être attribuée, je le répète, à une mauvaise interprétation de la pathogénie des lésions utérines. Pour moi, comme pour M. Galard, ces lésions sont le résultat du travail inflammatoire qui de la muqueuse s'est étendue au parenchyme, et j'ajoute, au système lymphatique utérin. J'adopte ainsi l'opinion de M. J. Lucas-Championnière, mais en lui donnant une autre interprétation.

Les lésions du parenchyme utérin, comme celles de la muqueuse, sont les unes constantes, caractéristiques ; les autres sont variables, leur existence est des plus incertaines, elles ne se rencontrent que rarement. C'est pour avoir méconnu ce fait que les auteurs ont été conduit à considérer ces lésions rares, non caractéristiques, comme indépendantes de l'inflammation.

§ 30. I. Lésions constantes. *a. Métrite aiguë.* — Les lésions dans l'état aigu ne sont jamais limitées à une partie quelconque du parenchyme, corps ou col; elles portent sur le parenchyme tout entier. L'utérus est augmenté de volume, surtout dans son diamètre vertical et dans son diamètre antéro-postérieur, ce qui lui donne une forme globuleuse. La cavité utérine est légèrement dilatée; le tissu utérin est légèrement ramolli; il est vascularisé, d'un rouge foncé, gorgé de liquide; par la pression, on en fait sourdre une sérosité trouble ou sanguinolente; les vaisseaux artériels et veineux surtout sont dilatés. La portion vaginale du col est grossie; comme le reste de l'organe, elle est d'un rouge vif. Tantôt elle reste cônique, tantôt elle prend la forme d'un cylindre ou d'un cône à base inférieure, aplatie. Elle est plus ou moins irrégulière, divisée en lobules d'inégales dimensions. Chez les femmes qui ont eu des enfants, l'orifice est toujours entr'ouvert, agrandi, inégal, limité par deux lèvres renversées en dehors et laissant voir quelquefois la muqueuse de la cavité cervicale.

§ 31. *b. Métrite chronique.* — On retrouve ces mêmes lésions; mais elles sont plus prononcées. Ainsi on constate l'augmentation du volume de l'utérus, portant sur le diamètre longitudinal et le diamètre transversal. Cette augmentation de volume de l'utérus coïncide généralemeut avec une dilatation de la cavité utérine. L'utérus prend la forme globuleuse. Dans quelques cas, cependant, cette cavité est rétrécie. Cette augmentation de volume porte sur tout l'utérus, mais elle peut prédominer sur un des segments, corps ou col; d'où il s'ensuit des altérations de forme très sensibles de l'organe. Elle n'est jamais partielle, ainsi que le prétendaient Lisfranc et ses élèves, c'est-à-dire elle n'affecte jamais exclusivement la paroi antérieure ou la paroi postérieure et encore moins une petite étendue de l'une ou de l'autre de ces parois. Velpeau, Aran, MM, Nonat, Gallard ont montré avec raison que Lisfranc et ses élèves avaient commis des erreurs de diagnostic et considéré comme un engorgement partiel des lésions péri-utérines. Lorsque l'épaississement du tissu péri-utérin porte principalement sur le col, il en résulte que cet organe prend généralement la forme d'un cône à base inférieure, qu'il perd sa forme aplatie d'avant en arrière; aussi Boys de Loury et Costilhes ont eu raison de considérer le développement du col dans le sens antéro-postérieur comme un signe d'engorgement, c'est-à-dire comme un signe de métrite parenchymateuse; outre cette augmentation d'épaisseur du col, on constate que les lèvres s'écartent plus ou moins fortement l'une de l'autre et donnent à l'orifice, suivant Aran, le caractère béant, ce qui permet de constater les altérations subies par la muqueuse de la cavité cervicale qui tantôt est intacte, tantôt est rouge, injectée; tantôt, enfin, est parsemée de petites granulations et même d'ulcérations. Cette disposition se remarque surtout lorsque la métrite survient chez des femmes ayant eu un ou plusieurs enfants. Dans ce cas, il n'est pas rare de trouver au col une apparence lobulée, mamelonnée, résultat de déchirures produites par l'accouchement. L'épaississement peut porter tantôt sur tous les lobules, tantôt sur quelques-uns seulement. Des brides ou des cicatrices ont pu se former et il en résulte un rétrécissement de l'orifice du col, parfois même du canal cervical, facilement constatable par l'hystéromètre qui a parfois une peine extrême à cheminer à travers les tissus indurés et recouverts par une muqueuse facilement saignante. Parfois, au lieu de cet écartement des lèvres du col, on trouve que l'orifice externe est étroit, réduit à un pertuis extrêmement fin.

Quant aux lésions anatomiques trouvées dans le tissu utérin, elles varient suivant qu'on examine ce tissu au début de l'inflammation ou à une époque plus ou moins éloignée. Au début, on retrouve les lésions que j'ai déjà signalées à l'état aigu, le tissu utérin est mou, flasque, ramolli et garde l'empreinte du doigt; les parois sont épaissies et molles à la coupe; la surface de section présente une coloration d'un rouge intense, presque violacée; il s'en écoule un liquide séro-sanguinolent; les vaisseaux artériels et veineux sont dilatés et leurs extrémités sectionnées apparaissent larges et béantes. A l'examen microscopique on voit que tantôt les fibres musculaires sont conservées, tantôt elles ont subi une altération granulo-graisseuse; mais, entre les faisceaux musculaires, on trouve une quantité plus ou moins considérable de cellules embryonnaires, formées par l'hyperplasie du tissu cellulaire, « ces amas de petites cellules rondes, dit M. de Sinéty (1), sont surtout très-nombreux autour des vaisseaux de petit calibre et forment en certains endroits des îlots qui, après l'action du picro-carmin, tranchent par leur coloration rouge, ce qui permet de les reconnaître même à un faible grossissement. » Telle est la première période de l'in-

(1) De Sinéty, *Anatomie pathologique de la métrite chronique* (*Annales de Gynécologie*, t. X, août 1875).

flammation du parenchyme utérin. Elle est caractérisée, on le voit, par une hypérémie plus ou moins étendue, par une congestion plus ou moins intense, qu'il faudrait attribuer, d'après Scanzoni, à la diminution de la tonicité des parois des vaisseaux qui ne présentent plus assez de résistance pour pouvoir règler la circulation; elle est caractérisée, en outre, par une infiltration séro-sanguinolente dans l'interstice des éléments textulaires, par l'hyperplasie du tissu cellulaire et la formation de cellules embryonnaires entre les fibres musculaires.

Cette première période est transitoire, passagère ; elle passe souvent inaperçue. Si la métrite, à cette période, est reconnue et soignée, la guérison peut avoir lieu, l'hypérémie disparaît, l'infiltration se résorbe, le ramollissement disparaît et l'utérus reprend sa consistance normale. Si, au contraire, la lésion est méconnue, si elle n'est pas soignée, la guérison ne se produit pas et l'inflammation persistante arrive à sa seconde période, à sa période finale; elle aboutit à des lésions complètement différentes de celles que je viens d'étudier. Le tissu utérin épaissi augmente de volume, prend une densité, une consistance plus considérable et cette induration est parfois portée si loin que la consistance prend un caractère ligneux. Les tissus résistent à la pression du doigt, crient sous le scalpel. A la coupe, ainsi que le dit Aran, ce tissu offre un aspect décoloré, anémié ; une teinte jaunâtre semble infiltrer l'organe dans toute son épaisseur.

L'examen microscopique pratiqué à cette période fait constater une hyperplasie du tissu conjonctif qui entoure les vaisseaux. Cette hyperplasie est considérable. On l'a qualifiée, dit M. Gallard, de prolifération luxuriante ; elle rétrécit le calibre des artères et des veines, au point de les oblitérer presque en quelques endroits. « Ce tissu conjonctif, dit M. de Sinety, est un véritable tissu fibreux, pauvre en éléments cellulaires ». C'est cette prolifération conjonctive qui produit l'augmentation de volume de l'organe, une pseudo-hypertrophie qu'il ne faut pas confondre avec l'hypertrophie véritable. Dans cette pseudo-hypertrophie, en effet, l'augmentation de volume est produite par la prolifération conjonctive, le calibre des vaisseaux est diminué, quelquefois effacé; les fibres musculaires ne sont jamais augmentées de volume ou de nombre. Sur une pièce dont il a pu faire l'examen microscopique, M. de Sinety a trouvé les faisceaux musculaires en quantité notable ; les éléments qui les composaient ne paraissaient nullement altérés ni dans leur structure, ni dans leurs dimensions. Sur les préparations à la purpurine, on voyait les faisceaux des muscles lisses très bien conservés et tranchant par leur coloration rose sur le fond presqu'incolore, formé par les fibres conjonctives. Cependant, d'après la plupart des auteurs qui ont pu faire le même examen, les fibres musculaires ont disparues, presque complètement étouffées par la prolifération conjonctive. « Le tissu cellulaire lui-même, dit M. Gallard, peut se résorber, surtout après l'oblitération des vaisseaux et cette résorption fera succéder pour les dernières phases de la maladie une atrophie véritable à l'hypertrophie apparente qui a marqué le début. C'est ce qui arrive chez les femmes âgées dont l'utérus a passé par toutes les phases que je viens de décrire; il est plus ou moins atrophié. L'état anatomique qui se produit alors, ajoute le même auteur, pourrait donc être dénommé la sclérose de l'utérus. »

Les vaisseaux artériels et veineux, ai-je dit, son d'abord dilatés, puis ensuite rétrécis au point d'être oblitérés en certains endroits. Que deviennent les vaisseaux lymphatiques? L'attention s'est peu portée sur eux. Il est probable que de nouvelles recherches permettront de constater une altération du système lymphatique utérin, une inflammation de ces vaisseaux ainsi que leur réplétion et qu'elles permettront d'attribuer en partie à l'altération lymphatique, l'épaississement, l'engorgement du tissu utérin. Ce système lymphatique se trouve d'ailleurs dans les meilleures conditions pour participer à l'inflammation utérine. Il naît, comme on le sait, de la muqueuse par des lacunes ou des vides tapissés d'un endothélium, traversés par les glandes utérines et les vaisseaux sanguins. Arrivés à la couche musculeuse, ces lacunes se continuent par des fentes et des vaisseaux proprement dits, aboutissant à des troncs plus volumineux, situés dans la couche musculaire moyenne. Ces troncs vont eux-mêmes se jeter dans le plexus lymphatique sous-séreux. Ces lacunes, ces vides, servant de lit à la lymphe, sont admirablement bien disposés pour participer à l'inflammation et la propager aux troncs plus volumineux ainsi qu'aux ganglions péri-utérins. M. de Sinety vient de constater dans la métrite chronique la dilatation de ces espaces lymphatiques. Sur des coupes colorées, soit au picro-carminate, soit à la purpurine, cet auteur a trouvé un très grand nombre de cavités tapissées d'un endothélium. Ces cavités qui atteignent en certains points des dimensions considérables, communiquent les unes avec les autres par des espaces rétrécis, qu'on pouvait reconnaître en quelques endroits, comme une traînée rouge, due à la coloration des noyaux des éléments endothéliaux qui tapissent également ces espaces rétrécis ou fentes lymphatiques. « Ces cavités, ajoute l'auteur, ne sont autre que les espaces lymphatiques, décrits par Léopold, considérablement dilatés. » Quant aux lymphatiques intra-utérins, intra-musculaires, aucun auteur, jusqu'ici, n'a pu constater leurs lésions. Ils doivent cependant jouer un grand rôle dans l'augmentation de volume de l'utérus, ainsi le pense M. J. Lucas-Championnière.

On le voit, dans la métrite chronique, l'utérus passe par deux phases successives; l'inflammation présente deux périodes : une période de congestion, une période d'induration qui peut aller jusqu'à l'atrophie de l'organe. Ces deux périodes répondent aux deux états pathologiques que les auteurs décrivaient séparément sous le nom d'engorgement et d'induration.

§ 32. — b. Lésions non constantes. Lésions variables. — Parmi les lésions non constantes, parmi les lésions variables du parenchyme, mais dont on peut pourtant constater assez souvent l'existence, je citerai les déplacements utérins, tels que les déviations, les versions, les flexions. Ces lésions devant être l'objet d'une étude spéciale, alors que je passerai en revue les accidents qu'elles produisent, je ne m'en occuperai pas pour l'instant. Je citerai encore les abcès de l'utérus. Ici une question se présente. L'inflammation du parenchyme peut-elle se terminer par suppuration? Je trouve bien dans les auteurs plusieurs observations d'abcès utérins. Mais, si j'élimine les cas où le pus, s'étant formé dans les organes voisins, s'est fait jour à travers les parois utérines, si j'élimine l'état puerpéral où, du reste, le pus paraît bien plutôt siéger dans les sinus veineux ou dans les lymphatiques que dans le tissu utérin, je constate que la suppuration dans la métrite est bien rare. Il reste, il est vrai, quelques cas rapportés notamment par MM. Depaul, Scanzoni, Courty où la métrite aiguë s'est terminée par suppuration et où elle a été la cause d'accidents mortels; mais tout en admettant la probabilité des faits observés par ces éminents auteurs, je me demande si la suppuration n'existait pas exclusivement dans les sinus lymphatiques, si, ayant pris naissance primitivement dans ces vaisseaux, elle ne s'était pas étendu au tissu utérin. Les lésions lymphatiques constituent, en effet, un nouvel et très important élément dans l'étude anatomo-pathologique de la métrite; elles doivent entrer en ligne de compte dans l'histoire des affections de l'utérus. Ainsi que je le montrerai dans la symptomatologie, dans les complications de la métrite, la lymphangite joue un rôle plus considérable qu'on ne l'a cru jusqu'à ce jour.

§ 33. — c. *Métrite traumatique.* — Les lésions qui caractérisent la métrite traumatique, produite par un corps quelconque, sont intéressantes à constater, surtout au point de vue de la médecine légale. Elles ont été l'objet d'une étude approfondie de la part de mon éminent maître, M. le professeur A. Tardieu, dans son travail sur l'avortement provoqué. Leur caractéristique réside surtout dans leur limitation plus marquée sur le col où on constate la présence d'une ou plusieurs petites plaies, plus ou moins régulières, qui tantôt pénètrent dans l'épaisseur même de la matrice, tantôt se perdent dans l'épaisseur des parois. Le trajet de ces plaies est indiqué par une infiltration ou un petit épanchement de sang coguaIé qui, dit M. A. Tardieu, présente un certain intérêt, car il permet de constater exactement, d'après l'évolution déjà subie, l'époque à laquelle remonte la blessure. D'autrefois la matrice est déchirée par des perforations multiples qui ont déterminé une inflammation gangréneuse, ou bien elle est dilacérée dans une grande étendue et largement ouverte. Parfois, enfin, elle est traversée de part en part par un nombre plus ou moins considérable de petites piqûres qui ont donné lieu de même à de petits épanchements de sang, à de petites inflammations caractérisées par une infiltration granuleuse, une prolifération plus ou moins abondante des éléments utérins. La muqueuse est plus ou moins épaissie, plus ou moins ramollie ; elle sécrète une matière purulente, plus ou moins sanieuse et putride. Dans ces conditions le parenchyme utérin est manifestement ramolli, d'une coloration grisâtre ; mais les lésions sont toujours limitées, partielles ; elles tranchent sur la consistance, sur la coloration normale du reste de l'organe, ce qui permet de les attribuer à leur véritable cause. Enfin, par suite de la perforation, on trouve des lésions péritonéales, des suppurations péri-utérines assez exactement limitées.

§ 34. Pour terminer l'étude de l'anatomie pathologique de la métrite, je dois rechercher s'il n'existe pas de lésions caractéristiques de la métrite constitutionnelle, s'il n'existe pas de lésions qui permettent de la reconnaître, d'en diagnostiquer surtout la nature ; je dois rechercher, en un mot, si la métrite scrofuleuse, la métrite arthritique, la métrite herpétique, la métrite chlorotique, la métrite syphilitique, présentent des lésions assez nettes, assez tranchées pour permettre d'établir la nature de telle ou telle métrite constitutionnelle. Cette étude, on le comprend, est hérissée de difficultés. Comment en serait-il autrement? La doctrine de la métrite constitutionnelle n'est encore admise que par un très-petit nombre de gynécologistes. Ceux qui l'admettent se sont basées surtout sur la symptomatologie, la pathogénie. A peine quelques-uns d'entre eux, parmi lesquels je citerai en première ligne, M. Tillot, ont ébauché quelques points de l'anatomie pathologique et en ont fait ressortir quelques-unes des particularités. Du reste, nous retrouvons ici les difficultés que j'ai déjà signalées à plusieurs reprises et qui président à toutes les études gynécologiques. La femme ne consulte le plus ordinairement son médecin que longtemps après le début de l'affection utérine, vaincue qu'elle est par la souffrance ; il en résulte qu'il est impossible le plus ordinairement de saisir les premières phases de l'évolution anatomique. En outre, l'occasion de faire des autopsies étant heureusement très rare, il n'est pas étonnant que cette étude soit des plus difficiles à faire. Je vais essayer toutefois de la faire et de dire en quelques mots les résultats auxquels je suis parvenu. Heureux serai-je, si j'ai pu aujourd'hui poser quelques jalons qui permettront de la compléter un jour ! J'ajoute qu'alors même cette étude anatomo-pathologique ne donnerait que des résultats incomplets ou même sans valeur, la doctrine de la métrite constitutionnelle ne serait nullement atteinte.

En effet, si l'anatomie pathologique peut dans certains cas déterminer la nature d'une affection, en donnant la caractéristique d'un produit spécial, tel que notamment le tubercule, la cellule cancéreuse, et avoir ainsi une grande valeur pour établir le diagnostic nosologique, elle ne saurait en avoir aucune le plus ordinairement pour admettre ou rejeter l'existence d'une affection de nature constitutionnelle. A-t-elle notamment une valeur pour le diagnostic nosologique d'une affection granuleuse du pharynx, du larynx, etc., etc.? Aucun médecin, je crois, n'oserait dire, rien qu'à la simple inspection de la lésion, elle est d'origine scrofuleuse, herpétique ou arthritique. Pour résoudre ce problème, il appelle à son aide toutes les méthodes scientifiques qu'il possède ; il s'appuie non-seulement sur l'anatomie pathologie, mais encore sur la symptomatologie, la pathogénie. Il en est de même pour la métrite. Pour en établir la nature, pour arriver à en poser le diagnostic nosologique, le médecin doit se baser non-seulement sur la symptomatologie, la pathogénie, mais encore sur l'anatomie pathologique ; il doit rechercher si, dans les lésions, il n'existe pas telle ou telle variété, telle ou telle particularité plus ou moins appropriée à telle ou telle maladie constitutionnelle. C'est la voie que je vais suivre en passant en revue chacune des maladies constitutionnelles qui peuvent produire et perpétuer la métrite.

§ 35. Métrites constitutionnelles. — 1° *Métrite scrofuleuse.* — Dans la métrite scrofuleuse, d'après MM. Bazin, Gintrac et Tillot, l'engorgement et l'épaississement des tissus sont plus considérables que dans toute autre variété ; il existe une tendance à l'hypertrophie. La muqueuse est tuméfiée, ramollie ; les granulations qui la couronnent dans toute son étendue, sont volumineuses, larges, aplaties ; elles saignent facilement. Sur le col, les lésions, d'abord limitées aux follicules, finissent par gagner le parenchyme. Ainsi de simples érosions, au début, les ulcérations, d'après M. Durand-Fardel, deviennent rapidement, promptement profondes, fongueuses, végétantes, facilement verruqueuses, polypeuses. Toutes ces lésions ont une coloration terne, jaune, blafarde, livide ou violacée et reposent sur un fond de même nature. Les sécrétions sont abondantes, muco-purulentes, tenaces ; elles durent des mois, des années, sans produire aucune altération sur la santé de la femme ; et, comme ces lésions sont le plus souvent indolores, la femme ne porte aucune attention à l'écoulement leucorrhéique et à l'affection qui le produit. Aussi voit-on communément des femmes atteintes d'une métrite scrofuleuse, avec des lésions considérables, existant parfois depuis deux, trois, quatre et cinq ans, sans qu'elles en aient éprouvé le moindre trouble. La lymphangite et l'adénite elles-mêmes, tout en étant très prononcées, tout en étant caractérisées par des plaques lymphatiques, des adénites volumineuses, ne sont pas douloureuses.

§ 36. — 2° *Métrite arthritique.* — Les lésions que produit l'arthritis sur les viscères, à part les articulations, le cœur et le système nerveux, n'ont pas été aussi bien étudiées que celles de la scrofule ; aussi les auteurs ne nous donnent que des renseignements vagues et incomplets.

D'après les résultats fournis par mes observations, je crois pouvoir dire que les lésions sont superficielles, assez instables, que la muqueuse est surtout atteinte, le parenchyme étant très légèrement altéré. La muqueuse est notamment le siège de congestions se produisant brusquement, cessant de même ; les granulations qui la parsèment, sont nombreuses, petites, miliaires. Ces granulations sont surtout cellulo-vasculaires ; aussi saignent-elles avec une facilité extrême et avec une grande abondance, dès qu'on les touche soit avec un pinceau, soit avec le cathéter. C'est à leur présence qu'il faut attribuer la fréquence des ménorrhagies, des métrorrhagies dans la métrite arthritique. Cette tendance aux hémorrhagies n'est pas spéciale à la métrite ; on sait que les altérations des membranes muqueuses, chez les arthritiques, saignent facilement, je n'en veux pour preuve que les épistaxis plus fréquentes, les hémoptysies plus nombreuses, plus abondantes chez les phthisiques arthritiques. De tout temps, du reste, les auteurs ont appelé l'attention des observateurs sur cette fréquence des hémorrhagies chez les arthritiques ; relativement à la métrite, je signalerai surtout Stoll, MM. Bazin, Tillot, Neucourt, etc., etc. En outre, d'après M. Bazin, le cancer utérin des arthritiques serait caractérisé par une abondance, par une fréquence des métrorrhagies, les vaisseaux étant plus volumineux, plus dilatés que dans les autres maladies constitutionnelles.

La superficialité des lésions, leur instabilité expliquent pourquoi la leucorrhée est habituellement peu abondante. C'est un fait qui m'a frappé chez toutes mes malades atteintes de métrite arthritique. Par contre, elle devient abondante, tenace, lorsqu'il existe de nombreuses granulations. Dans certains cas, ces lésions de la muqueuse s'accompagnent d'un épaississement du parenchyme, d'un engorgement des tissus, d'où il résulte une augmentation considérable du volume du corps ou du col utérin. Cet épaississement est dur, presque ligneux. Ces altérations se remarquent surtout lorsque la métrite est ancienne ; qu'elle a passé inaperçue ou qu'elle n'a pas été soignée. Je ferai remarquer, avec plusieurs auteurs, notamment avec M. Neucourt, que les lésions de la métrite arthritique sont le plus ordinairement très douloureuses, qu'elles donnent lieu à de vives douleurs, qu'en un mot la métrite est irritable. En outre, elle est sujette à de nombreuses récidives, survenant sous l'influence des causes les plus diverses, notamment sous l'influence des règles, du froid humide, du refroidissement. Cette acuité des lésions explique pourquoi la lymphangite et l'adénite qui les accompagnent, sont plus douloureuses que dans la métrite scrofuleuse. Constamment j'ai noté que les femmes, atteintes d'une métrite arthritique, accusaient une souffrance assez vive dans les culs-de-sacs vaginaux; cette souffrance était tantôt spontanée, se traduisant par des douleurs dans les flancs, à l'aîne, tantôt elle était provoquée par le toucher vaginal ou rectal. Tels sont les caractères présentés par les lésions de la métrite arthritique; ces caractères, on le voit, sont assez différents de ceux que j'ai signalés à propos de la métrite scrofuleuse. J'ajouterai qu'il est très fréquent d'observer, dans le cours de la métrite arthritique, des éruptions furonculaires siégeant sur les parties génitales externes, les grandes lèvres, le pubis.

§ 37. — 3° *Métrite herpétique.* — Les lésions qui caractériseraient la métrite herpétique, ont été, de la part de certains auteurs, notamment de MM. Gaillard (de Poitiers), N. Guéneau de Mussy, Tyler Smith, Arnal, Neucourt, l'objet d'une étude assez approfondie. Tout en admettant la plupart des caractères que ces différents observateurs ont assignés à cette lésion, je ne puis pourtant partager entièrement leur conviction et regarder comme caractéristiques des lésions que j'ai rencontrées dans la plupart des métrites constitutionnelles, reconnaissant une autre origine que l'herpétisme ou n'étant dues à aucune maladie constitutionnelle. C'est parce que les observateurs ont trop voulu prouver qu'ils ont trouvé de nombreux contradicteurs, et que la métrite herpétique n'a pas été admise, quoique son existence soit indéniable. Des observations nombreuses que j'ai relevées, tant à l'hôpital que dans ma pratique de la ville, je crois pouvoir assigner aux lésions de la métrite herpétique des caractères assez tranchés. Comme pour la métrite arthritique, il m'a paru que les lésions sont le plus ordinairement superficielles, qu'elles siègent plus souvent sur la muqueuse que sur le parenchyme, ou que du moins le parenchyme ne présente un épaississement notable, une certaine augmentation de volume, que dans des cas rares, lorsque la métrite est ancienne, lorsqu'elle n'a été l'objet d'aucun traitement ou lorsque le traitement a été mal dirigé. Mais tout en étant superficielles, elles ne sont pas,

(1) M. N. Guéneau de Mussy, *loc. cit.*

comme dans la métrite arthritique, instables et passagères ; elles sont, au contraire, tenaces, rebelles à tout traitement, par suite des poussées éruptives répétées, fréquentes, qui sont un des principaux caractères de cette affection. Aussi en résulte-t-il des congestions répétées qui donnent à la muqueuse utérine une coloration violacée, intense, sur laquelle Tyler Smith et M. Bazin ont insisté avec raison. Les éruptions sont très fréquentes, plus fréquentes mêmes que dans le cours des autres métrites constitutionnelles, et ainsi que l'a dit M. Noël Guéneau de Mussy, elles sont des plus variables ; on observe tantôt des érythèmes, tantôt de l'herpès, tantôt de l'eczéma et même du pemphigus. Voici, du reste, ce que nous apprend à ce sujet M. Noël Guéneau de Mussy.

« L'herpétisme (cet auteur emploie sous cette dénomination toutes les éruptions diathésiques des membranes tégumentaires et les considère comme une forme dérivée de l'herpétisme) produit le prurit de la vulve ; il peut atteindre la muqueuse vaginale, souvent même le col de l'utérus. L'herpétisme peut se manifester par des troubles sécrétoires ; puis, en se prolongeant, ces troubles fonctionnels peuvent amener des lésions communes du tégument interne, érosions, granulations fines ou superficielles se développant sur des cols mous, congestionnés, comme la sueur profuse des pieds amène des érosions par macération du tégument plantaire. L'herpétisme utérin peut revêtir presque toutes les formes que les dermatologues ont prises pour fondement de leur classification : érythème, herpès, eczéma, acné. Tantôt, en effet, c'est sous forme d'érythème occupant le vagin, la vulve, le col, qu'il se manifeste ; M. N. Guéneau de Mussy en rapporte une observation dans ses leçons sur le prurit vulvaire. Tantôt, c'est sous forme de vésicules, agglomérées en petits groupes arrondis ou circinés, coïncidant souvent avec des vésicules semblables à la vulve. Ces vésicules n'ont qu'une durée éphémère. En disparaissant, elles laissent à leur place des érosions petites, cupuliformes, entourées d'un liséré rougeâtre. Ces petites érosions saignent facilement ; d'abord séparées les unes des autres, elles se réunissent souvent en une plaque granulée unique. Les mêmes changements se passent sur la vulve. Ces érosions elles-mêmes se modifient assez rapidement ; elles disparaissent ; mais une nouvelle poussée ne tarde pas à survenir, le plus souvent au voisinage de l'époque menstruelle. C'est l'herpès du col coïncidant le plus souvent avec l'herpès de la vulve, se montrant de préférence, ainsi je l'ai dit, à l'approche des menstrues qui, chez les malades prédisposées, jouent alors le rôle de causes déterminantes. Tantôt, enfin, cette éruption se présente sous forme de saillies vésiculeuses très petites, de la grosseur d'une tête d'épingle, reposant sur un fond d'un rouge vif, groupées sous forme de lignes courbes, de cercles, ou disséminées d'une manière irrégulière. On remarque les mêmes plaques sur la vulve et quelquefois sur le vagin; on retrouve de même ces éruptions sur la surface cutanée, sur la face interne des cuisses, etc. C'est l'eczéma du col qui, comme l'herpès, coïncide avec des manifestations semblables sur les surfaces tégumentaires et muqueuses, se développe par poussées successives qui s'éteignent sous l'influence du traitement pour reparaître au voisinage de la première congestion menstruelle ». Les manifestations dartreuses, d'ailleurs, peuvent ne pas être les mêmes sur le col utérin et sur les parties extérieures des membranes tégumentaires, ainsi que M. N. Guéneau de Mussy en cite deux exemples (Obs. I et II). Ces petites saillies vésiculeuses disparaissent également assez vite en laissant à leur place de petites érosions très superficielles, moins profondes que dans les cas d'herpès, qui, parfois, se réunissent en formant une érosion granulée reproduisant les configurations des lésions génératrices. On le voit, toutes ces saillies vésiculeuses d'herpès, d'eczéma, aboutissent à la formation d'érosions granulées superficielles, à forme festonnées qui souvent frappent seules l'attention du médecin. Les vésicules, en effet, n'ont qu'une existence temporaire, et souvent quand on en pratique l'examen, au spéculum elles ont disparues laissant à leur place des ulcérations dont il n'est pas toujours facile de reconnaître le caractère, car toutes les ulcérations du col utérin prennent volontiers la forme granuleuse. Aussi, dit avec raison M. N. Guéneau de Mussy : « s'il n'est pas toujours facile dans les affections eczémateuses du tégument externe de reconnaître à première vue la lésion élémentaire, à plus forte raison cette détermination peut-elle offrir des difficultés, quand elle doit être faite au fond du vagin, éclairé par un spéculum, sur une membrane muqueuse dont les fonctions et la structure ne sont pas identiques à celles de la peau, et dont les modalités morbides présentent des différences corrélatives aux différences physiologiques qui existent entre ces deux membranes; aussi ne sommes-nous pas en droit de nier l'origine eczémateuse d'une lésion du col parce que nous n'y apercevons pas de vésicules. »

En même temps que ces groupes vésiculeux, que ces ulcérations granulées, la métrite dartreuse achève de se caractériser par une leucorrhée peu abondante, séro-sanguine, d'une âcreté spéciale (Neucourt). Cette leucorrhée se montre par bouffées coïncidant avec l'éruption eczémateuse ou herpétique et disparaît avec elle, révélant ainsi l'origine commune de ces deux symptômes. Mais quelles sont les lésions du tégument utérin qui correspondent à cette sécrétion morbide? « Nous ne pouvons les déterminer, dit M. N. Guéneau de Mussy; nous ignorons si elles conservent quelque chose du caractère spécial que nous leur reconnaissons sur la peau ou sur les parties des membranes muqueuses que notre regard peut atteindre ou si une congestion aboutissant à un catarrhe en est la seule expression. Je suis très disposé à croire que, dans beaucoup de cas au moins, cette congestion a quelque chose de spécial comme la cause qui la provoque, mais nous ne pouvons nous borner sur cette question qu'à des conjectures ».

« Les éruptions du col, je l'ai dit, coïncident avec des manifestations semblables des autres surfaces tégumentaires, des grandes petites lèvres, du pli génito-crural, du périné, de la face interne des cuisses; l'éruption peut être primitive sur les surfaces cutanées, concomitante ou consécutive. Dans ce cas, la leucorrhée utérine, d'origine herpétique ou autre, en est souvent le point de départ. Chez une femme qui ne possède pas cette diathèse, l'écoulement leucorrhéique amènera la rougeur, l'irritation des parties baignées par le liquide; chez une femme prédisposée, elle jouera le rôle de cause occasionnelle et fera naître ces eczémas, ces lichens, ces pytiriasis prurigineux, opiniâtres, de la muqueuse vulvaire et des parties voisines; d'où le prurit, quelquefois intolérable, qui accompagne la métrite herpétique. Toute incitation physiologique d'ailleurs, telle que la congestion mentruelle, les excès de coït pourront produire le même effet. »

Quant au pemphigus, il a été surtout décrit par Joulin (1). « Le pemphigus du col utérin, dit cet auteur, est constitué par une large vésicule qui soulève l'épithélium du col et qui contient un liquide transparent. Les grands rapports qui existent entre cette affec-

(1) Joulin, Communication à l'Académie de médecine, 2 avril 1861.

tion et le pemphigus qu'on observe sur l'enveloppe cutanée, m'ont déterminé à lui donner la même dénomination. Le pemphigus utérin a une forme globuleuse, elliptique, à bords très réguliers; il ressemble à s'y méprendre à une goutte large et épaisse de mucus clair et filant que secrète le col; il est parfois cerné à sa base par un liseré rouge vif, extrêmement étroit, qui paraît être du sang pur. La surface du col sur laquelle le pemphigus repose est parfaitement normale, elle garde sa teinte ordinaire et elle peut ne présenter absolument aucune autre altération. La portion d'épithélium qui sert d'enveloppe à la vésicule possède une résistance assez grande pour qu'un frottement un peu rude, pratiqué au moyen d'un corps dur et mousse, n'en détermine pas la rupture. Si le frottement a lieu avec le crayon de nitrate d'argent, la bulle est détruite immédiatement et les lambeaux d'épithélium qu'on observe après cette rupture, forment la seule altération appréciable. Le liquide écoulé ne paraît pas filant; il semble posséder les propriétés de la sérosité ordinaire. »

« Le pemphygus du col utérin est une affection rare. Je n'en ai observé que deux cas et aucun des auteurs même les plus modernes qui se sont occupé plus spécialement de gynécologie n'en font mention. Cependant H. de Calstelnau, mon savant ami, a pu, pendant son internat à l'hôpital de Lourcine, l'étudier avant moi, six fois, sur les femmes de son service et se convaincre que, sauf le liséré rouge qui manque le plus souvent, tous les cas sont identiquement semblables dans leur forme et dans leur terminaison. J'ai appris cette particularité lorsque je lui ai communiqué la description du premier spécimen que le hasard m'a permis d'étudier. M. Nélaton m'a dit également avoir observé le pemphygus du col, mais jusqu'à présent on en a publié aucune description ou observation. L'affection semble se terminer toujours spontanément en trois ou quatre jours sans laisser de traces, elle ne se révèle à la femme qui en est atteinte par aucun symptôme; ce n'est donc qu'accidentellement et lorsqu'on applique le spéculum pour une autre cause qu'on peut la constater. L'étude du pemphygus du col n'aurait donc aucune importance, s'il n'avait une certaine analogie avec la forme initiale du chancre diphthéritique du col de l'utérus décrit par M. Bernutz. L'analogie n'est pas complète, il est vrai, cependant elle peut tromper les praticiens qui n'ont pas eu l'occasion de voir les deux affections. Le chancre est constitué par la réunion des vésicules agglomérées contenant un liquide louche. Ces vésicules, en se rompant, laissent apercevoir une fausse membrane qui devient bientôt saillante et jaunâtre. Cette fausse membrane en se détruisant laisse une ulcération bourgeonnée caractéristique. Sa durée est assez longue. Le pemphygus est constitué par une vésicule large, unique et toujours transparente qui ne subit aucune transformation. Il disparaît rapidement, spontanément et sans laisser de traces. L'étude du pemphygus ne présente d'importance qu'au point de vue du diagnostic et du pronostic. Sa durée éphémère ne permet guère qu'on le soumette à aucun traitement. »

J'ai tenu a faire connaître exactement la description de MM. N. Guéneau de Mussy et Joulin, relativement à l'herpès, à l'eczéma, au pemphygus, parce qu'elle est une relation fidèle des faits qu'il m'est donné d'observer. J'ajouterai que ces éruptions, tout en siégeant sur la muqueuse utérine, se rencontrent de même sur le vagin, sur la vulve, les parties génitales externes; qu'elles coïncident avec des éruptions de même nature sur les autres parties du corps. Je les ai vues notamment coïncider avec un herpès du pharynx, avec une eczéma des cuisses, des seins, du tronc. Sous le rapport de leur aspect physique, ces éruptions n'offrent, ainsi que je l'ai déjà dit, aucun caractère spécial permettant de les différentier de celles qui surviennent dans la métrite arthritique, dans la métrite scrofuleuse; elles ne peuvent donc pas, sauf le pemphygus, suffire à poser le diagnostic nosologique ; mais si l'on tient compte de la ténacité de ces éruptions, de leurs récidives fréquentes, de l'aspect violacé des tissus sur lesquels elles reposent, des démangeaisons atroces auxquelles elles donnent lieu, de leur coïncidence avec des éruptions de même origine sur les autres parties du corps, téguments ou muqueuses, il est difficile de ne pas voir, dans cet ensemble de phénomènes, des caractères suffisants pour établir la nature herpétique de ces lésions. Ce sont pour moi des caractères d'une plus grande valeur diagnostique que ceux qui reposent, ainsi que l'a dit M. N. Guéneau de Mussy, sur les granulations, fines, framboisées, ayant une forme festonnée et se produisant par poussées successives, sur l'état acnoïde ou sur les ulcérations superficielles de M. Neucourt. Quant aux petites vésicules accuminées qui, d'après Arnal, laisseraient à leur place moins une ulcération qu'un petit pertuis, il est facile de voir que cet auteur s'est mépris et qu'il a décrit ces granulations transparentes, si fréquentes sur le col dans le cours de l'inflammation, résultant de l'inflammation des follicules. Or, cette inflammation des follicules qui se traduit par cet aspect granulé, fin, si bien décrit par M. N. Guéneau de Mussy, se rencontre dans toutes les métrites constitutionnelles ou non ; c'est pour cette raison que cette lésion n'a pas la valeur diagnostique que lui a attribuée le médecin de l'Hôtel-Dieu. Il faut donc s'en tenir jusqu'à plus ample informé aux caractères que j'ai attribués à ces lésions et ils ont d'autant plus de valeur que généralement elles s'accompagnent de névralgies du col, de névralgies de la vulve (Scanzoni) ; que le prurit vulvaire est plus fréquent, plus tenace, plus insupportable que dans les autres métrites, qu'elles coïncident avec d'autres éruptions herpétiques sur la peau, la muqueuse du voile du palais, du pharynx.

La leucorrhée dans la métrite herpétique est, en général, peu abondante, mais elle est facilement séro-sanguinolente à cause des éruptions, des congestions répétées. Le liquide sécrété est âcre ; il irrite facilement les parties voisines, le vagin, la vulve, la face interne des cuisses, donnant lieu à une vulvo-vaginite, à une vulvite, à un érythème intertrigo du pli génito-crural.

La lymphangite et l'adénite pelviennes sont très douloureuses et surtout d'une persistance extrême, à cause des récidives nombreuses qu'elles éprouvent. C'est un fait des plus intéressants de l'histoire de cette inflammation des lymphatiques utéro-pelviens que cette poussée inflammatoire coïncidant avec chaque poussée éruptive sur la muqueuse utérine, avec la recrudescence de la métrite. Ce fait montre, en outre, la relation qui existe entre la métrite et la lymphangite, l'adénite pelviennes.

§ 38. — 4° *Métrite chlorotique.* — Cette métrite ne présente rien de particulier, si ce n'est la flaccidité, la mollesse, la décoloration des tissus. Ces caractères exceptés, les lésions de la métrite chlorotique ont été peu étudiées, cela tient évidemment à l'interprétation différente donnée à la chlorose et à son influence sur l'utérus. J'ai montré, en effet, que parmi les auteurs, les uns, avec MM. Pidoux, Tillot, l'admettent comme primitive ; les autres, avec Aran, Becquerel, M. Gallard, la regardent comme consécutive. J'ai donné les raisons qui militent en faveur de la première opinion ; je n'ai pas à y revenir. Je dirai seulement que, vu les symptômes généraux de la chlorose, vu leur caractéristique au point de vue du diagnostic, les lésions offrent ici peu d'intérêt. Pourtant il faut s'attacher dorénavant à les bien étudier afin de voir si elles n'offrent pas quelques particularités intéressantes.

§ 39. — 5° *Métrite syphilitique.* — Les lésions utérines syphilitiques sont encore mal connues, malgré les études constantes faites journellement par les syphiliographes; pourtant la métrite syphilitique ne saurait être mise en doute, elle existe réellement. J'ai vu, depuis mon séjour à l'hôpital de Lourcine, un certain nombre de métrites syphilitiques; mais j'avoue que, jusqu'à présent, il ne m'a pas été possible, sauf la constatation des accidents syphilitiques sur le col, de bien saisir si les lésions anatomiques offrent quelques particularités saillantes pour établir le diagnostic en l'absence de tout accident local constitutionnel. Je constate les altérations des autres métrites, augmentation de volume, épaississement des parois, granulations, ulcérations. Je constate bien que ces lésions, développées sous l'influence de la syphilis, soit, ainsi que l'a dit M. Noël Guéneau de Mussy, que la maladie syphilitique agisse directement sur la nutrition de l'organe, soit que cette altération de texture doive être imputée aux abus fonctionnels et aux retentissements morbides qui ont précédé et accompagné l'évolution de la syphilis, que ces lésions, dis-je, disparaissent plus rapidement que celles qui se développent en dehors de cette maladie constitutionnelle, surtout lorsque la maladie est soumise à un traitement rationnel ; mais, je le répète, je ne trouve rien de caractéristique dans l'aspect extérieur de ces lésions. Il est, en outre, un fait des plus communs qui s'observe à Lourcine. C'est qu'il est bien rare de ne pas constater sur une femme syphilitique, alors même qu'elle arrive avec le chancre initial, l'existence d'une métrite, souvent même l'existence d'une métrite constitutionnelle, scrofuleuse, arthritique ou herpétique. On conçoit dès lors la grande difficulté qu'il y a pour le médecin à bien apprécier les faits, à leur donner la valeur qu'ils comportent. Quoiqu'il en soit, les affections syphilitiques sont assez communes sur le col ; je constate, ainsi que mes prédécesseurs dans cet hôpital, assez souvent des accidents secondaires, tels que plaques syphilitiques érosives, ulcéreuses. Ces syphilis guérissent, il est vrai, parfaitement et rapidement par le fait du traitement. Le plus ordinairement elles ne s'accompagnent d'aucune inflammation; mais il n'est pas moins vrai qu'elles peuvent donner lieu à une métrite qui suit alors son évolution en présentant quelque chose de spécial qui rappelle la cause qui lui a donné naissance.

Que penser de l'hypertrophie exulcérative du col de l'utérus qui a été le sujet, l'année dernière, d'un excellent travail de la part de M. de Fourcault, inspiré par son maître M. le docteur A. Martin, médecin de Saint-Lazare ? S'agit-il d'une véritable métrite, métrite syphilitique ? S'agit-il d'une lésion purement syphilitique, d'une lésion secondaire ?

Cette lésion, d'après M. de Fourcault, est caractérisée : 1° par une rougeur violette ; 2° par une hypertrophie indolore, un col mou, dépressible, jamais il n'y aurait de sensation d'induration franche, par une augmentation du diamètre transverse; 3° enfin par une exulcération, une érosion résultant de la desquamation épithéliale. Cette érosion a le diamètre d'une pièce de 50 centimes; elle est lisse, unie, à peine humide, occupant les deux lèvres ou une seule. Cette lésion se montre, en général, vers le trente-sixième jour après le début de l'accident primitif. Elle coïncide avec les autres accidents secondaires, notamment avec l'hypertrophie amygdalienne, si bien décrite par Tauturri (1) (de Naples). Elle est assez fréquente. D'après l'auteur, on la rencontre 48 fois sur 100. Elle récidive souvent comme les autres accidents secondaires; elle n'intéresse que le col, jamais le corps ; elle ne paraît pas affecter les femmes atteintes antérieurement de métrite ; toutefois l'auteur l'a rencontrée 18 fois sur 47 malades atteintes de métrite ; elle est contagieuse ; elle se guérit rapidement par le traitement mercuriel.

Je ne mets nullement en doute l'existence de cette lésion syphilitique du col, puisqu'elle a été observée par un médecin, observateur attentif et très-compétent en syphiliographie, le Dr. A. Martin. Mais j'avoue que je ne l'ai pas constatée chez les malades de mon service, et pourtant, depuis que mon attention est éveillée sur cette forme d'accident syphilitique du col, je ne néglige aucun examen au spéculum. Je constate, ainsi que je l'ai dit, que les femmes syphilitiques qui entrent à Lourcine, sont presque toutes atteintes de métrite, que cette métrite est plus ou moins ancienne, qu'elle est constitutionnelle, scrofuleuse, arthritique, herpétique ou non constitutionnelle ; mais je n'ai pas encore constaté l'existence de cette affection hypertrophique exulcérative du col utérin. Quoi qu'il

(1) *Della tumefacione indolente delle tonsille nella syphilide*, delle dottore Tautturi. Napoli, 1862.

en soit, peut-on considérer cette lésion comme une métrite? Je n'oserais me prononcer en lisant les faits publiés par M. de Fourcault. Je ne vois pas les caractères ordinaires de l'inflammation. Je ne vois que deux processus propres à l'évolution des accidents spécifiques : hyperplasie, érosion, ulcération. Il me paraît donc sage de retenir jusqu'à nouvel ordre le fait, comme prouvant que l'utérus, ainsi que les autres organes, peut être atteint par une maladie constitutionnelle, que cette lésion donne souvent lieu à une manifestation constitutionnelle d'une autre nature. Il faudra notamment rechercher cette influence sur la scrofule, l'herpétis, etc.

§40. — 6° *Métrite blennorrhagique.* — A coté de la métrite syphilitique dont les lésions ne sont pas encore très-bien connues, je placerai la métrite blennorrhagique qui a été mieux étudiée. A cette étude se rattachent les noms de MM. Bernutz, A. Guérin, Rollet, Fournier. La blennorrhagie peut affecter le col et le corps de l'utérus, elle débute d'abord par l'orifice du col, puis elle se propage à toute la muqueuse de la cavité cervicale et peut même atteindre la cavité du corps. Les lèvres du col sont saillantes, proéminentes, tuméfiées, boursouflées, d'une rougeur intense ; elles saignent facilement. Par l'orifice s'écoule un liquide purulent, contagieux, parfois mêlé à un peu de sang. La pression du col, soit avec le doigt, soit avec le spéculum, est douloureuse ; elle fait sortir le pus. Cette inflammation se présente, en un mot, avec tous les caractères observés dans l'uréthrite blennorrhagique chez l'homme. Si la métrite a gagné l'intérieur du col, la muqueuse cervicale est rouge, granuleuse, excoriée ; elle saigne facilement et elle donne lieu à un écoulement leucorhéique abondant, purulent, sanguinolent, qui persiste longtemps et souvent passe inaperçu comme l'inflammation blennorrhagique des glandes vulvo-vaginales. Comme le liquide qui provient de ces glandes enflammées, il est contagieux, d'où les faits de contagion provenant de femmes qui cependant paraissent guéries. Il ne faut pas confondre ces lésions, dit M. Alphonse Guérin, avec les ulcérations du col qui accompagnent la vaginite et qu'on peut comparer à celles que l'on observe dans la balano-posthite, provenant du séjour prolongé de la matière sébacée. Cette complication est due à l'action du pus qui séjourne sur la membrane muqueuse du col. Lorsque l'inflammation blennorrhagique s'est étendue à la cavité utérine, la muqueuse présente une vascularisation excessive ; elle est tuméfiée, dépolie, recouverte de pus.

Si cette inflammation persiste pendant plusieurs semaines, plusieurs mois, on constate les lésions ordinaires de la métrite telles que les granulations, les fongosités, etc., etc. Le parenchyme utérin est ordinairement peu altéré. La muqueuse des trompes participe à cette inflammation.

Les auteurs qui ont étudié avec le plus grand soin la métrite blennorrhagique ont admis que l'inflammation pouvait se propager aux trompes, aux ovaires, au péritoine, au tissu cellulaire péri-utérin, à celui des ligaments larges, et produire des inflammations de ces organes. Ces faits ont été notamment signalés par MM. Mercier, Rollet, Guérin, Lucas-Championnière, Fournier, Bernutz, Jullien, Ch. Rémy.

L'existence de ces lésions, de ces complications ne saurait être mise en doute. Il n'est pas très-rare de constater, dans le cours de la vaginite blennorrhagique, de la métrite blennorrhagique, des douleurs violentes au niveau des culs-de-sacs vaginaux, une tuméfaction des ligaments larges, des accidents péritonéaux se traduisant par une douleur exquise de l'abdomen, des vomissements, phénomènes qui indiquent un phlegmon du ligament large, une pelvi-péritonite. Ces faits existent; on ne saurait le nier. Seulement je crois que les auteurs, en admettant la propagation de l'inflammation de la muqueuse du col à celle du corps, puis à celle des trompes et de là au péritoine et au tissu cellulaire des ligaments larges, ont donné le plus souvent de l'origine de ces accidents une fausse interprétation. Pour moi, ils résultent ordinairement d'une lymphangite et d'une adénite pelvienne, inflammation très-commune dans la vaginite blennorrhagique, ainsi que le prouvent les faits que j'observe en très-grand nombre à l'hôpital de Lourcine. Cette inflammation se montre même en l'absence de toute inflammation utérine concomitante. Les lymphatiques, venant des trois quarts postérieurs de la muqueuse vaginale, vont se rendre, on le sait, dans les mêmes ganglions que les lymphatiques du col. Ces lymphatiques et ces ganglions s'enflamment à la suite de la vaginite blennorrhagique, et par le toucher vaginal on perçoit alors des traînées linéaires, bosselées, irrégulières, douloureuses à la pression, tantôt isolées, tantôt réunies, formant des espèces de plaques assez bien limitées. Ces traînées douloureuses sont formées par des lymphatiques enflammés, engorgés, durs, qui vont se rendre aux ganglions pelviens, au ganglion obturateur, au ganglion post-pubien. Ces ganglions sont volumineux, de la grosseur d'un haricot, douloureux à la pression. Si cette inflammation ne reste pas à l'état isolé ainsi qu' on le voit le plus communément, si elle se propage au péritoine, au tissu cellulaire ambiant, elle se complique de pelvi-péritonite, de phlegmon péritonéal et de phlegmon des ligaments larges. On observe alors les accidents signalés par les auteurs et attribués par eux à la propagation de l'inflammation utérine aux tissus, aux organes environnants. Il n'y a donc ni métastase, ni propagation par la muqueuse utérine, par la trompe, mais bien une lymphangite, une adénite pelvienne, consécutives à la vaginite blennorrhagique. Le plus ordinairement, l'adéno-lymphite reste à l'état simple, elle disparaît avec l'inflammation vaginale, ce n'est que bien rarement qu'elle détermine l'inflammation du péritoine ou du tissu cellulaire ambiant. Cette interprétation, je crois, est celle qui convient le mieux, pour expliquer les douleurs que les femmes éprouvent au niveau des culs-de-sac, pour expliquer les accidents qui surviennent parfois et qui ont pu entraîner la mort. Cette interprétation s'applique, en outre, aux faits analogues observés chez l'homme par plusieurs auteurs. On connaît en effet ces cas si intéressants de péritonite, de phlegmon sous-péritonéal à la suite de l'uréthrite, de la déférentite blennorrhagique, signalés par MM. Ricord, Gosselin, Peter.

M. le Dr Faucon (1) a réuni dans un travail remarquable tous les faits publiés dans les différents recueils scientifiques. Je n'ai pas à y insister ici. Je me borne actuellement à dire que, suivant moi, la pathogénie de ces lésions consécutives du tissu cellulaire ambiant et du péritoine est la même chez l'homme que chez la femme. C'est par la voie des lymphatiques que l'inflammation passe du canal de l'urèthre aux vésicules séminales, au cordon spermatique, à l'épidydime. C'est par propagation de voisinage qu'elle peut se transmettre au tissu cellulaire ambiant, au péritoine.

§ 41. *d.* — *Métrites diathésiques.* — 1° *Métrite tuberculeuse.* J'ai dit à propos du développement ce qu'il faillait penser de cette métrite. Je n'y reviendrai pas. Je vais me borner à faire connaître les lésions qui caractérisent la tuberculisation de l'utérus. « D'après M. Cornil (2), la surface de la muqueuse du col est le siège d'un catarrhe

(1) Faucon, *Péritonite et phlegmon sous-péritonéal d'origine blennorrhagique* (*Archives générales de médecine,* octobre, novembre 1877).

(2) *Manuel d'histologie pathologique*, par MM Cornil et Ranvier, 1876, t. III, p. 1146.

abondant avec production d'un pus épais, grumeleux, opaque et caséeux qui s'élimine par le col plus rarement atteint que le corps. La muqueuse du corps présente des granulations demi-transparentes à leur début, plus tard jaunes et opaques à leur centre, qui se réunissent en plaques ayant une étendue variable ; le tissu conjonctif sous-épithélial est le siège initial de ces lésions, mais le tissu profond de la muqueuse est lui-même envahi par une formation abondante de tissu conjonctif embryonnaire et par des granulations tuberculeuses. Il en résulte un épaississement plus ou moins grand et généralisé du tissu conjonctif sous-muqueux. Les mêmes lésions peuvent se montrer dans le col utérin et même au niveau de son orifice, mais elles sont toujours plus limitées. Le liquide muqueux, gélatiniforme, sécrété par le col en pareille circonstance, est parsemé de grumeaux opaques, jaunâtres, demi-solides, fournis par la dégénérescence caséeuse du pus provenant des parties tuberculeuses du corps ou du col utérin. »

En même temps on trouve la muqueuse des trompes infiltrée de matière tuberculeuse, ainsi que l'a constaté Cruveilhier. Les ovaires contiennent dans leur intérieur une substance caséiforme ; les vésicules ovariennes ont disparu ou sont flétries, ce qui explique l'abolition de la fonction menstruelle et la stérilité quand la maladie a duré quelque temps. Aran, Henning disent que, chez presque toutes les femmes phthisiques qu'ils ont examinées, l'appareil génital était aussi affecté : les trompes contenaient du mucus et du muco-pus, les ovaires étaient anémiés, atrophiés, stéariformes, selon l'expression de Giuseppe Bianco (Fossano 1860).

« L'économie, dit M. Brouardel (1), peut être envahie rapidement par une grande quantité de granulations grises. L'utérus et ses annexes en sont alors farcis comme les autres organes. Mais la forme comme type est toute différente ; le dépôt tuberculeux se fait non plus dans la trame des tissus, mais à leur surface ; la cavité de l'utérus et des trompes est recouverte d'une couche plus ou moins épaisse de matière caséo-purulente. Avec le dos du scalpel, on peut enlever tout cet enduit concret et au-dessous on trouve la muqueuse épaissie, plus ou moins rouge, plus ou moins villeuse, avec sillons et saillies, mais sans ulcération. » Cependant M. Homolle (1) a trouvé dans un cas une ulcération irré-

(1) Brouardel, *Tuberculisation des organes génitaux de la femme*, thèses de Paris 1865.
(2) Homolle, *Bulletins de la Société anatomique*. Paris, 1877.

gulière, grisâtre, hypérémiée à la circonférence. Dans le pavillon de la trompe, on trouve souvent des ulcérations dont le développement est en rapport avec celles qui occupent le péritoine. On a rapporté aussi quelques cas dans lesquels des granulation similiaires avaient été trouvées dans les parois de l'utérus et des trompes en même temps que le dépôt caséeux dans leur cavité.

L'utérus ne reste pas indifférent au travail pathologique qui s'accomplit dans son intérieur. Il s'hypertrophie, il peut tripler de volume. La cavité se dilate; les parois s'amincissent, elles deviennent peu consistantes, molles, d'après M. Homolle. Dans la cavité utérine, on trouve accumulées des masses de matière tuberculeuse ramollie. La muqueuse est le plus ordinairement intacte; parfois, pourtant elle est boursouflée, ramollie et injectée comme dans les inflammations; c'est elle qui, hypérémiée, verse dans la cavité utérine un exsudat qui s'y est transformé en matière tuberculeuse. M. Homolle relate une autopsie dans laquelle « il a trouvé l'utérus augmenté de volume, peu consistant, semblant céder sous le doigt. A la coupe on le trouvait rempli d'une masse caséeuse qui était, au centre, molle et presque crémeuse, d'un blanc opaque. La face externe de l'utérus était dans toute son étendue ulcérée d'une manière tout à fait irrégulière; une zone hypérémique entourait les ulcérations dont le fond grisâtre se continuait avec le magma caséeux adhérent. Les trompes distendues, contournées, renfermaient une substance semblable. Au niveau de l'orifice du museau de tanche, il existait de petites ulcérations, situées en partie au fond des plis de la muqueuse de la cavité cervicale et sur celle de la portion vaginale du col. Ces ulcérations présentaient une forme irrégulière; leur fond était grisâtre; leur pourtour était enflammé. Elles s'observaient non seulement sur le col, mais encore sur le vagin, jusqu'au voisinage de l'anneau vulvaire. A côté de ces petites plaques arrondies se trouvaient quelques vésicules saillantes et transparentes, ce sont des œufs de Naboth, et de petites ulcérations peu profondes qui ont manifestement succédé aux autres éléments; les uns et les autres reposent sur un fond rouge; nulle part on ne voit des saillies miliaires qu'on puisse considérer comme des granulations. Il est néanmoins difficile, en présence des lésions si manifestement tuberculeuses de la face interne de l'utérus, de ne pas considérer comme un produit analogue l'éruption cervico-vaginale, surtout lorsqu'on constate au niveau de l'orifice du col de petites ulcérations qui sont en quelque sorte intermédiaires entre les lésions intra-utérines et celles du vagin. »

M. Letulle a présenté, en 1878, à la Société anatomique des pièces relatives à un cas de lésions tuberculeuses de l'utérus et des trompes chez une jeune fille de 20 ans, vierge, atteinte de tuberculose pulmonaire. Dans ce cas l'utérus, outre un énorme abcès caséeux, situé dans le corps même de l'utérus, sans communication aucune avec les parties voisines, présentait une ulcération grisâtre superficielle déchiquetée sur son bord qui s'arrête exactement au niveau de l'union du corps avec le corps. Elle occupe la plus grande partie de la muqueuse qui est détruite complétement. Elle est recouverte par un muco-pus jaune verdâtre, visqueux, très-cohérent, dans lequel l'examen microscopique ne fait reconnaître qu'un grand nombre de leucocytes granuleux accumulés en amas épais et quelques hématies. Les trompes sont envahies par la matière tuberculeuse. Le péritoine, le vagin ne présentent aucune altération tuberculeuse. Les ovaires sont sains.

Les cas de tuberculose cervico-vaginale sont assez rares. MM. Virchow, Namias et Holmes Coote en rapportent chacun un exemple. Ce dernier auteur compare cette affection aux lésions superficielles de la tuberculose laryngée. M. Homolle, ainsi que je viens de le dire, en a signalé un quatrième cas. Comme M. Holmes Coote, il compare les lésions cervico-vaginales à celles de la muqueuse du larynx. « Elles pourraient, de même, dit-il, être comparées aux ulcérations superficielles, multiples et sinueuses de la base de la langue et de l'isthme du gosier, si bien décrites par M. le professeur Julliard, de Genève. »

En même temps que les lésions qui se montrent ainsi que je viens de le dire sur l'utérus, le vagin, les trompes, l'ovaire, le péritoine, j'ai pu constater dans quelques cas la lymphangite et l'adénite pelvienne. Ces lésions sont très-étendues. On constate, dans les ligaments larges, des traînées lymphatiques nombreuses, peu douloureuses, en général, à moins que le tissu cellulaire ambiant ne soit atteint; on les retrouve le long des parois du bassin, sur les parties latérales, en avant et en arrière. Sur leur trajet, on trouve de nombreux ganglions, en général petits, du volume d'une lentille à celui d'une noisette, peu douloureux à la pression et répandus de même çà et là dans la cavité pelvienne. Lorsque le vagin est altéré, on constate en même temps des ganglions post-pubiens douloureux.

§ 42. 2° *Métrite cancéreuse.* — Je devrais étudier ici cette métrite ou plutôt le cancer de l'utérus, car il est difficile, sinon impossible, ainsi que je l'ai dit, dans l'état actuel de la science, d'avoir une opinion formelle sur les diverses questions que soulève ce problème. Pourtant l'opinion que j'ai émise à savoir : que la métrite est consécutive à la production hétéromorphe me paraît résulter des travaux actuels sur le cancer. Je crois qu'il est impossible d'admettre avec l'école physiologique que l'affection cancéreuse dérive de l'inflammation, que celle-ci peut se terminer par celle-là. Comme je l'ai dit, l'inflammation peut, dans certains cas, jouer le rôle de cause déterminante; elle peut, chez certaines femmes, prédisposées ou non, déterminer l'éclosion de la dégénérescence cancéreuse. Mais elle n'en est pas le premier terme ; elle joue par rapport au cancer le même rôle que les fonctions physiologiques de l'utérus jouent par rapport au développement de la métrite constitutionnelle. C'est là son seul rôle, je le répète. Aussi je préfère traiter spécialement le cancer de l'utérus, en faire une étude séparée, d'autant plus que, n'ayant que des rapports éloignés avec celle de la métrite, elle l'entraverait et viendrait compliquer un travail déjà assez difficile par lui-même.

III. LÉSIONS DES ANNEXES DE L'UTÉRUS.

§ 43. La métrite, surtout quand elle est intense, détermine souvent des inflammations de voisinage plus ou moins prononcées. L'inflammation des lymphatiques utérins est sans contredit la lésion la plus fréquente qui se montre dans le cours de la métrite. Les exemples nombreux que j'ai observés dans mon service me permettent de l'affirmer. Lorsqu'on rapproche ces faits de ceux observés par MM. J. Lucas-Championnière, A. Guérin, après l'accouchement, on ne peut douter que ces traînées et ces petites tumeurs, constatées pendant la vie, ne soient constituées par l'inflammation des lymphatiques de l'utérus et des ganglions qu'ils traversent ; du lymphatique enflammé, l'inflammation gagne le tissu cellulaire péri-lymphatique; il y a à la fois endolymphangite et péri-lymphangite. Cette péri-lymphangite me paraît devoir être considérée comme la principale cause de l'induration qui accompagne la lymphangite et détermine sur le trajet enflammé l'apparition d'un cordon noueux. Les ganglions auxquels aboutissent ces lymphatiques, présentent toujours des traces d'inflammation. Dans quelques autopsies, citées par M. Alph. Guérin, cet auteur a pu constater leur suppuration. Je me propose de m'étendre plus longuement sur ce sujet à la symptomatologie et de démontrer que cette lésion est tellement fréquente qu'elle constitue un symptôme de l'affection utérine bien plutôt qu'une complication.

Dans la métrite aiguë, surtout dans la métrite traumatique, dans la métrite par perforation, comme dans la métrite dite puerpérale, le péritoine participe à l'inflammation utérine. On constate que la partie de cette séreuse qui recouvre le globe utérin est injectée, épaissie par des fausses membranes. Le tissu sous-séreux lui-même est épaissi et infiltré ; aussi le péritoine se détache facilement de la surface utérine.

Le tissu cellulaire péri-utérin que traversent les lymphatiques pour se rendre dans les ligaments larges peut être enflammé, épaissi, infiltré et le siége d'une suppuration parfois abondante (phlegmon du ligament large, péri-métrite). Le péritoine qui recouvre ces lymphatiques présente de même des fausses membranes, indice de l'inflammation péritonéale qui se montre souvent dans la métrite (pelvi-péritonite). C'est par suite de ces inflammations possibles qu'on rencontre si souvent à l'autopsie les brides fibreuses, les adhérences qui maintiennent l'utérus dans les positions les plus vicieuses et les plus diverses. Enfin on rencontre parfois une altération de la trompe et de l'ovaire (salpingite, ovarite).

Ces inflammations développées dans les parties voisines de l'utérus reconnaissent, ainsi que je l'ai dit à plusieurs reprises, la lymphangite et l'adénite utérine comme point de départ. Des lymphatiques et des ganglions, l'inflammation s'est propagée au tissu cellulaire péri-utérin, à celui des ligaments larges ou au péritoine pelvien, et probablement aussi à la trompe et à l'ovaire dont les lymphatiques viennent se réunir à ceux de l'utérus. A un premier degré, ces inflammations sont peu prononcées, elles ne constituent qu'un symptôme de la métrite ; elles n'exigent la plupart du temps aucun traitement spécial. Mais, dans certains cas, notamment lorsque la métrite est aiguë ou subaiguë, elles peuvent prendre un grand développement et constituer les lésions principales qui priment la métrite et nécessitent un traitement des plus actifs.

Du côté du vagin, on trouve souvent des lésions inflammatoires qui tantôt sont bornées à la partie supérieure du conduit, tantôt atteignent toute son étendue et la vulve elle-même. On trouve une vaginite caractérisée par une rougeur excessive de la muqueuse vaginale, accompagnée de granulations rouges, saillantes, parfois saignantes. Quand la vaginite est générale, la vulve, la face interne des cuisses sont le siége d'une inflammation intense caractérisée par une rougeur vive de la muqueuse qui est parfois dépouillée de son épithélium.

V. — Symptomatologie.

§ 44. La symptomatologie de la métrite comporte : 1° l'étude des symptômes locaux et généraux de la métrite aiguë et chronique; 2° celle des symptômes sympathiques; 3° celle des symptômes généraux appartenant à la maladie constitutionnelle qui tient sous sa dépendance la métrite. Cette étude nous conduit ainsi à bien apprécier les modalités cliniques diverses que revêt la métrite, suivant la prédominance de tel ou tel signe, de tel ou tel symptôme général ou sympathique, suivant le tempérament, la constitution de la malade, suivant l'existence de telle ou telle maladie constitutionnelle. La connaissance de cette triple symptomatologie peut seule conduire le médecin au but qu'il désire atteindre, c'est-à-dire au diagnostic de l'affection, au diagnostic de sa cause, au diagnostic de son origine et par cela même aux véritables indications du traitement de la métrite.

Mais, avant de commencer cette étude, je crois utile de faire connaître les moyens que doit employer le médecin pour arriver au diagnostic local de l'affection utérine. Ces moyens, en effet, sont au diagnostic des affections utérines ce que la percussion, l'auscultation sont aux affections du poumon, du cœur. Ces moyens sont au nombre de quatre, savoir: la palpation abdominale, le toucher vaginal et rectal, l'examen au spéculum, le cathétérisme utérin.

§ 45. La *palpation abdominale* fait constater la sensibilité, la température de la région hypogastrique, les altérations de volume, de consistance et de souplesse, survenues du côté des organes contenus dans la cavité pelvienne. Associée au toucher vaginal et au toucher rectal, elle acquiert une valeur considérable, ainsi que je le dirai plus loin.

On peut l'exercer de deux manières : la femme étant debout, ou couchée. Pour pratiquer la palpation, la femme étant debout, on porte la main à plat sur la région ombilicale et l'on descend progressivement jusqu'au pubis ; on constate ainsi l'élévation de la température de cette dernière région, circonstance qui indique une inflammation de l'utérus ou des annexes. Pour constater la douleur, on exerce une pression douce et méthodique sur les différents points de la région hypogastrique et le plus souvent on arrive à reconnaître son siége véritable et à soupçonner la lésion dont elle dépend. Si, la main appliquée à plat sur l'abdomen et soulevant la masse des viscères intestinaux, la malade ressent du soulagement, on peut en conclure que la pression intestinale est douloureuse et qu'il existe une affection de l'utérus ou des annexes ; il en est de même si la malade ressent de la douleur, lorsque la main, après avoir soulevé en haut ces viscères, les laisse retomber brusquement. Ce mode d'exploration peut même donner lieu à certaines indications thérapeutiques ; dans le premier cas, celle de porter une ceinture hypogastrique qui s'oppose à la pression des viscères sur l'utérus ; dans le second cas, celle d'éviter tous les exercices violents qui pourraient donner lieu au choc douloureux produit par la main du médecin.

La palpation pratiquée, la femme étant couchée, les jambes légèrement fléchies et écartées, la tête reposant sur un oreiller, afin de mettre les muscles abdominaux dans le plus grand relâchement possible, donne des renseignements plus précieux encore. En effet, non seulement elle permet de constater l'augmentation de la température, le siége de la douleur, la souplesse ou la résistance des parois abdominales, mais grâce à la dépression profonde que l'on peut fait subir à ces parois, avec l'extrémité des doigts, on peut constater l'existence d'altérations beaucoup plus profondes. Le plus souvent on ne peut arriver à un diagnostic exact par ce seul moyen, les différents viscères contenus dans les cavités abdominale et pelvienne fuyant sous le doigt qui les cherche ; mais, associée au toucher vaginal, la palpation permet, ces organes étant fixés, de constater la situation exacte de chacun d'eux et les altérations dont ils sont le siége. A côté de la palpation abdominale, il faut ranger la percussion qui, quelquefois dans le cas de métrite parenchymateuse, fait découvrir une matité de deux travers de doigt au-dessus du pubis. L'inspection de même ne doit pas être négligée, car l'aspect de la forme du ventre, aplati ou légèrement bombé, saillant, tympanique, comme il arrive quand l'inflammation porte plus spécialement sur la muqueuse utérine, vient en aide au diagnostic.

§ 46. Le *toucher vaginal*, M. Courty l'a dit avec raison, est le moyen principal qui doit être employé par le médecin pour le diagnostic d'une affection de l'utérus ou des annexes. Le spéculum n'est qu'un moyen de contrôle et parfois un moyen de révision des sensations obtenues par le toucher. Tous les gynécologues partagent cette opinion. On ne peut étudier une affection de la matrice sans pratiquer le toucher vaginal et même le toucher rectal, de même qu'on ne peut étudier une affection du poumon ou du cœur sans la percussion et l'auscultation. Il faut donc revenir à ce moyen qui a été trop négligé, lors de l'apparition du spéculum. Cet instrument, croyait-on, devait rendre les plus grands services dans les études de gynécologie; aussi s'est-on appliqué à le perfectionner de façon à faciliter la constatation *de visu* de la lésion. C'est là, en effet, son rôle, rôle bien restreint si on le compare à celui que fournissent le toucher vaginal et le toucher rectal. Le toucher vaginal nous fournit des renseignements les plus utiles, des appréciations que nul autre instrument ne peut mettre à notre portée. C'est ainsi qu'il nous renseigne tout d'abord sur l'état de la vulve, sur sa plus ou moins grande humidité, sur sa sensibilité plus ou moins exquise, sur sa conformation plus ou moins normale, sur la contraction plus ou moins grande, plus ou moins énergique du muscle constricteur du vagin. Il nous permet de constater l'état de la muqueuse vaginale, sa température, sa sécheresse ou son humidité, ses rugosités, sa sensibilité, sa conformation. Il nous fournit des appréciations exactes sur la situation de l'utérus, sur les déviations que cet organe subit autour de son axe, sur sa mobilité, sur son volume, sur sa sensibilité. Par le toucher vaginal, le médecin se rend un compte exact de la conformation du col utérin, de son volume, de ses diamètres antéro-postérieur et longitudinal; il apprécie l'état de l'orifice interne, son ouverture plus ou moins grande, plus ou moins régulière, le volume des lèvres qui le limitent. Il permet, ce que ne peut faire le spéculum, de savoir si les culs-de-sac sont intacts, douloureux, s'il n'existe pas une lésion des parties voisines, des annexes; lui seul notamment nous renseigne sur l'état des lymphatiques péri-utérins ou pelviens, sur celui du tissu cellulaire périutérin, des ligaments larges, sur l'état du péritoine, de la trompe, de l'ovaire. Enfin le toucher vaginal permet de délimiter assez exactement les tumeurs péri-utérines, de faire le diagnostic entre ces tumeurs et les affections de l'utérus. Combiné à la palpation abdominale, il facilite, ainsi que le disait le professeur Nélaton, le diagnostic entre les affections utérines et les affections péri-utérines. « Ces deux moyens réunis, disait le célèbre professeur dans ses savantes leçons cliniques, permettent toujours, entre des mains habiles, de différencier une tumeur pelvienne, adhérente ou non à l'utérus, d'une affection de cet organe; dans le cas d'affection utérine, la pression abdominale transmet au doigt placé sur l'utérus le mouvement, tandis qu'il y a seulement propagation lorsqu'il s'agit d'une tumeur péri-utérine. »

Après avoir exploré les organes génitaux externes et internes, il ne faut pas oublier de s'assurer de la nature, de l'odeur du liquide qui s'est déposé à la surface du doigt explorateur. On y trouve bien souvent des renseignements qui éclairent en partie la lésion vaginale ou utérine existante.

Le toucher vaginal se pratique, la femme étant debout ou couchée. Il est bon d'examiner la femme dans ces deux positions; chacune de ces deux méthodes, en effet, a ses avantages. Ainsi le toucher, pratiqué la femme étant debout, permet d'atteindre plus facilement le col de l'utérus quand il est très-élevé. C'est ce qu'on observe chez les jeunes filles, chez les femmes douées d'un embonpoint considérable, chez les femmes dont l'utérus est distendu par le produit de la conception ou par une tumeur fibreuse. Ce même moyen permet de constater le ballottement, l'un des signes caractéristiques de la grossesse, le poids de l'utérus enflammé, sa véritable situation dans l'excavation pelvienne, ses changements de position, flexions, versions, élévation, abaissement, pouvant se modifier quand la femme est couchée.

Le toucher vaginal, pratiqué la femme étant couchée, permet de se rendre un compte plus exact des lésions, des tumeurs péri-utérines, de les distinguer de celles qui sont formées par le corps de l'organe dévié ou fléchi. Enfin, il peut être plus facilement combiné avec la palpation abdominale. Le toucher vaginal pratiqué, la femme étant en pronation latérale gauche, n'est pas usité en France. Ce moyen offre, en effet, moins d'avantage que les deux autres ; il ne permet pas de s'assurer aussi facilement de la position de l'utérus, des déviations qu'il peut subir ; enfin, il ne permet pas de combiner la palpation abdominale avec le toucher vaginal.

Le *toucher rectal* doit être pratiqué toutes les fois que les renseignements fournis par les deux moyens d'exploration précédents laissent planer quelques doutes sur l'affection utérine ou sur l'affection des annexes. En effet, le toucher rectal fournit les plus précieux renseignements sur l'état de l'utérus, notamment sur la face postérieure, sur les bords du corps utérin, sur l'état des ligaments larges, sur les tumeurs rétro-utérines et sur la lymphangite et l'adénite pelvienne.

Le toucher vaginal et le toucher rectal peuvent être pratiqués isolément ou bien combinés avec la palpation abdominale. Le toucher vaginal, combiné avec la palpation abdominale, permet de se rendre un compte plus exact du volume et de la sensibilité de l'utérus. Par ce moyen, en effet, on tient pour ainsi dire, l'utérus entre ses deux mains, on peut l'explorer avec plus de facilité et en pressant sur le col avec le doigt introduit dans le vagin, tandis que l'autre main, appliquée sur l'hypogastre, maintient le corps de l'organe, on juge parfaitement du degré de sensibilité de l'organe. Combiné avec l'exploration de la vessie au moyen d'une sonde, il renseigne sur l'état de la paroi vésico-vaginale et sur l'absence de l'utérus. Le toucher rectal, combiné avec la palpation abdominale qui maintient ou abaisse l'organe, permet d'explorer une plus grande partie de la face postérieure de l'utérus. Enfin les deux touchers, vaginal et rectal, combinés permettent d'apprécier l'état de la cloison recto-vaginale, sa conformation, son épaisseur et les diverses altérations dont elle peut être le siége.

Le toucher vaginal, on le voit, est un moyen d'exploration qui donne au médecin les renseignements les plus précieux, les plus exacts pour le diagnostic des affections de l'utérus et de ses annexes. Il n'est donc pas étonnant que les gynécologistes, notamment M. le professeur Courty, aient précisé aussi exactement que possible les règles que le médecin doit suivre pour tirer du toucher vaginal tous les éléments du diagnostic. L'exploration digitale n'est pas aussi facile qu'on le pense. M. Alphonse Guérin (1) l'a dit avec raison « pour cette exploration comme pour tout ce qui dépend de nos sens ce n'est qu'avec de l'habitude que l'on arrive à bien discerner les parties que l'on explore ; il existe des précautions sans lesquelles l'exploration est illusoire. » L'exercice pratique journalier d'un moyen d'exploration donne au médecin l'adresse, en même temps qu'il lui donne la connaissance exacte des parties normales ou anormales de l'organe exploré. C'est pour répondre à ces conditions que mes conférences cliniques ont été instituées à l'hôpital de Lourcine. Tous les élèves ou médecins qui suivent mon service de gynécologie sont mis à même de pratiquer le toucher vaginal et le toucher rectal.

Comment doit-on pratiquer le toucher vaginal ? Il peut être pratiqué, ai-je dit, de trois manières différentes : la femme étant debout, couchée ou en pronation latérale gauche ou droite. « Pour pratiquer le toucher debout, dit M. Courty, on adosse la femme à un meuble, les jambes modérément écartées, le corps incliné en avant de manière à relâcher les muscles abdominaux, quelquefois une main ou les deux mains appuyées au dossier d'un fauteuil, pour faciliter à la femme cette inclinaison. Le médecin à genoux ou assis sur un siége peu élevé introduit la main droite sous les vêtements, l'indicateur étant préalablement enduit d'un corps gras, autant pour le préserver du contact des liquides virulents qui peuvent être sécrétés par les parties génitales que pour faciliter l'introduction de cet organe, surtout chez les vierges ou chez les femmes qui n'ont pas eu d'enfants. Il remonte le long de la cuisse droite et cherche à arriver à la commissure postérieure de la vulve, en tâchant d'éviter par-dessus tout en arrière l'anus et en avant le clitoris, dont l'attouchement impressionne toujours les femmes d'une manière pénible et choquante. » Arrivé à cette commissure, l'indicateur déprime la fourchette et pénètre dans le vagin en suivant la paroi postérieure ; il arrive ainsi sur le col utérin, sur les culs-de-sac qu'il explore facilement. Dans cette exploration, il faut, comme le recommande cet auteur, tenir les doigts dans l'extension fortement écartés de l'indicateur destiné à l'exploration, le pouce dirigé en avant vers le sommet de la vulve, en dehors du clitoris,

(1) A. Guérin, *Maladies des organes génitaux externes de la femme*. Paris, 1864.

appuyant sur la grande lèvre ou en dehors d'elle, tandis que les trois derniers doigts portés en arrière appuient sur le périnée et l'anus et le soulèvent au besoin dans le but de raccourcir la longueur du vagin et de rapprocher l'indicateur du col utérin et des culs-de-sac. Pour pratiquer le toucher pendant que la femme est couchée, il faut prier la malade de fléchir les membres inférieurs et d'écarter légèrement les cuisses, afin de faciliter l'introduction du doigt qui arrive à la vulve, soit en passant entre les cuisses, soit en passant au-dessous de la cuisse la plus rapprochée. Enfin dans le toucher, pratiqué pendant que la femme est en pronation latérale gauche ou droite, on fait placer la malade sur le côté gauche ou droit, le dos tourné du côté du médecin, la tête reposant sur le côté opposé du lit, la jambe gauche étendue et la droite fléchie ou réciproquement, suivant la pronation latérale donnée à la malade. Ce moyen est exclusivement usité en Angleterre et offre à mon avis moins d'avantages que les autres, car il ne permet pas d'associer le toucher vaginal au palper abdominal. Chez la jeune fille vierge, au lieu de faire écarter les cuisses, il faut recommander de les tenir rapprochées afin d'éviter la tension de la membrane hymen, et procéder très-lentement afin de ne pas déterminer une contraction spasmodique du constricteur de la vulve. Si cette contraction spasmodique se produit, il suffit d'attendre quelques instants. Quelquefois au lieu d'introduire un seul doigt dans le vagin, il peut être utile d'en introduire deux à la fois, l'indicateur et le médius.

Cette position différente de la femme debout, couchée ou en pronation latérale, n'est pas à négliger dans certains cas, chacun de ces moyens pouvant, comme je l'ai déjà dit, soit fournir des renseignements différents, soit compléter les renseignements déjà obtenus.

Le toucher vaginal se pratique généralement avec l'indicateur de la main droite. J'engage les praticiens à se servir alternativement de la main droite et de la main gauche suivant que l'exploration des culs-de-sac doit porter à droite ou à gauche. J'y vois une facilité plus grande pour l'exploration, la pulpe du doigt, partie la plus sensible, étant toujours tournée du côté de la lésion ; j'y vois surtout l'absence de douleur occasionnée à la malade par la rotation qu'il faut faire subir au poignet pour bien apprécier l'état des parois pelviennes, pour rechercher notamment l'état des vaisseaux et des ganglions lymphatiques. Mes élèves n'ont qu'à se louer de l'habitude que je leur ai fait prendre de pratiquer ainsi le toucher tantôt avec la main droite, tantôt avec la main gauche.

Quand on a reconnu la nécessité de pratiquer le toucher rectal, il faut retirer le doigt du vagin et le porter immédiatement du côté de l'anus, sans avertir la femme de ce nouvel examen auquel elle pourrait se refuser. L'indicateur, introduit dans le rectum, rencontre d'abord l'ampoule rectale souvent remplie de matières fécales. Aussi, quelque temps avant de procéder à l'examen des parties génitales, est-il bon de faire prendre un lavement autant d'ailleurs pour faciliter le toucher vaginal que le toucher rectal. En portant la pulpe du doigt en avant, on rencontre la face postérieure du col et du corps utérin qu'il est beaucoup plus facile d'explorer par ce moyen ; après cette exploration, on promène le doigt de chaque côté de l'utérus, afin de s'assurer de l'état d'intégrité des annexes, des vaisseaux et des ganglions lymphatiques. Pour pratiquer simultanément le toucher vaginal et le toucher rectal, on fait pénétrer l'index d'une main dans le vagin et celui de l'autre main dans le rectum. M. Gallard préfère se servir de l'index et du médius de la même main ; il introduit l'index dans le vagin, le médius dans le rectum. De cette manière, il combine les trois moyens d'exploration : la palpation abdominale, le toucher vaginal et le toucher rectal.

Quel que soit le procédé employé, il ne faut jamais prolonger trop longtemps un examen qui est toujours désagréable ; il faut procéder avec lenteur, avec beaucoup de douceur et provoquer le moins de douleur possible. Même pratiqué avec ménagements et selon toutes les règles de l'art, le toucher vaginal a pu donner lieu à des accidents redoutables. M. Poncet de Lyon (1) a publié une observation de péritonite suraiguë suivie de mort après un simple toucher vaginal. M. le docteur Gillette (2) rapporte un exemple analogue dont il avait été témoin pendant son internat chez Nélaton. Il s'agit d'une femme de quarante ans, entrée dans le service pour un léger abaissement utérin, et chez laquelle un simple toucher vaginal pratiqué par Nélaton lui-même, avec les précautions qu'il savait apporter à toutes ses explorations, fut la cause d'une

(1) *Gaz. médicale*. Paris, 1878.
(2) *Ibid.*

péritonite suraiguë qui entraîna la mort en quarante-huit heures. M. le professeur Verneuil a appelé l'attention sur des exemples à peu près semblables, chez des femmes affectées de polypes ulcérés de l'utérus. Certes, dans ces cas, le toucher vaginal n'a pas produit cette lésion par lui-même; elle existait avant à l'état subaigu ou à l'état chronique, mais il a suffi pour déterminer une poussée inflammatoire avec sa terminaison fatale. Ces accidents, qui sont heureusement fort rares, seraient bien plus à redouter si, au lieu de pratiquer le toucher avec douceur, on le pratiquait sans ménagements et avec brusquerie.

§ 47. *L'examen au spéculum* doit suivre l'exploration digitale ; c'est, je l'ai dit, un moyen de contrôle qu'il ne faut pas négliger, qui est nécessaire. Non seulement il redresse souvent les erreurs de sensations fournies par le doigt, mais encore, il renseigne le médecin sur l'état des muqueuses vaginale, utérine, sur leur coloration, sur les éruptions dont elles peuvent être le siége, sur les granulations, les ulcérations du col, leurs caractères, leur forme, leur nature, car les sensations données au doigt par ces différentes lésions sont souvent trompeuses. Cet examen fait constater l'état de l'orifice utérin, des lèvres de cet orifice et même de la muqueuse cervicale. Enfin, il fournit des renseignements précieux sur les caractères physiques du liquide utérin, caractères, on le sait, qui ne sont pas à négliger lorsqu'on veut savoir sur quel segment de l'utérus porte plus spécialement l'inflammation.

Je n'ai pas à indiquer ici les innombrables spéculums qui ont été construits d'après les indications des médecins. Je rappellerai seulement qu'il existe deux espèces de spéculum : le spéculum plein et le spéculum à valves. Le spéculum plein, connu sous le nom de *spéculum de Récamier*, est formé d'un tube métallique qui a la forme d'un cône et dont les parois intérieures sont polies pour refléchir les rayons lumineux et éclairer le col utérin. L'extrémité la plus rétrécie est fermée à l'aide d'un embout conique, qui en facilite l'introduction. On le construit en métal, en bois, en ivoire, en verre étamé, recouvert de caoutchouc durci (Fergusson). Ce dernier offre sur les autres l'avantage d'éclairer fortement le col de l'utérus. De plus l'extrémité utérine, étant taillée en bec de flûte, la paroi la plus longue étant en rapport avec la paroi postérieure du vagin, il est plus facile de l'introduire et d'embrasser le col. C'est, à mon avis, de tous les spéculums pleins, celui qui réunit le plus d'avantages, au point de vue de l'examen du col. Mais il faut toujours en avoir de plusieurs calibres pour l'adapter aux dimensions différentes de la vulve. Le spéculum plein sert également pour l'application des sangsues sur le col, le tamponnement du vagin, la cautérisation du col au fer rouge; mais, dans ce dernier cas, il faut se servir de préférence d'un spéculum plein en bois ou en ivoire, afin de protéger les parois du vagin contre le rayonnement de la chaleur.

Les spéculums à valves les plus employés sont les spéculums bivalves de MM. Ricord et Cusco. Le spéculum de M. Ricord se compose de deux valves, reliées entre elles par une articulation située du côté où se trouve le manche, et présentant du côté opposé entre l'écartement des valves un espace vide qui permet de retirer le spéculum quand on a introduit l'hystéromètre dans la cavité utérine. Le spéculum de M. Cusco, plus court que celui de M. Ricord, permet de voir de plus près le col utérin; il se compose également de deux valves élargies à leur extrémité utérine et réunies entre elles à leur extrémité opposée par une articulation qui correspond à l'orifice vulvaire. Il existe un très-grand nombre de spéculums, tels que le spéculum à trois valves, dit de recouvrement, à quatre valves, à une seule valve (spéculum de Sims), le spéculum grillagé, etc. Ces spéculums ne sont pas généralement employés ou du moins ils ne le sont que dans des cas bien déterminés; je me borne à faire connaître ceux dont l'usage est journalier et qui sont aptes à faciliter l'examen *de visu* des organes génitaux internes. Le spéculum, quelle que soit la forme employée, doit être un instrument d'un maniement facile. Il doit, en outre, répondre à cette double indication: éclairer distinctement toutes les parties soumises à l'examen et être d'une introduction non douloureuse pour la femme. Je n'insiste pas sur les préceptes qui ont été si bien donnés par les gynécologues pour l'introduction du spéculum, introduction qui n'est pas toujours aussi facile qu'on pourrait le croire. Ce serait sortir des limites que je me suis imposées dans la rédaction de ce traité clinique. Je dirai seulement que le médecin doit toujours reconnaître la position du col utérin, à l'aide du toucher, avant de procéder à l'introduction du spéculum; de cette façon il évitera d'imprimer à l'instrument des mouvements de rotation ou de latéralité qui sont parfois très douloureux pour la femme. La position du col reconnue, le médecin, ayant soin d'écarter les petites lèvres avec la main restée libre, présente le spéculum à la vulve, en l'appuyant sur la fourchette ou sur l'hymen lorsqu'il s'agit d'une femme non déflorée, il évite ainsi de comprimer trop fortement le méat urinaire, compression quelquefois très-douloureuse, lorsqu'il existe une uréthrite, une inflammation du méat; l'anneau vulvaire étant franchi, il fait cheminer lentement l'instrument, en lui faisant exécuter de légers mouvements de rotation, lorsque le spéculum est plein, de façon à déprimer les plis du vagin et à se rendre ainsi compte des lésions que ce conduit peut présenter. Arrivé sur le col, il ramène cet organe dans l'axe de l'instrument; il débarrasse le col à l'aide d'un pinceau des mucosités qui le baignent et qui ne permettent pas de reconnaître les lésion dont il est le siége; le médecin contrôle alors les notions fournies par le toucher; il les revise quelquefois, et il en acquiert de nouvelles qui ne sont données que par cet instrument. Puis, l'examen terminé, il fait tous les pansements reconnus utiles pour le traitement des affections du col ou de la cavité interne de l'utérus.

§ 48. Le *cathétérisme utérin* est le quatrième moyen que le médecin doit mettre en œuvre pour confirmer le diagnostic anatomique de l'affection. Cette opération se pratique au moyen d'un instrument désigné par Huguier (1) sous le nom d'hystéromètre. C'est une tige métallique arrondie, de 15 à 16 centimètres de longueur, de 2 à 3 millimètres de diamètre, dont l'extrémité destinée à pénétrer dans l'utérus est légèrement renflée et présente une courbure en rapport avec la direction normale de cet organe; la tige est divisée en centimètres; elle présente un curseur qui glisse sur elle et qu'on fait mouvoir soit à l'aide du doigt, soit au moyen d'une tige qui lui adhère. Il en existe de rigides, de flexibles; les premiers sont en argent. On leur donne la courbure voulue avant de s'en servir. Les deuxièmes sont en baleine; ils ont l'avantage de se plier au trajet plus ou moins irrégulier du col utérin. En général, il faut toujours posséder plusieurs cathéters de différents diamètres, afin qu'ils puissent s'adapter et mesurer les dimensions variables des orifices utérins et du canal cervical.

Il est, en effet, très-important de connaître exactement le diamètre de l'orifice interne; lui seul, combiné avec le plus ou moins d'insensibilité des parois de l'orifice ou du canal cervical, fournit

(1) Huguier *de l'hystérométrie*. Paris, 1865.

des bases sérieuses pour le traitement de la sténose de cet orifice ou de ce canal. Aussi, dans ma pratique, je me sers de la filière Charrière qui me donne le diamètre de l'extrémité des divers cathéters que j'emploie.

Le cathétérisme utérin a pour but de s'assurer de l'état du canal cervical, de sa perméabilité plus ou moins grande, de la dilatation ou de l'atrésie plus ou moins complète des orifices, de la conformation, de la longueur du conduit cervico-utérin et dans certains cas de l'épaisseur des parois utérines. Cette opération n'a pas seulement pour but de confirmer le diagnostic ; elle peut devenir un moyen de traitement, notamment pour redresser l'utérus, le ramener dans sa position normale alors qu'il a subi une déviation quelconque. Je n'insiste pas sur ce dernier emploi du cathéter utérin, devant y revenir à propos des déplacements de l'utérus.

Le cathétérisme utérin, appliqué d'abord par Levret, a surtout été très-bien étudié par Simpson, Huguier, Valleix, Kiwish. Aujourd'hui tous les gynécologues sont unanimes pour proclamer avec M. Gallard que ce moyen d'exploration est indispensable pour l'étude des affections de l'utérus.

Cette opération, pratiquée par une main exercée, n'offre aucun danger; mais il existe des cas où il faut s'en abstenir. « Comme le toucher et le spéculum, dit Huguier, l'hystérométrie a des inconvénients et peut être suivie d'accidents qui diminueront de jour en jour à mesure qu'elle sera mieux connue et appliquée dans des circonstances opportunes. » Pour ne pas s'exposer à un accident, il ne faut jamais pratiquer le cathétérisme dans le cas de métrite aiguë, dans la première période de la métrite chronique, lorsqu'on soupçonne un ramollissement des parois utérines. On ne le pratiquera pas après l'accouchement, et, ai-je besoin de le dire, toutes les fois que la femme sera enceinte ou soupçonnée de l'être ; aussi, avant d'introduire le cathéter, faut-il toujours s'informer de l'époque où les règles sont apparues pour la dernière fois et acquérir la certitude qu'il n'existe pas une grossesse au début; il faudra aussi s'en abstenir lorsqu'il existera une pelvi-péritonite ou une lymphangite pelvienne aiguë. C'est parce que certains gynécologues n'ont pas tenu compte de ces contre-indications, que la science compte dans ses annales quelques cas funestes, mortels même, survenus à la suite du cathétérisme utérin.

A part le fait de la perforation de l'utérus, résultat de l'inhabileté de l'opérateur ou de la témérité de certains gynécologistes allemands, parmi lesquels je citerai notamment Hœning, qui n'a pas craint dans un but d'inexplicable curiosité de perforer plusieurs fois l'utérus, le cathéterisme utérin ne doit être jamais mis en cause dans les cas signalés par les auteurs. Appliqué intempestivement, il a été la cause de l'explosion des accidents péritonéaux, de même que le toucher vaginal, l'application du spéculum, une cautérisation du col, appliqués mal à propos, notamment dans le cas de métrite aiguë, d'une pelvi-péritonite, d'une lymphangite aiguë, ont été la cause du développement d'accidents promptement mortels. Le procédé n'est nullement en cause, c'est l'application faite à tort qu'il faut accuser.

Le manuel opératoire pour pratiquer le cathétérisme utérin est des plus simples et des plus délicats. J'en dirai seulement quelques mots. Avant tout, il faut s'assurer à l'aide du toucher vaginal de la direction de l'utérus ; puis on procède au cathétérisme utérin, le spéculum étant en place ou sans spéculum. Dans ce dernier cas, on porte l'indicateur de la main gauche sur l'orifice du col, on fait glisser sur sa face palmaire l'instrument ; lorsque le bec de l'instrument est arrivé jusqu'à l'orifice externe, on l'introduit doucement dans la cavité cervicale, en ayant soin de suivre la direction indiquée par le toucher vaginal. Arrivé à l'orifice interne, le cathéter est ordinairement arrêté ; le médecin éprouve une certaine difficulté à franchir cet orifice. Cette difficulté résulte soit d'un spasme des fibres circulaires qui entourent le col au niveau de l'isthme, soit d'un rétrécissement, d'une atrésie plus ou moins complète. Dans le premier cas, il faut attendre quelques instants, puis pousser l'instrument légèrement et d'une manière continue, le spasme cesse, le cathéter franchit l'orifice et pénètre dans la cavité utérine qu'il parcourt dans son entier. Au moment où le cathéter franchit l'orifice interne et au moment où il atteint le fond de la matrice, la femme ressent, dans le premier cas, une vive douleur à la région pubienne, et dans le deuxième dans tout l'abdomen et principalement au niveau de l'ombilic. Dans d'autres circonstances, ainsi que le dit M. Courty, les femmes éprouvent une sensation particulière de malaise et de soufffrance, qui va au cœur, suivant leur expression. Ces diverses sensations douloureuses, accusées par la malade, peuvent servir de guide au médecin et lui indiquer la situation occupée par l'extrémité du cathéter.

Lorsque le cathétérisme utérin est ainsi pratiqué, il ne survient aucun accident du côté de la matrice ou des annexes. Tout au plus s'écoule-t-il quelques gouttes de sang. Par suite de cette exploration le médecin se rend un compte exact de l'état du canal cervico-utérin, il en saisit les aspérités. Un curseur, placé sur l'instrument, lui donne les dimensions longitudinales de ce conduit. La facilité avec laquelle le cathéter joue dans la cavité de la matrice le renseigne sur la dilatation plus ou moins grande de cette cavité.

Lorsque l'obstacle, rencontré au niveau de l'orifice interne, ne tient pas à une contraction spasmodique, mais bien à un rétrécissement véritable, produit par l'inflammation, il ne faut pas vouloir passer quand même, car on s'exposerait à faire fausse route et à perforer les parois utérines; dans ce cas, il faut retirer le cathéter et essayer de franchir l'orifice avec un instrument de plus petit calibre. On arrive ainsi à connaître le degré du rétrécissement, à préciser les opérations qui sont nécessaires pour le faire disparaître et avec lui tous les accidents auxquels il donne lieu. Lorsque cet orifice, au contraire, est dilaté, le médecin n'éprouve aucun arrêt, la malade n'éprouve aucune douleur lorsque le cathéter franchit l'orifice interne; mais, lorsque l'instrument atteint le fond de la matrice, la femme accuse une sensation douloureuse au niveau de l'ombilic.

§ 49. Les auteurs ont cherché des instruments leur permettant d'explorer *de visu* la cavité utérine. Il est évident que cette exploration rendrait dans certains cas de grands services. Il serait intéressant notamment d'apprécier les lésions de la muqueuse qui donnent naissance à la leucorrhée, à la métrorrhagie, de connaître exactement le point d'implantation des polypes, des tumeurs utérines, afin d'en saisir le pédicule pour en opérer l'excision, l'arrachement et la cautérisation. Malheureusement jusqu'à ce jour, les instruments préconisés ne remplissent pas le but qu'on se propose. Ils sont plutôt destinés à pratiquer la dilatation du canal cervical et des orifices; aussi n'en parlerai-je qu'à propos du traitement. Je dois toutefois mentionner les instruments de Jobert et Blatin, de M. Desormeaux, qui ont pour but d'éclairer la cavité utérine sans la dilater.

Celui de M. Desormeaux se compose d'un tube dont l'extrémité externe est mise en rapport avec une petite lampe munie d'un réflecteur qui projette les rayons lumineux jusque dans la cavité utérine. Mais il faut le dire avec M. Gallard, cet instrument ne répond pas aux promesses qu'en attendait son inventeur. Si son utilité est grande pour l'urèthre de l'homme, ainsi que j'ai pu m'en assurer, il n'en est pas de même pour l'utérus. Cet instrument permet à peine de voir une partie du canal cervical. J'en dirai tout autant des spéculums à deux valves de Jobert et Blatin. L'exploration porte seulement sur une petite portion de la cavité du col.

Tels sont les divers moyens que le médecin doit mettre en œuvre pour faire le diagnostic anatomique d'une affection utérine. Il ne doit, je le répète, n'en négliger aucun, car ils ont tous leur valeur et leur utilité. Mettant à profit tous les moyens qui lui sont départis par la nature, faisant surtout œuvre d'une profonde et sagace observation, il sera à même de bien apprécier la valeur de chaque symptôme et par suite de porter le diagnostic de l'affection utérine qu'il a sous les yeux.

§ 50. — Symptomes locaux et généraux de la métrite. — Les différents modes d'exploration de l'utérus étant connus, je puis entreprendre la description de la symptomatologie de la métrite avec l'espoir d'être mieux compris du lecteur et de lui avoir facilité cette étude, qui n'est pas sans être hérissée de difficultés.

Ainsi que je l'ai dit déjà à propos de l'anatomie pathologique, je ne m'occuperai pas dans cette étude de la métrite dite puerpérale. J'ai donné les raisons de cette abstention. Je n'y reviendrai pas. Je vais examiner successivement les symptômes de la métrite aiguë et de la métrite chronique.

La métrite a un début des plus variables; tantôt elle débute franchement, elle est aiguë d'emblée ; tantôt, au contraire, et c'est le cas le plus commun, elle débute par l'état chronique; elle s'établit lentement et parfois si insidieusement que la malade n'a pas le plus léger soupçon de l'affection dont elle est atteinte, et qu'elle est étonnée d'apprendre que cette affection remonte à une époque plus ou moins éloignée.

Le début franchement aigu de la métrite est assez rare. Il s'observe cependant dans la métrite traumatique (traumatisme accidentel ou chirurgical) ; il s'observe dans celle qui survient à la suite d'une suppression brusque des règles, sous l'influence du froid, de fatigues ou de vives émotions. On l'observe encore dans la métrite dite balistique, dans la métrite produite par des excès de coït, dans la métrite qui survient après l'accouchement, après l'avortement, lorsque les règles hygiéniques ne sont pas scrupuleusement suivies.

A part ces différentes circonstances, le début est plutôt subaigu, les symptômes réactionnels de la métrite sont assez peu accusés et surtout ils sont de courte durée.

Le plus ordinairement le début de la métrite est insidieux, trompeur; il passe inaperçu. S'il existe quelques symptômes d'une affection inflammatoire, aiguë, tels que frissons, frissonnements, fièvre, douleur hypogastrique, ils ne durent que quelques heures; l'affection passe immédiatement à l'état chronique. C'est le début ordinaire de la métrite constitutionnelle ou diathésique. La maladie constitutionnelle ou diathésique se localise d'emblée sur l'utérus ou à la suite d'une cause insignifiante en apparence, incapable de faire naître par elle-même l'affection utérine. La métrite est donc le plus souvent chronique dès le début. A ce propos je dirai qu'il faut se garder d'une cause d'erreur fréquente. On prend souvent pour le début aigu d'une métrite les phénomènes généraux ou locaux dus soit à une lymphangite et à une adénite peri-utérine ou pelvienne, soit à une exacerbation de l'affection. Que le médecin interroge avec soin la malade, et il apprendra que depuis longtemps elle a de la leucorrhée, des douleurs pelviennes ou lombaires, etc., etc. La leucorrhée, en effet, est ordinairement le premier symptôme qui révèle l'existence de la métrite; c'est notamment la leucorrhée qui permet au médecin de soupçonner cette affection chez l'enfant, chez la jeune fille avant la puberté. Souvent même, chez la femme, il lui indique que l'utérus est malade et qu'il doit faire l'examen de cet organe. L'existence de ce symptôme montre donc que la métrite existait bien avant l'apparition des derniers accidents aigus, que ceux-ci ne sont pas l'indice du début de cette affection, mais de son exacerbation produite chez la jeune fille soit par l'instauration menstruelle, soit par les premiers rapports sexuels, soit encore par un accouchement, par un avortement. La métrite, jusqu'alors à l'état latent, ne se révélant que par un symptôme considéré jusqu'ici par les médecins comme n'ayant qu'une valeur insignifiante dans l'étude de cette affection, se reveille tout à coup par des accidents plus ou moins aigus, plus ou moins douloureux, qui font supposer au médecin qu'il assiste au début d'une inflammation utérine. Du reste, il faut bien le dire, les gynécologues n'ont rien fait pour éveiller l'attention des parents, des enfants, des jeunes filles, des femmes, sur la valeur morbide de ce symptôme; il en résulte qu'il est considéré généralement comme un phénomène normal. Ce n'est que par suite de l'abondance de l'écoulement leucorrhéique, par suite de son épaississement, par suite de sa coloration plus ou moins jaune, plus ou moins verdâtre ; ce n'est que parce que les enfants, les jeunes filles, les femmes voient leurs forces s'affaiblir, leurs fonctions digestives s'altérer, que les parents ou les femmes se décident à consulter un médecin. Je ne saurais assez le répéter, à l'état normal, la sécrétion de la muqueuse utérine est peu abondante, alors même qu'il existe, ainsi qu'on l'a prétendu, un état chlorotique. Donc, toutes les fois que cette sécrétion sera abondante, que le liquide sera altéré dans son aspect physique, dans sa constitution chimique, on pourra affirmer une inflammation de la muqueuse utérine, une métrite. Il est donc important d'être prévenu et de prévenir les familles afin de ne pas laisser passer inaperçue une affection qui, ainsi que je l'ai dit, doit être traitée dès son apparition; il est important, de même, pour le médecin, de bien savoir que l'affection qu'il a sous les yeux n'est pas à son début, qu'elle existe depuis un certain temps, afin qu'il puisse en poser le pronostic et les véritables indications thérapeutiques.

Le début de la métrite par l'état chronique a de tout temps frappé les auteurs. C'est ainsi qu'Aran s'exprime dans ses leçons cliniques : « Il est un fait positif, c'est que la plupart des affections de l'utérus ou de ses annexes qui se développent en dehors de l'état puerpéral, et un grand nombre de celles qui s'y montrent, sont chroniques d'emblée ; les maladies de l'utérus sont pour la plupart des maladies chroniques, alors même qu'on les voit se présenter avec des phénomènes aigus ou affecter une marche aiguë. »

M. Courty exprime la même idée à peu près sous la même forme : « alors même qu'une maladie utérine se présente avec un cortége de symptômes aigus ou affecte une marche aiguë, on peut dire que toutes les maladies utérines sont des maladies chroniques d'emblée. »

Quel que soit le début, la métrite une fois déclarée se traduit par deux ordres de symptômes : les uns locaux qui dépendent de l'affection utérine elle-même, les autres généraux qui tiennent au retentissement de la métrite sur l'organisme. A ces deux ordres de symptômes vient s'en ajouter un troisième, lorsque la métrite se développe chez un sujet en puissance d'une maladie constitutionnelle ou d'une diathèse, je veux parler des symptômes généraux de la maladie générale, sous l'influence de laquelle l'affection utérine s'est développée ou persiste à l'état chronique.

A. — Métrite aigue.

§ 51. La métrite aiguë débute tantôt par des symptômes locaux, tantôt par des symptômes généraux. Dans le premier cas, à la suite d'une des causes que j'ai signalées précédemment, tel qu'un traumatisme, un arrêt brusque du flux menstruel, etc., etc., la femme ressent des douleurs hypogastriques qui constituent pendant quelque temps, quelques jours même, le seul symptôme de la métrite; ces douleurs sont suivies de symptômes généraux : frissonnements, fièvre, inappétence, soif, etc., etc. Ce premier mode de début est le seul adopté par Aran. Pour cet auteur, en effet, la métrite aiguë débute toujours par des symtômes locaux, et jamais par des symptômes généraux. Dans le second cas, le début a lieu par un frisson suivi de fièvre, suivi de douleurs hypogastriques. Il est très-difficile de s'assurer de l'existence de ce frisson. D'abord parce que la métrite débute rarement sous les yeux du médecin ; puis, parce qu'étant ordinairement assez léger, se bornant à un frissonnement, il échappe à l'attention des malades. Aussi le médecin est-il rarement renseigné sur l'existence de ce symptôme. Pour ma part, je l'ai constaté un certain nombre de fois. Quoi qu'il en soit, il est certain que ce second mode de début est plus rare que le premier. Une fois déclarée, la métrite aiguë se traduit par un ensemble de symptômes fonctionnels généraux et de signes locaux.

§ 52. *a.* — Symptômes fonctionnels de la métrite aigue. — Les symptômes fonctionnels sont la douleur hypogastrique accompagnée de pesanteur pelvienne, de chaleur ardente à l'hypogastre, au vagin, à la vulve et quelquefois de battements artériels, la leucorrhée, les troubles de la menstruation.

§ 53. De tous ces symptômes, le plus marqué, celui qui attire le plus l'attention de la malade est la douleur abdominale. Qu'elle annonce le début de la métrite aiguë ou qu'elle vienne révéler une exacerbation de la métrite chronique, elle présente toujours les mêmes caractères. Elle est vive, lancinante, continue, augmentant progressivement à mesure que la maladie fait des progrès. Elle peut s'accompagner, notamment dans la métrite du corps, de véritables tranchées utérines, de douleurs expulsives plus ou moins violentes, arrachant des plaintes à la malade ; « l'obligeant, dit M. Courty, à fléchir les jambes sur les cuisses, les cuisses sur le bassin et à se pelotonner en quelque sorte sur elle-même pour faire cesser toute tension des muscles abdominaux, laquelle suffit comme la moindre pression pour augmenter la douleur. » Cette douleur s'exaspère sous l'influence de la pression, du palper abdominal, du toucher vaginal qui est quelquefois impossible au début. Elle se fait sentir à l'hypogastre, dans les fosses iliaques, surtout du côté gauche ; elle remonte quelquefois jusqu'à l'ombilic et dans les flancs ; elle se fait sentir aux lombes d'où elle se propage vers les articulations sacro-iliaques, sacro-coccygienne et le long de la partie interne des cuisses, jusqu'aux genoux ; parfois, enfin, elle se fait sentir dans les organes contenus dans le petit bassin (rectum, vessie). La douleur de ces organes est due tout d'abord à la compression que l'utérus enflammé, douloureux, augmenté de volume, exerce sur eux; plus tard, à la participation de chacun d'eux à l'inflammation utérine ; ce qui explique les douleurs expulsives qui surviennent chez les femmes affectées de métrite. Cette douleur s'accompagne parfois de battements artériels ressentis par la malade et que le médecin, dit M. Courty, peut constater en portant le doigt dans les culs-de-sac latéraux du vagin. Elle s'accompagne surtout de pesanteur pelvienne, plus ou moins prononcée.

Les malades ont la sensation d'un poids lourd et pénible dans le bassin avec engourdissement des membres inférieurs. Cette sensation de pesanteur augmente dans la station verticale ; elle diminue quand la malade est couchée. Ce phénomène morbide perçu par la malade a été attribué par les auteurs à une foule de causes différentes : déplacements de l'utérus, tiraillements des ligaments utérins, compression des nerfs et des organes voisins, augmentation réelle dans le poids de l'utérus déterminée par la congestion, etc., etc. M. Gaillard, chirurgien de l'Hôtel-Dieu de Poitiers, en donne une explication plus satisfaisante. D'après lui elle serait due « à la pression considérable que la colonne de sang contenue dans les veines exerce sur les parois de ces vaisseaux. Dans l'état normal, cette pression est supportée sans souffrance ; il n'en est plus de même quand les vaisseaux sont malades. » « Ce phénomène, ajoute ce chirurgien, est soumis aux lois de l'hydrostatique ; on peut le reproduire à volonté ; il s'aggrave dans la station verticale, parce que la pression de la colonne de sang est à son maximum ; il cesse dans la station horizontale parce que la pression est à son minimum ; la phlegmasie d'ailleurs restant toujours la même. »

§ 54. La malade se plaint également d'une sensation de chaleur ardente à l'hypogastre, au vagin, à la vulve, et souvent de prurit vulvaire plus ou moins prononcé qui se montre même en dehors de tout écoulement leucorrhéique.

§ 55. La leucorrhée utérine peut manquer, disent les auteurs, lorsque l'inflammation porte exclusivement sur le parenchyme. C'est une erreur. L'inflammation, en effet, n'est jamais limitée au parenchyme utérin en laissant la muqueuse intacte ; elle peut être prédominante sur le parenchyme, mais la muqueuse participe toujours plus ou moins à l'inflammation. Aran, M. Gallard partagent cette opinion. « Je doute pour ma part, dit Aran (1), que le catarrhe aigu de l'utérus puisse se montrer sans la coexistence à un degré quelconque de l'une ou de l'autre de ces affections (congestion, inflammation du parenchyme). » « Il est extrêmement rare, dit M. Gallard (2), de rencontrer la métrite parenchymateuse simple et isolée surtout à l'état d'acuïté. » Ailleurs il ajoute : « dans ce fait donc, qui, pendant sa première période, était un exemple, en quelque sorte un type de la métrite interne aiguë, nous trouvons plus tard l'inflammation du parenchyme unie à celle de la muqueuse. Ceci nous prouve une fois de plus que les faits cliniques ne se plient pas au gré de nos divisions scolastiques et ne se présentent jamais à nos yeux avec cette simplicité arbitraire et factice que les auteurs se complaisent à leur donner dans leurs livres, quoique le clinicien ne puisse jamais la retrouver au lit des malades. »

Et pourtant ces deux auteurs décrivent séparément une métrite parenchymateuse aiguë et une métrite interne ou muqueuse. Quant à moi, je l'ai dit, je n'ai jamais vu l'inflammation occuper un siége exclusif ; elle peut prédominer sur l'un ou l'autre des tissus de l'utérus, de même qu'elle prédomine sur l'un ou l'autre des segments ; mais jamais elle ne se développe exclusivement sur l'un d'eux sans que l'autre tissu ne participe tôt ou tard à l'inflammation. De même j'ai toujours vu la leucorrhée utérine se montrer

(1) Aran, *loc. cit.*
(2) Gallard, *loc. cit.*

dans l'inflammation de la matrice. Seulement il est bon d'ajouter que l'abondance de la sécrétion leucorrhéique est des plus variables et qu'elle est surtout en rapport avec la prédominance de l'inflammation sur le parenchyme ou sur la muqueuse utérine. Dans le premier cas, elle est peu prononcée ; souvent même elle ne se révèle qu'au spéculum. Dans le second cas, au contraire, elle est plus ou moins abondante, elle s'écoule par la vulve et vient mouiller la malade. L'apparition de ce liquide à l'entrée de la vulve est un signe carastéristique de métrite ; elle peut faire diagnostiquer cette affection en l'absence de toute exploration, en l'absence même de tout autre symptôme fonctionnel, pourvu que le liquide présente les caractères propres au liquide utérin.

La leucorrhée utérine est constituée par un liquide albumineux analogue à la glaire d'œuf cru, filant, visqueux, légèrement tenace. Selon les degrés de l'inflammation, ce liquide est tantôt transparent, muqueux, à réaction alcaline, renfermant des cellules d'épithélium cylindrique et pavimenteux; tantôt grisâtre, strié de blanc, de jaune, muco-purulent; souvent strié de sang, lorsqu'il vient du corps utérin ; à ce point, dit M. Gallard « que H. Bennet a pu dire, non sans raison, que l'écoulement sanguinolent est à la métrite interne ce que le crachat teinté de sang est à la pneumonie. » Tantôt enfin il est presque complètement purulent, comme on l'observe dans la métrite blennorrhagique par exemple.

La leucorrhée utérine, de même que le mucus utérin, présente des caractères physiques assez tranchés selon qu'elle provient de la muqueuse du corps ou du col. Est-elle due à une inflammation de la muqueuse du corps? C'est un liquide plus ou moins transparent, plus ou moins opaque, suivant la quantité de globules de pus qu'il contient, mais presque fluide, d'une faible consistance qui ne dépasse pas celle d'une solution de gomme. Il se laisse toujours facilement enlever avec le pinceau. Est-elle due, au contraire, à une inflammation de la muqueuse du col? C'est un liquide de même semi-transparent ou opaque, suivant la quantité de leucocytes qu'il renferme. Il diffère du précédent en ce qu'il est épais, glutineux, visqueux, tenace, qu'il forme un bouchon fortement adhérent à l'orifice utérin dont il est difficile de le détacher ; il se laisse étirer en longs filaments lorsqu'on cherche à le détacher avec un pinceau. Il faut bien se garder d'en faire l'extraction avec des pinces, car non-seulement on ne parvient pas à l'extraire de la cavité du col, mais encore on peut faire saigner la muqueuse, donner lieu à une petite hémorrhagie. Aussi les auteurs, notamment M. le professeur Pajot, ont proposé différents moyens pour le faire dissoudre. Le plus souvent l'inflammation n'est pas bornée à l'un des segments utérins, elle est étendue à toute la muqueuse utérine. Aussi le liquide leucorrhéique présente des caractères mixtes résultant du mélange du liquide du corps au liquide du col. Toutefois ce mélange n'est jamais assez intime pour empêcher de reconnaître la prédominance de l'inflammation sur l'une ou l'autre muqueuse.

Le liquide leucorrhéique s'écoule d'une manière continue, faisant sur le linge des taches jaunâtres, jaune grisâtre. Quelquefois il s'accumule dans la cavité utérine, retenu par un obstacle, siégeant au niveau de l'orifice interne ou par les mucosités du col faisant bouchon ; il en est chassé par les contractions de la matrice qui se traduisent par des tranchées, des coliques utérines qui cessent avec l'excrétion d'un flot de liquide tombant sur le vagin et sur la vulve. C'est dans ces cas de rétention dans la cavité utérine par un obstacle quelconque qu'on voit ce liquide s'écouler à flot après le cathétérisme qui a levé l'obstacle. D'après Aran, qui en rapporte un cas, ce liquide retenu dans la cavité utérine pourrait même se décomposer, prendre une odeur fétide et donner lieu à la formation de gaz.

Son abondance est en rapport avec l'inflammation. Elle diminue ou elle augmente suivant que celle-ci diminue ou augmente. Aussi est-ce une indication de l'exacerbation de l'inflammation utérine. Il n'est pas rare pour cette raison de la voir accrue au moment des règles, avant comme après leur apparition. Quand il il est abondant, ce liquide irrite les muqueuses sur lesquelles il s'écoule. C'est ainsi qu'il détermine l'inflammation du vagin, de la vulve et produit le prurit vulvaire, qui cependant peut exister en dehors de lui, comme je l'ai dit précédemment.

§ 56. La menstruation est toujours plus ou moins troublée, et ces troubles peuvent varier suivant la prédominance de l'inflammation sur le parenchyme ou sur la muqueuse de l'utérus. Le plus souvent les règles sont supprimées. Cette suppression a lieu lorsque la métrite survient pendant la période menstruelle.

La menstruation peut encore manquer lorsque la métrite survient dans la période intercalaire ; dans ce cas l'inflammation porte principalement sur le parenchyme. D'autres fois les règles sont diminuées sous le rapport de leur quantité et de leur durée ; dans certains cas, au contraire, l'écoulement menstruel est tellement abondant qu'il constitue une véritable ménorrhagie (métrite ménorrhagique de M. Hérard); dans certains, enfin, le flux sanguin périodique se prolonge plus ou moins longtemps, au delà du terme normal; les règles suivantes viennent plus tôt que la malade ne les attendait. Elles sont en avance de six, huit, dix, quinze jours; il en résulte que les règles sont plus abondantes, plus longues et plus rapprochées. Parfois même la période intercalaire n'existe plus, l'écoulement sanguin est presque continu. Dans ce cas il est très peu abondant dans l'intervalle des règles. L'augmentation de l'écoulement correspond à l'époque menstruelle. Dans certaines circonstances, l'abondance de l'écoulement se produit dans la période intercalaire, il y a une hémorrhagie utérine, une véritable métrorrhagie. Celle-ci peut se produire d'emblée et être assez abondante pour donner des inquiétudes; le plus souvent cependant elle est précédée pendant quelques jours par un écoulement muqueux sanguinolent.

Le sang menstruel peut être liquide ou en caillot dont l'expulsion est très douloureuse. Ces pertes de sang peuvent survenir sans cause occasionnelle; mais souvent elles viennent à la suite de fatigue à laquelle la malade s'expose, à la suite des excès qu'elle commet. Dans tous les cas, quand elles se prolongent, elles diminuent la force de résistance de la malade; elles déterminent une anémie rapide avec tout son cortège : pâleur des téguments et des muqueuses, palpitations, souffles vasculaires, troubles nerveux, etc., etc.

Qu'elles soient diminuées ou augmentées les règles sont le plus ordinairement douloureuses, la malade se plaint de douleurs abdominales, de coliques qui précèdent leur apparition de cinq à six jours, quelquefois plus, quelquefois de deux jours seulement. Ces douleurs peuvent cesser avec l'écoulement sanguin ou persister pendant toute la durée de ce dernier. Dans ce cas l'inflammation produit un rétrécissement de l'orifice interne du col utérin; l'écoulement se fait difficilement; l'utérus se contracte pour chasser le sang qui remplit sa cavité; ses contractions sont douloureuses; il existe en un mot une dysménorrhée.

§ 57. A coté de ces symptômes utérins, fournis par l'utérus lui-même, tels que douleur, leucorrhée, troubles de la menstruation, je citerai les troubles de voisinage observés du côté de la vessie et du rectum qui semblent tenir, au début, à la compression que l'utérus, lourd et enflammé, exerce sur ces organes et plus tard à l'inflammation qui s'en empare. La malade accuse des envies fréquentes d'uriner, du ténesme vésical, la miction est douloureuse, cuisante, les urines sont brûlantes, rouges, peu abondantes. Les selles sont douloureuses, elles s'accompagnent d'épreintes, de ténesme ; au début on observe le plus souvent de la constipation, puis plus tard une diarrhée glaireuse. Je mentionnerai, en outre, les douleurs observées dans les culs-de-sac vaginaux, au niveau de l'isthme utérin, sur les parois du bassin, au niveau du trou obturateur, sur la face antérieure du sacrum, douleurs dues à la lymphangite et à l'adénite, affections qui, ainsi que je l'ai dit, accompagnent toujours la métrite aiguë ou chronique.

§ 58. *b*. Signes physiques de la métrite aigue. — Les symptômes fonctionnels que je viens d'examiner permettent de soupçonner et même d'affirmer le plus souvent l'existence d'une métrite ; néanmoins le médecin doit toujours procéder à l'examen local à l'aide des moyens indiqués afin de constater les signes physiques qui viennent compléter le tableau de l'affection.

Le ventre est légèrement tuméfié, tendu, chaud, douloureux à la pression. L'élévation de la température de la région hypogastrique est plus grande que celle des autres régions de l'abdomen. Il est facile de constater cette élévation en promenant la main à plat sur cette région, en allant de haut en bas, de l'ombilic vers le pubis.

L'utérus est toujours plus ou moins augmenté de volume, plus lourd, très douloureux à la pression. Il est mobile, si les tissus voisins ne sont pas enflammés ; il occupe sa position normale ou bien il est dévié, fléchi soit à droite, soit à gauche, soit en avant, soit en arrière, en général il est légèrement abaissé. Le col utérin est toujours également plus ou moins augmenté de volume, saillant; chez les jeunes filles, il conserve sa forme conique à base supérieure. L'orifice est légèrement entrouvert. Chez les femmes qui ont eu des enfants, il est plus ou moins déformé, plus épais, plus court ; l'orifice transversal est plus ou moins élargi, entrouvert, il partage le col en deux lèvres, l'une antérieure, l'autre postérieure, plus ou moins saillantes qui se renversent en dehors. L'orifice donne passage au liquide leucorrhéique. Dans tous les cas, le col est plus mou, chaud, rouge, quelquefois violacé ; la rougeur est uniforme ou disposée par points séparés simulant une espèce d'éruption. La surface est lisse, unie ou bien inégale, par suite de saillies, plus ou moins fines, plus ou moins volumineuses, discrètes ou confluentes, rouges au début, légèrement jaunâtres plus tard, parsemant les lèvres du col, se prolongeant sur la muqueuse vaginale ou sur la muqueuse utérine elle-même. Ces saillies, ces petites éminences coniques résultent de l'inflammation des follicules de la muqueuse, de leur réplétion par des cellules épithéliales altérées, ayant subi la dégénérescence granulo-graisseuse.

A côté de ces follicules, on voit de petites dépressions en godet, peu profondes, de 2 millimètres de diamètre, séparées les unes des autres, donnant à la muqueuse l'aspect d'une écumoire, mais finissant le plus souvent par se réunir pour constituer une ulcération; celle-ci, tantôt lisse et unie, constitue plutôt une érosion, une exulcération formée par une desquamation épithéliale; tantôt inégale, anfractueuse, granuleuse, elle constitue cette forme ulcérative si commune à laquelle aboutissent assez vite toutes les ulcérations du col. Ces ulcérations sont ordinairement superficielles, d'un rouge vif; tantôt elles sont étroites, elles se limitent à l'orifice; on dirait un sillon linéaire tracé autour de ce dernier; tantôt elles sont larges, elles occupent sur les deux lèvres une étendue plus ou moins considérable, en général inégale, plus marquée sur l'une que sur l'autre. Elles se prolongent souvent dans la cavité du col. Outre ces signes physiques, il n'est pas rare d'observer sur le col, dans la métrite constitutionnelle, une éruption de vésicules d'herpès ou d'eczéma disposées d'une manière irrégulière sur les deux lèvres.

Le toucher vaginal qui, ainsi que je l'ai dit, doit être pratiqué avec la plus grande attention, la plus grande douceur, tout en permettant de constater les signes physiques précédents, fournit en outre les renseignements les plus précieux sur les lésions existant du côté des annexes de l'utérus et notamment sur la lymphangite et l'adénite qui sont tellement fréquentes dans la métrite, que je n'hésite pas, sitôt que je les constate, à annoncer aux élèves qui suivent ma visite, l'existence d'une métrite, affection qui se trouve immédiatement révélée par les signes ordinaires qui la caractérisent et que je viens de faire connaître. C'est pour cette raison que je n'ai pas hésité, quoique n'ayant aucune autopsie prouvant d'une manière indéniable cette existence, à faire rentrer ces lésions dans la description de la métrite, au même titre que la leucorrhée, que les troubles menstruels.

§ 59. Cette affection, décrite ainsi que je l'ai dit par M. J. Lucas-Championnière dans le cours de la métrite puerpérale ou plutôt dans le cours des lésions puerpérales a été méconnue dans la métrite simple, et cependant elle est facile à reconnaître. Il suffit de porter le doigt dans les culs-de-sac latéraux du vagin ou mieux à la réunion des culs-de-sac latéraux et du cul-de-sac postérieur. A cet endroit, le toucher est douloureux et en appuyant légèrement avec la pulpe du doigt, le médecin sent une ou plusieurs tumeurs peu volumineuses, arrondies ou allongées, lisses, unies, fuyant sous le doigt, très douloureuses, tantôt rapprochées de l'utérus, tantôt plus ou moins distantes de cet organe. Ces petites tumeurs sont constituées par le ganglion accolé à l'isthme utérin et par les petits ganglions qui se trouvent à la base du ligament large. Ces ganglions recevant les lymphatiques d'une partie enflammée s'enflamment eux-mêmes. A côté d'eux, souvent leur faisant suite, on sent des traînées linéaires, irrégulières, roulant également sous le doigt, douloureuses à la pression, constituées par des lymphatiques engorgés qui vont soit se perdre dans les parties profondes du bassin, dans les ganglions non accessibles, soit se rendre dans un ganglion plus accessible au palper comme les ganglions post-pubien ou obturateur. Cette inflammation du système lymphatique péri-utérin a une marche parallèle à celle de la métrite. Si celle-ci s'aggrave, la la lymphangite pelvienne se prononce davantage et, au lieu de ganglions et de cordes lymphatiques bien limités, on sent de petites tumeurs irrégulières, des plaques dures plus ou moins étendues; le tissu cellulaire ambiant participe alors à l'inflammation. Il se produit un véritable adéno-phlegmon qui peut arriver à l'état de suppuration. Si la métrite au contraire tend vers la guérison, l'inflammation du tissu cellulaire disparaît assez rapidement, on sent de nouveau sous le doigt la lymphangite et l'adénite revenues à leur première période et en voie de résolution.

La constatation de tous ces signes est surtout facile par le toucher rectal. Je n'insiste pas davantage sur ces nouveaux signes physiques de la métrite. Je me propose d'y revenir avec détail, lorsque je m'occuperai du phlegmon du ligament large et de la pelvi-péritonite. Je tiens seulement à faire remarquer que cette lésion des lymphatiques péri-utérins doit être rangée au nombre des symptômes de la métrite et qu'elle peut servir à faire le diagnostic de cette dernière avant d'avoir introduit le spéculum.

§ 60. A la constatation de ces signes physiques à l'aide de la palpation abdominale, du toucher vaginal et rectal, à l'aide du spéculum, il faut ajouter les renseignements fournis par le cathétérisme utérin. Il est bon de dire toutefois que, dans la métrite aiguë, ces renseignements sont peu importants; qu'il est même dangereux de les rechercher si l'on n'a pas une grande habitude de cette opération. Aussi faut-il y procéder avec une grande lenteur. On éprouve une certaine difficulté à faire pénétrer le cathéter dans la cavité utérine par suite du resserrement de l'orifice interne, par suite d'une atrésie de cet orifice due au gonflement de la muqueuse. Si la difficulté est trop grande, il faut s'arrêter; car, par suite du ramollissement des tissus qui existe à la première période de la métrite aiguë, on pourrait, en voulant quand même pénétrer dans la cavité utérine, produire des désordres graves de dilacération, des perforations de la matrice. Si, au contraire, on franchit facilement l'orifice interne, on constate, le cathéter introduit dans la cavité utérine, une diminntion de cette cavité coïncidant le plus ordinairement avec une augmentation de volume du corps qui peut varier entre 5 et 10 millimètres, mais qui n'est jamais considérable comparée à celle que l'on observe dans la métrite chronique.

§ 61. Symptômes généraux de la métrite aigue. — Les symptômes généraux de la métrite aiguë sont en général peu prononcés; la fièvre est modérée; la peau est modérément chaude; le thermomètre marque 38° à 39° dans l'aisselle; le pouls bat 86, 100 pulsations par minute; mais la malade accuse une grande lassitude, une fatigue extrême qui la force à garder le lit; elle a de l'agitation, de l'insomnie, de l'anorexie, de l'inappétence, des nausées, bien rarement des vomissements « qui sont, dit M. Gallard, plutôt sympathiques que symptomatiques d'une inflammation du péritoine développée par suite de l'extension de la phlegmasie utérine, cette propagation étant excessivement rare en dehors de l'état puerpéral. » Quelquefois aussi, ajoute cet auteur, dans le cours de la métrite les seins augmentent de volume et deviennent douloureux.

§ 62. Dans la métrite aiguë, comme dans toutes les affections aiguës, la température locale est augmentée. M. le professeur Peter a montré que dans la pleurésie il y a toujours une élévation thermique de plusieurs dizièmes de degrés à un degré du côté correspondant à l'inflammation de la plèvre. Il était intéressant de savoir si, dans la métrite, la température utérine était augmentée. Les premières recherches sur la thermométrie utérine ont été faites en Allemagne par Bœrensprung (1), Schœfer (2), Schrœder (3), Wurster (4), Cohnstein (5), Fehling (6), W. Schlesinger (7), Alexeeff (8). Ces recherches ont été surtout appliquées au diagnostic du début de la grossesse et de la vie de l'enfant. Plus tard ces mêmes auteurs se livrèrent à de nombreuses recherches sur la température de l'utérus malade. De ces travaux, notamment de ceux de Wilhelm Schlesinger, de Cohnstein, d'Alexeeff, il ressort : 1° que la température de l'utérus, en général, n'est pas supérieure à celle du vagin, qu'elle lui est égale, qu'elle n'est pas par conséquent plus élevée que la température générale du corps (aisselle, rectum) ; Schlesinger seul soutient que la température de la cavité du corps dépasserait de un dizième de degré celle de la cavité cervicale ; 2° que dans les affections inflammatoires de l'utérus (endométrite aiguë, métrite aiguë avec ou sans ulcérations, lésions inflammatoires des annexes), l'utérus présente une température plus élevée que la température générale, prise dans l'aisselle, le vagin, le rectum ; 3° qu'elle n'est pas supérieure, qu'elle ne dépasse pas celle du vagin, dans les affections chroniques, telles que fibromes utérins, tumeurs ovariennes, etc.

Ces recherches sont des plus intéressantes. Appliquées au diagnostic de la métrite, elles suscitent des aperçus nouveaux dans l'histoire de cette affection. Aussi je me propose d'en vérifier l'exactitude. A cet effet j'ai prié M. Baserga fils d'exécuter plusieurs thermomètres me permettant de prendre la température de la cavité utérine. La construction de ces instruments n'a pas été facile ; on en comprend toutes les difficultés. Après de nom-

(1) *Muller's Archiv*, 1851.
(2) *Dissertation inaug.* Greifswald, 1863.
(3) *Virchow's Archiv*, XXXV, 1866.
(4) *Berliner Klin. Wochensch.*, 1869.
(5) *Archiv für Gynœkologie*, 1872.
(6) *Ibid.*, t. VII, 1874.
(7) *In Wiener medizin. Wochenscher.*, 1874.
(8) *Archiv für Gynœkologie*, 1876.

breuses études, cet habile opticien est, enfin, parvenu à établir le thermomètre utérin dont voici la description.

L'instrument se compose :

1° D'un thermomètre à mercure à double soudure, chemise en verre ; le cylindre ou réservoir de ce thermomètre a environ 3 mil-

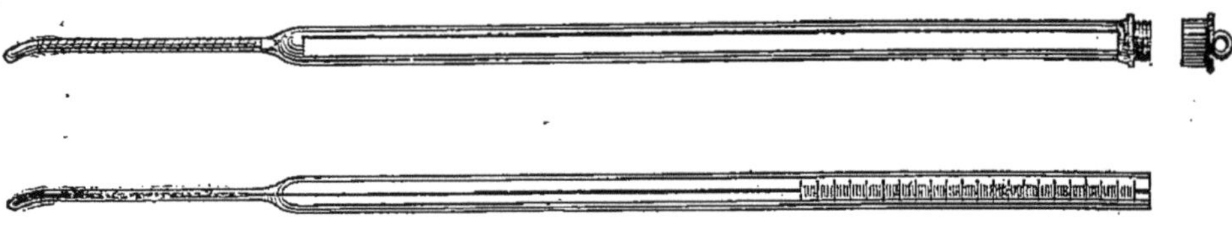

Fig. 1.

limètres de diamètre extérieur, et sa longueur est d'environ 6 à 7 millimètres ;

2° D'une échelle placée à l'intérieur de la chemise de ce thermomètre, et indiquant en cinquième et en dixième de degré, la température de l'endroit où il est placé ;

3° D'une enveloppe métallique, argent ou maillechort, qui protège l'instrument lors de son introduction dans la cavité utérine ;

4° La division se trouve placée à l'extrémité de la tige ; elle a environ 10 centimètres de marche depuis + 25 à + 42 ou 44 degrés centigrades ;

5° On peut adapter à ce thermomètre toutes les échelles, soit centigrade, Réaumur ou Fareinhet ;

6° Ce thermomètre est construit aussi en maxima.

L'introduction de ce thermomètre dans la cavité utérine est facile, on suit pour cela les principes de l'hystérométrie. Mes observations sont encore trop peu nombreuses pour que je puisse actuellement en tirer une conclusion. Je dirai seulement qu'il en ressort déjà ce fait primordial, que la température de l'utérus, organe tout entier, est plus élevée que celle du vagin et que la température générale dans le cours de la métrite aiguë, subaiguë et même chronique. Elle me paraît varier, suivant les cas, entre plusieurs dixièmes, 1, 2, 3 et parfois 4 et 5. Cette étude étant poursuivie activement dans mon service, il me sera permis dans quelques mois d'en donner des conclusions nettes et précises.

§ 63. Marche, durée, terminaison. — La métrite aiguë, reconnue à son début et soumise à un traitement énergique, n'est pas de longue durée. En deux ou trois semaines, la résolution se fait, la guérison est opérée. Mais, si elle est méconnue, si elle n'est pas l'objet d'un traitement approprié, si surtout elle est sous la dépendance d'une maladie constitutionnelle ou diathésique, elle passe à l'état chronique et alors on observe toutes les conséquences de la métrite chronique.

B. Métrite chronique.

§ 64. — Qu'elle ait succédé à l'état aigu ou qu'elle soit chronique d'emblée, les symptômes de la métrite chronique sont toujours les mêmes. Comme la métrite aiguë, elle se révèle par trois ordres de symptômes : symptômes fonctionnels, signes physiques ou locaux, symptômes généraux. A ces trois ordres de symptômes, il convient d'en ajouter un quatrième, les symptômes sympathiques. Ceux-ci, en effet, sont excessivement communs. En outre, ils de- viennent chez certaines femmes tellement prédominants qu'ils sont la source de nombreuses erreurs de diagnostic. Dans la première partie de ce traité, j'en ai montré toute l'importance. Aussi je n'y insiste pas.

§ 65. *a.* Symptômes fonctionnels de la métrite chronique. — Je retrouve dans la métrite chronique les mêmes troubles fonctionnels que j'ai étudiés à propos de la métrite aiguë : douleurs abdominales, leucorrhée, troubles de la menstruation. Ils en diffèrent assez cependant pour mériter une description isolée.

La douleur est généralement le premier phénomène qui éveille l'attention de la malade, elle est constante, mais elle n'est pas vive et lancinante, comme dans l'état aigu. D'abord obscure, au début, ne consistant qu'en une simple sensation de pesanteur, de plénitude dans le petit bassin, ne se manifestant que d'une manière intermittente, après la marche, la fatigue, le coït, elle s'exaspère peu à peu, devient sourde, gravative, continue, avec des redoublements, des élancements, comme dans la métrite aiguë. Elle n'est pas non plus si généralisée ; elle tend plus à se localiser, elle peut être même purement locale. Son siège de prédilection est la région hypogastrique et la région lombaire ; la douleur hypogastrique s'accompagne toujours de douleurs dans la fosse iliaque gauche. Cette douleur dans la fosse iliaque gauche a été interprétée de différentes manières. Est-elle due à la compression exercée par l'utérus dévié du côté douloureux ou au tiraillement du ligament large gauche par cet organe dont le fond s'incline naturellement à droite? A-t-elle son point de départ dans l'ovaire dont les nerfs tirent leur origine du même plexus que ceux de l'utérus? Les annexes gauches et notamment l'ovaire ont-ils plus de tendance à participer à l'inflammation? Ce sont autant de questions que les auteurs se sont posées sans les résoudre d'une manière complète. Les douleurs lombaires sont plus fréquentes pour M. Gallard que les douleurs hypogastrique et iliaque gauche; elles se montrent à une époque plus rapprochée du début de la maladie. C'est pour ces douleurs de reins, pour cette barre lombaire que les malades viennent consulter le plus souvent. La douleur peut rester localisée, mais souvent aussi elle présente les irradiations diverses de l'inflammation aiguë. On peut donc retrouver ici les trois centres signalés par Churchill, correspondant à l'articulation sacro-iliaque, à l'articulation sacro-coccygienne et à la partie interne de la cuisse jusqu'au genou. Il peut même exister quelquefois un autre centre douloureux au niveau du coccyx, douleur que Scanzoni décrit sous le nom de coccyodynie. Cette douleur se manifeste spontanément, ou bien elle est provoquée par la pression et en général par toute cause qui imprime une secousse, un ébranlement à l'organe malade, telle que l'action de se lever, de s'asseoir. La marche, un faux pas, la descente d'un escalier, la marche sur un plan incliné, à plus forte raison la course, le saut, les cahots d'une voiture, l'équitation, la constipation, la plénitude du rectum, de la vessie, le coït, surtout lorsque l'extrémité du pénis vient appuyer sur le col, la provoquent instantanément. Comme dans la métrite aiguë, elle s'accompagne de gêne, d'embarras dans le petit bassin, de pesanteur pelvienne. « Il semble, dit M. Gallard, que l'utérus pèse sur le périnée, sur le rectum et sur la vulve et alors les douleurs peuvent éveiller une sensation particulière, elles provoquent le besoin de pousser, elles sont expulsives. » La malade ressent, ainsi que l'a dit Duparcque, une douleur continue, sourde, gravative, incommode dans le petit bassin, surtout aux régions lombaires et sacrée, augmentant par le séjour au lit. Elle éprouve en outre dans ces régions une sensation des plus incommodes et des battements, battements artériels, appréciés par le médecin, en pratiquant le toucher vaginal. Il existe parfois un prurit vulvaire qui se produit même en l'absence de tout écoulement, et qui est des plus fatigants, des plus insupportables pour la malade.

§ 66. La leucorrhée est constante. Elle est souvent le premier symptôme de la métrite chronique; mais, à moins qu'elle ne coïncide avec les douleurs abdominales, pelviennes, lombaires, avec les troubles menstruels, la malade ne porte pas grande attention à la présence de ce phénomène et elle ne consulte pas le médecin. La leucorrhée, au début, est parfois peu abondante, elle n'existe qu'à l'approche des règles ou pendant les premiers jours qui les suivent; d'autres fois elle est très-abondante et continue au point de forcer les femmes à se garnir. Enfin, son abondance est telle qu'elle remplace l'époque menstruelle lorsque celle-ci vient à manquer. Le liquide leucorrhéique possède d'ailleurs les mêmes caractères que je lui ai assignés dans la métrite aiguë; il est plus ou moins transparent, plus ou moins opaque, plus ou moins muco-purulent, parsemé de stries blanchâtres, jaunâtres, parfois même il est complètement purulent; de même il est plus ou moins glutineux, visqueux, tenace, adhérent, suivant qu'il est dû à la sécrétion morbide de la muqueuse du col ou du corps utérin. L'écoulement de ce liquide sur les muqueuses vaginale et vulvaire détermine l'inflammation de ces parties et produit souvent un prurit vulvaire insupportable et rebelle, un érythème intertrigo, une éruption herpétique, acnéique, furonculaire ou eczémateuse.

§ 67. La menstruation peut rester normale. Les règles viennent facilement, sans douleur; elles ont même durée, même abondance, même régularité que dans l'état de santé. Ce fait est rare. Le plus souvent cette fonction physiologique est plus ou moins troublée; tantôt il n'y a qu'une légère douleur à l'époque des règles, précédant de quelques jours l'écoulement sanguin et cessant avec lui; tantôt il existe une véritable dysménorrhée caractérisée par des tranchées, des coliques utérines, avec recrudescence des douleurs hypogastriques, iliaques et lombaires; tantôt les règles sont moins abondantes, durent moins longtemps et reviennent moins souvent, elles subissent un retard plus ou moins long, elles peuvent même se supprimer pendant des mois; tantôt, enfin, elles sont plus abondantes, elles constituent une véritable ménorrhagie ou bien elles durent un plus grand nombre de jours, 8, 15, 20 jours; elles sont plus fréquentes; les époques empiètent les unes sur les autres, la perte de sang est presque continuelle. Cet écoulement continu est peu abondant; avec le retour des époques menstruelles, l'abondance augmente pendant quelques jours, puis elle diminue, mais l'écoulement ne cesse pas; l'abondance reparaît avec une nouvelle époque et ainsi de suite, pendant un temps parfois assez long. Il n'est pas rare du reste d'observer dans l'intervalle des époques menstruelles de véritables hémorrhagies, des métrorrhagies qui, par leur abondance, ne sont pas sans danger pour les malades et nécessitent alors de la part du médecin une intervention prompte et énergique.

§ 68. A côté de ces troubles fonctionnels : douleurs, leucorrhée, troubles menstruels, il faut placer la difficulté, l'impossibilité même de la fécondation. Une femme atteinte de métrite peut avoir une grossesse qui accomplira son évolution normale, mais ce cas est assez rare. L'imprégnation a lieu, mais l'utérus enflammé, irritable, ne remplit pas son rôle ; il se débarrasse par des contractions énergiques du produit de la conception, l'avortement se produit. Le plus ordinairement l'imprégnation ne se fait pas. Dans l'un comme dans l'autre cas, la femme devient stérile. « La stérilité, dit M. Courty (1), est une conséquence presque forcée de la métrite, tantôt une conséquence mécanique par l'oblitération des orifices, par les adhérences, par la fixité, les positions vicieuses contractées par les trompes, les ovaires et l'utérus dans leurs relations réciproques ou dans leurs rapports avec les autres organes ; tantôt une conséquence vitale, si je puis m'exprimer ainsi, par l'impossibilité où l'état d'inflammation place l'utérus d'accomplir les actes physiologiques nombreux et délicats qui président à la fécondation, à la conception, à la grossesse. »

Ici se présente une question qui a préoccupé et préoccupe encore les gynécologistes. La grossesse peut-elle développer, exaspérer la métrite? Suivant M. Courty, elle l'exaspère et même elle peut la produire. Je ne crois pas, je l'ai déjà dit, que la grossesse puisse, par elle-même, produire la métrite ; mais elle peut appeler sur l'utérus les manifestations d'un état constitutionnel, d'une diathèse, et en être ainsi la cause indirecte.

§ 69. Parmi les symptômes fonctionnels qui se montrent sur les organes qui ont des connexions assez étroites avec l'utérus, nous retrouvons les mêmes que pour l'état aigu, mais ils sont moins

(1) *Dict. encyclopédique des Sciences médicales*. Art. Métrite.

accusés. C'est ainsi que, du côté de la vessie, il existe des envies fréquentes d'uriner, la miction est douloureuse ; que, du côté du rectum, nous constatons une constipation habituelle avec ténesme, alternant parfois avec une diarrhée glaireuse qui fatigue énormément la malade.

§ 70. *b*. Signes physiques de la métrite chronique. — L'abdomen est généralement tendu, gonflé dans sa moitié inférieure. Cette tension disparaît quelquefois assez vite d'un moment à l'autre, mais pour réapparaître bientôt avec les recrudescences des douleurs. La palpation abdominale, fait constater une légère augmentation de température au niveau de la région hypogastrique. La pression abdominale est douloureuse au niveau de l'hypogastre et des fosses iliaques. La percussion fait constater quelquefois une matité de un à deux travers de doigt au-dessus du pubis. La palpation abdominale, combinée avec le toucher vaginal ou rectal, permet d'apprécier le degré de sensibilité et l'augmentation de volume de l'utérus. Par ce moyen, on tient pour ainsi dire cet organe entre ses deux mains. Aussi, tout en s'assurant du degré de sensibilité de l'organe, on explore facilement son fond, ses deux faces et ses bords.

En général, le vagin est généralement chaud, sec ou humide, lubréfié qu'il est par l'écoulement utérin ou par ses sécrétions, résultant d'un léger état inflammatoire.

Le toucher vaginal, pratiqué la femme étant debout, permet de constater que l'utérus est plus lourd, qu'il est généralement abaissé, que le col est porté en arrière vers la concavité du sacrum et le fond en avant (antéversion) ; qu'il est un peu moins mobile, ce qui tient à son augmentation de volume. Le toucher vaginal, la femme debout ou couchée, fait voir aussi que le col est plus gros, conique ou allongé chez les vierges, raccourci, arrondi, aplati, ayant la forme d'un cône à base inférieure, mamelonné, entaillé de cicatrices profondes chez les femmes qui ont eu un ou plusieurs enfants. Le doigt permet également de juger de l'état de l'orifice qui conserve sa forme circulaire, ovalaire chez les premières, linéaire, en fente chez les secondes ; il est toujours plus ou moins agrandi, assez quelquefois pour admettre l'extrémité de la phalangette. Circonscrit dans ce cas par deux lèvres saillantes, souvent irrégulières, déformées, il donne au doigt la sensation de lobules, de bosselures séparées par des parties déprimées, des déchirures, des cicatrices produites par l'accouchement. Le toucher vaginal renseigne encore sur l'état des lèvres qui tantôt sont lisses, unies, tantôt parsemées de granulations, d'ulcérations dont la présence n'échappe pas à un doigt exercé. Si l'on porte le doigt du col de l'utérus dans les culs-de-sac, on retrouve la lymphangite et l'adénite que j'ai signalées à l'état aigu. On sent sous le doigt des traînées lymphatiques, irrégulières, bosselées, dures, faisant saillie sous la muqueuse qui reste saine et roule facilement à leur surface. Ces lymphatiques aboutissent à un ou plusieurs petits ganglions engorgés qui se trouvent à la base du ligament large et qui se révèlent au doigt qui explore sous forme de petites tumeurs, lisses, unies, se déplaçant facilement, non adhérentes à la muqueuse. Souvent il existe un ganglion plus volumineux situé au niveau de l'isthme utérin, accolé à la partie postérieure de l'utérus. C'est le ganglion décrit par M. J. Lucas-Championnière. D'autres fois le doigt ne sent plus que des plaques dures, irrégulières, formant de véritables tumeurs plus ou moins volumineuses, moins mobiles que les précédentes, plaques et tumeurs formées les unes et les autres par l'induration du tissu cellulaire péri-lymphatique. Dans ce cas, la pression fait naître une douleur assez vive, mais moins forte que dans la période aiguë, quelquefois même la pression est presque complètement indolente; c'est ce qui arrive dans la métrite scrofuleuse, ainsi que je le disais plus loin. Outre cette douleur, le doigt permet de constater que le culde-sac est moins souple, qu'il est plus rénitent, qu'il est moins profond qu'à l'état normal par suite de la saillie qu'il fait dans le vagin.

L'examen au spéculum permet de contrôler les résultats fournis par le toucher vaginal. Tout d'abord il nous renseigne sur l'état de la muqueuse vaginale qui est tantôt normale, tantôt rouge, granuleuse, soit au niveau des culs-de-sac seulement, soit dans toute son étendue; en même temps que cette altération, elle est sèche ou humide, baignée qu'elle est par un liquide séro-purulent. Puis il nous permet de constater l'état du col. Cet état est des plus variables ainsi que nous l'avons vu à l'anatomie pathologique; il varie surtout suivant la période inflammatoire. Au début, le col est volumineux, rouge, quelquefois violacé, mou, cédant facilement sous le doigt; on le dirait gorgé de liquide. Plus tard, le volume est parfois un peu moindre; la rougeur n'existe plus que par place, souvent même elle disparaît; elle est remplacée par une pâleur générale des tissus. Le col est pâle, anémié; il est dur, résistant sous le doigt. Ces tensions correspondent, on le sait, aux deux périodes que j'ai décrites à l'anatomie pathologique : période d'inflammation, période d'atrophie, de sclérose de l'organe. On constate, en outre, que l'orifice externe est plus ou moins ouvert, plus ou moins régulier, plus ou moins déchiqueté ; que les lèvres qui l'entourent, sont plus ou moins rouges, tantôt d'une rougeur uniforme, tantôt d'une rougeur pointillée ; qu'elles sont parfois parsemées de petites aspérités, de petites granulations rouges ou d'un blanc jaunâtre, qu'elles présentent çà et là des plaques jaunâtres (acné du col), dues les unes à une tuméfaction des papilles du derme de la muqueuse, les autres à la réplétion des follicules glandulaires de la muqueuse par des cellules épithéliales altérées, ayant subi la dégénérescence granulo-graisseuse. Enfin on constate que les lèvres sont le siège d'une exulcération, d'une véritable ulcération saignante ayant un aspect des plus variables, granuleuse, folliculeuse, fongueuse, végétante, aspect, je l'ai dit, en rapport avec les divers éléments anatomiques altérés. Cette ulcération siège sur l'une ou l'autre des deux lèvres, parfois sur les deux, se prolongeant tantôt sur la muqueuse vaginale, tantôt à l'intérieur de la cavité cervicale. Elle est ordinairement cachée par le mucus épais, blanchâtre, purulent, sanguinolent, glutineux, visqueux, qui sort en bavant de l'orifice externe et sur la nature duquel je me suis étendu à propos de la métrite aiguë.

L'hystéromètre révèle l'agrandissement des cavités utérines, lorsque l'inflammation porte également sur tout l'organe. L'hystéromètre franchit facilement l'orifice interne ; il joue librement dans la cavité du corps et mesure 60, 70 à 80^{m} et quelquefois plus.

Lorsque l'inflammation a produit un rétrécissement de l'orifice interne ou que l'utérus est dévié, fléchi, son introduction est assez difficile. Dans le premier cas, on peut employer des cathéters de différents calibres qui permettent de juger de l'état de coarctation de l'orifice. A cet effet je me sers de la filière Charrière pour bien apprécier le diamètre du rétrécissement. Dans le second cas, il faut corriger la déviation utérine pour pratiquer le cathétérisme. Ce à quoi on arrive facilement avec le cathéter lui-même, en faisant correspondre la courbure de l'instrument à celle de l'organe. Le cathéter non seulement nous donne une appréciation de la longueur et de la capacité de la surface interne de l'utérus, mais encore il nous permet de constater l'état de la sensibilité de l'organe, l'état de la muqueuse, sa facilité à saigner, les aspérités, les saillies, les fongosités qui la recouvrent; il nous permet aussi de constater la présence des brides cicatricielles, des tumeurs polypeuses qui rétrécissent, déforment la cavité utérine.

§ 71. *c*. Symptômes généraux de la métrite chronique. — Les symptômes généraux de la métrite chronique, tels que frisson, fièvre, etc., n'existent pas toujours. Ils reviennent avec les poussées, avec les exacerbations de la métrite. Chaque poussée nouvelle ramène tous les symptômes de l'état aigu; ils sont plus ou moins prononcés. Ce sont les symptômes généraux que j'ai décrits à propos de la métrite aiguë, je n'y reviendrai pas. Dans l'intervalle des paroxysmes, ils n'existent pas, mais ilssont remplacés par des phénomènes sympathiques, par des troubles fonctionnels plus ou moins graves dans les principaux appareils de l'économie.

§ 72. *d*. Phénomènes sympathiques de la métrite chronique. — Les troubles fonctionnels auxquels on a donné le nom de phénomènes sympathiques sont de trois ordres : troubles digestifs, troubles nerveux, troubles nutritifs. Ils se montrent surtout dans la métrite chronique où ils acquièrent quelquefois une telle prédominance qu'ils masquent presque complètement les symptômes locaux de l'affection utérine et qu'ils peuvent induire la femme et le médecin en erreur. Que de fois, en effet, les femmes affectées de métrite chronique viennent entretenir leur médecin de troubles les plus divers qui paraissent à première vue complétement étrangers à l'inflammation de cet organe, tels que dyspepsie, anorexie, vomissements, névralgies, névroses des différents viscères, accidents hystériformes ! Ce n'est qu'après avoir passé en revue les différents systèmes dont les fonctions sont troublées, ce n'est qu'après avoir constaté l'intégrité matérielle de chacun d'eux, que le médecin est porté à regarder l'utérus comme leur point de départ. Aussi M. Courty leur donne-t-il le nom de signes de présomption. A eux seuls, en effet, ils permettent de soupçonner mais non d'affirmer l'existence d'une métrite ; ils conduisent à l'examen de l'organe qui seul peut fournir des signes de certitude de l'affection utérine, ainsi que le dit cet auteur. Ces phénomènes sympathiques, on le voit, sont donc importants à connaître. J'en ai déjà parlé longuement dans la pathologie générale. Je ne ferai donc que les passer rapidement en revue dans cette étude de la symptomatologie de la métrite.

§ 73. *e*. Troubles digestifs de la métrite chronique. — Les troubles digestifs sont ceux qui apparaissent les premiers; ils sont multiples et variés. On peut cependant les classer sous deux chefs et les ramener soit à la dyspepsie, soit à la gastralgie. La dyspepsie se montre ici avec ses différents types, ses différentes variétés : tantôt sous la forme sthénique, acescente, cardialgique, tantôt sous la forme asthénique, alcaline. Dans la première variété, l'appétit est, en général, conservé, quelquefois même augmenté ; à un degré plus avancé de la maladie, il devient inégal, capricieux ou perverti, dépravé. La digestion stomacale se fait lentement, péniblement; tantôt elle ne s'accompagne que d'un peu de pesanteur, de malaise à la région épigastrique avec oppression due probablement au refoulement du diaphragme; tantôt il s'y ajoute des douleurs véritables, intenses (gastralgie), des renvois inodores, dus au développement de gaz azote et acide carbonique dans l'estomac, ou des renvois acides, du pyrosis, enfin des vomissements. La région épigastrique est gonflée, la moindre pression éveille la douleur. La langue reste bonne en général ; elle est rose, humide, mais elle présente de chaque côté de la ligne médiane une petite traînée blanchâtre formée par l'accumulation de salive mousseuse. Dans la seconde variété (dyspepsie asthénique), l'appétit est diminué, généralement supprimé. La langue est sèche, couverte d'un enduit visqueux, grisâtre, blanc jaunâtre ; elle est large, étalée, blanchâtre; un vomitif est indiqué dans ce cas et produit un grand soulagement. Les douleurs de l'estomac sont moins vives. Il existe plutôt un sentiment de pesanteur qu'une véritable douleur. On observe plus souvent des nausées, des vomissements alimentaires. Les deux formes peuvent d'ailleurs se compliquer de dyspepsie intestinale. Cette seconde variété, qui n'est pas admise par M. Courty, est cependant bien réelle et il m'a été donné de l'observer souvent chez les femmes atteintes de métrite.

Des troubles digestifs il faut rapprocher les troubles qui surviennent du côté de la sécrétion biliaire, consistant en attaques véritables de coliques hépatiques, coïncidant le plus ordinairement avec les menstrues ou les précédant de quelques jours. Ces troubles hépatiques, signalés par H. Bennet et par Aran, ont été diversement interprétés par ces auteurs. H. Bennet les considère comme des phénomènes purement nerveux, sympathiques ou symptomatiques des troubles digestifs; Aran les regarde comme de véritables coliques hépatiques qui sont la conséquence d'une lithiase biliaire, associée fréquemment à la lithiase urinaire à l'époque de la ménopause. Quant à moi je partage complètement l'opinion d'Aran. J'ai plus d'une fois observé les troubles hépatiques chez des femmes atteintes de métrite arthritique, jamais dans d'autres cas, aussi je suis porté à croire que la lithiase biliaire, associée ou non à la lithiase urinaire, est plutôt une manifestation de la maladie constitutionnelle sous l'influence de laquelle s'est déjà développée la métrite qu'une conséquence de cette affection.

§ 74. *Les troubles nerveux* qui apparaissent dans le cours de la métrite sont tantôt le résultat direct de l'affection utérine sur les différents organes, les différents systèmes, tantôt le résultat de l'appauvrissement du sang, de l'anémie dans laquelle sont tombées les malades. Ces troubles nerveux portent sur la sensibilité et la motilité ; ils consistent tantôt dans des névralgies, des anesthésies cutanées, tantôt dans des spasmes, des convulsions, des contractures ou bien des paralysies du mouvement ; tous les auteurs les constatent, mais tous aussi en ont donné une interprétation différente.

L'anesthésie, dit M. Courty, peut porter sur différents points de l'enveloppe cutanée surtout celle des membres inférieurs ; elle peut atteindre les muqueuses, notamment celles des organes génitaux, du vagin, du clitoris. Cette altération de la sensibilité est rare et, lorsqu'elle existe, elle doit être, à mon avis, rapportée à l'hystérie.

Les névralgies sont plus fréquentes. Elles apparaissent non seulement sur les nerfs voisins, mais encore sur les points du corps plus ou moins éloignés de l'organe malade. Les plus communes sont la névralgie lombo-abdominale, si bien décrite par Walleix, considérée par Aran comme une propagation des douleurs du système utérin ; les névralgies intercostales qui siègent de préférence au niveau du rebord des fausses côtes, surtout du côté gauche ; les névralgies trifaciales, fronto-pariétales, affectant dans leurs manifestations, comme le dit M. Courty, une forme hystérique, faisant éprouver à la malade une sensation pareille à celle d'un clou qu'on enfoncerait dans le crâne, sensation décrite par Sydenham sous le nom de clou hystérique ; la névralgie mammaire, qui, d'après Walleix, reconnaît pour cause la névralgie des nerfs intercostaux correspondants, s'accompagnant quelquefois de gonflement, de tuméfaction de la mamelle. Ces névralgies diverses se montrent surtout au moment des époques menstruelles ; si elles existaient dans l'intervalle, elles redoublent d'intensité.

A côté des névralgies que je viens de citer, il faut placer les névralgies viscérales, qui atteignent aussi bien les organes voisins de l'utérus, vessie et rectum, que les organes plus éloignés, les intestins, le foie, l'estomac, le cœur où la névralgie se traduit par des palpitations qui peuvent aussi reconnaître pour cause l'anémie de la malade ; le larynx où elle produit cette petite toux sèche, quinteuse, uniforme, persistante, connue sous le nom de toux utérine ; les bronches où elle se traduirait par des accès de dyspnée et souvent par de véritables accès d'asthme que Warring-Curran nomme asthme utérin.

Les troubles de la motilité consistent tantôt dans des convulsions, des contractures, tantôt dans des paralysies musculaires. Les convulsions, les contractures existent plus souvent sur les organes qui sont soustraits à l'influence de la volonté, notamment sur les viscères. « N'est-ce pas à ces troubles de la motilité, dit M. Courty, qu'il faut rapporter le ténesme vésical, le vomissement, les accès de dyspnée, les palpitations de cœur, etc. ? N'est-ce pas à la même cause qu'il faut rapporter la toux utérine, l'asthme utérin dont j'ai déjà parlé ? » Les spasmes convulsifs des muscles de la vie de relation sont plus rares. Ils paraissent cependant exister. C'est ainsi que, parmi les observations publiées par les auteurs, j'ai signalé, dans la première partie de cet ouvrage, notamment une observation de convulsions périodiques dues à une antéflexion de l'utérus et une d'hémichorée gauche.

Les paralysies musculaires sont assez rares. Aran les a niées ; M. Gallard dit ne jamais en avoir vu. Cependant Lisfranc, MM. Nonat, Brown-Séquard et beaucoup d'autres auteurs en rapportent des exemples. M. Courty en a observé plusieurs cas dans sa clientèle. La paralysie siège le plus souvent sur les membres inférieurs, soit les deux, soit un seul ; mais elle peut se montrer ailleurs, notamment sur les membres supérieurs. Elle disparaît le plus souvent avec la maladie utérine qui lui a donné naissance.

Du côté de l'intelligence on peut aussi observer des troubles divers consistant soit dans des illusions, soit dans des hallucinations de la vue et surtout de l'ouïe, qui engendrent la tristesse, la mélancolie, l'idée fixe et poussent même parfois la malade au suicide. Les ouvrages spéciaux sur l'aliénation mentale en font foi. C'est une question intéressante à discuter au point de vue de la médecine légale.

Parmi les troubles nerveux, enfin, il faut citer l'hystérie que les uns, avec Hippocrate, rattachent à un trouble, à une lésion des organes génito-sexuels, de l'utérus en particulier, tandis que les autres, avec M. Briquet, nient tout rapport entre la névrose hystérique et les organes génito-sexuels. La vérité n'est pas dans ces deux extrêmes ; l'hystérie ne réside ni dans l'utérus, ni dans l'ovaire. Cette névrose est le fait d'un tempérament nerveux spécial ou excessif. L'irritabilité de l'utérus ou de l'ovaire peut être la cause occasionnelle de ses manifestations, c'est ce qui arrive le plus souvent ; mais cette cause occasionnelle, incitatrice, ne part pas toujours de l'utérus ou de l'ovaire. L'hystérie se développe souvent, en dehors de toute affection du système utérin, à la suite d'une influence physique ou morale, et j'ajoute, avec M. Courty, « la grande attaque hystérique est peut-être un des troubles nerveux qui se présente le plus rarement dans le cours de l'affection utérine. Le plus souvent, les femmes dont la matrice est réellement malade, sont agacées, mobiles, irritables, atteintes de névralgies ou d'anesthésies, de contractures, de paralysies incomplètes ou partielles, mais elles n'accusent presque jamais ni les convulsions caractéristiques, ni la boule hystérique, ni la suffocation imminente, qui caractérisent les attaques proprement dites. »

§ 75. 3° *Troubles nutritifs.* — Les troubles digestifs et nerveux ne peuvent persister longtemps sans apporter dans l'économie des modifications profondes. Aussi voit-on, au bout de quelques mois, de quelques années, les femmes, atteintes de métrite chronique, s'affaiblir, pâlir, et prendre une physionomie spéciale, *sui generis*, connue sous le nom de *type utérin*. L'amaigrissement, cependant, n'est pas constant ; il n'accompagne que les formes douloureuses, irritables, névralgiques ; dans les formes tropides on remarque souvent un embonpoint considérable, une véritable obésité ; lorsque celle-ci siége sur l'abdomen, siége qu'elle affecte de préférence, elle simule la grossesse ; aussi M. Depaul l'a décrite sous le nom de grossesse adipeuse.

Les troubles nutritifs qui existent chez les malades atteintes de métrite chronique sont d'ailleurs augmentés par les pertes de sang, les métrorrhagies qui surviennent souvent dans le cours de cette affection, et surtout par la leucorrhée abondante qui en est le symptôme constant ; la leucorrhée utérine, en effet, et j'entends surtout celle qui vient du corps de l'utérus, affaiblit énormément les malades.

Ces deux symptômes jouent un grand rôle dans la production de l'anémie et des troubles sympathiques si variés que je viens de passer en revue. Ils sont la cause de ces accidents et non la conséquence, ainsi que le prétendent certains auteurs. La métrorrhagie, la leucorrhée, sont des symptômes de la métrite, et non de simples troubles fonctionnels dus à une altération du sang, telle que la chlorose, la chloro-anémie.

§ 76. 4° *Affections de la peau.* — Avant de terminer cette revue des troubles sympathiques, dus à la métrite chronique, je signalerai les phénomènes morbides qui se développent du côté de la peau : taches, pigmentation, chromidrose, ou véritables éruptions, herpès, eczéma, érythème, acné, furoncles, etc., etc.

Les taches brunes qui se développent sur la peau sous l'influence de la métrite, sont analogues à celles qui se montrent si souvent chez les femmes enceintes et qui sont désignées sous le nom de masque. Elles se produisent dans les mêmes régions, à la racine des cheveux, sur le front. Elles peuvent se prolonger jusque sur la racine du nez, sur les pommettes, sur la lèvre supérieure. Elles occupent aussi l'aréole mammaire, les nymphes, la ligne médio-abdominale, la partie antérieure du tronc, la face interne des cuisses. Ces taches sont plus ou moins foncées; elles sont tantôt étendues, larges, tantôt petites, isolées, circonscrivant entr'elles des intervalles de peau saine, ainsi qu'on l'observe à la partie postérieure du cou dans la syphilide pigmentaire. C'est sous la même influence également que survient la chromidrose que l'on observe surtout dans les métrites irritables.

Quant aux éruptions cutanées qui se développent dans le cours de la métrite, qui s'exaspèrent avec elle, elles sont nombreuses et variées. Elles n'avaient pas échappé aux auteurs qui se sont occupés des affections utérines. Alibert, Royer-Collard, Scanzoni, Hebra et tous les auteurs modernes relatent la coïncidence de ces éruptions diverses, érythème, urticaire, herpès, eczéma, acné, etc., etc., avec la métrite, leur marche parallèle avec l'affection utérine, leurs exacerbations coincidant avec celles de la métrite et enfin leur disparition marchant de pair avec l'amélioration, la guérison de cette dernière. Ces différents auteurs avaient constaté le fait sans l'expliquer.

Ces éruptions diverses, en effet, ne naissent pas sous l'influence de la métrite; elles appartiennent à la maladie générale constitutionnelle qui a déjà produit la métrite ou qui la produira. Ce sont deux expressions d'une même maladie générale. Cela est tellement vrai que souvent ces éruptions se produisent en même temps sur la peau, les muqueuses pharyngées, laryngées et sur la matrice. D'autres fois, au contraire, on constate une sorte d'alternance entre les éruptions de la peau, des muqueuses et celles de la muqueuse utéro-vaginale. On ne peut donc nier que ces affections cutanées, que ces affections muqueuses dépendent d'une seule et même origine, la maladie constitutionnelle, qui sera la scrofule, l'arthritisme, l'herpétis, la syphilis.

§ 77. *f.* SYMPTOMES GÉNÉRAUX DE LA MALADIE CONSTITUTIONNELLE. — A ces trois ordres de symptômes que je viens d'examiner, signes locaux, symptômes généraux et symptômes sympathiques, vient s'en ajouter un quatrième lorsque l'affection utérine s'est développée sous l'influence d'une maladie constitutionnelle ou d'une diathèse. Ce quatrième ordre de symptômes dont l'étude est tout aussi utile que celle des précédents, puisqu'elle fournit au médecin des renseignements importants sur la nature de la métrite, comprend les symptômes généraux des diverses maladies constitutionnelles ou diathésiques. Les maladies constitutionnelles sous l'influence desquelles se développe la métrite sont, ai-je dit, la scrofule, l'arthritis, l'herpétis, la chlorose, la syphilis.

Quels sont les caractères spéciaux de chacune d'elles? Je les ai déjà étudiés dans la première partie de ce traité. Je les rappellerai donc brièvement.

§ 78. *Scrofule.* — La scrofule se traduit par un ensemble d'affections variables de siège et de modalité pathogénique qui ont cependant pour caractères communs leur durée longue, la fixité, la tendance hypertrophique ulcéreuse, et pour siège ordinaire, les systèmes tégumentaire, muqueux, lymphatique et osseux.

Cette maladie ne présente pas toujours les mêmes caractères extérieurs : tantôt la coloration de la peau, surtout celle de la face, est vive et rosée ; elle constitue, avec une certaine mollesse des tissus, la langueur du regard, la longueur des cils, un type spécial qui a été considéré comme un caractère propre aux scrofuleux, sous le nom de beauté scrofuleuse ; tantôt, et le plus souvent, le teint est pâle, anémique, coïncidant avec une sorte de tuméfaction, une bouffissure, vulgairement nommée mauvaise graisse. Les scrofuleux ont un habitus extérieur spécial. Le diamètre antéro-postérieur du thorax est aplati, diminué ; le sternum est projeté en avant; les ongles sont courts, déformés ou allongés et incurvés; la lèvre supérieure est gonflée; le nez est aplati. De plus la température du corps est abaissée; les mains et les pieds sont froids; les forces sont déprimées sensiblement, la malade est apathique, paresseuse; la sensibilité générale est émoussée, aussi les affections scrofuleuses, en général, évoluent sans grande souffrance; elles sont le plus souvent torpides.

A ce tableau, il faut ajouter des éruptions cutanées bénignes ou malignes, superficielles ou profondes, des inflammations chroniques des muqueuses du nez, de la gorge, des bronches, des oreilles, des yeux. On trouve toujours, en effet, dans les antécédents de ces malades la gourme (eczéma impétigineux du cuir chevelu), s'accompagnant parfois d'alopécie, des coryzas fréquents, quelquefois des épistaxis, des maux de gorge, des granulations pharyngiennes, de l'enrouement, des écoulements d'oreille (otorrhée) accompagnés quelquefois de surdité, des ophthalmies plus ou moins rebelles, des conjonctivites granuleuses, yeux collés, des kératites à répétition, laissant souvent des taies sur la cornée. On constate des engorgements ganglionnaires compris dans la sphère des parties affectées, adénites souvent volumineuses, souvent suppurées et laissant après elles des cicatrices caractéristiques, indélébiles, irrégulières, enfoncées, adhérentes aux tissus sous-jacents. On constate encore des engelures rebelles, des affections osseuses (carie, névrose), des affections articulaires (tumeurs blanches).

La maladie scrofuleuse ainsi constituée se reconnaît facilement. Mais souvent elle n'existe qu'au premier degré, elle ne présente que les caractères de l'état décrit sous le nom de lymphatisme. On n'a plus alors que l'habitus extérieur et les manifestations les plus superficielles pour établir la nature de l'affection.

§ 79. *Arthritis.* — L'arthritis est caractérisé par la tendance à la formation d'un produit morbide particulier, le tophus, et par des affections variées de la peau, des muqueuses, de l'appareil locomoteur et des viscères.

On reconnaît l'arthritique aux caractères suivants: la peau est rosée, la face colorée, les yeux injectés; il existe chez lui une certaine tendance aux congestions, principalement aux congestions céphaliques, avec éblouissement et tintements d'oreille, aux fluxions dentaires, aux écoulements sanguins, tels que épistaxis, flux hémorroïdaire, etc., etc. Les capillaires sous-cutanés sont apparents, dilatés ; la transpiration est exagérée, surtout dans certaines régions, (tête, mains, pieds, aisselles, organes sexuels). La femme arthritique, aussi bien que l'homme du reste, a une tendance prononcée à l'embonpoint, même à l'obésité ; le système musculaire est bien développé ; l'appétit est modéré, la malade accuse souvent une dyspepsie avec chaleur à l'épigastre, pyrosis ; la constipation est fréquente ; les urines sont rouges briquetées. De plus, comme antécédents, les malades accusent des phlegmasies articulaires, franches ou vagues, des douleurs musculaires, des phlegmasies muqueuses, telles qu'angine, bronchite. Du côté de la peau, elles présentent de fréquentes affections, telles que le pityriasis, l'eczéma du cuir chevelu qui, joints aux excès de transpiration, amènent souvent la chute des cheveux, l'érythème noueux, l'urticaire, l'acné rubrum, l'acné des organes génitaux, les éruptions furonculaires du pubis, des grandes lèvres, des aisselles (hydrosadénite de MM. Bazin et Verneuil).

Ces manifestations sont le plus souvent superficielles ; rarement elles sont sécrétantes ; elles ne donnent lieu que très rarement à un engorgement ganglionnaire ; elles sont assez fugaces ; elles disparaissent assez rapidement, mais elles reviennent par poussées, alternant souvent avec des affections catarrhales des diverses muqueuses, avec des affections articulaires. Tous ces caractères sont essentiels et permettent aisément de reconnaître l'arthritis.

§ 80. *Herpétis.* — Sous le nom d'herpétis, on désigne une maladie générale à marche lente, continue ou intermittente, constituée par des affections spéciales qui ont pour siège la peau, les muqueuses, les nerfs, les viscères et caractérisée par la fréquence des récidives, la superficialité et la persistance de ces affections. Les lésions sont nombreuses, variées, et elles alternent souvent entre elles.

La maigreur de l'herpétique fait contraste avec l'embonpoint de l'arthritique, non pas que chez le premier le système musculaire ne puisse être bien développé, mais on ne rencontre pas cette accumulation de graisse que l'on rencontre chez le second. L'appétit est conservé, la transpiration est rare, peu abondante, elle se supprime pendant les éruptions. On observe des alternatives de constipation et de diarrhée, ou simplement de la diarrhée. Les urines sont muqueuses, phosphatées. On constate chez l'herpétique des névroses diverses et variées telles que la gastralgie, la migraine avec douleurs lancinantes, terminées par des vomissements, la dyspepsie avec douleurs stomacales vives, lancinantes ou térébrantes, accompagnées de névralgies intercostales.

Les affections cutanées ou muqueuses sont sèches ou humides; elles s'accompagnent de démangeaisons intenses; elles sont remarquables par leur fixité, leur ténacité. On trouve surtout l'eczéma étendu, généralisé, le psoriasis, etc., etc...

§ 81. *Chlorose.* — La chlorose présente des caractères connus de tous: pâles couleurs, reflet verdâtre de la peau, plus prononcé surtout à la lèvre supérieure et au pourtour de la bouche, contrastant, parfois, avec des couleurs vives ou rosées des pommettes, décoloration des muqueuses buccale, conjonctivale, scléroticale, vaginale et vulvaire, chairs flasques, essoufflement facile, palpitations faciles, souffles cardiaques et artériels; qu'on ajoute à tous ces caractères la faiblesse du pouls, les alternatives de chaleur subite et de refroidissement, les lypothymies, les syncopes fréquentes, la dépression des forces vitales, abattement, nonchalance, troubles digestifs et nerveux, et on aura tous les caractères de la chlorose.

§ 82. *Syphilis.* — L'habitus extérieur du syphilitique ne présente rien de caractéristique. La coloration des téguments reste normale, sauf cette coloration pigmentée des téguments de la face postérieure du cou décrite sous le nom de syphilide pigmentaire et que j'ai décrite ailleurs. A la période cachectique, la peau présente une teinte grise; les forces sont altérées; les fonctions nutritives sont languissantes; l'amaigrissement survient et arrive vite à l'émaciation. Mais, dès le début, la syphilis s'est révélée par les différentes variétés de syphilides cutanées et muqueuses, les engorgements ganglionnaires multiples et indolores qui ne suppurent pas. Plus tard, elle se révèle par des produits morbides qui se montrent dans tous les systèmes anatomiques: la gomme et l'élément fibro-plastique.

Tels sont les principaux symptômes généraux des maladies constitutionnelles génératrices de la métrite. Ainsi que je le dirai au diagnostic, le médecin doit les rechercher avec le plus grand soin; car, eux seuls, le plus souvent, lui servent de guide pour établir le diagnostic nosologique de la métrite, surtout lorsqu'ils sont rapprochés de certaines lésions, de certains signes locaux, de certaines modalités de cette affection, de certains troubles fonctionnels.

§ 83. Malheureusement, il arrive parfois qu'il existe chez la femme, surtout chez celle qui fréquente les services hospitaliers et principalement ceux de Lourcine, qu'il existe, dis-je, plusieurs maladies constitutionnelles. Les auteurs ont de tout temps appelé spécialement l'attention des médecins sur la présence de deux maladies constitutionnelles sur le même sujet et ont montré la difficulté qu'il en résultait pour le diagnostic nosologique. C'est ainsi que M. Bazin a vu souvent un individu, scrofuleux dans l'enfance, devenir arthritique dans l'âge adulte, avoir toutes les manifestations de cette maladie constitutionnelle. Cette observation du célèbre médecin de l'hôpital Saint-Louis est essentiellement vraie; rien n'est plus commun comme de voir ces deux maladies chez le même sujet. Maintes fois, à l'hôpital comme en ville, j'ai rencontré des malades scrofuleuses ayant une métrite arthritique. La réciproque, du reste, existe; je pourrais en citer plusieurs exemples. Je reviendrai, du reste, sur ce sujet, en étudiant les diverses modalités cliniques que présente l'inflammation utérine. La syphilis et la chlorose sont surtout parmi les maladies constitutionnelles celles qui coexistent avec toutes les autres; aussi donnent-elles naissance à un état complexe, quelquefois embarrassant pour le diagnostic. Il s'agit, en effet, de déterminer quelle est la maladie constitutionnelle prédominant et tenant sous sa dépendance l'affection utérine. Dans ces circonstances les antécédents, l'existence antérieure ou actuelle de manifestations cutanées ou muqueuses, une analyse minutieuse des symptômes généraux et locaux permettent d'établir ce diagnostic.

Modalités cliniques.

§ 84. De la métrite. — Le tableau de la métrite que je viens de tracer est celui de la métrite en général. Pour le faire, j'ai supposé tous les symptômes réunis sur le même sujet; je les ai tous placés sur le même rang sans donner la prédominance à aucun d'eux. Je les ai supposés, en un mot, existant au même degré. Mais, en passant de la théorie à la pratique, il ne faut pas s'attendre à les trouver tous ainsi groupés sur la même malade. Une affection ne se présente pas toujours avec les mêmes caractères. La clinique nous montre que son aspect est des plus variables et que cette variation dépend surtout du terrain sur lequel elle a germé. C'est dire que l'affection utérine, que la métrite revêt chez chaque sujet une physionomie spéciale, une modalité clinique différente, suivant une foule de circonstances que je vais m'efforcer de faire ressortir.

Cette *manière d'être*, cette modalité, cette physionomie spéciale de la métrite doit être bien appréciée du médecin, car elle est la source d'indications thérapeutiques variées. Dans la première partie de ce travail, je me suis appliqué à mettre en évidence ces indications, lorsque je me suis occupé du traitement des affections utérines par les eaux minérales ; j'ai notamment cherché à montrer que telle eau convenait plus que telle autre dans le traitement de l'affection, suivant que celle-ci présentait telle ou telle modalité ; j'aurai donc à compléter, s'il y a lieu, ce que j'ai déjà dit, lorsque je m'occuperai du traitement de la métrite. Cette modalité clinique varie avec la prédominance de tel ou tel signe local, de tel ou tel trouble fonctionnel, de tel ou tel phénomène sympathique, de tel ou tel symptôme général. Elle varie avec le tempérament, la constitution, l'âge de la malade et surtout avec la maladie constitutionnelle sous l'influence de laquelle s'est développée la métrite. Elle varie enfin avec l'existence de telle ou telle complication, avec la concomitance d'une autre affection siégeant sur tel ou tel organe, sur tel et tel système.

§ 85. a. *Suivant la prédominance des signes locaux, des troubles fonctionnels ou des symptômes généraux*, la métrite se présente à l'observateur avec les caractères suivants. Tantôt, les symptômes locaux sont très prononcés, la malade se plaint de douleurs abdominales, hypogastriques, iliaques, avec irradiations nombreuses, de troubles menstruels, d'une leucorrhée plus ou moins abondante. Ces symptômes utérins s'accompagnent de troubles de voisinage, de douleur à la miction, de ténesme anal et vésical, etc. Tantôt, au contraire, les symptômes locaux, les symptômes utérins sont si peu prononcés qu'ils passent inaperçus aux yeux de la malade, l'affection utérine, la métrite, ne semble se traduire que par l'altération des principales fonctions nutritives et sensitives de l'économie. La malade se plaint de troubles nerveux, digestifs, nutritifs ; elle accuse des névralgies, des accidents hystériformes, des névroses de l'estomac, du cœur, du foie. Ces troubles divers qui tiennent au retentissement de l'affection utérine sur les principaux appareils de l'économie, sont quelquefois tellement prononcés qu'ils dominent la scène morbide, masquent les symptômes locaux qui, je l'ai dit, passent alors inaperçus.

Dans le premier cas, lorsque les symptômes locaux prédominent, le diagnostic est facile, l'affection utérine se révèle elle-même à la malade et au médecin, le doute n'est pas permis. Dans le second cas, au contraire, lorsque les phénomènes utérins se dissimulent, se cachent, restent à l'état latent ou sont masqués par des symptômes généraux, par des symptômes sympathiques, le diagnostic est beaucoup plus difficile. C'est le cas de beaucoup le plus fréquent; c'est la justification du fameux adage : *propter solum uterum mulier id est quod est.* Le médecin doit procéder à un interrogatoire minutieux, aller de proche en proche, constater l'intégrité matérielle des organes dont les fonctions sont troublées et remonter à la cause première de ces altérations fonctionnelles, en saisir le véritable point de départ. Le plus souvent, d'ailleurs, il sera mis sur la voie par l'existence d'un symptôme utérin caractéristique de la métrite; je veux parler de la leucorrhée. La plupart des femmes négligent ce symptôme, elles n'y font pas attention, elles se figurent que c'est un phénomène normal ou à peu près. Que de femmes syphilitiques viennent à l'hôpital pour faire disparaître leurs syphilides et sont étonnées d'apprendre qu'elles ont une affection de la matrice, une métrite! Interrogées sur le trouble des fonctions de cet organe, elles répondent qu'elles n'ont jamais souffert, que la menstruation a toujours été normale ou à peu près, qu'elles n'ont que des pertes blanches plus ou moins abondantes qui remontent soit aux premières menstruations, soit à un accouchement antérieur. On le voit, par cet exemple, si la métrite est caractérisée quelquefois par la prédominance des symptômes généraux et des symptômes locaux, souvent aussi elle semble ne se révéler par aucun de ces symptômes, ou bien ils sont tellement atténués qu'elle passe inaperçue, la femme est atteinte d'une métrite sans le savoir.

§ 86. Tous les symptômes locaux ne sont pas toujours aussi prononcés les uns que les autres; quelques-uns d'entre eux peuvent prédominer au point qu'ils masquent plus ou moins complètement les autres et qu'ils paraissent constituer une affection spéciale. Cette prédominance de certains symptômes est due au siège prédominant de l'inflammation sur telle ou telle partie de l'organe, à telle ou telle lésion anatomique. Selon que l'inflammation prédomine sur la muqueuse ou sur le parenchyme, qu'elle a produit un rétrécissement du canal cervical ou de l'un des orifices utérins, qu'elle a donné lieu à des granulations, à des fongosités, à des végétations, à des ulcérations de la muqueuse utérine, qu'elle a produit un épaississement, une induration, un engorgement des parois utérines ou qu'elle a donné lieu à une ou plusieurs déviations, versions ou flexions, tel ou tel symptôme local ou fonctionnel prédomine et donne à l'affection une physionomie toute spéciale. C'est ainsi que, notamment, la leucorrhée, les troubles menstruels, les douleurs utérines, la pesanteur pelvienne, les troubles fonctionnels vésicaux ou rectaux sont plus ou moins accusés suivant que l'inflammation siège de préférence sur telle ou telle partie de l'organe. Prédomine-t-elle sur le parenchyme? Les règles sont, en général, diminuées de quantité ou suprimées, l'écoulement blanc jaunâtre, la leucorrhée est très peu abondante; mais les symptômes, dépendant plus spécialement de l'augmentation de volume et du poids de l'utérus (augmentation qui est plus considérable lorsque l'inflammation affecte plutôt le parenchyme que la muqueuse), tels que sensation de plénitude douloureuse derrière le pubis, dans la cavité pelvienne, troubles de la miction et de la défécation résultant de la pression exercée sur la vessie et sur le rectum, sont plus accentués. Si l'inflammation prédomine au contraire sur la muqueuse, la sensation de pesanteur, de poids dans la cavité pelvienne, est moins prononcée, la métrite se traduit surtout par une leucorrhée plus ou moins abondante et par des hémorrhagies, ménorrhagies ou métrorrhagies, dont l'apparition révèle l'existence des végétations, des fongosités à la surface de la muqueuse utérine. Lorsque l'inflammation a produit un rétrécissement du canal cervical ou de l'un des orifices, on observe surtout des troubles menstruels, caractérisés par la dysménorrhée, c'est-à-dire par des douleurs plus ou moins intenses, plus ou moins violentes, au moment des régles, ne cessant qu'avec la fin de l'écoulement sanguin. Si au lieu d'un rétrécissement, il s'agit d'une oblitération complète résultant soit d'un traumatisme, d'un accouchement laborieux, soit de la présence d'un de ces petits polypes décrits par Huguier, le médecin constate le développement d'une hématométrie ou d'une hydrométrie, en même temps qu'apparaissent tous les accidents de l'aménorrhée dite par rétention. L'hydrométrie ou rétention des mucosités utérines s'observe de préférence, ainsi que l'a dit Aran, chez les vieilles femmes. Au début elle peut passer inaperçue, ce n'est que plus tard que se développent les phénomènes douloureux et les signes physiques qui mettent sur la voie du diagnostic. Si l'orifice interne n'est que rétréci et non oblitéré, l'utérus se débarrasse souvent lui-même, il se contracte et il chasse les mucosités utérines. Si l'oblitération est complète, Aran recommande l'emploi de la sonde creuse qui lui a donné plusieurs succès. Dans certains cas, l'oblitération complète siège sur l'orifice externe. C'est un fait beaucoup plus rare; il a été signalé cependant par MM. Courty et Voisin (de Limoges) (1). Si, au lieu d'affecter le corps de l'utérus et de laisser le col presque intact, l'inflammation siège de préférence sur le col, elle se traduit par une leucorrhée épaisse, visqueuse, tenace, se laissant étirer en longs filaments, formant un bouchon adhérent au col, obstruant l'orifice externe dont il est très difficile de le détacher. Cette inflammation isolée ou plutôt prédominante sur le col de l'utérus est assez fréquente chez les jeunes femmes, et la cause qui la détermine le plus ordinairement lui a fait donner, comme on le sait, le nom de métrite par balistique. En même temps que cet écoulement muco-purulent, visqueux et tenace, le médecin observe sur le col des lésions diverses, telles que des granulations, des ulcérations plus ou moins étendues, plus ou moins granuleuses, fongueuses, saignantes, d'où les noms de métrite granuleuse, ulcéreuse, fongueuse, etc., etc.

A côté de ces modalités cliniques de la métrite variant suivant la prédominance de tel ou tel symptôme local, je dois en signaler une des plus importantes, caractérisée par l'expulsion douloureuse ou non, à chaque époque menstruelle, d'un produit membraneux sur la nature duquel j'aurai à me prononcer. Il n'est pas rare, en effet, chez certains malades, parmi les troubles menstruels qui accompagnent la métrite, de constater l'expulsion d'une membrane, d'une fausse membrane qui tantôt se produit sans douleurs, tantôt avec des douleurs plus ou moins vives, plus ou moins aiguës, expulsion décrite sous le nom de dysménorrhée pseudomembraneuse. Il ne saurait être question d'une entité morbide ainsi que certains auteurs l'ont prétendu, mais bien d'une modalité spéciale de la métrite. Aussi plusieurs auteurs la décrivent sous le nom de métrite exfoliatrice. Avant de faire la description de cette modalité clinique de la métrite, il me semble utile de faire connaître l'état de la science sur ce sujet.

(1) *Gaz. médicale.* Paris, 1835, p. 444.

Avant la découverte de la muqueuse utérine (Coste), les productions d'apparence membraneuse ou couenneuse qui étaient expulsées pendant la menstruation, étaient considérées comme des polypes vésiculeux ou comme des môles. Pourtant Morgagni dans sa quarante-huitième lettre donne une description exacte d'un cas d'exfoliation de la muqueuse utérine. «La malade, dit-il, rendait par l'utérus, au milieu de l'écoulement des règles, un corps d'apparence membraneuse, rappelant la forme de la cavité utérine et de son orifice interne ; la sortie de ce corps était suivie de lochies abondantes qui étaient fréquemment interrompues, comme cela avait lieu habituellement chez cette dame. »

Les premiers travaux sur la nature et l'origine de cette membrane, ainsi que le fait remarquer avec raison M. Bernutz, furent publiés en France par Collomb, Chaussier, Mme Boivin et Dugès. Deux médecins anglais, Oldham et Simpson, appelèrent de même l'attention sur ce sujet; ils en donnèrent une description exacte et établirent la relation qui existe entre la menstruation et l'exfoliation de la muqueuse utérine. Cependant cette opinion trouva des contradicteurs en Angleterre. Ainsi Montgommery, Churchill, Copland, Ashwell, envisagèrent cette membrane comme une production de nouvelle formation, une sorte de néo-membrane couenneuse, développée à la surface interne de l'utérus enflammé, comme il s'en développe dans la gorge, la trachée et les bronches.

En France, les recherches microscopiques faites par Coste, Lebert, Follin, Dutard, M. Laboulbène, leur permirent de rejeter cette opinion. Ces auteurs reconnurent dans les produits exfoliés tous les caractères de la muqueuse utérine. Le Dr Semelaigne (1) a très bien résumé ces travaux dans sa thèse.

Raciborski étudiant les modifications imprimées à la muqueuse utérine par la conception, rapprochant les caractères offerts par les membranes exfoliées au moment de la menstruation de ceux présentés par la muqueuse utérine, à l'occasion d'un avortement d'un mois à six semaines, trouvant ces caractères identiques, voyant que, dans les faits rapportés, les règles sont venues après un retard de plusieurs jours, ce qui permet de supposer l'existence d'une grossesse, et, qu'enfin dans quelques cas, on a retrouvé des débris ou des traces d'un ovule fécondé, Raci-

(1) Semelaigne, Thèse de Paris, 1851.

borski, dis-je, a considéré ces exfoliations comme des avortements survenus après quelques jours de conception. Depuis, cet auteur a reconnu son erreur. Il admet que, dans certains cas, les produits membraneux, expulsés à l'occasion des règles, sont bien réellement constitués par la muqueuse de l'utérus. D'ailleurs l'existence fréquente de cette exfoliation de la muqueuse utérine, chez les vierges, mettait à néant l'opinion soutenue par cet auteur. En 1869, le docteur Troque (1), dans une étude très bien faite, admettant comme parfaitement démontrée l'exfoliation de la muqueuse utérine, établit une seconde variété dans laquelle les produits expulsés résulteraient d'une exsudation de lymphe coagulable ou de fibrine à la face interne de l'utérus, exsudation comparable à celle du croup. M. Siredey (2), auquel j'emprunte cet historique, ne nie pas cette possibilité de formation des fausses membranes, mais il fait remarquer que cette exsudation ne se produit que dans des circonstances toutes spéciales et accidentelles et qu'à ce titre seul les troubles de la menstruation se distinguent nettement par leur irrégularité de ceux qui sont déterminés chaque mois par l'exfoliation de la muqueuse utérine. Il pense « que cette forme exsudative plastique ou diphthéritique n'est qu'un degré ou qu'une phase de la dysménorrhée avec exfoliation de la muqueuse ». «Ne serait-il pas rationnel, ajoute-t-il, d'admettre au point de vue anatomique deux variétés de dysménorrhée pseudo-membraneuse, l'une caractérisée par l'expulsion de la muqueuse utérine, l'autre n'étant qu'une sorte de desquamation épithéliale comme l'a admis Coste, ou bien doit-on regarder ces deux états différents comme n'étant que deux périodes d'un seul et même état morbide ? »

La nature de l'affection, cause première de l'expulsion de la muqueuse utérine, a été également diversement interprétée par les auteurs. Les uns la regardent comme une affection essentielle et lui donnent le nom de dysménorrhée membraneuse ou pseudo-membraneuse (Oldham), les autres la regardent comme symptomatique d'affections utérines diverses : engorgement, polype (Scanzoni), catarrhe utérin (Bernutz), inflammation utérine (Tilt Siredey, A. Guérin, Huchard et Labadie-Lagrave).

(1) Troque, Thèse de Paris, 1869.

(2) Siredey, art. *Dysménorrhée,* Dict. de méd. et de chirurg. pratiques. J.-B. Baillière, t. XII. 1870.

Ainsi que ces derniers auteurs, j'admets que la dysménorrhée pseudo-membraneuse ne constitue pas une entité morbide, qu'elle est toujours symptomatique de la métrite dont elle est une modalité clinique toute spéciale. J'ajoute que cette modalité appartient surtout à la métrite constitutionnelle et qu'on l'observe surtout dans la métrite arthritique, dans la métrite herpétique, ainsi qu'il m'a été donné d'en observer plusieurs exemples. Aussi ne doit-on pas s'étonner de la rencontrer aussi bien chez les jeunes filles vierges que chez les femmes mariées, de la rencontrer aussi bien chez les femmes stériles que chez celles qui ont eu un ou plusieurs enfants. Tous ces faits concordent avec l'opinion que je soutiens sur la nature constitutionnelle de la métrite, sur son origine, sur son existence aux différents âges de la femme. L'hérédité de la dysménorrhée pseudo-membraneuse signalée par tous les auteurs plaide, en outre, en faveur de cette opinion. Comment, en effet, expliquer autrement que par la métrite ces faits où l'exfoliation de la muqueuse utérine a été observée sur plusieurs membres d'une même famille ? M. Siredey rapporte, d'après le Dr Duplan, le fait de cinq sœurs affectées de dysménorrhée membraneuse. Pour sa part il a vu deux sœurs dans le même cas. Krieger cite un fait analogue. M. Bernutz admet aussi l'hérédité de la dysménorrhée pseudo-membraneuse et lui donne comme cause prédisposante une diathèse quelconque, lymphatisme, tubercules, hystérie. M. Bordier (1) rapporte un fait dans lequel la dysménorrhée pseudo-membraneuse était, d'après lui, sous l'influence de la diathèse herpétique.

Suivant qu'ils admettent telle ou telle opinion, les auteurs interprètent diversement la pathogénie de cette modalité clinique de la métrite. Ainsi Oldham et Mandl (de Vienne) qui considèrent la dysménorrhée pseudo-membraneuse comme une maladie essentielle, l'attribuent à la congestion ovarienne. Coste et M. Courty qui partagent la même opinion sur la nature de cette dysménorrhée, admettent qu'elle est le résultat du phénomène physiologique de la menstruation ; pour eux c'est une espèce d'apoplexie de la muqueuse utérine. « Les organes, dit M. Courty, les tissus apportent dans l'évolution de leurs actes pathologiques les mêmes propriétés qui les caractérisent dans l'accomplissement de leurs fonctions physio-

(1) Bordier, *loc. cit.*

logiques. Beaucoup d'actes pathologiques ne sont qu'un affaiblissement ou une exagération de fonctions physiologiques. Or la muqueuse utérine s'hypertrophie et s'exfolie par l'acte pathologique de l'accouchement et par l'acte pathologique de l'avortement. Qu'y a-t-il d'étonnant à ce que sous l'influence d'une maladie de l'utérus qui met les tissus de l'organe dans une condition analogue à celle d'un commencement de gestation ou d'un avortement, cette muqueuse s'exfolie de même, bien qu'elle ne contienne aucun produit de conception ? » Scanzoni pense que cette exfoliation de la muqueuse dépendrait de la congestion qui développerait une production des cellules profondes. M. Alphonse Guérin, qui la décrit sous le nom de métrite exfoliatrice, pense que cette exfoliation se produit de la manière suivante : « Au moment des règles, la congestion utérine devient plus vive, l'inflammation passe à l'état aigu et se termine par une exfoliation de la membrane enflammée. » Pour cet auteur, ce phénomène si bizarre est intimement lié à l'exagération du molimen hémorrhagique qui se produit à l'époque des règles. MM. Huchard et Labadie-Lagrave partagent la même opinion. Pour ces auteurs, le phénomène de l'exfoliation est le produit de trois facteurs différents, mais solidaires l'un de l'autre : 1° endométrite chronique parenchymateuse hyperplasique ; 2° congestion menstruelle périodique ; 3° extravasation sanguine sous-épithéliale et intra-muqueuse.

L'analyse des symptômes, l'examen de l'utérus dans l'intervalle des accidents et pendant les accidents ne laissent aucun doute sur la nature inflammatoire et montrent bien que la dysménorrhée pseudo-membraneuse n'est autre que le même accident douloureux, dysménorrhée, si commun dans la métrite, accompagné d'un autre élément, élémination en masse ou par parcelles de la muqueuse utérine ou d'un produit fibrineux. Les lésions utérines chroniques, telles que l'augmentation de volume de l'utérus, les ulcérations, les granulations, le rétrécissement des orifices, la leucorrhée, l'adéno-lymphite, observées dans tous les cas de dysménorrhée, indiquent bien que cet accident n'est qu'un symptôme de la métrite qui imprime par sa présence à cette affection une modalité spéciale. Il ne faudrait pas croire, du reste, que le symptôme exfoliation soit toujours accompagné de douleurs utérines, de tranchées, de dysménorrhée en un mot. Il est assez commun, en effet, de voir des malades où la muqueuse et les fausses membranes fibrineuses sont expulsées sans douleur. Les auteurs en ont signalé plusieurs cas; pour ma part j'en ai observé un certain nombre. Je suis même convaincu que ces cas sont plus nombreux que ceux où il existe de la douleur; mais ils passent inaperçus, parce qu'ils sont considérés par les malades comme des caillots; aussi les femmes n'attirent pas l'attention de leur médecin sur ce point. Ces faits s'observent surtout dans la métrite constitutionnelle. L'exfoliation est le fait d'une éruption érythémateuse ou vésiculeuse développée sur la muqueuse utérine. Au moment de l'époque menstruelle, par suite de la congestion de la muqueuse, il se fait une desquamation superficielle ou profonde suivant que la muqueuse utérine est altérée plus ou moins profondément. Est-elle altérée dans sa profondeur? Elle se détache tout entière sous l'effort de la congestion et du raptus sanguin qui se produit dans le tissu sous-jacent, elle cède et alors elle est expulsée dans sa totalité. L'examen microscopique permet de reconnaître dans la membrane expulsée tous les éléments constitutifs de la muqueuse utérine. N'est-elle au contraire altérée qu'à sa surface? La desquamation épithéliale qui survient à l'époque menstruelle, au lieu de se faire insensiblement comme cela a lieu dans la plupart des cas, se fait en masse et l'épiderme est expulsé sous forme de membrane ou de parcelles membraneuses qui ne présentent, ainsi que l'ont remarqué MM. Lallement et Cornil, aucune structure. Quelques faits observés par le Dr Bordier viennent à l'appui de cette manière d'interpréter la pathogénie de l'exfoliation de la muqueuse utérine. Cet auteur a remarqué dans plusieurs cas que l'élimination de la muqueuse utérine se faisait successivement, par couches stratifiées; les premières couches étaient épithéliales et fibro-plastiques, mais étaient percées d'orifices; les secondes contenaient les glandes comme si les orifices des premières couches correspondaient au passage des canaux glandulaires. Cette expulsion de la muqueuse exfoliée se fait sans douleurs, sans souffrances, si l'orifice interne est dilaté, ainsi qu'on le voit dans la métrite chronique, et surtout si l'exfoliation se fait par parcelles, par petits lambeaux. Si, au contraire, la métrite est aiguë ou bien s'il s'agit d'une recrudescence aiguë de l'état chronique, l'orifice interne est rétréci par la tuméfaction de la muqueuse utérine, l'expulsion ne peut se faire, l'utérus se contracte pour chasser ce corps étranger, les douleurs surviennent; il y a alors dysménorrhée. C'est parce que les observateurs avaient été frappés de ces deux phénomènes : douleurs, expulsion de la muqueuse utérine, que, ne faisant aucune attention aux lésions concomitantes, ils les avaient considérés comme constituant une entité morbide. En réalité, on le voit, il ne s'agit que d'une modalité spéciale de la métrite qui tire ses caractères principaux, d'une part, de l'élimination d'un produit membraneux, pseudo-membraneux ou fibrineux, et d'autre part, de douleurs qui accompagnent ou non l'expulsion de ce produit hors de la cavité utérine.

Cette manière de voir sur la pathogénie de cette modalité clinique de la métrite que je viens d'émettre et qui s'appuie sur la doctrine constitutionelle de cette affection, se rapproche par plusieurs points de l'opinion émise par MM. Gautier (1)(de Genève), Williams (de Londres), et Bordier (2). Ces auteurs cherchent à établir un rapprochement entre les affections cutanées chroniques et la dysménorrhée membraneuse. Le Dr Gautier, notamment, compare l'exfoliation de la muqueuse utérine à l'exfoliation de la peau dans l'ichtyose, de la muqueuse linguale, dans l'ichtyose linguale. Cet auteur, en outre, admet que l'exfoliation de la muqueuse est toute la maladie, et que son passage à travers l'orifice cervical ne détermine de dysménorrhée que dans le cas de rétrécissement de ce dernier. Si le canal cervical et les orifices sont libres, la muqueuse utérine exfoliée les traverse sans éveiller aucun symptôme douloureux. Il en a observé un fait des plus remarquables. Aussi suppose-t-il, ainsi que je le soutiens, que l'exfoliation de la muqueuse utérine est beaucoup plus fréquente qu'on ne le croit. Dans le cas d'absence de rétrécissement, la fausse membrane n'éveille pas ou n'éveille que peu de symptômes douloureux, elle passe inaperçue, car on n'examine pas le sang. L'opinion de cet auteur, tout en se rapprochant de la mienne sur la pathogénie de l'exfoliation, s'en éloigne en ce qu'il semble admettre que cette exfoliation se produit en dehors de la métrite, tandis que pour moi elle serait caractéristique de la métrite et notamment de la métrite constitutionnelle.

Les symptômes qui caractérisent cette modalité de la métrite (métrite exfoliatrice), dépendent tous de l'obstacle que la mu-

(1) V. Gautier, *Pathogénie de la dysménorrhée membraneuse*. Mémoire lu au congrès international des Sciences médicales de Genève, 1877, et annales de gynécologie, décembre 1877.

(2) Bordier, *loc. cit.*

queuse utérine, exfoliée en partie ou en totalité, apporte à l'écoulement du sang des règles. C'est en effet au moment des règles seulement que se détache la muqueuse, et il est facile d'en comprendre la raison ; dans l'intervalle qui sépare les règles, quoique altérée plus ou moins profondément dans sa structure, elle n'est sollicitée par aucune cause de se détacher du tissu sous-jacent auquel elle adhère ; mais au moment de l'époque menstruelle, sous l'effort de la congestion utérine et du raptus sanguin elle se décolle en partie, joue le rôle d'un corps étranger qui excite les contractions utérines, contractions expulsives, identiques à celles de la paturition et qui ne cesseront qu'après l'expulsion complète de la muqueuse. Détachée, puis poussée par les contractions utérines, la muqueuse s'engage dans le conduit cervico-utérin qu'elle oblitère en partie ou en totalité. Dans ce dernier cas, le sang cesse de couler et s'accumule dans la cavité utérine ; mais bientôt les contractions utérines augmentent de force, d'intensité, et finissent par triompher de l'obstacle, la muqueuse traverse alors le canal cervical et s'échappe tout entière au dehors avec un flot de sang. Si la muqueuse n'est expulsée qu'en partie, les contractions utérines qui ont cessé, après l'expulsion d'un premier lambeau, recommencent bientôt et ainsi de suite jusqu'à expulsion complète de tous les débris de la muqueuse. S'il existe un rétrécissement du canal ou de l'un des orifices, l'expulsion de la membrane sera beaucoup plus difficile, les contractions utérines seront plus intenses et se traduiront pour la malade par des tranchées utérines plus violentes, analogues aux douleurs expulsives de l'accouchement. Les symptômes de cette modalité de la métrite deviennent alors des plus caractéristiques. Au moment de l'époque menstruelle, le sang commence à couler d'une manière normale, sans douleur, puis bientôt l'écoulement sanguin diminue, quelquefois se supprime complètement et la malade accuse des coliques, des tranchées utérines plus ou moins violentes qui lui arrachent des cris. Après quelques heures ou quelques jours de souffrance, sous l'effort persistant des contractions utérines, l'écoulement sanguin réapparaît, entraînant avec lui un corps plus ou moins volumineux qu'on retrouve au milieu du sang. L'expulsion de ce corps fait cesser les douleurs violentes ressenties par la malade, les règles se terminent naturellement ; mais elle est suivie de douleurs sourdes et d'un écoulement leucorrhéique muco-purulent qui persistent pendant quelques jours. Quelquefois une ménorrhagie abondante survient, mais c'est le cas le plus rare. Dans le premier cas la muqueuse utérine a été expulsée en totalité. Il n'en est pas toujours ainsi. Le plus souvent l'expulsion de la muqueuse ne se fait qu'en partie, ne se fait que par lambeaux qui se détachent et sortent successivement les uns après les autres. Dans le deuxième cas, après l'expulsion d'un premier lambeau, le sang réapparaît, les douleurs se calment; mais bientôt l'écoulement diminue et se supprime de nouveau, les souffrances reviennent aussi fortes et ainsi de suite jusqu'à ce que la membrane utérine soit expulsée dans sa totalité. Il est à remarquer que les douleurs ne sont pas aussi violentes, aussi intolérables, aussi fortes que celles qui accompagnent, comme dans le premier cas, l'expulsion totale de la muqueuse ou de la fausse membrane.

Au milieu du sang on retrouve la fausse membrane expulsée soit tout entière, soit plus souvent par débris. Dans le premier cas, elle se présente sous la forme d'une petite poche triangulaire présentant un orifice à chacun de ses angles, trois bords comme la cavité utérine, une face externe irrégulière, tomenteuse par suite d'une quantité innombrable de filaments qui ne sont autre chose que des vaisseaux, une face interne lisse, régulière, sur laquelle on aperçoit à l'œil nu ou à la loupe de petits points noirâtres correspondant aux déchirures vasculaires et de petites dépressions annulaires, arrondies, orifices des glandules de la muqueuse. On y trouve encore de petits foyers apoplectiques, témoignage irrécusable de l'intensité de la congestion au moment de la menstruation. L'examen microscopique permet d'y reconnaître les éléments constitutifs de la muqueuse utérine : tissu conjonctif avec fibres fusiformes et noyaux reliant entre eux une quantité considérable de capillaires, glandes et tubes contournés sur eux-mêmes à leur extrémité profonde, puis rectilignes, doublés d'un épithélium cylindrique et nombreuses cellules d'épithélium nucléaire, petites, réfringentes, rondes ou ovoïdes, surmontées de cils vibratils. Tous ces caractères permettent de différencier ces lambeaux venant du corps de ceux du col où les glandes sont plus volumineuses et appartiennent à la variété des glandes en grappe. Dans le second cas, c'est-à-dire quand la muqueuse utérine n'est expulsée que par lambeaux, ceux-ci présentent une étendue et une conformation extérieure variable, mais le microscope y fait reconnaître les mêmes éléments constitutifs. D'autres fois, au contraire, on trouve parmi le sang des membranes où, comme le dit M. Siredey, il est impossible de reconnaître la moindre structure, le microscope n'y révélant que des cellules épithéliales. L'éruption n'a altéré que la surface de la muqueuse utérine et n'a déterminé qu'une exfoliation épithéliale.

Dans tous les cas la période menstruelle est suivie d'un écoulement leucorrhéique séro-purulent, sanieux, quelquefois fétide, ce qui indique une exaspération de l'inflammation utérine. Le toucher vaginal, le spéculum, font constater tous les signes physiques de la métrite, rougeur, éruption, ulcération, augmentation de volume du col, etc.

Ces accidents, ces phénomènes douloureux se répètent au moment de chaque époque menstruelle aussi longtemps que persiste l'inflammation utérine. Ils ne cessent que lorsque la métrite a disparu sous l'influence d'un traitement local et d'un traitement général approprié à la nature de la maladie générale constitutionnelle qui tient l'affection utérine sous sa dépendance. Quelquefois les accidents dysménorrhéiques et l'expulsion d'une membrane ne se produisent pas à toutes les époques menstruelles; ils ne surviennent que de loin en loin, mais toujours au moment d'une époque menstruelle. Enfin ils réapparaissent alors qu'il se produit, au bout parfois de plusieurs années, une rechute ou une récidive de la métrite. J'observe en ce moment une dame qui, ayant eu une métrite arthritique avec exfoliation de la muqueuse, il y a environ dix ans, éprouve les mêmes accidents par suite d'une nouvelle apparition de la métrite. Dans le long intervalle qui a séparé ces deux attaques, les époques menstruelles étaient normales, l'écoulement se faisait sans douleurs. Ce fait est des plus intéressants, tant au point de vue de l'évolution de cette modalité spéciale de la métrite qu'à celui de sa pathogénie et de sa nature. J'aurais pu en citer plusieurs, car les observations qui prouvent la réalité de l'opinion que je soutiens, sont aujourd'hui nombreuses; il me serait facile d'en publier de très concluantes parmi toutes celles que je recueille dans mon service. Aussi, je suis persuadé que, du moment où les médecins voudront y regarder de près et examiner attentivement leurs malades dont ils auront tout particulièrement attiré l'attention, ils seront aussi convaincus que je le suis sur la pathogénie et la nature de la métrite dite exfoliatrice, ainsi que sur le fait de l'expulsion sans douleur de la muqueuse ou de la fausse membrane.

§ 87. Il n'est pas jusqu'aux différentes périodes que parcourt l'inflammation qui impriment à la métrite une physionomie spéciale dont il faut tenir compte au point de vue de la thérapeutique. Ainsi, au début, le col est rouge, plus ou moins violacé, plus ou moins volumineux; les tissus sont mous, facilement dépressibles sous le doigt; l'orifice externe se laisse entr'ouvrir facilement; le col est, en un mot, engorgé. A la période ultime, au contraire, cette rougeur du début a disparu ou elle n'existe plus que par places, séparées par des intervalles de muqueuse pâle, anémiée, jaunâtre; les tissus, au lieu d'être mous, dépressibles, engorgés, sont, au contraire, indurés; il y a induration des tissus. Sous l'influence de l'inflammation, enfin, on voit survenir une déviation utérine, une version, une flexion; il se produit des symptômes morbides variables, en rapport avec l'existence de ces lésions.

En résumé, selon que l'inflammation siège de préférence sur le parenchyme ou sur la muqueuse, sur le corps ou sur le col de l'utérus, suivant qu'elle affecte plus ou moins complètement l'un ou l'autre des orifices ou le canal cervico-utérin dans son entier, suivant, enfin, ses différentes périodes d'évolution, il survient des symptômes locaux ou généraux qui donnent à la métrite une physionomie spéciale, une modalité différente. Cette modalité clinique doit appeler l'attention du médecin parce qu'elle nécessite une médication spéciale; mais elle ne peut à aucun titre justifier les divisions établies par les auteurs dans l'histoire de la métrite. Elle n'a aucune valeur pour faire admettre, ainsi que le veut H. Bennet, une métrite du corps et une métrite du col, une métrite parenchymateuse et une métrite interne ou métrite muqueuse, ainsi que le prétendent MM. Nonat, Bernutz, A. Guérin. De même, la prédominance réciproque de l'écoulement leucorrhéique sur l'écoulement sanguin ne saurait justifier la division de la métrite interne en métrite métrorrhagique et en métrite catarrhale admise par certains auteurs. Elle ne saurait surtout justifier l'opinion des gynécologues qui regardent chacune de ces modalités comme de véritables états morbides, auxquels ils attribuent des symptômes propres, une médication appropriée, alors qu'il ne s'agit, je le répète, que de symptômes, de lésions, de troubles fonctionnels de la métrite. C'est ce qui est arrivé pourtant pour la leucorrhée, la métrorrhagie, l'aménorrhée, la dysménorrhée, la dysménorrhée pseudo-membraneuse, l'hydrométrie, l'hématométrie, l'engorgement, l'induration, les déplacements utérins. Ces phénomènes morbides appartiennent à la métrite, ils n'en sont, le plus ordinairement, que la conséquence. Ce n'est que dans des cas très rares qu'ils se montrent en dehors de l'inflammation utérine, ainsi que je le dirais, lorsque j'en rechercherai la valeur diagnostique à propos de l'étude spéciale que je ferai de chacun d'eux.

§ 88. b. *Prédominance des symptômes sympathiques.* — « Le mode suivant lequel les symptômes s'enchaînent, dit Aran, dans la métrite parenchymateuse chronique, constitue ce qu'on appelle les formes de cette maladie. Déjà nous en avons vu deux très tranchées qui empruntent leur caractère l'une à la prédominance des phénomènes locaux, l'autre à la prédominance des symptômes généraux. Nous serions tentés d'en faire une troisième de ces métrites chroniques qui présentent des exacerbations ou redoublements. La gravité que prennent dans quelques cas les phénomènes névropathiques et les troubles dyspeptiques pourrait bien venir à constituer deux autres formes qui appellent certainement un traitement spécial; et, à la rigueur, on pourrait bien en faire une autre encore de ces cas de lithiase biliaire ou urinaire, dans lesquels les symptômes les plus alarmants paraissent avoir leur siège vers l'un ou l'autre de ces appareils, dont les fonctions sont plus ou moins gravement troublées. » Aran, on le voit, a parfaitement établi que la prédominance de tels ou tels des phénomènes sympathiques donne à la métrite une physionomie spéciale, non suffisante pour en faire une forme particulière, mais suffisante pour qu'elle revête une allure, une modalité qui doit avant tout appeler l'attention du médecin parce qu'elle lui fournit de précieuses indications thérapeutiques. C'est ainsi qu'il observera tantôt des troubles gastriques, des troubles nutritifs très prononcés; tantôt des troubles nerveux, tels que des névralgies, des paralysies qui domineront la scène morbide, au point que leur existence éloignera l'idée d'une affection utérine et sera ainsi la cause de nombreuses erreurs. J'en ai signalé plusieurs exemples. Les névralgies, ainsi que je l'ai dit dans la première partie de ce traité, ont été divisées par mon collègue et ami M. Desnos, en deux groupes : 1° névralgies réflexes (névralgies ilio-lombaire, intercostale); 2° névralgies par compression ou par inflammation propagée (névralgies d'une ou plusieurs branches du nerf crural ou du nerf sciatique). Ces dernières sont moins fréquentes que les premières; mais, par contre, elles se rencontrent surtout dans les déplacements de l'utérus, dans les inflammations péri-utérines, dans l'adéno-lymphite.

Il en est de même des paralysies qui surviennent dans le cours d'une métrite. Les unes sont des paralysies réflexes, purement fonctionnelles (Brown-Séquard). Les autres sont des paralysies par lésions nerveuses. M. Desnos considère les premières comme des paralysies purement hystériques. Pour lui, la métrite est devenue le point de départ du développement de l'hystérie, ou bien cette maladie, trouvant sa racine dans une prédisposition héréditaire ou acquise de l'organisme, a préexisté à la maladie de l'utérus, ne s'est développée que sous l'influence d'une affection utérine. Que l'on admette l'une ou l'autre de ces explications, on ne peut nier que cette névrose, à un moment donné, peut se présenter avec quelques-uns de ses symptômes ou même un seul, la paralysie et surtout la paraplégie.

Quant aux paralysies par compression des nerfs lombo-sacrés, le plus souvent, quelquefois des nerfs cruraux, dont parlent MM. Nonat, Bernutz, etc., etc., elles existent plutôt dans les inflammations péri-utérines que dans la métrite. Elles ne sont presque jamais complètes d'emblée, elles restent souvent unilatérales, et si elles occupent les deux membres, ce n'est que consécutivement par l'extension du produit inflammatoire qui engendre la compression. Il arrive même que la compression n'agissant que sur un certain nombre de cordons nerveux, les muscles animés par ces nerfs sont seuls paralysés.

§ 89. c. Le *tempérament* de la malade imprime de même à la métrite un cachet spécial, une modalité clinique des plus caractéristiques. Survient-elle chez une femme à tempérament sanguin, à constitution forte? Elle présente, comme toutes les phlegmasies en pareil cas, des manifestations bien plus énergiques et bien plus nettement accusées; elle est franchement inflammatoire ; la réaction est des plus intenses et des plus vives ; elle justifie un traitement antiphlogistique. Survient-elle chez une femme jouissant d'un tempérament nerveux exagéré? Les phénomènes nerveux sont des plus prononcés; les douleurs dominent l'ensemble de la symptomatologie, elles sont très vives, non seulement elles se font sentir à leur siège habituel, à leur siège de prédilection, l'hypogastre, les fosses iliaques, les lombes, mais encore elles s'irradient dans toutes les directions, le bassin, les cuisses, etc.; elles s'exaspèrent sous les influences les plus légères. Elles sont tellement aiguës, tellement exquises, qu'elles font naître l'idée d'une vive inflammation du péritoine péri-utérin : pourtant il n'en est rien. L'inflammation péritonéale n'existe pas et souvent l'inflammation utérine est des plus légères. Dans toutes ces circonstances la métrite est dite irritable. Si la métrite existe, au contraire, chez une femme à tempérament lymphatique, à constitution affaiblie, épuisée, débilitée, par les excès, par le travail, par les peines morales, par une alimentation insuffisante, ses manifestations sont moins tranchées, ses réactions moins intenses, moins franchement caractérisées, elles sont moins complètes en un mot. Dans ce cas, l'inflammation ne s'accuse souvent par aucun symptôme apparent, elle est latente, pour ainsi dire, l'économie n'ayant pas en quelque sorte la force de témoigner par une réaction tranchée la souffrance que cause le désordre organique; aussi la métrite est dite torpide.

Ces modalités cliniques différentes ont, je le répète, une grande importance au point de vue thérapeutique. Un tempérament sanguin, une constitution forte, permettront au médecin d'user de moyens énergiques pour obtenir la guérison qui sera plus facilement obtenue. Chez une femme à constitution faible et débilitée, l'usage de ces moyens ne sera plus permis, l'économie, qui n'a pas la force de se plaindre, pour employer l'expression de MM. Hardy et Béhier, n'aura pas la force d'aider à la guérison, la maladie sera plus longue. Il restera peu de chance de succès pour la thérapeutique.

§ 90. d. *Age.* — Chez la femme déflorée ou non, dans la période d'activité génitale, c'est-à-dire de quinze à quarante-cinq ans, la métrite se traduit avec l'ensemble des symptômes que je viens de décrire et qui lui donnent une modalité des plus variables.

Chez l'enfant, avant la puberté, chez la femme, après la ménopause, il n'en est plus de même, les phénomènes morbides sont souvent des plus atténués. La métrite ne se traduit parfois que par un seul symptôme, la leucorrhée, symptôme auquel viennent s'ajouter de temps en temps des douleurs utérines. La leucorrhée, chez l'enfant, est plus ou moins abondante, elle est continue ou intermittente. Dans ce dernier cas, il n'est pas rare d'observer que son retour coïncide avec des douleurs utérines et avec l'expulsion d'un flocon muqueux. Ces douleurs utérines, produites par la rétention du mucus utérin, passent souvent inaperçues et ne sont pas rapportées par les parents à leur véritable origine; mais l'expulsion du mucus utérin, correspondant avec la disparition de ces douleurs, vient révéler leur véritable origine, leur point de départ. Outre ces douleurs ayant leur siège dans l'utérus, les enfants en accusent d'autres qui occupent l'abdomen et principalement les fosses iliaques. Ces dernières sont dues à la lymphangite, à l'adénite qui accompagnent la métrite. Elles sont l'occasion de nombreuses méprises. Aussi, est-il nécessaire de pratiquer le toucher rectal pour les attribuer à leur véritable origine.

Chez la femme, après la ménopause, la leucorrhée est également le seul symptôme de l'affection utérine. Chez elle, on observe également les accidents de rétention que je viens de signaler chez l'enfant; mais leur origine est tout autre. Tandis que chez l'enfant, cette rétention du mucus est due à une déviation utérine, à une antéflexion surtout, chez la femme, après la ménopause, elle est due ordinairement à une occlusion de l'un des orifices. C'est là un point des plus importants à connaître dans l'étude de la métrite chez la femme qui n'est plus réglée. En effet, si ces accidents de rétention peuvent être facilement reconnus chez la femme encore menstruée, par suite de la connaissance des causes qui produisent ordinairement la sténose utérine, telles que les causes traumatiques, il n'en est plus de même chez la femme âgée où il n'est pas possible d'invoquer la même étiologie. Aussi n'est-il pas étonnant que ces accidents restent longtemps obscurs et que le médecin, non prévenu, ne les rapporte pas à leur véritable origine. Il croit se trouver en présence d'une affection péritonéale ou intestinale, alors qu'il ne s'agit que d'une métrite avec sténose des orifices ou du canal cervical. Avec un peu d'attention et prévenu de l'existence possible de la métrite chez la femme après la ménopause, il ne commettra pas cette erreur. En effet, les malades accusent des douleurs vagues dans le bas-ventre et le bassin, une sensation de pesanteur et de plénitude dans la cavité pelvienne, puis, de temps en temps, des douleurs plus vives comme expultrices. D'abord passagères, ne se produisant qu'à des intervalles éloignés et d'une manière irrégulière, ces douleurs se rapprochent peu à peu et finissent par devenir intenses; le ventre est sensible à la pression; l'utérus, augmenté de volume, est douloureux au palper; le col est douloureux, injecté; les culs-de-sac vaginaux sont le siège d'une douleur assez vive par suite d'une lymphangite et d'une adénite parfois intenses; puis, à un moment donné, un écoulement purulent, muco-purulent, séro-sanguinolent se produit brusquement au milieu de douleurs très vives et révèle la cause des accidents douloureux. Un soulagement se produit instantanément, la femme croit qu'elle est guérie, ou bien elle n'éprouve qu'une légère amélioration jusqu'au moment où, dans l'un comme dans l'autre cas, les mêmes accidents se répètent à une époque plus ou moins éloignée. Pourtant on peut constater une guérison complète après les premiers accidents. Dans deux cas cités par Aran, les accidents avaient pris un aspect inflammatoire des plus prononcés. « Des douleurs, dit-il, très vives dans le bas-ventre et dans les reins, comme expultrices, une sensibilité très grande à la pression de la moitié inférieure de l'abdomen avec ballonnement, un état fébrile intense, des nausées, des phénomènes saburraux donnaient à la maladie une physionomie toute particulière. Après trois ou quatre jours de ces accidents aigus, l'expulsion de quelques cuillerées de pus apporta un calme complet, et la guérison a été définitive. »

§ 91. e. La *maladie constitutionnelle* imprime à la métrite qu'elle tient sous sa dépendance une modalité qui porte principalement sur les symptômes locaux et sur les symptômes généraux et sympathiques. Ainsi les métrites scrofuleuse, arthritique, herpétique, etc., ne présentent pas la même physionomie que la métrite ordinaire. Elles diffèrent assez entr'elles, pour qu'il soit possible, facile même, dans un certain nombre de cas, à un praticien exercé, de reconnaître à laquelle de ces métrites il a affaire. Pour cela, il doit rapprocher les caractères physiques de la lésion, les symptômes locaux des symptômes généraux de la maladie constitutionnelle que présente la malade; il doit en suivre attentivement la marche qui n'est pas la même.

Ainsi dans la métrite scrofuleuse, l'utérus est gros, volumineux; les tissus (parenchyme, muqueuse) sont épaissis; ils sont plutôt mous qu'indurés. Sur la muqueuse il existe des granulations larges, aplaties, saignant facilement, des ulcérations irrégulières, larges, étendues, parfois phagédéniques, envahissant le col, le vagin; il existe des fongosités, des végétations verruqueuses, polypeuses. Toutes ces lésions ont une couleur terne, fauve, blafarde, livide ou violacée. La leucorrhée est abondante, tenace, avec tendance à la purulence. Là, comme ailleurs, les lésions scrofuleuses retentissent sur les ganglions lymphatiques. Aussi on remarque autour de l'utérus, dans les culs-de-sac latéraux, des lymphatiques et des ganglions engorgés, volumineux, le plus souvent indolents à la pression. La lymphangite et l'adénite scrofuleuses participent de la nature de la métrite qui leur a donné naissance. La métrite scrofuleuse, en effet, comme les lésions scrofuleuses en général, ne présente pour ainsi dire aucune réaction ; elle est torpide ; elle est complètement dépourvue d'acuité. La leucorrhée est souvent le seul symptôme qu'accusent les malades ; elles ne souffrent pas, les règles restent le plus souvent normales, les symptômes sympathiques si accusés dans d'autres formes n'existent pas ou sont peu prononcés. Ce n'est qu'à la longue qu'on les voit survenir lorsque la leucorrhée se prolonge depuis un temps très long. La métrite ne s'accusant que par les pertes blanches, la malade n'est nullement préoccupée de cet accident et lorsqu'elle consulte son médecin, elle est tout étonnée d'apprendre qu'elle est atteinte d'une affection utérine, accompagnée d'une ulcération plus ou moins étendue. Ces faits sont très communs à l'hôpital de Lourcine. Il m'arrive fréquemment de trouver chez des malades, qui viennent réclamer mes soins pour des plaques syphilitiques, pour des végétations, un utérus gros, volumineux, un col engorgé et une large ulcération fongueuse. Interrogée, la malade répond qu'elle a depuis longtemps des pertes blanches, mais, que ne souffrant aucunement, elle ne s'en est jamais préoccupée. A l'hôpital, la métrite scrofuleuse est de toutes les métrites constitutionnelles, celle que je rencontre le plus souvent ; elle date souvent de l'enfance. Avant la puberté, la leucorrhée en est le seul symptôme ; l'engorgement des tissus, les ulcérations existent probablement, mais on ne peut les constater ; le toucher rectal permet pourtant de constater une augmentation de l'utérus et une adéno-lymphite généralisée. Après l'instauration, les troubles menstruels surviennent et l'examen au spéculum permet de constater les lésions de la métrite. Ces caractères symptomatiques de la métrite scrofuleuse ont, du reste, appelé depuis plusieurs années l'attention de certains médecins. Aux noms de MM. Durand-Fardel, Gintrac, Tyler Smith, Bazin, Scanzoni, il faut surtout ajouter celui de

M. Tillot. Cet auteur, notamment, s'exprime ainsi : « Sur l'utérus, les lésions scrofuleuses suivent la même marche que partout ailleurs ; dans la tumeur lacrymale d'origine scrofuleuse, il y a d'abord engorgement du sac, catarrhe de sa cavité, engorgement des points lacrymaux, du canal nasal par les larmes et le mucus sécrété, puis altération des parois molles et dures du canal lacrymo-nasal, enfin ulcération et perforation. Les catarrhes rebelles de l'oreille, survenus sous l'influence de cette maladie, débutent par le conduit auditif externe, produisent des végétations sur la membrane du tympan, la perforent, gagnent la trompe d'Eustachi, l'engorgent et deviennent ainsi le point de départ de surdités plus ou moins difficiles à guérir. Je pourrais en dire autant des lésions oculaires survenues sous l'influence de la scrofule. »

La marche de la métrite scrofuleuse est lente, progessive ; elle aboutit à des lésions profondes. Elle s'accompagne souvent d'écoulement vulvaire, vaginal de même nature, écoulement qui n'est pas rare chez les petites filles ; cet écoulement est abondant, purulent, la muqueuse sous-jacente est granuleuse et quelquefois il existe des végétations polypeuses au niveau du méat urinaire. Cet écoulement muco-purulent, abondant, occasionne des démangeaisons à la vulve et provoque sur les lèvres et la partie interne et supérieure des cuisses le développement d'une éruption érythémateuse, eczémateuse.

Dans la métrite arthritique, les lésions anatomiques sont ordinairement superficielles, mobiles, instables au début ; elles affectent plus souvent la muqueuse que le parenchyme. Plus tard, le parenchyme est épaissi, engorgé ; dans ce cas, les tissus sont durs, ils offrent une dureté presque ligneuse. La coloration des tissus est plutôt rouge que violacée. Les granulations sont nombreuses, petites, miliaires, elles saignent facilement. Les ulcérations qui se montrent lorsque l'affection est ancienne, sont petites, superficielles, d'une coloration rouge intense ; aussi saignent-elles facilement et abondamment dès qu'on les touche avec un pinceau. Parfois elles sont profondes, larges, étendues ; dans ce cas, l'affection arthritique est survenue chez un sujet scrofuleux. Ces lésions utérines ne donnent d'abord lieu qu'à un léger écoulement leucorrhéique, et, plus tard même, lorsqu'il est plus abondant par suite de la progression des lésions, il n'offre pas cette abondance que je viens de signaler dans la métrite scrofuleuse. En outre cet écoulement disparaît souvent brusquement, surtout au début de l'affection, alors qu'elle n'est caractérisée que par ces congestions fugaces, rapides qui surviennent brusquement et disparaissent de même, alternant avec des manifestations arthritiques sur d'autres tissus, sur d'autres systèmes, paraissant sous l'influence de la plus légère cause en apparence, telle que le fait de s'asseoir sur la terre humide, sur un corps froid, telle que le changement du temps, l'humidité succédant à la sécheresse de l'air. Comme toutes les affections arthritiques, la métrite arthritique s'accuse par des douleurs violentes, assez souvent intermittentes, siégeant sur l'utérus, sur les organes voisins, notamment au niveau des culs-de-sac vaginaux. Ces dernières douleurs sont surtout dues à une lymphangite, à une adénite, qui existent le plus souvent à l'état aigu. Outre ces douleurs, il existe fréquemment une douleur lombaire, sacrée, une névralgie iléo-lombaire, crurale. Cette métrite est irritable le plus ordinairement. Les femmes, à cause des vives souffrances qu'elles éprouvent, consultent plus volontiers leur médecin, et, elles le consultent d'autant plus volontiers, qu'elles sont effrayées par un symptôme qui accompagne fréquemment ces douleurs, je veux parler de la métrorrhagie, de la ménorrhagie qui, ai-je dit, sont très fréquentes dans cette métrite, à cause des granulations cellulo-vasculaires qui parsèment toute la muqueuse utérine. Les auteurs qui admettent l'origine constitutionnelle de la métrite, ont tous été frappés de la fréquence de ces métrorrhagies qui surviennent ordinairement périodiquement, coïncidant avec l'époque menstruelle. Ils regardent ce symptôme comme un caractère différentiel propre à cette affection. C'est ainsi que Stoll raconte que, dans certains cas, la métrorrhagie lui a servi à reconnaître un arthritis à l'état latent. La prolongation des règles, pendant vingt jours, serait pour lui un signe d'arthritis. Scudamore, Guilbert, Duparcque, MM. Bazin et Neucourt partagent la même opinion. Je ne saurais oublier non plus M. Tillot (1) qui s'exprime ainsi : « l'arthritis est la diathèse congestionnante par excellence. Sur la peau, elle produit l'urticaire hémorrhagique, l'érythème papuleux rouge sombre. Les arthritiques ont souvent les joues et le nez violacés; ils ont été sujets à l'épistaxis dans leur première enfance. Sur les muqueuses, l'arthritis produit des fluxions rapides, des coryzas avec écoulement

(1) *Loc. cit.*

peu purulent, des catarrhes reconnaissables à leur courte durée, au défaut de suppuration, disparaissant souvent brusquement. Sur l'utérus, l'arthritis se traduit par des symptômes analogues. Elle détermine des congestions utérines fréquentes, fugaces, rapides, cessant brusquement; elle produit des ménorrhagies à répétition. »

Aux caractères anatomiques qui accusent la métrite herpétique et qui consistent surtout dans la superficialité, dans la ténacité des lésions, dans la résistance qu'elles offrent à la thérapeutique, dans la coloration violacée intense des tissus, dans la présence d'éruptions herpétiques, eczémateuses, érythémateuses et même pemphigoïdes qui sont, non seulement plus fréquentes, dans cette métrite que dans les autres, mais encore plus étendues, occupant le vagin, la vulve, coïncidant ou alternant avec des éruptions de même nature, de même modalité sur d'autres tissus, sur d'autres systèmes, étant, en outre, plus sujettes à récidive, plus rebelles au traitement, si j'ajoute que ces lésions donnent lieu à une leucorrhée, en général peu abondante, à des démangeaisons insupportables, tant à la vulve qu'à l'intérieur du vagin, à des picotements de la matrice, ainsi que disent les malades, très gênants, qu'elles s'accompagnent de douleurs névralgiques violentes, intenses, occupant les points les plus variés du bassin, de l'abdomen, des cuisses, qu'entre les douleurs, on en constate d'autres plus tenaces, plus fixes au niveau des culs-de-sac, douleurs liées à la lymphangite et à l'adénite ayant le même caractère de ténacité que les autres lésions, il est facile de comprendre que cette métrite par son acuité, par son irritabilité, offre une modalité particulière qui ne permet pas qu'elle passe inaperçue des malades; aussi la femme prend rapidement l'avis de son médecin, et celui-ci peut assez aisément reconnaître la nature de cette affection, s'il tient compte de toutes les particularités que je viens de signaler.

Les auteurs qui ont étudié avec soin la métrite herpétique, tels que MM. Pidoux, N. Guéneau de Mussy, Bazin, Arnal, Neucourt, Gaillard (de Poitiers), Tillot, se sont tous attachés à faire ressortir quelques-uns des caractères que je viens de signaler. Ils ont notamment insisté sur les granulations fines, superficielles, petites, de couleur framboisée, se produisant par poussées successives, sur les ulcérations superficielles à forme festonnée, sur les éruptions de vésicules d'herpès ou d'eczéma qui surviennent par poussées successives, surtout à l'approche des règles, ainsi qu'il m'a été donné d'en observer un très bel exemple, sur les taches jaunes, saillantes, arrondies, entourées d'une auréole rouge, plus ou moins foncée (état acnoïde de M. N. Guéneau de Mussy). J'ai donné les raisons qui ne me permettent pas d'attribuer une telle valeur diagnostique aux lésions signalées par les auteurs précédents. Je me suis appuyé notamment sur ce fait que les éruptions herpétiques, eczémateuses, etc., etc., se montraient dans les autres métrites constitutionnelles, et qu'il était difficile, sinon impossible, d'après leur aspect extérieur, de les rapporter à telle ou telle maladie constitutionnelle. Aussi faut-il surtout pour le diagnostic tenir compte des caractères que j'ai assignés à ces lésions. Ces réserves faites, il n'en résulte pas moins que ces éruptions successives, récidivant avec la plus grande facilité, que les lésions anatomiques qui en sont la conséquence, impriment à la métrite et une modalité particulière qui ne se rencontre pas dans les autres métrites constitutionnelles ou non constitutionnelles, et un caractère d'irritabilité excessive qui lui donne un aspect particulier, une physionomie propre dont il est important de tenir compte lorsque le médecin institue la thérapeutique de cette affection.

Si la métrite, développée sous l'influence de la scrofule, de l'arthritis, de l'herpétis, présente une modalité propre qui la distingue de la métrite non constitutionnelle et qui permet jusqu'à un certain point de pouvoir différencier l'une de l'autre la scrofuleuse et l'arthritique, l'arthritique et l'herpétique, il faut reconnaître que les symptômes généraux de la chlorose impriment à la métrite chlorotique un cachet bien autrement spécial, tout en étant des plus variables. En effet, les lésions sont tantôt peu douloureuses, il existe peu de réaction, la métrite est torpide dans toute l'acception du mot ; tantôt elles donnent lieu à une réaction intense, aux souffrances les plus vives, à des coliques violentes, qui se montrent notamment au moment des époques menstruelles, à des troubles nerveux, tels que migraine, vertige, palpitations, etc., etc., la métrite est des plus irritables. Comparant les douleurs utérines aux troubles nerveux céphaliques, M. Pidoux a donné aux premières le nom de migraines utérines. Ces différentes modalités se rencontrent surtout chez la jeune fille. Aussi faut-il les avoir bien présentes à l'esprit pour ne pas commettre une erreur qui serait des plus funestes pour la vie génitale de la femme. C'est pour n'avoir pas tenu un compte exact des phénomènes observés chez l'enfant, chez la jeune fille, que les médecins ont placé sous l'influence des pâles couleurs, de la leucorrhée, les troubles nerveux, les troubles menstruels, tels que l'aménorrhée, la dysménorrhée, la métrorrhagie, alors qu'il s'agit d'une métrite torpide, d'une métrite sans réaction. Aussi n'ai-je pas hésité à insister sur la valeur diagnostique de la leucorrhée pour éviter toute méprise de ce genre. L'existence de la lymphangite et de l'adénite pelvienne constatée par le toucher rectal ne laisse du reste aucun doute à cet égard.

Quant à la métrite syphilitique, elle ne présente rien de spécial. Elle s'observe à la période tertiaire de la syphilis. Elle est caractérisée par un engorgement des tissus, surtout du parenchyme. L'utérus peut être le siège d'accidents secondaires; mais ceux-ci n'éveillent pas ordinairement une métrite, ils éveillent plutôt une autre maladie constitutionnelle qui donne lieu à la métrite.

§ 92. La métrite blennorrhagique offre quelques particularités dignes d'être notées. Ainsi, les lèvres du col sont tuméfiées, saillantes, rouges, quelquefois saignantes; l'écoulement leucorrhéique est purulent. La lymphangite et l'adénite sont fréquentes (adéno-lymphite blennorrhagique). La réaction est des plus vives, il existe de la fièvre, des frissons, des douleurs abdominales intenses. Ces phénomènes inflammatoires donnent à l'affection un cachet particulier, surtout lorsqu'on les rapproche des autres phénomènes observés du côté du vagin et de la vulve.

§ 93 *f*. Les *diathèses*, comme les maladies constitutionnelles, impriment à la métrite une modalité toute particulière qu'il est impossible de méconnaître. Je n'en veux pour preuve que la métrite tuberculeuse. Cette métrite, sous le rapport symptomatologique, a surtout été étudiée par M. le Dr Brouardel (1). D'après cet auteur, « la métrite tuberculeuse est secondaire, elle existe chez des malades dont les poumons sont déjà pris, ou bien elle est primitive, l'utérus seul est atteint. Dans le premier cas (métrite secondaire), les douleurs ne sont jamais bien vives tant que le péritoine n'est pas atteint. La malade se plaint plutôt d'une pesanteur, d'une lassitude générale, retentissant du côté des reins, sans pourtant s'irradier à la façon des névralgies ou des douleurs dysménorrhéïques. Les troubles de la menstruation sont constants ; l'arrêt mens-

(1) Brouardel, *Tuberculisation des organes génitaux de la femme.* Thèse de Paris, 1865.

truel est quelquefois le premier signe de la phthisie et d'une phthisie souvent à marche rapide; il ne faut pas confondre cette suppression des règles avec le début d'une grossesse. Les hémorrhagies sont rares et jamais inquiétantes. Les règles, parfois, ne sont pas supprimées; cette persistance est sans doute en rapport avec l'acuité de la maladie qui a marché très vite. La règle est l'aménorrhée, vu l'état d'atrophie et d'anémie des organes génitaux chez les femmes tuberculeuses. Les écoulements blancs ne sont pas constants; cependant ils sont loin d'être un signe banal, ainsi que le prétendent les auteurs; c'est certainement là une des raisons, peut-être la meilleure, pour expliquer le peu d'attention qu'on leur a prêtée. Dans les cas où l'écoulement blanc a été signalé, on le décrit toujours comme un peu opaque, jaunâtre, verdâtre, d'une odeur désagréable rappelant un peu celle des écoulements cancéreux. C'est souvent de la matière tuberculeuse à l'état de ramollissement. Cette leucorrhée s'accompagne de démangeaisons, de prurit vulvaire. Les rapports sexuels ne sont douloureux que lorsqu'il y a choc contre le col de l'utérus. Il existe de la constipation ou de la diarrhée due à une entérite glaireuse. La pression abdominale est douloureuse; elle fait percevoir de l'empâtement, de la rénitence dans le petit bassin. Le palper abdominal, combiné au toucher vaginal ou au toucher rectal, permet de se rendre compte des changements de volume de l'utérus. Le col est ordinairement maintenu sur la paroi vaginale postérieure, grâce aux adhérences fibreuses des péritonites partielles antérieures. Les culs-de-sac n'ont plus leur souplesse normale, des brides les épaississent et leur enlèvent une partie de leur profondeur. L'utérus, augmenté de volume, n'est plus mobile; s'il l'est encore, il est douloureux au ballottement. Il est souvent en rétroflexion, combinée à la rétroversion. Tous ces états morbides montrent un travail pathologique; mais, on le voit, ils n'ont rien de caractéristique. Si, en déprimant les culs-de-sac postérieurs ou latéraux, on vient à sentir des bosselures, petites, dures, arrondies, se succédant les unes aux autres, par petits ressauts, un peu douloureuses au toucher, non fluctuantes, variant du volume d'un haricot à celui d'une noix, on peut affirmer la tuberculose génitale; ce qu'on sent alors, en effet, ce sont les trompes rendues moniliformes par le dépôt tuberculeux. Ce symptôme, malheureusement, n'est pas constant; lorsqu'il existe, il a une valeur considérable. Le spéculum ne donne pas de renseignements qui puissent faire diagnostiquer la lésion tuberculeuse, qui est surtout soupçonnée par l'état général ou par celui des poumons. En effet, contrairement à l'assertion de Lisfranc, le col utérin est rarement atteint. D'après Snowbeck, la portion vaginale du col peut présenter des granulations superficielles petites et luisantes. Ce que West et Kiswish ont pris pour des dépôts tuberculeux du col n'est autre que l'état décrit sous le nom d'état acnoïde du col. Rokitanski dit n'avoir jamais découvert de tubercules sur le col de l'utérus. Le col est quelquefois ulcéré et fongueux. Cette ulcération n'a rien de spécial; elle est le fait de la métrite chronique qui accompagne la lésion. Cependant la lésion, examinée au microscope et laissant voir çà et là de la matière granuleuse avec de la matière amorphe interposée, et des globules épais, soluble dans la liqueur potassique, a été une fois incontestable. Le spéculum rendra alors service, ainsi que dans le cas de lésions vaginales fréquentes et constituées par des ulcérations, présentant les dimensions d'une lentille à celles d'un centime, à bords irréguliers, à fond rouge; ulcérations que j'ai décrites à propos de l'anatomie pathologique. »

La tuberculisation utérine met généralement obstacle à la grossesse; lorsqu'elle se développe pendant le cours de cette dernière, elle l'empêche de suivre une évolution normale.

Quant aux troubles sympathiques, ils ne présentent non plus rien de bien particulier. Un fait à retenir, cependant, c'est qu'il n'y a jamais d'hystérie chez ces malades. Les troubles digestifs se montrent ici comme dans toute métrite; ils sont dus quelquefois aux adhérences établies entre l'intestin et les organes voisins; ils sont plus prononcés lorsque l'intestin lui-même est atteint. Quant au facies utérin décrit par Aran, il n'existe pas. Le cachet de la face est celui de la phthisie et l'affection utérine n'ajoute rien de spécial à la physionomie.

La tuberculose ne débute pas toujours par les poumons pour envahir ultérieurement les organes génitaux; ceux-ci peuvent être pris les premiers. Aran, M. Siredey, etc., en ont rapporté des cas. Il existait des douleurs intolérables au moment des menstrues qui paraissaient parfois deux fois par mois. Lorsque celles-ci étaient abolies et remplacées par un écoulement blanc jaunâtre, vert, de mauvaise nature, les douleurs existaient avec la même intensité.

La maigreur des malades et la pâleur de la face étaient très prononcées. La marche de la métrite tuberculeuse se fait par poussées séparées par des intervalles de calme relatif, chaque poussée correspondant à une inflammation du péritoine. « C'est, dit M. Brouardel, une phlegmasie subaiguë avec redoublements : l'affection des organes génitaux formant la partie chronique, et les inflammations péritonéales, les redoublements ». Lorsque la métrite tuberculeuse existe chez une femme dont les poumons sont atteints, il existe, dit M. Desnos, une sorte d'alternance entre les manifestations des lésions pulmonaires et les symptômes de la phlegmasie utérine, de telle sorte que, lorsque la métrite s'amende, la phthisie pulmonaire s'aggrave et réciproquement. De là l'indication formelle de ne pas chercher à supprimer la métrite tuberculeuse qui joue alors vis-à-vis de la diathèse le rôle de soupape, si cette expression est permise, tout au plus doit-on atténuer les accidents inflammatoires, si elle devient par trop vive, afin d'empêcher seulement que les symptômes de la métrite ne prédominent au point d'épuiser la malade.

A cette description puisée dans l'excellent travail de M. Brouardel je n'ajouterai rien, si ce n'est que cet auteur, ne connaissant pas l'adéno-lymphite de la métrite, a confondu le plus ordinairement cette lésion des lymphatiques avec des traînées, des amas de tubercules. Pour ma part, dans toutes les métrites tuberculeuses que j'ai observées, j'ai constamment trouvé l'adéno-lymphite qui se présente dans ce cas sous forme d'engagements linéaires isolés ou réunis en plaque, sur le trajet desquels on trouve de nombreux petits ganglions plus ou moins douloureux ; parfois ils sont complètement indolents. Jusqu'à présent je n'ai pas trouvé de retentissement inflammatoire sur le tissu cellulaire au milieu duquel ils sont plongés, sur le péritoine avec lequel ils sont en contact ; aussi le ligament large, au niveau du cul-de-sac, n'est pas épaissi, n'est pas rénitent. Cette adéno-lymphite existe des deux côtés ; toutefois je l'ai trouvée plus accusée d'un côté dans un certain nombre de cas ; c'est principalement dans le cul-de-sac droit qu'on la rencontre. Cette adéno-lymphite présente au plus haut degré cette recrudescence, cette exacerbation que j'ai signalées à plusieurs reprises. Dans ce cas, en même temps que la femme accuse de nouvelles douleurs dans les culs-de-sac latéraux ou postérieur, on constate l'apparition de nouvelles traînées lymphatiques de nouvelles adénites. Il ne s'agit pas d'accidents péritonéaux, ainsi que l'a dit M. Brouardel, mais bien d'une inflammation nouvelle des lymphatiques par suite de l'extension de l'inflammation utérine. Du reste je reviendrai sur tous ces points à propos du diagnostic de la métrite et de ses accidents.

§ 94. g. Les *maladies générales* aiguës ou chroniques, les affections aiguës ou chroniques des annexes de l'utérus, les affections utérines, autres que la métrite, tels que les corps fibreux, l'hypertrophie, donnent enfin à l'inflammation de la matrice une allure toute spéciale.

Si une maladie aiguë survient, les accidents utérins sont masqués, ils s'effacent plus ou moins, mais ils reviennent après la guérison de la maladie aiguë et la métrite poursuit son évolution. Dans le cas, au contraire, où une maladie chronique se développe, les deux affections progressent simultanément ; selon le cas, un balancement s'établit, en vertu duquel tantôt l'une, tantôt l'autre a le dessus ; si la maladie générale met les jours de la malade en danger il faut savoir respecter les accidents qui se passent du côté de l'utérus, car les supprimer, ce serait produire une exacerbation, donner un coup de fouet à la maladie coexistante et précipiter une terminaison funeste. Cette remarque, je l'ai déja faite à propos de la phthisie chez les femmes atteintes de métrite. C'est un enseignement et un précepte qu'il est bon de retenir.

§ 95. h. Les *lésions* des annexes de l'utérus exercent de même une influence des plus marquées sur l'évolution de la métrite. Elles en accélèrent ordinairement la marche. Seulement, il faut bien le dire, la métrite passe souvent inaperçue. Les inflammations péri-utérines éveillent un appareil symptomatique plus accentué que l'inflammation de la matrice, aussi celle-ci est le plus ordinairement méconnue ; on ne la reconnaît qu'après l'amendement des lésions péri-utérines. Dans ce cas, les médecins sont portés à croire que la métrite a succédé à ces lésions des annexes. Il n'en est rien le plus ordinairement ; car la métrite est plus souvent la cause de ces accidents qu'elle n'en est la conséquence. Tous les jours, je constate de nombreux faits qui me confirment dans cette opinion. C'est surtout sur la constatation de la lymphangite et de l'adénite pelvienne que je puis établir mes convictions et dire que la métrite existait depuis longtemps, que la femme n'en avait nulle conscience et que son attention a été éveillée par les souffrances dues à l'inflammation des lymphatiques, inflammation qui devient à son tour le point de départ du phlegmon du ligament large, de la pelvi-péritonite et même de l'ovarite. Le médecin appelé constate une de ces lésions; il croit qu'elles sont primitives et il dirige contre elles toutes les ressources de la thérapeutique, seulement celle-ci échoue souvent, parce que la cause première, la métrite, est méconnue et que, par suite, elle n'est l'objet d'aucun traitement.

§ 96. i. Quant aux *affections chroniques de l'utérus*, tels que les corps fibreux, les polypes, l'hypertrophie, on comprend que ces affections, par leur présence, impriment à la métrite une modalité des plus variables et qu'il est difficile d'en donner une description magistrale. Aussi je me bornerai à dire que les efforts du médecin doivent avant tout tendre à faire disparaître ces affections afin de pouvoir traiter efficacement l'inflammation utérine.

MARCHE, DURÉE, TERMINAISONS DE LA MÉTRITE.

§ 97. La métrite aiguë a une évolution assez rapide, une durée relativement courte, comprise entre huit jours et trois semaines; elle se termine tantôt par résolution, tantôt par le passage à l'état chronique. Dans le premier cas, les symptômes s'amendent peu à peu, la douleur abdominale devient moins vive, la leucorrhée se tarit et la résolution a lieu, soit avant le retour des règles, soit après avoir subi une ou deux exacerbations correspondantes aux périodes menstruelles. Ainsi se termine la métrite traumatique ou contagieuse, survenue chez une femme de constitution forte, n'étant atteinte d'aucune maladie constitutionnelle ou diathésique. Dans le second cas, les symptômes douloureux du début s'amendent également, la leucorrhée diminue; mais les symptômes ne sont qu'atténués; ils se montrent de nouveau aux époques menstruelles suivantes; la métrite est passée à l'état chronique. C'est la terminaison la plus fréquente de l'inflammation utérine. Pourquoi cette tendance presque fatale des affections utérines en général, de la métrite en particulier, vers la chronicité? Les médecins anatomo-pathologistes, les médecins localisateurs qui n'admettent pas l'influence des maladies constitutionnelles sur l'utérus, l'expliquent par le défaut de traitement, ou par un traitement mal approprié, par les conditions anatomiques de l'organe, par la répétition des causes morbides.

Je ne puis, on le sait déjà, accepter cette manière de voir. Je me suis expliqué à ce sujet à propos de la pathologie générale. Aussi je me borne à dire qu'il faut surtout chercher la raison de cette tendance de la métrite à la chronicité dans la cause qui préside à la chronicité de toute affection, c'est-à-dire dans la constitution vicieuse de l'organisme, dans la maladie constitutionnelle ou diathésique, héréditaire ou acquise. Je ne suis pas, du reste, le seul qui soutienne cette opinion. Bien d'autres auteurs avant moi ont insisté sur l'influence de tout état constitutionnel ou diathésique sur la marche des affections en général et de celle de la métrite en particulier. « A son début, dit M. Gaillard (de Poitiers) (1), telle maladie présente une marche aiguë, puis, à un certain moment, cesse de suivre ses périodes régulières; elle stationne, devient chronique, c'est qu'une influence se joint à la première, le rhumatisme, l'herpétisme. »

« Jamais, dit M. Pidoux, une affection ne devient chronique que si elle s'établit chez un sujet prédisposé ou en vertu d'une diathèse. L'affection aiguë est la maladie de l'espèce; la chronique est celle de l'individu, etc. » Ces principes de pathologie générale sont vrais; le médecin doit toujours les avoir présents à l'esprit, lorsqu'il observe une affection, lorsqu'il en étudie l'évolution, lorsqu'il veut surtout la traiter. Ils m'ont toujours servi de guide dans cette étude des affections utérines, aussi, toutes les fois qu'une métrite ne se termine pas par la résolution dans un temps déterminé, il est certain pour moi qu'elle a trouvé un terrain propice pour son évolution future.

La métrite chronique, qu'elle ait succédé à la métrite aiguë ou qu'elle soit chronique d'emblée, a une marche lente, irrégulière; elle présente des périodes de calme relatif, de repos, pendant lesquelles la malade peut se croire guérie, des périodes d'acuité, d'exacerbations, qui ramènent tous les symptômes de l'état aigu : fièvre, troubles menstruels, leucorrhée, etc., etc. Ces recrudescences, ces retours de la maladie, ces périodes de rajeunissement de la métrite, pour employer l'expression imagée d'Aran, ces rechutes, en un mot, peuvent se produire à toute époque de l'affection utérine aussi bien quelques mois après son début que lorsque la chronicité est bien établie. De plus, la métrite chronique a une

(1) Gaillard, *Essai sur les familles pathologiques.*

durée indéterminée ; elle reste stationnaire et n'a aucune tendance à la résolution spontanée. Pourquoi cette chronicité si fatale de la métrite ? Pourquoi une métrite aiguë passe-t-elle le plus souvent à l'état chronique? Pourquoi une métrite chronique est-elle si longue, si persistante? Pourquoi n'a-t-elle aucune tendance à se terminer par résolution ? Je viens d'en donner la raison, à propos de la métrite aiguë. Les médecins localisateurs expliquent le fait, comme pour la métrite aiguë, par l'absence, le défaut de traitement, par un traitement mal dirigé ou mal suivi, par les conditions anatomiques et physiologiques de l'organe. « Trop souvent, dit M. Courty, il est nécessaire de décider les femmes à se laisser soigner, de leur démontrer qu'elles ne guérissent pas sans traitement, enfin de leur inspirer la résolution de poursuivre ce traitement tout le temps nécessaire. »

« La position déclive de l'utérus dans la cavité abdominale entretient la congestion, chaque période menstruelle ramène une fluxion active qui apporte un nouvel aliment à la maladie, augmente la congestion existante et ravive l'affection. »

« La grossesse, pour une maladie utérine, qu'elle a améliorée ou guérie, ajoute cet auteur, supposé qu'on ait bien dirigé l'évolution rétrograde de l'utérus, en a aggravé mille. »

« L'accouchement, l'avortement, n'ont jamais fait que causer, aggraver, ramener ou perpétuer les maladies de matrice. »

« Les rapports sexuels continués malgré la défense du médecin ou pratiqués avec excès agissent doublement pour perpétuer l'affection utérine et par la congestion qu'ils entretiennent dans tout le système génital et par les contusions du col qu'ils déterminent. »

« La ménopause, enfin, par les fluxions plus intenses qu'elle détermine, vient constituer une nouvelle et dernière cause d'aggravation. Ce n'est que quelques années plus tard, quand l'utérus est rentré dans le repos d'où il ne doit plus sortir, que cette absence de vitalité devient une cause favorable à la guérison. »

Toutes ces causes, signalées par cet auteur, peuvent avoir et ont assurément une certaine action sur la durée indéterminée de la métrite, je ne saurais le nier; mais elles ne jouent pas le rôle principal, car l'action de beaucoup la plus puissante réside dans l'état constitutionnel antérieur. C'est pour l'avoir négligé que la marche, la durée de la métrite chronique est si longue ; que cette affection a été considérée comme ayant une durée indéfinie, comme étant incurable même. Que le médecin, tenant compte de l'état constitutionnel, institue un traitement général approprié, tout en faisant un traitement local, et il verra que la marche de la métrite sera plus rapide, la durée plus courte, la guérison plus certaine.

Du reste, les auteurs qui refusent d'admettre ou qui n'admettent qu'avec certaines restrictions l'influence des maladies constitutionnelles ou diathésiques sur le développement de la métrite ne peuvent s'empêcher de reconnaître le rôle prépondérant que ces mêmes maladies générales jouent dans la marche de cette affection. « La plupart du temps, dit M. Courty, les diathèses n'ont pas été la cause déterminante de la maladie, mais une fois la maladie née, elles l'entretiennent, et, en réalité, lui impriment sa nature ; on ne guérirait pas la maladie si on ne les guérissait pas elles-mêmes. » Et ailleurs il ajoute, « le plus grand nombre de maladies utérines ont une marche chronique ; il y a quelque chose de lent dans leur manifestation et une tendance naturelle à se prolonger indéfiniment. Ce caractère de chronicité tient à deux causes : premièrement, à l'influence de la diathèse ou tout au moins à la nature asthénique du mal, etc... ; secondement à l'action de causes particulières propres à l'utérus qui entretiennent la maladie en apportant des entraves à sa guérison. » M. Gallard (1), qui n'admet pas l'origine constitutionnelle de la métrite ne peut pourtant pas s'empêcher de reconnaître que « la diathèse imprime à la marche de la métrite un caractère plus rebelle à la guérison ».

On le voit, ces auteurs ne peuvent méconnaître l'influence des maladies générales sur la marche de la métrite ; mais ils n'osent pas lui donner le premier rang. Et cependant, le rôle capital leur appartient, le médecin ne parvient à modifier, à guérir la métrite qu'en modifiant la maladie constitutionnelle ou la diathèse sous l'influence de laquelle elle est née.

Les causes signalées par les auteurs ont une action des plus évidentes en ce qu'elles prolongent la durée de la métrite, qu'elles s'opposent surtout à sa guérison en provoquant des exacerbations qui ramènent tous les symptômes de l'état aigu. On ne saurait nier notamment que la période menstruelle ne soit une cause puissante des rechutes. Aussi je partage complètement l'opinion de M. Courty, lorsqu'il dit : « Il n'y a de vraie guérison que celle qui a subi,

(1) Gallard, *loc. cit,*

sans se démentir, le retour de plusieurs menstruations et l'épreuve du temps. » De même, la reprise prématurée des rapports sexuels après l'accouchement, après l'avortement, les excès de coït peuvent occasionner des rechutes, des exacerbations qui augmenteront la durée de la métrite, mais la cause dominante générale devra seulement être recherchée dans l'état constitutionnel. Celui-ci n'étant pas guéri, la métrite n'est guérie qu'en apparence; il suffit d'une de ces causes ou simplement d'un écart de régime, d'une fatigue, d'un refroidissement pour la faire réapparaître. La métrite constitutionnelle et spécialement la métrite herpétique est sujette à de nombreuses rechutes. Elles sont surtout dues à une poussée d'herpès ou d'eczéma sur l'utérus, coïncidant souvent avec une éruption semblable sur le vagin, sur les parties génitales externes et sur la peau. Dans ce cas, l'appareil fébrile dure peu, mais il n'échappe pas à une malade attentive, habituée à s'observer et elle peut annoncer à l'avance à son médecin l'éruption qui coïncide avec la fièvre. Rajeunie sans cesse par ces nouvelles poussées, la métrite a une durée longue, qui se compte par mois, par années, mais elle n'est pas incurable comme l'avaient proclamé les anciens auteurs. C'est une affection chronique avec des retours fréquents à l'état aigu; entre ces exacerbations qui ramènent tous les phénomènes douloureux, l'affection utérine peut rester muette pour ainsi dire, elle ne se traduit par aucun symptôme apparent au point que la malade se croit guérie, tandis que l'examen permet de constater des lésions encore très prononcées. Scanzoni a insisté sur ce fait; moi-même j'en ai observé des cas nombreux. Cette apparence de guérison peut durer longtemps, quelquefois des années entières, jusqu'au moment où une imprudence, une fatigue, une des nombreuses causes que j'ai signalées vient amèrement détromper la malade en ramenant le cortège des accidents antérieurs avec plus ou moins d'intensité.

Cette durée longue, cette difficulté de la guérison de la métrite chronique ne sont donc pas dues, comme le disait M. Courty, à une cause anatomique, à la dilatation vasculaire entretenue par une trop longue congestion et la perte de la tonicité normale des parois artérielles et veineuses qui en est la conséquence, mais bien à la maladie constitutionnelle méconnue et par conséquent non traitée. C'est, en effet, en s'adressant à la maladie constitutionnelle qui tient la métrite sous sa dépendance qu'on parvient à guérir l'affection utérine.

En résumé, de ce qui précède, il résulte que la métrite non constitutionnelle a une marche plus rapide, une durée moins longue. Les récidives sont moins fréquentes; la guérison s'obtient plus facilement. La métrite constitutionnelle, au contraire, a une marche moins rapide, une durée plus longue; les récidives sont plus fréquentes et la guérison est plus difficile. Parmi les métrites constitutionnelles, l'observation nous apprend qu'il faut faire une distinction. Ainsi la métrite arthritique a une marche plus rapide, une durée moins longue, et par suite une terminaison plus heureuse que la métrite scrofuleuse et surtout que la métrite herpétique. Ces métrites scrofuleuses et herpétiques, à cause de leurs récidives nombreuses, des poussées éruptives incessantes qui les caractérisent, font le désespoir des médecins; toutefois il ne faut pas désespérer, car un traitement suivi avec soin et institué dès le début, produit de bons résultats, ainsi qu'il m'a été donné d'en observer de nombreux cas.

Que penser de la terminaison de la métrite par suppuration signalée par les auteurs? « La formation du pus et la présence d'un abcès dans le tissu utérin, dit M. Courty, est une des terminaisons les plus rares de la métrite. Elle peut s'observer après les avortements, les accouchements ou les opérations pratiquées sur l'utérus et les organes génitaux; mais elle est si rare à la suite de la métrite aiguë non puerpérale, qu'elle a été niée par les auteurs. » Frédéric Bird, M. Depaul (1) en ont cités des cas; Scanzoni (2), Lados (3), Hervez de Chégoin (4) ont de même rapporté plusieurs cas d'abcès de l'utérus. M. le professeur Courty (5) signale trois faits où l'abcès paraissait siéger dans le parenchyme même de l'utérus. On a, de même, dit que l'abcès pouvait se développer dans l'épaisseur de la muqueuse ou dans le tissu cellulaire sous-muqueux. Sans vouloir préjuger cette question de la terminaison de la métrite par suppuration et préjuger surtout la question du siège de l'abcès, soit dans le tissu utérin proprement dit, soit dans le tissu cellulaire sous-muqueux, soit dans les tissus péri-utérins, ainsi que certains faits signalés par l'auteur permettent de le sup-

(1) Depaul, *Bulletin de l'Académie de médecine*, t. XIX, p. 638. Paris, 1854.

(2) Scanzoni, *loc. cit.*

(3) Lados, *Gaz. méd. de Paris*, 1869, 6, 605.

(4) Hervez de Chégoin, *Soc. de Chirurgie*. Paris, 1868.

(5) Courty, *loc. cit.*

poser, je crois qu'il faut à l'avenir l'envisager à un point de vue tout spécial et rechercher notamment si par suite de la lymphangite qui accompagne la métrite, la suppuration ne se produit pas plutôt dans les vaisseaux lymphatiques que dans le tissu utérin proprement dit; s'il ne se produit pas, en un mot, dans l'utérus les mêmes phénomènes que j'ai signalés en dehors de cet organe, dans les tissus voisins, lorsque les lymphatiques et les ganglions sont enflammés. Cette opinion que j'émets a été surtout discutée par M. J. Lucas-Championnière (1) dans son excellent travail. Pour lui les abcès dits utérins ne siégeraient pas dans le tissu utérin, mais bien dans les lymphatiques de cet organe. « On peut rencontrer, dit-il, dans la paroi de la matrice tous les intermédiaires entre les lymphatiques dilatés par le pus et ce qu'on appelle les abcès de l'utérus : vaisseau bosselé, dilaté, vaisseau oblitéré en deux points rapprochés, distendu et déformé par le pus, ampoule pleine de pus, ampoule volumineuse dont l'origine ne peut être rapportée à un vaisseau lymphatique qu'à cause de certains caractères. Ces abcès utérins ont une paroi lisse, manifestement d'origine vasculaire, sur laquelle on retrouve quelquefois des valvules. On les rencontre presque toujours aux mêmes points, vers les angles de l'utérus ou au niveau de l'union du corps et du col ; ils sont presque toujours superficiels. » Pour cet auteur, les abcès utérins sont le résultat d'une lymphangite utérine succédant à un accouchement, à un avortement; ils siègent dans les lymphatiques et non dans le tissu utérin. « Sans repousser, dit-il, *à priori*, la possibilité pour le muscle utérin de suppurer, on peut dire qu'elle n'a pas été démontrée. »

MM. Bernutz et Duplay avaient déjà fait la même ramarque. L'opinion de ces auteurs relativement à la pathogénie des abcès utérins, se montrant à la suite de l'accouchement, de l'avortement, me semble devoir être adoptée pour les abcès qui surviennent dans la métrite. Aussi faudra-t-il à l'avenir ne pas la méconnaître et chercher à la mettre en évidence dans le cas d'abcès utérin consécutif à l'inflammation de l'utérus survenue en dehors des circonstances signalées plus haut.

Que penser de la cachexie qui survient dans le cours de la métrite et à laquelle on donne le nom de cachexie utérine ? Je me suis expliqué sur ce point dans la première partie de ce traité. Suivant

(1) J. Lucas-Championnière, *loc. cit.*

moi, elle est le résultat non pas de la métrite, mais de la maladie constitutionnelle ou de la diathèse.

Aran prétendait que la métrite pouvait se terminer par la phthisie pulmonaire, la diathèse cancéreuse. Je ne puis accepter cette opinion. Cet auteur méconnaissait évidemment la métrite diathésique, tuberculeuse ou cancéreuse, qui peut débuter par l'utérus avant d'atteindre les autres viscères.

La mort n'est pas, en général, la conséquence de la métrite, à moins que cette affection soit produite par un traumatisme violent et ne s'accompagne de complications pelviennes qui constituent alors un grand danger pour la malade.

COMPLICATIONS DE LA MÉTRITE.

§ 98. Les complications qui peuvent survenir dans le cours de la métrite sont nombreuses et variées. Elles sont importantes à reconnaître ; car non seulement elles donnent lieu à une symptomatologie particulière, mais encore elles peuvent embarrasser le diagnostic, modifier le pronostic et donner lieu à des indications thérapeutiques spéciales. De ces complications, les unes surviennent du côté de l'utérus lui-même, les autres du côté des parties voisines, des annexes. Parmi les complications appartenant à l'utérus, je citerai tout d'abord certains phénomènes symptomatiques de la métrite qui, à un moment donné, peuvent prédominer au point de constituer de véritables complications, tels sont la métrorrhagie, la sténose des orifices qui peut produire la dysménorrhée, l'aménorrhée, l'hydrométrie, l'hématométrie ; telles sont les déviations utérines qui sont un surcroît de souffrances pour la malade ; il est bien entendu qu'il n'est question ici que des déviations produites par l'inflammation utérine ; car celles qui résultent d'adhérences entre l'utérus et les organes voisins, sont le résultat d'une complication péri-utérine. Parmi les complications de la métrite je citerai encore certains symptômes sympathiques qui de même peuvent prendre parfois le premier rang, tels que les troubles de la sensibilité, de la motilité, de l'intelligence, etc., et constituer alors des accidents parfois des plus redoutables. Quant aux complications péri-utérines, ce sont surtout la vaginite, la lymphangite et l'adénite pelvienne, le phlegmon du tissu péri-utérin, le phlegmon du ligament large, l'ovarite, la pelvi-péritonite, qui doivent appeler l'attention du médecin dans le cours d'une métrite. Les auteurs qui décrivent la métrite puerpérale signalent parmi les complications fréquentes de la métrite aiguë, la phlébite, la résorption purulente ou putride, la lymphangite. De ces complications, je n'en retiens qu'une, la lymphangite, les autres ne doivent pas m'occuper, puisque j'ai éliminé de cette étude la métrite dite puerpérale. Toutefois il ne serait pas impossible d'observer la phlébite et la résorption purulente comme complications de la métrite traumatique, de la métrite due à des manœuvres abortives. Aussi, au point de vue de la médecine légale, le médecin qui se trouve en présence d'une résorption purulente dont il ne peut trouver l'origine, ne doit pas négliger l'examen de l'utérus, avant de conclure à une fièvre purulente spontanée ; il existe dans la science plusieurs faits qui viennent à l'appui de cette observation.

L'une des complications les plus fréquentes de la métrite est la vaginite. L'inflammation peut être bornée à la partie supérieure du vagin, aux culs-de-sac qui sont alors rouges, granuleux et purulents, ou bien elle s'étend à tout le conduit, elle peut même atteindre la vulve et produire une vulvite plus ou moins intense. Cette vaginite, qui se montre dans toute métrite constitutionnelle ou non, infectieuse ou non, constitue une complication des plus fâcheuses pour le traitement. Car, non seulement, elle est pour la malade le sujet de douleurs assez vives, mais encore elle est un obstacle à tout traitement actif de la métrite, à cause de la difficulté qu'elle apporte à l'examen direct de l'utérus et à l'application des moyens thérapeutiques.

La lymphangite et l'adénite sont, ai-je dit, un symptôme, une lésion ordinaire de la métrite; celle-ci ne pouvant exister sans donner lieu à l'inflammation des lymphatiques utérins et périutérins. Aussi, je ne considérerais pas cette inflammation comme une complication, si, elle ne pouvait, à un moment donné, comme tous les autres phénomènes symptômatiques, comme toutes les autres lésions de la métrite, prédominer au point qu'elle constitue une véritable complication qui, pour la malade, est une source fréquente de douleurs pelviennes, d'inflammations consécutives et, par suite, un sujet perpétuel d'ennui et de vifs chagrins. En effet, il n'est pas rare de constater la persistance de cette inflammation, alors que la cause première, la métrite, a disparu ou paraît avoir disparu depuis longtemps. Bien souvent il m'a été donné de constater dans l'un des culs-de-sac, accolés à l'isthme utérin ou disséminés dans l'épaisseur des ligaments larges, sur la paroi de l'excavation pelvienne, un ou plusieurs ganglions plus ou moins volumineux, alors qu'il n'existait plus ou qu'il ne paraissait plus exister de traces de la métrite. Ces adénites, persistantes au même degré que celles des autres régions, sont, comme ces dernières, indolores ou douloureuses, et, comme elles, sujettes à s'enflammer sous l'influence d'une cause des plus légères. Bien souvent aussi je les ai vues donner lieu à des névralgies pelviennes par suite de la compression exercée ou de l'irritabilité suscitée sur une branche nerveuse. A ce titre donc, la lymphangite et l'adénite utérine constituent une véritable complication, d'autant plus que je crois devoir attribuer à cette inflammation des lymphatiques et des ganglions sinon tous, du moins, un très grand nombre de phlegmons du ligament large, de phlegmons péri-utérins et même de pelvi-péritonites, signalés par les auteurs comme survenant en dehors d'une affection utérine. Ces adénites, parfois volumineuses, sont analogues aux adéno-phlegmons des autres régions qui, dus à une irritation, à une inflammation, à une ulcération de la peau ou des muqueuses, n'ayant pas suivi l'évolution résolutive de ces divers états de l'inflammation, ont persisté après la disparition de l'inflammation de la peau, des muqueuses. Ce sont elles qui donnent lieu à ces phlegmons péri-utérins, à ces pelvi-péritonites à répétition, décrits par les auteurs. Bien souvent même, ainsi que je l'ai observé, il ne s'agit que d'un redoublement dans l'acuïté de la lymphangite, de l'adénite et non d'une pelvi-péritonite, d'un phlegmon du ligament large, redoublement résultant d'une exacerbation de la métrite.

Quant aux inflammations qui surviennent, dans le cours de la métrite, soit du côté du péritoine (pelvi-péritonite), soit du côté des ligaments larges (phlegmon du ligament large), soit du côté du tissu cellulaire péri-utérin et même pelvi-abdominal (pelvi-métrite, phlegmon péri-utérin et phlegmon sous-cutané abdominal), soit enfin du côté des trompes et des ovaires (salpingite, ovarite), inflammations considérées par les auteurs comme constituant autant de complications de la métrite, je crois qu'elles sont dues le plus ordinairement à la lymphangite et à l'adénite utérine et péri-utérine.

Si cette idée est juste, et elle le paraît d'après les nombreux faits que j'observe, quoique je ne puisse actuellement lui donner comme consécration l'appui de l'autopsie, il s'ensuit que les complications de la métrite, décrites par les auteurs, comme se montrant du côté du péritoine ou des annexes, ne sont probablement que le résultat de l'extension de l'inflammation des vaisseaux et des ganglions lymphatiques aux tissus qui les environnent, tels que le péritoine d'une part, le tissu cellulaire des ligaments larges, le tissu cellulaire péri-utérin, d'autre part. Je me demande même si la salpingite et l'ovarite, signalées dans la plupart des observations connues comme étant assez fréquentes, ne sont pas le plus ordinairement des lymphangites et des adénites confondues avec une inflammation de la trompe ou de l'ovaire. Cette interprétation de ces lésions, tout autre que celle admise jusqu'à ce jour, me porte enfin à me demander si, lorsque ces différentes inflammations existent, elles ne doivent pas être regardées plutôt comme une inflammation consécutive à la lymphangite, à l'adénite utérine que comme une inflammation primitive qui se serait étendue à l'utérus, ainsi que l'ont prétendu Aran et plusieurs gynécologues de notre époque. Les faits observés, après l'accouchement, sont tous en faveur de cette opinion. Il n'est donc pas téméraire de ma part d'admettre qu'il en est de même dans la métrite ordinaire. La clinique, l'observation attentive des faits, à défaut de la constatation par l'autopsie, plaident, je le répète, en faveur de cette opinion.

En résumé, à l'avenir, les faits signalés par les auteurs seraient ainsi interprétés. Dans une première période, l'inflammation se borne aux lymphatiques et aux ganglions utérins et péri-utérins. Elle se révèle par une douleur localisée dans les deux culs-de-sac ou dans l'un d'eux, plus souvent à gauche qu'à droite; elle siège sur le trajet de cordons, de petites tumeurs variant du volume d'une lentille à celui d'un pois, d'une noisette; ces cordons se dirigent de l'utérus (isthme ou corne) vers la circonférence du petit bassin. Par la palpation vaginale, on constate tantôt un, tantôt plusieurs cordons placés les uns à côté des autres, disposés comme les cordes d'un violon. Dans une deuxième période, le tissu cellulaire entourant le lymphatique ou le ganglion participe à l'inflammation. La douleur est plus intense; elle est tensive, pulsatile. Le toucher vaginal fait constater une tuméfaction en masse plus ou moins régulière des culs-de-sac ou de l'un d'eux, suivant le siège, à droite ou à gauche, de la lésion; il est parfois possible de constater encore les cordes formées par les lymphatiques ou les tumeurs formées par les ganglions indurés. Toutefois, ces faits sont rares ; on constate le plus ordinairement une tuméfaction uniforme qui remplit les ligaments larges, refoule en avant les culs-de-sac, se prolonge parfois autour de l'utérus, en formant un relief très appréciable par suite du sillon qui le sépare du col utérin. L'utérus est maintenu immobile dans sa position normale ou refoulé à droite ou à gauche, en avant ou en arrière, suivant le siège de l'inflammation, suivant que celle-ci est plus ou moins étendue. Cette inflammation se remarque surtout lorsque les lymphatiques du col sont seuls atteints, lorsque l'inflammation utérine porte principalement sur le col de l'utérus. Lorsqu'au contraire les lymphatiques du corps sont atteints par le fait de la prédominance de l'inflammation sur le corps, la tuméfaction des culs-de-sac siège en haut, à la réunion du cul-de-sac latéral et du cul-de-sac antérieur, près des cornes de l'utérus, se prolongeant sur la trompe et l'ovaire ; elle donne lieu à une inflammation péritonéale (métro-péritonite, pelvi-péritonite). Dans une troisième période, la suppuration survient et on observe alors les abès des ligaments larges, les abcès pelviens, les abcès sous-péritonéaux signalés par les auteurs, notamment dans ces dernières années par M. A. Guérin et ses élèves.

Telle est l'interprétation que je crois devoir donner des inflammations péri-utérines qui se montrent dans le cours de la métrite. Lorsqu'elles surviennent, elles constituent réellement une complication qui, non seulement, est un obstacle au traitement de l'inflammation utérine, mais encore est la source pour la malade de douleurs violentes et d'accidents nombreux. Parmi ceux-ci, je citerai surtout les adhérences qui se produisent entre l'utérus et ses annexes, ovaires, trompes, entre l'utérus et les organes voisins, intestins, paroi du bassin. Ces adhérences, en troublant, en perturbant les fonctions génératrices ou simplement les fonctions physiologiques, la menstruation, constituent de véritables complications qui sont pour la femme la source de nouvelles souffrances morales et physiques, car la stérilité, certaines déviations utérines peuvent en être la conséquence et être irrémédiables. Aussi le médecin doit-il s'appliquer à reconnaître dès le début la lymphangite et l'adénite, causes premières de tous ces accidents et à la combattre vigoureusement.

Quant aux complications décrites par les auteurs sous le nom de complications générales, telles que anémie, chlorose, tuberculose, cancer et enfin cachexie, ce sont, non pas des complications proprement dites, mais des symptômes, des manifestations de la maladie constitutionnelle ou diathésique sous l'influence de laquelle s'est développée la métrite.

VII. — **Diagnostic.**

§ 99. Y a-t-il métrite? Quelle est sa cause, quel est son mode de développement? Quelle est la maladie générale constitutionnelle ou diathésique sous l'influence de laquelle elle s'est développée? Tels sont les trois problèmes que le médecin doit résoudre. En d'autres termes, il doit faire le diagnostic anatomique, le diagnostic pathogénique, le diagnostic nosologique. Ce triple diagnostic est nécessaire pour poser les bases d'une thérapeutique raisonnée et efficace de la métrite.

Le diagnostic anatomique vient tout naturellement en première ligne. Il s'agit, pour le médecin, de savoir s'il existe une métrite et non une autre affection utérine ou une affection des annexes, des organes voisins ou bien enfin une affection tout à fait étrangère au système utérin. Or, quelles sont les affections qui peuvent être confondues avec la métrite aiguë ou chronique?

Ces affections sont peu nombreuses. Ce sont parmi les affections de l'utérus, l'hypertrophie, les tumeurs fibreuses ou les polypes, l'hystéralgie, la névralgie lombo-sacrée. A ces affections, il faut ajouter la grossesse au début, pendant laquelle l'utérus subit des changements de volume et de forme analogues à ceux que lui imprime l'inflammation. Parmi les affections des annexes, la pelvi-péritonite, le phlegmon péri-utérin ou des ligaments larges, l'ovarite, l'hématocèle rétro-utérine, peuvent être confondus parfois avec la métrite.

On le voit, le nombre des affections qui peuvent donner lieu à certaines méprises est assez restreint. Il est plus restreint pour moi que pour les auteurs en général et M. Courty en particulier. En effet, je n'ai pas à faire le diagnostic, ainsi que le font ces auteurs, avec certaines lésions utérines, telles que la fluxion, la congestion, l'engorgement, l'induration, etc., etc., qu'ils décrivent, notamment le professeur de Montpellier, comme des états pathologiques distincts, tandis qu'ils ne constituent que des phases différentes de l'inflammation.

Je n'ai pas non plus à faire le diagnostic de la métrite avec la leucorrhée, le catarrhe utérin, la métrorrhagie, l'aménorrhée, la dysménorrhée, l'hydrométrie, l'hématométrie, les ulcérations, les déviations. Ces symptômes et ces lésions ne constituent pas des états morbides distincts. Ils sont les uns et les autres la conséquence de l'inflammation utérine, de la métrite. Dans quelques cas, il est vrai, ils peuvent survenir en dehors de la métrite, reconnaître une autre cause que l'inflammation utérine, mais ce n'est pas une raison pour les décrire, ainsi qu'on l'a fait, comme des entités morbides. Ce sont, en somme, des symptômes et des lésions communs à beaucoup d'affections, affections locales de l'utérus, affections des annexes, voire même affections générales; et lorsqu'un de ces symptômes ou une de ces lésions survient en dehors de l'inflammation utérine, il reconnaît une autre cause. Ce n'est pas lui ou elle qu'on doit différencier de la métrite, mais bien l'affection génératrice, la cause dont il ou elle émane. C'est ce que je me propose de faire immédiatement après avoir établi le diagnostic de la métrite aiguë ou chronique.

Le diagnostic anatomique de la métrite étant posé, la lésion étant reconnue, il reste au médecin à faire le diagnostic pathogénique et le diagnostic nosologique; il doit rechercher si la métrite est constitutionnelle ou non; dans les deux cas, si elle est primitive ou secondaire, protopathique ou deutéropathique. Si elle n'est pas constitutionnelle, il recherche si elle a succédé à une cause traumatique ou contagieuse. Si elle est constitutionnelle, il se demande quelle est la maladie générale, scrofule, arthritis, herpétis, syphilis, chlorose, quelle est la diathèse, tuberculeuse, cancéreuse, qui l'a engendrée?

Ce n'est, je le répète, que sur ce triple diagnostic de la lésion, de la cause, de la nature que le médecin peut asseoir une thérapeutique solide et vraiment efficace. Comment, en effet, guérir l'affection utérine, si l'on ne s'attaque qu'à la lésion seule, si l'on néglige la cause qui l'a fait naître et la maladie générale qui l'entretient? Évidemment les moyens thérapeutiques les plus variés, les plus actifs, échoueront entre les mains des plus habiles. C'est en s'opposant au retour de la cause qui a produit l'affection utérine, en modifiant le terrain sur lequel elle s'est implantée, que le praticien peut traiter avec succès la lésion elle-même. C'est, en un mot, en associant le traitement général au traitement local qu'il parviendra à guérir la métrite. On le voit, ce triple diagnostic est indispensable et de la plus haute importance au point de vue thérapeutique.

§ 100. a. *Diagnostic anatomique.* — Ce diagnostic est le plus souvent facile à établir. Il suffit pour cela de se rappeler les principaux symptômes de la métrite. Or la métrite se présente sous deux aspects bien différents, tantôt à l'état de métrite type, si je puis m'exprimer ainsi, avec tous ses symptômes locaux, sympathiques et généraux: douleurs hypogastriques, pelviennes, lombaires plus ou moins irradiées, douleurs vives, lancinantes, exaspérées par les mouvements, par la pression abdominale, par le toucher vaginal; sensation de pesanteur, de plénitude dans le bassin; leucorrhée; troubles menstruels variés, dysménorrhée, aménorrhée, métrorrhagie; enfin troubles de voisinage du côté du rectum et de la vessie. Les signes physiques ne sont pas moins nets. Le toucher vaginal, isolé ou combiné avec le palper abdominal, le toucher rectal, le spéculum, le cathétérisme utérin, permettent de constater tous les signes de l'inflammation: rougeur de la muqueuse du col; surface lisse ou granuleuse, ulcérée; orifice entr'ouvert, laissant écouler un liquide plus ou moins visqueux, plus ou moins purulent; lèvres déformées, déjetées. Quant aux symptômes sympathiques, ils sont nombreux et variés. Dans ce premier cas, lorsque les symptômes sont si accusés, le diagnostic est facile; aucune affection utérine ne peut être confondue avec la métrite. Mais l'inflammation utérine ne se présente pas toujours avec un ensemble de symptômes aussi caractéristiques. Le plus souvent ces symptômes ne se trouvent pas tous réunis; ils sont dissociés. Parfois même quelques-uns d'entre eux manquent. Il est bien rare, pourtant, qu'il n'en existe pas deux que je considère comme caractéristiques de la métrite parce que leur existence est, pour ainsi dire, constante. Je veux parler de la leucorrhée et de l'adéno-lymphite péri-utérine. La première est liée à l'inflammation; on la rencontre toujours, que l'inflammation siège sur la muqueuse ou sur le parenchyme, parce que, dans ce dernier cas, la muqueuse est toujours plus ou moins atteinte. La deuxième ne peut exister, de même, sans inflammation utérine. Je ne crains pas d'affirmer l'exactitude de cette proposition. Les nombreux exemples, soumis à mon observation et à celle de mes élèves, ne laissent planer aucune incertitude. Tous les jours, il m'arrive de constater par le toucher vaginal ou rectal cette inflammation des lymphatiques et d'affirmer l'existence d'une métrite que les autres moyens d'exploration viennent confirmer. Ce sont même les seuls phénomènes que le médecin trouve dans la métrite chez l'enfant, chez la jeune fille, avant la menstruation et chez la femme après la ménopause. Eux seuls mettent sur la voie de cette affection, rapprochés des autres symptômes, notamment de la douleur, de la pesanteur pelvienne. Il peut se faire que la leucorrhée fasse défaut, lorsqu'il existe, par exemple, un rétrécissement du col ou de l'un des orifices; il peut se faire qu'elle soit purulente, et dans ce cas le médecin aura à se demander si le pus vient directement de la cavité de la matrice ou d'un des organes voisins. Enfin, dans certains cas, le liquide leucorrhéique peut prendre une odeur fétide par suite de la décomposition du sang qui se trouve mélangé avec lui et du développement des gaz produits dans la cavité utérine. Dans le premier cas (si le liquide manque), il suffit, pour s'assurer de l'état de la cavité cervicale et des orifices, de pratiquer le cathétérisme utérin, et si, à l'exemple d'Aran, on se sert d'une sonde creuse, on voit le liquide utérin s'écouler par le pavillon de la sonde. De même, dans le second cas (fétidité du liquide), le cathétérisme utérin, outre l'absence des signes du cancer, donne la clef du diagnostic; il s'agit, en effet, d'une rétention des liquides, sécrétés dans la cavité utérine, par rétrécissement ou oblitération du canal cervical. Quant au troisième cas (leucorrhée purulente), le diagnostic n'offre pas, non plus, de difficultés. Outre le cathétérisme et les signes physiques qui permettent d'affirmer que ce liquide est le produit de l'inflammation utérine, l'absence de lésions dans les organes annexes, telles que phlegmon et suppuration du tissu cellulaire pelvien, vient corroborer l'origine utérine du pus. Quant à confondre la lymphangite et l'adénite péri-utérines avec une lésion péri-utérine quelconque, cela ne me paraît pas possible. Elles se révèlent par des signes physiques si nets, si tranchés, qu'aucune confusion n'est possible entre elles et une autre lésion péri-utérine. Les traînées lymphatiques, les petites tumeurs qui se trouvent sur leur trajet et auxquelles elles aboutissent, la douleur spontanée ou réveillée par la pression existant à leur niveau, ne permettent pas notamment de les confondre soit avec une névralgie péri-utérine, soit avec une pelvi-péritonite, soit avec un phlegmon du ligament large. Alors même que la douleur n'existe pas, ainsi qu'on l'observe dans la lymphangite chronique, celle-ci se reconnaît aux adénites multiples, siégeant au niveau de l'isthme utérin, sur les parois du vagin ou sur la paroi osseuse du bassin; elle se reconnaît aux traînées lymphatiques qui aboutissent à ces ganglions lymphatiques tuméfiés.

Quoiqu'il en soit, le diagnostic de la métrite doit être fait d'abord avec les affections des annexes, avec les affections des organes voisins de l'utérus. Je ne veux pas parler des affections du rectum, de la vessie qui surviennent dans le cours de la métrite, un simple examen suffira pour les rapporter à leur véritable origine; j'ai surtout en vue les affections de la trompe, de l'ovaire, du péritoine, du tissu cellulaire péri-utérin et des ligaments larges. Le diagnostic de la métrite doit être fait, avant tout, avec l'ovarite, la pelvi-péritonite, le phlegmon péri-utérin, l'hématocèle rétro-utérine, la névralgie lombo-abdominale, la névralgie iliaque.

J'ai déjà dit que l'ovarite, l'inflammation des trompes, la pelvi-péritonite, le phlegmon du ligament large, les inflammations péri-utérines se rencontraient assez souvent dans le cours de la métrite, qu'elles en constituaient une complication des plus fréquentes, parce que, liées comme le sont ces affections à l'existence de la lymphangite et de l'adénite, lésions constantes de la métrite aiguë ou chronique, elles trouvent dans cette circonstance de nombreuses causes de développement. J'ai même cherché à démontrer que ces affections étaient surtout en rapport avec le siège de la lymphangite et que, notamment, l'inflammation de l'ovaire, des trompes et du péritoine se rencontraient surtout lorsque l'inflammation affectait principalement le corps de la matrice, les lymphatiques du corps, qui se rendent aux angles de l'utérus, aux cornes de cet organe, étant principalement enflammés; tandis que le phlegmon du ligament large, la pelvi-péritonite, l'inflammation péri-utérine, se montraient principalement dans l'inflammation du col, par suite d'une inflammation des lymphatiques du col qui se rendent les uns au ganglion de l'isthme utérin, les autres dans la partie antérieure et inférieure du ligament large, ainsi qu'aux ganglions pelviens situés surtout au niveau du trou obturateur et du pubis. Il résulte de ce fait que, non seulement la lymphangite péri-utérine facilite par son existence constante le diagnostic de l'inflammation utérine, mais encore, par son siège plus spécial sur tel ou tel segment de l'organe, le diagnostic de telle ou telle affection des organes annexes de l'utérus.

En dehors de ces cas, qui appellent l'attention du clinicien sur une nouvelle interprétation et une nouvelle pathogénie des complications des affections utérines, je ne saurais pourtant méconnaître que, dans certaines circonstances, plus rares que les auteurs ne le croient, ces affections existent en dehors de tout état inflammatoire de la matrice. Aussi est-il nécessaire d'en faire le diagnostic. Je le ferai brièvement ; je me bornerai à énoncer les principaux caractères qui les différencient de la métrite, devant revenir sur cette question dans mon étude sur chacune de ces affections.

Si ces affections se rapprochent de la métrite sous le rapport des symptômes, tels que frisson, fièvre, augmentation de la température locale, anorexie, vomissements, douleurs pelviennes intenses, sensibilité exquise des parois abdominales, tympanisme, troubles de l'excrétion urinaire et de la défécation, elles s'en distinguent toutefois par les signes objectifs fournis par le toucher rectal ou vaginal, par la palpation hypogastrique, par l'examen au spéculum. En effet, lorsqu'il existe une inflammation des trompes ou des ovaires, le médecin constate par le toucher vaginal ou rectal, sur les côtés ou en arrière de l'utérus, une tumeur, tantôt sphérique, tantôt bombée, ondulée, douloureuse à la pression, bornée à un seul côté, appréciable par la palpation abdominale et ayant un siège fixe, bien délimité par M. Charcot, comme dans le cas d'inflammation de l'ovaire. Cette tumeur douloureuse se rencontre par la palpation abdominale à l'intersection de deux lignes, l'une, horizontale, passant par l'épine iliaque antérieure et supérieure, l'autre verticale, descendant de la partie latérale de l'épigastre. En ce point, la pression permet de constater la courbe décrite par le détroit supérieur ainsi que l'ovaire altéré. L'utérus est mobile et ne présente aucune altération.

La péritonite ne saurait être confondue avec la métrite. D'abord elle ne survient pas d'emblée, à moins qu'elle ne soit traumatique; elle est toujours précédée de phénomènes morbides abdominaux, indiquant l'affection dont elle n'est qu'une conséquence. Ensuite, elle se révèle par des symptômes qui ne sont pas habituels même à la métrite aiguë. C'est ainsi qu'on observe des douleurs abdominales vives, exquises; l'abdomen est distendu par un tympanisme exagéré ; la malade est en proie à des vomissements bilieux, porracés, à un hoquet fréquent, fatigant; la face est grippée ; le nez est tranchant; les yeux sont excavés, enfermés dans l'orbite; le pouls est fréquent, petit; les extrémités sont refroidies. Ces phénomènes généraux sont très rares dans la métrite. On ne les rencontre guère que dans la métrite traumatique et dans ce cas ils appartiennent plutôt à la péritonite concomitante qu'à la métrite. Du reste, s'il persistait des doutes, l'examen de l'utérus les ferait cesser.

Les inflammations péri-utérines, en dehors de la métrite, ainsi que je l'établirai, sont excessivement rares. On les reconnaîtra à ce que l'utérus est sain, n'est pas douloureux, tandis que les mouvements que l'on fait exécuter à cet organe le sont atrocement. En outre, les culs-de-sac sont douloureux, tuméfiés; l'utérus est immobilisé, enclavé dans le petit bassin par la tumeur circonvoisine, immobilité qui contraste avec la mobilité douloureuse, il est vrai, de l'utérus enflammé, alors qu'il existe une lymphangite, pourvu que celle-ci soit à la première période de son évolution.

L'hématocèle péri-utérine débute et se développe rapidement, le plus souvent à la suite d'une suppression brusque des règles. Cette affection est accompagnée de symptômes d'hémorrhagie et de péritonite. Le toucher vaginal fait reconnaître la présence d'une tumeur, située en arrière ou sur les côtés de la matrice, soulevant même le vagin. L'utérus est déplacé; il est porté, le plus souvent, en haut et en avant, derrière le pubis; de plus, il est complètement immobilisé. Ces caractères sont suffisants pour différencier cette affection de la métrite.

Les névralgies lombo-abdominales, iliaques, siègent presque toujours d'un seul côté; elles ne s'accompagnent pas le plus souvent de fièvre et présentent des points douloureux bien déterminés, n'ayant aucun rapport avec une tuméfaction ganglionnaire.

Une vaginite intense pourrait à la rigueur faire soupçonner une métrite; mais dans les premiers jours seulement, car l'examen, au spéculum, dès qu'il est possible, lève tous les doutes.

Quant à l'inflammation de la vessie, du rectum, qui se montre si souvent dans le cours de la métrite, il sera toujours facile de reconnaître si elle est symptomatique d'une inflammation utérine ou si elle se montre en dehors d'elle.

Les symptômes de la métrite permettent également de la distinguer de certaines autres affections de l'utérus, telles que l'hypertrophie utérine, l'hystéralgie, les corps fibreux, le cancer, la grossesse.

L'hypertrophie, je l'ai dit, ne saurait être considérée comme un résultat de l'inflammation. Cette affection est constituée par une hyperplasie du tissu musculaire utérin, tandis que, dans l'inflammation utérine, il existe une véritable sclérose du tissu cellulaire, du tissu fibrillaire intra-musculaire ; le tissu musculaire est atrophié. Aussi, dans l'hypertrophie, le développement de l'utérus est plus souvent partiel que général ; il porte plutôt sur un segment, le col ou le corps, que sur la totalité de l'organe, et dans ce cas, il affecte plutôt une partie de ce segment que la totalité. C'est ainsi que l'hypertrophie siège soit sur la paroi antérieure, soit sur la paroi postérieure, soit sur le fond de la cavité utérine, soit sur le col, et lorsqu'elle siège sur le col, il n'est pas rare, ainsi que l'a montré Huguier, qu'elle affecte la portion sus-vaginale ou la portion vaginale. D'après M. Courty, l'hypertrophie pourrait affecter également la muqueuse et donner lieu aux fongosités, aux polypes muqueux. Evidemment ce professeur a commis une erreur et confondu avec l'hypertrophie ces lésions qui sont de nature inflammatoire. On est d'autant plus porté à l'admettre qu'il n'hésite pas à ranger parmi les causes de l'hypertrophie la congestion et la métrite chronique. L'hypertrophie utérine, je le répète, n'est pas un des résultats de l'inflammation, pas plus qu'elle ne l'est dans d'autres organes. C'est une lésion de nutrition, une lésion hyperplasique musculaire qui trouve dans l'utérus, en raison de sa structure, de ses fonctions physiologiques, des causes plus fréquentes pour sa production ; d'où la fréquence assez grande de cette lésion. La localisation de la lésion sur tel ou tel segment donne lieu à une déformation de l'utérus qui ne rappelle en rien celle que subit cet organe par le fait de l'inflammation. Dans ce cas, il conserve sa conformation normale, alors même que les diamètres longitudinaux, transverses et antéro-postérieurs sont augmentés. Dans l'hypertrophie, au contraire, par suite de l'allongement du col ou du corps, par suite de l'allongement d'une des parois, la matrice subit une déformation variable, en rapport avec la prédominance de la lésion. En général, la matrice est incurvée en avant ou en arrière, suivant que la paroi postérieure ou la paroi antérieure est le siège de l'hypertrophie ; son diamètre longitudinal a acquis une longueur anormale. Cette déformation n'a jamais lieu à un degré aussi prononcé dans la métrite, lors même que celle-ci existe chez une femme multipare. Dans l'hypertrophie, les malades éprouvent une grande gêne, un grand embarras pelvien et même vulvaire, car le col utérin, alors que la matrice n'a pas quitté sa position normale, vient parfois faire hernie à la vulve. La matrice n'est pas douloureuse comme dans la métrite ; les lymphatiques péri-utérins et pelviens ne sont pas atteints comme dans cette dernière; il n'existe pas de réaction fébrile ; enfin le toucher vaginal et la palpation abdominale permettent de constater une dureté uniforme de l'utérus; il n'y a pas de leucorrhée et la menstruation n'est pas ordinairement troublée, soit dans sa quantité, soit dans son apparition périodique. Ce n'est qu'exceptionnellement que la quantité est diminuée.

Les corps fibreux (myômes utérins), les polypes fibreux sont ordinairement localisés sur l'une des parois. On n'observe pas de phénomènes inflammatoires ; le col, surtout au moment des métrorrhagies qui, on le sait, sont très fréquentes, alors que le myôme siège sur la surface interne de la cavité, est tellement dilaté que l'introduction du doigt dans la cavité utérine est facile. Cette dilatation permet de constater la présence du corps étranger soit par le toucher vaginal, soit au moyen de l'exploration par le spéculum; le cathétérisme utérin lèverait d'ailleurs tous les doutes, s'il pouvait en exister, en permettant de constater la déformation subie par la surface interne de l'utérus.

Le cancer de l'utérus, surtout la variété squirrheuse, peut au début faire croire à l'existence d'une métrite; mais la présence sur le col de bosselures irrégulières, résistantes, souvent placées sous la muqueuse plutôt que dans son épaisseur, séparées les unes des autres, non par des sillons cicatriciels, mais bien par des portions de muqueuse saine, permet de différencier ces deux affections. En outre, ces bosselures sont parfois pâles et blafardes, souvent violacées à leur surface et quelquefois entourées d'une auréole de capillaires, formant à leur périphérie une riche arborisation. Le cancer, enfin, donne lieu à un écoulement sanieux, séro-sanguinolent, de mauvaise odeur, à des hémorrhagies fréquentes, souvent abondantes. Il se développe lentement; il s'accompagne vite de dépérissement, de décoloration de la peau qui prend une teinte jaune-paille caractéristique, plus prononcée au visage. L'épithélioma végétant ou ulcéreux, est encore plus facile à diagnostiquer de la métrite fongueuse ou ulcérée du col ; aussi je n'insiste pas.

L'hystéralgie ou état douloureux de la matrice produit une douleur continue, avec des exacerbations atroces. On la reconnaîtra surtout facilement, parce qu'il n'existe ni fièvre, ni lymphangite, ni les autres caractères de la métrite.

Le diagnostic de la métrite avec la grossesse au début, c'est-à-dire dans les deux premiers mois, surtout chez les primipares, peut être très difficile à faire; il est d'autant plus difficile, dit M. Courty « que l'imprégnation peut avoir lieu chez des femmes dont l'utérus est déjà malade. Dans ce cas, le moindre dérangement des règles, l'aménorrhée, par exemple, donne beaucoup à réfléchir au médecin. » Le diagnostic est surtout difficile, parfois même impossible, si, par suite d'une atrésie, d'une oblitération des orifices, il est survenu une rétention des liquides sécrétés dans l'intérieur de la matrice, et par suite une dilatation de l'utérus qui simule l'utérus gravide. Le diagnostic est d'autant plus impossible que, pour lever les doutes qui l'assiègent, il est interdit au médecin de faire usage de la sonde utérine. Il faut savoir attendre avant de prendre un parti. Les changements ultérieurs, la marche des symptômes lèveront bientôt tous les doutes. Si, en même temps que l'aménorrhée, le volume de l'utérus augmente progressivement d'une semaine à l'autre, le médecin peut affirmer la grossesse. Si, au contraire, le médecin observe qu'à certaines époques les malades ont une leucorrhée plus abondante, et qu'après cet écoulement l'utérus diminue de volume, qu'il se produit des alternatives dans l'augmentation et dans la diminution du volume de la matrice, il affirmera que la grossesse n'existe pas, que les accidents sont dus à une oblitération des orifices; car ces variations dans le volume de la matrice résultent de la quantité plus ou moins grande de mucosités qu'elle contient dans sa cavité. Le cathétérisme utérin qui peut, dans ce cas, être pratiqué sans crainte, fait reconnaître la lésion et l'hydrométrie qui en est la conséquence.

Lorsque la grossesse est arrivée à son quatrième mois et plus, le diagnostic ne présente aucune difficulté. Le raccourcissement du col chez les primipares, son ramollissement, la couleur rouge, violacée de la vulve, du vagin, du col, le ballottement, ne permettent aucune méprise.

Quelquefois l'évolution rétrograde qui survient dans l'utérus après l'accouchement est retardée, arrêtée par un travail morbide qui surprend l'organe dans cet état; l'utérus ne revient pas complètement sur lui-même; il reste plus ou moins volumineux; les commémoratifs suffisent pour faire le diagnostic et distinguer de la métrite cet état transitoire. Le plus souvent, d'ailleurs, la cause qui retarde l'évolution rétrograde de l'utérus enflamme en même temps cet organe, donne lieu à une métrite et il n'y a plus de diagnostic à faire, si ce n'est celui de la cause, de la nature de cette métrite.

§ 101. Il ne suffit pas, en clinique, de reconnaître une métrite, de la différencier des affections utérines ou des organes voisins, il faut aussi en reconnaître les différentes modalités. Ces modalités diverses de la métrite tiennent, je l'ai dit, à la prédominance des symptômes locaux, des symptômes sympathiques, des symptômes généraux; ils tiennent à la prédominance, parfois, d'un seul symptôme local qui masque tous les autres signes de la métrite et semble ainsi constituer une véritable entité morbide. Il en est ainsi de la leucorrhée, de la lymphangite, de la métrorrhagie, de l'aménorrhée, de la dysménorrhée, de l'hydrométrite, de l'hématométrie, des ulcérations, des déviations, etc., etc.

Ces lésions, ces symptômes inconstants qui donnent à la métrite une physionomie particulière, une modalité spéciale, doivent être diagnostiqués avec le plus grand soin, car ils sont la source de nouvelles indications thérapeutiques que le médecin ne doit pas ignorer, ni négliger, s'il veut obtenir des résultats favorables. Ces variations, ces aspects divers de la symptomatologie rendent parfois le diagnostic très incertain; c'est donc à les bien connaître que le clinicien doit s'appliquer.

Si les symptômes utérins prédominent, le diagnostic est plus facile. L'attention du médecin est appelée sur l'utérus; il ne lui reste qu'à distinguer la métrite des autres affections de l'utérus et des affections des organes voisins. Si, au contraire, les symptômes utérins sont peu prononcés, assez peu prononcés même pour passer inaperçus et de la malade et du médecin; si, par contre, les symptômes sympathiques, réunis ou quelques-uns d'entre eux seulement, dominent la scène pathologique, s'ils masquent complètement les symptômes locaux, ils peuvent donner lieu à de nombreuses causes d'erreur. Ces causes d'erreur sont signalées par tous les médecins anciens et modernes. Lisfranc leur a consacré le premier des chapitres de sa clinique relatifs aux maladies utérines. M. le professeur Courty y insiste également: « ces causes d'erreur, dit-il, tiennent à ce que les symptômes utérins ne dominent pas toujours, à ce que, la plupart du temps, ils se manifestent lentement, quelquefois même à l'insu de la malade, tandis que l'altération des principales fonctions nutritives et sensitives détourne son attention et lui cause le plus de souffrances. Ces symptômes généraux, troubles nerveux, digestifs, nutritifs, masquent presque complètement l'affection locale et peuvent induire en erreur, non seulement la malade mais encore le médecin. » Dans ce cas, la femme atteinte de métrite vient consulter son médecin en accusant des symptômes divers qui, du premier abord, semblent tout à fait étrangers à une inflammation utérine. Elle se plaint de dyspepsie, de gastralgie, de troubles divers des fonctions digestives, de troubles nerveux variés, céphalalgie, névralgies trifaciales, intercostales, accidents hystériformes; elle se plaint d'affaiblissement, d'épuisement, d'amaigrissement, de palpitations, tous symptômes caractéristiques de l'anémie. Le médecin, trompé par ces apparences, peut laisser la métrite, point de départ de tous ces symptômes, passer inaperçue et croire que tous ces phénomènes sont le cri des organes malades. Bien plus, quelques-uns d'entre eux peuvent s'associer de manière à simuler une autre affection et constituer ainsi une nouvelle cause d'erreur. Les symptômes anémiques, palpitations, anxiété précordiale, souffles cardiaques et vasculaires, lui feront penser à une affection cardiaque; l'amaigrissement progressif, joint à la toux utérine, lui feront penser au début d'une phthisie pulmonaire, surtout si la malade dit ne pas avoir vu ses règles depuis quelques mois. On le voit, les causes d'erreur sont grandes. Cependant, il est le plus souvent facile de les éviter en procédant à un interrogatoire minutieux, à un examen attentif. Toutes les fois qu'une femme se plaint de toubles digestifs, nerveux, nutritifs, il ne faut jamais oublier de soupçonner l'utérus comme pouvant être leur point de départ, et lorsqu'on a constaté l'intégrité des organes qui paraissaient malades, il faut diriger l'interrogatoire du côté de l'utérus et réclamer un examen direct qui vient révéler la véritable cause du mal. La femme est alors très étonnée d'apprendre que le point de départ de tous les phénomènes douloureux dont elle se plaint est dans l'utérus, que le véritable siège du mal est dans la matrice affectée depuis longtemps d'inflammation chronique. Dans ces cas obscurs, le principal symptôme qui met le plus souvent sur la voie, je le répète, est la leucorrhée utérine qu'il ne faut jamais négliger, qu'il faut toujours regarder comme un signe de métrite. C'est un symptôme qu'il faut rechercher avec soin, car la malade ne l'avoue pas, persuadée qu'elle est que la leucorrhée est un symptôme normal ou à peu près, surtout quand elle est peu abondante.

Si c'est un symptôme local qui prédomine au point de masquer les autres, le diagnostic peut, dans certains cas, présenter quelques difficultés. Ces symptômes locaux sont, je l'ai dit, la leucorrhée, la métrorrhagie, l'aménorrhée, la dysménorrhée, l'hydrométrie, l'hématométrie, les ulcérations, les déviations. Or, si ces symptômes locaux, ces lésions reconnaissent pour cause, le plus souvent il est vrai, la métrite, ils peuvent également se rencontrer dans d'autres affections. Ce sont, en somme, des symptômes communs à plusieurs affections. Il faut donc reconnaître quelle est celle qui leur a donné naissance; il faut procéder à un diagnostic différentiel. Ainsi la perte blanche, qui, chez l'enfant, chez la jeune fille, avant l'instauration menstruelle, et souvent aussi chez la femme pendant la période sexuelle, est le seul symptôme de la métrite, se rencontre également dans presque toutes les affections de l'utérus, telles que l'hypertrophie utérine, les tumeurs fibreuses, les polypes, les môles charnues et hydatiformes, le cancer, l'hystéralgie. Elle se montre, de même, dans les affections des organes voisins (abcès pelvien ouvert dans la partie supérieure du vagin), dans la vaginite, dans la vulvite. Mais la perte blanche utérine à laquelle, seule, on doit réserver le nom de leucorrhée, sera toujours facilement distinguée de tous ces écoulements de nature si diverse. Quand une femme se plaint de pertes blanches, on doit toujours lui demander quels sont les caractères de ces pertes, et même avant de pratiquer l'examen direct on pourra soupçonner, reconnaître quel en est le point de départ. Dans les cas douteux, il suffira d'appliquer le spéculum pour reconnaître si la perte blanche vient de la vulve, du vagin, d'un abcès pelvien ouvert dans ce canal, ou si elle vient de l'utérus. Dans ce dernier cas, ce même moyen permettra de reconnaître si l'on a affaire à une inflammation utérine simple ou à une autre affection de l'utérus, hystéralgie, hypertrophie, tumeurs fibreuses, môles et même cancer; car, dans certains cas très rares, il est vrai, la leucorrhée symptomatique de la métrite, peut, ainsi qu'Aran en a rapporté plusieurs exemples, prendre une odeur fétide, et faire craindre, au premier abord, l'existence d'un cancer.

La métrorrhagie est également un symptôme commun à beaucoup d'affections utérines. Si elle se rencontre le plus souvent dans la métrite interne, elle est aussi un symptôme de l'hématocèle péri-utérine, des tumeurs fibreuses, des polypes, des môles, du cancer. Enfin elle peut indiquer un avortement. Je ne m'arrête pas sur le diagnostic différentiel entre la métrorrhagie symptomatique d'une métrite et celle qui survient dans le cours du cancer de la matrice; l'écoulement séro-sanguinolent, caractéristique de ce dernier, les signes physiques fournis par le toucher lèvent tous les doutes. L'avortement qui survient pendant les trois premiers mois de la grossesse pourrait à la rigueur en imposer, car le fœtus n'a pas acquis encore un développement assez grand qui permette de le reconnaître au milieu des caillots hémorrhagiques; mais la métrorrhagie, résultant d'un avortement, ne se prolonge pas comme celle qui survient dans le cours de la métrite et de plus elle ne se reproduit pas. Par contre, la métrorrhagie qui se montre pendant l'évolution des tumeurs fibreuses interstitielles, des polypes intra-utérins, se prolonge, se reproduit comme dans le cas de métrite. Le diagnostic ici est donc plus difficile et souvent ce n'est qu'à l'aide du cathétérisme qu'on peut le faire. Dans le cas de tumeurs fibreuses, de polypes, l'hystéromètre rencontre un obstacle qui l'arrête avant qu'il soit arrivé au fond de la matrice; d'autres fois, au contraire, il pénètre facilement jusqu'au fond de l'utérus sans rencontrer d'obstacle, mais il révèle une dilatation énorme de l'utérus; il marque 90, 100 millimètres dans son diamètre longitudinal, longueur considérable qui ne se rencontre jamais dans le cas de métrite. Plus tard le diagnostic est plus facile. La palpation abdominale permet de constater des bosselures sur les parois utérines et le doigt, pénétrant à travers l'orifice entr'ouvert, perçoit des saillies inégales, irrégulières qui révèlent la cause de l'hémorrhagie utérine. Mais, je le répète, au début, le diagnostic est souvent très difficile; il est d'autant plus difficile que ces lésions provoquent le plus ordinairement l'inflammation de l'utérus, qu'il existe un écoulement leucorrhéique plus ou moins abondant. Cette inflammation se reconnaît à la lymphangite et à l'adénite péri-utérines.

L'aménorrhée, la suppression des règles se rencontre à la suite d'un refroidissement, d'une impression morale vive, d'un changement de vie et d'habitation. Dans ce cas, sa cause suffit pour la caractériser et le sang menstruel ne tarde pas à reparaître. Elle se rencontre dans les maladies générales qui amènent un appauvrissement du sang, telles que la chlorose, la chloro-anémie, la phthisie. Le diagnostic est d'autant plus difficile alors que souvent la métrite et la chlorose coexistent chez la même malade et qu'elles peuvent être l'une et l'autre cause et effet. C'est par l'étude attentive des commémoratifs qu'on remonte à la cause de l'aménorrhée. Ce symptôme se rencontre enfin dans la grossesse. Souvent le médecin est consulté par des femmes qui ont vu leurs règles se supprimer et qui viennent demander au médecin si elles sont enceintes. Il faut quelquefois savoir attendre avant de se prononcer. L'aménorrhée, ainsi que la dysménorrhée, se rencontrent également dans les cas de rétrécissement congénital ou accidentel des orifices ou du canal cervico-utérin, dans les cas d'antéflexion, de rétroflexion, etc. Les commémoratifs, les symptômes concomitants, l'examen direct, permettent seuls de faire le diagnostic de ces symptômes et de les attribuer à leur véritable origine. Dans tous ces cas, on le voit, c'est par l'existence concomitante des autres signes de la métrite, par l'absence des symptômes propres aux autres affections que l'on parvient à faire le diagnostic.

Quant au diagnostic de la métrite exfoliatrice, la sortie d'un corps volumineux, accompagnée ou non de douleurs violentes, se produisant périodiquement à l'époque des règles, l'examen microscopique du produit expulsé, ne laissent aucun doute sur la réalité de cette modalité clinique. On ne confondra pas, en effet, ce produit avec une caduque, car, s'il s'agit de l'expulsion de la muqueuse utérine, on trouve qu'elle est égale dans toute son étendue, tandis que la caduque présente toujours un point plus épais, ordinairement ombiliqué à son centre, correspondant à l'implantation de l'œuf. En outre, elle est plus épaisse; elle a la forme d'un ovale et non celui d'un sac comme la muqueuse utérine; sa richesse vasculaire est plus grande; elle présente des villosités choriales. Son épithélium, au lieu d'être prismastique, devient pavimenteux.

Lorsque le produit expulsé est simplement constitué par de la fibrine, on constate, au microscope, des filaments rosés ou blanchâtres, suivant qu'ils ont plus ou moins séjournés dans de l'eau alcoolisée; de petites masses amorphes, semi-transparentes. Ces filaments se dissocient facilement; ils sont très friables. Ils sont composés de filaments très fins, de fibrine baignant au milieu de corpuscules rouges et blancs. Quelques-uns sont hypertrophiés et granuleux. On y trouve, en outre, quelques cellules épithéliales provenant de la muqueuse utérine. Ces caractères permettent de ne pas confondre ces masses fibrineuses avec des caillots provenant de la coagulation des règles dans la cavité utérine.

L'hématométrie et l'hydrométrie qui se rencontrent parfois dans le cours de la métrite à la suite de l'obstruction de l'orifice interne par le boursouflement de la muqueuse, par un petit polype, etc., etc., peuvent être l'une et l'autre confondues avec la grossesse. Mais le ramollissement du col dès le début, l'état de l'aréole du mamelon, et plus tard le ballottement, les résultats de l'auscultation achèveront de lever tous les doutes. L'hématométrie peut de plus être confondue avec l'aménorrhée; mais l'aménorrhée n'amène pas d'exacerbations périodiques correspondant aux époques où les menstrues devraient arriver, elle ne produit pas surtout de tumeur à l'hypogastre. Il suffira de procéder à un interrogatoire sérieux et à un examen méthodique pour éviter une méprise. Ces deux états enfin peuvent être confondus l'un avec l'autre; mais l'un et l'autre présentent des caractères différentiels assez nets. L'hématométrie accidentelle débute assez brusquement; elle s'accompagne de douleurs assez vives; en outre elle se produit par saccades correspondant aux époques menstruelles; on observe quelquefois des écoulements sanguins. L'hydrométrie ne peut se produire qu'après une aménorrhée prolongée, parfois pendant la grossesse, ou chez la femme après la ménopause. Aran, dans ses cliniques, insiste sur cette variété de métrite qui, à cet âge, s'accompagne quelquefois d'hydrométrie. Elle se produit lentement, sans douleur; elle augmente d'une façon continue. On n'observe jamais d'écoulements sanguins. Le diagnostic de ces deux symptômes étant fait, d'une part, entre eux, et d'autre part, avec les affections qui les simulent, il reste à rechercher leur cause, à les attribuer à leur véritable origine, la métrite. Si tous deux, en effet, surviennent dans le cours de l'inflammation utérine, il faut savoir qu'ils reconnaissent parfois une tout autre origine, qu'ils sont notamment la conséquence d'une atrésie congénitale ou accidentelle des orifices du col, soit que celle-ci résulte de cautérisations intempestives, soit qu'elle soit due à une flexion très prononcée, à une obstruction de l'un des orifices par un polype. La connaissance des antécédents, l'étude des symptômes concomitants, l'examen direct par le toucher, le cathétérisme, permettent de faire le diagnostic de la cause de ces accidents symptomatiques.

Les déviations utérines (versions, flexions), lésions le plus ordinairement consécutives à la métrite, sont parfois confondues avec des tumeurs péri-utérines. Mais, dans la métrite, la tumeur, formée par le corps de l'utérus dévié ou fléchi, est reconnaissable à sa surface unie, lisse, séparée du col par une rainure circulaire, l'isthme utérin, l'hystéromètre ne peut être introduit dans la cavité utérine qu'à la condition de tourner sa concavité du côté de la tumeur. Dans la tumeur péri-utérine, au contraire, la surface de la tumeur est souvent irrégulière, séparée de l'utérus par un rebord plus ou moins net, plus ou moins saillant, quelquefois semblant se confondre avec lui. L'hystéromètre pénètre librement dans la cavité utérine en suivant la direction normale de l'utérus. Le diagnostic est plus difficile lorsque la déviation et la tumeur péri-utérine coexistent en même temps; il l'est d'autant plus, que souvent le corps utérin est englobé dans la tuméfaction péri-utérine. Dans ce cas, il faut s'aider de tous les moyens d'exploration et souvent le toucher rectal, combiné avec le toucher vaginal, la palpation abdominale, le cathétérisme utérin, le cathétérisme vésical, permet de reconnaître les deux lésions. Une fois la déviation reconnue, il reste à se demander si elle reconnaît la métrite pour cause ou si elle est survenue en dehors d'elle, résultant alors d'adhérences contractées par la matrice avec les organes voisins à la suite d'une inflammation péri-utérine. L'intégrité de la matrice, la fixité de cet organe, fixité telle qu'il est impossible de le ramener à sa position normale, la constatation de la bride fibreuse qui maintient cet organe dans sa position vicieuse, révèlent le point de départ péri-utérin de la déviation.

Les ulcérations, on l'a vu, constituent un accident fréquent de la métrite; il faut autant que possible savoir les reconnaître par le toucher vaginal, l'examen au spéculum ne pouvant pas toujours être pratiqué. Quelle que soit leur variété, granuleuse, fongueuse, végétante, elles donnent à un doigt exercé une sensation qui permet de les diagnostiquer à l'avance. M. le Dr Halton (1) indique un nouveau signe qui, selon lui, permet de les reconnaître

(1) Dr Halton, *Dublin Journ. med. sciences*, juin 1876.

assez facilement. Lorsqu'une femme a eu un ou plusieurs avortements, un ou plusieurs enfants, qu'elle se plaint, indépendamment de troubles nerveux variés, d'une insensibilité de la hanche qui peut s'étendre jusqu'à la jambe, il faut songer à une ulcération du col de l'utérus et procéder à l'examen de l'organe. Généralement cette insensibilité se montre à gauche, et souvent la malade traduit elle-même ce symptôme en disant qu'elle ne sent pas le contact de la main sur la région de la fesse. M. Laboulbène a indiqué dernièrement un moyen de reconnaître les ulcérations du col. D'après lui, la teinture d'iode agit différemment sur le col de l'utérus suivant que cet organe est sain ou malade. Si le col est sain, la coloration est d'un blanc uniforme; s'il existe la plus légère ulcération, il se produit à ce niveau une coloration jaunâtre plus ou moins claire tranchant sur la coloration brune des parties voisines. Toute granulation ou végétation reste jaunâtre et ne brunit pas. Si le col est gros, sans être ulcéré, et si la teinture d'iode produit des îlots jaunâtres, il faut redouter une néoplasie et craindre une ulcération prochaine dans les points où le tissu est peu coloré. On voit quelle utilité peut offrir ce procédé pour le diagnostic des affections utérines. Mais il ne suffit pas de reconnaître la présence d'une ulcération, il faut savoir quelle en est l'origine. Car, je l'ai dit, elle se montre non seulement dans la métrite, mais encore dans des maladies diathésiques comme le cancer, la tuberculose, dans des maladies constitutionnelles comme la syphilis. Il est donc important de connaître l'origine des ulcérations, car, non seulement, au point de vue du pronostic, elles ne présentent pas la même gravité, mais encore au point de vue du traitement, elles nécessitent de la part du médecin une intervention prompte et active, car leur évolution présente une gravité qui n'échappe à personne.

Les diverses variétés d'ulcérations possèdent des caractères assez tranchés qui permettent de les reconnaître. Ainsi les ulcérations de la métrite débutent au pourtour de l'orifice externe; elles sont superficielles; elles ont des bords irréguliers, à peine prononcés, qui vont en décroissant et finissent par se confondre avec les parties voisines. Elles sont rouges, parsemées de granulations rosées, vivantes pour ainsi dire, qui sécrètent un liquide purulent. Ni les ulcérations syphilitiques, ni les ulcérations cancéreuses ne présentent ces caractères. Les ulcérations syphilitiques primitives siègent indifféremment sur toute la surface du col, généralement plus près de la base que de l'orifice externe. Elles peuvent siéger dans le canal cervico-utérin, ainsi que MM. Fournier, Courty en ont cité des exemples. Dans ce dernier cas, elles ne se traduisent que par l'émission d'une goutte de muco-pus ou de pus sanguinolent sortant de l'orifice utérin quand on le presse; puis elles gagnent le pourtour de l'orifice externe comme les ulcérations inflammatoires. De plus ces ulcérations sont plus profondes que les ulcérations d'origine inflammatoire. Le chancre mou se présente sous la forme d'une petite ulcération, à bords taillés à pic, comme à l'emporte pièce, à fond grisâtre, existant seul ou avec des ulcérations semblables à la vulve, car on sait que le chancre mou est rarement unique. Le chancre induré du col est rare. « Il peut, dit M. Fournier, siéger sur tous les points de cet organe; il est le plus souvent unique, rarement multiple; généralement limité et n'affectant pas de forme spéciale; il n'est guère remarquable que par son état de lésion papuleuse et par sa teinte gris lardacé. Sécrétant peu et toujours indolent, il a toute chance de passer inaperçu; sa base, enfin, est habituellement inexplorable; exceptionnellement le toucher révèle à son niveau, soit une hypertrophie générale avec dureté du col, soit une induration partielle de cet organe. » Quelquefois les chancres du col présentent une teinte blanchâtre, semblable à celle que produirait un enduit couenneux. M. Robin avait déjà fait cette remarque. M. Bernutz (1) les décrit sous le nom de chancres dyphthéritiques. Ces chancres, suivant cet auteur, débutent par des vésicules phlycténoïdes, bientôt remplacées par une production couenneuse, spongieuse, d'un blanc grisâtre, qui devient ensuite ferme, résistante, épaisse, d'un blanc jaunâtre, ocré. Dans quelques cas, ces ulcérations chancreuses se hérissent de condylomes d'une teinte violacée, fermes, non saignants, revêtus d'une mince lamelle épithéliale. Dans d'autres cas, ces ulcérations évident le col utérin, leur surface est molle, comme fongueuse; elles sont dépourvues de toute teinte spéciale. Ces chancres sont susceptibles d'être inoculés. Lorsque le chancre se présente avec ses attributs caractéristiques, le diagnostic est possible, facile même. Il en est ainsi du chancre au début, mais on sait avec quelle facilité l'ulcération chancreuse, au bout d'un temps très court, perd ses caractères pour revêtir tantôt l'aspect

(1) Bernutz, *Comptes rendus de la Société médicale des Hôpitaux et Union médicale*, 1875.

d'une ulcération simple, tantôt l'aspect d'une ulcération fongueuse et saignante. MM. Gosselin, Bernutz, Fournier et autres auteurs ont insisté avec raison sur ces cas. Le diagnostic peut devenir alors très difficile. Il en est de même, lorsque le chancre se développe sur un col déjà ulcéré et que cette ulcération inflammatoire sert de base à l'ulcération syphilitique.

Les plaques muqueuses du col utérin sont assez rares. M. Gallard dit n'en avoir jamais observé. Elles existent cependant et j'ai pu en observer plusieurs exemples, cette année, dans mon service. Elles se montrent le plus souvent sous la forme de petites papules légèrement saillantes, de forme variable, légèrement érosives à leur sommet, offrant une teinte gris blanchâtre, assez faciles à différencier des ulcérations inflammatoires, assez faciles à reconnaître lorsqu'elles ont un siège excentrique, par rapport à l'orifice utérin, mais, plus difficile, lorsqu'elles siègent au pourtour de cet orifice. Quant aux syphilides érosives et ulcéreuses dont parle M. Fournier, elles doivent être d'un diagnostic bien difficile, car elles n'offrent pour ainsi dire aucun caractère différentiel et tout au plus pourra-t-on en soupçonner la nature. L'affection syphilitique du col, décrite par MM. A. Martin et de Fourcauld, sous le nom syphilide hypertrophique exulcérative du col, ne sera pas confondue non plus avec l'ulcération résultant de la métrite. Ce que j'en ai dit à propos de l'anatomie pathologique suffira pour en faire le diagnostic. L'ulcération cancéreuse, avec son fond anfractueux, fongueux, ses bords inégaux, irréguliers, saignants et friables, sa sécrétion ichoreuse, de mauvaise nature, est le plus souvent facile à reconnaître. En étudiant l'anatomie pathologique, j'ai insisté sur les différentes variétés que cette ulcération présente ; aussi je n'y insiste pas.

Ces symptômes, dont je viens d'étudier la valeur diagnostique, tiennent, je l'ai dit, au siège prédominant de l'inflammation sur telle ou telle partie de l'organe. Isolés ou associés, ils nous apprennent que l'inflammation porte plus spécialement sur la muqueuse ou le parenchyme, sur le corps, le col, les orifices ou le canal cervico-utérin; ils nous apprennent, pour parler le langage des auteurs, qu'il existe, en un mot, une métrite parenchymateuse ou une métrite muqueuse, une métrite du corps ou une métrite du col. Si l'écoulement leucorrhéique est abondant, si les métrorrhagies sont fréquentes, l'inflammation porte plus spécialement sur la muqueuse. La nature de l'écoulement suffirait, d'après M. de Sinéty, pour reconnaître les lésions anatomiques qui le produisent. Cet auteur, en effet, comme je l'ai dit à propos de l'anatomie pathologique, distingue trois variétés de végétations : les unes sont formées par l'hypertrophie des glandes ; les autres sont constituées par du tissu embryonnaire, comparable aux bourgeons charnus d'une plaie exposée à l'air ; les dernières, enfin, sont presque uniquement composées de vaisseaux, quelques-uns d'entre eux, quoique de structure embryonnaire, sont extrêmement dilatés et atteignent un diamètre considérable. Selon, dit cet auteur, que l'une de ces trois espèces de végétations dominera, selon que les glandes hypertrophiées, que les bourgeons embryonnaires et dégénérés ou que les vaisseaux prédomineront, on aura affaire à un écoulement abondant et surtout muqueux, à un écoulement purulent ou à un écoulement hémorrhagique.

Lorsque l'écoulement leucorrhéique est peu abondant, qu'il n'y a pas métrorrhagie, qu'il existe au contraire de l'aménorrhée, lorsque l'utérus est plus gros, plus lourd, plus volumineux, l'inflammation porte surtout sur le parenchyme. Si les règles sont douloureuses, qu'il existe de la dysménorrhée, on doit soupçonner un rétrécissement des orifices que le cathétérisme utérin vient révéler. Lorsqu'à la dysménorrhée succède la rétention du sang, la rétention des mucosités dans la cavité de la matrice, qu'il existe une hématométrie ou une hydrométrie, le médecin doit supposer l'existence d'une atrésie ou d'une oblitération de ces même sorifices. Lorsque le col utérin ne présente aucune altération, que sa surface est lisse, unie, à peine rouge, sans granulations, ni ulcérations, que son orifice est régulier, et que la malade accuse des douleurs abdominales, lombaires ou iliaques, des troubles menstruels variés, métrorrhagie, aménorrhée ou dysménorrhée, un écoulement leucorrhéique abondant, mais à peine visqueux, quelquefois presque transparent, la métrite affecte plus spécialement le corps utérin. Lorsque le col est gros, volumineux, rouge, ulcéré, granuleux, lorsque son orifice externe est entr'ouvert, ses lèvres saillantes, lorsque l'écoulement leucorrhéique est tenace, visqueux, glutineux, formant un bouchon gélatineux adhérant à l'orifice, au canal cervico-utérin et qu'il n'existe pas de métrorrhagie, la métrite affecte plus spécialement le col de l'utérus.

Pour terminer le diagnostic anatomique, il me reste à distinguer l'un de l'autre les deux degrés de l'inflammation qui caractérisent la métrite chronique. Ce diagnostic est facile. L'utérus est-il volumineux, le col gros, mou, dépressible, rouge, quelquefois violacé; les écoulements leucorrhéiques et hémorrhagiques sont-ils abondants ; la métrite est à sa première période, c'est-à-dire à la période de congestion, d'infiltration sanguine. L'utérus est-il, au contraire, moins volumineux; le col est-il dur, non dépressible, offrant une couleur blanc jaunâtre; les écoulements sont-ils moins abondants? La métrite est arrivée à sa seconde période, période d'anémie, d'induration, de sclérose.

Le diagnostic anatomique ne serait pas complet si le médecin se bornait à faire le diagnostic de la métrite en général et de chacune de ses modalités cliniques en particulier. Il est nécessaire d'y ajouter celui des complications.

La lymphangite et l'adénite péri-utérines ne sont pas des complications de la métrite, puisqu'elles constituent, je l'ai dit, une lésion et un symptôme habituels de la métrite, qu'elles servent à la faire diagnostiquer, rien que par leur existence, qu'elles servent même à faire diagnostiquer la prédominance de l'inflammation sur le corps ou sur le col, selon que les lymphatiques supérieurs ou les lymphatiques inférieurs sont plus spécialement enflammés. Ce n'est que par suite de la prédominance, de la persistance de cette inflammation qu'on peut la considérer comme une complication, facile alors à reconnaître d'après les caractères symptomatiques que je lui ai assignés. Mais si l'inflammation aiguë et même parfois subaiguë ou chronique des vaisseaux et des ganglions lymphatiques péri-utérins ne constitue pas une véritable complication, il n'est pas moins vrai que le médecin doit s'attacher à bien la reconnaître, à bien apprécier son évolution. Il doit savoir notamment si elle est simple, si elle est compliquée d'une inflammation du tissu cellulaire ou du péritoine, de l'ovaire, des trompes, inflammation qui aggrave le pronostic et fournit de nouvelles indications pour la thérapeutique. Ces complications se diagnostiqueront assez facilement. Si, au lieu de plaques lymphatiques ou de ganglions, le médecin trouve dans l'un des culs-de-sac un empâtement plus ou moins prononcé, une rénitence plus ou moins douloureuse, un effacement de ce même cul-de-sac, il diagnostique un adéno-phlegmon péri-utérin. S'il trouve dans la partie supérieure des culs-de-sac latéraux ou du cul-de-sac postérieur, des tumeurs bosselées, irrégulières, saillantes, douloureuses, remplissant plus ou moins ces culs-de-sac, coïncidant avec des nausées, des vomissements, une douleur abdominale vive, exquise, il diagnostique une adéno-pelvi-péritonite. Les mots adéno-phlegmon, adéno-pelvi-péritonite rappellent ainsi l'origine de ces inflammations du tissu cellulaire pelvien ou du tissu séreux péritonéal. S'il constate, enfin, une tumeur unique, arrondie, douloureuse, fuyant sous le doigt, sentie et par le toucher vaginal et par le palper abdominal, il soupçonne une ovarite; je dis, il soupçonne, car je crois que les auteurs ont souvent diagnostiqué une ovarite alors qu'il ne s'agissait probablement que d'une adénite pelvienne ou d'une adénite ayant pour siège le ganglion accolé à l'isthme utérin. Quant à l'adéno-phlegmon post-pubien consécutif à l'adénite post-pubienne, décrit par M. A. Guérin, ses caractères sont tellement nets, qu'il n'est pas possible de le confondre avec l'une ou l'autre des complications précédentes. Je reviendrai, du reste, sur toutes ces lésions lorsque j'étudierai la lymphangite et l'adénite pelviennes. Toutes ces complications ont donc la métrite comme point de départ; leur diagnostic est important à établir; car elles aggravent le pronostic et donnent lieu à des indications thérapeutiques spéciales qu'il ne faut pas négliger. En effet, elles aggravent non seulement le pronostic actuel de la métrite, mais encore le pronostic à venir, car elles sont souvent l'origine de nouvelles complications qui ne sont pas sans donner lieu à des accidents, non seulement graves, mais encore des plus déplorables pour la femme, en ce qu'ils entraînent des lésions parfois irrémédiables. C'est ainsi que la péritonite, que l'inflammation du tissu cellulaire péri-utérin, déterminent la formation d'adhérences entre le feuillet péritonéal qui revêt l'utérus et celui qui recouvre les annexes ou les organes voisins, adhérences qui ont pour conséquence les déviations utérines, la stérilité, etc., etc.

§ 102. b. *Diagnostic pathogénique.* — Le médecin ne doit pas se borner à faire le diagnostic anatomique de la métrite; son rôle est plus élevé. Il doit rechercher quelle est la cause de l'inflammation utérine. Après le diagnostic anatomique, il doit faire, en un mot, le diagnostic pathogénique. Ce diagnostic est surtout important à établir au point de vue du pronostic et des indications thérapeutiques. Pour arriver à faire le pronostic et surtout le traitement, il n'est pas indifférent pour le médecin de savoir si l'affection est protopathique ou deutéropathique, si elle est primitive ou secondaire; si la métrite est traumatique ou le résultat d'une contagion; si, lorsqu'il s'agit d'une affection d'origine constitutionnelle, elle est primitive, si elle s'est développée d'emblée sur l'utérus, soit par le fait du développement du produit éruptif, soit par le fait d'un produit morbide spécial, tubercule ou cancer, ou bien si elle est secondaire, si elle résulte d'une cause traumatique ou physiologique qui agit en fixant sur l'utérus, comme sur n'importe quel organe, la manifestation de l'état constitutionnel.

Toutes ces conditions d'origine de la métrite donnent à celle-ci une évolution particulière, une modalité clinique particulière; aussi s'en suit-il un pronostic et des indications thérapeutiques les plus variables. Pour montrer toute l'importance du diagnostic pathogénique, il suffit de rappeler que la métrite primitive, que la métrite traumatique ont une évolution plus rapide que la métrite secondaire; que la métrite constitutionnelle est plus sujette à des récidives nombreuses que la métrite non constitutionnelle. A ces divers points de vue donc le pronostic varie infiniment. Il en est de même pour les indications thérapeutiques. En effet, si la métrite est traumatique ou contagieuse, le médecin s'adresse à la cause qui produit l'affection, si elle est constitutionnelle, il s'adresse à la maladie générale dont elle est la conséquence. Si, dans ce dernier cas, elle est primitive, il s'attache à combattre localement le développement de l'éruption; si elle est secondaire, tout en combattant l'état constitutionnel, il évite toutes les causes qui, par leur action sur l'utérus, peuvent appeler sur cet organe la manifestation de la maladie générale. C'est parce que les médecins ne tiennent pas assez de compte du diagnostic pathogénique de la métrite qu'ils échouent si souvent dans le traitement de cette affection et qu'ils sont portés à la considérer comme étant incurable. Supposons, en effet, une métrite constitutionnelle, développée secondairement sous l'influence d'une irritation utérine quelconque, il est bien évident que, si le médecin institue un traitement local par les cautérisations, ainsi qu'il le fait le plus ordinairement, ce traitement irritera constamment la matrice; qu'au lieu de produire la guérison, il provoquera incessamment la manifestation constitutionnelle et que la métrite persistera. Aussi sera-t-elle regardée comme incurable. Qu'il s'abstienne, au contraire, de toute intervention locale, qu'il s'applique à éloigner toutes les causes d'irritation, qu'il fasse surtout un traitement général approprié à la maladie générale, la métrite aura une évolution précise et régulière et elle arrivera promptement à la guérison. Les faits nombreux que j'observe soit dans ma clientèle, soit dans mon service de l'hôpital de Lourcine, me permettent d'affirmer ce que j'avance. Malheureusement, il faut le reconnaître, ce diagnostic n'est pas toujours des plus faciles. Il est souvent difficile de bien saisir le développement de l'inflammation utérine, de bien remonter à sa cause. Cette difficulté tient à plusieurs circonstances. D'abord la femme consulte tard son médecin, elle n'ose pas se plaindre, avouer qu'elle a une affection de la matrice, elle retarde, elle temporise, elle attend qu'elle soit très souffrante, qu'elle soit poussée à bout par la douleur et par le chagrin pour lui en faire l'aveu et lui demander conseil. Lorsqu'elle se décide, l'éruption caractéristique, l'accident primordial s'est ordinairement modifié, altéré ou bien même il a disparu. Bien plus, après tous ces délais, tous ces retards, si la malade se décide à recourir aux lumières d'un médecin, ce n'est pas son médecin ordinaire qu'elle choisit de préférence, mais un inconnu, pour lequel elle est aussi une inconnue, de même que sa constitution, sa prédisposition héréditaire. Bien heureux encore lorsqu'elle ne s'adresse pas à une sage-femme qui n'a aucune qualité, qui n'a fait aucune étude pour reconnaître et traiter les affections utérines! Il en résulte que le médecin n'est consulté qu'après la disparition des manifestations éruptives caractéristiques et qu'il ignore complétement les antécédents pathologiques et héréditaires de la malade. On comprend dès lors combien il est épineux et ardu d'établir la nature de l'affection qu'on a sous les yeux, d'en fixer le processus, le diagnostic nosologique et pathogénique. On y arrive néanmoins en interrogeant attentivement la malade sur ses antécédents, sur son état général, en recherchant scrupuleusement sur la peau et sur les autres muqueuses les traces ou les vestiges des autres manifestations par lesquelles l'état général constitutionnel ou diathésique a pu antérieurement se révéler, en recherchant surtout sur les organes génitaux, sur la vulve, sur le vagin, sur le col de l'utérus, les traces ou les vestiges des différentes éruptions que j'ai signalées. La métrite, je l'ai dit, se développe rien que par le fait de la maladie constitutionnelle en puissance chez la femme; qu'elle soit sollicitée ou non par des causes prédisposantes, elle suit une évolution morbide identiquement semblable à celle que présentent les mêmes manifestations constitutionnelles sur les muqueuses, sur le tégument externe, sur les organes. C'est ainsi notamment qu'elle se développe chez l'enfant, la fille vierge, chez la femme vouée au célibat, chez la femme après la ménopause. Si, à la rigueur, on peut invoquer chez la femme non déflorée, la fonction menstruelle comme une cause prédisposante à cette évolution morbide constitutionnelle, il n'en est pas moins vrai, que chez l'enfant et chez la femme après la ménopause, on peut invoquer une foule de circonstances qui président au développement d'emblée de l'affection constitutionnelle ou diathésique. Il me suffit de citer, chez l'enfant, les refroidissements, la masturbation; chez la femme âgée, les désirs vénériens non satisfaits, suscités par les lectures et les propos licencieux, causes prédisposantes bien suffisantes pour expliquer un tel début. Du reste, lorsque les éléments de ce diagnostic pathogénique font défaut, le médecin n'est pas pour cela complètement désarmé, il a à son service ceux qui lui permettent de faire le diagnostic nosologique dont il me reste à faire ressortir toute la valeur et toute l'importance.

§ 103. c. *Diagnostic nosologique.* — Le diagnostic nosologique se base, d'une part, sur les caractères généraux qui appartiennent à chaque maladie constitutionnelle, et, d'autre part, sur quelques lésions et quelques symptômes locaux qui paraissent exister dans telle ou telle métrite constitutionnelle. Malheureusement la coïncidence fréquente sur le même sujet de plusieurs maladies constitutionnelles contribue souvent à rendre le diagnostic, sinon obscur, du moins d'une réelle difficulté. Dans ce cas, le médecin n'arrivera à déterminer la véritable maladie constitutionnelle qui tient sous sa dépendance l'affection utérine qu'en interrogeant avec soin les antécédents de la malade, personnels et héréditaires, qu'en s'enquérant avec sollicitude des circonstances au milieu desquelles l'affection s'est développée, qu'en étudiant attentivement les organes, le système muqueux ou cutané, afin de se renseigner sur l'existence d'une affection quelconque liée à la maladie constitutionnelle prédominante. Toutefois il ne faut pas exagérer cette difficulté. Dans la plupart des cas, le diagnostic nosologique est possible en rapprochant certains symptômes, certaines lésions anatomiques, des phénomènes généraux que présente la malade et sur lesquels je me suis étendu dans mon étude sur la symptomatologie de la métrite. Ainsi, la métrite scrofuleuse sera reconnue aux caractères suivants : l'écoulement leucorrhéïque est abondant, tenace, avec tendance à la purulence; les tissus utérins, muqueuse et parenchyme, sont augmentés de volume, épaissis, mollasses; les granulations sont larges, aplaties; elles saignent facilement; les ulcérations sont fongueuses, larges, irrégulières, phagédéniques, végétantes; les végétations sont volumineuses, verruqueuses, polypeuses. Toutes ces lésions ont une coloration terne, blafarde, livide ou violacée; la lymphangite et l'adénite pelviennes sont ordinairement peu douloureuses, quelquefois complètement indolentes; leur durée est longue, elles persistent parfois après la disparition de la métrite. Les lésions de la métrite scrofuleuse évoluent le plus ordinairement sans éveiller aucune réaction du côté de l'organisme; elles sont torpides en un mot. L'existence de la métrite scrofuleuse sera d'autant plus affirmée que ces lésions existeront chez une malade présentant tous les attributs de la maladie générale, scrofule, tels que coloration rosée de la face, mollesse des tissus, langueur du regard, longueur des cils (beauté scrofuleuse), ou, au contraire, teint pâle, anémique coïncidant avec une sorte de tuméfaction, de bouffissure générale, vulgairement nommée mauvaise graisse. Dans les deux cas, la lèvre supérieure est habituellement gonflée, le nez aplati; cet aspect extérieur coïncide tantôt avec une certaine dépression des forces, avec de l'apathie, de la paresse, tantôt avec des signes plus évidents encore de la scrofule, tels qu'éruptions cutanées et muqueuses, inflammations catarrhales et chroniques des muqueuses du nez, des oreilles, des yeux, des bronches avec tendance à l'ulcération; gourmes avec adénites sous-maxillaires, écoulements d'oreille, ophthalmies, coryzas fréquents, maux de gorge, enrouement, et enfin engorgements ganglionnaires multiples, quelquefois cicatrices indélébiles, difformes, irrégulières, violacées, adhérant aux tissus sous-jacents.

Si, au contraire, la métrite se présente avec des caractères tout opposés; si, notamment, les lésions sont superficielles, mobiles, instables; si elles sont influencées par la température, l'humidité, le froid; si elles affectent plutôt la muqueuse que le parenchyme; si les granulations sont nombreuses, petites, miliaires; si la leucorrhée est peu abondante, presque toujours muqueuse, disparaissant souvent brusquement sous l'influence de la température; si les congestions utérines sont fugaces, rapides; si les ménorrhagies sont fréquentes; si la lymphangite et l'adénite pelviennes sont douloureuses, à évolution rapide et qu'elles se compliquent fréquemment d'inflammation du tissu cellulaire pelvien ou péritonéal, le médecin soupçonnera l'existence d'une métrite arthritique, alors que ces lésions s'accompagneront en même temps de pesanteur, de plénitude pelvienne et abdominale et qu'elles seront douloureuses et très fatigantes pour la malade. Cette existence, du reste, sera confirmée si les accidents utérins surviennent ou s'exaspèrent en même temps qu'une poussée rhumatismale; s'ils disparaissent au moment où cette dernière apparaît, affectant alors cette sorte de balancement et subissant cette alternance qu'on remarque entre les diverses manifestations d'une même maladie constitutionnelle. En même temps on constatera sur la muqueuse vulvo-vaginale, sur la muqueuse utérine, une éruption d'eczéma, coïncidant avec des poussées éruptives sur la peau constituées par un érythème noueux ou papuleux, par un eczéma, etc., etc., coïncidant avec des poussées sur le pharynx, sur les bronches qui se traduisent par ces angines et ces bronchites qui ont été si bien décrites par MM. Cazalis et Pidoux.

Si ces lésions se montrent chez une femme présentant tous les attributs de l'arthritis : coloration vive, teinte bleuâtre de la peau, capillaires apparents, transpiration facile à la tête et aux mains, tendance à l'obésité, hémorrhoïdes, constipation fréquente, urines acides, rouges, contenant de l'acide urique, des urates, affections cutanées, pityriasis, eczéma, urticaire, furoncles, douleurs musculaires, articulaires, le médecin n'aura plus d'hésitations, il affirmera l'existence d'une métrite arthritique.

Quant au diagnostic de la métrite herpétique, il présente d'assez grandes difficultés. Toutefois si les lésions sont superficielles, mais tenaces, si elles se reproduisent sur place avec la plus grande facilité, si elles coïncident avec des manifestations de même nature sur les muqueuses, le pharynx, les bronches, sur la peau, si elles coïncident, notamment, avec le psoriasis cutané, si, sur le col utérin, il existe des vésicules eczémateuses, petites, miliaires, reposant sur un fond rouge, presque violacé, ou des vésicules herpétiques plus grosses, légèrement saillantes, disposées sans ordre sur la muqueuse du col, transparentes ou plutôt blanchâtres, remarquables par leur collerette épidermique, si ces vésicules existent également sur le vagin, sur la vulve, si elles se manifestent par poussées successives coïncidant ordinairement avec l'époque menstruelle et s'accompagnant d'un léger mouvement fébrile, le médecin émettra l'idée d'une métrite herpétique, car il aura sous les yeux les lésions qui accompagnent le plus souvent cette métrite. Mais il affirmera l'existence de cette métrite si, en même temps que ces éruptions ou à leur défaut ces ulcérations superficielles, festonnées, irrégulières, entourées d'une collerette épidermique, coïncidant avec des éruptions cutanées et muqueuses, il constate les phénomènes généraux qui caractérisent l'herpétis, tels que l'absence d'embonpoint, la rareté de la transpiration, les urines muqueuses, phosphatées, les névroses fréquentes, gastralgie, migraine, avec douleurs lancinantes, terminées par des nausées et des vomissements. Il l'affirmera d'autant plus, si la lésion utérine est, en outre, accompagnée d'affections cutanées prurigineuses, protéiformes, alternant souvent entre elles, tenaces, rebelles, durant longtemps et résistant à tout traitement.

Tels sont les caractères qui permettent d'admettre l'existence d'une métrite herpétique. Est-ce à dire qu'il est nécessaire pour admettre cette métrite, comme du reste, toutes les autres métrites constitutionnelles, que tous ces caractères soient aussi nets, aussi tranchés que je viens de le dire? Je ne le crois pas, et avec M. Noël Guéneau de Mussy, je pense que le médecin n'est pas en droit de nier l'existence de la métrite herpétique, pas plus que celle de la métrite scrofuleuse, de la métrite arthritique, parce qu'il ne constate pas, d'une part, les caractères primitifs de la lésion utérine et que, d'autre part, il ne trouve pas caractérisés exactement les symptômes généraux que je viens de rappeler.

S'il est exact de dire, d'après mon observation, que les éruptions herpétiques, eczémateuses, pemphigoïdes sont assez communes dans cette métrite, il n'est pas moins vrai qu'elles sont aussi souvent modifiées, difficiles à reconnaître et que ce n'est pas là une raison suffisante pour faire rejeter l'existence de cette affection utérine. D'ailleurs n'est-il pas possible que l'herpétisme s'exprime sur le tégument interne, sur les muqueuses, sous des formes autres que les éruptions? Est-il nécessaire, pour caractériser une maladie constitutionnelle, d'avoir des modalités pathologiques constantes? Ne savons-nous pas, ainsi que l'a dit M. Noël Guéneau de Mussy, qu'il existe « des sueurs locales de la peau, des prurits, des sécheresses qui paraissent être d'origine herpétique? Pourquoi l'herpétisme ne se manifesterait-il pas sur les membranes muqueuses par des troubles secrétoires, tels que la leucorrhée? Puis, en se prolongeant, ces troubles fonctionnels produiraient des lésions communes du tégument interne, des érosions, des granulations comme la sueur profuse des pieds produit des érosions par macération du tégument plantaire ». Ne savons-nous pas, ainsi que le dit le même auteur : « que si nous ne pouvons par l'examen direct constater cette origine, elle ressort dans certains cas de la succession des phénomènes, quand on voit une affection herpétique de la vulve précéder le catarrhe utérin, puis ces localisations disparaître et une bronchite opiniâtre leur succéder, puis celle-ci s'apaiser à son tour et la tête se couvrir d'une éruption eczémateuse, et la maladie parcourir plusieurs fois ce cycle pathologique entremêlé de névroses multiformes; n'est-on pas en droit d'admettre que toutes ces lésions, tous ces troubles fonctionnels qui se remplacent, s'équivalent, expriment une même diathèse, ou si l'on aime mieux une même modalité morbide de la constitution? » Pour toutes ces raisons il ne me paraît possible de nier la métrite herpétique. Je le répète, les faits que j'observe sont trop nombreux, les observations trop concluantes pour que j'hésite à l'admettre.

Le diagnostic de la métrite chlorotique, au point de vue des lésions locales, laisserait beaucoup à désirer, si heureusement l'état général de la malade ne venait lever les doutes qui peuvent exister dans l'esprit du médecin. En effet, la décoloration des tissus utérins, leur mollesse, l'augmentation considérable du volume de l'utérus, la leucorrhée abondante, la torpidité des lésions plutôt que leur excitabilité ne constituent pas des caractères anatomiques suffisants pour affirmer l'existence de cette métrite. Mais, si on les rapproche des symptômes généraux de la chlorose, teinte pâle avec reflet verdâtre de la peau, décoloration des muqueuses, flaccidité des chairs, essoufflement facile, palpitations, dyspepsie, phénomènes nerveux divers, accentuation de ces phénomènes nerveux surtout au moment des règles, quelquefois migraine, d'autrefois coliques utérines violentes (migraines utérines de Pidoux), on pourra affirmer l'existence d'une métrite chlorotique. Ce diagnostic, je l'ai dit, est des plus importants chez la jeune fille, chez la femme même; car, trop souvent, on méconnaît cette affection pour attribuer tous les accidents utérins ou généraux à la seule altération du sang, à la chlorose.

Quant à la métrite syphilitique, il faut reconnaître que son diagnostic n'est pas facile, parce que, d'une part, les lésions ne sont pas très bien connues et que, d'autre part, il est très commun de trouver chez la femme syphilitique une métrite qui reconnaît toute autre cause que la syphilis. Nous avons vu, en effet, que la syphilis agissait sur l'utérus de deux manières : ou bien en déterminant elle-même une métrite qui ne se fait guère remarquer que par une hyperplasie considérable des tissus, surtout du parenchyme, ou bien en éveillant sur la matrice les manifestations d'une maladie constitutionnelle jusque-là latente, qui va donner lieu à une inflammation utérine. Il est donc difficile de bien savoir parfois ce qui appartient à l'une ou à l'autre. Il n'y a que le cas où une femme, n'ayant jamais éprouvé d'accidents utérins, ne présentant aucun des phénomènes généraux caractérisant les autres maladies constitutionnelles, viendrait à avoir une métrite pendant l'évolution de la syphilis, et que notamment cette métrite serait caractérisée par une hyperplasie du parenchyme, qu'il y aurait pour le médecin de fortes présomptions d'admettre l'existence d'une métrite syphilitique. Les accidents secondaires, plaques syphilitiques, aussi bien que l'accident primaire, ne s'accompagnent pas de métrite.

Il est un point intéressant qu'il ne faut pas négliger chez la femme, atteinte de métrite, qui contracte la syphilis. C'est l'influence fâcheuse que cette maladie exerce sur l'évolution de la métrite. Il m'arrive souvent, à l'hôpital de Lourcine, de constater une aggravation des lésions, une marche plus lente, et par conséquent une durée plus longue. Aussi, suis-je obligé d'adjoindre au traitement ordinaire de la métrite le traitement ioduré ou hydrargyrique pour accélérer la résolution des exsudats inflammatoires, des hyperplasies cellulaires.

En résumé, le diagnostic nosologique, diagnostic des plus importants, puisqu'il nous fournit les bases essentielles de la thérapeutique, présente dans la métrite, comme du reste dans toute affection de n'importe quel organe, certaines difficultés qu'il ne faut ni méconnaître ni exagérer. Parceque ces difficultés résultent de l'impossibilité actuelle à assigner aux lésions des caractères nets et tranchés, ce n'est pas une raison pour écrire que le diagnostic nosologique soit impossible. Est-ce que les lésions des affections chroniques du pharynx, du larynx, des bronches, offrent des caractères assez nets, assez tranchés pour que le médecin puisse, à la simple inspection, reconnaître une affection d'origine scrofuleuse, arthritique ou herpétique? N'est-il pas obligé de tenir compte en même temps de la symptomatologie locale et générale des symptômes généraux des maladies constitutionnelles, de l'évolution de l'affection, de la pathogénie, pour reconnaître que cette lésion est d'origine scrofuleuse, arthritique ou herpétique, et arriver ainsi à poser son diagnostic nosologique? Pour la métrite, il en est de même. Si les lésions ne suffisent pas pour établir la nature de cette affection, et j'ai montré qu'il en était souvent ainsi, le médecin doit étudier attentivement, scrupuleusement, la symptomatologie locale et générale, la symptomatologie générale des maladies constitutionnelles, l'évolution de l'affection, qui lui permettent de lever toutes les difficultés et d'affirmer la nature constitutionnelle ou non de cette affection. Il est encore une autre source de difficultés que je dois faire connaître. Je veux parler de l'existence, sur le même sujet, de plusieurs maladies constitutionnelles qui, toutes, impriment à l'affection leur physionomie propre et créent au médecin de nombreux embarras. Il n'est pas rare, en effet, surtout à l'hôpital, de constater la scrofule, alliée à l'arthritis, à l'herpétis, à la syphilis et *vice versa*. Dans ces cas complexes, il est bien rare que l'une des maladies constitutionnelles ne soit pas prédominante, qu'elle n'imprime pas son cachet spécial à l'affection utérine; aussi, malgré les difficultés que je ne puis méconnaître, il existe pour le médecin attentif et sagace observateur des points de repère qui lui permettent, tout en affirmant la nature de l'affection, de poser les principales indications thérapeutiques qu'elle comporte.

Le diagnostic nosologique de la métrite blennorrhagique est ordinairement des plus faciles. Les caractères symptomatiques que je lui ai assignés, tels que la tuméfaction des lèvres du col, d'où il résulte une boursouflure analogue à celle qui atteint les lèvres du méat urinaire, dans la blennorrhagie de l'homme, la rougeur intense de la muqueuse, les granulations, les excoriations qui saignent facilement, la sécrétion purulente du col suffisent, même en l'absence d'une vaginite, d'une vulvite ou d'une uréthrite, pour faire ce diagnostic.

Le diagnostic nosologique de la métrite tuberculeuse n'est pas des plus faciles à faire. Le plus souvent ce n'est qu'à l'autopsie que le médecin reconnaît la cause des symptômes utérins observés pendant la vie. Le problème à résoudre est en effet des plus complexes. Une femme phthisique est affectée d'une métrite; a-t-on affaire à une métrite tuberculeuse ou à une métrite simple chez une femme atteinte d'une phthisie pulmonaire ? La solution, je le répète, n'est pas facile. La métrite tuberculeuse se présente avec un appareil symptomatique qui n'a rien de particulier, douleurs peu vives, suppression des règles, le plus souvent écoulement blanc, épais, jaunâtre, souvent d'odeur désagréable. Aussi les auteurs se sont adressés aux signes fournis par les organes voisins, pour établir les caractères distinctifs de cette métrite. « Si, dit notamment M. Brouardel, le médecin constate, sur une femme tuberculeuse, les symptômes d'une métrite, que l'utérus est immobilisé, le plus souvent en rétroflexion, que les culs-de-sac empâtés présentent des brides fibreuses, qu'en les déprimant il trouve des bosselures petites, dures, arrondies, se succédant les unes aux autres par petits ressauts, un peu douloureuses au toucher, non fluctuantes, variant du volume d'un haricot à celui d'une noix, il peut affirmer la tuberculose génitale. Ces bosselures ne sont autres, en effet, que les trompes rendues moniliformes par le dépôt tuberculeux. » Malheureusement ce symptôme n'a pas la valeur diagnostique que lui attribue cet auteur. D'abord son existence est loin d'être constante. En outre, les caractères physiques sont analogues à ceux de l'adénite qui accompagne la métrite tuberculeuse existant chez une femme phthisique, ainsi que j'en observe plusieurs cas en ce moment. Aussi, sans vouloir me prononcer définitivement sur ce point, je dirai, qu'aujourd'hui, tout au plus le médecin peut soupçonner la nature tuberculeuse de la métrite existant chez une femme tuberculeuse; il n'existe pas de signes suffisamment caractéristiques pour l'affirmer, même en s'appuyant sur la marche de l'affection qui constitue, d'après M. Gosselin, une phlegmasie subaiguë avec redoublements, l'affection des organes génitaux formant la partie chronique et les inflammations péritonéales coexistantes les redoublements, attendu que ces redoublements se trouvent de même dans l'adénite et dans la lymphangite pelviennes de la métrite. L'affirmation serait seule possible si les granulations tuberculeuses étaient apparentes sur le col, si l'analyse microscopique pouvait en être faite.

Pour les raisons que j'ai données à plusieurs reprises, je n'ai pas à m'occuper ici du diagnostic du cancer de l'utérus, de la métrite qui accompagne cette néoplasie.

VIII. — Pronostic.

§ 104. Le pronostic de la métrite présente, en général, une certaine gravité, non, parce que la mort peut dans certaines circonstances être la conséquence immédiate de cette affection, tel est le cas de la métrite traumatique où cette terminaison funeste peut survenir et où elle est plutôt la conséquence des lésions des organes annexes de l'utérus, du péritoine notamment, que de la lésion utérine, mais bien, parce que l'inflammation utérine a une tendance à durer indéfiniment, qu'elle donne lieu à des phénomènes sympathiques plus ou moins intenses, qu'elle occasionne ainsi une perturbation profonde dans l'organisme de la femme et qu'enfin, par les troubles physiologiques qu'elle apporte soit dans la menstruation, soit dans la fécondation, elle joue un grand rôle au point de vue moral, au point de vue de la famille. Je n'ai nul besoin d'insister sur les conséquences de la métrite à ce double point de vue. Les médecins connaissent, par les confidences qui leur sont faites journellement, tous les inconvénients que peuvent avoir pour la famille, pour la moralité, la privation de l'acte vénérien, la stérilité de la femme. Sans exagérer, je puis affirmer qu'il est des procès criminels, des procès en séparation de corps qui n'ont d'autre origine que l'existence d'une métrite ou des accidents morbides qui en sont résultés ! Les vésanies que j'ai signalées ne doivent pas être méconnues du médecin légiste. Bien souvent il trouvera dans la métrite l'explication de faits inconscients qui paraissent étranges pour le juge et pour la société. A tous ces points de vue donc, le pronostic de la métrite doit être pour le médecin l'objet de sa préoccupation constante. Je n'insiste pas. Il me suffit d'avoir montré les graves problèmes de pathologie morale et physiologique que suscite l'inflammation utérine. Aux philosophes, aux moralistes, je laisse le soin de les résoudre et d'en déduire toutes les conséquences au triple point de vue de la famille, de la morale et de la société, car, ne l'oublions pas, la métrite, entraînant la stérilité de la femme, joue un certain rôle par trop négligé jusqu'à ce jour dans l'accroissement de la population d'un État. Il me semble que les hygiénistes, en dressant la statistique des causes de la dépopulation, n'ont pas tenu assez de compte de l'influence due à cette affection. Je sais bien que cette statistique est difficile à faire, mais je ne crois pas qu'elle soit au-dessus de nos moyens, surtout si les médecins veulent la dresser eux-mêmes. Rien n'est plus facile, il suffit qu'ils tiennent compte des faits qu'ils observent dans leur clientèle.

Après ces quelques considérations générales sur le pronostic de la métrite, il me reste à montrer qu'il est des plus variables. Aussi est-il difficile de le préciser exactement. Il ne saurait en être autrement d'après la description des lésions, des symptômes, de l'étiologie et des complications de cette affection. Tous ces éléments divers doivent intervenir lorsqu'il faut poser le pronostic de la métrite. Non seulement, le médecin doit tenir compte de la forme anatomique, de l'évolution aiguë ou chronique de l'inflammation utérine, du siège de cette inflammation sur le col ou sur le corps, de son siège sur la muqueuse de préférence au parenchyme, des lésions consécutives qui en découlent, telles que le rétrécissement de l'un des orifices ou du canal cervical, l'exfoliation de la muqueuse, les végétations qui parsèment cette muqueuse, les ulcérations, la persistance de la lymphangite et de l'adénite péri-utérine, les déviations utérines, les abcès utérins, des complications, telles que la péritonite, la pelvi-péritonite, le phlegmon du ligament large, l'ovarite, la salpingite; mais encore, il ne doit pas négliger la modalité de la métrite, son irritabilité, sa torpidité, la prédominance d'un symptôme local tel que la leucorrhée, la métrorrhagie, l'aménorrhée, la dysménorrhée, l'exfoliation de la muqueuse ou dysménorrhée pseudo-membraneuse, la prédominance des symptômes sympathiques, tels que les troubles gastro-intestinaux, les troubles nutritifs, les troubles nerveux, les troubles intellectuels. Enfin, il doit se préoccuper surtout de la cause génératrice de la métrite, de son développement. Il doit s'appliquer avec soin à savoir si elle est constitutionnelle ou non, si elle est traumatique ou le résultat d'une contagion. En dernier lieu, il doit rechercher l'influence exercée par les fonctions physiologiques, car il se rappellera que la menstruation, la grossesse, l'accouchement, l'avortement, sont pour la femme adulte une cause fréquente d'aggravation de la métrite, de rechutes nombreuses; il se rappellera que ces fonctions contribuent à augmenter la durée de cette affection, à retarder son évolution vers la résolution, qu'elles favorisent par conséquent le développement d'accidents locaux ou généraux.

On le voit, sous le rapport du pronostic, le problème à résoudre par le médecin, en présence d'une métrite, est aussi complexe que le diagnostic. Aucun des éléments précités ne doit être négligé. Ce n'est qu'après les avoir étudiés avec le plus grand soin, qu'après en avoir apprécié toute la valeur, que le médecin sera à même d'asseoir sur des bases solides son pronostic. Il se rappellera seulement qu'il doit toujours rester sur une certaine réserve, ne jamais se hâter de porter un pronostic favorable, ni croire à une guérison définitive, alors qu'il s'agit surtout d'une métrite constitutionnelle ; il devra rester observateur attentif alors même que la guérison se maintient depuis plusieurs mois, depuis plusieurs années ; car il sait qu'on n'est jamais assuré d'avoir extirpé complètement de l'économie le principe d'une maladie constitutionnelle ou diathésique, qu'il n'est pas rare, par conséquent, de constater à nouveau une manifestation nouvelle de cette maladie, surtout lorsqu'il s'agit d'un organe, tel que l'utérus, dont les fonctions physiologiques en sollicitent à chaque instant l'éclosion.

IX. — **Traitement.**

§ 105. La métrite, ai-je dit, est le résultat tantôt de causes locales, tantôt de causes générales. Les causes locales sont de trois ordres : troubles des fonctions physiologiques que l'utérus est appelé à remplir, menstruation, grossesse, avortement, accouchement, etc. ; traumatismes de toutes sortes ; inflammations des organes annexes de l'utérus : vagin, ovaires, etc. Les causes générales sont les maladies constitutionnelles, telles que la scrofule, l'arthritis, l'herpétis, la syphilis, la chlorose, les maladies diathésiques, telles que la tuberculose, le cancer. Pour la plupart des gynécologues, les causes locales sont assez puissantes par elles-mêmes pour produire la métrite ; selon moi, au contraire, elles ne jouent le plus souvent que le rôle de causes occasionnelles, en déterminant sur l'utérus la localisation d'une maladie générale constitutionnelle ou diathésique, localisation qui d'ailleurs peut se faire d'emblée, sans l'intermédiaire d'aucune cause déterminante. En émettant cette doctrine, je n'ai pas la prétention de dire que toutes les métrites soient d'origine constitutionnelle ou diathésique. Je reconnais et j'admets aussi que la métrite se montre également, en dehors de toute maladie générale constitutionnelle ou diathésique ; qu'elle constitue une affection purement locale. Mais je crois que les cas où il en est ainsi, sont beaucoup plus rares qu'on ne l'a écrit. Je crois que la métrite non constitutionnelle, la seule décrite par la plupart de nos auteurs actuels, ne succède qu'à des causes traumatiques ou à des inflammations de voisinage (vaginite blennorrhagique, par exemple). Les troubles des fonctions physiologiques de l'utérus ne peuvent la produire par elles-mêmes, sauf toutefois l'accouchement, l'avortement, qui agissent alors comme un traumatisme véritable.

A propos de la symptomatologie, j'ai étudié les caractères de la métrite en général aiguë ou chronique, les caractères locaux, généraux et sympathiques; j'ai exposé les différentes modalités que la métrite affecte selon la prédominance de tels ou tels symptômes, de telles ou telles lésions : leucorrhée, métrorrhagie, dysménorrhée, aménorrhée, exfoliation de la muqueuse utérine, ulcérations, déviations; selon les périodes de l'inflammation; selon les complications; selon l'âge, le tempérament, la constitution de la malade et surtout selon la maladie constitutionnelle ou diathésique qui lui a donné naissance.

J'ai montré que le diagnostic se déduisait de l'étude anatomo-pathologique, étiologique et symptomatologique de la métrite. J'ai établi notamment que le diagnostic de l'inflammation utérine devait être fait au triple point de vue de la lésion (diagnostic anatomique), de la cause (diagnostic pathogénétique), de la maladie générale constitutionnelle ou diathésique (diagnostic nosologique). En même temps j'ai insisté sur la nécessité de faire le diagnostic de la métrite suivant les différentes modalités qu'elle présente. En effet, il est indispensable pour le médecin non seulement de reconnaître la lésion, de savoir quelle est la cause locale, d'apprécier la nature de la métrite, mais encore de distinguer l'expression clinique, la manière d'être de l'inflammation utérine. Ce n'est qu'après avoir résolu tous ces problèmes que comporte la métrite, que le médecin est à même d'instituer le traitement de cette affection, de remplir toutes les indications qu'elle présente. Il résulte donc de ce qui précède que le traitement de la métrite doit être fait, comme le diagnostic, au triple point de vue de la lésion (traitement anatomique), de la cause (traitement pathogénétique), de la nature (traitement nosologique). Il faut savoir, en outre, qu'en instituant ce traitement le médecin doit tenir compte de la modalité de la métrite. C'est elle qui exerce le plus la sagacité du médecin sous le rapport des moyens thérapeutiques à employer. C'est en remplissant toutes ces conditions que le médecin est assuré de guérir l'affection utérine.

Le traitement nosologique, le traitement de la maladie constitutionnelle, de la maladie diathésique, vient en première ligne. A la rigueur il peut à lui seul suffire et il suffit, en effet, le plus ordinairement. Il est facile de le comprendre. L'affection utérine n'étant le plus souvent qu'une manifestation d'un état général, en guérissant cet état général, le médecin guérit également la manifestation qui n'était en somme qu'un symptôme. Toutefois il est bon, parfois, de lui associer le traitement pathogénétique, le traitement de la cause qui a déterminé la localisation de la maladie générale sur l'utérus et le traitement anatomique de la lésion. Mais, je le dis et je le répète, le traitement local seul ne peut guérir l'affection utérine d'origine constitutionnelle. Pour qu'il soit efficace et réellement utile, il faut d'abord modifier le terrain sur lequel a germé l'affection.

Telle n'est pas l'opinion de la plupart des médecins gynécologistes. Ceux-ci, anatomo-pathologistes avant tout, ne voyant que la lésion, sont conduits forcément à diriger toute la thérapeutique, à faire converger tous leurs efforts vers la guérison de cette dernière. Aussi n'emploient-ils et n'ont-ils préconisé que la médication locale, médication des plus variables selon les auteurs et selon la théorie dominante sur la lésion.

Quoi d'étonnant alors que la guérison de la métrite soit considérée comme si incertaine, si difficile et que certains gynécologues n'aient pas craint d'en proclamer l'incurabilité! Assurément, cette thérapeutique doit être le plus souvent infructueuse. Comment, en effet, espérer guérir l'affection utérine, si on ne prévient le retour souvent périodique, presque fatal, de la cause qui l'a engendrée, de la maladie générale qui l'entretient? Même, en instituant le traitement sur les bases que je viens d'indiquer, il est assez souvent long et difficile d'obtenir la guérison de la métrite, pour que le médecin ne cherche pas tous les moyens de l'obtenir. Trop de circonstances se réunissent pour faire échouer tous ses efforts pour qu'il n'appelle pas à son aide toutes les ressources de la thérapeutique. Il a d'abord à compter avec l'incurie des malades qui souvent ne le consultent que lorsque l'affection existe depuis longtemps et qu'elle a donné lieu à des lésions profondes des tissus altérés soit dans leur structure, soit dans leur nutrition; avec les fonctions physiologiques que l'utérus est appelé à remplir, telles que la menstruation, la grossesse, l'accouchement, les rapports sexuels qui occasionnent des rechutes fréquentes, qui, même, alors que la métrite est traitée méthodiquement, ramènent une partie des phénomènes douloureux, font perdre une partie de l'amélioration obtenue et forcent souvent le médecin à recommencer le traitement. Cette chronicité, ces rechutes fréquentes, ces récidives de la métrite tiennent, en outre, pour une large part à la maladie générale constitutionnelle ou diathésique, dont les manifestations utérines sont aussi rebelles que les manifestations cutanées, que les manifestations muqueuses. Du reste, ces rechutes ne doivent pas être négligées; car, souvent, elles sont pour le médecin l'occasion d'instituer un traitement énergique qui donne les plus heureux résultats. Aussi les gynécologues ont, de tout temps, insisté sur cette évolution de la métrite. « Ces périodes de rajeunissement de la métrite sont, dit notamment M. Gallard, importantes à connaître et le praticien doit en profiter pour diriger son traitement de façon à faire disparaître du même coup, et la nouvelle poussée aiguë et la phlegmasie chronique sur laquelle elle s'est greffée. C'est certainement une circonstance heureuse qui peut se produire ici ; de la même façon et au même titre que dans certaines blennorrhagies où un retour d'acuité de l'inflammation permet de faire disparaître, en quelques jours, un écoulement chronique jusqu'alors rebelle aux traitements les plus persévérants et les mieux institués. » Le traitement de la métrite est donc des plus complexes. Il présente de nombreuses indications que le médecin doit s'appliquer à suivre. Celui-ci pourra éprouver de nombreux mécomptes, mais qu'il ne se désespère pas, car la métrite, surtout la métrite chronique, exige un traitement persévérant, longtemps prolongé. Ce n'est qu'à ce prix qu'il obtiendra une guérison complète et durable. Le pronostic porté par Scanzoni, « la métrite chronique est incurable » n'est pas exact et ne doit pas enrayer les efforts des médecins en vue de la guérison de la métrite. Quant à moi, je le dis avec sincérité, ce triste pronostic de l'éminent gynécologue a cessé d'être vrai. Les nombreux médecins et élèves admis à suivre mon service et mes conférences cliniques de l'hôpital de Lourcine, admis à juger et à contrôler les résultats obtenus dans le traitement de la métrite, partagent tous, j'en suis sûr, ma conviction. Pour eux, comme pour moi, la métrite chronique constitutionnelle ou non, si ancienne qu'elle soit, n'est pas au-dessus des ressources nombreuses et variées, offertes par une thérapeutique basée sur des indications nettes et précises.

Ces quelques considérations générales sont suffisantes pour montrer les principes qui me guident dans le traitement de la métrite. Ces principes, on le voit, reposent sur trois indications principales : 1° traiter les lésions; 2° combattre la cause déterminante pour prévenir le retour, la récidive ou empêcher autant que possible l'exacerbation de l'inflammation ; 3° s'adresser à la maladie générale constitutionnelle ou diathésique qui a engendré l'affection locale, qui la tient sous sa dépendance, qui lui imprime son cachet.

Dans la métrite constitutionnelle, ces trois indications thérapeutiques se commandent; aucune ne doit être négligée pour que la réussite soit complète. Le traitement local, le traitement de la lésion n'est efficace qu'à la condition que la cause occasionnelle de la métrite soit écartée, que la maladie générale constitutionnelle soit combattue, car il faut avant tout modifier le terrain sur lequel a germé l'affection. De même, le traitement pathogénétique, le traitement nosologique ne sont souvent efficaces qu'aidés par le traitement de la lésion. Dans la métrite non constitutionnelle, le traitement local et le traitement pathogénétique sont seuls nécessaires. Toutefois, il est bon de savoir qu'il est souvent utile et même urgent d'instituer un traitement général pour relever les fonctions organiques, pour combattre les symptômes sympathiques, le traitement local n'est efficace qu'à ce prix.

§ 106. Afin de répondre aux indications que je viens de poser, j'étudierai d'abord le traitement local, le traitement de la lésion, le traitement des différentes modalités cliniques que rêvet la métrite aiguë ou chronique, constitutionnelle ou non, suivant la prédominance de tel ou tel symptôme local, de tel ou tel symptôme sympathique, de telle ou telle complication. Puis je ferai connaître le traitement pathogénétique et le traitement nosologique, celui-ci appartenant en propre à la métrite constitutionnelle.

A. — Traitement local (traitement anatomique) de la métrite aigue ou chronique, constitutionnelle ou non constitutionnelle.

§ 107. a. *Métrite aiguë.* — Le traitement local de la métrite aiguë consiste dans l'emploi des antiphlogistiques (émissions sanguines, émollients), des narcotiques, des révulsifs cutanés, des révulsifs intestinaux (purgatifs).

Les saignées générales ont été préconisées par Lisfranc et par M. Nonat. Lisfranc faisait, tous les mois, une saignée de 150 grammes, soit immédiatement avant les règles pour diminuer l'afflux du sang vers l'organe, soit, s'il n'avait été prévenu à temps, pendant les règles, pour détourner de l'utérus le mouvement de ce liquide, pour empêcher dans ces deux cas que la congestion menstruelle ne fût trop forte, ne fatiguât l'organe et ne ravivât l'inflammation. M. Nonat fait, tous les mois, deux ou trois petites saignées de 50 à 60 grammes chacune. Ce traitement de la métrite aiguë par les saignées générales est, dans le plus grand nombre des cas, contre-indiqué par la faiblesse dans laquelle se trouve déjà la malade ; d'ailleurs il a été à peu près abandonné par tous les médecins. Scanzoni le regarde comme irrationnel. M. Courty ne l'admet que dans des cas exceptionnels, « si la malade est pléthorique ou du moins assez forte, si l'inflammation est violente, s'il y a un mouvement fluxionnaire marqué vers l'utérus, si la métrite est survenue pendant les règles et en a provoqué la suppression, etc. » M. Gallard trouve que les saignées générales dites révulsives, préconisées par Lisfranc et par certains autres praticiens, peuvent avoir leur raison d'être si la métrite est généralisée, si elle s'étend au parenchyme en même temps qu'à la muqueuse, ainsi que cela arrive souvent chez les jeunes filles prises de phlegmasie utérine vers l'époque de la première menstruation ; mais il n'y a jamais recours.

La saignée, de l'aveu presque unanime des auteurs modernes, doit être rejetée comme méthode générale. Elle ne doit être réservée que pour les cas exceptionnels, tels que la métrite traumatique, lorsque la réaction fébrile est excessive, la fièvre vive, les douleurs pelviennes intenses, lorsque la femme est pléthorique, d'une constitution robuste. Elle sera pratiquée au début de l'affection ou quelques jours avant l'époque menstruelle, afin de modérer la congestion de l'organe qui, on le sait, apporte un nouvel aliment à l'inflammation. On retirera environ de 400 à 500 grammes de sang.

Les saignées locales, sauf les cas signalés ci-dessus, seront toujours préférées. Elles se font à l'aide de sangsues, de ventouses, de scarifications. Les sangsues sont appliquées sur l'hypogastre, au nombre de 12 à 15 ; sur la face interne des cuisses, sur les grandes lèvres ou sur le col de l'utérus. Dans ce dernier cas 4 à 5 suffisent. Toutes les fois qu'on le peut, il vaut mieux les appliquer directement sur le col ; elles dégagent mieux l'organe, elles font cesser plus vite les douleurs. Cette pratique n'est pas toujours possible, la sensibilité, l'étroitesse du vagin, peuvent s'opposer à l'introduction du spéculum, surtout s'il s'agit d'une jeune fille vierge. Il faut alors les appliquer à l'hypogastre ou à la face interne des cuisses. Le médecin en obtient toujours de bons effets, malgré l'avis contraire de Scanzoni.

Quel que soit le lieu choisi, l'indication est de faire cette saignée locale au début de la métrite, surtout si les règles sont très douloureuses ou supprimées par l'inflammation ; elle est même indiquée alors qu'il existe une ménorrhagie, une métrorrhagie, « ce phénomène, ainsi que le dit très bien M. Gallard, ne se produisant d'habitude que secondairement et sous l'influence d'une très vive congestion de tout le système génital interne. » Il ne faut pas craindre de revenir à cette application de sangsues à quelques jours d'intervalle, si l'inflammation et les douleurs persistent ; il faudra y revenir notamment si le retour des règles ramène les douleurs et une recrudescence de l'affection. Dans ce cas le médecin prévient ces exacerbations en pratiquant cette saignée locale, quelques jours avant l'époque menstruelle suivante.

Ces émissions sanguines locales sont réellement efficaces ; elles sont, en général, suivies d'un grand soulagement et calment quelquefois les douleurs comme par enchantement. Mais, si l'on veut que l'amélioration se prolonge, que l'efficacité de la saignée soit complète, il faut, ainsi que le dit M. Courty, que la quantité de sang retiré soit assez considérable pour que l'organe, au lieu d'être fluxionné par la succion des sangsues, soit décongestionné par l'hémorrhagie. Toutefois il ne faut pas la faire ni trop considérable, ni y revenir trop souvent, surtout si l'on a affaire à une femme anémique ; c'est au médecin à proportionner la quantité de sang retiré à l'état de force ou de faiblesse de la malade.

L'application de sangsues sur le col utérin est facile. Après avoir introduit un spéculum plein, d'un calibre assez considérable pour embrasser le col, après avoir nettoyé le col à l'aide d'un pinceau, et placé une petite bandelette de ouate ou de charpie dans l'orifice, afin d'empêcher les sangsues de pénétrer dans la cavité utérine, accident signalé par plusieurs auteurs, notamment par H. Bennet, MM. Siredey, Courty, on place 4 à 6 sangsues dans le spéculum et on les dirige sur le col à l'aide d'un tampon d'ouate. Il faut toujours éviter de laisser une partie des culs-de-sac à découvert afin que les sangsues ne puissent s'y attacher. Au bout d'un quart d'heure, les sangsues tombent ou sont enlevées; l'écoulement sanguin s'arrête de lui-même au bout d'une heure ou deux. Si l'écoulement sanguin a été suffisant, la patiente éprouve un grand soulagement, sinon la douleur persiste, et, il est nécessaire de recourir à une seconde application le lendemain ou les jours suivants.

On peut remplacer les sangsues par des scarifications sur l'hypogastre, la face interne des cuisses, le col utérin. On applique 6 à 8 ventouses scarifiées sur l'hypogastre. Quant aux scarifications du col, « on est forcé d'y avoir recours, dit M. Courty, chez les malades anémiques ou disposées par une sorte de diathèse hémorrhagipare aux hémorrhagies profuses, ou lorsque la congestion inflammatoire ne dépasse pas le col utérin, ou lorsque les lèvres du col enflammé se sont couvertes d'érosions, d'ulcérations ou de granulations papillaires ou folliculeuses. » Les scarifications sont, dans certains cas, tels que la congestion violente des tissus, le gonflement œdémateux, l'augmentation considérable du volume de l'organe, préférables aux sangsues. On comprend leur action qui est tout autre par l'irritation qu'elles produisent sur les vaisseaux scarifiés. M. Virchow a fait à ce sujet des remarques très justes : « Par les scarifications, dit-il, on pénètre dans l'intérieur du foyer inflammatoire et l'on coupe directement les vaisseaux. On obtient par là, non seulement une déplétion directe des tissus intérieurs et l'évacuation des exsudats qui commencent à se former, mais encore on porte sur les parois des vaisseaux l'irritation la plus énergique, on provoque ainsi leur rétrécissement le plus considérable et l'on arrête en même temps pour longtemps la circulation du sang. » Ces scarifications sont faites soit au moyen d'un bistouri ordinaire ou légèrement convexe, soit au moyen d'un scarificateur ordinaire porté sur le col à l'aide d'un manche et dont on fait sortir les lames au moyen d'un ressort, soit, enfin, au moyen de la sangsue artificielle de M. Colin. Le plus ordinairement le bistouri est d'un emploi plus commode;

aussi le préfère-t-on, en général, à tous ces instruments. Les incisions pratiquées sur le col doivent être superficielles et ne pas dépasser un à 2 millimètres de profondeur. M. Virchow a très bien apprécié l'action de ce moyen thérapeutique lorsqu'il nous dit : « On ne doit pas considérer la saignée locale comme un moyen antiphlogistique direct et suffisant, mais plutôt comme un moyen préparatoire, son action n'est que transitoire. Mais, lorsqu'on s'en sert convenablement, elle prépare d'une façon très efficace l'action d'autres remèdes. » Il faut, en effet, que le bien-être obtenu à l'aide des saignées locales soit entretenu par l'usage des émollients et complété par les fondants, les révulsifs cutanés, les révulsifs intestinaux.

Les émollients ont été employés sous toutes les formes. On les combine généralement aux narcotiques pour calmer, autant que possible les souffrances des malades. Ils consistent dans l'usage des cataplasmes, émollients et laudanisés, appliqués sur l'hypogastre, dans le vagin, sur le col ; ils consistent dans l'usage de fomentations, d'injections, d'irrigations, de bains entiers et de bains de siège.

Les cataplasmes hypogastriques n'offrent rien de particulier à signaler. On les fait avec de la farine de graines de lin, de la fécule de pomme de terre ; ils doivent être larges, souvent renouvelés. Les cataplasmes vaginaux ont été appliqués de tout temps par Valleix et Aran. Valleix bourrait le vagin avec de petits cataplasmes liquides, fabriqués avec de la farine de graines de lin ou de la fécule de pomme de terre ; ou bien il portait dans le vagin des sachets renfermant ces farines émulsionnées ou cuites. Les cataplasmes en feuilles au fucus crispus du docteur Lelièvre remplacent avantageusement ces injections de cataplasmes liquides, ou ces sachets à la farine de lin qui demandent une manipulation que toutes les malades ne savent pas faire et qui de plus sont exposés à fuser et à rancir. On coupe une bande de ce cataplasme ; on la plonge dans l'eau chaude ; lorsqu'elle est gonflée et ramollie, on la roule sur elle-même, en forme de cylindre, comme une bande à pansement. On obtient ainsi un tampon émollient auquel on attache un cordonnet comme à un tampon ordinaire. On peut même se servir de ce tampon à titre d'excipient en l'arrosant de laudanum.

Ces cataplasmes présentent une plus grande consistance que les sachets à la farine de lin, au riz ; ils isolent mieux les parois vaginales et ils ne prennent pas de mauvaise odeur. Ils sont plus faciles à employer que les autres cataplasmes ; ils sont préparés à l'avance comme le sinapisme Rigollot. La malade peut les appliquer elle-même au moyen du porte-topique vaginal de M. H. Delisle (1).

Cet instrument consiste en un tube arrondi, en forme d'olive, à une de ses extrémités L, composé de deux valves V V', entre lesquelles glisse un piston P, destiné à pousser devant lui le topique qui soulève les valves pour sortir à travers leur écartement. Une

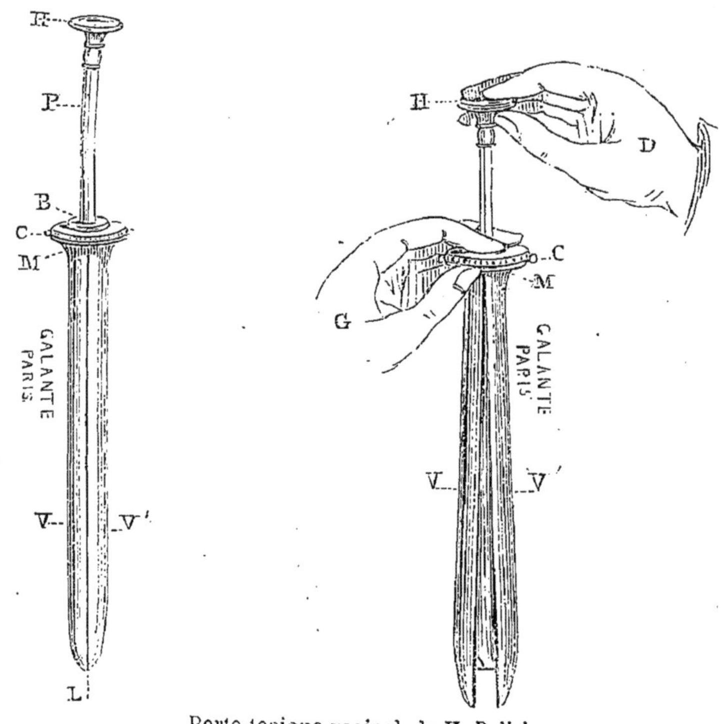

Porte-topique vaginal de H. Delisle.

Fig. 2. — Fermé. Fig. 3. — Ouvert.

articulation élastique formée par un anneau de caoutchouc souple C, logé dans une gorge creusée sur le pourtour du pavillon M, réunit ces deux valves.

Pour appliquer ces cataplasmes, on dispose le cordonnet de ma-

(1) H. Delisle, *Bull. de thérapeutique*. 1876.

nière qu'il forme une anse (*fig.* 4), que l'on accroche à la rainure E du piston (*fig.* 5), et par l'ouverture du pavillon M (*fig.* 6), on in-

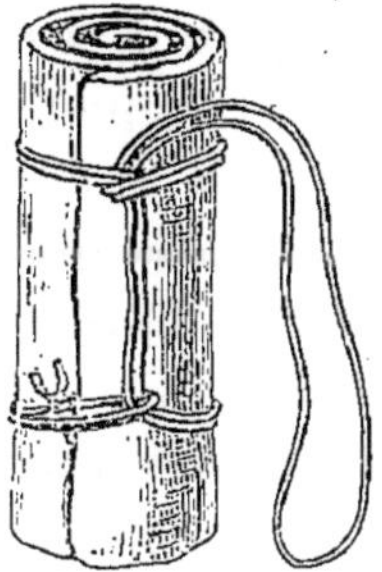

Fig. 4. — Tampon émollient au fucus crispus.

troduit d'abord le tampon en opérant de la même façon que si l'on voulait enfoncer un bouchon dans une bouteille, puis on place le

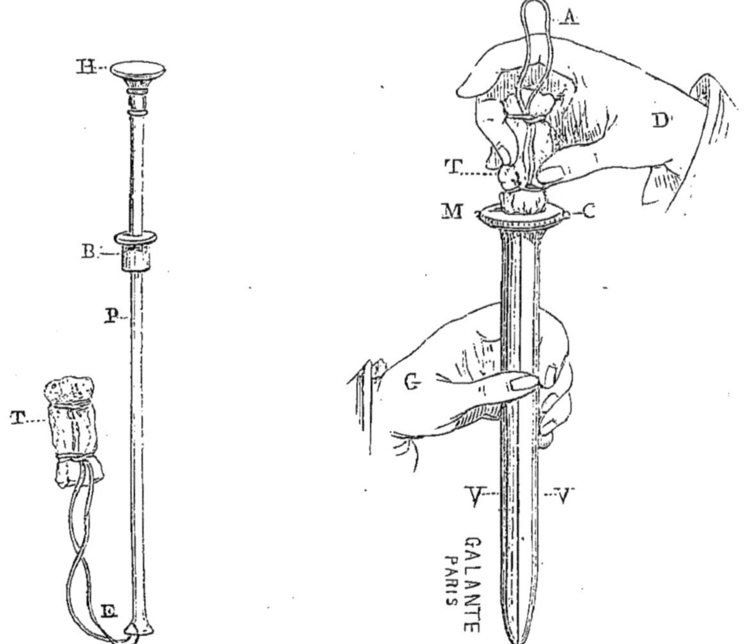

Fig. 5. — Manière d'accrocher le cordonnet d'un tampon T d'un sachet ou d'une éponge à la rainure E du piston.

Fig. 6. — Introduction d'un tampon dans le porte-topique.

piston, dont on a soin de faire entrer, dans l'ouverture du pavillon M, l'anneau B qui dirige sa course, ainsi qu'on peut le voir dans la figure 2.

Pour bien se servir de cet instrument, il convient de recommander à la femme de se coucher sur un lit et de fléchir les jambes, l'introduction se fait alors aussi facilement que celle d'une canule vaginale. Lorsqu'elle pousse le piston, celui-ci chasse devant lui le topique qui force les valves à s'ouvrir pour lui livrer passage et va le déposer à la profondeur où a pénétré l'instrument. La malade, en retirant le porte-topique, ramène en même temps au dehors le cordonnet fixé dans la rainure E du piston (*fig.* 5). Elle détache et laisse pendre ce cordonnet qui lui servira plus tard à retirer le tampon. Ce sont ces cataplasmes qui sont constamment employés dans mon service. Je n'ai qu'à me louer de leur action. Les malades en introduisent généralement deux dans les vingt-quatre heures. J'ai soin de prescrire avant chaque introduction une irrigation d'eau tiède.

Les fomentations émollientes et narcotiques avec une décoction de pavot, de belladone, ont été préconisées par Mélier (1). Il suffit, pour permettre à la vapeur d'eau de venir baigner la muqueuse vaginale et utérine, de placer au-dessus du vase qui renferme la décoction un entonnoir dont la partie évasée repose sur le vase lui-même et dont la partie la plus étroite vient s'adapter à une canule vaginale. Ces fomentations sont employées surtout dans les métrites douloureuses, irritables, lorsque la menstruation se fait difficilement et occasionne de vives souffrances à la malade.

Les injections vaginales, prises dans le cours de la métrite, sont simplement détersives. Elles ne font que nettoyer la muqueuse vaginale des liquides irritants qui la baignent et elles ne peuvent exercer sur elle aucune action antiphlogistique. En effet, les malades les prennent, accroupies sur un vase, sur un bidet, de sorte que le liquide injecté dans le canal vulvo-vaginal ressort presque aussitôt sans avoir eu le temps d'exercer aucune action modificatrice sur les muqueuses. L'injection est donc à peu près inutile. Je dis plus, elle est nuisible. Car le liquide poussé avec violence, ainsi que cela a lieu ordinairement, contusionne le col enflammé, augmente la douleur. J'ajoute que dans quelques cas malheureux, rapportés par Ebbell, More-Madden, Bernutz, Leteinturier (thèse de Paris, 1872), Lorrain, G. Johnson, elle a donné lieu à des accidents graves, quelquefois funestes.

(1) Mélier, *Mémoires de l'Académie royale de médecine*. 1833.

Pour toutes ces raisons et les graves inconvénients que je suis à même d'apprécier tous les jours, soit à l'hôpital, soit dans ma clientèle, je prescris de remplacer les injections par les irrigations émollientes et narcotiques, données soit avec la décoction de racines de guimauve, de pavot, de belladone, de jusquiame ou de morelle. On a inventé de nombreux appareils ayant pour but de donner des irrigations vaginales. La première condition qu'ils doivent remplir est la suivante : conduire le liquide au contact des muqueuses vaginale et utérine, le plus doucement possible, sans aucune projection contre le col. A cet effet, on peut se servir de l'irrigateur vaginal double d'Aran ou de Maisonneuve.

A l'hôpital comme dans ma clientèle, je me sers simplement de l'irrigateur du Dr Eguisier. Je fais placer la femme dans le décubitus dorsal, les jambes légèrement fléchies sur les cuisses et les cuisses sur le bassin; un vase plat est passé sous le siège qui doit être un peu plus élevé que la région lombaire. La femme introduit doucement dans le vagin une petite canule à laquelle elle adapte le conduit en caoutchouc de l'irrigateur; elle ouvre à peine le robinet de ce dernier, afin que le liquide tiède, émollient, narcotique, arrive lentement, sans aucune force dans le vagin qu'il remplit; le trop-plein s'écoule dans le vase. Le liquide baigne ainsi les muqueuses enflammées; il en résulte un véritable bain local dont la malade retire le plus grand soulagement. La durée de l'irrigation est en moyenne de dix à douze minutes. L'irrigation terminée, on enlève le vase plat, la malade retire la canule et elle place entre les cuisses, sur la vulve, un tampon de linge ; elle ramène les membres inférieurs au contact l'un de l'autre et elle garde le décubitus horizontal pendant une heure environ. De cette façon l'action du liquide sur les parties enflammées persiste. Cette irrigation est prescrite matin et soir.

Les bains de siège, souvent prescrits, sont, à mon avis, fatigants pour la malade forcée de rester pendant un certain temps dans une position incommode; de plus ils augmentent la congestion des organes du petit bassin. Je leur préfère les bains entiers d'eau chaude, naturelle ou chargée de substances émollientes, sédatives (son, gélatine, infusion de pavot, de feuilles d'oranger, de fleurs de tilleul). Ces bains entiers émollients et sédatifs rendent surtout des services très efficaces, lorsque la malade peut se servir de la canule vaginale, constamment employée dans mon service à l'hôpital de Lourcine. Je ne connais aucune contre-indication à l'emploi de cet instrument pourvu qu'il soit introduit par la malade avec les plus grandes précautions. La vaginite, si intense qu'elle soit, la métrite, si aiguë qu'elle puisse être, la lymphangite péri-utérine, la pelvi-péritonite même, ne portent aucun obstacle à l'usage de la canule. Cette canule, ainsi qu'on peut en juger par les figures ci-jointes, a été mise en usage à l'hôpital de Lourcine par le zélé et intelligent directeur de cet établissement, M. Bourriot. M. Bénas, l'habile fabricant d'instruments en gomme élastique, a parfaitement compris les indications thérapeutiques que je désirais

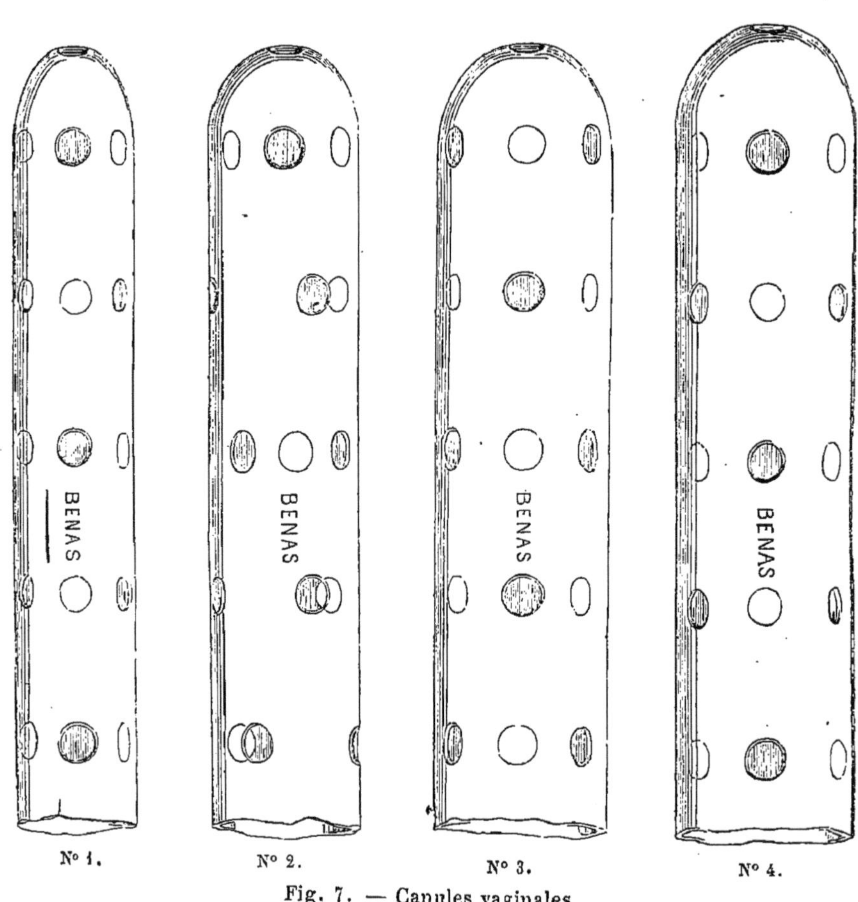

Fig. 7. — Canules vaginales.

obtenir. A ma recommandation, il a établi quatre types de canule, répondant aux diamètres si variables de l'anneau vulvaire; de cette façon la femme vierge peut aussi bien s'en servir que la femme qui a eu de nombreux accouchements. Elles sont graduées, sous le rapport de leur diamètre, depuis un jusqu'à quatre. Cette canule vaginale a une longueur de 19 centimètres, de façon que, introduite dans le vagin, où elle pénètre ordinairement jusqu'à 8, 9 et 10 centimètres, il reste une longueur de 9 centimètres pour que la femme puisse, s'il est nécessaire, la maintenir en place avec la main, sans que celle-ci repose sur les organes génitaux externes, et qu'il soit possible d'y adapter une canule, conduisant directement l'eau minérale dans le vagin, ainsi que je le fais faire à Royat où, vu les bains à eau courante qui distinguent cette station thermale, cette pratique est possible. La portion vaginale de cette canule est percée de nombreux trous afin de permettre à l'eau du bain d'être constamment en contact avec les muqueuses malades. Il en résulte que la malade prend un bain local en même temps qu'un bain général, et il est facile de comprendre l'efficacité de son action. De cette manière, en outre, les injections pendant le bain, soit au moyen d'un siphon, soit au moyen d'un irrigateur, sont supprimées; on n'a plus à craindre leur action nocive. J'ajoute que les douches vaginales n'ont plus de raison d'être, qu'elles doivent être supprimées dans tous les établissements thermaux; car, si j'ai montré le danger des injections, à plus forte raison les douches, telles qu'elles sont données dans nos établissements, sont dangereuses par suite de la percussion de l'eau sur les parties malades. Il n'est pas de jours que je n'aie à constater la nocivité de ce mode de traitement, malheureusement trop souvent mis en action dans les diverses stations thermo-minérales. Je prie donc mes confrères hydrologues de le faire supprimer partout où il existe, et je prie, en outre, mes confrères qui prescrivent l'usage des eaux minérales, de recommander à leurs malades de ne jamais se servir de ces douches vaginales.

Contre la douleur, il sera bon de faire prendre à la malade, matin et soir, des lavements émollients et chargés de principes narcotiques. Ces lavements, tout en calmant la douleur, ont, en outre, pour effet de débarrasser la partie inférieure de l'intestin, de supprimer toute compression sur l'utérus douloureux et enflammé. Les émollients, quel que soit leur mode d'emploi, agissent, ainsi que l'a très bien dit M. Courty, « par l'imbibition, l'humectation des tissus et par les principes émollients et sédatifs dont ils favorisent la pénétration et par la propreté qu'ils entretiennent dans le vagin et sur le col, en entraînant au dehors les sécrétions âcres, les mucosités irritantes qui s'écoulent de l'utérus. » Quant à la température du liquide mis en usage, il faut qu'elle soit moyenne, de 30 à 35° environ. Je proscris les liquides froids, comme donnant lieu à des accidents douloureux, à des exacerbations inflammatoires.

Après les saignées locales et les émollients, l'un des meilleurs résolutifs est la pommade mercurielle en frictions sur la région hypogastrique. On emploie le plus souvent l'onguent napolitain pur ou additionné de un dixième d'extrait de belladone. On en fait de larges onctions sur la peau de l'abdomen, puis l'on recouvre la partie frictionnée avec un grand cataplasme chaud de farine de graines de lin, ou d'un linge imbibé dans une forte décoction de pavot. On peut encore recouvrir ces parties avec un simple linge, sur lequel on place un morceau de taffetas ciré, de toile gommée ou de caoutchouc mince. J'emploie ordinairement la pommade suivante :

Axonge........................	50 grammes.
Onguent mercuriel...............	10 —
Extrait de belladone.............	4 —

F. s. a. Gros comme une noisette en frictions sur la région hypogastrique.

Ces frictions doivent être faites tous les soirs. Si l'on craint la salivation, on donne concurremment le chlorate de potasse en potion à la dose de 4 grammes par vingt-quatre heures, et en gargarisme à la dose de 10 grammes pour 300 grammes d'eau.

Lorsque la période d'acuïté de la métrite est passée, il faut recourir aux révulsifs, tels que la teinture d'iode, l'huile de croton tiglium. Il sera fait avec le premier médicament des badigeonnages sur l'hypogastre, matin et soir, jusqu'au moment où la douleur est trop forte. Avec le deuxième, on fait sur la même région une friction avec 10, 20 et 30 gouttes. Les vésicatoires volants, renouvelés tous les quatre ou cinq jours, rendent les mêmes services que dans les inflammations péri-utérines et en particulier la pelvi-péritonite.

Quant aux pommades stibiées prescrites par certains auteurs, il faut les proscrire, à cause des cicatrices qu'elles laissent à leur suite.

Outre les révulsifs cutanés, il est bon d'employer les révulsifs intestinaux. Les purgatifs drastiques seront laissés de côté, ainsi que les lavements purgatifs à l'aloès recommandés par Aran. Ils excitent les contractions intestinales, ils produisent du ténesme et ils augmentent la douleur. Leur action est donc contraire à celle que le médecin désire obtenir, c'est-à-dire vider l'intestin, et éviter surtout la compression. Aussi les laxatifs légers, huileux ou salins, tels que l'huile de ricin, les sels de soude, de magnésie, les eaux de Pullna, de Sedlitz, sont surtout indiqués. Je prescris principalement l'eau d'Hunyadi-Janos ou de François-Joseph, à la dose d'un verre à bordeaux le matin, tous les jours ou tous les deux jours; cette dose est suffisante, pourvu que la malade prenne immédiatement après l'ingestion de l'eau, une tasse de café au lait ou de thé. Prescrite ainsi, cette eau, ainsi que j'aurai l'occasion de le dire plus tard, m'a parfois rendu de grands services. Quelques auteurs, Aran, M. Gallard, prescrivent le calomel, espérant utiliser sa vertu fondante et purgative. Ils le donnent à la dose de 10 à 25 centigrammes toutes les vingt-quatre heures par petits paquets de 1 à 2 centigrammes, mélangé avec du sucre. L'usage ne peut en être continué longtemps, à cause de la salivation qui en résulte; son action fondante ne peut donc s'exercer; aussi, je crois qu'il ne faut jamais ordonner ce médicament dans le traitement de la métrite aiguë.

Une dernière indication se présente, c'est celle de calmer la douleur. On y arrive en ayant recours aux narcotiques, aux opiacés; on les emploie souvent concurremment avec les émollients et les révulsifs. On prescrit les cataplasmes laudanisés, les irrigations, les lavements laudanisés (10 à 20 gouttes de laudanum de Sydenham dans un quart de lavement), les vésicatoires morphinés. On peut aussi les employer seuls; c'est ainsi qu'on fait des frictions avec divers liniments sédatifs, des injections sous-cutanées de chlorhydrate de morphine, qu'on prescrit l'opium à l'intérieur. On a de même préconisé les suppositoires opiacés, rectaux, vaginaux. Mélier employait des tampons de charpie recouverts de cérat frais, simple ou opiacé, ou d'une pommade composée de cérat 30 grammes, d'extrait de ciguë 2 grammes, d'extrait d'opium 4 grammes. Je rejette cette méthode de traitement; ces tampons, ces suppositoires sont une cause d'irritation, de ténesme; ils sont souvent plus nuisibles qu'utiles. J'en dirai autant des fragments de glace introduits dans le vagin; ils produisent, ainsi que l'a dit, avec raison, Lisfranc, une impression désagréable, plutôt qu'un résultat avantageux. Je ne proscris pas pour cela la glace du traitement de la métrite aiguë. Appliquée sur l'abdomen dans des vessies de caoutchouc, elle rend de grands services dans l'inflammation aiguë, surtout lorsque celle-ci résulte d'un traumatisme.

En même temps que les moyens précédents sont employés, il faut prescrire un régime sévère, le repos absolu au lit, le décubitus dorsal, les jambes fléchies sur les cuisses et les cuisses sur le bassin, position que d'ailleurs les malades ont toujours soin de prendre elles-mêmes, car elle calme leurs souffrances.

§ 10 b. *Métrite chronique.* — Le traitement de la métrite chronique ne diffère guère du traitement de la métrite aiguë. Il consiste comme ce dernier dans l'emploi des antiphlogistiques : émissions sanguines, émollients unis aux narcotiques ; dans l'emploi des révulsifs, des altérants. La saignée générale a été conseillée dans la métrite chronique, comme dans la métrite aiguë, mais elle doit être rejetée complètement. Dans la métrite chronique, en effet, on ne doit user des émissions sanguines qu'avec une extrême réserve ; car l'affection utérine contribue puissamment par elle-même à l'affaiblissement de la malade, amène presque fatalement à sa suite, pour peu qu'elle se prolonge, la chloro-anémie. Les saignées produisent le même résultat sans apporter aucun soulagement, sans produire aucune amélioration. « La plupart des femmes atteintes de métrite chronique ont besoin qu'on leur donne du sang, plutôt que de leur en ôter, dit avec raison M. Courty. »

Aussi avec cet éminent professeur, avec M. Gallard, et avant eux, avec Scanzoni, je n'hésite pas à repousser complètement les saignées générales dans la métrite chronique. Il n'en est pas de même des saignées locales qui sont appelées à rendre de grands services. Leur emploi est indiqué dans la première période de l'affection utérine, alors que le col est gros, volumineux, tuméfié, violacé ; il est indiqué également toutes les fois qu'une exacerbation vient à se produire. Dans la seconde période de l'inflammation, alors que l'anémie et plus tard la sclérose ont remplacé l'infiltration séro-sanguine du début, on ne doit plus y avoir recours, car elles sont tout à fait inutiles. Ces saignées locales s'obtiennent, comme dans la métrite aiguë, à l'aide de sangsues sur l'hypogastre, sur la face interne des cuisses, sur les grandes lèvres, sur le col utérin ; toutes les fois qu'on le peut, il vaut mieux appliquer les sangsues sur le col. On peut également appliquer des ventouses scarifiées sur l'hypogastre, faire des scarifications sur le col. Ces saignées seront faites de préférence, soit quelques jours avant les règles, soit quelques jours après, si celles-ci ont été peu abondantes et douloureuses. En général, elles doivent être très modérées ; car le médecin est souvent forcé d'y revenir pendant plusieurs mois de suite, jusqu'à ce que l'écoulement sanguin périodique se fasse normalement et sans douleur.

L'action des émissions sanguines locales sera complétée par l'emploi de grands bains tièdes, prolongés et répétés, simples ou contenant des substances émollientes (son), calmantes (infusion de fleurs de tilleul, de feuilles de laurier-amande, de feuilles d'oranger). Ces grands bains constituent d'excellents sédatifs, calment les douleurs et l'irritation nerveuse qui surviennent au moment des poussées congestives. On recommandera toujours l'emploi de la canule vaginale, afin que l'eau du bain vienne baigner également la muqueuse vaginale, la muqueuse du col.

Certains gynécologues préconisent les bains de siège chauds et même les bains de siège froids et à courant continu. M. Gallard, notamment, les prescrit comme adjuvants des saignées locales au début de la métrite chronique et toutes les fois qu'elle présente des périodes d'exacerbation, si fréquentes au moment des époques menstruelles. Quant à moi, j'ai complètement renoncé aux bains de siège chauds comme étant plutôt nuisibles qu'utiles. Quant aux bains à eau froide et à courant continu, ils ne m'ont pas rendu les services que j'obtiens à l'aide de la glace appliquée sur l'abdomen.

En même temps que les grands bains émollients, on prescrira l'application de catasplasmes sur l'hypogastre, de cataplasmes vaginaux, de fomentations belladonées. Les irrigations vaginales, les lavements émollients et laudanisés seront de même ordonnés. A l'intérieur, l'opium sera donné à la dose de 1 à 5 centigrammes par jour. Dans la seconde période de la métrite, en dehors des exacerbations qui peuvent encore se produire, le médecin remplace les grands bains émollients par des bains légèrement excitants, tels que les bains sulfureux, les bains de Barèges. Mais, comme ces bains sont trop excitants dans nos établissements, à cause de la dose trop élevée de sulfure de sodium ou de potassium que les garçons de bains y ajoutent, j'ai toujours soin de prescrire la solution des sels sodiques ou potassiques qu'ils doivent contenir. C'est ainsi que je prescris la solution suivante :

Eau............................	125 grammes.
Sulfure de sodium, de potassium.	25 à 30 —

En outre, je fais ajouter au bain 500 grammes de gélatine.

De même, lorsque je crois utile d'avoir recours aux bains alcalins, je prescris à la malade d'ajouter à son bain 125 grammes de carbonate de soude et 500 grammes d'amidon. Enfin, j'ai souvent recours aux bains avec les sels de Pennès, aux bains d'eucalyptus de Delpech. De même, aux irrigations vaginales émollientes, il faut substituer les irrigations légèrement astringentes faites avec une décoction de feuilles de noyer, de myrte, de l'écorce de chêne, de roses de Provins. Parfois il est utile de les additionner de 1 à 3 et 4 grammes de poudre d'alun, de poudre de tannin, etc., etc. Ces irrigations qui ont pour but de déterminer une astriction des tissus, sont parfois irritantes et causent, surtout celles faites avec les feuilles de noyer, ainsi que le disent très bien MM. Gallard et Leblond, des démangeaisons vulvaires les plus incommodes ; aussi faut-il employer de préférence les décoctions de roses de Provins, de myrte, de feuilles d'eucalyptus. Ces irrigations doivent être prescrites suivant les préceptes que j'ai donnés à propos de la métrite aiguë. Ce n'est qu'à cette condition que le médecin peut obtenir un résultat heureux par suite du contact prolongé du liquide médicamenteux avec les tissus malades. Quant au choc du liquide sur l'utérus malade, son action doit de même être évitée, quoique sa nocivité ne soit pas aussi grande que dans la métrite aiguë. Mais, en présence des faits que j'ai observés, je ne puis partager l'opinion de certains auteurs qui regardent comme un bon résultat et non comme un inconvénient, la congestion qu'ils produisent par le fait de douches vaginales, chaudes ou froides. Ces auteurs, dans le but de stimuler l'utérus, d'en modifier la vitalité, ne craignent pas de projeter l'eau avec une certaine force à la surface du museau de tanche, soit au moyen d'un irrigateur ordinaire, soit au moyen d'une pompe à jet continu. En agissant ainsi, ils espèrent déterminer une contraction des vaisseaux utérins, puis une dilatation consécutive, phénomène analogue à celui qui se produit sur la surface cutanée ou sur un autre point de l'économie, à la suite de la percussion à l'aide de l'eau froide. Mais, en admettant que les douches sur l'utérus produisent l'heureux résultat cherché, c'est-à-dire augmentent l'assimilation, favorisent les échanges nutritifs et par suite activent la résorption des produits plastiques épanchés, ce moyen est pour moi des plus dangereux, car je l'ai vu dépasser souvent le but que le médecin se proposait d'atteindre, produire une réaction trop vive qui devenait le point de départ d'une poussée inflammatoire et d'accidents très graves. Aussi je crois qu'il doit être abandonné et cela d'autant mieux que le médecin est sûr d'obtenir les mêmes effets avec les bains médicamenteux, avec les irrigations médicamenteuses.

Aran, cherchant à obtenir une action véritablement révulsive sur la muqueuse intestinale par l'emploi des purgatifs forts, des purgatifs drastiques, a préconisé les lavements suivants :

Aloès	5	grammes.
Savon médicinal	5	—
Eau bouillante	100	—

Je ne saurais partager sur ce point l'opinion de cet éminent clinicien ; il est préférable d'obtenir une révulsion douce qu'une révulsion énergique, à cause des douleurs causées par une pareille médication. Aussi je me borne, avec mon collègue M. Gallard, à demander aux purgatifs une action évacuante, propre à combattre la constipation, symptôme presque constant de la métrite chronique ; à cet effet je n'emploie que des laxatifs légers, tels que l'huile de ricin, le sulfate de soude, le sulfate de magnésie, les eaux de Pullna, de Sedlitz, d'Hunyadi-Janos, de François-Joseph. Ces deux dernières surtout constituent, selon moi, une ressource précieuse; prises en petite quantité (un verre à bordeaux), elles produisent un effet laxatif suffisant. En outre, elles n'obligent pas à rester à jeun ; il est indiqué, au contraire, de les faire suivre de l'ingestion d'une tasse de café au lait, repas habituel des femmes, d'une tasse de thé ou de chocolat.

M. Gallard, cherchant à utiliser les propriétés fondantes du calomel, en même temps que sa vertu purgative, l'administre d'une façon continue, tous les deux ou trois jours, pendant plusieurs semaines, à la dose de 50 à 60 centigrammes prise en une seule fois.

On a employé à titre de révulsifs cutanés la teinture d'iode, les vésicatoires, l'huile de croton, les pommades émétisées (Duparcque), voire même les cautères, les moxas, les sétons (Huguier). Ces trois derniers moyens me paraissent complètement inutiles dans le traitement de la métrite chronique ; de même, les pommades stibiées doivent être abandonnées. Elles déterminent une éruption profonde, douloureuse et surtout elles laissent des traces ineffaçables, ce qu'il faut toujours éviter autant que possible chez les femmes. D'ailleurs Duparcque, qui a préconisé cette médication, cherchait à obtenir bien plutôt une action altérante que révulsive. « Je fais incorporer, dit-il, une partie d'émétique dans huit parties d'axonge non lavée, on prend pour chaque friction la valeur de 2 grammes de cette pommade : une première friction est faite à la partie interne d'une jambe ; le soir même une seconde friction à l'autre jambe ; le second jour frictions aux cuisses, une le matin, l'autre le soir ; le troisième jour, on frictionne également les deux bras alternativement, puis les côtés du thorax le quatrième jour ; on recommence ensuite dans le même ordre. On doit frotter avec la paume de la main largement, légèrement et longtemps. Si quelques pustules se montrent sur une partie, on cesse les frictions ; car ce n'est pas pour déterminer une éruption, comme on le fait ordinairement, que je les emploie, mais pour faire pénétrer le médicament par l'absorption. Ce n'est pas une action dérivative, révulsive, externe, mais une action altérante, interne, que je me propose d'exciter. Si l'on n'aperçoit aucun résultat, après avoir employé de cette manière de 15 à 30 grammes d'émétique, il faut cesser l'application. Je ferai observer qu'aucune des malades soumises à cette médication n'offrit de phénomène indiquant que le tartre stibié ait porté son action sur les voies digestives. »

De tous les réactifs cutanés, les plus employés de nos jours, ce sont : la teinture d'iode, l'huile de croton, les vésicatoires. A l'aide des premiers on badigeonne la peau de l'abdomen tous les trois ou quatre jours. Les vésicatoires sont également appliqués sur les régions hypogastrique et iliaques, tous les sept à huit jours. Pour être réellement efficaces, ces divers révulsifs doivent être souvent renouvelés et pendant un temps assez long ; sinon ils ne produisent qu'une amélioration passagère et n'aident que peu à la guérison de l'affection.

Le tartre stibié, à titre d'altérant, a été très employé. On le prescrivait à dose rasorienne, 30 à 50 centigrammes dans une potion. L'effet obtenu était nul ou à peu près ; aussi cette médication a été abandonnée de nos jours. Les mercuriaux, à ce même titre, sont encore assez souvent prescrits, soit à l'extérieur, soit à l'intérieur. Dans ce dernier cas, on emploie surtout le calomel, à dose fractionnée, ainsi que le fait M. Gallard. Ce médecin prescrit un décigramme de calomel mélangé à 3 ou 4 grammes de sucre en poudre pour rendre son fractionnement plus facile; il fait diviser cette poudre composée en 20 paquets que le malade prend d'heure en heure. Ce médicament pris ainsi ne peut être continué longtemps sous peine de produire la salivation. A l'extérieur, l'emploi des mercuriaux est plus facile. On se sert de l'onguent napolitain en frictions sur l'abdomen, sur les membres supérieurs, sur les membres inférieurs. Les frictions sur les membres ne présentent aucune utilité, elles sont dangereuses parce qu'elles produisent en très peu de jours une salivation des plus désagréables et des plus pénibles, salivation que redoutent les malades. Je me borne, tout en les surveillant attentivement, à faire faire des frictions sur la moitié inférieure de l'abdomen avec la pommade dont j'ai donné la composition plus haut, à savoir :

Axonge	30 grammes.
Onguent napolitain	10 —
Extrait de belladone................	4 —

On prend gros comme une noix de cette pommade et l'on fait pendant plusieurs jours, le soir, une friction sur l'abdomen; il faut recommander à la malade de recouvrir la partie ainsi frictionnée avec un linge et une toile de caoutchouc. Lorsque l'onguent napolitain produit la salivation, je le remplace par l'iodure de potassium.

L'iode a été employé sous toutes les formes à l'intérieur : à l'état de métalloïde, de teinture alcoolique, d'iodure de potassium, d'iodure de fer. Quelle que soit la préparation choisie, c'est un médicament dont il faut continuer longtemps l'usage, en le suspendant de temps en temps si on veut en obtenir de bons effets. A l'extérieur, on emploie également les badigeonnages à la teinture d'iode, les pommades à l'iodure de plomb, à l'iodure de potassium.

Non seulement les révulsifs sont appliqués, à l'extérieur, sur la peau de l'abdomen, suivant les préceptes que je viens d'indiquer, mais encore les auteurs les emploient, comme pansements utérins. C'est ainsi que l'onguent napolitain ordinaire ou à la glycérine, additionné d'un dixième d'extrait de belladone, l'emplâtre de Vigo cum mercurio, les pommades au calomel, au précipité rouge, au minium, aux iodures de potassium, de plomb, la teinture d'iode, sont fréquemment employés pour obtenir la résolution des produits inflammatoires. On recouvre, à l'aide de ces pommades, des tampons de ouate que l'on porte ensuite au contact du col utérin ou bien on les applique directement sur le col. Lorsque la lymphangite péri-utérine est douloureuse, que sa résolution est tardive, j'emploie une pommade à l'iodure de potassium, ainsi composée :

Axonge	50	grammes.
Iodure de potassium	10	—
Extrait de belladone	4	—

Il faut toujours avoir soin, dans le cas de métrite douloureuse ou de lymphangite péri-utérine, de n'employer que des tampons peu volumineux que l'on porte tous les matins dans les culs-de-sac latéraux et postérieur, car trop volumineux ils jouent le rôle d'un corps étranger, irritent les parties qu'ils touchent et augmentent la douleur au lieu de la calmer. Au lieu d'incorporer l'iodure de potassium dans une pommade, on peut également le renfermer dans un tampon d'ouate, 50 centigrammes à 1 gramme, ainsi que le fait M. Gallard ; les mucosités vaginales finissent par dissoudre le sel iodé qui exerce alors son action résolutive sur l'organe utérin ; l'iodure de plomb exerce une action résolutive beaucoup moindre. Je me sers très souvent aussi de la teinture d'iode, qui exerce à la fois une action résolutive, révulsive et cicatrisante. Ce médicament est surtout utile lorsque le col est ulcéré.

Au lieu de porter ces différents médicaments sur le col, à l'aide de tampons, on peut également se servir des suppositoires vaginaux, recommandés par M. Simpson, sous le nom de pessaires médicamenteux. Ces suppositoires, formés de cire et d'axonge en proportions convenables pour leur donner une consistance suffisante, sont ovoïdes, longs de 3 à 4 centimètres ; ils servent d'excipient à une certaine quantité de substance médicamenteuse : onguent napolitain, iodure de plomb, extrait de belladone, chlorhydrate de morphine. Ils sont introduits chaque soir au fond du vagin et fondent en quelques heures. Mais ces suppositoires sont peu efficaces; en outre, ils sont irritants; car ils ne fondent pas très bien et ils agissent plutôt sur la muqueuse vaginale dont l'absorption est presque nulle, que sur le col avec lequel il est difficile de les tenir en contact. Il serait donc préférable, ainsi que le fait remarquer M. Courty, de les introduire dans le rectum, la muqueuse rectale absorbant beaucoup mieux que la muqueuse vaginale. On pourrait, suivant cet auteur, porter ces substances directement dans le rectum à l'aide d'une courte seringue à grosse canule qu'il a fait fabriquer dans ce but, plutôt que de les incorporer à des excipients qui en retardent l'action. Celle-ci serait encore plus directe si on les introduisait dans la cavité utérine elle-même, si on les plaçait en contact direct avec la muqueuse utérine, soit sous forme d'injections liquides intra-utérines, soit sous forme de capsules médicamenteuses, ainsi que le recommande le Dr Sale (d'Aberdeen), soit à l'état pulvérulent, soit, enfin, sous forme de pommades, de glycérolés, ou bien à l'état solide sous forme de crayons. Mais cette médication intra-utérine n'est guère employée que dans le but de cautériser la muqueuse utérine, afin de tarir l'écoulement leucorrhéique et surtout la métrorrhagie, lorsque ces symptômes deviennent trop abondants ; elle ne s'adresse donc pas directement à la métrite elle-même, mais bien à un de ses phénomènes morbides. J'en dirai tout autant des injections caustiques intra-utérines, des crayons caustiques au nitrate d'argent, au tannin (Becquerel et Rodier), à l'iodoforme (Dr Leblond), introduits dans la cavité utérine. Je sais bien que quelques auteurs, notamment M. Leblond, ont dirigé cette médication intra-utérine contre la métrite elle-même, et que notamment ce distingué médecin a traité certains cas légers de métrite chronique avec l'iodoforme, sous forme de poudre, de crayons laissés à demeure ou sous forme de pommade ainsi constituée :

Axonge........................	20 grammes.
Poudre d'iodoforme..............	} ââ 5 —
Huile d'amandes douces...........	}

qu'il introduit dans la cavité utérine à l'aide de l'hystéromètre injecteur du Dr Camuset ou d'un porte-pommade de son invention ; mais cette médication est inutile en pareil cas, elle s'adresse plutôt à une des modalités de la métrite qu'à la métrite elle-même. Elle s'adresse, je le répète, à quelques symptômes prédominants, tels que la leucorrhée et surtout la métrorrhagie. Dans le même ordre d'idées, on a préconisé les injections intra-parenchymateuses faites dans le tissu du col utérin, à l'aide d'une solution de sulfate d'atropine, de laudanum, de morphine, de perchlorure de fer à 30°, d'acide acétique, de chlorure de zinc, d'ergotine. Ces injections intra-parenchymateuses qui, du reste, n'ont été employées jusqu'ici que dans le but de produire la mortification des tissus dégénérés, des tissus cancéreux, et d'en obtenir l'élimination, ne sauraient trouver d'indication que lorsqu'il existe une hyperplasie considérable du tissu utérin. Elles n'auraient donc pas pour but de guérir la métrite chronique, mais bien une de ses modalités, la sclérose. Elles agiraient en produisant la résolution des produits néoplasiques. Cette action des injections intra-parenchymateuses serait basée sur les résultats obtenus par M. Luton dans le traitement des goîtres. Quelques essais ont été tentés dans ce sens par le Dr Collins, de Guilfort (Etats-Unis), qui a recommandé les injections de solution d'ergotine dans les cas de métrite chronique; de nouveaux essais doivent être faits avant de porter un jugement sur ce traitement.

Les gynécologues, toujours préoccupés de modifier dans la métrite chronique la vitalité de l'organe, ont cherché les moyens d'obtenir une révulsion plus énergique encore, afin de provoquer la résorption des produits plastiques déposés au sein des tissus utérins. Dans ce but ils se sont adressés aux caustiques : chlorure de zinc, acide nitrique, acide chromique, etc., etc. Le révulsif qui, pour eux, est le plus efficace, et qui par cela même est le plus souvent employé, est la cautérisation soit avec le fer rougi au feu, soit avec le thermo-cautère de M. Paquelin, le galvano-cautère, le cautère à gaz, soit avec les cylindres de charbon de Bonnafont, etc.

La cautérisation actuelle à l'aide du fer rougi au feu a été introduite dans la thérapeutique des affections utérines par Jobert de Lamballe. Le cautère se compose, on le sait, d'une tige de fer longue de 20 à 30 centimètres présentant à une de ses extrémités un renflement de forme variable, sphérique, olivaire, nummulaire, etc., et dont l'autre extrémité est retenue dans un manche de bois saisi par l'opérateur.

Le thermo-cautère, inventé dans ces dernières années par M. le docteur Paquelin, est un appareil très ingénieux « qui repose, dit M. le docteur Leblond (1), sur des principes que nous avons appris à connaître en physique, à savoir : qu'un fil de platine préalablement rendu incandescent, au moyen d'une lampe à alcool, conserve sa température lorsqu'on le place dans la vapeur

(1) Leblond, *Traité élémentaire de chirurgie gynécologique*. Paris, 1878.

d'un hydrocarbure d'hydrogène. Le thermo-cautère de M. Paquelin se compose de trois parties essentielles : un flacon contenant une certaine quantité d'essence minérale, une soufflerie, le cautère. Le cautère est formé d'un cône de platine au centre duquel la vapeur d'hydrocarbure d'hydrogène est projetée au moyen de la soufflerie. L'extrémité du cautère présente des formes variables, de façon à s'adapter aux divers besoins de la pratique gynécologique. Quand on veut se servir de l'instrument, on plonge l'extrémité de platine dans la partie blanche de la flamme d'une lampe à alcool, puis au bout de 30 à 40 secondes, sans cesser de maintenir le cautère dans la flamme, on fait fonctionner l'insufflateur par petites saccades. Une sorte de bruissement annonce alors que la combustion s'opère et presque à l'instant le platine devient incandescent; l'instrument fonctionne avec une régularité parfaite, pourvu toutefois qu'on ait soin de ne pas insuffler la vapeur d'essence minérale avec trop de violence, surtout lorsqu'on fait les premières insufflations. » Ce thermo-cautère est d'un maniement facile, il n'effraye pas les malades, car il peut être mis en état de fonctionner à l'insu pour ainsi dire de la femme; il n'expose pas aux mêmes dangers que le cautère rougi au feu, vu sa sphère d'action plus limitée. Il peut remplacer ce dernier avantageusement dans beaucoup de cas, mais non toujours, car il ne peut modifier aussi énergiquement la vitalité des tissus à cause de son peu de rayonnement.

Le galvano-cautère, vu son volume, son maniement difficile, est peu employé; d'ailleurs il ne présente aucun avantage spécial et a tous les inconvénients qui résultent d'un outillage compliqué.

« Le cautère à gaz se compose, dit le Dr Leblond, d'un ballon de caoutchouc dans lequel on accumule une certaine quantité de gaz d'éclairage ou de gaz hydrogène ; le jet de flamme est ensuite enflammé à l'extrémité d'un tube capillaire dont on règle le débit, au moyen d'un robinet. La flamme est alors projetée sur le tissu qu'il s'agit de cautériser et maintenue en contact avec lui pendant un temps plus ou moins long suivant l'épaisseur de l'escharre qu'on désire produire. » On ne peut en général que produire une escharre superficielle à l'aide du cautère à gaz.

Il en est de même des cylindres de charbon montés sur un porte-crayon et portés enflammés sur le col (Bonnafont); ils s'éteignent dès qu'ils arrivent au contact des tissus et ne peuvent produire qu'une escharre très superficielle.

Pour pratiquer ces cautérisations, il faut introduire dans le vagin un spéculum plein, mauvais conducteur de la chaleur, tels que les spéculums en bois, en ivoire, et avoir grand soin qu'aucun repli du vagin ne vienne faire saillie dans l'intérieur du spéculum. La surface du col étant abstergée au moyen d'un tampon d'ouate, on porte le fer rouge sur le col, et l'on fait, immédiatement après, une injection d'eau froide, afin d'éviter l'échauffement des parois du spéculum. Quand on procède vite, on peut même se servir d'un spéculum métallique dont les parois n'ont pas le temps de s'échauffer et sont immédiatement refroidies par l'injection d'eau froide. La cautérisation peut être pratiquée en surface avec des cautères à extrémité plus ou moins large, et, selon l'effet qu'on veut obtenir, suivant qu'on veut agir superficiellement en vue de modifier la vitalité de l'organe ou bien de détruire une certaine épaisseur de tissu, on laisse le fer rouge, pendant un temps plus ou moins long, une à plusieurs secondes, en contact avec les tissus du col. Dans certains cas, elle est pratiquée en profondeur, pour ainsi dire, ou mieux en pointes, à l'aide de cautères filiformes qu'on fait pénétrer de 3 à 8 millimètres dans le tissu utérin, dans cinq ou six endroits différents sur les deux lèvres. Elle prend alors le nom d'ignipuncture. Elle a pour but, de même, de modifier la vitalité de l'organe, de la réveiller et de produire une certaine destruction des tissus hyperplasiés.

Ces diverses variétés de cautérisations trouvent leur application dans les différentes périodes de la métrite chronique. Si la métrite est à sa première période, c'est-à-dire si le col est gros, congestionné, gorgé de liquide, la cautérisation devra être profonde. Avant d'appliquer le fer rouge, Huguier et M. Courty commencent par opérer des scarifications sur le col et laissent s'écouler le sang. Pour ces cas on se trouvera bien aussi d'employer l'ignipuncture. On obtient une escharre blanchâtre plus ou moins épaisse qui met huit à dix jours à se détacher, laissant à nu une surface recouverte de bourgeons charnus, qui se cicatrise parfaitement par renouvellement de la muqueuse. Dans le cas où le médecin veut procéder à une seconde cautérisation, il ne doit pas la faire avant dix à quinze jours. Si la métrite est à sa seconde période, si le col est pâle, anémié, la cautérisation doit être au contraire légère, rapide, afin de réveiller la nutrition de l'organe, d'y déterminer un afflux sanguin, et renouvelée à des intervalles assez rapprochés, tous les huit ou dix jours. On n'obtient en effet qu'une escharre qui se montre sous forme d'une pellicule mince et blanchâtre qui se détache, en général, au bout de trois à quatre jours. La cautérisation superficielle peut être pratiquée soit à l'aide du thermo-cautère Pacquelin, soit avec le cautère à gaz.

La cautérisation du col au fer rouge doit être pratiquée une huitaine de jours avant l'arrivée des règles ou après leur disparition.

L'action du fer rouge est préférable à celle des caustiques chimiques solides et liquides, tels que potasse caustique, caustique Filhos, chlorure de zinc, etc., etc., qui ne produisent pas les mêmes bons effets et dont l'action est beaucoup plus difficile à limiter.

Certains auteurs ont préconisé l'application de certaines substances vésicantes sur le col comme pouvant produire une action analogue au fer rouge et favoriser la résolution. Aran plaçait des vésicatoires sur le col. Rob John, médecin anglais, dissout le principe actif de la cantharide dans l'éther, le mélange à une solution de gutta-percha dans le chloroforme et en fait un vernis avec lequel il badigeonne le col tous les cinq ou six jours. On pourrait enfin, dit le Dr Gallard, obtenir la vésication du col avec la pommade à l'iodure mercureux, ou une simple exfoliation épithéliale, à l'aide de certaines autres substances, telles que l'iode dissout dans l'alcool, et l'acide phénique dissout dans la glycérine; mais ces diverses substances ne produisent que des résultats bien minimes et on ne doit guère compter sur leur action.

On le voit par ce qui précède, les gynécologues, dans le but d'obtenir une résolution prompte et rapide de l'inflammation et des produits néoplasiques qu'elle laisse dans les tissus, ont cherché, à l'aide de procédés plus ou moins énergiques, une révulsion plus ou moins violente. Avec les idées régnantes il ne pouvait en être autrement. A une affection considérée comme étant locale et purement locale, il fallait appliquer des moyens locaux, et pour cela, modifier la lésion à l'aide de cautérisations diverses, mais toutes d'une action puissante. Sans vouloir entrer pour le moment dans la discussion des faits, je dirai que ces moyens ne reposent sur aucune indication, qu'ils sont empiriques et qu'ils sont des plus dangereux. En effet, si on se rappelle les lésions péri-utérines qui accompagnent constamment la métrite, notamment la lymphangite et l'adénite, il est facile de comprendre que tous ces moyens de révulsion augmentent l'inflammation lymphatique, et par suite les dangers qu'elle peut faire courir à la malade. Les auteurs signalent de nombreux faits de mort à la suite d'une ou plusieurs cautérisations au fer rouge qui ne peuvent s'expliquer que par une aggravation, non de la métrite, mais bien de la lymphangite à laquelle vient participer alors une inflammation soit du péritoine, soit du tissu cellulaire du petit bassin. Pour ma part, si je n'ai pas observé de faits aussi déplorables, je vois, tous les jours, de nombreuses conséquences de cette thérapeutique. Constamment je vois des malades, ainsi traitées, venir à ma consultation ou dans mes salles pour des douleurs péri-utérines, dues à une adéno-lymphite surexcitée par la cautérisation du col. Il faut donc être très sobre de cette médication révulsive, d'autant plus qu'elle peut être exercée à l'aide d'autres moyens thérapeutiques qui, tout en étant aussi efficaces, ne sont pas aussi dangereux; je veux parler des applications de pommades résolutives sur le col et surtout du traitement général par les bains, par les eaux thermales, par l'hydrothérapie et par la thérapie marine. Je n'exclus pas, pour cela, de la thérapeutique utérine, les moyens révulsifs violents, tels que les diverses cautérisations que je viens de signaler, mais suivant moi, leur indication est précise et formelle. Et d'abord, il ne faut jamais faire une cautérisation avec n'importe quel agent physique ou chimique, lorsqu'il existe une lymphangite et une adénite aiguës; elle sera de même proscrite, lorsque l'inflammation chronique des lymphatiques subit une excerbation aiguë ou subaiguë. Ceci posé, l'engorgement des tissus, leur induration, l'augmentation considérable du volume de l'utérus qui en résulte, ne constituent pas pour moi une indication formelle de ce moyen thérapeutique. Pour ma part, je n'ai jamais vu l'organe revenir à ses dimensions premières, ni la métrite être guérie après les cautérisations de toutes sortes pratiquées dans ce but. J'ai vu le contraire fréquemment. Il n'est pas de jours que je n'examine des femmes atteintes, depuis plusieurs années, de métrite chronique, et soumises à un pareil traitement sans en avoir éprouvé le plus petit résultat heureux. Il semble que, dans ce cas, cette pratique thérapeutique entretient plutôt l'inflammation qu'elle ne la guérit. La cautérisation doit être réservée pour le cas d'ulcération profonde, fongueuse, saignante, ainsi que je vais le dire à propos du traitement des divers modalités de la métrite, alors que le traitement général et le traitement local par les astringents n'ont produit aucun résultat ou que le résultat obtenu n'est pas complet. C'est là, je le répète, la seule et unique indication de ce traitement dans la métrite chronique. Depuis que je m'y conforme, je n'ai qu'à me louer des résultats heureux que j'obtiens, de la promptitude même avec laquelle l'inflammation chronique se résout. Les nombreux médecins et élèves qui suivent le service de gynécologie de l'hôpital de Lourcine ne me contrediront sur aucun de ces points.

Ces réflexions s'appliquent de même au traitement de la métrite chronique par l'électricité. Cette méthode thérapeutique, préconisée par M. Tripier, a pour but, selon les idées de l'auteur, de ranimer la nutrition de l'organe, de provoquer la résorption des produits de nouvelle formation par l'emploi des courants continus. M. Tripier semble avoir obtenu quelques bons résultats; je n'y contredis pas. Je dis plus, les faits, signalés par M. Onimus, dans ces derniers temps, sont en faveur de cette opinion. Aussi, tout en maintenant les contre-indications qui résultent de l'inflammation des lymphatiques, on pourrait avoir recours à ce traitement, alors que tous les autres moyens thérapeutiques auraient échoué ou n'auraient donné que des résultats incomplets. Je reviendrai sur ce traitement à propos de la thérapeutique des diverses modalités cliniques de la métrite.

Le seigle ergoté, selon M. Gallard, rendrait de grands services dans le traitement de la métrite chronique, à la première période, alors que l'utérus est gorgé de sang et de sérosité ; il agirait en sollicitant les contractions de l'utérus. « Ces contractions, dit cet auteur, sont la condition essentielle du succès de ce médicament. C'est en excitant la vitalité du tissu propre de l'utérus qu'il agit ; sous l'influence des contractions qu'il sollicite, on voit l'organe se réveiller en quelque sorte et reconquérir sa tonicité. La circulation, un moment ralentie dans les vaisseaux, reprend son cours régulier ; les exsudats, qui devaient donner lieu à la production du tissu lamineux interstitiel, n'ont pas le temps de se former ou sont immédiatement résorbés. Il n'est pas rare de voir la métrite chronique se guérir, sans arriver à la deuxième période, lorsqu'on a la bonne fortune de pouvoir administrer le seigle ergoté à temps et qu'on ose le continuer avec une persistance suffisante ». M. Gallard administre ce médicament sous forme de poudre, en paquets de 25 centigrammes, à la dose de 4, 5 et 6 par jour, ou sous forme pilulaire, associé au carbonate de fer et à l'opium selon la formule suivante :

	Ergotine de Bonjean...............	} àâ 5 grammes.
	Carbonate de fer.................	
	Extrait gommeux d'opium..........	25 centigr.
Mêlez.		
	F. s. a..........................	50 pilules.
En prendre 4 par jour.		

Il faut toujours avoir soin de suspendre ce médicament lorsque surviennent, à la suite de son administration, des coliques persistantes et douloureuses. J'ai eu de nombreuses occasions de prescrire le seigle ergoté ou l'ergotine, et j'ai toujours eu à me louer de leur action, surtout lorsque la métrite s'accompagnait de ménorrhagie.

Tous les moyens thérapeutiques dirigés contre la métrite chronique, sont, on le voit, débilitants, et contribuent à diminuer les forces de la malade, à augmenter l'état d'anémie dans lequel elle se trouve. Aussi convient-il d'administrer concurremment des toniques tels que le fer, le quinquina, etc., etc., pour donner à la patiente la force de résister et à l'affection utérine et à la médication débilitante instituée dans le but de guérir cette affection. En outre, on arrivera au même but en soumettant les malades au traitement par les bains thermaux et minéraux, par les eaux thermales et minérales, par l'hydrothérapie et la thérapie marine, suivant les indications que j'ai données dans la première partie de ce traité.

§ 109. Thérapeutique des différentes modalités cliniques de la métrite aigue ou chronique. — Tel est le traitement de la métrite aiguë et chronique en général, quelles que soient sa nature et son origine. Mais, je l'ai dit, certaines lésions, certains symptômes locaux impriment à cette affection une modalité clinique telle, qu'il est nécessaire d'instituer un traitement spécial, ayant pour but de les combattre directement par des moyens appropriés : tels sont la douleur, la leucorrhée, la métrorrhagie, l'aménorrhée, la dysménorrhée, l'exfoliation de la muqueuse utérine ou dysménorrhée pseudo-membraneuse, les rétrécissements, les ulcérations, l'adéno-lymphite péri-utérine. Il en est de même de certains troubles généraux ou sympathiques : troubles dyspeptiques, nerveux, etc., etc., qui surviennent dans le cours de la métrite et qui sont la source de souffrances pour les malades. Chacun de ces symptômes peut, à un moment donné, prédominer au point de forcer le médecin à s'en occuper à l'exclusion des autres.

a. *Douleur.* — Si la douleur persiste après l'application des sangsues ; qu'elle soit entretenue par la lésion locale elle-même, par la lymphangite concomitante, ou bien par le tempérament nerveux de la malade (métrite irritable), il faut avoir recours aux sédatifs, aux narcotiques, aux calmants, aux opiacés, employés isolément ou concurremment avec les autres moyens de traitement dirigés contre la lésion. C'est ainsi que sont indiqués les cataplasmes émollients et laudanisés, les irrigations émollientes et narcotiques, les fomentations, les quarts de lavement avec 4 à 5 gouttes de laudanum, avec 25 centigrammes de chloral, répétés toutes les quatre heures, les grands bains calmants, à la décoction de pavot, de tilleul et de laurier-amande, les vésicatoires morphinés, les frictions avec divers liniments sédatifs, les suppositoires opiacés, les pansements topiques opiacés, belladonés, les injections sous-cutanées abdominales avec une solution de chlorhydrate de morphine au 10me. Lorsque la douleur est le résultat de la lymphangite et de l'adénite péri-utérines, je fais introduire dans le vagin, tous les matins, des petits tampons de ouate, recouverts de la pommade à l'iodure de potassium et à l'extrait de belladone. Ces tampons sont très bien supportés par les malades qui les réclament avec instance, car ils calment rapidement leurs douleurs. Mélier prescrivait des pansements du col avec de la charpie enduite de cérat frais, simple, opiacé ou d'une pommade ainsi composée :

Cérat	30	grammes.
Extrait de ciguë	2	—
Extrait d'opium	4	—
F. s. a.		

L'opium est encore prescrit à l'intérieur à la dose de 2 à 4 centigrammes d'extrait thébaïque dans une potion de 120 grammes. Quelques auteurs ont proposé de faire parvenir au contact du col du gaz acide carbonique ou des vapeurs de chloroforme. Les irrigations gazeuses d'acide carbonique ont été employées par Simpson, Churchill en Angleterre, Demarquay, Broca, Follin en France. L'appareil le plus commode pour administrer ces irrigations est l'appareil gazo-injecteur de M. Fordos dont j'emprunte la descriptions au *Traité élémentaire de chirurgie gynécologique* du docteur

Leblond : « Dans une carafe on introduit des cristaux d'acide tartrique, puis au-dessus du bi-carbonate de soude en poudre on ajoute une quantité suffisante d'eau. Voici les doses que M. Fordos emploie ordinairement : 30 grammes d'acide tartrique en cristaux gros comme des noisettes, 38 grammes de bi-carbonate de soude en poudre, un quart de litre d'eau. L'introduction des cristaux d'acide tartrique au fond du récipient est nécessaire pour obtenir un dégagement de gaz régulier. L'acide carbonique à mesure qu'il se produit, soulève et agite le bi-carbonate de soude et en facilite la dissolution et la décomposition. »

On peut également se servir d'eaux dans lesquelles ce gaz se dissout, soit naturelles, comme les eaux d'Ems, eaux bi-carbonatées sodiques, présentant 46° 2 de température et contenant 67cc d'acide carbonique par litre, comme les eaux de Pougues, soit artificielles, comme l'eau de seltz artificielle.

Les vapeurs de chloroforme peuvent être injectées au moyen de l'appareil de Scanzoni ou d'un autre plus simple, décrit de même par M. Leblond. Elles diminuent les douleurs, et les font même disparaître. On y a recours surtout quand les règles sont difficiles, douloureuses. Une injection de vapeurs de chloroforme faite quelques jours avant leur apparition empêche la douleur de se produire ou l'atténue beaucoup dans ses manifestations.

b. *Leucorrhée.* — La leucorrhée résulte de l'inflammation de la muqueuse utérine. Suivant donc que cette inflammation sera plus ou moins intense, qu'elle aura donné lieu à un développement exagéré des follicules glandulaires, l'écoulement leucorrhéique sera plus ou moins abondant, plus ou moins louche, plus ou moins purulent et il nécessitera, suivant les cas, un traitement plus ou moins actif. Le plus ordinairement la leucorrhée cède aux moyens antiphlogistiques dirigés contre l'inflammation utérine. Mais il est des cas où il est nécessaire d'intervenir énergiquement, notamment lorsqu'elle persiste après la disparition des accidents inflammatoires, lorsqu'elle est abondante, purulente et même fétide. L'indication formelle est de modifier la surface sécrétante. Pour cela, il faut pratiquer dans la cavité utérine, dans la cavité du col, des injections caustiques ou astringentes : solutions iodées, de nitrate d'argent ; ou de préférence faire, à l'aide d'un porte-caustique, une cautérisation au nitrate d'argent. C'est dans ce but que j'ai prié M. Mathieu fils de construire un porte-caustique dont je donnerai la description à propos du traitement de la métrorrhagie. Cette cautérisation n'est pas très douloureuse en elle-même; la douleur est surtout due à l'introduction du porte-caustique; elle est analogue à celle produite par le cathéter. Une seule cautérisation suffit; pourtant il est des cas où il faut la pratiquer plusieurs fois. Généralement je la fais alors tous les mois, huit jours après la cessation de l'époque menstruelle. Les auteurs, admettant que la leucorrhée était le résultat d'une ulcération du col ou d'une inflammation de l'orifice du col, ont préconisé des injections vaginales astringentes, l'application au fond du vagin de poudres composées d'amidon, de sous-nitrate de bismuth, de sulfate de cuivre, d'alun, de tannin, de tampons recouverts de pommade à l'alun, au calomel, au précipité rouge, de crayons au tannin, à l'alun, introduit dans la cavité du col. Ces moyens ont une action illusoire; ils n'ont aucune action sur la lésion qui donne lieu à la leucorrhée puisqu'ils ne l'atteignent pas; en outre, quelques-uns d'entre eux occasionnent de violentes douleurs, notamment les crayons. Ils doivent donc être abandonnés. Il est important seulement dans le cas de leucorrhée abondante, purulente, fétide, de placer sur le col, dans les culs-de-sac vaginaux de petits tampons de ouate recouverts et contenant dans leur intérieur de la poudre d'amidon, de la poudre de sous-nitrate de bismuth, afin d'empêcher le liquide utérin d'irriter, d'enflammer la muqueuse vaginale, la muqueuse vulvaire et de donner lieu à ces démangeaisons insupportables qui accompagnent si souvent la métrite.

c. *Métrorrhagie.* — La métrorrhagie est un symptôme fréquent de la métrite, lorsque l'inflammation porte plus spécialement sur la muqueuse utérine. Elle reconnaît pour cause la présence sur cette muqueuse de granulations, de végétations cellulo-vasculaires plus ou moins développées, remarquables par le nombre et la dilatation des petits vaisseaux qu'elles contiennent et qui constituent la source de l'écoulement sanguin. Lorsque la métrorrhagie ou mieux la ménorrhagie, puisqu'il s'agit d'une prolongation dans la durée des règles et d'une abondance plus grande de l'écoulement menstruel, n'est pas exagérée, les moyens thérapeutiques dirigés contre la métrite suffisent. C'est ainsi qu'on la voit céder promptement à l'application de quelques sangsues sur le col, à un bain prolongé de plusieurs heures et à une température assez élevée, 37° au moins, à l'application sur l'abdomen de vessies pleines de glace. Lorsqu'au contraire elle est abondante, qu'elle constitue par cela même un accident redoutable pour la malade, ces moyens ne suffisent plus, il faut les combiner ou recourir à une médication plus énergique; il faut attaquer, en un mot, la source de l'hémorrhagie, c'est-à-dire la végétation. Je vais examiner successivement la valeur de ces divers moyens.

Le froid constitue assurément l'un des meilleurs moyens propres à arrêter l'hémorrhagie utérine. Mais quel que soit le mode d'application employé : compresses d'eau fraîche appliquées sur l'abdomen, irrigations ou injections d'eau glacée, lavements d'eau froide, introduction de fragments de glace dans le vagin, vessie remplie de glace appliquée sur l'abdomen, etc., etc., il faut que l'action du froid ne soit pas locale, ne soit pas limitée à la muqueuse vaginale ou à la région hypogastrique, mais qu'elle agisse sur la muqueuse utérine; de plus, il faut que cette action soit continue, sans intermittences propres à amener des réactions qui produiraient un effet contraire à celui qu'on veut obtenir. C'est ce qui arrive souvent lorsqu'on applique sur l'abdomen des compresses d'eau froide qui s'échauffent presque aussitôt; lorsqu'on introduit dans le vagin des fragments de glace qui fondent au bout de quelques secondes, ou lorsqu'on fait une injection vaginale. L'application sur l'abdomen d'une vessie contenant de la glace que l'on peut renouveler à volonté, n'a pas les mêmes inconvénients et devra toujours être préférée.

On peut encore employer les irrigations froides, mais à condition de les prolonger assez longtemps pour les rendre véritablement sédatives et empêcher toute réaction de se produire. La femme devant prendre ces irrigations, couchée dans son lit, dans la position horizontale, il faut recourir à des appareils qui ne permettent pas l'écoulement du liquide au dehors du vagin. L'irrigateur vaginal double de M. Maisonneuve ou d'Aran remplira ce but. Cet appareil est formé de deux tubes qui, arrivés au niveau de la vulve, traversent un pessaire à air que l'on distend (app. de Maisonneuve), ou une plaque métallique qui se moule sur la vulve (Aran), et dont l'un va jusqu'au fond du vagin pour déverser le liquide, tandis que l'autre s'arrête à l'entrée du conduit vaginal immédiatement après avoir traversé le pessaire à air ou la plaque de métal, pour le reprendre. Dans ces deux appareils le liquide circule dans le vagin et est en contact direct avec la muqueuse vaginale et avec la muqueuse utérine du col, mais il est bien difficile d'obtenir une fermeture complète de la vulve qui puisse s'opposer à l'écoulement d'une certaine quantité de liquide au dehors. Pour obvier à cet inconvénient on a imaginé d'entourer les deux tubes d'apport et de décharge qui se trouvent dans le vagin, soit d'une enveloppe mince de caoutchouc (Clausure d'Angoulême), soit d'un simple condom (Dr Leblond), dans lequel circule le liquide qui n'entre pas en contact direct avec la muqueuse, mais qui, agissant par sa température, produit l'effet demandé. Cette irrigation doit durer un temps assez long, une demi-heure au moins, afin d'éviter la réaction qui se produit à la suite de l'application du froid. En outre, avant de la terminer, il faut avoir soin d'élever graduellement la température de l'eau de quelques degrés. Ces irrigations sont remplacées avantageusement par les bains de siège froids, à courants continus, prolongés pendant cinq, quinze minutes. Ils agissent à la fois et comme hémostatique et comme antiphlogistique. Trois ou quatre bains de siège, administrés de la sorte, suffisent souvent pour faire cesser l'écoulement sanguin, alors même qu'il est très abondant.

En même temps on a préconisé l'emploi de médicaments internes, tels que les astringents sous toutes les formes : les préparations de ratanhia, les ferrugineux et surtout le perchlorure de fer. On a prescrit la teinture de cannelle, préconisée par Récamier, mais son action est bien infidèle; l'ergot de seigle ou l'ergotine qui arrêtent l'hémorrhagie en sollicitant les contractions utérines; cette médication est employée de préférence pour la métrorrhagie dépendant d'une métrite chronique. Lorsque les malades ne peuvent supporter à l'intérieur ces médicaments, il faut prescrire les injections sous-cutanées d'ergotine suivant les formules que je donnerai à propos de mon étude spéciale sur la métrorrhagie. M. Gallard recommande la digitale qui ne produit la cessation de l'hémorrhagie que par suite de son action sur le cœur et du ralentissement de la circulation qui en est la conséquence, contrairement à l'opinion de West et Dickinson qui attribuaient à cette substance une action propre sur le tissu utérin. Cet auteur l'administre habituellement à la dose de 30 à 50 centigrammes de feuilles, infusées dans 125 grammes d'eau et formant une potion qui est prise par cuillerées à bouche dans la journée. C'est un médicament dont l'usage demande à être surveillé et ne doit pas être prolongé au delà de quelques jours, car il pourrait donner lieu à des accidents graves.

Lorsque tous ces moyens ne suffisent pas, il faut s'attaquer à la source même de cet écoulement hémorrhagique, aux végétations qui recouvrent la muqueuse utérine.

Pour détruire les végétations de la muqueuse utérine, Récamier avait imaginé le râclage de la cavité utérine et cette opération a été acceptée par la plupart des chirurgiens. Mais si quelques cas heureux de guérison ont été signalés, à la suite de l'emploi de la curette, il n'en reste pas moins établi que cette opération est des plus dangereuses, à la première période de la métrite chronique, alors que l'utérus est ramolli, gorgé de sang et de sérosité, et, que les chirurgiens les plus habiles ont vu leurs malades succomber à la dilacération, à la perforation de l'utérus, à l'inflammation consécutive à cette opération. Les indications de cette opération sont aujourd'hui mieux établies, mieux connues; aussi les occasions de faire le râclage de l'utérus sont moins fréquentes, d'autant plus qu'on arrive au même résultat, c'est-à-dire à la destruction des végétations, et par suite la cessation de l'hémorrhagie, en se servant de moyens qui sont tout aussi efficaces et exposent moins la vie de la malade. Je veux parler de la destruction des fongosités à l'aide de caustiques soit liquides (injections caustiques intra-utérines), soit solides, portés directement sur la muqueuse.

Les injections de liquides dans la cavité utérine ont donné lieu à de nombreuses discussions. Gaillard Thomas, en Amérique, les condamne ; Barnes, en Angleterre, n'ose les adopter. Moi-même, je n'en suis pas très partisan et je préfère l'emploi des caustiques solides. Cependant les injections liquides ont donné de bons résultats entre les mains de MM. Gallard, Guichard, Leblond. Ce moyen n'est pas d'une innocuité parfaite. Entre des mains moins habiles ou moins heureuses, il a donné lieu à des accidents sérieux, quelquefois mortels. Ces accidents, attribués par les auteurs au reflux du liquide injecté dans l'utérus jusque dans le péritoine, à travers les trompes, ne sont pas à craindre pour M. Gallard, si l'on a soin : 1° de ne pas propulser le liquide avec une grande violence, mais bien de l'injecter lentement, avec douceur; 2° de lui permettre de refluer librement dans le vagin, dès que la cavité utérine est remplie ; 3° de ne pas pratiquer l'injection intra-utérine toutes les fois qu'il existe une flexion.

Pour pratiquer ces injections, on se sert de liquides caustiques variés. M. Gallard emploie la solution de perchlorure de fer (solution Pravaz à 30°), la teinture d'iode, la solution d'azotate d'argent cristallisé au cinquième ou au quart. Liebmann emploie souvent le perchlorure de fer, dissous dans la glycérine, dans la proportion de 1/10. La solution de nitrate d'argent est la moins employée, car elle donne lieu à des coliques utérines souvent violentes. L'injection intra-utérine se fait, soit à l'aide d'une sonde à double courant (Liebmann), soit à l'aide de la sonde à jets multiples et récurrents de M. le professeur Pajot, soit, enfin, à l'aide d'une sonde en métal présentant la courbure de l'hystéromètre de Huguier ou en caoutchouc comme le veut M. Gallard. Quelle que soit la sonde dont on se sert, elle ne doit pas avoir plus de 3 millimètres de diamètre, afin de pouvoir franchir l'orifice interne du col et de permettre facilement la récurrence du liquide entre les parois du canal cervical et de la sonde. L'extrémité utérine est percée d'une ouverture unique ou multiple, l'extrémité opposée s'adapte sur une petite seringue analogue à la seringue de Pravaz, à l'aide de laquelle on pousse l'injection. Le spéculum étant mis en place, la longueur de la cavité utérine étant connue, à l'aide de l'hystéromètre, on enfonce doucement la sonde jusqu'au fond de l'utérus ; on fait tout d'abord une injection d'eau afin de laver la cavité et de la débarrasser des mucosités ou des caillots qui la tapissent. Il convient que l'eau ou le liquide à injection soit porté à une température à peu près égale à celle du corps ; trop chaud ou trop froid, il déterminerait des coliques plus ou moins vives. L'eau tiède poussée lentement remplit la cavité utérine, puis reflue entre les parois de la sonde et les parois utérines ; à ce moment, en regardant sur la tige graduée de la seringue, on lit la quantité d'eau injectée, on a ainsi la capacité de la cavité utérine. Si la récurrence du liquide se fait bien, on continue l'injection jusqu'au moment où le liquide injecté ne présente plus d'altération. Sans retirer la sonde, on remplit la seringue du liquide caustique. On suit les mêmes préceptes pour cette injection, en s'assurant toujours que la récurrence du liquide s'opère parfaitement. L'opération terminée, il faut placer la malade dans le décubitus dorsal, lui recommander le repos absolu au lit pendant deux ou trois jours au moins, et faire appliquer sur l'abdomen des cataplasmes de farine de graines de lin. De cette manière, on évite les accidents, on modère l'inflammation. Il est inutile, à moins de rétrécissement de l'orifice interne ou du canal cervical, de dilater le col comme l'ont proposé Barnes et d'autres auteurs, en vue de faciliter la récurrence du liquide. Au lieu d'injecter le liquide caustique, on peut se servir d'un pinceau imbibé dans la solution caustique et le porter dans la cavité utérine. MM. H. Woodbury (de Washington), Nonat, Menières (d'Angers), Barnes, ont inventé divers instruments qui portent leur nom, pour introduire un pinceau dans la cavité utérine. On les trouvera décrits dans le Traité élémentaire de gynécologie de M. Leblond. Outre les liquides caustiques, tels que la teinture d'iode, le perchlorure de fer, la solution de nitrate d'argent au tiers ou au quart, on s'est servi aussi de l'acide nitrique, qui aurait été employé avec avantage en Amérique. Henry Woodbury (1) (de Washington) a vigoureusement recommandé ces injections. E. Chenery (2) (de Boston) partage les idées de l'auteur précédent et rapporte de nombreux succès qu'il aurait obtenus dans le traitement de l'endométrite et de la ménorrhagie. Il cite notamment un cas de ce genre qui, n'ayant pas cédé à l'application d'autres acides et de la curette, fut rapidement guéri par l'injection de l'acide nitrique dans la cavité utérine, après dilatation préalable du col. Chadwick, Bixby, Baker, signalent de même des faits de guérion ; mais ils insistent sur les dangers d'une application trop générale de l'acide nitrique dans la cavité utérine et recommandent que la malade garde le lit pendant plusieurs jours.

Le Dr Mundé, auquel j'emprunte ces renseignements, ajoute, dans son rapport sur les progrès de la gynécologie en 1875, résumé par le Dr A. Cordes (de Genève), qu'il a employé très fréquemment l'acide nitrique pur, NO^5, soit dans son cabinet, soit chez les malades, dans l'endométrite et la ménorrhagie, et qu'il a été extrêmement satisfait de son action. « Le grand obstacle à son emploi général, dit-il, est la nécessité de la dilatation du col avant son application ; mais l'importance de cette difficulté est diminuée par le fait que le caustique ne doit guère être appliqué qu'une fois tous les mois, quand le canal du col est largement ouvert ; aucun agent ne guérit l'endométrite aussi parfaitement que l'acide nitrique. Les succès de Loombe Atthill devraient engager

(1) H. Woodbury, *Amér. Journ. of obstetrics*, février 1875.
(2) E. Chenery, *Med. and. surg. Journal*. Boston. 1876.

les médecins à généraliser son emploi. Il est certainement moins douloureux que le nitrate d'argent et pas plus que l'iode ou l'acide phénique ; il ne présente pas plus de dangers que l'un de ces médicaments. » James Braithwaite (1) le recommande aussi dans les ulcérations du col et l'endo-cervicite.

En France, MM. Siredey et Leblond disent en avoir retiré de bons résultats. Quant à moi, je ne l'ai jamais employé en injection dans la cavité utérine, je ne puis donc me prononcer sur son efficacité. Je préfère, ainsi que je l'ai dit, les caustiques solides, employés sous forme de crayons. Mais je reconnais que son action est très grande, très puissante et très rapide, sur les ulcérations fongueuses, phagédéniques du col. Parmi les caustiques solides préconisés pour la cautérisation de la cavité de l'utérus, on a employé successivement les crayons d'azotate d'argent, de sulfate de zinc, de tannin, d'iodoforme. Le premier de ces caustiques est à peu près le seul employé aujourd'hui. Certains auteurs l'emploient sous forme de crayon droit qu'ils portent à l'aide d'une pince dans la cavité utérine, dans laquelle ils l'abandonnent. D'autres se servent des porte-caustiques de MM. Richet, Nonat, Siredey. Ces instruments ont la forme de l'hystéromètre de Huguier ; ils présentent à leur extrémité terminale une ou plusieurs cuvettes destinées à recevoir le nitrate d'argent fondu ; le porte-caustique de M. Richet n'en porte qu'une sur sa partie latérale ; celui de M. Siredey en présente deux, l'une sur sa partie convexe, l'autre sur sa partie concave. Il suffit, pour se servir de ces instruments, de faire fondre du nitrate d'argent, d'en charger les cuvettes et de les porter à travers le col jusque dans la cavité utérine. Ils présentent tous un grand inconvénient ; ils cautérisent le col et les orifices, lors de leur introduction dans la cavité utérine ; or il faut toujours éviter cette cautérisation qui n'est pas nécessaire, car quoi qu'on en ait dit, elle donne lieu à un rétrécissement cicatriciel et à tous les accidents, à tous les dangers qui en résultent. De plus la cuvette étant étroite ne peut contenir qu'une petite quantité de nitrate d'argent, insuffisante pour bien cautériser la muqueuse utérine ; en outre il faut faire exécuter à l'instrument des mouvements de rotation qui sont parfois excessivement douloureux. Pour obvier à ces inconvénients, j'ai fait construire par M. Mathieu fils,

(1) J. Braithwaite, *Obstét. Journal*. Octobre 1876.

l'habile fabricant d'instruments de chirurgie, un porte-caustique dont l'extrémité terminale est formée par une tige métallique L, longue de 5 à 6 centimètres, représentant la courbure de l'hystéromètre de Huguier et pouvant être recouverte de nitrate d'argent dans toute sa circonférence et dans toute sa longueur. Cette tige est protégée par une gaîne métallique D graduée sur laquelle joue un curseur, afin de prendre la mesure exacte de la cavité utérine et d'apprécier l'étendue de la surface à cautériser. Cette gaîne protège les parois du canal cervical et les orifices de l'action du caustique. On introduit l'instrument suivant les principes de l'hystérométrie. Dès qu'il a franchi l'orifice interne, ce dont le médecin est averti par la vive douleur éprouvée par la malade au niveau de la région hypogastrique et même de la région ombilicale, on fait saillir la tige centrale dans la cavité utérine ; on la laisse au contact de la muqueuse pendant plusieurs secondes, plusieurs minutes ; le nitrate d'argent, imbibé par les mucosités, se fond et recouvre toute la muqueuse utérine, cautérisant ainsi les nombreuses végétations qui la hérissent ; il n'est nul besoin de faire exécuter des mouvements à l'instrument, on ne le fait que si la cavité est trop dilatée. Cela fait, on rentre la tige centrale dans la gaîne et l'on retire l'instrument sans qu'une parcelle du caustique ait touché la cavité cervicale. J'ai toujours vu après cette cautérisation les pertes sanguines diminuer et même se supprimer tout à fait. Je pourrais rapporter plusieurs observations où, à la suite d'une cautérisation ainsi pratiquée, la ménorrhagie n'a plus reparu. En général, il faut deux ou trois cautérisations, à un mois d'intervalle, pour modifier la muqueuse utérine et tarir la source de l'hémorrhagie. D'autres fois, au contraire, l'écoulement persiste ; dans ce cas, il ne faut pas attendre un mois, il faut y revenir tous les quatre à cinq jours jusqu'à cessation complète. Si, malgré ce traitement, l'hémorrhagie persistait, il serait bon alors de recourir à un moyen plus énergique, faire d'abord le curage de l'utérus, puis une

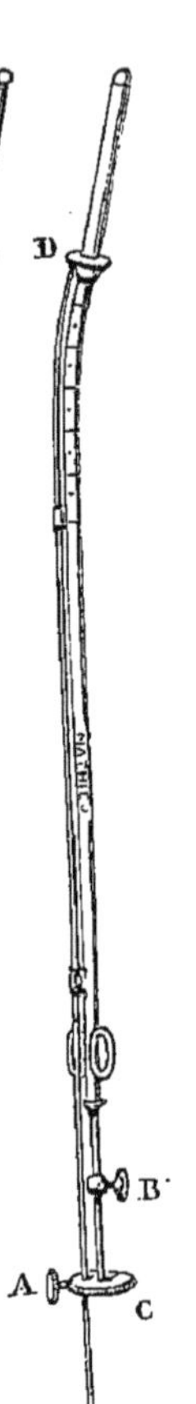

Fig. 8. — Porte-caustique de l'auteur.

cautérisation au nitrate d'argent. Enfin, si l'on échouait, je conseillerais de suivre l'exemple de Woodbury, de James Braithwaite, de Liebmann, et de faire une injection avec l'acide nitrique.

Les contre-indications que j'ai signalées à plusieurs reprises, lorsqu'il s'agit d'une opération sur l'utérus, se retrouvent ici ; les injections, les cautérisations intra-utérines ne doivent être jamais faites, lorsqu'il existe une inflammation aiguë ou chronique des tissus péri-utérins, lorsque la lymphangite est à l'état aigu. De même, elles sont contre-indiquées dans la période aiguë de la métrite. « Le moment le plus opportun pour agir, dit M. Gallard, est celui où les phénomènes inflammatoires commençant à perdre leur acuité, la maladie n'est pas encore irrévocablement passée à l'état chronique. »

d. *Ulcérations.* — Les ulcérations, dues à l'inflammation utérine, ne réclament en général aucun traitement particulier. Venues avec l'inflammation, elles disparaissent avec elle, par suite du traitement nécessité par la métrite. Je ne saurais donc trop m'élever contre le traitement des ulcérations, surtout des ulcérations superficielles, préconisé par la plupart des auteurs et qui consiste à les cautériser tous les huit jours, parfois plus souvent, tous les deux à trois jours, avec des caustiques solides et liquides, tels que le nitrate d'argent, le caustique Filhos, etc., etc., l'acide nitrique, la teinture d'iode, l'acide chromique, etc., etc. Ce traitement, en même temps qu'il entretient la persistance de l'inflammation utérine, augmente l'inflammation des lymphatiques, et par suite expose la malade à une foule d'accidents qui, parfois, ne sont pas sans danger pour sa vie. Je m'élève, en outre, contre cette pratique, funeste à plus d'un titre, qui consiste à cautériser la cavité cervicale du col, pour essayer d'obtenir la cicatrisation de l'ulcération qui s'est étendue à cette cavité. Cette cautérisation, pratiquée souvent, ainsi que le font certains médecins et sans prendre aucune précaution, non seulement entretient l'inflammation utérine et la lymphangite, donne lieu à des désordres parfois irrémédiables, mais encore produit un rétrécissement de l'orifice externe et du canal cervical; tous les jours je suis à même de constater les suites déplorables d'une telle pratique. Je le répète, les ulcérations, alors qu'elles sont superficielles, ne nécessitent aucun traitement, elles disparaissent rien que par le fait du traitement dirigé contre la métrite. Il n'en est pas de même si l'ulcération est large, profonde, si elle est fongueuse, saignante, phagédénique. Dans ce cas, j'attends les modifications que le traitement de la métrite produit sur ces ulcérations, et lorsque je me suis assuré qu'il est insuffisant, je m'adresse aux agents physiques ou chimiques capables de modifier la vitalité des tissus et de produire la cicatrisation de ces mêmes tissus ulcérés.

A cet effet, je prescris matin et soir des irrigations avec des liquides astringents, tels que la décoction de feuilles de roses de Provins, d'écorce de chêne, de feuilles de myrte, à laquelle je fais ajouter souvent soit de la poudre d'alun, de la poudre de tannin, soit du sous-acétate de plomb, du sulfate de zinc, du sulfate de cuivre, afin de nettoyer la surface de l'ulcération et de débarrasser le conduit vaginal du produit de leur sécrétion. Tous les huit jours ou tous les mois, suivant les circonstances, je cautérise l'ulcération.

Les caustiques préconisés par les auteurs, à cet effet, sont nombreux. On peut même dire que tous les caustiques connus, depuis les plus faibles jusqu'aux plus énergiques, qu'ils soient solides ou liquides, ont été employés. Parmi ceux qui servent le plus fréquemment, je citerai la teinture d'iode, le perchlorure de fer, le nitrate d'argent solide ou liquide, l'acide pyroligneux, l'acide acétique cristallisable, l'acide nitrique, l'acide phénique dissous dans l'alcool (M. Gallard), le goudron, le chloral (en crayons), suivant la formule que j'ai fait connaître en 1872, le chloral en solution (Dr Antonio di Bernardo, de Sicile), le métachloral (Dr Beaumetz), l'iodure de potassium, l'iodoforme, le nitrate acide de mercure, le bi-chlorure de mercure, l'acide chromique, l'acide sulfurique, les solutions de chlorure d'antimoine, les pâtes de Canquoin, de Vienne, le caustique Filhos (deux parties de potasse contre une partie de chaux vive), et enfin le fer rouge.

La plupart de ces agents caustiques, on le voit, sont des plus faibles. Préconisés par les praticiens qui cautérisent, quand même, les ulcérations les plus légères, imbus de l'idée qu'en guérissant l'ulcération, ils guérissent les accidents qui en résultent, je ne saurais les employer ; le lecteur en comprendra les raisons, s'il veut bien tenir compte de tout ce que j'ai dit sur ce sujet. Suivant moi, les ulcérations qui doivent seules être traitées, je le répète, sont celles qui sont profondes, phagédéniques, fongueuses, saignantes, atoniques et rebelles au traitement de la métrite ; aussi, il convient de s'adresser tout de suite aux agents jouissant d'une puissance énergique. Parmi ces agents, j'ai recours tantôt au chloral, que j'emploie sous forme de crayons, à la dose de 3 grammes, incorporé à du gluten ou à du beurre de cacao en quantité suffisante. Ce médicament peut encore être déposé, sous forme de poudre, à la surface de l'ulcération, ou employé en solution comme le fait le Dr Antonio di Bernardo (de Sicile) à la dose de 2 grammes pour 25 grammes d'eau. La solution de chloral dont je me sers ordinairement est de 5 grammes pour 100 grammes d'eau. Je prescris surtout cette solution en irrigations lorsque les sécrétions des surfaces ulcérées sont purulentes, fétides, lorsqu'elles irritent les muqueuses vaginale et vulvaire et qu'elles donnent lieu à une démangeaison excessive. Sous cette influence, les sécrétions sont promptement modifiées, les démangeaisons cessent rapidement. On pourrait enfin employer le chloral à l'état de métachloral en crayons préparés par M. Limousin. Tantôt je donne la préférence à l'acide nitrique. Ce médicament demande à être manié avec précaution. Je trempe dans le liquide l'extrémité ouatée d'une petite tige de bois, et je touche à peine un ou deux points de la surface ulcérée. Avant de placer un tampon de ouate qui doit embrasser tout le col, afin qu'il n'y ait aucun contact entre la surface cautérisée et la paroi vaginale, j'essuie le col avec un pinceau de ouate, afin qu'il ne reste aucune parcelle du liquide caustique qui pourrait produire de grands désordres. Le tampon de ouate, laissé à demeure, pourrait être imbibé d'une solution de bicarbonate de soude qui, venant neutraliser ce qu'il reste d'acide, empêche toute action ultérieure sur les parois du vagin. Ce moyen a été préconisé par un auteur dont je regrette de ne pas connaître le nom. On le trouve indiqué dans le mémorial de thérapeutique. Je renouvelle cette cautérisation toutes les semaines jusqu'au moment où la cicatrisation commence, où l'ulcération se rétrécit, alors j'abandonne l'ulcération à elle-même; le traitement de la métrite qui a été continué pendant toute cette période, suffit pour achever la guérison; ou bien, pour activer celle-ci, je place tous les deux jours sur l'ulcération un petit tampon de ouate recouvert d'un glycérolé au bismuth ou d'une pommade à l'iodoforme, au tannin.

Certains auteurs préfèrent le nitrate acide de mercure, l'acide chromique, l'acide sulfurique. Ces divers agents demandent, comme le précédent, à être maniés avec la plus grande prudence, afin d'éviter le contact avec la muqueuse vaginale, l'inflammation consécutive et les cicatrices qui pourraient en résulter. On se sert, comme pour l'acide nitrique, d'une petite baguette de bois à l'extrémité de laquelle on enroule une légère couche d'ouate; on trempe l'extrémité de cette baguette ouatée dans la substance caustique, et l'on touche légèrement un ou plusieurs points de l'ulcération. Après quoi, il est prudent de faire un lavage à grande eau, afin d'entraîner, de délayer l'excès du caustique; puis on met un tampon de ouate au contact du col. Lorsqu'on se sert du nitrate acide de mercure, il faut avoir soin de ne pas laisser un excès de liquide et de ne pas renouveler trop souvent les cautérisations; car on pourrait voir survenir la salivation.

Pour modifier les ulcères séniles qui se montrent après la ménopause, et qui résistent à tous les moyens graduellement employés contre les ulcérations du col chez les jeunes femmes, le Dr Robert Ellis les cautérise avec une boulette de coton trempée dans le liquide suivant :

Acide nitrique concentré..........	16	grammes.
Nitrate d'argent pulvérisé.........	2	—

L'escharre met environ quinze jours à se détacher. Lorsqu'elle est tombée, il répète la cautérisation de la même manière. Lorsque cette nouvelle escharre est détachée (au bout de dix jours environ), il touche très exactement toute la surface bourgeonnante avec un crayon de sulfate de cuivre. Les applications du crayon sont ensuite répétées avec les mêmes soins une fois par semaine, jusqu'à cicatrisation complète.

L'acide chromique, dont l'énergie est considérable, et se rapproche beaucoup de celle du fer rouge, donne une escharre sèche, jaunâtre. L'action de ce caustique, comme celle de tous les caustiques énergiques, s'étend toujours au delà du point touché; aussi faut-il savoir que l'escharre sera toujours plus grande qu'on ne le croit, d'où le précepte de ne toucher qu'en un seul point et très légèrement. Ce caustique est employé par MM. Gallard, Siredey, Kœberlé. Ce dernier l'emploie sous forme de cristaux qu'il dépose sur la surface ulcérée, à l'aide d'un tortillon de charpie. L'escharre produite présente une épaisseur de 2 à 3 millimètres et se détache du dixième au quinzième jour. Il faut avoir soin de pratiquer un lavage à grande eau, et de n'employer ces cristaux qu'avec précaution, car plusieurs fois M. Kœberlé a vu survenir des vomissements. Pour juger d'ailleurs de l'activité de ce caustique, il suffit de laisser exposé à l'air, quelques secondes, le pinceau de charpie qu'on a trempé dans le flacon renfermant ce liquide, on le voit aussitôt se carboniser sous l'influence de l'action de l'acide. On s'est encore servi du chlorure de zinc et d'antimoine, de la potasse et de la soude caustiques, de la pâte de Vienne, du caustique Filhos. Ces caustiques sont aujourd'hui peu employés, tous déterminent des escharres profondes, difficiles à limiter. Du reste, l'action de tous ces caustiques ne vaut pas celle du fer rouge, qui est et restera toujours l'un des meilleurs agents de la médication utérine. La cautérisation à l'aide du cautère actuel, du thermo-cautère ou du cautère Paquelin, ne doit être pratiquée que tous les mois, huit jours après ou avant l'époque menstruelle. J'ai indiqué, à propos du traitement de la métrite, les précautions qu'il faut prendre pour pratiquer cette cautérisation et toute cautérisation en général.

Lorsqu'une femme atteinte de métrite devient enceinte, les ulcérations prennent un aspect particulier : elles sont violacées; elles deviennent facilement saignantes, fongueuses; rarement il est nécessaire de les cautériser. Toutefois, si elles donnaient lieu à de graves accidents résultant, par exemple, d'une sécrétion purulente abondante, d'une hémorrhagie, il faudrait recourir à un traitement assez énergique. A cet effet, on a préconisé la solution au nitrate d'argent. En pareil cas, je m'adresse le plus ordinairement à l'acide nitrique ; j'en ai toujours obtenu d'excellents résultats.

Jusqu'à présent je n'ai eu en vue que l'ulcération qui occupe la surface extérieure du col. Quelle conduite tenir lorsqu'elle a son siège dans la cavité cervicale ? Dans ce cas, les auteurs recommandent de la cautériser, soit à l'aide d'un crayon d'azotate d'argent (M. Gallard), soit à l'aide d'un crayon de tannin (Becquerel et Rodier) ou d'iodoforme (M. Leblond), que l'on retire immédiatement ou qu'on laisse à demeure dans la cavité cervicale, retenu par un tampon de ouate placé au contact du col, soit, enfin, à l'aide d'un pinceau imbibé d'une solution caustique et également porté dans la cavité cervicale.

Je ne saurais approuver l'emploi de crayons laissés à demeure ; car non seulement ils occasionnent par leur présence des douleurs insupportables, mais encore on ne peut limiter exactement leur action caustique. Aussi je préfère cautériser la cavité cervicale avec un crayon au nitrate d'argent ; à cet effet, je me sers de mon porte-caustique que j'introduis jusqu'au niveau de l'orifice interne; arrivé à ce niveau, je fais saillir la tige chargée de nitrate d'argent et je la laisse quelques secondes, huit à dix au plus, au contact des tissus altérés, puis je retire l'instrument non fermé, afin de cautériser l'orifice externe. Au bout de quarante-huit heures, alors que l'écoulement purulent, mêlé de débris épithéliaux et muqueux noirâtres, annonce que l'élimination des tissus mortifiés se produit, il faut introduire tous les jours ou tous les deux jours le cathéter utérin, afin de détruire les adhérences qui se formeraient entre les deux surfaces du col, et de prévenir en outre la formation de cicatrices vicieuses. Dans certains cas même, alors que la cautérisation a été profonde, il est prudent de mettre dans la cavité cervicale une petite tige de laminaire, creusée en tube, ou seulement une petite sonde en gomme, afin de permettre d'une part au liquide leucorrhéique de s'écouler, et d'autre part d'empêcher la formation d'adhérences ou de cicatrices. C'est faute de ne pas avoir pris cette précaution, qui ne doit jamais être négligée, alors que le médecin cautérise l'orifice externe ou la cavité cervicale, que je vois si souvent des rétrécissements soit de l'orifice externe, soit de la cavité cervicale, avec tous les accidents qu'ils déterminent.

Enfin le docteur O. Herrick (1) (de Greenville) a eu l'idée de traiter les ulcérations du col de l'utérus par le galvanisme. Il en a obtenu de très bons effets. Chez une femme atteinte d'une descente de matrice et d'une ulcération du col, il appliqua d'abord un pessaire, formé d'un anneau de caoutchouc et d'une tige faite de deux forts fils d'argent réunis à mi-longueur et tordus ensemble. Des fils élastiques, passant à travers l'extrémité saillante de cette tige, s'attachaient à une ceinture et maintenaient ainsi l'appareil en position. Puis il fit un petit sac en peau de chamois, long de 5 centimètres sur 2 et demi de large, il l'attacha au devant de la ceinture, y introduisit une éponge humectée de vinaigre et un petit carré de zinc muni d'un fil de cuivre dont l'autre bout s'attachait à l'extrémité du pessaire. Il avait ainsi un appareil galvanique analogue à celui que le docteur Mill avait employé pour le traitement des ulcérations résultant du séjour prolongé au lit. Au bout de huit jours, cette ulcération, qui avait résisté à tout traitement, était guérie. Dans deux autres cas, Herrick aurait obtenu les mêmes résultats.

e. *Rétrécissements du canal cervical, des orifices du col.* — Les rétrécissements aigus ne réclament aucun traitement particulier.

(1) *The medical Record*, 1878, et *Mouvement médical*, 1878.

Ils sont passibles du traitement dirigé contre la métrite. C'est dans ce cas surtout que les applications de sangsues sur le col rendent de grands services. Il ne faut pas hésiter à avoir recours à ces applications, à les répéter, alors qu'au moment de la période menstruelle on voit survenir les accidents qui accompagnent la dysménorrhée, l'aménorrhée. C'est de même dans les rétrécissements aigus que les fomentations émollientes, les bains émollients avec canule vaginale, rendent de si grands services. En faisant cesser la congestion inflammatoire, le gonflement de la muqueuse, ces moyens rendent au canal cervical sa perméabilité. Quant aux rétrécissements chroniques, ils nécessitent l'emploi de moyens chirurgicaux les plus variés, que l'on peut étudier sous deux chefs principaux : la dilatation, l'incision. La dilatation est brusque ou lente, progressive. Dans le premier cas, elle s'exécute au moyen d'instruments appelés dilatateurs ; dans le deuxième cas, on la produit au moyen de substances spongieuses dont le volume augmente au contact des liquides. Parmi ces substances, je citerai surtout la laminaire et l'éponge préparée. La laminaire doit être préférée, à cause de la disposition tubulée qu'on peut lui donner et qui permet aux liquides utérins sécrétés de s'écouler. La rétention de ces liquides dans la cavité utérine, en effet, par suite de l'application de ces corps dilatants, est une source fréquente de douleurs violentes, de coliques ; aussi est-il nécessaire de favoriser leur écoulement en introduisant des corps qui, tout en dilatant l'orifice interne ou le de canal cervical, permettent aux liquides utérins de ne pas séjourner dans la cavité utérine. Ce résultat est obtenu, je le répète, avec la laminaire.

L'incision ou hystérotomie se fait, soit sur l'orifice externe, soit sur le canal cervical, soit sur l'orifice interne, au moyen soit du bistouri, soit d'instruments particuliers appelés hystérotomes. Dans ces derniers temps, M. le docteur Leblond a préconisé l'électrolyse; il a pensé que, par analogie avec ce qui se fait pour la destruction des rétrécissements de l'urèthre, on pouvait le faire pour les rétrécissements du col de l'utérus. Le résultat a été des plus satisfaisants.

Je me borne pour l'instant à cette simple énumération des moyens thérapeutiques dirigés contre les rétrécissements chroniques, me proposant de les examiner en détail, de les apprécier, lorsque j'étudierai la thérapeutique de la dysménorrhée.

Lorsqu'il s'agit d'un pseudo-rétrécissement, c'est-à-dire lorsque l'imperméabilité des orifices ou du canal cervical est le fait d'une déviation de l'axe utérin ou d'une tumeur du voisinage qui comprime le canal ou lui fait subir une déviation, le traitement est tout autre. Il faut s'adresser à ces altérations, il faut les combattre. Je m'expliquerai plus longuement à ce sujet, lorsque j'étudierai les déviations utérines.

f. *Métrite exfoliatrice.* — Lorsque la métrite s'accompagne d'une exfoliation de la muqueuse, il faut tout d'abord s'adresser à la métrite, à sa nature. En effet, cette inflammation reconnaît le plus souvent pour origine un des états constitutionnels que j'ai considérés comme cause première de la métrite. C'est donc à combattre ces états qu'il faut d'abord s'appliquer. J'ai déjà fait connaître le traitement qu'il faut diriger contre la métrite constitutionnelle ; je vais y revenir bientôt, il n'est donc pas nécessaire d'y insister pour le moment. Tout en instituant ce traitement, il est parfois nécessaire de combattre les crises douloureuses qui surviennent au moment des époques menstruelles. Le médecin les combat au moyen des émollients et des narcotiques employés sous toutes les formes. Puis si le traitement général et les moyens palliatifs ne suffisent pas, il est de toute nécessité alors de modifier la surface de la muqueuse utérine. Pour ce faire, je cautérise cette surface à l'aide de mon porte-caustique, tout comme s'il s'agissait d'une leucorrhée ou d'une métrorrhagie rebelle. J'ai toujours réussi en pareil cas à guérir la malade en peu de séances. Dernièrement encore j'ai dû ainsi procéder dans un cas de métrite exfoliatrice datant de huit ans. La malade qui était restée stérile, après dix ans de mariage, est devenue enceinte immédiatement après sa guérison, et est heureusement accouchée.

Parfois, en même temps, il existe un rétrécissement de l'orifice interne qui augmente les douleurs qui surviennent toujours dans la métrite exfoliatrice au moment de la période menstruelle. Dans ce cas il est nécessaire de procéder à la dilatation du canal et de cet orifice, avant de pratiquer la cautérisation de la cavité interne de l'utérus.

g. *Déviation utérine.* — Lorsque la déviation utérine prédomine au milieu des symptômes et des accidents de la métrite, et qu'elle est par cela même une cause d'aggravation dans les souffrances de la malade, il est de toute nécessité, tout en traitant la métrite, cause première de cet accident, de remédier, autant que faire se peut, à cette nouvelle source des douleurs abdominales.

Pour cela, tant que l'état inflammatoire aigu et subaigu dure, il faut prescrire à la malade un repos absolu au lit, il faut qu'elle évite autant que possible tout mouvement qui, en déplaçant la matrice, occasionne non seulement des douleurs, mais encore peut être la cause des plus graves accidents, se développant notamment du côté du péritoine. Puis, lorsque la déviation persiste, malgré la cessation de l'inflammation utérine, il faut avoir recours à des moyens de contention de l'utérus, moyens qui ramènent cet organe dans sa direction normale et font cesser ainsi les souffrances de la malade, et la préservent de nouveaux accidents qui retardent d'autant la guérison de la métrite. Ces moyens sont de deux ordres. Les premiers agissent sur l'utérus par l'intermédiaire des parois abdominales : ce sont les différentes variétés de ceinture hypogastrique ; leur action n'est utile que dans le cas d'antéversion ou d'antéflexion ; elle est nulle dans la rétroversion ou la rétroflexion. Les deuxièmes agissent sur l'utérus lui-même, soit qu'ils soient placés dans le vagin, soit qu'ils soient introduits dans le rectum. Ils consistent tantôt dans des tampons de ouate qui remplissent les culs-de-sac, tantôt dans des instruments connus sous le nom de redresseur utérin, tantôt, enfin, dans des appareils connus sous le nom de pessaires. A propos du traitement des déviations utérines en général, j'en ferai connaître toutes les variétés et j'apprécierai leur action. Dans certains cas, le séjour de ces instruments, soit dans l'utérus, soit dans le vagin, n'est pas supportable, à cause des douleurs qu'ils occasionnent ; on est obligé d'introduire alors dans le rectum de longs tampons qui relèvent l'utérus surtout dans le cas de rétroversion ou de rétroflexion. Ces tampons peuvent être enduits de pommades calmantes qui agissent à leur tour en procurant du soulagement à la malade. Quel que soit le moyen de contention employé, le traitement de la métrite sera continué, et lorsque celle-ci sera guérie, la matrice reprendra sa position normale, à moins qu'elle n'ait contracté des adhérences avec les organes voisins, adhérences qui la maintiennent dans sa position vicieuse.

h. *Stérilité.* — La stérilité étant un accident fréquent de la métrite, elle doit préoccuper le médecin, au point de vue du traitement, tout autant que les divers accidents que je viens de passer en revue et qui impriment à cette inflammation une modalité particulière. La stérilité n'exige pas, comme la leucorrhée, la ménorrhagie, etc., etc., un traitement spécial ; son traitement est celui de la métrite et des lésions qui en sont la conséquence. C'est donc à bien les reconnaître, puis à les traiter suivant les principes que je viens de développer, que le médecin doit s'appliquer. En le faisant, il verra ses efforts récompensés par l'apparition d'une grossesse, dont l'absence fait le plus ordinairement le désespoir de la femme.

i. *Lymphangite et adénite péri-utérines* (adéno-lymphite de M. A. Guérin). — Je l'ai dit, l'inflammation des lymphatiques et des ganglions du petit bassin est parfois si vive, si intense, qu'elle prime les symptômes de la métrite ; il est donc nécessaire, tout en traitant l'inflammation utérine, origine de cette lymphangite et de cette adénite, de diriger contre celles-ci un traitement spécial. En général, il ne faut pas, en pareil cas, appliquer sur le col des sangsues, parce que cette application est plus souvent nuisible qu'utile ; il vaut mieux avoir recours à une application de sangsues soit sur la région hypogastrique, soit au niveau des fosses iliaques. En même temps je fais introduire dans le vagin des cataplasmes Lelièvre, et, si ceux-ci ne sont pas supportés, cas assez commun, à cause des douleurs intolérables qu'ils suscitent dans le bassin, je fais placer dans les culs-de-sac vaginaux de tous petits tampons de ouate recouverts d'une pommade résolutive et calmante. J'emploie notamment la suivante :

Axonge	30	grammes.
Iodure de potassium	10	—
Extrait de belladone	4	—

F. s. a.

Grâce à ce pansement répété tous les jours, je vois la douleur quelquefois si vive de l'adéno-lymphite se calmer et la tumeur ganglionnaire disparaître peu à peu.

j. *Vaginite; vulvite.* — Le traitement local émollient dirigé contre la métrite suffit ordinairement pour guérir la vaginite et la vulvite. Il est cependant nécessaire de traiter parfois directement cette inflammation vaginale et vulvaire. Pour cela il faut employer soit des irrigations astringentes ou légèrement caustiques, telles que la solution chloralée, soit introduire dans le vagin des tampons de ouate, contenant des substances astringentes telles que l'alun, le tannin, le bismuth, etc., etc. Quant à la vulvite, on la traite au moyen de cataplasmes d'amidon, de fécule de pommes de terre, de linges imbibés dans une décoction de sureau, de myrrhe. Un des symptômes fréquents et douloureux de la métrite chronique est, ai-je dit, le prurit vulvaire qui tantôt résulte du contact irritant des mucosités utérines et vaginales, tantôt constitue un phénomène purement nerveux d'ordre réflexe. Ce phénomène morbide est parfois rebelle, il résiste à toute médication; on l'attaque soit avec des lotions d'eau froide pure ou mélangée avec une certaine quantité d'extrait de saturne, soit avec des lotions faites avec la solution de Gowland, recommandée par M. Gallard :

Émulsion d'amandes amères........	200 grammes.
Chlorhydrate d'ammoniaque......	āā 10 gr.
Bichlorure de mercure..........	

Mélangez.

Ces lotions peuvent de même être faites avec la solution suivante recommandée par Meigs :

Biborate de soude.................	15 grammes.
Eau de roses......................	120 —
Sulfate de morphine...............	0,30 centig.

M. s. a.

Je donne la préférence à la solution chloralée suivante :

Eau................................	100 grammes.
Hydrate de chloral................	5 —
Essence d'eucalyptus..............	1 —

F. s. a.

k. *Inflammation de la vessie, du rectum.* — La cystite complique souvent la métrite. Il est donc nécessaire de la traiter. Pour cela, le médecin prescrit les boissons émollientes, mucilagineuses ou balsamiques, suivant le cas, les eaux alcalines ou légèrement magnésiennes en boissons, s'il existe une cuisson uréthrale produite par le passage d'urines épaisses et bourbeuses.

Pour combattre l'inflammation du rectum, il faut avoir recours aux lavements froids ou tièdes d'eau pure ou additionnée de poudre d'amidon et de cinq à six gouttes de laudanum de Sydenham, aux suppositoires opiacés.

Polypes. — Kystes. — Il n'est pas rare de voir survenir à la suite de l'inflammation utérine de petits polypes, des kystes qui ne sont qu'un résultat de l'hyperplasie exagérée des papilles ou des follicules de la muqueuse. Ces polypes, ces kystes, pouvant devenir la source de quelques accidents, tels que douleur, leucorrhée, métrorrhagie ou ménorrhagie, exigent un traitement spécial. Il faut enlever les uns, ouvrir les autres, puis cautériser la surface d'implantation du polype ou la cavité du kyste.

§ 110. Traitement des phénomènes sympathiques. — Les phénomènes sympathiques qui se développent sous l'influence de la métrite impriment à cette affection, ai-je dit, une modalité des plus variables qui est la cause de nombreuses erreurs de diagnostic. En général, ils disparaissent avec la cause qui les tient sous sa dépendance, c'est-à-dire la métrite. En même temps que l'inflammation utérine se résout, les symptômes sympathiques se modifient et cessent. L'observation de tous les jours montre qu'il en est souvent ainsi. Il n'est pas de médecin qui ne constate journellement la guérison de troubles gastro-intestinaux, de troubles nutritifs et de troubles nerveux, rien que par le fait de la guérison de la métrite. Les exemples nombreux que j'ai cités dans la première partie de ce traité confirment cette manière de voir. Il n'est donc pas nécessaire, la plupart du temps, de s'adresser directement à eux ; il suffit de traiter la métrite. Pourtant il est des cas où, par suite de la violence, de l'intensité de ces accidents sympathiques, il est de toute nécessité de les combattre, et cela avec des moyens parfois énergiques. Je ne puis évidemment pas passer en revue tous les symptômes sympathiques et donner l'indication de leur traitement. Il faudrait faire un volume entier de thérapeutique. Je ne puis donc que faire appel à la mémoire de mes lecteurs, et leur dire qu'ils auront souvent à traiter, dans le cours de la métrite, la gastralgie, la dyspepsie, la colique hépatique, la colique néphrétique, la polysarcie, les palpitations cardiaques, l'anémie, la chloro-anémie, l'asthme, les névralgies, les contractures, les paralysies, les troubles intellectuels, les vésanies, l'hystérie. Ils appliqueront à ces troubles organiques si divers le traitement qui convient à chacun d'eux, en ne négligeant pas celui de la métrite.

B. — Traitement général de la métrite.

§ 111. — La médication que je viens d'étudier s'adresse au traitement local de la métrite aiguë ou chronique, à quelques-unes de ces modalités qui nécessitent une intervention qui est d'autant plus efficace qu'elle est appliquée avec vigueur et sans hésitation.

Cette médication s'adresse aussi bien à la métrite constitutionnelle que non constitutionnelle. Mais si, le plus ordinairement, elle suffit à la guérison de la métrite non constitutionnelle, il n'en est plus de même lorsqu'elle est d'origine constitutionnelle. Le médecin est tout étonné de voir qu'elle ne lui rend plus les mêmes services dans un cas pourtant presque identiquement pareil ; il ne saurait en être autrement puisqu'il existe un principe qui non seulement préside au développement de l'affection, mais encore l'entretient. Il est donc nécessaire de faire intervenir une médication appropriée à l'état constitutionnel, une médication qui, modifiant l'organisme, modifiant cet état constitutionnel, met l'affection en état de recevoir une influence plus favorable du traitement local. C'est là la véritable médication générale de la métrite qu'il me reste à faire connaître.

Cette médication consiste dans l'emploi d'agents thérapeutiques tirés de la matière médicale, des eaux minérales, de la thérapie marine, de l'hydrothérapie. Nombre de ces agents thérapeutiques n'agissent pas seulement sur la maladie générale ; ils agissent également sur l'affection locale. Ils ne modifient pas seulement la maladie constitutionnelle, diathésique, cause première de la métrite, ils modifient également la manifestation locale utérine de cette maladie générale ; ils ont à la fois une action spécifique et pathogénétique ; ils constituent donc une ressource précieuse pour le médecin qui peut attaquer à la fois tous les éléments de la maladie. Cette double action, le médecin la trouve dans certains agents de la matière médicale ; mais il la rencontre plus développée, plus efficace dans les eaux minérales, qui possèdent non seulement une action directe, locale ou physico-chimique, dépendant de leur composition chimique, de leur température, de leur mode d'administration, mais encore une action indirecte, générale, émanant de leurs propriétés spécifiques et de leur retentissement dynamique et pathogénétique sur la peau et sur les muqueuses. L'action spécifique s'adresse à la nature de la maladie, l'action pathogénétique aux éléments de l'affection, à sa modalité ainsi qu'à la lésion. Les eaux minérales répondent donc bien au double but que le médecin se propose d'obtenir, combattre d'une part la maladie cause première de la chronicité de l'affection ; combattre d'autre part la lésion et l'affection dans leurs divers modes d'expression.

Quant à l'hydrothérapie et à la thérapie marine, le médecin a surtout en vue, en les ordonnant, d'instituer une médication résolutive, révulsive, sédative, reconstituante de l'organisme altéré. Ces deux médications, tout en rendant de réels services, ne possèdent pas l'action, la valeur thérapeutique de la médication thermale et minérale, car elles n'agissent que sur un terrain peu étendu; leur horizon est plus limité. Elles ne répondent guère qu'aux indications tirées de l'affection et de la lésion, et non, le plus ordinairement du moins, à celles qui naissent de la nature, de l'origine de cette affection, de cette lésion.

Les indications thérapeutiques de la métrite constitutionnelle reposent, non seulement, sur la nature de la maladie constitutionnelle ou diathésique, qui tient cette affection sous sa dépendance, scrofule, arthritis, herpétis, chlorose, syphilis, tuberculose, mais encore sur la forme pathologique, la modalité clinique de la métrite. En effet, dans la métrite constitutionnelle, tout comme dans la métrite non constitutionnelle, la médication n'est pas une; elle est complexe parce qu'elle doit répondre aux diverses expressions pathologiques que présente l'affection. Ces expressions pathologiques, ces modalités cliniques sont tout aussi variables dans la métrite constitutionnelle que dans la métrite non constitutionnelle. Comme dans cette dernière, elles sont en rapport avec l'existence ou la prédominance de tel ou tel symptôme local, de telle ou telle lésion, de tel ou tel symptôme sympathique, de telle ou telle complication. Elles sont surtout en rapport avec la constitution, le tempérament sanguin ou nerveux de la malade. C'est à les bien reconnaître que le médecin doit s'appliquer, car elles seules peuvent lui donner des indications certaines de traitement, elles seules lui permettent d'asseoir sur des base solides la vraie thérapeutique de la métrite.

La médication générale de la métrite constitutionnelle convient de même à la métrite non constitutionnelle. C'est ainsi que les eaux minérales, l'hydrothérapie et la thérapie marine rendent aux médecins et aux malades les plus grands services. Ces divers agents agissent dans ce cas à titre de médication sédative, tonique, reconstituante ou révulsive; ils exercent une action pathogénétique et même générale. Leur choix est indifférent pour le médecin. Il ne se préoccupe nullement de la nature de l'affection. Son seul but est de choisir l'eau minérale, le procédé hydrothérapique qui répond le mieux à l'action qu'il désire obtenir, soit au point de vue local, soit au point de vue de la modalité clinique, soit au point de vue général, c'est-à-dire mettre la malade, ainsi que le dit M. Gallard, en état d'acquérir la force nécessaire pour résister à la fois à l'affection et au traitement destiné à la faire disparaître.

Afin de mettre de l'ordre dans cette étude, je m'occuperai d'abord de la médication générale de la métrite constitutionnelle et diathésique, puis je ferai connaître celle de la métrite non constitutionnelle.

§ 112. Médication générale de la métrite constitutionnelle et diathésique. — Cette médication consiste, ai-je dit, dans l'emploi d'agents tirés de la matière médicale, dans l'emploi des eaux minérales, de la thérapie marine, de l'hydrothérapie. Le choix de ces différents moyens qui possèdent tantôt une action spécifique (je me suis expliqué à ce sujet dans mon étude sur la thérapeutique générale), tantôt une action pathogénétique ou les deux à la fois, est dicté par la maladie constitutionnelle ou diathésique qui tient la métrite sous sa dépendance. Il varie suivant que la métrite est scrofuleuse, tuberculeuse, arthritique, herpétique, chlorotique, syphilitique ; il varie, en outre, suivant la modalité clinique, la manière d'être, le mode réactionnel de la métrite, suivant les symptômes prédominants, les phénomènes sympathiques, les complications, et enfin, suivant la constitution, le tempérament de la malade. C'est ce choix intelligent qui fait le succès du médecin et assure la guérison de la malade.

§ 113. Métrite scrofuleuse. — Lorsque la métrite est scrofuleuse, le médecin prescrit les agents spécifiques de la scrofule, c'est-à-dire l'huile de foie de morue, le brome, l'iode, le vin anti-scorbutique et les autres amers ou dépuratifs. L'huile de foie de morue se donne à la dose de 20, 40 et 60 grammes par jour. Si l'huile de foie de morue n'est pas tolérée, il faut prescrire le mélange suivant, préconisé par Trousseau :

Beurre très frais	300 grammes.
Iodure de potassium	0,15 cent.
Phosphore	0,01 —
Bromure de potassium	1 gramme.
Chlorure de sodium	3 —

A prendre en trois jours sur du pain.

La teinture d'iode se donne à la dose de 5 à 20 gouttes par jour, en ayant soin de la faire prendre pendant le repas dans le liquide qui sert de boisson habituelle; le brome peut se prescrire sous forme de bromure de potassium ou de sodium à la dose de 2 à 4 grammes par jour. Quant au vin et au sirop anti-scorbutiques qui n'agissent guère que par les crucifères qui, entrant dans leur composition, contiennent une plus ou moins forte quantité d'iode, on les fait prendre, chaque jour, le vin, à la dose de 20 à 40 grammes, le sirop à celle de 20 à 80 grammes, dans une ou plusieurs tasses de tisane amère de saponaire, de gentiane, etc.

Ces différents médicaments agissent et sur la maladie générale scrofule et par conséquent sur l'affection utérine. L'iode, en effet, est doué de propriétés excitantes, résolutives et substitutives, capables d'amener la résorption des néoplasmes inflammatoires. C'est donc dans les cas de métrites chroniques atoniques, hyperplasiques, d'inflammation portant surtout sur le parenchyme avec augmentation de volume du corps ou du col, dans quelques cas d'endométrite où la muqueuse est hypertrophiée, recouverte de végétations, qu'il faut avoir recours à cette médication. Parmi les agents pathogénétiques qui modifient assez rapidement les affections scrofuleuses, je placerai en première ligne le soufre. En augmentant l'activité fonctionnelle de la peau, en excitant la diaphorèse, en favorisant l'énergie circulatoire périphérique, ce médicament stimule la résorption des produits plastiques inflammatoires. En outre, il constitue un puissant parasiticide; il détruit la plupart des organismes inférieurs, champignons ou autres, qui agissent comme ferments dans les flux utéro-vaginaux, et il arrête la prolifération si abondante des éléments épithéliaux qui survient dans les inflammations catarrhales de la muqueuse utéro-vaginale. Parmi les préparations de soufre, j'emploie surtout les composés sulfurés, tels que le sulfure de potassium, le sulfure de sodium, en solution à la dose de 20 à 35 grammes dans un bain et j'ai toujours soin de recommander à la malade l'emploi de la canule vaginale, afin que l'eau sulfureuse puisse pénétrer dans le vagin, baigner le col utérin et exercer son action pathogénétique comme elle l'exerce sur la peau dans les affections de cette membrane. Après le soufre, je citerai le chlorure de sodium, le fer, l'arsenic, la ciguë. Ces médicaments possèdent de même une action pathogénétique très puissante. Je les prescris de préférence l'été, lorsque la malade ne peut supporter l'huile de foie de morue. Je donne le chlorure de sodium sous la forme de pilules ainsi composées suivant la formule de mon excellent ami le docteur A. Latour.

Sel marin........................	10 grammes.
Tannin............................	10 —
Conserves de roses................	q. s.

F. s. a. 100 pilules. 4, 6 et 8 par jour, suivant la tolérance de l'estomac.

En même temps je prescris ordinairement le fer sous la forme de tartrate ferrico-potassique à la dose de 10 grammes dissous dans 100 grammes d'eau. La malade prend une cuillerée à bouche de cette solution à chaque repas. D'autres fois j'ai recours aux pilules suivantes :

Tartrate ferrico-potassique..........	10 grammes.
Poudre de castoreum..............	2 —
Poudre de rhubarbe...............	2 —
Safran...........................	1 —
Essence de térébenthine...........	q. s.

F. s. a. 100 pilules ; de 2 à 4 par jour avant le repas.

On peut enfin employer le safran de Mars, le sous-carbonnate de fer associé à l'opium, à la rhubarbe, à la belladone, à l'extrait d'absinthe, selon les indications : douleurs, constipation, aménorrhée. Je fais, de même, un très fréquent usage de l'arsenic que je prescris à l'intérieur, sous forme de la solution suivante :

Eau distillée....................	300 grammes.
Arséniate de soude...............	15 centigr.

F. s. a.

Une cuillerée à bouche dans de l'eau rougie pendant le repas. Je le prescris de même à l'extérieur sous forme de bain dans lequel je fais mettre le mélange suivant :

Arséniate de soude...............	5 grammes.
Chlorure de sodium...............	500 —

Suivant l'action irritante de ce traitement sur la peau, je fais ajouter, ainsi qu'aux bains sulfureux, 500 grammes de gélatine. Pendant la durée de ces bains, la malade doit de même faire usage de la canule vaginale.

M. Hébra associe l'arsenic au fer suivant la formule suivante :

Liqueur de Fowler................	4 grammes.
Teinture de malate de fer........	60 —
Eau de menthe....................	120 —

M. Deux cuillerées à café par jour.

Parfois je prescris la ciguë à l'intérieur sous forme d'alcoolature à la dose de 50 centigrammes à 4 grammes par jour ou sous forme de pilules ainsi composées :

Poudre de semences de ciguë......	10 centigr.
Extrait de ciguë..................	1 —

Pour une pilule. A la dose de 2, 3, 4 et 5 pilules par jour.

Enfin on pourra avoir recours à l'arséniate d'or, à la dose de un à deux milligrammes, lorsque la scrofule s'accompagne surtout d'anémie et de chlorose.

Telle est la médication générale que je fais suivre, à l'hôpital et dans ma clientèle, aux malades atteintes de métrite scrofuleuse, pendant l'hiver, et lorsque les malades ne peuvent aller faire une saison dans les diverses eaux minérales et thermales dont l'action est des plus efficaces sur la scrofule.

Ces eaux, on le sait, sont nombreuses, et sous ce rapport la France ne laisse rien à désirer; aussi les médecins gynécologues sont assurés d'avoir les moyens de guérison les plus complets. Dans la première partie de ce traité, je me suis expliqué sur la composition des eaux minérales, j'ai fait connaître leur constitution chimique, afin que le médecin puisse savoir ce qu'il fait. Je n'ai donc pas à y revenir et je n'ai qu'à donner les indications qu'elles comportent dans le traitement de la métrite constitutionnelle et de ses diverses modalités.

Parmi les eaux minérales et thermales qui sont spécialement applicables au traitement de la métrite scrofuleuse, je trouve d'abord les eaux chlorurées-sodiques, bromo-iodurées. Ces eaux qui contiennent du chlorure de sodium en proportion variable, depuis un gramme jusqu'à 216 grammes par litre, du brome et de l'iode en quantité notable et thérapeutique, sont constituées, on le voit, par les agents médicamenteux que j'ai considérés comme spécifiques de la scrofule. Elle possèdent, comme eux, une action reconstituante, fondante et résolutive, plus ou moins forte, selon leur degré de minéralisation qui permet de les adapter aux différentes modalités que revêt la métrite, suivant la prédominance des symptômes locaux, des symptômes sympathiques, suivant les complications qu'elle présente, suivant la constitution et le tempérament des malades.

Ces eaux prises en boissons, comme celles de Balaruc (Hérault), de Bourbonne-les-Bains (Haute-Marne), exercent d'abord leur action sur la scrofule, sur le tempérament lymphatique. Administrées comme topiques, en facilitant leur introduction dans le vagin au moyen de la canule vaginale, pendant la durée du bain, elles exercent une action cicatrisante sur les ulcérations; elles ont des effets résolutifs sur les engorgements torpides qui caractérisent, en général, la métrite scrofuleuse. Elles possèdent, en outre, une action sur l'anémie, sur la chloro-anémie qui, on le sait, accompagnent si souvent les affections utérines, action qui n'est pas à dédaigner. Par suite de l'excitation, de la stimulation générale qu'elles produisent sur tous les tissus, elles surexcitent le système nerveux, la circulation locale et générale, et activent ainsi les échanges nutritifs, d'où leur action tonique, reconstituante. A côté des eaux chlorurées-sodiques, bromo-iodurées, spécifiques de la scrofule, je place les eaux sulfureuses qui, si elles n'ont aucune action spécifique, possèdent du moins une action pathogénétique puissante que le médecin doit rechercher. Elles sont stimulantes, excitantes, résolutives, reconstituantes. Certaines d'entr'elles, comme Saint-Gervais (Haute-Savoie), Saint-Sauveur (Hautes- Pyrénées), etc., ont en outre une action sédative, hyposthénisante, par suite de la glairine ou de la barégine qu'elles contiennent. Saint-Sauveur possède, en plus, des propriétés astringentes et hémostatiques remarquables. D'autres, telles que Challes (Savoie), Gréoulx (Basses-Alpes), renfermant en même temps du brome et de l'iode, ont, outre l'action pathogénétique propre aux eaux sulfureuses, une action réellement spécifique.

Le médecin ne saurait se contenter de savoir qu'il doit adresser sa malade, atteinte de métrite scrofuleuse, aux eaux chlorurées sodiques, bromo-iodurées, aux eaux sulfureuses. En vrai clinicien qu'il est, il sait que ces eaux ne peuvent convenir indistinctement à toute métrite scrofuleuse, que celle-ci est trop variable dans sa manière d'être, pour répondre à cette simple et unique indication: eaux chlorurées-sodiques, bromo-iodurées, eaux sulfureuses ; il sait en outre que ces eaux ont une constitution chimique des plus variables et que, par cela même, leur emploi ne peut s'adapter à n'importe quelle métrite ; que, outre l'affection, sa nature, il faut tenir compte de sa manière d'être, de sa modalité clinique, du tempérament de la malade, etc., etc. Il est donc obligé de faire un choix, de choisir dans le groupe de ces eaux celles qui conviennent à la modalité de l'affection utérine, à sa manière d'être, aux phénomènes sympathiques qui l'accompagnent, aux complications qu'elle présente, à son mode réactionnel variant avec la constitution, le tempérament de la malade. Pour répondre à toutes ces indications le médecin se basera sur le degré de minéralisation de ces eaux, sur leur constitution chimique, sur leur température. Dans la première partie de ce traité, me basant sur leur minéralisation, sur leur action, j'ai divisé les eaux chlorurées-sodiques, bromo-iodurées en trois groupes. Dans le premier se rangent les eaux froides, mais fortement minéralisées, d'Arbonne (Savoie), de Salies (Basses-Pyrénées), de Salins (Jura), de Moutiers-Salins (Savoie); dans le second, les eaux thermales, mais moins minéralisées, de Balaruc (Hérault), de Bourbonne-les-Bains (Haute-Marne), de Bourbon-l'Archambault (Allier); dans le troisième, enfin, les eaux thermales, très faiblement minéralisées, rangées dans la classe des eaux amétalliques, de Bourbon-Lancy (Saône-et-Loire). Ces trois groupes répondent aux diverses modalités de l'inflammation utérine. S'il s'agit, en effet, d'une métrite chronique, caractérisée par une augmentation considérable du volume de l'organe, du corps ou du col, par une mollesse des tissus, par une coloration blafarde des lésions, s'il existe une ulcération irrégulière, fongueuse, une sécrétion leucorrhéique abondante, louche, avec tendance à la purulence, si la métrite est indolente, torpide, si elle ne s'accompagne d'aucune réaction inflammatoire, d'aucune complication, si la lymphangite et l'adénite péri-utérines sont chroniques, indolentes comme l'affection utérine qui leur a donné naissance, si, en un mot, la métrite présente tous les caractères que j'ai reconnus à la métrite scrofuleuse, et surtout si elle existe chez une femme qui possède au plus haut degré les attributs de la scrofule, le médecin choisit sans hésiter les eaux chlorurées-sodiques, bromo-iodurées, fortement minéralisées, telles que celles de Salies (Basses-Pyrénées), de Salins (Jura), de Salins-Moutiers (Savoie). Il peut choisir de même l'eau sulfureuse, goudronnée, arsénicale et iodurée de Saint-Boès (Basses-Pyrénées) qui, suivant M. le Dr Bousquet (de Marseille), prise en boisson et en injection agit énergiquement sur cette forme de métrite scrofuleuse.

Si, la métrite, au lieu d'être généralisée, comme dans le cas précédent, affecte plutôt la muqueuse que le parenchyme, si elle ne présente qu'une ulcération folliculaire superficielle, une leucorrhée plus ou moins abondante, plus ou moins purulente, si les ménorrhagies sont peu abondantes, le tout existant chez une femme qui ne présente que des scrofulides bénignes, le médecin laisse de côté les eaux froides et fortement minéralisées pour choisir les eaux thermales, mais moins fortes comme minéralisation, telles que Balaruc (Hérault), Bourbonne-les-Bains (Haute-Marne), Bourbon-l'Archambault (Allier).

Si, enfin, la métrite, au lieu d'exister chez une femme à tempérament lymphatique, mou, sans réaction, existe chez une malade jouissant d'un tempérament sanguin prononcé et se traduit par des ménorrhagies, par des métrorrhagies abondantes, par des poussées inflammatoires fréquentes, par des recrudescences survenant à la moindre influence, si l'adéno-lymphite est douloureuse, survenant par poussées, ou bien si elle existe chez une femme douée d'un tempérament nerveux, atteinte de névralgies diverses, si elle s'accompagne de douleurs utérines vives, exquises, si, en un mot, la métrite est irritable, excitable, il conseille des eaux si faiblement minéralisées que les auteurs les ont rangées dans la classe des eaux amétalliques, inermes ou indéterminées, telles que celles de Bourbon-Lancy (Saône-et-Loire).

Ces mêmes modalités de la métrite servent de guide dans le choix d'une eau sulfureuse. Dans le premier cas, c'est-à-dire dans la métrite généralisée, portant à la fois sur le parenchyme et la muqueuse, sans réaction, ni complication, dans la métrite torpide, en un mot, le médecin a recours aux eaux sulfureuses fortes sodiques de Luchon (Haute-Garonne), de Cauterets, de Barèges (Hautes-Pyrénées), qui sont toujours préférables à Enghien, à cause de la beauté des sites et de la pureté de l'air des montagnes, conditions qui ne sont pas à négliger par le médecin, bien qu'elles ne viennent qu'en seconde ligne. Dans le second cas, lorsque la métrite est plus légère, lorsque l'inflammation affecte plutôt la muqueuse, il prescrit des eaux sulfureuses plus faibles, celles d'Aix (Savoie), de Saint-Gervais (Haute-Savoie), ou bien il donne la préférence aux eaux sulfureuses et bromo-iodurées de Challes (Savoie), de Saxon (Suisse), d'Allevard (Isère), de Gréoulx (Basses-Alpes), qui possèdent à la fois une action pathogénétique qu'elles doivent au soufre et une action spécifique grâce aux bromures et aux iodures qu'elles contiennent. Ces mêmes stations sont encore utiles lorsqu'il s'agit de faire un traitement mixte, dans le cas, par exemple, d'une métrite scrofuleuse développée sur un sujet syphilitique. Les eaux sulfureuses et chlorurées sodiques d'Uriage (Isère), qui doivent à leur composition chimique d'être légèrement excitantes et reconstituantes, rendent de très grands services dans le cas où des scrofules bénignes existent en même temps que la métrite; car elles agissent sur ces deux affections, manifestations d'une même maladie générale, la scrofule.

Mais si la métrite existe chez une femme à tempérament sanguin ou nerveux, si elle s'accompagne de ménorrhag e, de douleurs multiples, il vaut mieux choisir la station de Saint-Sauveur (Hautes-Pyrénées), à cause des propriétés sédatives, astringentes et hémostatiques qu'elle possède.

Il peut arriver que la scrofule coexiste avec une autre maladie constitutionnelle, l'arthritis, l'herpétis, la chlorose ; dans ces cas complexes, l'indication est d'instituer un traitement mixte qui s'attaque, autant que possible, à la fois, au principe même des deux maladies constitutionnelles ou bien au principe de la maladie constitutionnelle prédominante qui tient la métrite sous sa dépendance. Ainsi, si la métrite scrofuleuse existe chez une femme qui présente en même temps des manifestations articulaires, des douleurs musculaires, des éruptions cutanées arthritiques, il faut prescrire les eaux qui contiennent à la fois du bicarbonate de soude et du chlorure de sodium, telles que le Mont-Dore, Royat, Saint-Nectaire, Châteauneuf (Puy-de-Dôme), ou bien les eaux sulfureuses et bicarbonatées sodiques, telles que Amélie-les-Bains, la Preste, Molitg, Olette (Pyrénées-Orientales), qui permettent par le climat sous lequel elles sont situées de continuer le traitement pendant l'hiver, ou bien, enfin, les eaux légèrement excitantes d'Uriage, surtout s'il existe une dyspepsie sympathique de l'affection utérine et si cette dernière n'est pas excitable, irritable.

Si la métrite scrofuleuse existe chez une femme qui présente en même temps des manifestations herpétiques, elle est justiciable des eaux de la Bourboule (Puy-de-Dôme) qui contiennent de l'arsenic et du chlorure de sodium, des eaux excitantes et reconstituantes d'Uriage (Isère), des eaux de Saint-Gervais (Haute-Savoie). Si l'affection utérine est placée sous la dépendance de la scrofule et de la chlorose, elle est combattue avec la plus grande efficacité par les eaux sulfurées et ferrugineuses de Sylvanès (Aveyron). Enfin, si la métrite scrofuleuse a donné lieu à des ulcérations fongueuses, profondes, si l'adéno-lymphite est volumineuse, si elle a peu de tendance à la résolution, la malade est envoyée soit aux eaux chlorurées-sodiques fortes de Salins, de Salies, soit aux eaux sulfureuses bromo-iodurées de Challes ou aux eaux ferro-cuivreuses de Saint-Christau (Basses-Pyrénées) qui possèdent des propriétés éminemment cicatrisantes et résolutives. De même on a recours aux boues de Saint-Amand (Nord), de Dax (Landes), de Barbotan (Gers), s'il existe des névralgies, des douleurs utérines persistantes, si l'adéno-lymphite s'est compliquée d'une cellulite chronique, d'une pelvi-péritonite. La thérapie marine convient parfaitement à la métrite scrofuleuse ; elle est surtout applicable l'hiver. Nos stations des bords de la Méditerranée sont des plus utiles et sont appelées par cela même à rendre de grands services aux femmes débilitées, affaiblies par une métrite rebelle.

§ 114. Métrite arthritique. — La médication spécifique de l'arthritis, on le sait, consiste dans l'emploi des sels de soude, tels que le bicarbonate, le benzoate, le silicate, le salycilate ; elle consiste dans l'emploi de la lithine, du carbonate de chaux, du colchique d'automne. Ces préparations seront prescrites dans le traitement de la métrite arthritique ; c'est ainsi que le médecin ordonnera le bicarbonate de soude à la dose de 2, 4 et 8 grammes par jour, en solution, soit dans une infusion, soit dans un sirop de fumeterre, de pariétaire, le benzoate, le silicate de soude à la dose de 20 à 60 centigrammes par jour, le salycilate à la dose de 1, 2, 3 et 4 grammes par jour. Ce médicament est surtout utile dans l'inflammation utérine arthritique, douloureuse, accompagnée de névralgie. Il doit être pris au moment du repas ; son action doit être surveillée attentivement, et il ne faut l'ordonner qu'après s'être assuré de l'intégrité des fonctions rénales. J'emploie ordinairement la solution suivante :

Eau distillée	300	grammes.
Salycilate de soude	30	—

F. s. a. — Une à deux cuillerées immédiatement avant le repas.

D'autres fois je donne la préférence au salycilate de chaux, surtout lorsqu'il existe de la dyspepsie, facilement accrue dans son intensité par le salycilate de soude. L'action de ce sel est beaucoup plus active que celle du premier; il est d'une préparation plus facile, vu sa plus grande solubilité. Je le prescris suivant la même formule que le précédent.

Quant au colchique d'automne, j'emploie de préférence les semences ou bulbes sous forme de teinture, de poudre, à la dose de 20 à 50 centigrammes par jour, pendant quatre à cinq jours; on cesse la médication pendant une semaine pour la reprendre ensuite. Je fais fréquemment usage de la lithine dans le traitement de cette métrite. Je la donne à la dose de 10 à 30 centigrammes que je fais mettre dans l'appareil à eau de seltz de Briet; de cette manière les malades boivent pendant leur repas, mélangée au vin, de l'eau lithinée. J'ai indiqué cette préparation dans la thérapeutique générale des affections utérines. Dans certains cas, enfin, je prescris le carbonate de chaux à la dose de 1 à 4 grammes par jours, pris avant le repas dans du pain à chanter. Parmi les agents qui possèdent surtout une action pathogénétique, je signale le perchlorure de fer qui agit contre la tendance aux congestions utérines, aux hémorrhagies si fréquentes dans le cours de la métrite arthritique. Je le donne à la dose de 1 à 4 grammes par jour dans un peu d'eau ou dans du sirop de sucre.

Comme médication externe je recommande les bains alcalins (100 à 125 grammes de carbonate de soude par bain), pris tous les deux jours, les bains minéralisés par les sels qu'on retire des eaux-mères de Salins ou de Salies. Quelquefois, j'ai recours aux bains sulfureux additionnés de gélatine; je les prescris surtout lorsque la malade présente les attributs de la scrofule; de même que j'ai recours aux bains arsénicaux, lorsqu'il existe des manifestations herpétiques.

Ces diverses préparations, tout en répondant au traitement de la maladie générale, doivent varier suivant la modalité clinique de l'affection, suivant les troubles sympathiques qui l'accompagnent. C'est ainsi que les sels carbonatés sodiques seront préférés si la malade présente une dyspepsie acescente; que le benzoate, le silicate, le salycilate de soude le seront lorsqu'il existera des douleurs articulaires; que le carbonate de chaux sera choisi de préférence si la dyspepsie est flatulente, si elle s'accompagne de pyrosis; que les sels lithinés, enfin, seront prescrits s'il existe des névralgies utérines, si les articulations sont déformées par une arthrite chronique. Il sera de même utile de donner des sels de magnésie (carbonate et sulfate), des sels de soude (sulfate), si les troubles hépatiques et rénaux (coliques), si la pléthore abdominale, la constipation, l'obésité, prédominent. Dans ces différents cas, je donne la préférence à l'eau d'Hunyadi-Janos, à celle de François-Joseph, à la dose d'un verre à Bordeaux le matin. Ces eaux peuvent être prises tous les matins, et parfois même plusieurs fois par jour avant le repas; elles ne fatiguent pas l'estomac; elles ne provoquent aucunes coliques; elles sont très bien supportées. Elles exercent sur les organes abdominaux une action très nette, elles les décongestionnent, elles préviennent le développement de la tympanite, elles régularisent la circulation abdominale et, par cela même, elles favorisent la nutrition générale, combattent la congestion utérine et suppriment la compression de l'utérus par les intestins. Lorsque la métrorrhagie ou la ménorrhagie existent, j'ai recours au perchlorure de fer, que je donne à la dose de 2 à 4 grammes par jour, ou bien aux pilules de fer et d'ergotine, suivant la formule de M. Gallard. Enfin, je prescris le tartrate ferrico-potassique, si l'anémie, la chloro-anémie, si fréquentes chez les arthritiques, prédominent dans le cours de la métrite.

Lorsqu'il est possible, le médecin devra recourir à l'action des eaux bicarbonatées sodiques. Il s'y adressera d'autant plus volontiers que ces eaux sont presque toutes sursaturées d'acide carbonique, et qu'à ce titre leur digestion est des plus faciles. Ces eaux constituent la médication dite altérante; elles agissent de plusieurs manières sur les manifestations de l'arthritis. Elles neutralisent les acides; elles excitent la peau, et elles exercent ainsi une action révulsive, substitutive. Enfin, elles ont une action dynamique excitante. D'après M. Durand-Fardel, elles seraient, en outre, reconstituantes, résolutives et fondantes. Dans la métrite arthritique, comme pour la métrite scrofuleuse, c'est la modalité clinique qui doit guider le médecin dans son choix de l'eau minérale. Ainsi, si la métrite arthritique est caractérisée par une augmentation de volume de l'utérus, une induration des tissus; si elle s'accompagne de pesanteur, de pléthore veineuse, de douleurs pelviennes, de ménorrhagies fréquentes; si l'adéno-lymphite est aiguë, douloureuse; si elle s'accompagne d'une dyspepsie acescente, de troubles hépatiques, de congestion hépatique, de lithiase biliaire; si elle présente des exacerbations fréquentes;

si surtout cette métrite existe chez une femme jeune, pléthorique, sanguine, le médecin prescrira principalement les eaux bicarbonatées sodiques fortes de Vichy (Allier), de Vals (Ardèche). Il donnera, au contraire, la préférence aux eaux bicarbonatées calciques de Pougues (Nièvre), si la métrite arthritique existe chez une femme atteinte de dyspepsie flatulente, avec vertige, pyrosis. Si l'inflammation affecte principalement la muqueuse, si elle donne lieu à un écoulement leucorrhéique, muco-purulent, abondant, à une ulcération torpide, à une lymphangite et à une adénite péri-utérines chroniques, si la métrite ne présente pas de réaction fébrile, si la femme est débilitée, anémiée, affaiblie par les excès ou les souffrances, et qu'en même temps elle soit nerveuse, présentant des névralgies diverses, surtout utérine, vulvaire, quelquefois du vaginisme, le médecin s'adressera aux eaux bicarbonatées sodiques mixtes, chlorurées, lithinées et ferrugineuses de Royat (Puy-de-Dôme), de Saint-Nectaire, de Châteauneuf (Puy-de-Dôme), de la Malou (Hérault). Je préfère Royat à cause de son aménagement balnéaire, de ses bains à eau vive, à eau courante, qui permettent de donner pendant toute la durée du bain des irrigations vaginales. Il suffit pour cela de remplacer l'installation actuelle, très défectueuse, très mauvaise en ce que ces irrigations, données à l'aide d'un tube communiquant avec un réservoir élevé, possèdent une force en vertu de laquelle l'eau contusionne l'utérus, les culs-de-sac vaginaux, réveille l'inflammation, l'exaspère, ainsi que j'ai eu l'occasion de m'en assurer par la constatation de nombreux cas. Les malades pour lesquelles j'ai été consulté cette année, avaient toutes suivi ce traitement, et toutes étaient revenues de Royat plus malades. Pour obvier à cet inconvénient qui n'appartient pas seulement à Royat, mais encore à toutes les stations thermales où ce système d'irrigation est en vigueur, notamment à Vichy, à Saint-Gervais, à Saint-Sauveur, il suffit, lorsque les bains ne peuvent être donnés à eau courante, de prescrire seulement l'usage de la canule vaginale ; l'eau minérale pénètre dans le vagin et exerce l'action voulue. Lorsque le bain est à eau courante, comme à Royat, il suffit d'adapter au robinet d'écoulement un tube en caoutchouc dont l'extrémité libre est mise par la malade en communication avec la canule vaginale. La malade peut ainsi se donner de temps en temps des irrigations, et le reste du temps, le vagin et l'utérus restent baignés par l'eau minérale. Royat sera encore préféré à cause des douches d'acide carbonique, qu'on peut y donner et qui constituent un excellent sédatif de la douleur, ainsi que l'a fait remarquer mon collègue et ami M. le Dr Fredet. Si la métrite est irritable, sujette à des poussées congestives, douloureuses, intermittentes, très variables en intensité, influencées par les variations atmosphériques, par les causes morales ; s'il existe une lymphangite douloureuse, à répétition, comme la métrite, ayant donné lieu à une cellulite ou à une pelvi-péritonite ; si la femme présente des troubles névropathiques variés, le médecin s'adressera à des eaux faiblement minéralisées, indéterminées, telles que Plombières (Vosges), Néris (Allier), Luxeuil (Haute-Saône), Ussat (Ariège). Si la métrite est légère ; si l'inflammation affecte de préférence la muqueuse ; si elle se traduit par une leucorrhée plus ou moins abondante ; s'il n'existe pas d'ulcération, et qu'en même temps la femme présente des symptômes de gravelle urique ou de lithiase biliaire, le médecin aura surtout recours aux eaux de Vichy (Allier), de Vittel (Vosges), de Contrexeville (Vosges), de Martigny-les-Bains (Vosges), de Capvern (Hautes-Pyrénées).

Le médecin doit-il conseiller les eaux sulfureuses comme traitement de la métrite arthritique franche? Je ne le crois pas. Le soufre, en vertu de son action dynamique générale, est contre-indiqué dans toutes les affections franchement arthritiques. En effet, il les excite, il augmente la congestion, la fluxion et par suite l'inflammation des parties atteintes. Ce qui est vrai pour les affections articulaires, musculaires, cutanées, l'est également pour les affections inflammatoires de l'utérus. Les médecins qui exercent aux eaux minérales sulfureuses ont pu apprécier leur influence pernicieuse dans le traitement de la métrite. J'ai vu, de même, un certain nombre de malades dont la métrite présentait un état aigu des plus prononcés, après un traitement de quelques semaines par les eaux même les plus faiblement minéralisées. Aussi je ne conseille jamais soit les eaux sulfureuses fortes ou faibles de Luchon (Haute-Garonne), de Cauterets (Hautes-Pyrénées), soit les eaux faibles de Saint-Sauveur.

Les eaux sulfureuses ne sont indiquées que dans le cas où la métrite arthritique apparaît sur un sujet primitivement scrofuleux ou doué d'un tempérament lymphatique très accentué. Dans ce cas même, je préfère les eaux douces des Pyrénées-Orientales telles que Amélie-les-Bains, la Preste, Molitg, Olette, aux eaux fortes des Pyrénées-Centrales, telles que Luchon, Cauterets, etc. Il faut, surtout, avant de faire son choix, se baser sur la modalité clinique de la métrite.

En effet, si la métrite, survenue chez une femme arthritique et scrofuleuse, est caractérisée par un écoulement leucorrhéique plus ou moins abondant, par un engorgement, par une augmentation du volume de l'organe, par une ulcération possédant tous les caractères des ulcérations scrofuleuses, c'est-à-dire si elle est irrégulière, blafarde, saignante au moindre contact ; si la métrite est indolente, sans réaction, atonique, sans complication péritonéale; si la lymphangite et l'adénite sont indolentes, généralisées, si surtout les ganglions sont volumineux, s'ils n'offrent aucune tendance à la résolution, les eaux chlorurées-sodiques faibles, telles que celles de Bourbonne-les-Bains (Haute-Marne), de Balaruc (Hérault), qui possèdent à la fois une action spécifique de la scrofule et une action pathogénétique sur la peau, dont elles accélèrent la circulation et favorisent les sécrétions, seront choisies de préférence aux eaux sulfureuses faibles de Saint-Sauveur, des Eaux-Chaudes, de Barèges. Le médecin pourra de même avoir recours aux eaux de Royat, Saint-Nectaire, Châteauneuf (Puy-de-Dôme), eaux bicarbonatées et chlorurées-sodiques, qui agissent à la fois sur la scrofule par le chlorure de sodium et sur l'arthritis par le bicarbonate de soude qu'elles contiennent. Enfin, s'il existe en même temps quelques troubles gastro-interstinaux, tels que dyspepsie, constipation, il enverra sa malade aux eaux sulfureuses faibles, alcalines, chlorurées-sodiques de Saint-Gervais (Haute-Savoie), d'Uriage (Isère). Toutefois si la malade présentait des déformations articulaires, des nodosités, par suite d'un rhumatisme chronique, il faudrait l'envoyer aux eaux sulfureuses faibles d'Aix (Savoie) ou pendant l'hiver aux eaux sulfureuses et bicarbonatées sodiques des Pyrénées-Orientales, telles que Amélie-les-Bains, la Preste, Olette, Molitg.

Si les ulcérations de cette métrite sont profondes, étendues, phagédéniques, on ne peut mieux faire que de les traiter par les eaux de Saint-Christau (Basses-Pyrénées).

Le médecin choisira de préférence les boues de Dax (Landes), de Barbotan (Gers), de Saint-Amand (Nord), si la métrite s'accompagne de douleurs articulaires généralisées, s'il existe un engorgement des tissus péri-articulaires ; s'il existe un engorgement chronique des ganglions et des lymphatiques péri-utérins, ainsi qu'une cellulite et une pelvi-péritonite chroniques.

La métrite arthritique se montre parfois chez une femme qui est en même temps herpétique ; dans ce cas elle se révèle par des lésions superficielles mais stables, par des récidives fréquentes, survenant sous l'influence des causes les plus légères, elle s'accompagne de névralgies localisées aux organes génitaux ou généralisées, de chloro-anémie, de troubles dyspeptiques prononcés ; s'il existe en même temps des affections cutanées, des affections rebelles, tenaces, des muqueuses pharyngées ou bronchiques, le médecin aura recours aux eaux de la Bourboule (Puy-de-Dôme), du Mont-Dore (Puy-de-Dôme) qui contiennent à la fois de l'arsenic et du bicarbonate de soude. Ces eaux seront toutefois contre-indiquées si la lymphangite et l'adénite péri-utérines sont douloureuses, si elles s'exaspèrent facilement, et surtout si elles se compliquent d'une cellulite du ligament large ou d'une pelvi-péritonite. Dans ce cas, il faut préférer les eaux amétalliques de Plombières, de Néris, de Luxeuil.

Les eaux d'Amélie-les-Bains, de Molitg (Pyrénées-Orientales) seront prescrites si la métrite est irritable, excitable, si elle est trop influencée par les climats froids et humides ; elles le seront surtout pendant l'hiver, afin de permettre à la malade un séjour sous un climat plus doux, de faire de l'exercice, de conserver ses forces, de régulariser ses fonctions digestives.

Si, enfin, la métrite arthritique s'accompagne d'une anémie prononcée, ou si elle existe chez une femme qui présente en même temps les attributs de la chlorose, le médecin aura recours aux eaux bicarbonatées sodiques et ferrugineuses du Boulou, de Saint-Martin de Fenouillat, etc., etc. (Pyrénées-Orientales). Cette métrite sera de même traitée par les eaux bicarbonatées mixtes, chlorurées et ferrugineuses de Royat, de Châteauneuf, de Saint-Nectaire (Puy-de-Dôme), eaux qui, par leur installation balnéaire, par la variété des moyens balnéaires employés, suppléent à la quantité des principes ferrugineux, et ont une action aussi énergique que les eaux purement ferrugineuses ; mais ces eaux ne peuvent être prescrites qu'à la condition que la métrite ne soit pas douloureuse, ne soit pas excitable, que l'adéno-lymphite soit indolente.

§ 115. MÉTRITE HERPÉTIQUE. — Lorsque l'herpétis tient la métrite sous sa dépendance, il faut prescrire à la malade un traitement arsenical qui donne les mêmes résultats que pour les affections cutanées. Je l'emploie sous forme d'arséniate de soude et selon la formule que j'ai déjà fait connaître :

Eau distillée	300 grammes.
Arséniate de soude	15 centigr.

F. s. a.

Une cuillerée à bouche prise, pendant le repas, dans de l'eau rougie, ou, matin et soir, dans un sirop de gentiane, de fumeterre, de saponaire, de cresson, etc.

Si l'herpétis et la chlorose existent, chez la même malade, j'associe le fer à l'arsenic, et je prescris les deux solutions suivantes :

Solution A :

Eau distillée	300 grammes.
Pyrophosphate de fer citro-ammoniacal	3 —

Solution B :

Eau distillée	300 grammes.
Arséniate de soude	3 centig.

Une cuillerée à bouche de chaque solution immédiatement avant chaque repas.

A l'extérieur, je recommande les bains arsenicaux composés avec la solution suivante :

Arséniate de soude	5 grammes.
Chlorure de sodium	500 —

J'y fais ajouter 500 grammes de poudre d'amidon, s'il existe une affection cutanée.

S'il existe de la gastralgie, de la dyspepsie, j'y joins les préparations alcalines. Enfin je prescris les bains sulfureux, si l'herpétis coexiste avec la scrofule.

Mais, ainsi que toutes les affections qui découlent de la maladie constitutionnelle, herpétis, la métrite herpétique est en général peu influencée par le traitement général. On connaît toutes les difficultés qui surgissent à chaque instant pour le médecin dans le traitement des affections herpétiques ; on croit avoir triomphé, l'affection reparaît au bout de quelques jours, de quelques mois. Les récidives sont en effet très fréquentes. La métrite n'échappe pas à cette loi générale qui régit cette maladie constitutionnelle. Aussi le médecin n'est jamais assuré d'en avoir triomphé. Les nombreux exemples que j'observe tous les jours ne font que me confirmer de plus en plus dans cette manière de voir. Quoi qu'il en soit, il ne faut jamais désespérer de la guérison. Le médecin doit être aussi tenace dans les différents moyens qu'il dirige contre cette maladie constitutionnelle, contre ses manifestations, qu'elle est elle-même tenace dans sa résistance à la guérison.

Les eaux minérales jouent un grand rôle dans le traitement de cette maladie constitutionnelle. Le médecin y trouve réellement un élément thérapeutique des plus satisfaisants qui, s'il ne guérit pas toujours, du moins produit le plus ordinairement une amélioration qui le console de tous les déboires que lui procure la matière médicale. Parmi toutes les eaux minérales, ce sont spécialement les eaux arsenicales qui lui donnent les plus beaux résultats. Ces eaux, vraiment spécifiques du vice dartreux, constituent l'une des principales ressources de la médication dite altérante ; en outre elles sont toniques, reconstituantes, sédatives.

Le médecin s'adressera donc aux eaux arsenicales les plus fortes, telles que celles de la Bourboule (Puy-de-Dôme). Il prescrira cette eau, si la métrite est accompagnée d'eczéma, de pemphigus du col, du vagin, de la vulve; s'il existe en même temps des manifestations cutanées ou muqueuses de même ordre, et surtout si lamala de présente en plus les attributs de la scrofule ou de la chlorose ; car ces eaux contiennent, on le sait, une certaine quantité de chlorure de sodium. Si la métrite est irritable, douloureuse et subinflammatoire, ou bien si elle existe chez une femme qui présente quelques-uns des attributs de l'arthritis, il choisira de préférence le Mont-Dore (Puy-de-Dôme), dont les eaux contiennent, il est vrai, moins d'arsenic, mais renferment en plus des bicarbonates alcalins qui les rendent sédatives, hyposthénisantes.

S'il existe de la dyspepsie, si l'anémie est prononcée, il faudra prescrire les eaux arsenicales et ferrugineuses telles que la source (Dominique-Vals), la source (Lardy-Vichy), l'eau de Bussang.

Les eaux sulfureuses exercent une action pathogénétique qui n'est pas à dédaigner dans le traitement de la métrite herpétique, aussi le médecin pourra souvent y recourir. Les eaux de Saint-Gervais (Haute-Savoie), de Saint-Sauveur (Hautes-Pyrénées) seront souvent prescrites. Les eaux sulfureuses de Saint-Gervais, par leur composition où, outre les sulfures de sodium, de calcium, le chlorure de sodium, il entre de la glairine, conviennent surtout dans le cas de métrite subaiguë caractérisée par de l'eczéma, de l'herpès, par des excoriations superficielles, coïncidant avec des manifestations semblables du côté de la peau, par une sécrétion leucorrhéique abondante, mais peu épaisse, par des ménorrhagies. Elles sont en outre résolutives, et elles combattent les divers symptômes de pléthore abdominale, les engorgements hémorrhoïdaires, la constipation. Elles conviennent donc aux métrites herpétiques s'accompagnant de paresse intestinale et de congestion des vaisseaux du petit bassin. La glairine qu'elles contiennent les rend sédatives ; aussi conviennent-elles aux malades nerveuses, irritables. Enfin le chlorure de sodium qu'elles renferment, les rend efficaces dans le traitement de la métrite herpétique chez une femme qui présente également les attributs de la scrofule.

Les eaux de Saint-Sauveur (Hautes-Pyrénées) possèdent des propriétés excitantes, substitutives, secondairement fluxionnantes; en outre elles agissent spécialement sur le système nerveux, sur le nervosisme, car elles sont sédatives, au plus haut degré, par suite de la grande quantité de glairine qu'elles contiennent. Elles peuvent donc se prescrire dans les mêmes conditions que les eaux de Saint-Gervais ; cependant elles leur seront préférées toutes les fois que la métrite s'accompagnera de névralgies utérines, lombaires, lombo-abdominales, hypogastriques, crurales ou de névralgies dites périphériques, toutes les fois qu'elle s'accompagnera d'ovarialgie, d'hystéricisme et même d'hystérie ; car ces eaux agissent d'autant plus efficacement que les troubles nerveux sont plus prononcés. On y aura de même recours, toutes les fois que la lymphangite pelvienne sera doulouleuse, qu'elle se compliquera de phlegmon du ligament large, de pelvi-péritonite. On s'adressera, au contraire, aux eaux de Cauterets (Hautes-Pyrénées), d'Uriage (Isère), si la dyspepsie est opiniâtre. Lorsque l'inflammation utérine n'affecte que la muqueuse, qu'elle donne lieu à un écoulement leucorrhéïque plus ou moins abondant, et que pourtant elle est très douloureuse, très irritable, que les névralgies pelviennes sont tenaces, rebelles, que l'adénite est très douloureuse, volumineuse, qu'il existe en même temps de la gastralgie, de l'entéralgie, une constipation opiniâtre, le médecin s'adressera de préférence aux eaux indéterminées, à minéralisation commune, telles que Plombières (Vosges), Néris (Allier), Ussat, Bains.

Enfin il aura recours aux eaux à la fois sulfureuses et arsenicales de Bagnols (Lozère), de Marlioz (Savoie), si la métrite herpétique existait chez une malade présentant les attributs de la constitution scrofuleuse et herpétique.

§ 115. Métrite chlorotique. — La métrite chlorotique est traitée par les préparations ferrugineuses, arsenicales, les toniques, le quinquina, le tannin, les vins de Malaga, de Saint-Raphaël, de Bagnols. La Coca, prescrite sous forme de feuilles mâchées le matin à jeun, ou sous forme d'elixir, de vin, est frès utile, surtout pour réveiller les fonctions digestives, paresseuses et languissantes. En même temps, on prescrit les amers : quassia-amara, gentiane, columbó, etc., etc. Le traitement minéral et thermal, la thérapie marine, l'hydrothérapie, constituent surtout un traitement des plus puissants de cette métrite. Le médecin aura le choix entre les eaux froides et ferrugineuses d'Oriol (Isère), de Bussang (Vosges), d'Orezza (Corse), de Spa (Belgique), de Swalbach ou Pyrmont (Allemagne), de Luxeuil (Haute-Saône), de Cransac (Aveyron), et les eaux chaudes de La Malou (Hérault), de Barbotan (Gers). Il est important de savoir que les eaux thermales, qui, tout en contenant du fer en plus petite quantité que les précédentes, renferment d'autres principes minéralisateurs et offrent en même temps des ressources balnéaires très variées, comme presque toutes les eaux alcalines, possèdent une action bien plus efficace que les eaux purement ferrugineuses; car elles ne s'adressent pas seulement à l'élément, déglobulisation du sang, mais elles exercent encore une action pathogénétique sur la lésion, que les eaux froides, signalées plus haut, ne sauraient avoir. Aussi est-ce à Royat, à Châteauneuf, à Saint-Nectaire (Puy-de-Dôme), à Bagnères-de-Bigorre (Hautes-Pyrénées), à Vichy (Allier), que se fait véritablement la médication ferrugineuse en France.

Dans le choix de ces diverses eaux, il faut, comme pour les métrites constitutionnelles que je viens de passer en revue, tenir compte de la modalité clinique, de la métrite chlorotique. Ainsi le médecin prescrira Royat, Châteauneuf, Saint-Nectaire, si l'affection est torpide, si elle ne présente qu'une ulcération superficielle, s'il n'existe pas de lymphangite aiguë ou subaiguë, et surtout si celle-ci ne se complique pas de pelvi-péritonite, si la métrite ne s'accompagne pas de ménorrhagie, de phénomènes nerveux, ou du moins s'ils sont légers. C'est parce que les médecins ne tiennent pas assez compte de cette modalité clinique de la métrite chlorotique, que j'ai observé plusieurs cas où l'affection utérine a été exaspérée par un traitement à ces diverses stations. Les malades atteintes d'une métrite légèrement irritable, congestive, s'accompagnant de ménorrhagie, seront surtout envoyées aux eaux de Vichy; elles seront d'autant plus dirigées sur ces eaux, que l'estomac débilité supporte mal celles où le fer existe en trop grande quantité, comme dans les précédentes. Malheureusement, il faut le reconnaître, le traitement balnéaire de Vichy laisse à désirer sous plusieurs rapports. D'abord les bains ne sont nullement ou ne sont que très peu minéralisés ; en outre, les irrigations sont défectueuses et même des plus dangereuses, ainsi que j'ai pu le constater cette année. Vichy agit surtout, et c'est son triomphe, par la boisson. Pour compléter cette action, il est nécessaire d'exiger une réforme entière dans le système des bains. Sans se préoccuper de savoir si l'eau minérale est en quantité suffisante, pour donner des bains véritablement minéralisés, il faut exiger, lorsqu'il s'agit de traiter une malade atteinte d'une métrite chlorotique, se présentant avec la modalité que je viens d'indiquer, que le bain soit constitué au 3/4 au moins, sinon en entier par l'eau minérale, qui ne sera jamais trop minéralisée, puisqu'elle a perdu une partie de ses sels, par le refroidissement, lorsqu'elle est emmagasinée l'hiver dans les vastes souterrains situés au-dessous de l'établissement. En outre, il faut faire supprimer ici, comme ailleurs, l'appareil à douches vaginales, qui, par la percussion de l'eau contre l'utérus et les culs-de-sac vaginaux, augmente les douleurs et l'inflammation utérine, et agit par conséquent, contrairement au but que le médecin désire atteindre, c'est-à-dire, la résolution des produits inflammatoires. Si l'administration ne veut pas remédier à l'état actuel, le médecin fera mieux d'adresser les malades, atteintes de cette métrite, aux eaux indéterminées ou légèrement minéralisées de Plombières, de Néris, de Luxeuil, d'Ussat, de Bains, des Eaux-Chaudes.

Lorsque la métrite chlorotique est torpide, sans réaction, qu'elle s'accompagne d'une ulcération saignante, profonde, difficile à guérir, que l'adénite pelvienne est volumineuse, non douloureuse, la malade sera adressée aux eaux de Sylvanès (Aveyron). Les eaux de Plombières, de Néris, de Luxeuil, d'Ussat, seront préférées, si les phénomènes nerveux sont considérables, si la dyspepsie est surtout excitée par les préparations ferrugineuses. Ces eaux qui ne contiennent pas de fer, agissent réellement et ont une action puissante sur la chlorose, parce qu'elles sont sédatives du système nerveux, qu'elles calment la douleur stomacale, qu'elles régularisent les fonctions digestives, et qu'elles facilitent ainsi la nutrition; à ce titre, les eaux amétalliques sont donc reconstituantes. Leur action est tout aussi efffcace que celles des eaux franchement ferrugineuses.

§ 117. Métrite syphilitiques.— La médication générale de la métrite syphilitique consiste dans l'emploi à l'intérieur de l'iodure de potassium, à la dose de 1 à 2 grammes par jour, dans la solution suivante :

Eau de tilleul..................	60	grammes.
Iodure de potassium...........	1 à 2	—
Sirop d'écorces d'oranges amères	15 à 20	—

F. s. a.

Si l'on veut obtenir une action plus énergique, il faut employer la solution de Gibert :

Eau............................	500	grammes.
Bi-iodure d'hydrargyre.........	20	centigr.
Iodure de potassium...........	10	grammes.
Sirop d'écorces d'oranges amères	30	—

Une cuillerée à café ou à bouche matin et soir.

Si la malade est chloro-anémique, le médecin prescrit en même temps la préparation ferrugineuse dont j'ai donné la formule, le vin de quinquina, le vin de Saint-Raphaël, les autres toniques. Comme traitement externe, il faut recourir aux bains de sublimé, ainsi formulé :

Eau	100	grammes.
Bichlorure d'hydrargyre...........	10	—
Alcool............................	q. s.	

F. s. a.

Comme pour les autres bains, la malade fait usage de la canule vaginale. Plus tard, alors que les accidents syphilitiques ont disparu, le médecin prescrit les bains sulfureux.

Il n'existe pas d'eaux minérales spécifiques de la syphilis. Néanmoins, par l'action topique et pathogénétique qu'elles exercent, les eaux minérales rendent de grands services dans le traitement de la métrite syphilitique, soit dans le cas de métrite syphilitique franche, soit dans les cas plus nombreux de métrite constitutionnelle scrofuleuse, herpétique ou arthritique, développée sous l'influence de la syphilis. Dans tous ces cas le médecin aura recours aux eaux sulfureuses de Luchon (Haute-Garonne), d'Aix (Savoie), ou aux eaux sulfureuses et bromo-iodurées de Challes, d'Allevard, Gréoulx, ou enfin aux eaux chlorurées sodiques, bromo-iodurées fortes de Salies, de Salins, si la syphilis a fait naître une affection utérine scrofuleuse. Le médecin choisira les eaux arsenicales et chlorurées sodiques de la Bourboule, si la malade présente un tempérament lymphatique léger, les eaux arsenicales et ferrugineuses de Sylvanès (Aveyron), si la chlorose est prononcée, l'organisme débilité; enfin, les eaux ferro-cuivreuses de Saint-Christau, si l'affection présente des ulcérations profondes, étendues, phagédéniques, rebelles.

§ 118. Métrite diathésique (tuberculeuse et cancéreuse). — La médication générale de la métrite diathésique est peu ou pas connue, elle ne s'adresse jamais à la nature même de la maladie. Elle n'est pas spécifique. Le médecin en instituant le traitement n'a pour but que de combattre quelques symptômes de l'affection utérine, quelques phénomènes sympathiques, tels que l'anémie, la chloro-anémie, les troubles digestifs, les douleurs. Aussi a-t-il recours surtout à une médication tonique, légèrement excitante des fonctions digestives : huile de foie morue, vin de quinquina, tannin, amers, préparations arsenicales ou ferrugineuses suivant le cas. La métrite tuberculeuse ne réclame aucun traitement local particulier; elle est justiciable de la médication ordinaire. Lorsque la lymphangite et l'adénite péri-utérines sont douloureuses, volumineuses, je fais faire le pansement intra-vaginal à la pommade potassique et belladonnée. Dans la métrite cancéreuse, pour calmer les douleurs et combattre l'hémorrhagie, je fais faire un pansement vaginal avec des tampons, imbibés dans une solution de chloral (5 grammes de chloral pour 100 grammes d'eau), qui sont portés à l'aide du spéculum sur le col utérin. Ce pansement est fait tous les matins. Dans la journée, au moyen d'une petite seringue en verre, on les imbibe toutes les deux ou trois heures de la même solution. Le matin, on les enlève, et on fait une irrigation vaginale avec cette solution. Le chloral modifie la surface ulcérée, favorise la cicatrisation, arrête l'hémorrhagie et calme les douleurs, quelquefois si vives du cancer.

On peut encore employer les injections sous-cutanées de morphine ou les douches utérines d'acide carbonique pour calmer les douleurs.

La métrite diathésique tuberculeuse ou cancéreuse ne réclame pas un traitement minéral et thermal. Toutefois les exsudats inflammatoires formés autour de la granulation tuberculeuse peuvent subir un travail de régression et finir par disparaître sous l'influence du traitement minéral et thermal qui active la circulation, la nutrition de l'organe, et produit un remontement général de l'organisme, selon l'expression heureuse de Bordeu. Ce traitement sera d'autant plus indiqué que l'affection sera à son début, qu'elle se traduira par des lésions superficielles, par une simple érosion de la muqueuse, par une leucorrhée peu abondante, par une ménorrhagie peu grave, et que les accidents inflammatoires seront peu accusés, que la lymphangite utérine sera notamment peu douloureuse. C'est ainsi que le médecin pourra conseiller les eaux de la Bourboule, du Mont-Dore (Puy-de-Dôme) qui rendront de réels services, et surtout les eaux indéterminées de Plombières (Vosges), de Néris (Allier), si la métrite est légèrement excitable. Mais le médecin ne doit pas oublier que le plus ordinairement il faut respecter la métrite tuberculeuse, surtout la ménorrhagie qui constitue un de ses symptômes, et qui alterne souvent avec l'hémoptysie, lorsque les poumons sont envahis également par la néoplasie tuberculeuse. En provoquant l'amélioration de la métrite tuberculeuse, en supprimant la ménorrhagie, il s'expose à donner un coup de fouet à l'affection pulmonaire ou à la voir naître, si elle n'existait pas encore.

Contre la métrite cancéreuse, le traitement minéral est tout à fait impuissant et même nuisible, car il favorise le développement des lésions. Quelquefois pourtant le médecin se trouve dans la nécessité de conseiller une station minérale pour calmer l'esprit inquiet de sa malade; dans ce cas, il peut l'envoyer à Vichy, à Saint-Nectaire, et surtout à Royat, où l'installation des douches d'acide carbonique est très bien aménagée. Ces douches, je viens de le dire, sont un excellent sédatif des douleurs atroces du cancer de l'utérus ; elles procurent du soulagement aux malheureuses femmes atteintes de cette terrible affection, elles calment leur esprit inquiet ; sous leur influence les fonctions digestives s'améliorent, l'appétit renaît, et tout fait croire à la malade une guérison prochaine. A ce point de vue donc un traitement thermal doit être prescrit.

§ 119. Médication générale de la métrite non constitutionnelle. — La médication générale de la métrite non constitutionnelle, comme celle de la métrite constitutionnelle, se fait : 1° à l'aide d'agents médicamenteux, tirés de la matière médicale ; 2° à l'aide des eaux minérales, de l'hydrothérapie et de la thérapie marine. Comme la métrite constitutionnelle, le choix de ces agents repose sur les mêmes indications, sauf celles tirées de la nature de l'affection. Le médecin, avant de faire son choix, se préoccupe des différentes modalités cliniques de l'inflammation utérine, de la lésion, de sa forme, de sa profondeur, de son existence ancienne ou récente ; de la nature des sécrétions ; des troubles fonctionnels qui l'accompagnent ; des phénomènes sympathiques ; des complications survenues dans les annexes de l'utérus. C'est en tenant compte de toutes ces indications qu'il établira une médication raisonnée et apte à produire une prompte guérison. Cette médication générale est surtout pathogénétique. Elle comprend la médication tonique, reconstituante, parfois la médication révulsive et résolutive ; dans quelques circonstances, la médication excitante ou sédative.

Comme médication interne le médecin s'adresse aux préparations ferrugineuses, arsenicales ; il donne tantôt les unes, tantôt les autres, ou bien, il les combine suivant la formule que j'ai fait connaître. Parmi les sels de fer, M. Gallard donne la préférence au carbonate de fer à la dose de 0,50 avant le repas, seul ou associé au quinquina, à l'opium selon la formule suivante :

Carbonate de fer................	ââ 5 grammes.
Extrait mou de quinquina........	
Extrait gommeux d'opium........	25 centigr.

Pour 50 pilules. En prendre 4 par jour ; 2 avant chaque repas.

S'il existe de la constipation, il associe le fer à la rhubarbe et à l'extrait de belladone dans les mêmes proportions :

Carbonate de fer................	ââ 5 grammes.
Extrait de rhubarbe.............	
Extrait de belladone............	25 centigr.

Faire 50 pilules. En prendre 4 par jour ; 2 avant chacun des principaux repas.

Quant à moi je fais usage plus volontiers du tartrate-ferrico potassique en solution ou combiné avec les substances suivantes :

Tartrate ferrico-potassique.......	10 grammes.
Poudre d'aloès................	} ãã 2 grammes.
Poudre de castoreum............	
Poudre de safran...............	1 —
Térébenthine de Venise.........	q. s.

F. s. a. 100 pilules. En prendre 2 ou 3 avant chaque repas.

Suivant l'état de l'estomac, je prescris les pilules suivantes :

Extrait de quinquina jaune.........	8 grammes.
Fer réduit par l'hydrogène..........	6 —
Extrait de ratanhia.................	4 —
Extrait thébaïque...................	20 centigr.

Pour 100 pilules, 2 avant chaque repas.

S'il existe de la métrorrhagie, j'adopte la formule de M. Gallard :

Carbonate de fer......................	} ãã 5 grammes.
Ergotine de Bonjean..................	
Extrait thébaïque....................	25 centigr.

Pour 50 pilules ; 2 avant chaque repas.

On peut enfin employer le sirop d'iodure de fer, comme le fait M. Bazin. Autant que possible d'ailleurs, il faut varier les formes sous lesquelles on administre ces médicaments et en interrompre l'usage de temps en temps, afin de permettre à la malade de les mieux supporter et d'en continuer longtemps l'usage.

Les préparations arsenicales qu'on alterne avec les préparations ferrugineuses et qu'on donne, comme elles, au commencement des repas, ne doivent pas être négligées. Elles sont tout aussi reconstituantes que les préparations ferrugineuses. On les prescrit tantôt sous forme de granules « granules de Dioscoride » contenant un milligramme d'acide arsénieux, tantôt sous forme d'arséniate de fer, tantôt enfin sous forme d'arséniate de soude. J'ai fait connaître ces diverses préparations à différentes reprises, je n'ai pas besoin d'y revenir.

Si la malade se plaignait d'une dyspepsie prononcée, il faudrait joindre, ainsi que le fait M. Gallard, les préparations opiacées, extrait thébaïque ou chlorhydrate de morphine, aux préparations ferrugineuses et arsenicales, ou bien les administrer seules, isolées, toujours avant les repas.

Une nourriture substantielle, le vin de Bordeaux, de Saint-Raphaël, le vin de quinquina doivent être recommandés.

La médication externe consiste dans l'emploi des bains sulfureux. Je fais mettre dans un bain ordinaire une solution ainsi composée :

Sulfure de sodium ou de potassium...	30 grammes.
Eau.....................................	125 —

Ce bain a une durée d'une demi-heure à une heure ; l'emploi de la canule vaginale, pendant toute la durée du bain, ne doit pas être négligé. Les bains au sel de Pennès, à l'Eucalyptus, à la décoction de pavot et de laurier-cerise, sont prescrits lorsqu'il s'agit surtout d'exercer une action reconstituante et en même temps sédative.

La véritable médication générale de la métrite chronique non constitutionnelle consiste dans l'emploi des eaux minérales et thermales, dans l'emploi de l'hydrothérapie et de la thérapie marine. Ces différents moyens de traitement heureusement combinés rendent les services les plus efficaces. C'est avec eux que le médecin peut réellement répondre aux diverses indications que j'ai posées; c'est avec eux qu'il peut combattre les diverses modalités cliniques de la métrite. Dans le choix à faire, le médecin n'a pas à se préoccuper, comme pour la métrite constitutionnelle, de la composition chimique des eaux minérales, au point de vue de leur spécificité de telle ou telle maladie générale ; il se préoccupe surtout de leur action pathogénétique ; il recherche suivant l'indication soit une excitation du système cutané, soit une modification du système nerveux périphérique, afin d'obtenir une activité plus grande de la circulation générale. Car il cherche à rendre la nutrition générale et locale plus active, à faciliter les échanges moléculaires, à résoudre les néoplasies inflammatoires. Le médecin n'a donc qu'un but : obtenir au moyen du traitement minéral, du traitement hydrothérapique, du traitement par les bains de mer, une action vraiment tonique et reconstituante de l'organisme en même temps qu'une action résolutive et même révulsive sur les lésions utérines. On le sait la circulation locale d'un organe est adéquate à la circulation générale. Toute modification de cette dernière agit sur la première. Aussi, observons-nous une diminution du volume des organes engorgés, une déplétion du système sanguin ou lymphatique, une résorption des produits hyperplasiés et des exsudats inflammatoires, rien que par le fait d'une activité plus grande de la circulation générale.

C'est sur ces principes de thérapeutique générale, que le médecin se base pour instituer la médication générale de la métrite, et pour choisir telle ou telle eau minérale selon telle ou telle modalité clinique de cette affection. Si, par exemple, la métrite chronique se traduit par une augmentation considérable du volume de l'organe, sans douleur, sans réaction, sans ulcérations, par une leucorrhée peu abondante, une lymphangite et une adénite qui s'accusent par des vaisseaux et des ganglions volumineux, occupant les culs-de-sac, le médecin a recours aux eaux sulfureuses fortes, sodiques ou calciques : Luchon (Haute-Garonne), Aix (Savoie), Challes (Savoie), Saxon-Lavey (Suisse), Uriage (Isère); aux eaux chlorurées-sodiques, bromo-iodurées d'Arbonne (Savoie), de Salies (Basses-Pyrénées), de Salins (Jura), de Lamotte (Isère), de Bourbonne-les-Bains (Haute-Marne) ; aux eaux bicarbonatées mixtes de Royat, de Saint-Nectaire (Puy-de-Dôme). Si, au contraire, la métrite est caractérisée par une leucorrhée abondante, purulente, séro-sanguinolente, par des troubles menstruels consistant en métrorrhagie ou ménorrhagie, par une ulcération superficielle, par une lymphangite douloureuse, le tout sans augmentation ou avec augmentation légère dans le volume de l'utérus, le médecin s'adresse aux eaux sulfureuses faibles, alcalines, telles que Saint-Sauveur (Hautes-Pyrénées), Saint-Gervais (Haute-Savoie); Amélie-les-Bains, le Vernet, la Preste, Molitg (Pyrénées-Orientales), ou à des eaux chlorurées-sodiques faiblement minéralisées, telles que Bourbon-Lancy (Saône-et-Loire). Ces eaux sont de même indiquées, si la métrite, tout en présentant les caractères précédents, s'accompagne d'une ulcération folliculaire et même végétante, bourgeonnante, saignante ; toutefois, lorsque l'ulcération est simplement folliculaire, étendue, mais peu profonde, et que la métrite donne lieu à des douleurs sourdes, fatigantes, les eaux de Royat, de Saint-Nectaire (Puy-de-Dôme) seront préférées, parce qu'à l'action astringente, cicatrisante que possèdent ces eaux, il faut ajouter l'action sédative qu'elles doivent à la grande quantité d'acide carbonique qu'elles contiennent. Elles seront préférées surtout, parce que leur installation balnéaire, les bains à eau courante qu'elles possèdent, permettent de faire des irrigations vaginales pendant toute la durée du bain, et de mettre ainsi en contact permanent les principes minéraux et gazeux contenus dans ces eaux avec les surfaces malades. Mais si les ulcérations sont profondes, saignantes, végétantes, les eaux sulfureuses d'Uriage (Isère), de Saint-Sauveur (Hautes-Pyrénées), les eaux chlorurées sodiques de Bourbonne-les-Bains (Haute-Marne), de Bourbon-l'Archambault (Allier), de Bourbon-Lancy (Saône-et-Loire), ou les eaux cuivreuses de Saint-Christau (Basses-Pyrénées), seront préférées. Je n'ai pas besoin d'ajouter qu'il est nécessaire de prescrire la canule vaginale pendant toute la durée du bain, afin que l'action de l'eau minérale puisse se produire sur la lésion. Je l'ai dit et je ne saurais trop le répéter, le bain utéro-vaginal, ainsi donné, est préférable aux irrigations avec siphon, employées dans la plupart des établissements thermaux. Ces irrigations, malgré le peu de hauteur où est placé le vase, sont toujours trop fortes, le jet de l'eau percute la matrice ou le cul-de-sac, contusionne ces parties, donne lieu à des douleurs et ravive l'inflammation ; en outre, ces irrigations ne durent que quelques minutes, tandis que le bain utéro-vaginal, pris au moyen de ma canule, a une durée égale à celle du bain général. Si la métrite est caractérisée par des douleurs locales accentuées, persistantes, par une lymphangite douloureuse, à l'état subaigu, sans cellulite, sans engorgement très prononcé des ganglions, par une pelvi-péritonite légère, par une leucorrhée peu intense et par des troubles menstruels, consistant dans une diminution dans la quantité du sang, dans des douleurs plus ou moins vives précédant l'apparition des menstrues, si cette métrite s'accompagne, en même temps, de phénomènes nerveux généralisés, vagues, disséminés, de viscéralgies, de névralgies, d'hystéricisme et même d'hystérie, de troubles intellectuels, le médecin choisira de préférence des eaux sédatives, hyposthénisantes, telles que celles de Plombières (Vosges), de Néris (Allier), de Bains (Vosges), de Luxeuil (Haute-Saône), des Eaux-Chaudes, d'Ussat (Ariège), de Bagnères-de-Bigorre (Hautes-Pyrénées), de Saint-Sauveur (Hautes-Pyrénées). Mais si, en même temps que tous ces phénomènes nerveux, il existe un état chloro-anémique prononcé, des troubles dyspeptiques, le médecin pourra recourir aux eaux de Royat (Puy-de-Dôme) où les douches et les bains d'acide carbonique seront seuls prescrits. Si, dans la métrite, il y a prédominance des phénomènes sympathiques du côté du tube digestif, le médecin choisira l'eau minérale appropriée à ces divers accidents et autant que possible à l'affection utérine. C'est ainsi que, si la métrite est caractérisée par l'atonie des lésions, par des ulcérations à coloration blafarde, à tendance phagédénique, les eaux sulfureuses d'Aix (Savoie), d'Uriage (Isère), seront prescrites, tandis que les eaux bicarbonatées sodiques de Vals, les eaux carbonatées calciques de Pougues, le seront si la métrite s'accompagne de métrorrhagie, de congestion pelvienne, de douleurs utérines, de lymphangite douloureuse.

Mais si, en même temps, que les troubles dyspeptiques, il existe une anémie très prononcée, un dépérissement, un affaiblissement des forces, les eaux bicarbonatées mixtes de Royat, de Saint-Nectaire (Puy-de-Dôme), seront préférées. On aurait de même recours à Saint-Sauveur (Hautes-Pyrénées), à des eaux indéterminées, telles que Bourbon-Lancy (Saône-et-Loire), Bagnols (Orne), Plombières (Vosges), Néris (Allier), Bagnères-de-Bigorre (Hautes-Pyrénées), si les phénomènes nerveux prédominaient; car, ces eaux, ne l'oublions pas, sont toniques et reconstituantes par suite de leur action sédative du système nerveux. Enfin le médecin pourrait encore avoir recours aux eaux ferrugineuses vraies. Il n'oubliera pas seulement que s'il existe de la gastralgie, le fer l'augmente ou contribue à la faire naître si elle n'existe pas encore, qu'il ne doit user de cette médication qu'avec prudence et réserve, et qu'il vaut mieux adresser, en cette occurrence, la malade aux eaux indéterminées précédentes.

Souvent la constipation est opiniâtre; elle devient la source de nombreux malaises et de souffrances. Dans ce cas, le médecin prescrira les eaux laxatives de Miers (Lot), de Brides-les-Bains (Savoie), de Châtelguyon (Puy-de-Dôme), de Saint-Gervais (Savoie). Ces eaux seront d'autant plus indiquées qu'il existe en même temps le plus ordinairement un état adipeux des parois abdominales (grossesse adipeuse), une pléthore pelvienne, une congestion hépatique.

D'autres fois la métrite s'accompagne de coliques hépatiques, de gravelle urique, le médecin choisit alors des eaux agissant à la fois et sur la colique hépatique et sur la métrite, il s'adresse à Vichy (Allier), à Vittel, Contrexeville (Vosges), à Capvern, à Brides.

Si la métrite se complique de névralgies réflexes (névralgie iléo-lombaire, intercostale), de paralysies, le médecin conseille dans le premier cas, les eaux indéterminées de Néris (Allier), de Plombières (Vosges), de la Malou (Hérault), d'Ussat (Ariège), de Bagnères-de-Bigorre (Hautes-Pyrénées), ou les eaux sulfureuses douces de Saint-Sauveur (Hautes-Pyrénées), des Eaux-Chaudes (Basses-Pyrénées), ou bien, enfin, les eaux de Royat, de Saint-Nectaire, s'il existe en même temps de la chloro-anémie ; dans le second cas, c'est-à-dire dans le cas de paralysie, les eaux chlorurées sodiques de Balaruc (Hérault), de Bourbonne-les-Bains (Haute-Marne), de Bourbon-l'Archambault (Allier), les eaux bicarbonatées sodiques ou mixtes de Vichy (Allier), de Royat, de Saint-Nectaire (Puy-de-Dôme), les bains de boues minérales, de Saint-Amand (Nord), de Dax (Landes), de Barbotan (Gers), les bains de sables des plages du Midi seront prescrits avec le plus grand avantage. Quant à la chloro-anémie si considérable, qui accompagne parfois la métrite, il est indiqué de la traiter soit par les eaux ferrugineuses vraies d'Orezza, de la Bauche, de Saint-Pardoux, de Renlaigue, de Morny-Châteauneuf, soit par les eaux bicarbonatées mixtes chlorurées sodiques et ferrugineuses de Royat, de Saint-Nectaire.

Quant aux modalités cliniques de la métrite qui sont constituées par une prédominance de certains troubles fonctionnels, tels que la dysménorrhée, l'aménorrhée, la ménorrhagie, la leucorrhée, il n'est nul besoin, ainsi qu'on l'a dit, de leur faire subir un traitement spécial par les eaux minérales et thermales. Ces troubles fonctionnels, étant tous sous la dépendance de l'affection utérine, disparaissent avec elle. C'est donc à l'affection qu'il faut s'attaquer et non au symptôme lui-même. Ces remarques s'adressent de même à la stérilité. Le plus ordinairement elle n'est que la conséquence de la métrite, il n'est donc pas nécessaire de la traiter spécialement ; que la métrite disparaisse par suite du traitement thermal et minéral, la stérilité disparaîtra à son tour, à moins qu'il ne soit survenu des lésions, sur lesquelles j'ai appelé l'attention. Il n'existe donc pas, ainsi qu'on l'a prétendu, d'eau minérale spéciale pour la stérilité. En présence d'un des cas précédents, la conduite des médecins est donc toute tracée, il remonte à la cause des troubles fonctionnels, l'affection utérine, et il prescrit soit des eaux possédant une action spécifique, si la métrite est constitutionnelle, soit des eaux, dont il a apprécié l'action pathogénétique, et qui concordent avec l'action qu'il désire obtenir suivant les règles que je viens de passer en revue.

§ 120. Hydrothérapie. — Thérapie marine. — La médication générale de la métrite non constitutionnelle trouve son complément indispensable, soit dans l'emploi de l'hydrothérapie, dans les villes qui, comme Paris, possèdent des établissements parfaitement appropriés à cette médication, soit dans l'emploi de la thérapie marine, médication dont l'action, en réalité, n'est autre que celle de l'hydrothérapie et qu'il est si facile de suivre dans nos stations du littoral de la Méditerranée, de la Manche ou de l'Océan. Les stations méditerranéennes permettent, en outre, de continuer ce traitement pendant l'hiver. Ces médications, en vertu des modifications physiologiques qu'elles produisent, possèdent une action pathogénétique puissante. Comme la médication minérale, elles comportent des indications précises en rapport avec la modalité clinique de l'inflammation utérine.

Dans la première partie de ce traité, j'ai fait connaître l'action physiologique et thérapeutique de ces deux médications. Je ne décrirai donc pas à nouveau leur action. Je rappellerai seulement qu'elles activent la circulation générale et locale, qu'elles modifient profondément l'innervation, et que, par suite, elles déterminent une nutrition plus rapide, une résorption plus facile des exsudats plastiques, des engorgements viscéraux inflammatoires. Je rappellerai que c'est à l'aide des procédés employés que l'hydrothérapie produit tantôt des effets révulsifs, résolutifs, toniques, tantôt des effets sédatifs. Les premiers s'obtiennent si l'action du froid est de courte durée; les deuxièmes, si elle est continuée pendant un certain temps. Aussi les résultats de ces médications ne se font pas longtemps attendre ; d'abord la constitution, les forces se relèvent, l'affection se modifie, la lésion diminue et les différents symptômes tels que la leucorrhée, la dysménorrhée, l'aménorrhée, la métrorrhagie, etc., disparaissent. Ces médications peuvent de même être employées dans le traitement de la métrite constitutionnelle. Elles donnent au médecin des résultats très satisfaisants. Mais ces résultats ne sont dus qu'à leur action pathogénétique ; ils sont analogues à ceux que produisent certaines eaux minérales ; ils ne découlent jamais d'une action spécifique. La métrite scrofuleuse seule est exceptée. La thérapie marine joue dans ce cas le double rôle attribué aux eaux minérales : rôle spécifique, rôle pathogénétique. Le médecin ne doit donc demander à l'hydrothérapie et à la thérapie marine qu'une action sur l'affection, sur certaines lésions, sur certains symptômes locaux et sympathiques ; il doit lui demander aussi une action sur la constitution générale. Cette action pour être plus bornée que celle des eaux minérales n'est pas à dédaigner, et il est important d'employer ces deux médications dans le traitement de la métrite constitutionnelle ou non constitutionnelle. C'est ainsi que l'hydrothérapie sera prescrite toutes les fois que les malades seront débilitées par suite d'une nutrition languissante, que les forces seront affaiblies, que les tissus seront décolorés, anémiés, que le système nerveux sera excité et qu'il existera du côté de l'utérus une lésion atonique, réagissant peu, que notamment les ulcérations seront longues, difficiles à se cicatriser, que les tissus seront augmentés de volume, engorgés par les produits inflammatoires. Mais il faudra se garder d'y avoir recours, lorsque la métrite sera aiguë ou chronique avec redoublements inflammatoires fréquents; il faudra également proscrire les douches vaginales qui, par suite de la projection de l'eau, sont si souvent la cause de la recrudescence de l'affection utérine. Il faudra enfin cesser ce traitement pendant la durée des règles. Si, en effet, l'hydrothérapie, employée avec prudence, peut être continuée sans danger pendant toute la durée de la menstruation, chez des femmes dont l'utérus est sain; il n'en est pas de même pour celles dont l'utérus est malade. Chez ces femmes, je l'ai dit, il faut pendant l'époque menstruelle observer la plus grande prudence, éviter toute cause qui, perturbant cette fonction, peut produire une aggravation de l'affection. La thérapie marine, analogue comme action à l'hydrothérapie, puisqu'elle produit les mêmes effets physiologiques et thérapeutiques, se prescrit dans les mêmes circonstances; elle reconnaît les mêmes contre-indications. Toutefois, si l'on tient compte de la composition chimique de l'eau de mer, eau chlorurée-sodique bromo-iodurée, on peut utiliser cette eau dans les cas qui nécessitent l'usage des eaux minérales ayant la même constitution. Aussi le médecin la prescrira avec avantage comme traitement spécifique de la métrite scrofuleuse. En effet, eau chlorurée-sodique bromo-iodurée, elle en possède toutes les propriétés physiologiques et thérapeutiques. Elle agit comme tonique, analeptique, reconstituant; prise à l'intérieur, combinée avec l'acide carbonique, suivant la méthode que j'ai signalée dans la thérapeutique générale, elle exerce une action altérante, dépurative. Ces actions sont en outre favorisées par l'inspiration de l'air qui, sur les bords de la mer, contient une certaine quantité de chlorure de sodium qui est absorbé par la muqueuse respiratoire.

Du mode d'action de l'eau de mer prise à l'intérieur ou employée sous forme de bains chauds ou de bains froids, il est facile d'en déduire les applications thérapeutiques, d'indiquer les modalités cliniques de la métrite qui nécessitent ce traitement. Et d'abord, il est évident que le médecin n'y aura jamais recours dans la métrite aiguë, dans la métrite chronique irritable avec poussées inflammatoires, dans la métrite avec névralgies variées, multiples, existant chez une femme à tempérament nerveux prononcé. Il y aura recours, au contraire, toutes les fois que la métrite sera torpide, atonique, accompagnée d'ulcérations irrégulières, phagédéniques, de lymphangite indolente, de faiblesse générale, mais sans tendance aux congestions et aux hémorrhagies. Il y aura recours, enfin, toutes les fois que la métrite s'accompagnera d'anémie, de chloro-anémie, avec pâleur et décoloration des tissus, défaut de réaction, etc., etc.

Le choix de la station maritime se basera de même sur la modalité de l'affection utérine, et sur la constitution et le tempérament de la malade. S'il s'agit d'une métrite torpide sans réaction, existant chez une femme à constitution robuste, le médecin enverra la malade sur les plages du nord ou du sud-ouest de la France. Les plages du midi de la France, telles que Hyères, Cannes, Nice, Menton, seront, au contraire, prescrites aux malades atteintes d'une métrite légèrement excitable, à celles surtout qui présentent une constitution délicate, et chez lesquelles on soupçonne une faiblesse des organes respiratoires. La malade trouve sur ces plages un climat plus doux et plus favorable.

La thérapie marine, pas plus que l'hydrothérapie, je le répète, ne peut remplacer le traitement par les eaux minérales, elle n'en est que le complément; elle sera utile surtout l'hiver lorsque le médecin jugera convenable de continuer le traitement commencé dans une station minérale.

§ 121. Hygiène des femmes atteintes de métrite. — Il ne suffit pas de prescrire à une malade affectée d'une métrite un traitement destiné à combattre plus ou moins directement l'affection dont elle est atteinte; il faut de plus, et c'est là un des points les plus essentiels du traitement de la métrite, prescrire un véritable traitement hygiénique, car il est appelé à jouer un rôle, non moins grand que les diverses médications que je viens de passer en revue. Si, en effet, la malade est placée dans les conditions voulues pour échapper à toutes les causes capables de produire une aggravation de son affection utérine, la guérison est plus facile, et le médecin n'est pas obligé de recommencer à chaque instant une thérapeutique que des écarts hygiéniques viennent rendre inefficace.

On connaît toutes les causes qui peuvent aggraver, prolonger la métrite. En première ligne se trouvent celles que j'ai appelées causes prédisposantes locales, c'est-à-dire les fonctions physiologiques des organes génitaux et sexuels : la menstruation, la grossesse, l'accouchement, les rapports sexuels. Ce sont elles qui produisent le plus fréquemment ces nouvelles poussées inflammatoires qui, non seulement, aggravent l'inflammation utérine, mais encore l'éternisent. Ce sont elles qui, si elles n'agissent pas le plus souvent par elles-mêmes, déterminent sur l'utérus la localisation d'une maladie générale constitutionnelle ou diathésique. En seconde ligne, se trouvent toutes les causes somatiques, toutes les causes physiques qui viennent appeler de même sur l'utérus la maladie constitutionnelle. Il est donc important de soustraire la femme à cette funeste influence.

L'hygiène des femmes atteintes de métrite comprend donc deux points différents : 1° L'hygiène qui consiste à éviter toutes les causes prédisposantes locales qui peuvent entraver la guérison de la métrite ; 2° l'hygiène qui consiste à éviter toutes les causes qui peuvent déterminer sur l'utérus, soit une première manifestation de la maladie constitutionnelle, soit une deuxième ou plusieurs autres qui ne font qu'aggraver l'affection.

Au point de vue de l'hygiène générale, le médecin doit d'abord recommander une nourriture fortifiante, reconstituante, tonique, le séjour à la campagne, au grand air, le repos d'esprit, comme le repos du corps. Il permettra, il ordonnera même un exercice léger, soit à pied, ce qui est bien préférable, soit en voiture suspendue pour les femmes qui supportent difficilement la station verticale. Il proscrira complètement tous les exercices capables d'imprimer des mouvements brusques à l'utérus, tels que les courses prolongées, l'équitation, la danse, les ascensions, etc., etc. Il recommandera surtout l'emploi journalier d'une ceinture hypogastrique qui, en s'opposant à la pression des viscères abdominaux sur l'utérus, soulage la malade et facilite la marche. Enfin, il surveillera attentivement, c'est là surtout le point le plus important, les fonctions physiologiques de l'utérus. Il veillera notamment à l'accomplissement régulier de la menstruation, il favorisera ou modérera l'écoulement sanguin, selon son abondance, il conseillera à la femme d'éviter toutes les causes qui pourraient troubler l'accomplissement de cette fonction si importante, telles que les fatigues corporelles, les impressions morales vives, le refroidissement; il recommandera l'usage de la flanelle sur l'abdomen, sur les cuisses et les jambes ; enfin, il proscrira le coit.

Les rapports sexuels seront, de même, défendus dans la première période de la métrite, alors que l'utérus est volumineux, engorgé, que le col est douloureux, ulcéré, saignant, que la métrite présente de temps en temps des poussées inflammatoires ; ils produisent, en effet, ces exacerbations inflammatoires qui font perdre toute l'amélioration obtenue et ramènent l'affection au point de départ. Mais si l'affection utérine est passée à l'état chronique, si le tissu utérin est devenu dur, s'il est anémié, s'il n'est pas douloureux et même s'il l'est légèrement, le médecin pourra permettre les rapports sexuels, les recommandera même au besoin, car la congestion utérine qui en résulte, n'a plus les mêmes inconvénients et peut même aider à la guérison de la métrite en ramenant la circulation dans l'organe; ils n'ont pas surtout les graves inconvénients des attouchements illicites, de la manuélisation, du saphisme, qui, se répétant fréquemment, produisent des congestions répétées qui alors entretiennent l'inflammation ; il faut, je le répète, permettre les rapports sexuels et non les proscrire comme le veulent certains médecins, car, non seulement la défense est toujours méconnue, mais encore elle peut être des plus regrettables au point de vue de la famille, au point de vue de la moralité. D'ailleurs, il est des femmes, à nature ardente, chez lesquelles les désirs sexuels non satisfaits, en entretenant une fluxion, une excitation nerveuse et persistante dans l'organe utérin, sont bien plus pernicieux que l'accomplissement du coït. Les mêmes raisons porteront le médecin à permettre le mariage à une jeune fille, atteinte de métrite chronique, arrivée à sa seconde période ; il conseillera, au contraire, de le retarder, si elle est atteinte d'une métrite aiguë ou d'une métrite chronique à la première période. Si, malgré l'affection utérine, une grossesse survient, le médecin doit surveiller attentivement son évolution, mettre la femme dans le

S

meilleures conditions pour qu'elle puisse conduire à terme le développement fœtal ; il surveillera surtout l'accouchement et les suites de couches; c'est principalement chez une femme atteinte de métrite, qu'il faut prescrire, après l'accouchement, le séjour au lit, le repos complet pendant un temps assez long, six semaines au moins, afin de permettre à l'utérus de revenir complètement sur lui-même. Pendant cette période il défendra énergiquement toute fatigue, tout rapprochement sexuel. Enfin, il recommandera l'allaitement maternel qui, en produisant la fluxion des mamelles, la détourne de l'utérus, et n'enraye pas le travail de l'involution.

L'hygiène de la femme, atteinte d'une métrite constitutionnelle, est en rapport avec la maladie constitutionnelle ou diathésique qui a donné naissance à cette affection. La malade est-elle scrofuleuse ou possède-t-elle seulement un tempérament scrofuleux? Le médecin prescrira un changement d'air ou de climat, le séjour à la campagne, surtout aux bords de la mer, l'exercice, une nourriture fortifiante; il s'attachera à éloigner autant que possible toutes les causes débilitantes. La malade est-elle arthritique? Il lui conseillera d'éviter l'action du froid, surtout celle du froid humide; aussi l'invitera-t-il à faire usage de vêtements chauds, de pantalons de flanelle ; il lui recommandera de s'abstenir complètement dans sa nourriture de poissons de mer, de salaisons, de gibier, de boissons excitantes ou du moins de n'en faire qu'un usage modéré. Est-elle herpétique? Il recommandera à la malade d'éviter les émotions morales vives, les chagrins, l'ingestion des aliments précédents; il lui prescrira surtout de suivre un régime doux et d'avoir une vie calme, exempte de toute préoccupation morale ou intellectuelle. Présente-t-elle, enfin, tous les attributs de la diathèse tuberculeuse? Le médecin recommandera à la malade d'éviter toutes les causes qui pourraient déterminer ou aggraver les manifestations de cette diathèse, c'est-à-dire le froid, les excès, toutes les causes débilitantes de l'organisme.

Arrivé au terme de ce long exposé de la thérapeutique de la métrite, si, je jette un coup d'œil en arrière, je crois avoir montré que le médecin possède pour le traitement de cette affection des moyens d'action variés, nombreux et puissants. Les uns s'adressent à la lésion et à ses modalités cliniques; les autres, à la maladie constitutionnelle ou diathésique qui tient sous sa dépendance l'inflammation utérine. Les uns, agents tirés de la matière médicale et de l'arsenal chirurgical, possèdent une action efficace, mais souvent insuffisante ; les autres, eaux minérales et thermales, hydrothérapie, thérapie marine, ont une action plus réelle, plus puissante. Alors même qu'ils ne suffisent pas à guérir l'affection, ils préparent du moins le terrain sur lequel elle a germé, le modifient et aident non seulement l'action des premiers, mais encore les complètent, alors qu'ils ne sont pas les agents véritablement actifs de la guérison de la métrite constitutionnelle.

Si je suis parvenu à exposer méthodiquement les principes sur lesquels repose le traitement de la métrite, à poser sur des bases solides les indications et les contre-indications, à faire partager au lecteur ma conviction profonde sur la nature de la métrite et sur son traitement, je m'estimerais heureux d'avoir contribué à la démonstration de ce fait : la métrite est parfois une affection longue, tenace, elle n'est jamais incurable, ainsi que mes devanciers l'ont prétendu, et que le soutiennent encore quelques-uns de mes contemporains.

CHAPITRE V

LEUCORRHÉE.

Considérations générales. — Caractères physiques, chimiques, microscopiques des sécrétions vulvaires, vaginales et utérines, à l'état normal et à l'état pathologique. — Définition de la leucorrhée. — Distinction entre la leucorrhée utérine et les autres écoulements blancs de la vulve et du vagin. — La leucorrhée est toujours symptomatique de l'inflammation utérine. — Opinions d'Aran, Bernutz, Gallard.— Opinion de Courty : leucorrhée essentielle. — Réfutation de cette opinion. — Séméiologie. — Valeur diagnostique. — Valeur pronostique. — Indications thérapeutiques. — Injection intra-utérine. — Cautérisations intra-utérines.

§ 122. Parmi les symptômes de la métrite, il en est quelques-uns : la leucorrhée, la métrorrhagie, l'aménorrhée, la dysménorrhée, les déviations utérines, l'adéno-lymphite, qui prennent parfois un développement tel que, prédominant sur les autres phénomènes symptomatiques, ils attirent plus spécialement l'attention du médecin. Laissant dans l'ombre l'affection dont ils ne sont qu'un des symptômes, ils sont considérés souvent comme constituant une véritable entité morbide, ayant une étiologie et une symptomatologie spéciales, nécessitant un traitement particulier, alors que le plus ordinairement leur guérison est obtenue, rien que par le fait du traitement de l'affection dont ils sont la caractéristique, la métrite. Ces symptômes appartiennent, en effet, à la métrite, et à ce titre leur étude ne saurait être séparée de celle de cette affection. Mais, comme ils peuvent se montrer dans le cours d'une autre affection utérine, comme ils peuvent être notamment consécutifs à une lésion des organes annexes de l'utérus, il m'a paru utile d'en faire une description séparée, afin de pouvoir les différencier sous le rapport de leur origine, afin de signaler le traitement spécial qui leur convient en dehors de la métrite.

Il m'a paru utile, en un mot, d'en faire la séméiologie, d'autant plus que la plupart des gynécologues les étudient à part, et en ont donné des interprétations sujettes à de nombreuses critiques. Cette étude spéciale allège, en outre, celle si compliquée de la métrite ; elle dégage notamment le diagnostic, le pronostic et le traitement de cette affection d'une foule de considérations qui les feront mieux apprécier du lecteur. Il ne s'agit donc que d'une question d'ordonnance et de précision, d'une question purement clinique et non d'une question de doctrine, puisque celle-ci à mes yeux n'existe pas, ces symptômes, je le répète, étant toujours la conséquence de l'inflammation de l'utérus ou d'un des organes annexes. A ce titre donc, ils ne doivent jamais être régardés comme idiopathiques, comme constituant une entité morbide.

Ces réserves établies, je vais étudier successivement la leucorrhée, la métrorrhagie, l'aménorrhée, la dysménorrhée, les déviations utérines, l'adéno-lymphite.

§ 123. A l'état normal, les organes génitaux et sexuels de la femme sont lubréfiés par un liquide fourni par les principaux appareils de sécrétion que j'ai fait connaître à propos de l'anatomie de ces organes. Ce liquide présente des caractères physiques et chimiques variables qui permettent toujours de le rapporter à la muqueuse qui l'a secrété. C'est ainsi que le liquide vulvaire est légèrement filant, visqueux, adhérent aux doigts, ayant une réaction alcaline. De son accumulation résulte chez les enfants, chez les femmes peu soigneuses de leur personne, ce magma caséeux que l'on rencontre au niveau du clitoris et dans les replis vulvaires qui séparent les petites lèvres des grandes lèvres. Le liquide vaginal est clair, séreux, sans viscosité ; il sert d'excipient à de nombreuses cellules pavimenteuses, détachées de la muqueuse vaginale, qui le rendent blanchâtre, opaque, épais et crémeux. De son accumulation chez les femmes peu habituées aux soins de propreté résulte, entre les plis du vagin, dans les culs-de-sac, une masse blanchâtre, opaque, caséeuse, d'une odeur aigre spéciale, ayant une réaction acide. Au microscope, on y trouve, outre les cellules épithéliales pavimenteuses, le *leptothrix vaginalis*, variété d'algue, et, lorsqu'il y a eu suppuration, le *trichomonas vaginalis*, infusoire de forme elliptique à un ou deux cils.

Le mucus utérin, mixte, provenant du corps et du col, est peu abondant, clair, transparent, visqueux, adhérent, d'une odeur fade, d'une réaction alcaline. Ces caractères diffèrent suivant qu'il vient du corps ou du col. Tandis que le mucus du col est gluant, tenace, demi-solide plutôt que liquide, homogène, adhérent aux orifices glandulaires; celui du corps, au contraire, est visqueux, filant, moins tenace ; il s'enlève plus facilement, il est moins adhérent à la muqueuse. Au microscope, on constate dans le mucus utérin : 1° de nombreux globes épithéliaux nucléaires, ovoïdes, provenant des follicules de la muqueuse ; 2° des cellules épithéliales prismatiques ou cylindriques et vibratiles, suivant qu'elles résultent de la desquamation du col ou du corps; 3° des corps granuleux.

A l'état normal, ces différents liquides sont peu abondants. Ils passeraient même inaperçus si leur coagulation, leur altération, ne donnaient pas lieu à ces magmas à odeur fade, fermentée, qui remplissent les interstices muqueux des organes. Leur sécrétion devient plus abondante sous l'influence de l'excitation vénérienne, et pendant la grossesse où le mucus du col forme un bouchon gélatineux qui en oblitère la cavité, cette hypersécrétion n'offre rien de pathologique. Sous l'influence de l'inflammation de la muqueuse génitale et sexuelle l'abondance de ces liquides augmente, leurs caractères physiques, chimiques et microscopiques se modifient. Mais tout en subissant des modifications, ils conservent quelques-uns des principaux caractères qu'ils possèdent à l'état normal, ce qui permet toujours de reconnaître leur lieu d'origine, point essentiel sous le rapport de la valeur diagnostique de ce symptôme. Ainsi le liquide de la vulvite est blanc laiteux ou purulent; sa réaction est acide, son odeur est aigre, analogue à celle du suif rance, à celle du lait fermenté ; il est limpide, peu tenace, peu visqueux; il laisse sur le linge des taches ordinairement allongées et irrégulières ; il contient des cellules pavimenteuses, visibles au microscope. Le liquide de la vaginite est blanc, blanc jaunâtre, blanc verdâtre, purulent, selon la nature de l'inflammation qui lui a donné naissance; il est très fluide, de réaction acide s'il n'a pas séjourné dans le vagin; il renferme de nombreuses cellules épithéliales pavimenteuses ; il laisse sur le linge de larges taches rondes, caractéristiques. Le mucus utérin, tout en conservant sa ténacité, sa viscosité, son adhérence, sa réaction alcaline, prend une coloration blanc grisâtre, jaune ou striée de blanc et de jaune, quelquefois de sang. Au microscope, outre les éléments épithéliaux, cités plus haut, on trouve des globules de pus, des leucocythes, des cellules épithéliales altérées, déformées, ayant subi une dégénérescence graisseuse. Dans certains cas, il est complètement blanc, purulent, d'odeur nauséeuse et putride, contenant de nombreuses bulles de gaz ; d'autres fois, au contraire, dans la troisième période de la métrite chronique, par exemple, il conserve sa transparence.

Ces altérations pathologiques des liquides sécrétés par la vulve, le vagin et l'utérus, peuvent exister isolément ou se trouver réunies sur le même sujet, soit que la même cause agisse sur toute l'étendue de la muqueuse de l'appareil génital, soit que l'inflammation se propage d'une muqueuse, primitivement enflammée, aux muqueuses voisines, et devienne ainsi générale.

Cette études des sécrétions normales et pathologiques des muqueuses génitales était utile à faire avant de commencer l'histoire de la leucorrhée, car elle facilite l'histoire de ce symptôme.

§ 124. Que faut-il entendre par ce mot leucorrhée ? Sous ce nom de leucorrhée, qu'il fait synonyme de pertes blanches, de flueurs blanches, le vulgaire, on le sait, désigne l'écoulement de tout liquide, autre que le sang, par les parties génitales de la femme. M. le professeur Courty, trouvant avec raison cette définition trop indécise et trop vague, distingue une fausse leucorrhée, due à la présence de corps étrangers ou à des lésions organiques plus ou moins graves et une vraie leucorrhée, comprenant les sécrétions pathologiques des muqueuses génitales, vulvaires, vaginales, utérines. « A cet égard, il nous semble, dit-il, qu'on doit entendre, sous le nom générique et trop vague de pertes blanches, les liquides de nature et d'origine très diverses qui sortent par les parties génitales de la femme, tandis qu'on doit réserver celui plus spécial de leucorrhée aux liquides qui sont produits directement par ces organes, sous l'influence d'un état pathologique bien caractérisé. » Après avoir admis cette distinction, cet auteur divise la leucorrhée, en leucorrhée symptomatique d'une vulvite, d'une vaginite, d'une métrite et en leucorrhée essentielle, idiopathique. Allant plus loin que cet auteur et restreignant encore la signification du mot leucorrhée, je ne donne ce nom qu'à la sécrétion muqueuse, muco-purulente de la muqueuse utérine.

Je définis donc la leucorrhée, un écoulement blanc grisâtre ou jaunâtre, plus ou moins gélatineux, visqueux et adhérent, produit par l'inflammation de la muqueuse utérine qui, tantôt se montre à l'orifice du col utérin, tantôt n'est pas assez considérable pour faire issue au dehors de cet orifice et reste dans la cavité utérine.

Par cette définition j'élimine les sécrétions pathologiques de la vulve et du vagin qui ne peuvent pas être considérées comme constituant la leucorrhée, car elles diffèrent de la sécrétion utérine, ainsi que je viens de le montrer, sous le rapport physique, chimique et microscopique.

Ce n'est pas une raison, parce que se fondant sur l'étymologie du mot leucorrhée (λευκος blanc, ρέῖν couler), on a désigné ainsi tout écoulement blanc, se produisant à la surface des organes génitaux, pour que la confusion continue à se faire entre les différentes sécrétions qui se produisent à la surface des organes génitaux et sexuels. Cette confusion est d'autant plus pernicieuse et préjudiciable pour les malades que les médecins n'attachent d'habitude aucune importance à ce symptôme, chez les enfants et chez les jeunes filles, le considèrent comme une sécrétion normale exagérée, résultant soit d'une faiblesse de l'organisme, soit d'une mauvaise nourriture, du café au lait notamment. Or, cette confusion doit disparaître, quoiqu'elle soit très enracinée dans le public où elle est connue sous le nom de flueurs blanches, de pertes blanches. Il faut que le médecin consacre tous ses efforts à montrer que, sauf certaines conditions déterminées de vulvite, de vaginite, l'écoulement blanc des enfants, des jeunes filles, des femmes vierges ou déflorées, provient de l'utérus, que sa provenance indique une lésion de cet organe, notamment une inflammation. L'attention des parents et des malades éveillée sur la possibilité de l'existence d'une métrite, le médecin sera immédiatement averti, et, reconnaissant cette affection, il pourra intervenir énergiquement en instituant la thérapeutique selon les règles, selon les principes que j'ai posés. Le médecin se rappellera surtout que toute son attention doit être dirigée vers le diagnostic nosologique, car, c'est à une métrite constitutionnelle, à une métrite diathésique, qu'il a le plus ordinairement affaire ; chez l'enfant, chez la jeune fille, chez la femme non déflorée, il s'agit, en effet, en pareil cas d'une métrite scrofuleuse, chlorotique, arthritique, herpétique, tuberculeuse. Cette définition de la leucorrhée est donc des plus importantes ; si le médecin, en effet, admet avec moi que cet écoulement utérin ne peut jamais se montrer en dehors de l'inflammation de la muqueuse utérine, qu'il indique constamment l'existence d'une métrite, il est conduit à admettre l'existence de cette affection chez l'enfant, chez la jeune fille, chez la femme vierge; il ne peut plus se méprendre sur l'origine des troubles utérins que les malades présentent, et que notamment certaines variétés d'aménorrhée par rétention, dues à une atrésie du canal cervico-utérin, la dysménorrhée par imperméabilité plus ou moins complète de ce même canal ou de l'un de ses orifices, les déviations utérines par développement exagéré du corps utérin ou par suite d'adhérences avec les organes voisins, consécutifs à l'adéno-lymphite et à ses conséquences, le phlegmon du ligament large et la pelvi-péritonite, la stérilité, enfin, par atrésie soit des orifices des trompes, soit de l'orifice interne, soit par suite de modifications survenues sur la surface interne de l'utérus, soit par suite d'une déviation de l'organe, sont facilement expliquées par l'existence d'une inflammation utérine actuelle ou passée. Aussi possède-t-il des bases solides pour asseoir la thérapeutique, pour combattre l'affection et préserver la malade de toutes les conséquences inhérentes à l'inflammation utérine.

D'après ce que je viens de dire, la leucorrhée, symptôme d'une lésion utérine, ne constitue jamais à aucun titre une affection essentielle, idiopathique, une véritable entité morbide. Quoique cette opinion n'ait pas été aussi nettement formulée par les auteurs, je dois dire cependant qu'Aran, MM. Bernutz et Gallard la partagent. Suivant Aran, la leucorrhée est la conséquence de la métrite catarrhale ; M. Bernutz admet qu'elle est due à un catarrhe de l'utérus ; mais comme pour cet auteur le catarrhe utérin se trouve souvent conjoint aux engorgements de l'utérus, que l'engorgement ne diminue qu'après l'amendement de l'affection de la muqueuse cervico-utérine, il en résulte que son opinion ne diffère pas beaucoup de celle d'Aran. Car qui dit engorgement utérin dit métrite. Je ferai remarquer, en outre, que cet éminent gynécologue considère le catarrhe utérin comme subordonné à la diathèse scrofuleuse, « il faut, dit-il, modifier cette diathèse pour obtenir l'amendement de l'affection génitale. » Cette opinion de M. Bernutz est précieuse; elle corrobore ce que je viens de dire relativement à l'origine de la leucorrhée et à la nature de l'affection inflammatoire de la matrice. M. Gallard partage l'opinion d'Aran. Quant à M. le professeur Courty, à l'exemple de Racle et de Lorrain, tout en décrivant le catarrhe utérin comme donnant lieu le plus ordinairement à la leucorrhée, et en rappelant que ce symptôme n'est pas décrit à part par ces auteurs, son opinion est différente. Il se demande notamment, si la leucorrhée ne constitue pas une maladie, du moment qu'on la rencontre dans la vulvite, la vaginite, la métrite; il se demande si, dans certaines circonstances, relativement rares il est vrai, la leucorrhée n'est pas une vraie maladie, au lieu d'être un symptôme; enfin, il se demande si, lorsque la leucorrhée est symptomatique, ce symptôme ne peut pas persister comme phénomène ultime de la maladie qui l'a produit, même après la guérison de celle-ci, et constituer ainsi un véritable état morbide. Cet auteur pense donc que la leucorrhée peut constituer parfois un état pathologique non inflammatoire, caractérisé par l'hypersécrétion des muqueuses génitales. Tout en décrivant à part la leucorrhée, m'écartant ainsi des exemples qui me sont donnés par Aran, MM. Bernutz et Gallard, etc., je ne saurais admettre l'opinion de M. Courty. Il suffit, en effet, de se reporter à l'article que ce professeur a publié dans le Dictionnaire des Sciences médicales pour voir que les causes invoquées par cet auteur, pour établir l'existence d'une leucorrhée idiopathique, sont celles que j'ai assignées à la métrite constitutionnelle ; que le plus souvent ces causes n'agissent qu'en appelant sur l'utérus la manifestation constitutionnelle, et que, par conséquent, il y a d'abord métrite, puis leucorrhée. De même, la symptomatologie, les lésions qu'il assigne à cette affection, sont celles de la métrite.

Quelles sont, en effet, les causes assignées par M. Courty à la leucorrhée idiopathique? « La leucorrhée idiopathique, dit cet auteur, reconnait : 1° des causes prédisposantes générales consistant dans l'atonie originelle ou acquise de l'économie entière, telles que l'âge, le tempérament, la constitution, le climat, l'habitation, l'alimentation, etc. Ainsi il est admis que les femmes à tempérament lymphatique, à constitution molle, faible et délicate, sont plus sujettes que les autres à la leucorrhée. La leucorrhée est plus fréquente chez les jeunes filles au moment de l'instauration menstruelle, chez les jeunes femmes. Les climats froids et humides, le séjour des villes, le régime débilitant, y prédisposent aussi. Il en est de même de toutes les causes débilitantes, telles que l'allaitement prolongé, les maladies du cœur, du poumon, la phthisie, les diathèses qui affaiblissent l'organisme. 2° Des causes prédisposantes locales consistant dans l'atonie particulière de l'appareil génital ou d'un organe quelconque. » « J'ai souvent remarqué, dit-il, chez les femmes leucorrhéiques, la pâleur, la mollesse, l'extensibilité de la muqueuse vulvo-vaginale, les orifices folliculaires ou glandulaires béants, des symptômes d'hypérémie passive, l'abaissement ou l'inclinaison de l'utérus, le relâchement de ses ligaments, etc., etc. » « Chez les femmes qui présentent cette prédisposition générale et locale, la leucorrhée est déterminée, tantôt par une simple irritation locale légère qui fait éclore l'écoulement et l'entretient ensuite, d'autant plus aisément que la malade y était mieux préparée, irritation due à l'excitation des organes génitaux chez les petites filles, à l'abus du coït chez les jeunes épouses, à la menstruation, à la grossesse, à l'avortement, à l'accouchement, aux suites de couches ; tantôt par une imperfection fonctionnelle, telle que la chlorose ou le retentissement que l'utérus peut recevoir du trouble fonctionnel d'un autre organe, tel que l'absence d'allaitement, la suppression d'une fonction physiologique ou pathologique : sueur, expectoration, diarrhée, hémorrhoïdes, exutoire etc., qui donnent lieu à une leucorrhée qu'on a appelé métastatique ou supplémentaire. »

Telles sont les causes que M. Courty assigne à la leucorrhée idiopathique, c'est-à-dire à la leucorrhée existant indépendamment de toute altération des organes génitaux. Je le demande, ces causes ne sont-elles pas celles que j'ai assignées à la métrite constitutionnelle? Les unes sont prédisposantes : lymphatisme, scrofule, chlorose, arthritis, etc., etc. ; les autres sont déterminantes : menstruation, habitudes vicieuses, grossesse, avortement, accouchement. Toutes les causes débilitantes signalées par M. Courty, telles que le séjour des grandes villes, le mauvais régime, les maladies prolongées, agissent tantôt en congestionnant l'utérus, en appelant directement sur lui la manifestation de la maladie constitutionnelle, tantôt en débilitant l'organisme, en lui enlevant toute force de résistance, de sorte qu'il suffit d'une cause occasionnelle légère pour donner naissance à la manifestation constitutionnelle, à la métrite et par suite à la leucorrhée. Dans la leucorrhée que M. Courty appelle métastatique et supplémentaire, n'est-il pas facile de reconnaître l'alternance des affections d'origine constitutionnelle, se montrant tantôt sur un organe, tantôt sur un autre, se manifestant alternativement sur les surfaces cutanées, sur les muqueuses et sur les autres organes? Dans la prédisposition locale qu'il signale et qui consisterait dans l'atonie particulière de l'appareil génital ou de quelqu'un de ses organes, n'est-il pas facile de reconnaître un état local développé sous l'influence d'un état constitutionnel tel que le lymphatisme, la scrofule, la chlorose, etc. ? De même, les causes qu'il assigne au catarrhe utérin, ne sont-elles pas celles que j'ai assignées à la métrite et en particulier à la métrite arthritique? Pour M. Courty, en effet, le catarrhe utérin succède au refroidissement, à l'impression passagère ou prolongée du froid surtout sur la moitié inférieure du corps ; il cite l'exemple d'une jeune fille de vingt ans atteinte de leucorrhée vaginale et vulvaire, chez laquelle la leucorrhée, variable en intensité d'un jour à l'autre, subissait au plus haut degré l'influence des variations du temps, diminution de l'écoulement et principalement des douleurs par les temps secs et chauds, augmentation par les passages du beau temps au froid humide. N'est-ce pas là un cas type de métrite arthritique?

Du reste, M. Courty, écrivant que le catarrhe utérin dépend souvent d'une impressionnabilité de la femme à l'action du froid humide et des variations brusques de la température ou de l'état hygrométrique de l'air, qu'il est souvent précédé ou suivi de douleurs rhumatismales, de névralgies, de douleurs articulaires, ou bien d'entérite glaireuse, de catarrhe bronchique ou vésical, montre bien que sa leucorrhée rhumatismale n'est autre qu'une métrite arthritique. C'est de même à cette métrite qu'il faut rapporter les soi-disant épidémies de leucorrhée, observées à Paris et dans d'autres pays par Roussel, Blatin, Roux, etc., etc.

Aussi, malgré l'autorité du savant professeur de Montpellier, je ne saurais admettre que la leucorrhée est idiopathique, essentielle, qu'elle existe en dehors de toute altération organique. Je ne saurais l'admettre, d'autant plus que M. Courty avoue lui-même que, dans le flux leucorrhéique qui remplace quelquefois les règles, chez les femmes chlorotiques et aménorrhéiques, on trouve des globules de pus. La présence de ces globules qui est constante dans la leucorrhée utérine est une preuve que ce symptôme résulte d'une inflammation de la muqueuse utérine, et qu'il ne saurait dans aucun cas être considéré comme constituant une entité morbide. Ce symptôme a donc une grande valeur seméiologique, puisqu'il signifie altération de la muqueuse de l'utérus.

Ces quelques considérations sur la signification de la leucorrhée sont, pour moi, des plus importantes, non seulement au point de vue de la valeur symptomatique, mais encore au point de vue de la thérapeutique générale. En effet, si elles sont exactes, s'il est reconnu que la leucorrhée est toujours l'indice d'une altération, d'une lésion de la muqueuse, de ses glandes, on est conduit à admettre une lésion inflammatoire de l'utérus, à en rechercher la nature et à diriger contre elle une thérapeutique appropriée, afin d'en empêcher l'évolution ultérieure, de prévenir son passage à l'état chronique et tous les accidents qui en découlent. C'est pour avoir méconnu ces faits, c'est pour ne pas avoir considéré la leucorrhée comme ayant une telle valeur séméiologique, c'est pour en avoir fait une entité morbide pour ainsi dire essentielle, que la plupart des médecins ont négligé tout traitement et qu'ils ont assisté impassibles au développement de la métrite chronique, qui, une fois établie, a résisté à toutes les médications et a pu être considérée comme une affection incurable.

§ 125. Séméiologie. — Ayant établi la signification de la leucorrhée et ayant montré que la leucorrhée est toujours symptomatique, qu'elle n'est jamais essentielle, il me reste à en étudier sa séméiologie, car, s'il est vrai que ce symptôme reconnait toujours pour cause une inflammation de la muqueuse utérine, il est important pour le médecin de savoir si cette inflammation est primitive ou consécutive à une lésion néoplasique de l'utérus, à un corps fibreux, à des polypes utérins, à un cancer. Il est important pour lui de savoir s'il s'agit bien d'une leucorrhée et non d'une fausse leucorrhée, d'un écoulement blanc résultant soit d'une lésion de la vulve ou du vagin, soit d'une décomposition de débris placentaires, ou de la décomposition de caillots sanguins retenus dans la cavité utérine, soit enfin d'abcès péri-utérins ouverts dans l'utérus, dans le vagin ou du liquide ovarique évacué par la trompe dans la cavité utérine.

Afin d'élucider ces différents points je vais passer en revue les caractères physiques et chimiques de ce symptôme, car ce sont eux qui me permettront d'établir sa valeur diagnostique, sa valeur pronostique et qui me conduiront par cela même à poser les indications thérapeutiques que ce symptôme réclame.

§ 126. Au début de cette étude, j'ai déjà fait connaître les caractères physiques, chimiques et microscopiques de la leucorrhée utérine, je les rappelle succinctement. La leucorrhée est constituée par un mucus tantôt tenace, glutineux, homogène, adhérent aux orifices glandulaires, formant un bouchon qui obstrue l'orifice externe, très difficile à détacher (mucus du col) ; tantôt simplement gluant, filant, ressemblant à du blanc d'œuf, se détachant facilement à l'aide du pinceau, (mucus du corps); tantôt enfin, et c'est ce qui arrive le plus souvent, possédant des caractères mixtes qui le rapprochent plus ou moins du mucus du col ou du corps, selon la prédominance de l'inflammation sur telle ou telle partie de l'organe. Ce liquide conserve quelquefois sa transparence parfaite, comme on l'observe dans quelques cas de métrite chronique; mais le plus souvent il est uniformément blanc-grisâtre, ou strié de blanc et de jaune. Dans ce dernier cas, les traînées opaques peuvent n'exister qu'à la surface ou sur quelques points; elles se détachent alors sur le fond qui reste limpide. Ces traînées opaques, ces stries sont dues à la présence de cellules épithéliales détachées et entraînées par le mucus, ou à la présence de globules de pus sécrété à la surface de la muqueuse utérine. Dans certaines circonstances, il est complètement opaque, blanchâtre ou jaunâtre, plus ou moins purulent, selon le degré et la nature de l'inflammation. Dans quelques cas, même, il est complètement purulent (métrite blennorrhagique); il perd alors sa viscosité, il devient plus ou moins fluide. Ce liquide possède une réaction alcaline, une odeur fade, quelquefois nauséeuse, putride, surtout lorsqu'il est retenu pendant un certain temps dans la cavité utérine (hydrométrie), qu'il s'y décompose et qu'il en sort mélangé de bulles de gaz. Le liquide leucorrhéique est souvent strié de sang. Aran et M. Gallard considèrent cette striation comme un signe caractéristique de la métrite interne; ils lui attribuent la même valeur qu'au crachat rouillé de la pneumonie.

Le microscope révèle dans le mucus ainsi altéré des cellules épithéliales cylindriques, à cils vibratils ou pavimenteuses, selon son origine (corps ou col), mais altérées, déformées, ayant subi une dégénérescence graisseuse ; il y révèle, en outre, la présence des corpuscules de pus, des globules de sang. Ces caractères du mucus leucorrhéique utérin altéré par l'inflammation sont souvent reconnaissables à la vue simple. Le mucus utérin parcourt le vagin sans se mêler aux sécrétions vaginales et vient sourdre à la vulve, au niveau de la fourchette, où il est facile à reconnaître et à distinguer des sécrétions vulvaires. Mais, souvent, par suite de son mélange avec le mucus vaginal qui est acide, comme on le sait, le mucus utérin s'altère au contact du liquide vaginal et vulvaire, il perd une partie de ses caractères, mais jamais au point d'en méconnaître la véritable origine. Il suffit, du reste, d'introduire le spéculum, pour retrouver tous les caractères précédents dans le mucus qui sort par l'orifice du col, en s'écoulant le plus souvent en nappe sur la lèvre postérieure; ce mucus est quelquefois tellement tenace et adhérent qu'il ne sort même pas lorsqu'on presse le col avec l'extrémité de l'instrument. Cette sécrétion utérine, leucorrhéique, est plus ou moins abondante selon la prédominance de l'inflammation sur le parenchyme ou sur la muqueuse utérine; si l'inflammation prédomine sur le parenchyme, elle est peu abondante; elle l'est parfois si peu qu'elle passe inaperçue; toutefois ce fait n'est que passager, parce que la muqueuse participe toujours, à un moment donné, à l'inflammation du parenchyme; si l'inflammation prédomine sur la muqueuse, la sécrétion leuchorréique est plus abondante, elle l'est tellement parfois que le liquide utérin remplit le vagin et s'échappe par flot de la vulve. Dans ce cas, il détermine l'irritation, l'inflammation des muqueuses vaginale et vulvaire (d'où vaginite et vulvite consécutives). La face interne des cuisses est de même irritée, la peau est rouge, érythémateuse; les malades éprouvent une cuisson très désagréable. L'irritation, ainsi produite sur ces différentes parties par le mucus utérin altéré, suffit souvent pour appeler sur elles une manifestation de la maladie constitutionnelle; c'est ainsi qu'il est assez commun de constater, lorsque la malade est atteinte d'une maladie générale scrofuleuse, arthritique, herpétique ou syphilitique, soit un herpès vulvaire, soit un eczéma, soit enfin une syphilide hypertrophique ulcéreuse.

Le plus souvent, la sortie du liquide n'est pas continue; elle est intermittente, et il n'est pas besoin pour cela qu'il existe un rétrécissement des orifices; la viscosité, la ténacité du liquide, suffisent pour le retenir dans la cavité utérine, d'où il ne sort que par son propre poids, ou lorsqu'il est chassé par les contractions utérines. Ces contractions utérines qui produisent l'expulsion du liquide de la cavité utérine se traduisent pour la malade par des coliques, des tranchées utérines, quelquefois fort douloureuses; à ce moment le mucus, chassé de l'utérus, tombe dans le vagin, sur la vulve, et vient mouiller la malade à un tel point qu'elle croit à l'apparition de ses règles. Ce liquide empèse fortement le linge et forme des taches plus ou moins rondes, peu larges, nullemeut circonscrites, d'une épaisseur considérable.

La leucorrhée, appréciable par la malade, n'existe parfois que pendant les quelques jours qui précèdent et qui suivent l'époque menstruelle ; d'autres fois elle persiste pendant la période intercalaire ; dans ce dernier cas, elle augmente presque toujours aux approches de chaque menstruation ; lorsque celle-ci est terminée, elle demeure abondante pendant quelques jours encore, puis elle diminue, sans disparaître, pour augmenter de nouveau aux approches de l'époque menstruelle suivante. Cette augmentation de l'écoulement leucorrhéique pendant l'époque menstruelle, pendant les jours qui la précèdent et qui la suivent, est en rapport avec la congestion menstruelle qui, par l'afflux du sang, apporte toujours un nouvel aliment à l'inflammation utérine, à la métrite. Dans certains cas, les règles ne se produisent pas; elles sont remplacées par la leucorrhée. « Il semble, ainsi que le dit M. Courty, que la fluxion périodique de cet organe soit insuffisante pour arriver jusqu'à l'hémorrhagie ; elle aboutit à un simple flux muqueux, séro-muqueux, muco-sanguinolent ou muco-purulent, qui lui donne satisfaction. » Tyler Smith regarde alors la leucorrhée comme suppléant la sécrétion menstruelle. Cette opinion n'est pas juste. L'inflammation utérine qui a produit une cessation des règles, produit et augmente par cela même la sécrétion leucorrhéique. Ces cas s'observent surtout dans la métrite scrofuleuse, dans la métrite chlorotique, chez les jeunes filles et chez les femmes non déflorées.

La leucorrhée utérine se présente dans deux circonstances bien différentes : tantôt elle apparaît dans le cours d'une métrite aiguë, subaiguë, tantôt elle se montre dans le cours de la métrite chronique. Il n'est donc pas étonnant qu'on observe, en même temps que ce symptôme, ceux qui indiquent l'apparition et l'existence de ces formes anatomiques de la métrite. En effet, dans le premier cas, on constate les douleurs hypogastriques, lombaires et pelviennes, la pesanteur pelvienne, la chaleur hypogastrique ou vaginale, les troubles de la menstruation, dysménorrhée, aménorrhée ou métrorrhagie, les troubles sympathiques divers et variés, troubles digestifs, nerveux, nutritifs, qui caractérisent la métrite aiguë ou subaiguë. De plus le toucher vaginal et l'examen au spéculum révèlent les lésions anatomiques de cette forme de la métrite aiguë ou subaiguë. Dans le second cas, c'est-à-dire dans la métrite chronique, les symptômes, ainsi que je l'ai dit, sont parfois tellement atténués, tellement effacés, qu'ils passent pour ainsi dire inaperçus de la malade ; la leucorrhée seule existe. C'est à peine si ce flux pathologique s'accompagne d'une légère douleur hypogastrique et lombaire, d'une légère pesanteur pelvienne. On observe ces faits notamment chez l'enfant, chez la jeune fille, avant l'instauration menstruelle ; on peut les observer aussi chez la femme vierge ou déflorée, comme chez celle qui a eu plusieurs enfants. De cette absence de tout symptôme douloureux, il résulte que les parents ne se préoccupent nullement de ce symptôme, qu'ils le regardent comme normal ou à peu près, et qu'ils s'en remettent au temps ou à la première menstruation pour guérir ce phénomène morbide qu'ils désignent sous le nom de *pâles couleurs*. La femme menstruée, déflorée, ne porte pas à la présence de ce phénomène une plus grande attention ; elle espère qu'il n'en résultera aucune maladie ; aussi reste-t-elle souvent pendant de longues années sans en parler à son médecin. La femme mariée, comme les parents, est du reste malheureusement entretenue dans cette funeste erreur par les médecins eux-mêmes qui, n'attachant aucune importance à la leucorrhée, l'ont considérée à tort, jusqu'à ce jour, comme n'ayant la plupart du temps aucune valeur séméiologique. J'espère qu'il n'en sera plus ainsi ; car, si les médecins veulent bien observer ce qui se passe en pareil cas, ils verront, ainsi que je l'observe constamment, l'instauration menstruelle chez la jeune fille, les rapports sexuels, la grossesse chez la femme, augmenter la leucorrhée, de nouveaux phénomènes morbides apparaître, indiquant une nouvelle poussée inflammatoire qui se traduit par les symptômes ordinaires de la métrite. Donc ces fonctions physiologiques qui devaient produire la guérison, n'ont fait qu'aggraver l'affection qui, existant pour ainsi dire à l'état latent, ne se révélait que par un seul symptôme, la leucorrhée. Que de fois n'ai-je pas vu de jeunes femmes, après le mariage, être considérées comme atteintes d'une métrite récente, alors que celle-ci existait depuis plusieurs années, s'étant déclarée soit au moment de l'instauration menstruelle, soit avant !

Si ces faits, surtout chez les enfants, chez les jeunes filles, sont l'occasion de nombreuses méprises, c'est que, avant l'instauration les phénomènes sympathiques qui accompagnent ordinairement la métrite, tels que l'affaiblissement des forces, les troubles digestifs, le faciès particulier, les yeux excavés, la pâleur des tissus, la décoloration des muqueuses, au lieu d'être attribués à la métrite, se révélant par la leucorrhée, sont considérés comme étant le résultat de cet écoulement blanc ou de mauvaises habitudes. Que le médecin ne s'arrête pas à une observation superficielle ; qu'il examine les organes génitaux externes, qu'il se rende un compte exact du liquide qui baigne ces organes, et il verra que ce liquide provient de la matrice; il constatera que celle-ci est tuméfiée, douloureuse à la pression abdominale, et il saura dès lors à quoi rapporter les phénomènes sympathiques ; il ne se contentera plus de ces quelques mots : ce n'est rien, l'enfant a les pâles couleurs, il faut lui donner des toniques. Le diagnostic de la cause étant fait, il prescrira un traitement approprié qui ne tardera pas à faire disparaître le symptôme et les accidents, l'affection originelle étant guérie.

Après l'instauration, la difficulté ne sera plus aussi grande; les troubles menstruels, survenant à chaque époque ou à des époques éloignées, appelleront l'attention des parents et celle du médecin qui, prévenu, ne considèrera pas ces troubles aménorrhéiques ou dysménorrhéiques, cette leucorrhée, ces troubles sympathiques, comme le résultat de la chlorose, mais bien comme étant le fait d'une métrite, dont il constatera l'existence par l'analyse des symptômes, par la recherche de leur évolution, par l'examen de la malade, en pratiquant le palper abdominal, le toucher rectal qui lui permettra de constater l'état de l'utérus et surtout la présence de l'adéno-lymphite caractéristique, on le sait, de la métrite.

Chez la femme déflorée, la présence de ce symptôme doit de même éveiller l'attention du médecin et nécessiter de sa part une intervention active; il doit solliciter un examen alors que la malade n'accuserait aucun autre phénomène morbide. En effet, il constatera une lésion utérine soit au début, soit en voie de progression, se traduisant par un ensemble d'altérations caractéristiques de la métrite, affection qui, dans ce cas, évolue silencieusement, et cela parfois pendant de longues années, jusqu'au moment où une explosion soudaine se produit par le fait d'une cause traumatique ou purement physiologique.

Dans tous ces cas que se passe-t-il, en effet? L'explication est facile à donner, au début, chez l'enfant, chez la jeune fille, l'affection utérine, qui est toujours dans ce cas la manifestation d'une maladie constitutionnelle, était légère, bornée à la muqueuse utérine; elle se traduisait par un seul symptôme, l'altération de la sécrétion utérine, la leucorrhée ; mais, sous l'influence de la congestion menstruelle produite par l'apparition des règles, ou bien, sous l'influence des premiers rapports sexuels, de la grossesse, de l'accouchement, quelquefois sous l'influence d'une cause occasionnelle telle qu'un refroidissement, des manœuvres illicites, fréquentes, répétées, l'affection utérine a reçu un coup de fouet. L'inflammation, d'abord bornée à l'appareil glandulaire, s'est propagée à toute la muqueuse, au parenchyme ; elle se révèle par les symptômes ordinaires de la métrite. D'autres fois, l'inflammation gagne la muqueuse, le parenchyme, sans bruit, sans secousses, ne se révélant que par des phénomènes sympathiques qui seuls appellent l'attention de la malade et du médecin, et lui font méconnaître leur véritable origine. Ce n'est que plus tard, qu'il est frappé de leur persistance, qu'il cherche si l'utérus n'est pas altéré, et s'il constate une métrite, il croit que cette affection est à son début, alors que les altérations de la muqueuse, du parenchyme, indiquent une affection ancienne. En effet, cette inflammation a produit des altérations anatomiques variables, telles que des granulations, des fongosités à la surface de la muqueuse, un rétrécissement des orifices, altérations qui se traduisent par de la dysménorrhée, de la ménorrhagie, quelquefois par la stérilité. C'est principalement avec l'hystéromètre qu'il peut se rendre un compte exact des lésions existantes, de leur ancienneté.

§ 127. La marche de la leucorrhée est celle de l'inflammation utérine dont elle n'est qu'un symptôme. Elle dure ce que dure cette inflammation ; elle disparaît avec elle. Tant que la leucorrhée persiste, l'inflammation persiste, l'affection utérine n'est pas guérie. C'est pour avoir méconnu cette vérité, que le médecin constate tant de récidives ; il considère comme guéries les malades chez lesquelles il ne reste plus qu'une leucorrhée légère ; la malade ne suit aucun traitement ; l'affection ne tarde pas à reparaître ; celle-ci n'est guérie que si la leucorrhée a complètement cessé. Je ne saurais donc partager l'opinion de M. Courty qui prétend que la leucorrhée survit quelquefois longtemps à l'inflammation utérine. Cet auteur admet, en effet, que, pas plus que la suppuration, l'ulcération, les granulations, ce flux ne doit être alors regardé comme un symptôme de l'affection utérine, mais bien comme une véritable maladie nécessitant un traitement particulier. Pour moi, je le répète, la leucorrhée, ainsi que l'ulcération, les granulations utérines, ne constitue jamais une entité morbide; ces lésions, comme ce phénomène morbide, ne sont que des manifestations de l'inflammation utérine. A la fin comme au début de cette inflammation, la leucorrhée n'est qu'un symptôme et, tant qu'elle persiste, elle révèle que cette inflammation n'a pas cédé. Pour se convaincre de la vérité de ce fait, il suffit d'ailleurs de cesser le traitement pour voir une rechute se produire et ramener tous les symptômes douloureux du début.

En outre il faut savoir que la marche de la leucorrhée n'est pas uniforme; il faut savoir que ce symptôme affecte dans ses allures de grandes variations. Ainsi, au lieu de persister indéfiniment et de ne disparaître que peu à peu, la leucorrhée peut, à un moment donné, disparaître subitement, pour se montrer de nouveau quelques jours, quelques mois après. Il s'agit alors d'une affection constitutionnelle et d'une de ces alternances si fréquentes dans les manifestations locales des maladies constitutionnelles, qui se produisent successivement sur les différentes parties de l'économie, la peau, les muqueuses, les différents organes et se remplacent les unes les autres. Dans ce cas on voit disparaître et reparaître avec la leucorrhée tous les symptômes douloureux de l'affection utérine.

§ 128. Valeur diagnostique. — Les caractères physiques, chimiques et microscopiques que j'ai assignés à la leucorrhée utérine, permettent de la distinguer des différents liquides, des différents écoulements, plus ou moins purulents ou fétides, qui sortent par les parties génitales de la femme et auxquels je donne le nom de fausse leucorrhée.

D'où viennent les liquides qui sortent par les parties génitales de la femme? Tel est le problème clinique que le médecin doit résoudre. Ils peuvent venir de la vulve (vulvite), du vagin (vaginite), de l'utérus. Pour ce dernier organe il faut savoir, qu'outre la métrite, les lésions organiques, plus ou moins graves, dont il est le siège, peuvent donner naissance à un écoulement mucopurulent qui se rapproche par quelques-uns de ses caractères de la leucorrhée symptomatique de la métrite. Parmi ces lésions je signalerai les môles hydatiformes et charnues, les polypes, les tumeurs fibreuses, les cancers. Par leur présence, ces lésions déterminent l'irritation de la muqueuse utérine et donnent lieu à un écoulement variable, suivant la nature, suivant le volume des tumeurs et le degré de réaction qu'elles déterminent. Ce liquide est tantôt muqueux, muco-purulent, muco-sanguinolent ; tantôt sanieux, purulent, etc., etc. Je signalerai de même les abcès de l'utérus (faits rapportés par quelques auteurs, Ashwel, Safford-Lee, Mathews Duncan, M. Courty), qui, par suite de la sortie du pus par l'orifice du col, peuvent être confondus avec la leucorrhée. Je signalerai encore l'écoulement sanieux, mélangé de sang, de pus, ou de débris membraneux, ayant une odeur de putréfaction caractéristique, résultant de la décomposition des caillots sanguins retenus dans la cavité utérine, la décomposition du produit de la conception, des membranes fœtales ou du placenta retenus dans l'utérus. Je signalerai, enfin, les abcès pelviens ouverts dans l'utérus, dans le vagin, l'évacuation d'un kyste ovarique par la trompe, etc., etc., qui constituent autant de fausses leucorrhées pouvant donner lieu à des méprises qu'un examen approfondi ne laisse pas longtemps subsister.

Malgré cette diversité d'origine, les pertes blanches présentent toujours ou presque toujours un diagnostic différentiel facile à établir. Et d'abord, la leucorrhée utérine se reconnaît toujours aux caractères physiques, chimiques et microscopiques, que je lui ai assignés et qu'elle possède seule. Dès que le médecin voit sourdre à la vulve ou au col utérin ce mucus visqueux, filant ou consistant, glutineux et tenace, de coloration variable, il peut affirmer qu'il y a leucorrhée utérine et par suite métrite. Les malades fournissent parfois d'excellents renseignements sur la nature de leurs pertes, et le médecin peut faire le diagnostic, avant même de procéder à l'examen direct qui, en définitive, lève toujours les doutes qui subsistent. L'écoulement produit par une inflammation de la vulve, de la glande vulvo-vaginale, est beaucoup plus limpide, tout en étant légèrement visqueux; il est blanchâtre, purulent, de réaction acide, d'odeur aigre de suif rance ou de lait fermenté. Il laisse ordinairement sur le linge des taches allongées et irrégulières; de plus le médecin constate la lésion vulvaire : rougeur, gonflement, excoriations, ulcérations, tuméfaction de la glande vulvo-vaginale, etc., etc. Le liquide de la vaginite est fluide, sans aucune consistance, laiteux ou purulent, blanchâtre, ou verdâtre, selon la nature de l'inflammation; le médecin constate de même, notamment dans le cas de vaginite blennorrhagique, une inflammation concomitante de la vulve, des glandes vulvo-vaginales, de l'urèthre. La réaction de ce liquide est alcaline, s'il n'a pas séjourné dans le vagin; autrement elle est acide; son odeur est nauséeuse. Il laisse sur le linge des taches arrondies, épaisses, jaunâtres ou verdâtres; de plus le spéculum fait constater la rougeur uniforme ou granulée de la muqueuse vaginale. Les antécédents, le mode de début de l'écoulement et les symptômes concomitants apprennent si la vulvite et la vaginite sont primitives ou consécutives à la leucorrhée utérine, à la métrite. Ces deux liquides, vulvaire et vaginal, sont d'ailleurs tellement différents du liquide utérin, que ce dernier ne se mélange presque jamais complètement avec eux et qu'on le distingue toujours à ses caractères de l'écoulement vulvaire ou vaginal, au milieu duquel il se trouve.

La facilité à distinguer la leucorrhée utérine des écoulements qui sont déterminés par la présence de lésions organiques variables, par la décomposition des caillots sanguins, des débris du placenta retenus dans l'utérus, après un accouchement régulier ou un avortement, par les abcès utérins ou pelviens, n'est pas moins grande, même lorsque le mucus utérin, altéré par suite de son séjour dans la cavité utérine, présente une odeur nauséeuse et putride qui, de prime abord, peut inspirer quelques doutes.

S'agit-il de môles charnues, hydatiformes, de polypes, de tumeurs fibreuses? on observe en même temps que l'écoulement, des hémorrhagies, une tuméfaction énorme de l'utérus, un agrandissement plus ou moins grand de l'orifice interne dilaté par la production morbide, des douleurs expulsives. S'agit-il d'un cancer? on observe un écoulement séreux, séro-sanguinolent, roussâtre, qui plus tard est mélangé de pus, de détritus cancéreux, et exhale une odeur fétide, nauséabonde. Des hémorrhagies abondantes, répétées, surviennent en dehors des époques menstruelles. Ce n'est que dans le cas de tumeurs faisant saillie dans la cavité interne de la matrice que le diagnostic peut présenter quelques difficultés. Ces difficultés sont facilement levées. L'emploi de l'hystéromètre, faisant constater la présence du néoplasme, permet de rapporter à sa véritable cause l'écoulement blanc, séro-sanguinolent. S'agit-il d'un écoulement dû à la décomposition de caillots sanguins ou de débris placentaires ? la nature du liquide mélangé de sang, de pus, de débris membraneux, ayant une odeur sanieuse de putréfaction, apparaissant après un accouchement ou un avortement, en fait aisément reconnaître l'origine. S'agit-il, enfin, d'un abcès utérin ou pelvien ? l'abondance de l'écoulement complètement purulent, sa soudaineté d'apparition, les symptômes concomitants révèlent le point de départ que viennent confirmer le toucher vaginal et rectal, l'examen au spéculum. L'abondance et la nature du liquide font également reconnaître le liquide de l'hydrométrie et l'écoulement consécutif à l'évacuation d'un kyste ovarique par la trompe.

On le voit, la leucorrhée utérine est facile à distinguer de tous les autres liquides de nature diverse qui sortent par les parties génitales externes. Elle possède des caractères physiques, chimiques et microscopiques, qui ne permettent pas de la confondre avec eux. Aussi mérite-t-elle seule le nom de leucorrhée, la désignation de fausses leucorrhées s'appliquant aux autres écoulements.

Quelle est sa valeur diagnostique? elle est considérable. N'étant jamais idiopathique, essentielle, étant toujours symptomatique, la leucorrhée signifie inflammation utérine. Les caractères que les auteurs lui ont assignés, la symptomatologie qu'ils lui reconnaissent, appartiennent à la métrite et non à la leucorrhée essentielle ou au catarrhe utérin décrit par Aran, MM. Bernutz et Courty.

Ainsi que la métrite, dont elle n'est qu'un symptôme, la leucorrhée revêt une modalité clinique en rapport avec la nature de cette métrite. Je reconnais toutefois qu'elle n'est pas suffisante à elle seule, pour permettre au médecin de remonter à la cause de l'inflammation. Réunie aux autres symptômes, elle acquiert cependant une certaine valeur, et peut faire soupçonner, reconnaître même la nature de la maladie. Pour s'en convaincre, le lecteur n'a qu'à se reporter à ce que j'ai dit à propos des métrites constitutionnelles.

Je terminerai cet exposé de la valeur diagnostique de la leucorrhée en rappelant que, pour M. de Sinéty, la nature de l'écoulement permet de reconnaître la lésion qui le produit. La leucorrhée est-elle simplement muqueuse? elle est produite par des végétations, formées surtout par l'hypertrophie des glandes de la muqueuse utérine. Est-elle purulente ? ce sont des végétations analogues aux bourgeons charnus qui lui donnent naissance. Selon la prédominance du liquide muqueux ou purulent, on peut donc admettre la prédominance de l'inflammation sur telle ou telle partie de la muqueuse, les glandes ou le derme.

§ 129. Valeur pronostique. — Comme valeur pronostique, la leucorrhée n'offre pas moins d'intérêts. Sa nature muqueuse, purulente ou sanguinolente, son odeur nauséabonde ou putride, son mélange avec des gaz fétides, son abondance, doivent être pris en sérieuse considération, lorsque le médecin établit le pronostic de la métrite. Tous ces caractères sont, en effet, en rapport avec les lésions inflammatoires, avec les accidents qui en découlent, avec la nature constitutionnelle ou non de l'affection.

§ 130. Traitement. — Puisque la leucorrhée utérine est toujours un symptôme de la métrite, il faut donc, dès qu'elle apparaît, instituer un traitement propre à guérir l'affection utérine, alors qu'elle n'est encore que légère. Traitée dès le début, l'affection utérine cède plus facilement à la médication dirigée contre elle. Si, au contraire, le médecin temporise, s'il ne donne pas à ce symptôme sa valeur réelle, il est exposé à voir apparaître à un moment donné, sous l'influence d'une cause occasionnelle quelconque, les autres symptômes de la métrite. C'est alors que le traitement devient long, difficile, interrompu qu'il est par ces rechutes si fréquentes qui découragent les médecins les plus confiants et les malades les plus désireuses de guérir.

Le traitement de la leucorrhée est donc celui de la métrite. Le médecin aura recours à la médication locale et générale que j'ai longuement exposée à propos du traitement de la métrite, et sur laquelle je n'ai pas à revenir. Je dois seulement exposer le traitement que ce symptôme exige lorsqu'il semble exister seul, lorsqu'il prédomine tellement sur les autres symptômes de la métrite, qu'il les efface plus ou moins ; lorsque par son abondance, par sa purulence, par sa fétidité, il fatigue plus ou moins la malade, il suscite sur les muqueuses avec lesquelles il est en contact, des irritations, des inflammations qui sont pour la malade le sujet de nouvelles souffrances.

Dans ce cas, tout en traitant l'affection utérine qui en est l'origine, il faut nécessairement que le médecin attaque directement ce symptôme. Ce traitement est purement local; il a surtout pour but de modifier la muqueuse utérine, de tarir la sécrétion exagérée dont elle est le siège.

Les agents, destinés à modifier cette muqueuse, doivent être portés directement dans la cavité utérine. Ce n'est pas là chose toujours facile, d'abord parce que cette médication intra-utérine n'est pas exempte de dangers, qu'elle a donné lieu à des accidents plus ou moins graves, qu'elle a même parfois été suivie de mort. En outre, si elle est mal appliquée, elle peut déterminer l'atrésie du canal cervico-utérin, des orifices, et devenir ainsi le point de départ de troubles menstruels variés, tels que la dysménorrhée, l'aménorrhée, être cause de la stérilité, accidents parfois plus funestes que le symptôme dont on veut tarir la source. Toutefois, je me hâte de le dire, entre les mains des gynécologistes modernes la médication intra-utérine a fait de grands progrès; elle ne présente pas tous les dangers qu'on lui avait attribués au début ; elle donne des résultats merveilleux. Le médecin est assuré d'éviter tous les accidents, s'il observe notamment les indications et les contre-indications que je développerai à propos des procédés employés pour cette médication intra-utérine.

§ 131. Les agents destinés à agir sur la muqueuse utérine, pour en modifier la vitalité, en tarir la sécrétion, sont liquides, solides, demi-solides ou pulvérulents. Les agents liquides sont introduits dans la cavité utérine, sous forme d'injection, d'irrigation, ou au moyen de pinceaux trempés préalablement dans le liquide choisi. Les injections intra-utérines ont donné lieu à des discussions nombreuses. C'est à leur suite surtout qu'on a vu paraître ces accidents plus ou moins graves dont j'ai parlé. Gaillard Thomas, en Amérique, en condamne l'usage; Barnes, en Angleterre, M. Courty, en France, ne les emploient qu'avec la plus grande réserve. Moi-même, je n'en suis pas très partisan ; je leur préfère de beaucoup le caustique solide. Cependant elles ont donné des succès réels entre les mains de MM. Gallard, Guichard, Leblond, en France, et Liebmann en Italie. Avant d'employer l'injection intra-utérine, le médecin doit s'assurer qu'il n'existe pas une inflammation péritonéale pelvienne aiguë, subaiguë et même chronique, car il s'exposerait à voir survenir une poussée inflammatoire qui ne serait pas sans faire courir de graves dangers à la malade. Cette injection ne sera jamais pratiquée lorsqu'il existera une flexion de l'utérus, antéflexion ou rétroflexion ; car des nécropsies ont démontré que, dans ces cas, les trompes étaient parfois dilatées, et comme le liquide ne peut sortir librement de la cavité utérine par suite de la flexion, il en résulte qu'il passe facilement dans le péritoine où il donne lieu à une péritonite intense. Avant de pratiquer cette injection, le médecin doit s'assurer préalablement que le canal cervico-utérin est libre, qu'il n'existe aucun obstacle au retour du liquide injecté. On a injecté dans la cavité utérine des liquides très variés, tels que : solution de perchlorure de fer au trentième (M. Gallard), de teinture d'iode, d'azotate d'argent cristallisé au cinquième ou au quart, glycérine ou huile d'amandes douces, contenant une forte quantité d'iodoforme (M. Leblond), solution de perchlorure de fer dissous dans la glycérine (Liebmann). La solution au nitrate d'argent donnant naissance à des coliques violentes, les médecins ont renoncé à son emploi. On a injecté également des solutions de chloral au cinquième, de coaltar au dixième, de tannin, d'alun, de sulfate de zinc, de sulfate de cuivre à parties égales, une décoction de roses de Provins. Pour faire l'injection, on se sert d'une petite seringue qui s'adapte à une sonde utérine. Cette sonde utérine peut être droite ou courbe à son extrémité, comme l'hystéromètre de Huguier. Elle peut être en gomme ou en métal ; elle est percée d'un trou à son extrémité interne. Son diamètre ne doit pas avoir plus de 2 à 3^{mm}; elle doit jouer facilement dans l'orifice interne ; car il doit exister entre les parois de la sonde et celles de l'utérus un vide qui permette au liquide injecté de refluer librement.

On peut encore se servir de la sonde à jets multiples et récurrents de M. Pajot ou d'une sonde à double courant; mais cette dernière paraît avoir plus d'inconvénients que d'avantages, car son volume est plus considérable, et le tube qui doit servir au retour du liquide peut être obstrué par les mucosités utérines. Une fois que le médecin a choisi l'instrument qui lui paraît le meilleur, il met le spéculum en place et il introduit doucement la sonde dans la cavité utérine ; il s'assure qu'elle joue librement dans l'orifice interne. Il pousse alors lentement une injection d'eau tiède dans la cavité utérine, afin de la débarrasser des mucosités qu'elle contient ; une fois la récurrence du liquide bien établie, il peut continuer l'irrigation aussi longtemps qu'il est nécessaire ; puis il la fait suivre immédiatement de l'injection caustique. Au moment de l'injection la femme ressent une chaleur et quelquefois une douleur hypogastrique, mais le tout se calme après vingt-quatre heures de repos.

Au lieu de faire une injection dans la cavité utérine, le médecin peut se servir d'un pinceau qu'il a préalablement imbibé de la solution caustique: teinture d'iode, perchlorure de fer, solution de nitrate d'argent au 1/3 ou au 1/4, acide azotique. Pour introduire le pinceau dans la cavité utérine, il se sert de moyens variés qu'il trouvera décrits dans le traité de chirurgie gynécologique du docteur Leblond. Woodburg (de Washington), MM. Nonat Menières (d'Angers), Barnes, ont inventé des instruments plus ou moins commodes. Mais ce procédé de cautérisation ne convient guère que dans l'endométrite du col, car le liquide caustique, exprimé au moment de son passage dans la cavité cervicale, n'arrive guère dans la cavité utérine. Avant de cautériser à l'aide du pinceau la cavité du col, Huguier, et à son exemple M. Courty, fait de nombreuses scarifications dans cette cavité ; ces scarifications ont pour but d'ouvrir les glandes de la muqueuse et de favoriser la cautérisation consécutive.

Aux injections intra-utérines, je préfère de beaucoup, comme je l'ai dit, la cautérisation de la muqueuse à l'aide de caustiques solides. On a employé le crayon d'azotate d'argent, de sulfate de zinc (recommandé par Barnes, en Angleterre), d'iodoforme (M. Leblond), de tannin (Becquerel); moi-même j'ai recommandé le crayon au chloral. Les médecins se servent le plus souvent de crayons de nitrate d'argent, que quelques-uns d'entre eux laissent à demeure dans la cavité utérine ; d'autres emploient le nitrate d'argent fondu, dont ils garnissent la cuvette des porte-caustiques de MM. Richet, Nonat, Siredey. Ces instruments, ainsi que je l'ai dit à propos du traitement de la métrite, ont tous un grand inconvénient; ils n'évitent pas la cautérisation, lors de leur introduction, des orifices externe et interne, de la cavité du col. Aussi est-il très fréquent de voir survenir à la suite de ces cautérisations, un rétrécissement de ces orifices, de ce canal, et toutes les conséquences qui en résultent. C'est pour obvier à cette inconvénient que j'ai fait fabriquer le porte-caustique dont j'ai donné la description au traitement de la métrite. Les crayons d'iodoforme ont été recommandés, par le Dr Leblond dans les cas de leucorrhée légère. Quant aux crayons de tannin de Becquerel, ils sont depuis longtemps abandonnés, vu les accidents souvent graves qu'ils ont occasionnés. Le Dr Lale d'Aberden a introduit dans la cavité utérine des capsules allongées, faites de gélatine, et renfermant dans leur intérieur les diverses substances préconisées pour les injections ou les crayons; mais leur emploi n'a pas encore été expérimenté en France; aussi ne puis-je apprécier leur valeur. On a également employé ces substances sous forme de pommades, de glycérolés que l'on porte dans l'utérus, au moyen de l'hystéromètre injecteur du Dr Camuset ou du porte-pommade du Dr Leblond. Enfin M. Gueneau de Mussy a injecté dans l'utérus des substances pulvérulentes, poudre de calomel, d'alun, de sang-dragon, de tannin; mais il n'a pas tardé à renoncer à cette médication, à cause des dangers observés. Selon le Dr Leblond, la poudre d'iodoforme n'aurait pas les mêmes inconvénients.

Tels sont les divers moyens usités pour combattre localement la leucorrhée. De tous ces moyens, je donne la préférence à l'introduction, dans la cavité utérine, de caustiques solides. Cette introduction est des plus faciles, et il n'en résulte aucun danger, si le médecin observe ponctuellement les contre-indications que j'ai posées. Du reste, quel que soit le moyen adopté par le médecin, il est nécessaire d'introduire un cathéter dans la cavité utérine, cinq à six jours après la cautérisation opérée, afin de maintenir libre de toutes adhérences cette cavité, afin d'éviter son rétrécissement. Cette introduction se fera ensuite tous les quatre à cinq jours. Généralement une à deux cautérisations suffisent pour produire la modification de la muqueuse utérine, pour obtenir la transformation et la cessation de l'écoulement. Du reste, on pratique cette cautérisation jusqu'à guérison complète. Elle ne doit être pratiquée que tous les mois, huit jours après la cessation de l'époque menstruelle, huit jours au moins avant l'apparition de cette époque. De cette façon on évite les accidents menstruels, notamment les coliques utérines, les tranchées qui sont si douloureuses.

CHAPITRE VI

HÉMORRHAGIE UTÉRINE.

Ménorrhagie et métrorrhagie. — Séméiologie. — Valeur diagnostique. — Il n'existe pas d'hémorrhagie utérine essentielle. — Valeur pronostique. — Traitement. — Faut-il supprimer l'hémorrhagie? — Indications thérapeutiques principales : traiter le symptôme ; traiter la cause. — Pour traiter le symptôme, nombreux moyens : A. *Locaux :* révulsifs, chaleur, froid ; bains chauds à 37°,38° ; injections chaudes à 50° ; sac à eau chaude de Chapman ; compresses froides ; irrigations vaginales froides ; bains de siège à eau courante froide ; sac à glace de Chapman ; irrigateur de Maisonneuve, de Clauzure (d'Angoulême) ; bains de pieds à eau courante froide. B. *Généraux :* astringents, cannelle ; ratanhia ; tannin ; perchlorure de fer. Action sur la fibre lisse des vaisseaux et de l'utérus : ergot de seigle, ergotine ; injections sous-cutanées d'ergotine ; digitale ; électricité ; alcool ; compression de l'aorte ; tamponnement vaginal. C. *Traitement de la lésion :* végétations utérines, raclage de l'utérus, cautérisation intra-utérine, injection intra-utérine ; myômes ; corps fibreux ; polypes ; énucléation, extraction ; injections intra-parenchymateuses. D. *Traitement de la maladie générale.* E. *Traitement des accidents :* anémie, transfusion du sang.]

§ 132. L'hémorrhagie utérine est, ainsi que je l'ai dit, un des symptômes de la métrite. Comme elle peut, à un moment donné, prédominer sur les autres symptômes, et devenir assez abondante, sinon pour mettre la vie de la malade en dangers, ce qui est rare, du moins pour la jeter dans une anémie profonde ; comme elle peut se montrer dans d'autres affections de l'utérus, ou dans des maladies générales, septiques, infectieuses ; qu'elle donne lieu à des indications thérapeutiques particulières ; il est nécessaire que le médecin connaisse avec le plus grand soin la valeur séméiologique de ce symptôme, qu'il en apprécie exactement les causes, la valeur diagnostique et pronostique, afin de lui opposer une médication appropriée.

§ 133. On donne à l'hémorrhagie utérine un nom différent, suivant qu'elle apparaît au moment de l'époque menstruelle, augmentant la quantité ou prolongeant la durée des règles ; suivant qu'elle apparaît dans les époques intercalaires. Dans le premier cas, il y a *ménorrhagie* (de μὴν, mois et ῥάγειν, faire irruption) ; dans le second cas, il y a *métrorrhagie* (μητρὸς, matrice, et ῥάγειν).

Cette distinction n'est pas toujours facile à faire; en outre, elle n'a pas l'importance clinique qu'on lui a attribuée. Ces deux modes d'hémorrhagie se montrent aussi bien dans les autres lésions utérines que dans la métrite, et ne peuvent guère servir de base pour établir un diagnostic différentiel. Néanmoins il est utile de les distinguer, toutes les fois qu'on le peut; car, dans quelques cas, ils constituent d'excellents signes de présomption, et mettent sur la voie du diagnostic de la cause.

La ménorrhagie peut se présenter sous plusieurs formes; tantôt les règles sont plus abondantes qu'à l'ordinaire dans le même espace de temps, tantôt elles durent plus longtemps; tantôt enfin, au lieu de revenir tous les mois, elles avancent et reviennent quelquefois tous les vingt, quinze, douze jours.

La métrorrhagie n'offre rien de particulier à signaler. L'hémorrhagie se fait dans l'utérus, comme dans les autres organes.

§ 134. Séméiologie. — L'hémorrhagie utérine se montre, ai-je dit, dans la métrite aiguë et dans la première période de la métrite chronique. C'est même l'un des signes caractéristiques de l'inflammation de la muqueuse utérine, de la métrite interne des auteurs. La fréquence de ce symptôme est très variable suivant les gynécologues. Letellier l'a constaté dans les 2/3 des cas. M. Gallard l'a constaté 26 fois sur 43 malades, c'est-à-dire dans plus de la moitié des cas. M. Courty, au contraire, ne le regarde pas comme très-fréquent. Quant à moi, je ne saurais exprimer en chiffres cette fréquence, n'ayant pu faire le dépouillement des huit à neuf cents observations que je possède actuellement. Plus tard je serai à même de fournir une statistique complète sur les différents faits qui intéressent les gynécologues. Pour l'instant, si je consulte mes souvenirs et ceux de mes élèves, il me semble que je ne suis pas loin de la vérité, en disant que sur les nombreux cas de métrite que j'ai observés depuis deux ans, ce symptôme ne s'est pas montré 40 fois, ou du moins il n'a pas, par son abondance, par les accidents graves qui peuvent en être la conséquence, nécessité mon intervention.

L'hémorrhagie utérine peut apparaître spontanément dans le cours de la métrite. Le plus souvent, cependant, elle est provoquée par une cause occasionnelle quelconque, telle que menstruation, fatigues, excès de coït, examen médical, et, à plus forte raison, par tous les traumatismes, toutes les opérations pratiquées sur l'utérus.

Quant aux lésions qui lui donnent naissance, je n'ai pas à y revenir. Je les ai exposées longuement à propos de l'anatomie pathologique de la métrite. Je rappellerai seulement que ces altérations anatomiques sont principalement constituées par la présence sur la muqueuse utérine de granulations, de végétations, de fongosités, dénominations qui ne représentent que des degrés différents d'une même lésion ; je rappellerai qu'elles sont notamment constituées par l'hypertrophie des éléments de la muqueuse : derme, glandes, et surtout vaisseaux. Les vaisseaux, existant déjà, ont augmenté de volume, et de plus il s'en est formé de nouveaux, qui, à un moment donné, se rompent et donnent lieu à cet écoulement sanguin, plus ou moins abondant. Les végétations, les fongosités utérines sont toujours pour moi le résultat de l'inflammation utérine ; dans aucun cas, elles ne constituent une affection spéciale, indépendante de l'inflammation, ainsi que quelques auteurs l'ont prétendu.

L'hémorrhagie utérine, qui apparaît dans le cours de la métrite, débute tantôt, spontanément, tantôt et c'est de beaucoup le cas le plus fréquent, elle est sollicitée, provoquée par une cause déterminante, irritant, congestionnant l'utérus, telle que la congestion menstruelle, les fatigues, les excès de coït et même quelquefois un simple examen médical. Lorsqu'elle apparaît au moment des règles, elle rend l'écoulement menstruel plus abondant, ou bien elle le prolonge pendant un temps plus ou moins long. Le plus souvent, les règles sont plus abondantes ; elles durent plus longtemps ; elles reviennent plutôt qu'à l'ordinaire ; elles avancent de plus en plus, de 10, de 15 jours, de telle sorte que les malades finissent, comme elles le disent par être « continuellement dans le sang. » Les malades, en effet, sont atteintes dans l'espace intercalaire d'un écoulement continu ou presque continu, en général peu abondant, qui présente ce caractère particulier de redoubler à chaque époque menstruelle.

Si l'hémorrhagie apparaît en dehors de l'époque menstruelle (métrorrhagie), elle est déterminée le plus souvent par les fatigues, les excès de coït, etc. Les élèves qui suivent mes conférences ont pu se rendre compte bien souvent de la réalité de ce fait. Une malade a une métrite caractérisée par des hémorrhagies abondantes, répétées ; à la suite de cautérisations intra-utérines, les hémorrhagies diminuent, puis finissent par disparaître ; la malade se croit guérie, elle demande son exeat ; mais bientôt, par suite de l'usage abusif qu'elle a fait de sa liberté, une nouvelle hémorrhagie se déclare et la force de revenir réclamer les soins du médecin.

Le plus souvent l'hémorrhagie se produit au début, au moment des règles (ménorrhagie) ; ce n'est que plus tard qu'elle apparaît dans l'époque intercalaire (métrorrhagie). Elle peut être assez abondante d'emblée pour inspirer de sérieuses inquiétudes, quelquefois pour causer la mort, fait bien rare, rapporté seulement par quelques auteurs.

Le plus ordinairement l'écoulement commence par être sanguinolent ; ce n'est que le troisième ou le quatrième jour qu'il est formé par du sang pur. Le sang est rouge, rutilant, ou plus ou moins pâle, noir ; il est liquide ou mélangé à des caillots. Dans ce cas, la sortie de ces caillots nécessite des contractions utérines qui se traduisent, pour la malade, par des coliques, par des tranchées utérines. De plus l'écoulement n'est pas continu ; il cesse un moment pour reprendre après ; il est intermittent, fait qui indique des alternatives de dilatation et de resserrement de la cavité utérine. Le sang peut être pur ou mélangé de mucus utérin. Le plus souvent, il n'a aucune odeur ; mais s'il est retenu pendant quelques jours dans la cavité de l'utérus, il prend une odeur fétide, due à la décomposition des caillots, fait qui s'observe rarement dans la métrite. La perte de sang peut être continue, d'une manière uniforme, ou le plus souvent, continue avec redoublements ; ou bien enfin elle peut être intermittente, c'est-à-dire cesser complètement pendant quelques heures, pour apparaître de nouveau.

L'abondance varie avec la quantité de sang et avec la durée. L'hémorragie est tantôt légère, tantôt assez abondante pour mettre la vie de la malade en dangers. Elle a une durée variable. Elle peut ne durer que quelques heures ou bien elle peut persister pendant plusieurs jours, plusieurs semaines, plusieurs mois. Dans ce dernier cas, l'hémorrhagie diminue à de certains moments pour reprendre ensuite. Elle peut cesser brusquement ou bien lentement ; le sang, de rouge qu'il était, devient rouge pâle, puis il est mélangé de mucosités utérines qui bientôt s'écoulent seules. Jamais ou presque jamais, il n'y a qu'une seule hémorrhagie. Le plus souvent, les hémorrhagies se succèdent à des intervalles de temps plus ou moins éloignés, tantôt en dehors des règles (métrorrhagie), sous l'influence d'une des causes occasionnelles que j'ai signalées ; tantôt au moment des règles. Dans ce cas, les règles sont plus abondantes, elles durent un temps plus long ; les règles suivantes avancent de 10 jours, quelquefois de 15 jours, de sorte que l'écoulement sanguin finit par devenir continuel. Peu abondant entre chaque époque, l'écoulement augmente au moment de celle-ci, pour diminuer de nouveau.

Parmi les symptômes fonctionnels et généraux qui accompagnent l'hémorrhagie utérine, les uns appartiennent à l'hémorrhagie elle-même, les autres à l'affection dont elle est le symptôme, c'est-à-dire à la métrite. Les symptômes qui appartiennent à l'hémorrhagie utérine n'ont rien de particulier ; ce sont ceux qui se montrent à la suite de toutes les hémorrhagies en général.

Ils peuvent se manifester brusquement ou n'apparaître que lentement, selon l'abondance de la perte sanguine. La perte est-elle abondante, d'emblée ? elle s'accompagne immédiatement de pâleur, de petitesse du pouls, de refroidissement des extrémités, etc., etc, rarement de syncope. Est-elle légère, mais continue, ou répétée à de courts intervalles ? on voit apparaître peu à peu tous les signes de la chloro-anémie. La malade devient pâle, sans forces ; l'appétit, d'abord languissant, se perd peu à peu ; le pouls est petit, dépressible ; l'auscultation fait constater des bruits de souffle cardiaques et vasculaires ; la malade devient nerveuse, irritable ; elle s'affaiblit de plus en plus. Si les pertes sont séparées par un intervalle de temps appréciable, tous ces symptômes disparaissent peu à peu dans leur intervalle ; la vie et les forces reviennent ; la peau se colore ; l'appétit renaît ; le pouls reprend de la force ; mais une nouvelle hémorrhagie vient replonger la malade dans un état de faiblesse qui se prononce de plus en plus.

Les symptômes qui accompagnent l'hémorrhagie utérine et qui appartiennent à la métrite, varient suivant que la perte utérine se montre dans la métrite aiguë ou dans la métrite chronique. Se montre-t-elle dans le cours de la métrite aiguë ou à propos d'une exacerbation de la métrite chronique ? on constate tous les symptômes de la métrite aiguë, c'est-à-dire les douleurs hypogastriques, lombaires, pelviennes, localisées ou irradiées, la pesanteur pelvienne, la chaleur aux parties génitales, le prurit à la vulve, un écoulement blanc jaunâtre qui alterne avec l'hémorrhagie, quelquefois une fièvre légère et les troubles sympathiques variés, en même temps la région hypogastrique est chaude, tendue, douloureuse. Se montre-t-elle au contraire dans le cours d'une métrite chronique, en dehors de toute exacerbation aiguë ? tous ces symptômes sont atténués, quelquefois ils n'existent pas; la perte est généralement modérée, continue, elle n'est accompagnée de douleurs que par suite des contractions, des tranchées utérines qui expulsent les caillots formés dans la cavité de l'utérus par suite d'un obstacle au libre écoulement du sang.

M. Courty commet une erreur lorsqu'il décrit ces différents symptômes comme appartenant à l'hémorrhagie elle-même, comme caractérisant deux formes différentes : la forme sthénique et la forme asthénique. Ces symptômes n'appartiennent pas à l'hémorrhagie. Ce sont des symptômes de l'affection utérine au même titre que la perte sanguine elle-même.

§ 135. Valeur diagnostique. — Le diagnostic de l'hémorrhagie utérine comprend deux points : 1° y a-t-il hémorrhagie ? 2° quelle est la cause ? Pour arriver à la solution de ces deux questions, le médecin doit s'enquérir de tous les renseignements possibles. Il doit notamment s'enquérir de l'âge de la malade, de l'époque de l'instauration menstruelle; il lui importe de connaître exactement si l'évolution menstruelle se fait facilement ou si elle est précédée, accompagnée, suivie de douleurs plus ou moins vives, si ces douleurs cessent avec l'apparition du sang, si elles persistent pendant l'écoulement, si elle cessent avec lui ou si elles lui survivent. Il s'informe si l'écoulement est abondant. Quelques femmes, en effet, perdent habituellement une très petite quantité de sang chaque mois ; d'autres, au contraire, perdent abondamment ; leurs règles sont tellement abondantes, qu'un médecin, non prévenu, peut croire à l'existence d'une hémorrhagie, alors qu'il s'agit simplement d'un phénomène physiologique habituel. De même il cherche à connaître la durée de l'époque, son retour. Est-elle de trois jours, de six, huit, dix jours, ainsi qu'il est fréquent de l'observer à l'état normal ? Revient-elle régulièrement chaque mois, tous les vingt jours, tous les quinze jours ou bien est-elle irrégulière comme époque d'apparition, tantôt avançant, tantôt retardant ? La qualité du sang ne doit pas le laisser indifférent. Le sang perdu chaque jour est-il rouge, foncé ou rouge pâle, liquide ou en caillots, pur ou mélangé de mucus utérin ? ce sont là autant de renseignements des plus utiles pour apprécier la valeur diagnostique de l'hémorrhagie utérine, ainsi que la valeur pronostique et pour poser les bases d'une bonne thérapeutique.

Les symptômes généraux qui accompagnent la menstruation ne doivent pas non plus être méconnus. Ces symptômes on les connaît ; je n'ai pas à les rappeler. Ils diffèrent souvent pour chaque femme ; mais, en général, ce sont les mêmes pour la même femme, aux différentes époques de son existence ; cela est si vrai, que la femme sait toujours les reconnaître et que, dès qu'ils apparaissent, elle est avertie de l'apparition de l'époque. L'âge où est survenue la ménopause doit être connu du médecin, afin qu'il puisse apprécier la valeur de la perte hémorrhagique.

Tous ces renseignements obtenus, le médecin étudie la perte en elle-même. Comment est-elle survenue? Est-ce au moment des règles ou dans la période intercalaire? Est-elle spontanée ou provoquée par une des causes occasionnelles que j'ai signalées? Se mont-elle pour la première fois ou est-ce une récidive? Quelle est son abondance? Quelle est sa durée? Sa marche est-elle continue ou intermittente? Le sang est-il rouge ou noir, liquide ou en caillots, pur ou mélangé de produits étrangers, avec ou sans odeur? Ce sont là autant de questions qu'il doit résoudre, s'il veut apprécier la réelle valeur clinique de l'hémorrhagie utérine. Les phénomènes fonctionnels et généraux qui accompagnent l'hémorrhagie, la précèdent ou la suivent, joints aux signes physiques, rendent le diagnostic étiologique et nosologique beaucoup plus facile, et par suite facilitent la résolution du problème soulevé par l'apparition de ce symptôme, à savoir quel est son pronostic, quelle est sa thérapeutique. Y a-t-il hémorrhagie utérine? Évidemment il est toujours facile de savoir si le sang vient de la vulve, du vagin ou de l'utérus. Mais alors même que le médecin a reconnu l'origine utérine de l'écoulement sanguin, il n'est pas toujours autorisé à dire qu'il y a hémorrhagie utérine. En effet, certaines femmes ont des règles abondantes et fréquentes tous les vingt jours, sans qu'elles en ressentent aucune souffrance, aucun malaise. Il est donc nécessaire de connaître la limite qui sépare l'hémorrhagie physiologique de l'hémorrhagie pathologique. Elle n'est pas toujours facile à établir. Pour y arriver, le médecin questionne la malade. S'il s'agit d'une femme dont les règles sont habituellement abondantes, le médecin reste dans l'indécision pendant quelques jours, et ce n'est que par suite de la prolongation de l'écoulement hémorrhagique qu'il parvient à le considérer comme étant de nature pathologique. Si, au contraire, il s'agit d'une femme dont l'écoulement menstruel est peu abondant, et chez laquelle les règles deviennent très abondantes à un moment donné, il conclut sans hésiter à un écoulement pathologique, et il institue de suite le traitement.

Est-ce une ménorrhagie ou une métrorrhagie ? La réponse n'est pas toujours aussi facile qu'elle le semble au premier abord. Une femme a une hémorrhagie dans l'époque intercalaire, est-ce l'époque prochaine, avancée de dix jours, de quinze jours? Est-ce une véritable métrorrhagie? Les antécédents, les phénomènes concomitants peuvent seuls éclairer le médecin. Si le même fait s'est déjà produit chez la malade, sans qu'elle en ait ressenti du malaise ; si l'hémorrhagie a présenté tous les symptômes qui caractérisent le molimen menstruel ; il est probable qu'il s'agit d'un avancement de quelques jours du phénomène physiologique. Dans le cas contraire, l'hémorrhagie est pathologique. Il faut savoir qu'il est parfois bien difficile de se prononcer sur cette question. Du reste, sa résolution dans l'un des deux sens ne mérite pas tout l'intérêt, n'a pas toute la valeur que les médecins ont attribuée à cette distinction. Il est bien plus important pour le médecin de rechercher la cause de l'hémorrhagie utérine, car, elle seule est l'indication principale du pronostic et du traitement.

§ 136. Quelle est la cause de l'hémorrhagie utérine? Tout d'abord je ferai remarquer que l'hémorrhagie utérine n'a pas la même valeur diagnostique que la leucorrhée. En effet, si la leucorrhée utérine, distinguée avec soin des fausses leucorrhées, est un signe certain de métrite, si ce symptôme a une valeur capitale, de premier ordre, au point que leucorrhée utérine signifie métrite, il n'en est pas de même de l'hémorrhagie utérine. Ce symptôme d'abord n'est pas constant dans la métrite; en outre il se montre bien plus souvent que la leucorrhée dans d'autres affections de l'utérus. C'est un symptôme commun à plusieurs affections utérines.

L'hémorrhagie utérine se montre dans deux circonstances différentes : 1° dans l'état de gestation, pendant la grossesse, pendant ou après l'accouchement, à la suite de l'avortement ; 2° dans l'état de vacuité de l'utérus. Je n'ai pas à m'occuper ici de l'hémorrhagie utérine, l'utérus étant en état de gestation, ni de celle qui survient pendant l'accouchement. De même, il ne saurait être question de l'hémorrhagie consécutive à l'accouchement. Dans ce traité clinique, j'ai tenu à écarter tous les faits qui touchent spécialement à la grossesse, à l'accouchement. Du reste les circonstances dans lesquelles survient l'hémorrhagie permettent de saisir facilement la cause et, par suite, d'en établir le diagnostic. Il est peut-être utile de faire une exception en faveur de l'hémorrhagie utérine qui se montre à la suite d'un avortement, dans les premiers mois de la grossesse. En effet, il n'est pas toujours facile, ainsi qu'on le verra, de remonter à la cause.

Lorsque l'hémorrhagie apparaît dans l'état de vacuité de l'utérus, elle est toujours symptomatique. C'est un symptôme commun à la métrite, aux myômes, aux polypes utérins, aux môles hydatiformes, au cancer de l'utérus. Pour la plupart des gynécologues, ce symptôme se montre également dans les déviations utérines, les inflammations péri-utérines, les névralgies des nerfs lombo-sacrés, l'hématocèle rétro-utérine. Je ne saurais accepter cette manière de voir pour les déviations, les inflammations péri-utérines; car, ainsi que je l'ai montré, ces lésions ne sont que la conséquence ordinaire de la métrite, et à ce titre l'hémorrhagie appartient à cette affection et non à ces accidents.

Je ne fais que signaler les hémorrhagies utérines qui se montrent dans le cours des maladies générales dyscrasiques, aiguës ou chroniques, par suite d'une altération du sang, de la défibrination, par suite d'une altération des parois vasculaires, telles que la variole, la scarlatine, la rougeole, la fièvre typhoïde, la fièvre jaune, le scorbut, le mal de Bright, la phthisie, les fièvres intermittentes et enfin l'hémophilie. Je ne fais que signaler également les hémorrhagies utérines qui se montrent à la suite d'un trop plein vasculaire artériel ou veineux, et qui peuvent se montrer toutes les fois que le sang artériel arrive avec plus de force dans les artères utérines, ou que le sang veineux est gêné dans son retour par un obstacle quelconque siégeant sur les troncs veineux (tumeur abdominale comprimant les veines) ou dans le cœur (insuffisance mitrale). En dehors de ces deux causes principales qui ne rentrent pas dans le plan de mon sujet, l'hémorrhagie utérine est donc toujours symptomatique d'une lésion utérine : métrite, myôme, polype, môle charnue ou hydatiforme, cancer de l'utérus. On le voit, il n'existe pas, suivant moi, d'hémorrhagie utérine idiopathique, essentielle, comme l'affirme M. Courty. Les faits que cet auteur rapporte à l'appui de sa doctrine, tournent plutôt contre elle. Dans le premier cas, cité par Obre (1), l'hémorrhagie utérine survint chez une jeune fille âgée de quatorze ans ; les premières règles ne purent être arrêtées. A l'autopsie, on trouva la muqueuse utérine ramollie, ecchymosée, détachée de la tunique musculaire en plusieurs endroits. Dans le second cas, cité par Whitehead (2), trois hémorrhagies utérines survinrent à un mois de distance, immédiatement après les règles, chez une jeune fille de dix-sept ans. La menstruation s'était régulièrement établie depuis quatre ans. La troisième hémorrhagie se termina par la mort, et à l'autopsie on constata que le corps de l'utérus était un peu plus volumineux que dans l'état normal, que les parois étaient moins fermes, quoique d'une épaisseur normale, que la muqueuse était criblée de petites ouvertures visibles à l'œil nu. Dans ces deux cas, les altérations anatomiques constatées à l'autopsie montrèrent à l'évidence que l'hémorrhagie utérine était le fait d'une lésion utérine, d'une métrite. Ces lésions, il est vrai, ne sont pas toujours aussi prononcées, mais qu'importe, leur existence suffit pour donner lieu à des hémorrhagies qui se terminent parfois par la mort, et pour démontrer que ces hémorrhagies, chez la jeune fille, à l'époque de l'instauration, ne sont nullement essentielles. Les faits, que je viens de signaler, concordent avec l'opinion que j'ai émise sur l'existence de la métrite chez l'enfant. Ils prouvent que la métrite existe chez l'enfant, chez la jeune fille avant l'instauration menstruelle, qu'elle peut évoluer silencieusement, et qu'elle ne se révèle parfois qu'au moment de la première menstruation, se traduisant alors par des troubles variés, qui font croire à son début, alors que l'hémorrhagie utérine n'est que le premier symptôme apparent. Cette hémorrhagie est même parfois tellement intense que la mort s'en suit, ainsi que le montrent les cas signalés par les différents auteurs que je viens de mentionner. Ils ont pu admettre tout d'abord une hémorrhagie essentielle ; mais cette erreur ne dure pas longtemps, l'autopsie révélant les lésions anatomiques, cause de l'hémorrhagie. Il en est de même pour l'hémorrhagie utérine qui se montre souvent à l'époque de la ménopause. Elle reconnaît pour cause une lésion utérine et assez ordinairement une métrite qui, existant depuis longtemps, reçoit un coup de fouet, s'exaspère par le fait du trouble apporté à la fonc-

(1) Obre, *Bristish méd. Journal*, 1857.
(2) Whitehead, *London med. Gaz.*, 1846.

tion physiologique de l'organe, par le fait de la congestion qui le frappe, ou qui, si elle n'existait pas encore, se développe rien que par le fait de cette congestion. Dans ce cas, elle est presque toujours, sinon toujours constitutionnelle, et je crois pouvoir ajouter, d'origine arthritique, d'après les faits qu'il m'a été donné d'observer. Si les auteurs ont été induits en erreur relativement à la nature essentielle de l'hémorrhagie utérine, c'est parce que, dans certains cas, ce symptôme existe seul, qu'il n'est pas accompagné des symptômes ordinaires des affections utérines qui lui donnent naissance. Assez souvent notamment, c'est le premier symptôme qui frappe la malade atteinte de métrite. Jusqu'alors les douleurs pelviennes, lombaires, la leucorrhée, n'avaient nullement attiré son attention ; elle a un écoulement de sang soit après un coït, soit après une fatigue, elle s'inquiète, elle en fait part à un médecin. Si celui-ci néglige les autres symptômes, si, notamment, il se trouve en présence d'une jeune fille, d'une femme vierge, il croit qu'il s'agit d'une hémorrhagie essentielle, et il traite la malade en conséquence. Il n'en est rien, ce symptôme est l'indice d'une lésion utérine, et le plus ordinairement d'une métrite. Dans d'autres circonstances, c'est le premier symptôme qui annonce l'existence d'un corps fibreux, d'un polype, etc., etc. ; le médecin examine la malade, il ne trouve aucune déformation de l'utérus, il croit de même à une hémorrhagie essentielle; qu'il pratique l'hystérométrie et il reconnaîtra que cette hémorrhagie est symptomatique d'une lésion utérine.

L'hémorrhagie utérine est donc toujours symptomatique d'une lésion utérine. Il existe toujours, quoique très atténués parfois, des symptômes propres à cette lésion, symptômes qui permettent de remonter à leur cause. Alors même que ces symptômes sont très légers au début, ils ne tardent pas à se révéler, à s'accuser de plus en plus; aussi, si le médecin, au début, hésite à se prononcer, qu'il attende, qu'il se tienne sur la réserve ; son hésitation ne sera pas de longue durée, l'examen attentif de la malade lèvera tous ses doutes. Mais ces cas sont les plus rares, le plus souvent, la lésion utérine se traduit par des troubles fonctionnels tels qu'il est facile de remonter à la cause de l'hémorrhagie.

Lorsque l'hémorrhagie utérine coïncide avec l'avortement, survenant dès les deux premiers mois de la grossesse, le diagnostic de la cause est parfois difficile à faire; mais l'absence d'hémorrhagie antérieure, le retard des règles, et surtout l'examen du sang dans lequel on retrouve au milieu des caillots, l'œuf entier ou morcelé, viennent lever les doutes et éclairer le médecin sur la cause de cette hémorrhagie. Si l'avortement survient plus tard, vers le troisième, le quatrième mois, l'hémorrhagie est accompagnée de douleurs vives, de tranchées utérines. On constate dans le sang, dans les caillots expulsés, l'embryon ou les membranes ; de plus le col est tuméfié et légèrement ramolli ; enfin la perte sanguine, une fois terminée, ne se reproduit pas. L'erreur ne peut donc être commise sur la véritable cause de l'hémorrhagie.

L'hémorrhagie symptomatique d'un myôme interstitiel ou sous-muqueux est plus difficile à reconnaître au point de vue de la cause. Néanmoins le cathéter qui ne peut atteindre le fond de l'utérus, arrêté qu'il est par un obstacle perceptible à la main, ou qui, au contraire, révèle une dilatation considérable, avec difformité de la cavité utérine, la constatation par le toucher vaginal, par le toucher rectal, par le palper abdominal, de l'altération de position de l'organe, de l'hypertrophie des parois et surtout de bosselures dures et résistantes à la surface de l'organe, permettent d'attribuer l'hémorrhagie à sa véritable cause, le fibrôme utérin.

L'hémorrhagie symptomatique d'un polype fibreux ou muqueux est plus facile à reconnaître. En effet, ce néoplasme pédiculé ne tarde pas à faire saillie dans le canal cervical, au niveau de l'orifice externe. Cette saillie est surtout très appréciable pendant l'époque menstruelle, pendant l'hémorrhagie. Aussi suffit-il de pratiquer le toucher vaginal, l'examen au spéculum, pour constater la présence de ce polype. Lorsque l'hémorrhagie a cessé, la saillie diminue, disparaît ; le cathétérisme utérin permet alors de remonter à la véritable cause de ce symptôme. L'hémorrhagie, due à la présence de môles charnues ou hydatiformes, se révèle par la constatation des kystes ou des petites vésicules choriales de la môle en grappe, ou bien par l'absence de pédicule, par l'implantation large de la tumeur, pour le cas de môle charnue.

Dans le cancer, l'hémorrhagie alterne avec un écoulement séro-sanguinolent, ichoreux et fétide, mélangé de débris cancéreux. Il existe sur le corps utérin des bosselures irrégulières, sur le col des bourgeons inégaux, irréguliers et saignants. Aussi le diagnostic de la cause ne présente aucune difficulté.

§ 137. Valeur pronostique. — La valeur pronostique de l'hémorrhagie utérine varie avec l'abondance, la fréquence de l'écoulement; elle varie avec la cause qui lui a donné naissance. Si l'hémorrhagie est abondante, répétée, quelle que soit sa cause, elle produit une anémie rapide, un affaiblissement extrême, le vertige; elle donne lieu à des syncopes qui peuvent être rapidement mortelles; aussi le médecin doit faire tous ses efforts pour la combattre et en prévenir le retour.

Au point de vue de la cause, l'hémorrhagie utérine de la métrite n'est pas aussi grave que celle qui survient par le fait d'un fibrôme, d'un polype, et cette dernière ne présente pas la gravité de celle qui reconnaît pour cause un cancer de l'utérus. Ces quelques mots suffisent pour faire apprécier la valeur pronostique de l'hémorrhagie, et pour montrer qu'il faut toujours la combattre, quelle que soit sa cause, car, à elle seule, elle peut entraîner la mort de la malade.

§ 138. Traitement de l'hémorrhagie utérine. — A propos de la médication de la métrite en général, j'ai dit quelques mots sur le traitement qu'exige la métrorrhagie. J'ai indiqué notamment les émissions sanguines et les différents révulsifs employés en pareil cas, les bains chauds prolongés, les injections chaudes ou de vapeur, la réfrigération, l'emploi à l'intérieur des différents hémostatiques généraux, ou ayant une action spéciale sur l'utérus, etc., etc. Je ne ferai donc que les rappeler brièvement. J'insisterai seulement sur certaines particularités signalées par les auteurs et sur certains moyens thérapeutiques que je considère comme des plus efficaces.

Et d'abord, faut-il toujours chercher à supprimer l'hémorrhagie utérine? En général, oui, toutes les fois que la perte sanguine dépasse la perte physiologique et devient assez abondante pour affaiblir la malade. Dans la métrite aiguë, cependant, où l'hémorrhagie coïncide avec une congestion utérine ou pelvienne intense, il est bon, quand la perte n'est pas trop abondante, de ne pas la supprimer brusquement, car elle décongestionne le système utérin et soulage la malade. Parfois même, elle n'est pas assez abondante pour produire ce résultat, il faut pratiquer une saignée générale ou locale au moyen de sangsues sur le col, qui, en décongestionnant l'utérus, agit à la fois et contre l'inflammation qu'elle modère et contre l'hémorrhagie utérine qu'elle supprime.

Dans la métrite chronique où l'hémorrhagie n'éveille aucune réaction dans l'organisme, où la malade est déjà affaiblie par des pertes antérieures, il faut toujours chercher à supprimer la perte sanguine, surtout lorsqu'elle est abondante. Les saignées générales ou locales sont proscrites; il faut avant tout ordonner à la malade un repos complet, le décubitus dorsal, les jambes et les cuisses légèrement fléchies, le bassin légèrement élevé. Il faut placer la malade dans une chambre aérée, la couvrir afin d'entretenir une calorification générale, puis choisir parmi les moyens dont la thérapeutique dispose, celui ou ceux qui paraissent le plus propres à arrêter l'hémorrhagie. De ces moyens, les uns ne s'adressent qu'au symptôme, hémorrhagie, qui revient fatalement au bout de quelque temps, la cause qui lui donne naissance persistant; les autres s'adressent à la cause elle-même qu'ils détruisent dans certains cas (métrite, polype), contre laquelle ils luttent dans d'autres (corps fibreux, cancer).

Pour obtenir l'arrêt de l'écoulement sanguin, bien des moyens, souvent différents les uns des autres, ont été mis en usage : les révulsifs, l'action de la chaleur, l'action du froid, les hémostatiques généraux, l'électricité, etc., etc. Selon que le médecin veut obtenir une révulsion plus ou moins forte, il emploiera les sinapismes, promenés sur les membres inférieurs, supérieurs, la partie supérieure de la poitrine, les seins, les ventouses sèches sur les lombes, le dos, le thorax, les bras. Les grandes ventouses du Dr Junod appliquées sur les membres inférieurs pourront être très utiles; mais il faut craindre les congestions céphaliques violentes qui succèdent parfois à leur emploi. On peut les remplacer, dit M. Courty, par des ligatures faites à la racine des quatre membres à l'aide de mouchoirs pliés en travers, afin de congestionner ceux-ci en y retenant le sang veineux.

On utilise la chaleur sous forme de bains, de douches liquides ou de douches de vapeur. M. Tarnier et, à son exemple M. Bailly, ont employé avec le plus grand avantage les bains chauds généraux dans les hémorrhagies secondaires des femmes en couches. Deux à trois bains d'une durée de vingt minutes, d'une température à 34°, ont suffi pour arrêter des hémorrhagies rebelles à d'autres moyens. Cette méthode, en dehors de l'état puerpéral, rend de grands services, je l'ai dit, dans nombre de cas, et spécialement dans l'hémorrhagie symptomatique de la métrite. Mais dans ce cas, les bains doivent être prolongés deux à trois heures au moins, et d'une température élevée 37° à 38°. Il est facile de comprendre les succès qu'elle donne ; le déplacement du sang qui s'opère des parties profondes vers la périphérie du corps, diminue la congestion utérine et par suite la perte. Le sac à eau chaude de Chapman peut rendre également de bons services. Il se compose, dit le Dr Beni-Barde, de deux conduits verticaux communiquant en haut et en bas par deux conduits qui laissent entre eux un espace vide. On place ce sac de manière que cet espace vide corresponde aux apophyses épineuses et que les conduits verticaux, préalablement remplis d'eau bouillante, soient exactement appliqués sur les parties latérales de la région lombaire de la colonne vertébrale. Ce sac qui est tout entier en caoutchouc, peut rester en place dix minutes ou un quart d'heure. D'après le Dr Chapman, il agirait sur les ganglions lombaires en les excitant et en provoquant une suractivité des filets nerveux qui partent de ces ganglions; sous l'influence de cet accroissement fonctionnel, les nerfs vaso-moteurs qui se distribuent dans la matrice, provoqueraient un spasme vasculaire, et par suite une suspension de l'hémorrhagie. M. Ricord a employé des injections d'eau chaude à 50° faites directement sur le col pour arrêter l'hémorrhagie utérine. A son exemple, je les ai souvent employées dans l'hémorrhagie de la métrite, et toujours j'en ai obtenu d'excellents résultats. Deux ou trois injections d'eau chaude ont suffi pour arrêter l'écoulement sanguin.

Le froid est l'un des meilleurs agents hémostatiques auquel on puisse avoir recours. La réfrigération s'obtient soit à l'aide de compresses que l'on trempe dans l'eau froide et que l'on applique sur la région hypogastrique ou sur la partie supérieure des cuisses, soit à l'aide du sac à glace vaginal, sac en caoutchouc renfermant des morceaux de glace que l'on renouvelle dès qu'ils sont fondus, soit à l'aide d'injections, d'irrigations vaginales, de morceaux de glace introduits dans le vagin ou mieux du sac à glace vaginal de Fleury, soit, enfin, à l'aide de lavements froids, de bains de siège à eau courante, de bains de pieds froids à eau courante, dont les jets sont principalement dirigés sur la plante des pieds.

Pour que l'action du froid soit efficace, il faut qu'elle reste localisée, qu'elle soit continue et prolongée pendant un certain temps. Dans le but d'obtenir ces différents résultats, on se servira de préférence soit d'une simple vessie de caoutchouc dans laquelle on place des morceaux de glace que l'on renouvelle dès qu'ils sont fondus, soit du sac à glace en caoutchouc du Dr Chapman. Ce sac, dit le Dr Beni-Barde, se compose en général de trois compartiments placés à la suite l'un de l'autre, ayant leur ouverture sur le même plan, et séparés par des cloisons en caoutchouc de longueur différente, de telle sorte qu'on en fait trois sacs de différentes longueurs réunis en un seul. L'ouverture du sac est fermée par un compresseur en métal dont un côté est assez mince pour que, appliqué sur le dos, il ne puisse pas incommoder le patient. Des brides attachées au côté extérieur servent à soutenir le sac et à le maintenir en place. Pour le préparer, on introduit des morceaux de glace, gros comme une noisette, dans le compartiment qu'on veut employer et qu'on remplit jusqu'à l'ouverture. Après avoir chassé l'air et l'eau contenus dans le sac, on le ferme à l'aide du compresseur, et on le place ainsi préparé sur la colonne vertébrale.

Les irrigations vaginales, longtemps prolongées, une demi-heure par exemple, sont faites soit avec l'irrigateur vaginal double de M. Maisonneuve ou d'Aran, soit avec l'appareil à irrigation continue de M. Clauzure (d'Angoulême), soit avec le même appareil modifié par le Dr Leblond. Je n'ai pas à revenir sur la description de ces différents appareils que j'ai déjà donnée à propos du traitement de la métrite.

Les bains de siège froids doivent être à courants continus, prolongés de quelques minutes à un quart d'heure, suivant la susceptibilité de la malade. On doit les renouveler tous les jours jusqu'à cessation complète de l'hémorrhagie. Les bains de pieds froids à eau courante dont les jets sont principalement dirigés sur la plante des pieds, ont été préconisés par le Dr Beni-Barde ; ils donnent de bons résultats.

Dans quelques circonstances l'eau froide pourrait être remplacée par des pulvérisations abondantes d'éther, faites sur les parois de l'abdomen. Ce moyen, imaginé par Haudsel Griffiths pour combattre une hémorrhagie grave et rebelle, suite de couches, pourrait être employé dans toute hémorrhagie utérine, quelle qu'en soit la cause, et spécialement dans celle qui est sous la dépendance de la métrite.

En même temps que ces divers moyens qui agissent localement sur l'écoulement, le médecin aura recours aux hémostatiques généraux qui agissent sur la circulation générale, et dont quelques-uns comme la sabine et surtout le seigle ergoté ont une action élective sur l'utérus. Les acides et les astringents sont les plus employés. On a surtout recours à l'eau acidulée avec du vinaigre, à la limonade ordinaire, à la limonade minérale, à l'eau de Rabel, à la teinture de cannelle, au perchlorure de fer, à l'alun, au sous-acétate de plomb, au cachou, à la bistorte, au tannin, à la ratanhia et aux diverses eaux hémostatiques. L'eau de Rabel se donne à la dose de 4 à 5 gouttes dans un verre d'eau ou de limonade, que la malade boit par gorgées, de quart d'heure en quart d'heure. Le perchlorure de fer se prescrit à la dose de 1 à 5 grammes dans un verre d'eau à boire par gorgées de deux en deux heures. La teinture de cannelle, préconisée par Récamier, Aran, M. Gosselin, l'extrait de ratanhia, le tannin, s'administrent en potion, suivant les formules suivantes :

1° Teinture de cannelle....... 20 à 30 grammes
Julep gommeux............ 120 —

F. s. a.

A prendre par cuillerées à bouche d'heure en heure.

2° Extrait de Ratanhia........ 4 grammes.
Sirop d'écorces d'oranges amères................ 30 —
Julep gommeux............ 120 —

F. s. a.

A prendre par cuillerées à bouche toutes les deux heures.

3° Tannin................. 1 gramme.
Eau distillée de plantin.. 125 —
Sirop d'écorces d'oranges amères............... 30 —

F. s. a.

A prendre par cuillerées à bouche d'heure en heure.

On obtient de bons résultats avec ces différentes substances; mais souvent elles sont infidèles. Pour obtenir une action certaine, le médecin aura recours à des médicaments plus actifs qui agissent à la fois sur la crase sanguine et sur la circulation utérine. A cet effet, la rue, la sabine, la vératrine à haute dose, préconisées par Aran, étaient autrefois fréquemment prescrites. Aujourd'hui, on a recours surtout au seigle ergoté et à l'ergotine. Les expériences physiologiques ont démontré que l'ergot de seigle agissait directement sur la fibre lisse en général, et en particulier sur la fibre lisse de l'utérus et des vaisseaux, et cela sans l'intermédiaire du système nerveux, ce qui rend compte de sa tendance localisatrice. Ces expériences ont montré, en outre, que cette substance, donnée par la voie stomacale, a des effets plus tardifs, moins sûrs, exige des doses beaucoup plus considérables, que si elle est administrée sous forme d'injections sous-cutanées. Celles-ci doivent être pratiquées le plus près possible de la région ou de l'organe auquel s'adresse le médicament, c'est-à-dire sur la région hypogastrique, sur la partie supérieure et interne des cuisses. L'ergot de seigle se prescrit à l'état de poudre fraîche ou d'ergotine Bonjean qui n'est qu'un extrait aqueux ; car jusqu'ici, malgré de nombreuses recherches de MM. Molé (1862), Tanret, en France, Dragendorff et Padwisstzky, en Allemagne, on n'a pu extraire le véritable alcaloïde de l'ergot de seigle. La substance qui s'en rapproche le plus est celle qui a été obtenue récemment par M. Tanret à Paris, et à laquelle il donne le nom d'ergotinine ; il la regarde comme le véritable alcaloïde de l'ergot. Mais cette substance, expérimentée par MM. Peton, Laborde (1), Dujardin-Beaumetz, n'a pas donné lieu à des résultats satisfaisants et toujours identiques.

On prescrit l'ergot de seigle en poudre fraîche à la dose de 25, de 50 centigrammes, plus ou moins rapprochée selon l'abondance de l'hémorrhagie et l'effet que l'on veut obtenir, toutes les six heures, toutes les trois heures. Dans les hémorrhagies assez abondantes pour inspirer de sérieuses inquiétudes, on doit rapprocher les prises, donner 25, 50 centigrammes toutes les dix minutes, tous les quarts d'heures jusqu'à 1, 2 et 3 grammes dans les vingt-quatre heures. Goupil recommande la mixture suivante :

Poudre de seigle ergoté...........	4 grammes.
Esprit de menthe.................	0,10 centigr.
Sirop simple......................	30 grammes.

F. s. a.
Une cuillerée à bouche toutes les heures.

L'ergotine se donne à l'intérieur dans une potion à la dose de 50 centigrammes à 2 grammes, associée à divers astringents. Il vaut mieux donner la préférence aux injections sous-cutanées. Hildebrand, le premier, a eu l'idée d'administrer l'ergotine sous

(1) *Tribune médicale*, 1878.

cette forme Il prétendit avoir trouvé là un moyen de guérison des polypes fibreux de l'utérus ; MM. Moutard-Martin, Dujardin-Beaumetz, Bucquoy, Constantin Paul, les ont essayées en France, mais n'ont pas retrouvé les merveilleux résultats que le promoteur avait publiés en Allemagne. Tout ces auteurs s'accordent pourtant à reconnaître l'efficacité de l'injection sous-cutanée d'ergotine contre le symptôme, l'hémorrhagie utérine. Les solutions employées varient avec chaque auteur. Voici quelques formules

1°	Eau..................	13	grammes.	
	Glycérine...........	2	—	
	Ergotine.............	3	—	(Hildebrand).
2°	Eau................	15	—	
	Glycérine..........	15	—	
	Ergotine............	2	—	(Moutard-Martin).
3°	Eau..................	8.20	—	
	Ergotine.............	1.20	—	(Dujardin-Beaumetz).
4°	Glycérine...........	30	—	
	Ergotine.............	2	—	(Bucquoy).

Peu importe la solution employée, il suffit d'injecter une petite quantité d'ergotine sous la peau pour produire la diminution, puis l'arrêt de l'hémorrhagie utérine. Une des premières observations est due à M. Terrier qui arrêta en quinze jours une métrorrhagie, produite par une tumeur fibreuse de l'utérus chez une femme arrivée au dernier degré du marasme. La formule du liquide employé était celle-ci :

Glycérine...............	15	grammes.
Eau.....................	15	—
Ergotine................	4	—

F. s. a.

Une solution dont on emploiera 20 gouttes par jour en injections sous-cutanées.

Vingt gouttes représentent un gramme du mélange et par conséquent la trente-quatrième partie de la solution, soit un peu plus de 10 centigrammes d'ergotine par jour. Un médecin italien, Stefano Tolini, a obtenu d'heureux résultats en injections de 50 centigrammes à 1 gramme d'ergotine par jour. La solution employée était la suivante

Eau.....................	3	grammes.
Alcool..................	3	—
Glycérine..............	3	—
Ergotine................	3	—

F. s. a.

M. Constantin Paul a obtenu également de bons résultats dans des hémorrhagies produites par des cancroïdes de l'utérus ou causées par des avortements. Dans tous les cas, il a injecté 66 milligrammes d'ergotine en se servant de la solution de M. Moutard-Martin. Chaque fois, 66 milligrammes ont suffi pour arrêter l'écoulement sanguin, dans un espace de temps qui a varié de cinq à dix minutes. En général, ainsi que je l'ai dit, cette injection doit être faite sur un point rapproché de l'utérus, sur les parois de l'abdomen, sur les parties supérieures et internes des cuisses; car, il est prouvé par les expériences de MM. Peton et Laborde que l'ergotine agit plus rapidement sur les parties les plus rapprochées de l'injection. M. Delore (de Lyon) a fait des injections dans le tissu même de l'utérus, avec une partie d'ergotine et deux parties d'eau. Cette pratique ne lui a pas donné des résultats meilleurs que n'en donne l'injection sous-cutanée ordinaire.

L'injection sous-cutanée d'ergotine réussit dans tous les cas d'hémorrhagie utérine, quelle qu'en soit la cause, aussi bien dans l'état de vacuité que pendant et après la grossesse. MM. Blondeau et Polaillon avaient avancé que le médicament en question possédait une incomparable efficacité, toutes les fois que l'utérus était dans un état de gravidité quelconque, normale ou pathologique, comme lorsqu'il renferme des myômes, et que ses fibres musculaires étaient hypertrophiées ; tandis que, dans le cancer et la métrite, où cette condition faisait défaut, l'action du médicament était nulle. L'expérience clinique est venue contredire cette assertion. M. Constantin Paul s'est servi d'injections sous-cutanées d'ergotine pour arrêter des hémorrhagies dues à des cancroïdes utérins et toujours avec succès. Moi-même je les emploie, à chaque instant, contre l'hémorrhagie de la métrite, contre celle d'une lésion organique de l'utérus (cancer, corps fibreux, myômes), et je n'ai jamais eu qu'à m'en louer. Il suffit quelquefois d'une dose minime d'ergotine pour arrêter l'écoulement sanguin : 6 centigrammes dans les cas de M. Constantin Paul; 10 centigrammes dans celui de M. Tarnier. Lorsque l'hémorrhagie est abondante, on peut injecter jusqu'à 1, 2 grammes par jour.

On pourra être étonné de voir qu'une dose minime de 66 milligrammes d'ergotine soit efficace, alors qu'une potion contenant 4 grammes d'ergotine reste sans effet, ainsi que le fait remarquer M. le professeur Gubler. La différence dans les résultats tient évidemment au mode d'administration. L'ergotine, en potion, est probablement altérée par les liquides du tube digestif; tandis que l'ergotine en injections sous-cutanées est introduite dans le sang par absorption, pour ainsi dire à l'état de pureté. L'injection est d'une parfaite innocuité lorsqu'elle est faite réellement sous la peau et non dans le derme lui-même. Injecté dans le derme, l'injection produit de petits abcès, de petits foyers de gangrène. L'ergot de seigle ou l'ergotine agissent en ralentissant la circulation générale, en produisant la contraction des fibres lisses de l'utérus et des vaisseaux, d'où la suppression de la circulation dans cet organe, d'où l'arrêt de l'hémorrhagie.

De l'ergot de seigle et de l'ergotine, il faut rapprocher la digitale. West et Dickinson lui attribuent une action spéciale sur le tissu propre de l'utérus. Selon M. Gallard, elle ne produit la cessation de l'hémorrhagie que par suite de son action sur le cœur et du ralentissement de la circulation qui en est la conséquence. Cet auteur ne la prescrit que dans les cas de métrite interne, à la dose de 30 à 50, 60 centigrammes de feuilles infusées dans 125 grammes d'eau, infusion qui est prise par cuillerées à bouche dans la journée. Le docteur Howship Dickinson et Trousseau employaient des doses beaucoup plus fortes. Ils administraient de 15 à 45 grammes de digitale en infusion, par doses fractionnées, en un seul jour; mais cette pratique ne doit pas être exempte de dangers.

L'électrisation de l'utérus, en déterminant des contractions dans le tissu propre de la matrice, peut rendre de grands services. Elle pourra être employée dans les cas où l'ergot et l'ergotine ne seront pas tolérés.

Depuis quelques temps déjà on emploie avec avantage dans le traitement de l'hémorrhagie les préparations alcooliques et notamment le cognac à haute dose. Cette méthode préconisée par les médecins accoucheurs est d'importation anglaise; elle est surtout mise en usage comme traitement des hémorrhagies graves. M. Siredey fait remarquer la tolérance pour les alcools présentée par les malades affectées de métrorrhagie abondante. Il cite notamment le cas d'une jeune dame de vingt ans qui buvait en deux heures une demi-bouteille de cognac et une bouteille de vin de Chambertin sans présenter le moindre symptôme d'ivresse.

Si l'hémorrhagie, au lieu d'être abondante d'emblée, était modérée, se prolongeait pendant un certain temps, il faudrait ordonner une alimentation fortifiante, un régime analeptique, les toniques, le quinquina, les préparations ferrugineuses.

Il me reste à parler de deux moyens mécaniques destinés à arrêter l'écoulement sanguin, soit lorsqu'il est assez abondant d'emblée pour mettre la vie de la malade en danger, soit lorsqu'il a résisté à l'emploi des autres moyens. Je veux parler de la compression de l'aorte et du tamponnement vaginal. Toutes les fois que l'hémorrhagie est assez abondante pour menacer la vie de la malade, le médecin ne doit pas hésiter à pratiquer la compression de l'aorte. C'est un moyen mécanique qui le plus souvent supprime d'emblée l'écoulement du sang, qui retient le sang dans les parties supérieures, le cerveau, le cœur, les poumons, et avec le sang la vie qui allait s'éteindre. De plus il donne au médecin le temps d'avoir recours à d'autres moyens dont l'action est plus lente. Il faut donc que la compression de l'aorte soit prolongée pendant un certain temps, une demi-heure, une heure, quelquefois plus, pour donner le temps au médicament employé, l'ergot de seigle, l'ergotine, de faire sentir son action sur l'utérus. Ce n'est donc qu'un moyen d'attente, mais qui, en s'opposant à la continuation de l'hémorrhagie, sauve souvent la patiente d'une mort certaine. Si, malgré tous les moyens tentés dans ce but, l'hémorrhagie tardait trop à s'arrêter, il faudrait avoir recours au tamponnement vaginal, soit avec un ballon de caoutchouc qui convient surtout dans les hémorrhagies post-puerpérales, soit avec des tampons de charpie. Après avoir nettoyé le vagin des caillots qu'il contient, on applique le spéculum, puis avec de longues pinces utérines, on porte des boulettes de charpie ou de coton, préparées d'avance, dans les culs-de-sac vaginaux, de manière à les distendre et à embrasser le col de tous côtés. A mesure que les parties profondes sont remplies, on retire le spéculum et l'on introduit de nouveaux tampons jusqu'à la vulve, sur laquelle on applique un tampon volumineux soutenu par une compresse graduée et un bandage en T. Avant de pratiquer le tamponnement, on peut mettre au contact du col un premier tampon imbibé de perchlorure de fer. Le docteur Créquy propose d'employer le moyen suivant qui lui a rendu des services dans plusieurs cas. Il taille un petit cône effilé de racine de gentiane du volume d'une plume de corbeau, enveloppe ce cône d'agaric de chêne, maintient cet agaric à l'aide d'un fil enroulé, puis trempe le tout dans la solution de perchlorure de fer et l'introduit préalablement exprimé dans la cavité du col, aussi loin que possible. Une éponge munie d'un fil est mise sur le col pour soutenir le cône ; on laisse le tout en place pendant trois jours. Sous l'influence du perchlorure de fer le sang se coagule. Sous l'influence des liquides qui entourent le cône, la racine de gentiane se gonfle et agit mécaniquement sur le canal cervical qu'elle obstrue. La partie du cône qui n'a pas pénétré dans le col se gonfle plus que celle qui s'y trouve engagée et forme comme une tête de clou fermant hermétiquement l'orifice externe, au point que tout écoulement de sang devient impossible.

Les différents moyens que je viens d'examiner ne s'adressent qu'au symptôme. Dans la métrite, une fois l'hémorrhagie arrêtée, elle reviendra, la cause qui lui donne naissance, les fongosités utérines, persistant. C'est donc sur ces fongosités utérines qu'il faut agir, si l'on veut supprimer la cause de l'hémorrhagie. On y parvient par le raclage de la cavité utérine préconisé par Récamier, par la cautérisation intra-utérine, soit à l'aide de caustiques solides, soit à l'aide de caustiques liquides, injectés dans la cavité utérine ou portés dans cette cavité à l'aide d'un pinceau. Le raclage de la cavité utérine, préconisé par Récamier, se fait à l'aide d'une curette. Ce procédé chirurgical présente de graves dangers, aussi est-il à peu près abandonné par tous les gynécologues. Parmi les accidents qui en sont la conséquence, je citerai la perforation utérine qui a eu lieu entre les mains des chirurgiens les plus habiles. Il est digne de remarques toutefois que cette perforation se termine souvent par la guérison. Dans tous les cas, le raclage de la cavité utérine produit une réaction violente que le chirurgien ne peut pas toujours maîtriser. Quoiqu'il en soit, il est juste de faire observer que cette opération pratiquée avec prudence, selon les indications que j'ai posées pour les opérations faites sur l'utérus, et en dehors de la métrite aiguë, alors que le tissu utérin n'est pas ramolli, a produit des guérisons durables. Moi-même j'ai pu observer des faits très concluants qui militent en faveur de cette opération. Toutefois, comme il s'agit d'un procédé chirurgical violent qui, je le répète, n'est pas sans dangers pour la vie de la malade, il convient de le réserver pour les cas rebelles alors que les autres procédés ont échoué. Aussi je conseille de commencer le traitement par la cautérisation intra-utérine à l'aide des caustiques solides ou liquides.

J'ai assez longuement étudié la cautérisation intra-utérine, à propos du traitement de la métrite en général et de la leucorrhée en particulier, pour que j'insiste à nouveau sur les caustiques usités en pareil cas, sur les procédés les plus usités pour faire cette cautérisation, sur les inconvénients qui en résultent, sur la surveillance qu'il faut exercer. J'ai surtout montré qu'avec mon porte-caustique, non seulement la cautérisation intra-utérine n'avait aucun des inconvénients signalés, mais encore qu'elle était facile à exécuter, et surtout qu'elle n'avait aucun des dangers qu'on a reprochés aux injections intra-utérines. Je dirai cependant qu'aujourd'hui, connaissant les indications et les contre-indications, ces injections semblent exemptes de tous dangers, et qu'elles ont donné de bons résultats entre les mains des médecins gynécologues qui ont recommandé son emploi. J'ai donné la manière de procéder à ces injections ; j'ai signalé les caustiques les plus usités. Je n'insiste pas sur cette méthode de traitement de l'hémorrhagie utérine. Le lecteur, pour de plus amples renseignements, n'a qu'à se reporter à ce que j'ai dit à propos de la métrite et de la leucorrhée. Au lieu d'injecter les liquides dans la cavité utérine, quelques médecins ont proposé de les porter directement dans cette cavité à l'aide de pinceaux. Voodbury (de Washington), Nonat, Ménières (d'Angers), Barns, médecin anglais, ont inventé des instruments spéciaux. Tous ces instruments sont formés d'un tube de verre ou de métal dans lequel glisse un pinceau que l'on imbibe de la solution caustique ; le tube étant introduit dans la cavité utérine, on fait saillir le pinceau à l'aide duquel on cautérise la muqueuse. Les solutions caustiques employées sont les mêmes que pour les injections intra-utérines. Quel que soit le procédé employé, il faut, en général, laisser un intervalle de six à huit jours entre chaque cautérisation intra-utérine, et s'en abstenir toutes les fois qu'il existe une contre-indication : métrite aiguë, congestion menstruelle, inflammation péri-utérine, aiguë ou chronique, flexion de l'utérus.

Tels sont les moyens mis en usage pour arrêter l'hémorrhagie utérine qui se montre dans la métrite aiguë ou chronique. Relativement à l'hémorrhagie symptomatique des myômes utérins, des polypes, des môles, du cancer utérin, on peut recourir aux mêmes agents, aux mêmes procédés ; mais leur action est le plus ordinairement moins efficace. Et d'abord la cautérisation intra-utérine n'est pas aussi nécessaire, elle est même inutile ; car elle n'atteint pas la cause qui entretient l'hémorrhagie. Cette cause résidant dans la lésion organique, il n'y a qu'une opération chirurgicale pour la supprimer. Il faut procéder à l'extraction des môles, des myômes, des polypes, toutes les fois que cette extraction est facile. Malheureusement il est des cas où elle ne peut être faite. Il faut alors avoir recours à des moyens palliatifs, à des moyens ayant pour but de modérer, d'arrêter l'écoulement hémorrhagique. Le médecin s'adresse alors aux moyens que j'ai fait connaître : injections sous-cutanées d'ergotine, d'une solution d'ergot de seigle, refrigération. En outre, il cherche à obtenir l'atrophie des myômes, des corps fibreux. Mais les procédés préconisés tels qu'injections intra-parenchymateuses de cicutine, d'iodure de potassium, de perchlorure de fer, d'ergotine, les applications de courants continus n'ont jusqu'ici donné que des résultats très peu probants.

Enfin, il ne suffit pas de traiter l'hémorrhagie utérine en elle-même, la cause locale, la lésion qui lui donne naissance, il faut en même temps ne pas négliger le traitement de la maladie générale dont émane l'affection utérine, lorsqu'il s'agit par exemple d'une métrite constitutionnelle ; pour cela le médecin aura recours aux indications que j'ai données à propos du traitement de cette affection. S'il ne faisait pas tous ses efforts pour combattre cette maladie générale, il aurait beau lutter contre la lésion, la maîtriser même, elle se reproduirait, et avec elle le symptôme, hémorrhagie. De même le médecin doit, l'hémorrhagie arrêtée, combattre l'anémie qui résulte d'une trop grande perte de sang. Il ordonne un traitement fortifiant, les toniques, les préparations ferrugineuses, le quinquina, l'hydrothérapie, les eaux minérales ferrugineuses. Ce traitement a pour but de relever les forces de la malade, de donner au sang plus de plasticité et de s'opposer jusqu'à un certain point au retour de la perte sanguine.

CHAPITRE VII

AMÉNORRHÉE.

Définition. — Étude séméiologique du symptôme aménorrhée. — Causes de l'aménorrhée dans la métrite aiguë ou chronique : aménorrhée par troubles fonctionnels, aménorrhée par rétention. — Début brusque ou lent. — Accidents locaux ou généraux ; tumeur utérine. — Valeur diagnostique. — Valeur pronostique. — Traitement.

§ 139. Je viens de montrer qu'un des troubles menstruels de la métrite, la métrorrhagie, pouvait acquérir dans certaines circonstances une intensité telle, qu'elle mettait la vie de la malade en dangers, et qu'il était nécessaire de diriger contre elle un traitement prompt et efficace. Je vais m'occuper maintenant d'un autre trouble des fonctions menstruelles qui, à l'inverse du précédent, se traduit par une diminution, par une cessation complète de l'écoulement menstruel, et occasionne par cela même des accidents qui ne sont pas sans dangers pour la malade.

Sous le nom d'aménorrhée (a privatif, μήν, μηνος, mois, ῥέω, je coule), on désigne en effet l'absence du flux menstruel. Par extension cette désignation a été étendue à la diminution de l'écoulement des règles, afin de comprendre, ainsi que le dit M. Bernutz (1), sous cette même dénomination, deux modalités d'un même trouble fonctionnel.

L'aménorrhée, pas plus que les autres symptômes que je viens d'étudier, ne constitue une entité morbide. Elle est toujours un symptôme soit d'une affection utérine, soit d'une affection des annexes de cet organe, soit d'un trouble fonctionnel, d'une perturbation physiologique en rapport avec une maladie générale aiguë ou chronique. Aussi, après avoir étudié le symptôme en lui-même, tel qu'il se présente dans le cours de la métrite aiguë ou chronique, après avoir recherché quelles sont les altérations anatomiques qui lui donnent naissance, je passerai en revue les différents états physiologiques ou pathologiques qui le produisent en dehors

(1) Bernutz, Article AMÉNORRHÉE, *Dict. de Médecine et de Chirurgie pratiques*, t. II, Paris, 1865.

de la métrite, afin de pouvoir saisir les caractères qui permettent de remonter à sa véritable origine, d'en étudier la valeur diagnostique et pronostique, et guider le praticien dans les indications thérapeutiques spéciales qu'il nécessite en dehors de celles de l'inflammation utérine.

§ 140. L'aménorrhée qui survient dans le cours de la métrite, résulte tantôt d'un défaut de sécrétion, tantôt d'un obstacle à l'excrétion, la sécrétion s'étant opérée. Le premier cas a été décrit par les auteurs, par M. Bernutz notamment, sous le nom d'aménorrhée par trouble fonctionnel, le second cas, sous le nom d'aménorrhée par rétention.

L'aménorrhée par trouble fonctionnel résulte de l'inflammation généralisée de la muqueuse utérine ; elle se montre dans la métrite aiguë et dans la métrite chronique. La congestion utérine se produit, mais elle est trop faible ou trop forte, et l'exhalation sanguine n'a pas lieu. Est-elle incomplète ? l'exhalation sanguine est remplacée par une exagération de la leucorrhée et des phénomènes morbides : douleurs lombaires, hypogastriques, pesanteur pelvienne, etc., etc. Est-elle trop forte ? la leucorrhée utérine est à peine augmentée, mais les manifestations douloureuses sont plus accusées ; il existe de véritables coliques utérines. C'est principalement dans la métrite arthritique, existant chez une femme robuste, sanguine, pléthorique, dans la métrite irritable, sthénique, que ces faits s'observent.

Ce défaut ou cette exagération de la congestion utérine survient par le fait de l'inflammation seule ou bien à la suite d'une cause accidentelle qui, intervenant au moment de l'époque menstruelle, joue le rôle de cause occasionnelle. Ainsi agissent l'impression du froid sur la totalité du corps ou sur une partie seulement, les bains de siège, les pédiluves froids, les irrigations froides, les rapports sexuels, un traumatisme léger, la contusion de la matrice par la verge, les chûtes, une impression morale vive, surtout de crainte, de frayeur, la cautérisation du col, etc., etc. Ces causes qui peuvent provoquer brusquement l'arrêt des règles chez une femme dans un plein état de santé, ont, on le comprend, une action bien plus puissante chez celle dont l'utérus est malade.

L'aménorrhée par rétention, qui survient dans le cours de la métrite, reconnaît pour cause une lésion ou un changement de vitalité du col utérin. Elle résulte tantôt de la contraction spasmodique du col, soit par le fait seul de l'inflammation, soit par le fait d'une des causes occasionnelles précédentes : froid, impression morale vive ; tantôt d'une obstruction due à l'hypertrophie du col, à des débris fibrineux ou pseudo-membraneux de la muqueuse utérine exfoliée, à un petit polype, à une déviation exagérée du corps de l'organe, notamment à une flexion en avant ou en arrière ; tantôt enfin elle est due à un rétrécissement cervical ou de l'un des orifices. Ce rétrécissement est pour ainsi dire à l'état aigu, lorsqu'il résulte du gonflement de la muqueuse, ainsi qu'on l'observe dans la métrite aiguë, ou bien à l'état chronique, lorsqu'il résulte d'une cicatrice vicieuse qui fait adhérer les parois de l'organe ou les lèvres du col. Il est à remarquer que toutes ces causes ne produisent pas la rétention proprement dite, qu'elles engendrent plutôt une dysménorrhée plus ou moins prononcée. J'ajoute que dans ce dernier cas, il reste à prouver que cette dysménorrhée n'est pas plutôt le fait de l'inflammation elle-même que de l'hypertrophie, de l'obstruction, de la flexion, car il est commun d'observer un assez grand nombre de femmes chez lesquelles ces lésions existent et chez lesquelles pourtant la menstruation est des plus faciles. Je reviendrai sur cette étude étiologique, alors que je traiterai de la dysménorrhée.

Quoi qu'il en soit, dans ces différentes circonstances, l'aménorrhée n'est jamais complète. Alors que le sang des menstrues est retenu dans la cavité utérine, que cette rétention s'accuse par les symptômes ordinaires, cette rétention n'est pourtant pas assez complète, pour qu'une certaine quantité de sang ne s'écoule par le col utérin et vienne tacher le linge de la malade. Qu'il s'agisse, en effet, d'une contraction spasmodique du col, cette contraction n'est que temporaire, le spasme dure quelques heures, et l'écoulement menstruel paraît ; qu'il s'agisse d'un rétrécissement inflammatoire, ce rétrécissement n'est pas assez complet pour que la rétention soit absolue ; quelques gouttes de sang se montrent sur le col, et elles sont parfois assez nombreuses pour apparaître à la vulve. Ce rétrécissement n'a lui-même qu'une durée temporaire ; aussi le mois suivant les règles reviennent, l'aménorrhée a disparu. S'il s'agit, au contraire, d'une atrésie du col consécutive à un rétrécissement fibreux, à une cicatrice, à une adhérence des parois, produit par l'inflammation aiguë, les règles, tout en étant douloureuses, diminuent d'abord de quantité, puis finissent par disparaître. L'obstacle ne pouvant être franchi, le sang est retenu dans la cavité utérine. Il y a aménorrhée complète par rétention.

Cette atrésie du col peut exister avant l'époque de la puberté, avant l'instauration menstruelle, ou bien ne survenir que plus tard, pendant la période d'activité sexuelle. C'est un fait qu'il faut dès maintenant retenir, car il en résulte dans le début et la marche des symptômes une différence assez grande.

L'aménorrhée qui survient dans le cours de la métrite s'accompagne de phénomènes locaux et généraux qui se surajoutent à ceux de l'inflammation utérine et lui donnent une physionomie particulière. Ces symptômes diffèrent dans l'aménorrhée par trouble fonctionnel et dans l'aménorrhée par rétention. Dans le premier cas, le début est brusque ou lent; l'arrêt des règles se produit instantanément ou progressivement. La menstruation jusqu'alors régulière, facile, quelquefois exubérante, au point de constituer une véritable ménorrhagie, cesse brusquement. Ce début s'observe surtout dans la métrite aiguë et dans les recrudescences de la métrite chronique. Dans d'autres cas, les règles, de même jusqu'alors régulières, diminuent progressivement de quantité, puis finissent par disparaître complètement. C'est ce qui arrive dans la métrite chronique à sa seconde période. Cette diminution, puis cette absence de l'écoulement sanguin, s'expliquent facilement par les lésions anatomiques dont le tissu de l'utérus est le siège. Les vaisseaux utérins, comprimés par la production hyperplasique du tissu cellulaire, diminuent de volume; le champ de la circulation utérine se rétrécit de plus en plus, et à la dernière période, période d'induration, l'élément vasculaire a presque disparu.

Quel que soit le mode de début, les symptômes, accusés par la malade, sont toujours les mêmes; seulement ils sont plus prononcés, lorsque l'arrêt de la menstruation a lieu brusquement. Ces symptômes sont ceux de la congestion menstruelle; ils consistent dans des douleurs de reins, des douleurs hypogastriques, dans de la pesanteur et de la chaleur pelviennes, des épreintes plus ou moins vives après la défécation, la miction, dans des fourmillements et du brisement des membres inférieurs. Quelquefois les douleurs abdominales sont plus violentes; ce sont de véritables tranchées utérines, qui font croire que les règles vont se produire d'un moment à l'autre. En même temps la leucorrhée devient plus abondante. Au toucher vaginal, le col est augmenté de volume, la matrice est turgescente, les culs-de-sac sont résistants, tendus, douloureux, car l'inflammation des cordons lymphatiques et des ganglions est exagérée et peut, dans quelques cas, se communiquer au tissu cellulaire ambiant, au péritoine, d'où un adéno-phlegmon du ligament large, et une adéno-pelvi-péritonite. Les symptômes de ces nouvelles inflammations peuvent même être si prononcés, si exagérés, qu'ils cachent ceux qui résultent de l'aménorrhée, et font croire que c'est à ces complications que celle-ci doit être attribuée. La connaissance antérieure de l'existence de l'adéno-lymphite, la palpation abdominale, la constatation par le toucher vaginal, rectal, de l'extension de l'inflammation au tissu cellulaire ou au péritoine, permettent de lever tous les doutes, et d'attribuer ces complications pelviennes à leur véritable origine, l'adéno-lymphite.

§ 141. L'aménorrhée est tantôt temporaire, passagère, les règles supprimées reviennent après quelques jours ou bien le mois suivant, les phénomènes douloureux cessent avec le retour de l'écoulement sanguin; tantôt elle est persistante; chaque mois ramène avec la congestion utérine des accidents douloureux plus intenses. Pourtant, il n'est pas rare, d'observer de temps en temps une évacuation sanguine spontanée ou provoquée, une véritable ménorrhagie, ayant une durée de plusieurs jours, et faisant cesser la congestion utérine et les douleurs. Tels sont, dans la majorité des cas, les seuls symptômes qui caractérisent l'aménorrhée de la métrite. Toutefois il n'est pas rare d'observer des phénomènes généraux, qui ne sont pas sans dangers pour la malade. Ceux-ci résultent surtout du trop plein circulatoire, qui suit le défaut d'évacuation menstruelle. Il semble que le sang soit devenu trop abondant depuis la suppression des règles. Quoiqu'il en soit, le sang se répartit également dans tout le système circulatoire et détermine des symptômes de pléthore générale, ou bien il se porte plus spécialement sur quelques muqueuses, sur quelques organes, tels que le cerveau, le poumon, le foie, la rate, où il donne lieu à des congestions locales qui se reproduisent à chaque époque menstruelle. Ces congestions se traduisent par des phénomènes morbides en rapport avec les organes, avec leurs fonctions. Ces symptômes légers au début, passagers comme la congestion elle-même, correspondent à chaque période menstruelle; puis ils deviennent plus graves, plus persistants, à mesure que l'aménorrhée persiste, et que la congestion des organes s'établit d'une manière permanente. Ils sont parfois d'une gravité extrême, notamment lorsque la congestion est assez intense pour déterminer la rupture des vaisseaux, surtout si ceux-ci sont altérés, ce qui arrive le plus souvent, la congestion frappant de préférence les organes prédisposés par des lésions antérieures. On observe alors des hémorrhagies cérébrales, des hémoptysies, des hématémèses, etc. Heureusement que les phénomènes congestifs ne présentent pas toujours cette gravité, et qu'ils se bornent le plus souvent à une légère fluxion, qui aboutit à chaque époque menstruelle, à une hémorrhagie locale; c'est ainsi qu'on constate une hémorrhagie nasale (épistaxis), une hémorrhagie stomacale (hématémèse), une hémorrhagie intestinale (entérorrhagie, hémorrhoïdes), une hémorrhagie bronchique (hémoptysie), une hémorrhagie des voies urinaires (hématurie), une hémorrhagie des mamelles, ou une hémorrhagie cutanée (sueurs de sang), etc. Cet écoulement sanguin qui se manifeste ainsi par les différentes muqueuses de l'organisme, existe seul, ou bien coïncide avec un écoulement sanguin, léger, par les voies génitales; il se produit de préférence chez les femmes douées d'une sensibilité nerveuse, excessive. Tous les auteurs ont signalé ces hémorrhagies et les ont considérées comme une déviation des règles, des règles supplémentaires. Ces phénomènes locaux ou généraux sont sous la dépendance immédiate de la fluxion sanguine utérine. Ils sont plus ou moins prononcés, suivant l'intensité, la marche de cette fluxion. Si, chaque mois, elle est peu prononcée, elle n'engendre que des symptômes de congestion utérine, qui se traduit par les phénomènes douloureux que j'ai exposés plus haut. Si, au contraire, elle est très intense, si l'écoulement utérin ne se fait pas, la congestion se produit alors sur l'utérus, et sur tel ou tel point de l'économie; elle se traduit à la fois par les phénomènes locaux, utérins, et par les phénomènes généraux, en rapport avec la congestion de telle ou telle muqueuse, de tel ou tel viscère. Dans certains cas, enfin, la fluxion ne se fait plus sur l'utérus; elle se fait tout entière sur tel ou tel point de l'économie, et elle ne se manifeste plus que par les symptômes de congestion de la partie sur laquelle elle se porte. Telle est l'interprétation que comportent les accidents locaux et généraux de l'aménorrhée. Il ne s'agit pas d'une déviation des règles, d'une déviation de fonction, puisqu'il suffit de favoriser l'écoulement utérin pour faire cesser ces accidents. Lorsque l'aménorrhée persiste, il n'est pas rare de voir survenir des troubles nerveux plus ou moins intenses, qui, quelquefois, sont le point de départ de l'hystérie chez une femme nerveuse et impressionnable.

Dans le deuxième cas, c'est-à-dire dans l'aménorrhée par rétention, le début est de même brusque ou lent. Il est brusque, lorsque le rétrécissement et l'atrésie du col, de l'orifice externe ou interne, ont été produits par une métrite de l'enfance. Les accidents qui en résultent apparaissent brusquement dès que l'organe entre en fonctions, c'est-à-dire dès la première menstruation. Dans tous les autres cas, le début est lent. Les phénomènes de rétention n'apparaissent qu'au bout d'un temps plus ou moins long après le début de la métrite. Tant que le rétrécissement, tant que l'atrésie ne sont pas complets, la menstruation se fait, mais elle est de moins en moins abondante ; elle devient de plus en plus difficile, douloureuse ; l'excrétion du sang est accompagnée de tranchées, de coliques utérines qui vont en augmentant jusqu'au moment où l'excrétion n'a plus lieu. Jusque-là on ne constate que les symptômes de la dysménorrhée ; l'obstacle qui s'oppose au passage du sang, peut être franchi au prix de contractions utérines de plus en plus fortes, l'écoulement sanguin se produit, peu abondant il est vrai, mais enfin il se produit. Lorsque l'obstacle devient infranchissable, l'écoulement cesse et le sang s'accumule à chaque menstruation dans la cavité utérine. Alors surviennent tous les phénomènes caractéristiques de la rétention. Ces phénomènes peuvent bien débuter quelques temps avant l'imperméabilité complète du canal cervical, des orifices, une partie du sang parvenant seulement à lever l'obstacle, l'autre étant retenue dans la cavité utérine, s'y accumulant à chaque menstruation, mais peu à peu l'imperméabilité devient complète, l'écoulement, si léger qu'il soit, ne se produit plus, et la symptomatologie de la rétention utérine s'accuse de plus en plus.

Parmi ces symptômes, l'on retrouve ceux de l'aménorrhée par trouble fonctionnel. Chaque mois, il y a fluxion et congestion utérines; par conséquent, la malade présente les phénomènes douloureux que j'ai déjà exposés : douleur dans les reins et à l'hypogastre, courbature, brisement dans les membres, etc, etc. Au retour d'une nouvelle époque, ces mêmes phénomènes douloureux se produisent, mais ils deviennent de plus en plus intenses à mesure qu'ils se répètent. Les douleurs rénales, lombaires et hypogastriques sont plus vives ; la malade est en proie à de véritables douleurs expulsives, à de véritables tranchées utérines, qui rappellent celles de l'accouchement. En même temps une tumeur apparaît à l'hypogastre. Cette tumeur est formée par l'utérus, distendu par le sang qui, à chaque époque menstruelle, s'accumule dans sa cavité, dépassant à peine le pubis au début, elle s'accroît progressive, s'élève peu à peu dans la cavité abdominale et arrive à acquérir le volume d'une grossesse à terme. Elle augmente par saccades, correspondant à l'époque des règles; elle diminue légèrement dans leur intervalle. Cette tumeur arrondie, globuleuse, comme le corps de l'utérus, est résistante ; elle présente une sensation obscure d'ondulation. Quelquefois de chaque côté de l'utérus, la palpation, pratiquée avec soin, fait reconnaître l'existence d'une tumeur fluctuante formée par la dilatation des trompes utérines. Cette dilatation des trompes constitue l'un des grands dangers de l'aménorrhée par rétention. A un moment donné, en effet, le sang, chassé par les contractions de l'utérus, peut refluer par les trompes dilatées, s'épancher dans le péritoine où il détermine soit la formation d'une hématocèle rétro-utérine, soit une péritonite parfois promptement mortelle. Le toucher vaginal et le spéculum montrent le col déformé, raccourci, presqu'effacé, ne présentant aucune ouverture, si l'atrésie siège à l'orifice externe.

La marche de l'aménorrhée par rétention est fatalement progressive. Le sang, ne pouvant s'écouler, s'accumule toujours derrière l'obstacle. Chaque période menstruelle ramène des douleurs plus intenses, qui finissent par devenir presque continues, sans période de calme intercalaire. Sous l'influence de ces douleurs, toujours croissantes, les grandes fonctions finissent par s'altérer ; les fonctions digestives deviennent languissantes ; le système nerveux est très excité, la femme devient d'une impressionnabilité excessive ; elle est irritée, agacée ; elle éprouve de la suffocation, des accès de dyspnée ; en un mot, elle ressent tous les symptômes de l'hystérie. La santé générale s'altère, et la malade tombe dans un état lamentable qui se prononce de plus en plus.

J'appelle l'attention sur une particularité clinique des plus intéressantes au point de vue de la valeur pronostique de l'aménorrhée, à savoir que les accidents, déterminés par la rétention, sont bien plus légers, bien moins graves pour la malade, lorsque l'atrésie du col est antérieure à l'établissement de la fonction menstruelle, lorsqu'elle est consécutive à une métrite de l'enfance. Au contraire, ils sont intenses, très graves presque dès le début, lorsque l'atrésie se manifeste, alors que la menstruation a déjà eu lieu un plus ou moins grand nombre de fois. Cette différence semble tenir, ainsi que le fait remarquer M. Bernutz, à la contractilité utérine, qui serait bien moins prononcée avant l'instauration menstruelle qu'après l'établissement de la menstruation. Quelle que soit l'explication, il est certain que dans le premier cas, la bénignité des accidents est plus grande. C'est surtout dans cette modalité que la jeune fille présente cette déviation des règles, ces règles supplémentaires se traduisant par les hémorrhagies des diverses muqueuses, nasale, stomacale, intestinale, etc., sur lesquelles j'ai déjà appelé l'attention. Il en résulte que les accidents de rétention utérine sont bien plus supportables, qu'ils n'ont pas la gravité qu'ils présentent dans le deuxième cas. Mais, s'ils ne sont pas aussi graves, ils n'en présentent pas moins un certain danger; car les uns utérins et les autres généraux n'en persistent pas moins tant que l'obstacle n'a pas disparu. La guérison, en effet, ne s'obtient que par la rupture, soit naturelle, ce qui est rare, soit artificielle, de l'obstacle qui s'oppose au libre cours du sang. Dans le cas contraire la mort survient soit sous l'influence du trouble toujours croissant de toutes les fonctions, soit par une complication subite, telle que la rupture de l'utérus, le passage du sang dans la cavité péritonéale, à la suite de la distension exagérée des trompes (hématocèle rétro-utérine, M. Bernutz).

§ 142. L'aménorrhée n'est pas seulement un des symptômes de la métrite; plusieurs autres lésions utérines peuvent la provoquer. De même elle peut être la conséquence de certaines maladies générales aiguës ou chroniques. Il est donc important de passer en revue toutes les circonstances où elle survient, afin de pouvoir en apprécier la valeur diagnostique, la valeur pronostique et en donner le traitement. Et d'abord, elle est normale pendant la grossesse et l'allaitement. Elle se montre quelquefois au début des maladies aiguës, lorsque celles-ci éclatent pendant la période menstruelle; elle est plus fréquente pendant la convalescence qui les suit. On l'observe de même pendant l'évolution des maladies chroniques graves, dans le cours de la phthisie, dans toutes les cachexies. Elle se montre à la suite d'une impression du froid, d'une émotion morale vive, etc.,

etc.. Toutes ces causes diverses donnent lieu à l'aménorrhée par trouble fonctionnel. Cependant l'impression du froid, une émotion morale vive, tout en produisant une aménorrhée par trouble fonctionnel, lorsque ces causes agissent pendant la congestion menstruelle, peuvent aussi donner lieu à une aménorrhée par rétention lorsqu'elles surviennent pendant l'exhalation sanguine. Dans le premier cas, l'utérus reste congestionné, l'évacuation critique ne se fait pas ; dans le second cas, le sang est retenu dans la cavité utérine par la contraction spasmodique du col, l'utérus devient volumineux, globuleux. Cette aménorrhée n'est jamais que temporaire ; l'évacuation sanguine se fait quelques jours après ou bien le mois suivant. Parfois pourtant elle persiste pendant plusieurs mois ; dans ce cas, la cause qui a déterminé la suppression menstruelle, a provoqué en même temps une inflammation de l'utérus, une métrite, le plus ordinairement de nature constitutionnelle. Dans tous les cas la fonction physiologique s'accomplit, mais elle est incomplète ; la congestion utérine, l'évacuation sanguine manque, mais la ponte ovulaire a lieu. Ce qui le prouve c'est que, dans l'aménorrhée fonctionnelle, due soit à l'inflammation utérine, soit à l'une des causes précédentes, l'imprégnation peut se faire, la femme peut devenir enceinte. La femme n'est donc pas stérile par cela même qu'elle n'a pas ses règles. Quoique les organes génitaux ne soient pas excités sous l'influence de la ponte de l'ovule, par suite de la débilité de l'organisme, la fécondation a lieu. Tous les jours, nous voyons des femmes affectées de métrite ou d'une maladie chronique, de phthisie par exemple, qui deviennent enceintes, quoiqu'elles soient atteintes d'aménorrhée.

Parmi les autres causes d'aménorrhée, je citerai : 1° les vices de conformation consistant, soit dans l'absence des ovaires et de l'utérus, soit dans l'absence de l'utérus, les ovaires existant, soit dans l'imperforation congénitale du conduit vulvo-utérin, de l'orifice externe ou interne, du vagin, de la vulve, résultant cette dernière, d'une adhérence des petites lèvres ou plutôt d'une imperforation de la membrane hymen ; 2° l'oblitération accidentelle de l'utérus ou du vagin, soit par suite de cicatrices vicieuses ou de gangrène survenues à la suite d'un accouchement laborieux, de cautérisations intempestives, des fièvres éruptives (rougeole), etc., etc., soit par suite de fibromes, de cancer, de polype, de flexions utérines extrêmes en avant ou en arrière. Dans le cas d'absence de l'utérus et de l'ovaire, la fonction menstruelle n'existe pas ; les femmes n'éprouvent aucun des phénomènes qui accompagnent l'apparition de cette fonction. Lorsque l'utérus est absent et que les ovaires existent, les femmes ressentent chaque mois tous les phénomènes de la congestion menstruelle, tels que gonflement des seins, pesanteur pelvienne et dans les cuisses, mais il ne se produit aucun écoulement et il ne s'en produit jamais (dysménorrhée ovarique). Il en est de même dans les cas d'une imperforation de l'utérus, du vagin, de la vulve. Mais ici il faut distinguer suivant le siège de l'imperforation, car tantôt on n'observe que les phénomènes précédents, tantôt on trouve en même temps ceux de l'aménorrhée par rétention. Il en sera ainsi notamment lorsque l'imperforation siégera sur l'orifice externe de l'utérus, sur le vagin, sur la vulve. Dans le cas d'oblitération accidentelle de l'utérus ou du vagin, l'évolution est bien différente. La fonction menstruelle existait, la femme avait ses règles; puis elles ont disparu ou diminué. L'aménorrhée n'est survenue que par suite de circonstances bien connues. Du reste, ces causes déterminent bien plus souvent une dysménorrhée plus ou moins prononcée qu'une aménorrhée véritable. Elles donnent lieu surtout à une dysménorrhée compliquée de rétention du sang dans la cavité utérine. Il n'y a pas aménorrhée vraie, puisqu'il y a eu écoulement sanguin qui ne se montre à aucune époque chez la femme atteinte d'un des vices de conformation signalés plus haut.

§ 143. Valeur diagnostique. — Ces faits et les circonstances morbides qui les accompagnent doivent être présents à l'esprit du médecin, lorsqu'il se trouve en présence d'une femme atteinte d'aménorrhée. C'est en se basant sur l'apparition de l'instauration menstruelle, sur la période menstruelle, sur son évolution, sur les phénomènes physiologiques ou morbides qui la précèdent, l'accompagnent ou la suivent, qu'il pourra en établir la valeur diagnostique. Pour bien en apprécier la cause, il sera indispensable de procéder à un examen direct des organes génitaux. Cet examen lui révélera l'état de ces organes, la modalité clinique de ce symptôme. Cet examen seul lui permettra d'apprécier s'il s'agit d'une aménorrhée par trouble fonctionnel ou d'une aménorrhée par rétention, et dans ce cas, quel est le mode de rétention.

C'est surtout, chez les jeunes filles, à l'époque de la puberté, que le médecin est exposé à commettre des erreurs, qu'il évitera en tenant compte de ce qui précède. Plusieurs circonstances se présentent. Les règles ne viennent pas, mais l'enfant ne souffre pas; dans ce cas, le médecin n'est pas consulté. Ce n'est que tardivement que les parents inquiets demandent un conseil au médecin. D'autres fois les règles ne viennent pas non plus, mais l'enfant souffre tous les mois ou à des époques variables. Les souffrances d'abord légères deviennent de plus en plus intenses; les parents consultent alors leur médecin. A cet âge, l'aménorrhée est due soit à une absence de l'utérus ou de l'ovaire, à un état rudimentaire, à une imperforation, à une oblitération congénitale ou accidentelle de l'un des points du canal vulvo-utérin, produite par une inflammation de la vulve, du vagin, de l'utérus, soit à un simple retard de l'instauration. On comprend toute l'importance du diagnostic étiologique, car le pronostic est bien différent suivant la cause. Aussi le médecin ne doit pas hésiter à réclamer un examen direct qui lui révélera la cause de cette aménorrhée. Il lui permettra notamment de constater l'absence des ovaires ou de l'utérus, l'imperforation ou l'oblitération de l'un des points du conduit vulvo-utérin. C'est seulement lorsque cet examen n'aura donné que des résultats négatifs que le médecin sera autorisé à admettre un retard dans la fonction menstruelle.

Si l'aménorrhée est survenue chez une femme, après un nombre de menstruations plus ou moins grand, le médecin écarte toute idée d'imperforation et recherche soit une grossesse, soit une cause fortuite, froid, émotion morale vive, soit une maladie générale, soit un rétrécissement, une oblitération du canal vulvo-utérin, dont il a à rechercher l'origine. Dans ces circonstances, le diagnostic est le plus souvent facile à faire. Les commémoratifs, les symptômes locaux et généraux, l'examen direct des organes révèlent la cause de l'aménorrhée et par suite l'affection qui lui a donné naissance.

Quant au diagnostic à faire entre l'aménorrhée par trouble fonctionnel et l'aménorrhée par rétention, il est ordinairement assez facile. La tumeur hypogastrique qui se développe peu à peu caractérise la seconde variété. Ici une difficulté surgit. Cette tumeur est parfois elle-même une cause d'erreur. Je ne puis énumérer toutes les affections avec lesquelles elle a été confondue. Il me suffit de signaler la tumeur abdominale formée par l'utérus gravide. C'est du reste l'erreur qui est le plus ordinairement commise par des médecins peu attentifs, et disons-le, parfois difficile à éviter. Dans les deux cas, la tumeur hypogastrique, formée par l'utérus, s'accroît progressivement, lentement, les seins sont douloureux, augmentent de volume, les fonctions digestives sont languissantes, l'aménorrhée est complète ; de plus les lésions qui occasionnent l'aménorrhée par rétention surviennent ordinairement après un accouchement ; d'où nouvelle difficulté, car le médecin peut croire à la possibilité d'une seconde grossesse. L'examen attentif de la tumeur hypogastrique, le toucher vaginal et l'examen au spéculum, l'absence des signes de la grossesse, plus tard, les accidents de plus en plus prononcés produits par la rétention utérine permettent toutefois d'établir ce diagnostic. La difficulté est surtout réelle au début, alors qu'il s'agit de se prononcer entre une grossesse qui commence et une aménorrhée par rétention. Dans ce cas si le médecin ne possède pas des éléments de diagnostic suffisant, il doit se conduire comme s'il s'agissait d'une grossesse, c'est-à-dire s'abstenir de toute intervention active et attendre que les phénomènes morbides s'accusent de plus en plus. Ce retard apporté à son jugement définitif n'est que de quelques jours et n'a aucune conséquence fâcheuse pour la malade.

§ 144. Valeur pronostique. — La valeur pronostique de l'aménorrhée varie non seulement suivant sa cause, mais suivant sa modalité. Il est bien évident que l'aménorrhée de la métrite est moins grave que celle qui résulte d'une oblitération, d'une imperforation congénitale ; que, dans la métrite, l'aménorrhée due à un trouble fonctionnel est moins grave que celle qui est due à une rétention. L'aménorrhée par rétention, elle-même, présente des degrés dans sa gravité. Ainsi celle qui résulte d'un gonflement inflammatoire de la muqueuse, gonflement destiné à disparaître à mesure que survient la résolution de l'inflammation, ne présente pas les dangers de celle qui résulte d'un rétrécissement, d'une atrésie du canal cervical ou de l'un des orifices utérins. Car, outre que, dans cette dernière variété, de nombreux accidents, l'hématocèle rétro-utérine, la péritonite, etc., etc., peuvent se produire, le médecin ne peut espérer voir cette aménorrhée disparaître par le traitement ordinaire de la métrite ; il est obligé de recourir à des moyens chirurgicaux qui ne sont pas sans dangers pour les malades.

§ 145. Traitement. — Le traitement de l'aménorrhée comprend deux indications. Il faut tout d'abord traiter la métrite, cause de la suppression menstruelle, et pour cela employer un traitement approprié aux périodes et à la nature de l'inflammation utérine ; puis, si les règles ne reviennent pas, s'occuper du symptôme, en combattre la cause. Dans certains cas, tout en traitant la métrite, il faut combattre ce symptôme; car, ainsi que je l'ai dit, l'aménorrhée peut donner lieu à des phénomènes locaux, à des phénomènes généraux, qui, non seulement, sont la cause de grandes souffrances pour la femme, mais encore peuvent exaspérer la métrite et constituer quelquefois un véritable danger.

Les phénomènes morbides qui caractérisent l'aménorrhée sont, on l'a vu, sous la dépendance de la fluxion périodique. Aussi, c'est celle-ci qui commande toute la thérapeutique. En effet, que cette fluxion provoque une congestion insuffisante ou trop forte, en vertu de laquelle l'écoulement sanguin ne puisse se faire, ou bien que cette fluxion ne se produise pas, le sang qui devait s'échapper, remplit le système circulatoire, donne lieu à des phénomènes de pléthore, et la fluxion se porte vers un organe qu'elle congestionne, parfois au point qu'une hémorrhagie survient. Il en résulte, soit les symptômes douloureux locaux, soit les symptômes généraux que nous avons vus accompagner l'aménorrhée. Il faut donc de toute nécessité faciliter la fluxion cataméniale, provoquer l'écoulement menstruel. Si la fluxion utérine est intense, ainsi qu'on le voit dans la métrite aiguë, survenant chez les femmes douées d'une constitution robuste, d'un tempérament pléthorique, chez les arthritiques par exemple, l'indication est nette. Il faut vider le système vasculaire de l'organe trop distendu. Le meilleur moyen est de faire soit une saignée révulsive du bras, peu abondante en général, soit, de préférence, une saignée locale à l'aide de sangsues appliquées sur la partie supérieure et interne des cuisses, les grandes lèvres, ou mieux encore sur le col utérin, toutes les fois que cela sera possible. Quelquefois la congestion utérine est normale, mais le sang est retenu dans les vaisseaux sous l'influence de l'état d'éréthisme, de spasme, d'irritation de l'utérus. Il en est ordinairement ainsi dans les métrites irritables qui surviennent chez les femmes nerveuses, douées d'une impressionnabilité excessive. Il faut alors avoir recours aux émollients, sous toutes les formes, cataplasmes, injections, fumigations, bains, aux calmants, aux narcotiques, pavot, opium, laudanum, morphine, belladone, etc., etc., qui ont la propriété de faire cesser cet éréthisme nerveux, cet état spasmodique des vaisseaux. Si la fluxion utérine ne se fait qu'incomplètement, si même elle manque complètement, il faut la solliciter, la provoquer, l'entretenir par tous les moyens possibles. Ces moyens connus des femmes qui les emploient bien souvent sans consulter le médecin, consistent dans des bains de pieds chauds, sinapisés, des bains de siège très chauds, des sinapismes, des ventouses sur la partie supérieure et interne des cuisses, des cataplasmes brûlants sur le ventre, des fumigations vaginales et utérines, chaudes et aromatiques, au moyen de la canule vaginale, des purgatifs plus ou moins énergiques, des lavements d'aloès, des infusions stimulantes et emménagogues de safran, de rue, de sabine. Une fois la congestion utérine produite, si le défaut d'évacuation paraît lié à l'inertie de l'utérus, à la diminution de son système circulatoire, ainsi qu'on l'observe dans les métrites torpides, à la seconde période de l'inflammation utérine, il faut recourir à des agents qui ont pour but d'exciter, de réveiller la contractilité de l'organe. C'est ainsi que le médecin aura le choix entre les les douches froides sur le bassin, les membres inférieurs pendant les jours qui précèdent l'arrivée des règles, et les injections vaginales irritantes, notamment celles qui ont été préconisées par Ashwel. Ces injections sont constituées par 10 à 60 gouttes d'ammoniaque liquide, mêlées à 40 grammes de lait. On les prescrit pendant plusieurs jours en commençant par 10 gouttes et en augmentant de 5 gouttes tous les jours. Il aura le choix entre le seigle ergoté en potion ou en pilules, seul ou associé à la rue, à la sabine, et l'apiol à la dose de 2 capsules de 25 centigrammes chacune par jour. Il arrivera au même résultat en employant l'électricité, qui favorise le mouvemement fluxionnaire et réveille la contractilité de la matrice; en dilatant le col, ainsi que le fait Simpson, à l'aide de tiges dilatatrices ou plutôt de pessaires dont il enfonce les tiges plus ou moins longues, soit dans le col seulement, soit dans la cavité utérine. Ces tiges, dont le diamètre va toujours croissant avec les pessaires, ont pour but de provoquer la contraction de la matrice et par suite de favoriser l'écoulement sanguin. Ce chirurgien se sert parfois encore d'une sonde creuse, percée d'une multitude de trous à son extrémité utérine et communiquant par son extrémité opposée avec une petite pompe aspirante. On fait le vide dans la sonde, la muqueuse vient s'appliquer sur ses parois, se congestionne, et l'hémorrhagie se produit après plusieurs applications. C'est la ventouse sèche de Simpson. Tous ces moyens différents qui ont pour but final de provoquer l'apparition des menstrues, doivent être employés au moment de l'époque menstruelle seulement, c'est-à-dire au moment de la fluxion et de la congestion périodiques.

Que la fluxion se fasse ou ne se fasse pas sur l'utérus, elle peut se porter, alors que l'écoulement sanguin n'a pas lieu, vers tel ou tel point de l'économie, tel ou tel organe, le cerveau, le poumon, le foie, la rate, le congestionner et aboutir quelquefois à l'hémorrhagie. Cette fluxion, cette congestion peuvent n'être que temporaires au début, périodiques comme la fluxion utérine, mais, à la longue, elles deviennent persistantes et elles donnent lieu à des désordres plus ou moins graves, d'autant plus que c'est vers un organe déjà atteint d'une lésion quelconque, et qui par cela même présente moins de résistance, que se portent la fluxion, la congestion sanguines. D'autres fois la rétention du sang dans le système vasculaire donne lieu à tous les symptômes de la pléthore. Ces troubles variables seront combattus dès le début, car, par leur intensité, ils peuvent constituer un grand danger. Aussi réclament-ils une intervention prompte et énergique. La médication varie naturellement avec le siège de la fluxion, avec sa gravité, avec l'organe atteint. Il m'est impossible de la signaler. C'est, du reste, celle qui est généralement dirigée contre cet état.

Tel est le traitement que le médecin doit opposer à l'aménorrhée par trouble fonctionnel. Quant au traitement de l'aménorrhée par rétention complète, il est à la fois médical et chirurgical. Le traitement médical se réduit à peu de chose. Il consiste à détourner le mouvement fluxionnaire qui, chaque mois, se portant sur l'utérus détermine et l'accroissement des douleurs et l'augmentation de la tumeur hypogastrique, formée par le sang accumulé dans l'utérus; il a aussi pour but d'apaiser les douleurs de plus en plus vives qu'elle produit. Pour atteindre ce résultat, le médecin emploie les différents révulsifs et les opiacés, sous toutes les formes.

Le traitement chirurgical a pour but la levée de l'obstacle qui s'oppose à la sortie du sang. Dans la métrite, l'obstacle siège soit à l'orifice interne, soit dans le canal cervico-utérin, soit à l'orifice externe. Pour le détruire, le médecin a deux moyens : ou bien il agit lentement en produisant une dilatation progressive, ou bien il agit brusquement en opérant un débridement. Dans ce cas, lorsque la rétention est due soit à une bride cicatricielle, soit à une membrane oblitérant complètement l'un des orifices, il se sert d'un trocart droit ou courbe, ou d'un bistouri boutonné, porté sur un long manche, ou bien d'une sonde utérine à dard, d'un hystérotome. Après avoir découvert le col à l'aide du spéculum, il incise la cicatrice ou transperce la membrane avec l'instrument approprié à l'opération qu'il veut faire. Ceci fait, il introduit un hystéromètre pour s'assurer que le passage est libre; il agrandit celui-ci s'il n'est pas suffisant, puis, à l'aide d'une sonde, il fait de petites injections d'eau tiède pure ou mélangée à du chloral, à de l'acide phénique, afin de faciliter au dehors l'issue du sang ou des caillots, et de nettoyer la cavité utérine. Cette petite opération n'est suivie le plus souvent d'aucun accident immédiat, et ses résultats sont des plus satisfaisants. Les règles redeviennent régulières, et la femme recouvre sa santé depuis longtemps si compromise. Quelquefois, cependant, il survient une complication, telle qu'une hématocèle rétro-utérine, une péritonite, une infection purulente, putride, qui occasionne la mort des malades. Il est à remarquer que les accidents sont plus à craindre chez les femmes dont l'oblitération du col n'est survenue qu'après un laps de temps plus ou moins long, pendant lequel elles avaient eu des règles régulières. Plus la malade est jeune, plus les accidents de rétention sont récents, moins, par conséquent, la cavité utérine est distendue, moins les trompes sont dilatées, moins ces complications funestes sont à craindre, surtout si l'opération est pratiquée dans l'intervalle de deux époques menstruelles, s'il n'existe pas d'adéno-lymphite aiguë, ayant donné lieu à une inflammation cellulaire ou péritonéale. L'opération terminée, il faut prendre quelques précautions. Le médecin doit d'abord introduire dans l'orifice ou dans le canal utérin une sonde en gomme ou une tige de laminaire creusée d'un canal, si le passage n'est pas assez libre, assez considérable. Cette introduction est faite tous les jours jusqu'au moment où la plaie est cicatrisée. De cette manière il prévient une récidive. La malade est maintenue au lit. Des irrigations d'eau tiède, d'eau chloralée ou phéniquée, sont faites matin et soir; des émollients sont appliqués sur l'abdomen.

Si la rétention est incomplète, et qu'elle soit due à un rétrécissement des orifices, à une augmentation de volume du col, à une obstruction du col par un polype, par une exfoliation de la muqueuse (métrite exfoliatrice), à une flexion de l'organe, le médecin agit suivant la cause de la rétention utérine. S'agit-il d'un rétrécissement? il emploie la dilatation brusque ou graduée, le débridement, procédés opératoires sur lesquels j'insisterai à propos du traitement de la dysménorrhée mécanique. S'agit-il de l'obstruction du col par un polype, par une membrane caduque? il pratique l'extirpation du polype, et, au moyen de l'hystéromètre, il cherche à extraire la membrane. S'agit-il, enfin, d'une augmentation de volume du col, d'une flexion de l'organe? il s'adresse tout d'abord à la métrite qui tient ces lésions sous sa dépendance; puis, si elles persistent, il cherche à obtenir la résorption des produits épanchés dans les tissus à l'aide d'injections intra-parenchymateuses, de l'ignipuncture; il cherche à obtenir le redressement de l'organe au moyen d'instruments *ad hoc*, tels que redresseur utérin, pessaires, ceintures hypogastriques, instruments sur lesquels je vais revenir à propos de l'étude des déviations utérines.

Lorsque l'aménorrhée reconnaît pour cause une absence ou un état rudimentaire des ovaires et de l'utérus, elle ne s'accompagne d'aucun symptôme, d'aucun accident, le médecin ne doit pas s'en occcuper. Mais il n'en est pas de même lorsque, l'utérus manquant, l'ovaire existe. Dans ce cas, à chaque époque, la femme éprouve tous les symptômes du molimen menstruel, et par conséquent tous les symptômes locaux et généraux de l'aménorrhée par trouble fonctionnel. Lorsque les accidents deviennent alarmants, Battey (1) a proposé d'enlever les organes qui en étaient le point de départ, c'est-à-dire les ovaires. Cet opérateur extirpe les ovaires soit par la paroi abdominale, soit par le cul-de-sac postérieur du vagin. A l'aide de cette extirpation, il a, dit-il, remédié aux accidents qui menaçaient la vie de la malade. Cette opération, connue sous le nom d'ovariotomie normale, a été le sujet d'un mémoire très intéressant de la part de M. Marion Sims (2). Cet auteur rejette le nom d'ovariotomie normale parce que, dit-il, il est rare que l'opération porte sur un ovaire absolument sain; il préfère lui donner le nom d'opération de Battey pour honorer l'inventeur. Entre les mains de Battey, Sims, Hégar, cette opération paraît

(1) Battey, *Atlanta Medical and surgical Journal*, 1872.
(2) M. Sims, *Battey's operation*, *British medical*, 1877.

avoir donné de bons résultats, elle semble donc justifiée ; mais elle expose à trop de dangers pour que l'on soit autorisé à ne la pratiquer que dans des cas désespérés et qui fournissent des indications précises, ainsi que le fait remarquer le savant critique des *Annales de gynécologie*, le Dr Lutaud (1).

Quant aux moyens chirurgicaux destinés à remédier à l'aménorrhée résultant d'une anomalie congénitale des organes génito-sexuels telle que adhérence des parois du vagin, imperforation de la membrane hymen, il faut procéder comme dans le cas d'oblitération accidentelle du canal cervico-utérin, de l'orifice interne ou externe. Il faut de même savoir que l'opération réussit d'autant mieux qu'elle est pratiquée au début des accidents, avant que la dilatation de l'utérus ait pu acquérir des dimensions considérables.

(1) A. Lutaud, *Annales de Gynécologie,* mars 1878.

CHAPITRE VIII

DYSMÉNORRHÉE

Définition. — Division : dysménorrhée fonctionnelle, dysménorrhée mécanique. — Séméiologie. — Valeur diagnostique. — Valeur pronostique. — Traitement : narcotiques, stupéfiants, antispasmodiques, saignées locales, dilatation lente, graduée, dilatation brusque, débridement, hystérotomie, électrolyse.

§ 146. Sous le nom de dysménorrhée on entend des règles difficiles et laborieuses. « Ce qui caractérise la dysménorrhée, dit M. Siredey (1), c'est la difficulté et l'irrégularité de la menstruation. Ce sont les efforts et la lutte douloureuse de l'organisme dans le travail préparatoire à l'excrétion des règles et dans leur écoulement hors des voies génitales. » En effet, chez la femme atteinte de métrite, on trouve, comme pour l'aménorrhée, deux circonstances bien différentes qui donnent lieu à la dysménorrhée. Dans la première, c'est le travail préparatoire à la sécrétion menstruelle qui, au lieu de passer inaperçu, ainsi que cela se voit chez la femme, n'ayant aucune affection utérine, s'accompagne de phénomènes plus ou moins douloureux pendant toute sa durée, cessant dès que la sécrétion commence ou bien se continuant pendant toute la durée de l'écoulement sanguin et ne cessant que quelques jours après. On pourrait désigner cette modalité sous le nom de dysménorrhée fonctionnelle. Dans la deuxième, aucune douleur ne survient tout d'abord; les phénomènes physiologiques qui précèdent la ponte ovulaire se produisent sans souffrances; ils passent inaperçus. Mais dès que la sécrétion commence, que le sang arrive dans la cavité utérine, des douleurs plus ou moins violentes se font sentir; l'excrétion ne se produit qu'avec la plus grande difficulté. Ces douleurs persistent tant que la sécrétion persiste. Cette modalité constitue la dysménorrhée

(1) Siredey, *Nouveau Dictionnaire de Médecine et de Chirurgie pratiques*, J.-B. Baillière. Paris, 1870.

mécanique des auteurs. Elle résulte d'un obstacle à l'écoulement du sang menstruel en vertu duquel le sang est retenu dans la cavité utérine. Cet obstacle provient d'un rétrécissement du canal cervico-utérin ou de l'un des orifices par suite du gonflement de la muqueuse et du parenchyme (métrite aiguë), ou de la formation d'un tissu cicatriciel (métrite chronique, métrite traumatique); d'autres fois il est produit par les débris de la muqueuse utérine qui obstruent l'orifice interne. C'est à cette variété que les auteurs ont donné le nom de dysménorrhée membraneuse et que je considère comme une simple modalité clinique de la métrite (métrite exfoliatrice). Aussi, l'ayant étudiée à propos de cette affection, je n'ai pas à m'en occuper ici. Quant aux dysménorrhées nerveuse, congestive, pléthorique, sanguine, vasculaire, inflammatoire, décrites par Aran, Malgaigne, MM. Marrotte, Courty, Siredey, comme constituant autant de variétés de dysménorrhée, elles ne sauraient être admises. Ces auteurs ont considéré les phénomènes symptomatiques ou sympathiques qui accompagnent la dysménorrhée comme lui appartenant, alors qu'ils sont la conséquence de la métrite au même titre que la dysménorrhée. Toutes ces variétés constituent des modalités cliniques de la métrite, comme les débris membraneux, résultant de l'exfoliation de la muqueuse utérine, constituent la métrite exfoliatrice et non une forme spéciale de la dysménorrhée.

La dysménorrhée n'est jamais essentielle ou idiopathique, elle est toujours symptomatique, et j'ajoute, assez souvent de la métrite. C'est pour avoir méconnu les différentes modalités cliniques imprimées à la métrite soit par les maladies constitutionnelles, soit par le tempérament et la constitution des malades, soit par la prédominance de telle ou telle lésion, de tel ou tel symptôme local, de tel ou tel symptôme général, de tel ou tel phénomène sympathique, que ces auteurs ont été conduits à proposer une telle classification de la dysménorrhée. La plupart des phénomènes symptomatiques ou sympathiques qui se montrent au moment de la menstruation, ne sont que l'exagération de ceux qui accompagnent la métrite, et ne peuvent, par conséquent, être attribués à un symptôme qui ne joue d'autre rôle que de les surexciter. Le seul point important dans la dysménorrhée, tant au point de vue du pronostic que du traitement, est de savoir qu'elle est tantôt fonctionnelle, tantôt mécanique; car elle imprime à la métrite une modalité spéciale et par suite fournit au traitement de l'inflammation utérine des indications précises.

§ 147. La dysménorrhée fonctionnelle s'observe surtout dans la métrite aiguë, dans la métrite chronique, sujette à des exacerbations aiguës ou subaiguës, surtout lorsque l'inflammation utérine est d'origine constitutionnelle, arthritique, chlorotique, herpétique, lorsqu'elle est irritable, lorsqu'elle existe chez les femmes à tempérament nerveux, sanguin, chez les femmes pléthoriques. Elle s'accompagne alors de phénomènes congestifs, nerveux, qui varient suivant la maladie constitutionnelle, le tempérament et la constitution de la malade; et qui appartiennent non à la dysménorrhée, qui n'est qu'un symptôme, mais à la métrite elle-même.

La dysménorrhée mécanique ou par obstacle au cours du sang, survenue dans la métrite, reconnaît pour cause les rétrécissements du canal cervical ou des orifices, l'augmentation de volume du col qui aboutit au même résultat, l'obstruction du col par la muqueuse du corps de l'utérus détachée (métrite exfoliatrice), les déviations de cet organe, telles que l'antéflexion, la rétroflexion. Tous les auteurs n'attachent pas la même importance à ces diverses lésions, notamment aux rétrécissements et aux flexions. Les uns regardent la dysménorrhée comme produite directement par ces lésions. Il suffit, disent-ils, de redresser même momentanément l'organe pour voir le sang s'écouler sans provoquer aucune souffrance. Les autres, au contraire, regardent les flexions, les rétrécissements, comme une cause prédisposante de la dysménorrhée, incapable de la produire, si un autre élément morbide, l'inflammation utérine ne vient s'y ajouter et jouer le rôle de cause occasionnelle. On voit en effet des femmes dont les règles sont normales, se produisent sans douleurs, et chez lesquelles cependant l'examen révèle une antéflexion, une rétroflexion de l'utérus ou un rétrécissement prononcé de l'orifice externe du col. Quel est le diamètre de l'orifice cervico-vaginal au-dessous duquel le libre accomplissement de l'excrétion menstruelle devient impossible? Ce serait une question importante à résoudre, mais elle est d'une solution difficile. M. Bernutz a mesuré un nombre infini de fois cet orifice sans pouvoir arriver à cette détermination.

D'après ce que je viens de dire, cette dernière opinion est exacte. En effet une déviation de l'utérus, un rétrécissement incomplet, chronique, du canal cervical peuvent exister sans donner lieu au symptôme dysménorrhée; j'en ai tous les jours sous les yeux de nombreux exemples. Mais que, par une cause quelconque, une inflammation utérine survienne, qu'une exacerbation se produise dans l'inflammation qui a déjà produit ces deux lésions, immédiatement l'obstacle à l'écoulement sanguin se révèle par une excrétion difficile et par des douleurs excessives.

§ 148. Séméiologie. — Lorsque la dysménorrhée fonctionnelle survient dans le cours de la métrite, la femme accuse, plusieurs jours ou seulement quelques heures avant l'écoulement du sang menstruel, une recrudescence, une exagération de certains symptômes, parfois même l'apparition de nouveaux phénomènes morbides, qui sont pour elle le prélude de la crise douloureuse qu'elle va subir. Les douleurs rénales, hypogastriques et lombaires, augmentent d'intensité; la pesanteur pelvienne se prononce davantage; l'abdomen se météorise dans sa portion sous-ombilicale et devient douloureux, surtout au niveau de la région inguinale et ovarienne gauche; des coliques utérines surviennent, d'abord sourdes, puis de plus en plus intenses; la miction, la défécation deviennent pénibles, douloureuses. Le toucher vaginal permet de constater que le vagin est chaud, le col tuméfié, douloureux, que l'utérus est augmenté de volume. Les culs-de-sac sont douloureux, sensibles à la pression, sensibilité et douleur dues à l'adéno-lymphite qui subit une recrudescence sous l'influence de la congestion sanguine. Aussi la pression du doigt sur les cordons lymphatiques noueux, sur les petites tumeurs ovoïdes ganglionnaires, accolées à l'isthme de l'utérus ou sur les parois du bassin, fait pousser des cris à la malade. Le spéculum montre la muqueuse vaginale, rouge, boursouflée, le col utérin violacé, d'une teinte livide, uniforme. Les symptômes généraux et sympathiques se réveillent ou se prononcent davantage. Les malades deviennent tristes, irascibles; elles accusent des névralgies diverses, de la céphalalgie, le clou dit hystérique, des douleurs mammaires qui les inquiètent. Elles sont tourmentées par des vésanies, des hallucinations, des illusions; elles se plaignent de lipothymies, de syncope, de palpitations; elles sont quelquefois atteintes de paralysies, de convulsions hystériques ou hystéro-épileptiques. La malade accuse en même temps des troubles gastriques et intestinaux, tels que dyspepsie, vomissements, diarrhée. La physionomie exprime la souffrance; les yeux sont excavés, enfoncés dans l'orbite, entourés d'un cercle bleuâtre. Ne reconnaît-on pas là tous les symptômes locaux, généraux et sympathiques de la métrite chronique, subissant une recrudescence aiguë? Suivant le tempérament nerveux ou sanguin de la malade, les phénomènes nerveux et congestifs seront plus ou moins prononcés, mais ils resteront toujours les symptômes de métrite. Tous ces phénomènes progressent jusqu'à l'arrivée des règles. Dès que le sang commence à couler, ils s'amendent, cessent brusquement ou bien persistent jusqu'à la cessation de l'époque menstruelle. Dans cette dernière circonstance, les symptômes locaux et sympathiques ne s'amendent pas, ils persistent souvent après la terminaison de l'époque menstruelle; les femmes accusent, pendant la période intercalaire, une pesanteur pelvienne pénible, des douleurs abdominales fatigantes. Il faut alors soupçonner la présence d'une lésion anatomique faisant obstacle au cours régulier du sang. Le sang des règles est tantôt pâle, décoloré, mêlé de mucosités plus ou moins abondantes, suivant l'intensité de la leucorrhée; les taches qu'il forme sur le linge sont foncées au centre, claires à la circonférence; tantôt il est foncé en couleur, noirâtre, mêlé à des caillots. Ces caillots ont de tout temps appelé l'attention des observateurs : tantôt ils sont informes, déchiquetés, d'un volume variable, représentant les différentes parties d'une masse qui s'est coagulée dans le vagin; tantôt ils ont la forme d'un triangle isocèle, allongé, rappelant celle de la cavité utérine. Ils sont alors constitués par des couches stratifiées; les plus profondes, décolorées, sont formées de fibrine; les plus superficielles, rouges, résultent de la coagulation du sang récemment exhalé. Quelquefois, au contraire, la couche extérieure forme comme une enveloppe blanchâtre, assez résistante en apparence, mais qui se déchire facilement. Ces caillots ont souvent été pris pour des fausses membranes ou des portions de la muqueuse exfoliée. Le microscope ne laisse planer aucun doute. On ne trouve aucun des éléments de la muqueuse, c'est-à-dire les glandes, les vaisseaux, réunis au milieu de la trame formée par le tissu conjonctif (Siredey).

La quantité du sang sécrété est variable; la sécrétion peut manquer; dans ce cas il y a aménorrhée. D'autres fois la sécrétion se borne à quelques gouttes, l'excrétion s'arrête, malgré la persistance des coliques utérines, ou bien la sécrétion continue, et pourtant l'excrétion n'a pas lieu. En réalité le sang continue à fluer de la surface interne de l'utérus, mais il s'arrête dans le vagin où il se coagule. Ce caillot remplit le rôle d'un tampon, le sang s'accumule en amont de cet obstacle. Que la malade fasse un mouvement, qu'elle quitte le lit, par exemple, le caillot est expulsé et avec lui le sang accumulé dans le vagin. Parfois, enfin, il y a une véritable ménorrhagie.

La dysménorrhée fonctionnelle ne se montre pas constamment à toutes les époques menstruelles ; elle diffère en cela de la dysménorrhée mécanique. Ne dépendant d'aucun obstacle au cours du sang, mais simplement de la métrite, elle varie ainsi que cette dernière. Elle en subit les exacerbations, se montrant avec elle, diminuant et disparaissant en même temps qu'elle. Aussi n'est-il pas étonnant de voir dans le cours d'une métrite les règles qui étaient très-douloureuses au début, devenir régulières, indolentes, pendant un certain temps, pour redevenir ensuite irrégulières et douloureuses. C'est surtout dans les métrites constitutionnelle, arthritique, chlorotique, herpétique, caractérisées, on le sait, par des poussées congestives ou éruptives, érythémateuses, etc., etc., qu'on observe ces intermittences, ces irrégularités dans les phénomènes douloureux, caractérisques de la dysménorrhée. Ce caractère d'intermittence n'appartient donc pas à la dysménorrhée nerveuse, ainsi qu'on l'a prétendu ; il est le fait de la métrite constitutionnelle, de son évolution. Il n'appartient pas non plus à la dysménorrhée congestive d'Aran, de M. Siredey, pas plus que l'exagération des accidents locaux et généraux que j'ai décrits. La description de cette variété de dysménorrhée se rapporte surtout à la métrite arthritique. Cette opinion, du reste, était celle de West et de Simpson. Ces auteurs, en attribuant les accidents dysménorrhéiques survenus dans ces circonstances à une fluxion rhumatismale ou goutteuse de l'utérus, accidents disparaissant et revenant aussi rapidement que cette fluxion, avaient en vue, évidemment, la métrite arthritique. J'ai montré, en effet, que telle était parfois l'évolution de cette métrite. Les causes invoquées par MM. Bernutz et Courty à l'appui de l'existence de la dysménorrhée congestive : coït immodéré, ou au contraire manque de satisfaction de l'instinct génésique, jouent de même un grand rôle dans le développement de cette métrite. En sollicitant la congestion utérine, elles appellent sur l'organe la manifestation de l'état constitutionnel. J'en ai vu de nombreux exemples. J'ai vu notamment des femmes, atteintes de métrite arthritique, qui, en dehors des époques menstruelles, présentaient un redoublement d'acuité dans les phénomènes douloureux. Un interrogatoire minutieux me permettait de rapporter ces exacerbations soit au coït, soit aux désirs vénériens non sastisfaits. S'il en est ainsi dans la période intercalaire, il n'est pas difficile de comprendre que ces mêmes causes agissent, à l'époque des règles, avec d'autant plus d'intensité que l'utérus est déjà prédisposé par la congestion physiologique. Dès lors l'apparition de la dysménorrhée fonctionnelle est tout expliquée.

§ 149. Les symptômes douloureux qui caractérisent la dysménorrhée mécanique résultent d'un obstacle apporté au cours du sang des règles ; ils varient d'intensité et de durée, suivant la nature de l'obstacle lui-même. Ils sont tous produits par les contractions énergiques de l'utérus s'efforçant d'expulser le sang sécrété, à travers un orifice trop étroit ou momentanément fermé par un obstacle quelconque. Les contractions utérines se traduisent par des tranchées utérines plus ou moins violentes, des douleurs expulsives qui s'irradient aux lombes, à l'hypogastre, à la région sacrée, au rectum, à la vessie, etc., etc. Ces douleurs, ces tranchées utérines sont intermittentes et rappellent les douleurs d'un avortement ou d'un accouchement. Elles sont quelquefois tellement violentes qu'elles arrachent des cris aux malades qui se roulent à terre, qu'elles produisent des convulsions, des syncopes. Elles sont passagères si l'obstacle n'est constitué que par un caillot, un spasme de l'utérus ; elles sont durables si l'obstacle persiste et ne peut être complétement surmonté par l'utérus contracté, ainsi qu'on le voit lorsque la dysménorrhée résulte d'un rétrécissement, d'une augmentation de volume du col, d'une obstruction par la muqueuse de l'utérus détachée (métrite exfoliatrice). Dans ces conditions elles durent aussi longtemps que les règles. L'écoulement du sang est irrégulier et intermittent comme les contractions utérines ; son abondance varie avec le degré de coarctation des orifices ; il est liquide ou bien en caillots. L'expulsion de ces caillots, retenus dans l'utérus, s'accompagne d'une recrudescence dans les douleurs éprouvées par la malade. Ces caillots sont variables comme forme et comme volume ; tantôt ils sont assez volumineux et rappellent par leur forme celle de la cavité utérine ; tantôt, au contraire, ils sont étroits, allongés, aplatis par leur passage à travers le canal cervical et les orifices rétrécis.

Dans certains cas de dysménorrhée, on trouve au milieu du sang expulsé la muqueuse du corps de l'utérus, soit en partie, en lambeaux, soit en totalité, d'où le nom de dysménorrhée membraneuse, donné au symptôme de la métrite exfoliatrice.

La dysménorrhée mécanique débute avec l'arrivée du sang dans la cavité utérine; elle dure aussi longtemps que l'écoulement sanguin et souvent persiste après lui, car la totalité du sang n'est pas expulsée. Si l'obstacle qui s'oppose au cours du sang n'en laisse passer qu'une faible quantité ou s'oppose complétement à sa sortie, on voit apparaître alors les symptômes de la rétention utérine avec tous les accidents qui peuvent en résulter, et notamment le reflux du sang, à travers les trompes, jusque dans le péritoine, d'où hématocèle rétro-utérine, péritonite.

§ 150. Valeur diagnostique. — Comme la métrorrhagie, l'aménorrhée, la dysménorrhée ne se rencontre pas seulement dans l'inflammation utérine. C'est un symptôme commun à la métrite et à d'autres lésions de l'utérus. Il ne suffit donc pas de constater le symptôme; il faut encore remonter à sa cause, à la lésion génératrice. Pour faciliter ce diagnostic, il me reste à énumérer les différentes circonstances dans lesquelles on peut rencontrer la dysménorrhée, les lésions de l'utérus qui peuvent lui donner naissance.

La dysménorrhée fonctionnelle est toujours symptomatique de l'inflammation utérine; mais la dysménorrhée mécanique peut être produite par les lésions suivantes: étroitesse congénitale du canal cervical et des orifices interne et externe, rétrécissement du même canal et des mêmes orifices, par suite de cicatrices vicieuses, consécutives à une déchirure des tissus lors de l'accouchement, à un débridement, à des cautérisations; elle peut résulter d'une augmentation de volume du col par un produit néoplasique, corps fibreux, cancer qui rétrécit plus ou moins le canal cervical, d'une obstruction de ce canal par des polypes muqueux, fibreux, par des végétations de certains cancers (Bernutz) ou bien simplement par un caillot sanguin, par un déplacement de l'organe, par des déviations, surtout par des flexions, et, parmi les flexions, l'antéflexion plus souvent que la rétroflexion. L'antéflexion, en effet, exagération de l'état normal de l'organe, est plus fréquente; la rétroflexion, ne survenant le plus souvent qu'à la suite de pelvi-péritonites, de grossesses, est plus rare. De plus l'orifice est beaucoup plus rétréci dans la flexion en avant.

Toutes ces lésions peuvent produire la dysménorrhée ; mais elles ne la produisent pas fatalement, car chez beaucoup de femmes, il existe une étroitesse, un rétrécissement du canal ou des orifices, une flexion de l'organe, et cependant les règles sont normales, leur écoulement est facile, sans douleurs. Dans la majorité des cas, la dysménorrhée ne semble survenir qu'à la suite d'une autre lésion qui joue le rôle de cause occasionnelle vis-à-vis des rétrécissements et des flexions, qui ne seraient alors que des causes prédisposantes. Ainsi M. Bernutz a constaté 19 cas de flexion de l'organe, sans maladies concomitantes ; aucun ne s'accompagnait de dysménorrhée. M. Siredey cite 52 malades atteintes de flexion de l'utérus; 22 d'entre elles avaient des règles normales; 30 avaient de la dysménorrhée. L'antéflexion est notée plus souvent que la rétroflexion. D'abord elle est plus fréquente, ensuite elle produit un rétrécissement plus marqué. Dans 5 cas de dysménorrhée consécutive à la flexion, M. Siredey, a trouvé 4 fois l'utérus fléchi en avant, 1 fois seulement en arrière.

Cet auteur fait jouer un certain rôle à l'hystérie dans la production de cet accident. Pour moi, je le répète, ces lésions utérines ne jouent le plus ordinairement que le rôle d'une cause prédisposante ; elles ne suffisent pas pour apporter un obstacle au cours du sang et pour donner naissance à la dysménorrhée. Mais qu'une métrite survienne, la dysménorrhée apparaîtra d'autant plus sûrement que la malade possède un tempérament nerveux ou sanguin; car, à la congestion de la muqueuse déterminée par l'inflammation, viendra se joindre, pour produire un obstacle à l'écoulement du sang menstruel, un spasme du col. La dysménorrhée est donc plutôt sous la dépendance de la métrite qui, dans ce cas, est ordinairement irritable, excitable, que sous l'influence d'une des lésions que je viens de signaler. Toutefois il ne faudrait pas exagérer et soutenir qu'en l'absence de la métrite, ces lésions ne suffisent pas pour produire la dysménorrhée. Certains faits prouvent le contraire ; aussi est-il nécessaire pour le médecin de bien établir la cause réelle de la dysménorrhée. L'examen local, le toucher, le spéculum et surtout l'emploi de l'hystéromètre en révélant un utérus fléchi, un col volumineux ou obstrué par un polype, un canal trop étroit, lui permettent non seulement de faire le diagnostic de la cause des accidents dysménorrhéiques, mais encore celui de l'affection première. Dans certaines circonstances telles que la présence d'un corps étranger dans la cavité utérine, môle charnue, débris placentaires, myôme, polypes, corps fibreux sous-muqueux, kyste hydatique, telles que la présence du liquide leucorrhéique, on voit survenir des tranchées utérines, des douleurs expulsives qui peuvent en imposer pour les douleurs de la dysménorrhée. Il est donc important de ne pas les confondre, car le traitement est tout différent. Ce diagnostic est très facile; car, outre que ces tranchées, ces douleurs expulsives se montrent en dehors des époques menstruelles, l'examen direct de la malade et des liquides expulsés ne permet aucune méprise.

§ 151. Valeur pronostique. — La dysménorrhée, disent les auteurs, peut par sa persistance donner lieu à des accidents, à des complications nombreuses et variées ; elle peut par la congestion qu'elle détermine et qu'elle entretient dans l'organe, réveiller d'anciennes phlegmasies mal éteintes ou engendrer des inflammations nouvelles, des lésions diverses de l'utérus et des annexes; elle peut produire et elle produit souvent la stérilité; elle finit par éveiller dans l'organisme des troubles digestifs, nerveux et nutritifs, plus ou moins accentués. C'est une erreur. Tous ces troubles, tous ces accidents, toutes ces complications ne sont pas imputables à la dysménorrhée qui n'est qu'un symptôme, mais bien à la métrite, à la lésion qui lui donne naissance. Je l'ai dit et je le répète, la métrite est primitive, la dysménorrhée est consécutive, comme les phénomènes sympathiques qui l'accompagnent.

Il en est de même de la dysménorrhée mécanique qui est produite par un obstacle au cours du sang. Elle ne donne lieu ni à l'hypertrophie du col, ni aux polypes ni au cancer; ce sont ces affections qui la produisent, elle en est un des symptômes. Pendant un certain temps, ces lésions ont pu ne se révéler que par la dysménorrhée, les autres symptômes faisaient défaut ; on pouvait croire que la dysménorrhée était idiopathique, d'autant plus qu'elle semblait ne se rattacher à aucune lésion utérine, mais la lésion existait, la dysménorrhée était un de ses premiers symptômes. C'est plus tard que ces lésions sont devenues appréciables, qu'elles se sont traduites par des symptômes caractéristiques.

Au point de vue du pronostic il faut donc considérer les causes de la dysménorrhée, sa modalité clinique. Il est évident que la dysménorrhée produite par une métrite aiguë ne présente pas une aussi grande gravité que celle qui survient dans le cours d'une métrite chronique. De même, il est évident que la dysménorrhée fonctionnelle n'est pas aussi grave que la dysménorrhée mécanique, que celle qui est passagère, intermittente, ne présente pas la gravité de celle qui est continue, qui se montre non seulement avec la période menstruelle, mais encore persiste pendant toute cette période et même après. Enfin, lorsque la dysménorrhée mécanique résulte d'un rétrécissement aigu, d'un obstacle dû à une tumeur, le pronostic est tout autre que lorsque le rétrécissement est permanent, qu'il est dû à une cicatrice vicieuse. On comprend toute la gravité dans ce cas, par suite de la complication possible d'une hématocèle rétro-utérine, d'une péritonite, par suite surtout des indications thérapeutiques qu'une telle lésion soulève.

§ 152. TRAITEMENT. — La dysménorrhée, dépendant de la métrite, ne comporte d'autre traitement que celui de la métrite elle-même. Le médecin doit seulement s'assurer que la dysménorrhée est fonctionnelle ou mécanique et de la modalité clinique, car les indications thérapeutiques ne sont pas les mêmes dans l'un et l'autre cas. En effet, si la dysménorrhée est purement fonctionnelle, il a recours à tous les agents capables d'enrayer l'inflammation utérine. C'est ainsi que, si la dysménorrhée est sous la dépendance d'une métrite irritable, excitable, si celle-ci s'accompagne de phénomènes congestifs intenses, si la femme est forte, robuste, pléthorique (dysménorrhée congestive des auteurs), le médecin pratique des saignées locales au moyen de sangsues ou de ventouses appliquées sur l'hypogastre, la face interne des cuisses, le col de l'utérus. Si, au contraire, la femme est nerveuse, irritable, si la métrite se caractérise par des douleurs vives, intenses, irradiées, des contractions spasmodiques du col utérin (dysménorrhée nerveuse des auteurs), il emploie les narcotiques, l'opium, le laudanum, la jusquiame, la belladone, la morphine, ou bien il cherche à produire l'anesthésie incomplète à l'aide de quelques inspirations d'éther ou de chloroforme; il administre encore les calmants, le bromure de potassium, etc. Ces moyens ne s'adressent qu'au symptôme, il faut avant tout chercher à éviter le retour des exacerbations qui ramènent la dysménorrhée. Pour cela, il faut traiter la métrite, suivant les principes indiqués; de cette manière la métrite disparaît, et avec elle la dysménorrhée fonctionnelle et les autres symptômes locaux, généraux ou sympathiques. Ce traitement sera surtout suivi avec exactitude dans l'intervalle des périodes menstruelles.

Le traitement est le même pour la dysménorrhée mécanique. Le médecin doit d'abord s'occuper de la métrite, puis il s'adresse à la lésion persistante, rétrécissement, déviation, hypertrophie, si, contrairement aux faits habituels, la résolution de l'inflammation n'a pas produit la disparition des accidents dysménorrhéiques. Dans ce cas, il doit chercher à rétablir le cours normal du sang, en détruisant notamment l'obstacle qui s'y oppose et qui est alors la cause des accidents; s'il s'agit d'un rétrécissement, le médecin peut employer la dilatation, l'incision, l'électrolyse, etc. Mais, avant de commencer un traitement chirurgical quelconque, il doit savoir qu'il est indispensable que l'inflammation utérine ou péri-utérine, aiguë ou chronique, soit guérie; sans quoi, il exposerait sa malade à des accidents graves, soit du côté de l'utérus, soit du côté des annexes.

La dilatation est brusque ou lente. La dilatation brusque, employée dans quelques cas de contracture, est un moyen brutal qui produit des déchirures dans le tissu du col et peut donner lieu à des accidents très graves; aussi doit-on la laisser de côté. La dilatation lente se fait généralement avec des sondes rigides ou flexibles, à volume croissant, ou avec des corps spéciaux, susceptibles d'augmenter de volume sous l'influence de l'humidité, tels que l'éponge préparée, les tiges de laminaria digitata. Cette dilatation s'obtient encore au moyen d'instruments dits dilatateurs; mais ces dilatateurs, assez employés en France et à l'étranger, sont peu utiles et souvent même dangereux; car, ou l'on n'obtient qu'une dilatation insignifiante, ou l'on s'expose à produire des déchirures dans le tissu utérin par l'écartement forcé des branches de l'instrument. La dilatation, à l'aide de sondes, ne présente aucun de ces inconvénients, de ces dangers. On emploie soit des sondes flexibles de gomme, soit des sondes rigides de métal, à volume toujours croissant. On les laisse plus ou moins longtemps à demeure dans le col, suivant qu'elles sont plus ou moins bien supportées par les malades, tantôt quelques heures seulement, tantôt un jour, plusieurs jours, tantôt même pendant plusieurs semaines, plusieurs mois, selon que la malade peut les supporter sans éprouver de douleurs. Lorsqu'on ne les laisse que quelques heures, on les réintroduit vingt-quatre, quarante-huit heures après, en ayant soin d'en choisir une d'un diamètre plus considérable. Simpson se sert de sondes rigides présentant à leur extrémité vaginale un ovoïde métallique creux appuyant sur la paroi postérieure. Si elles sont bien supportées, il les laisse à l'état permanent dans le canal cervico-utérin. Lorsque le médecin emploie l'éponge préparée, il taille des cônes dont les dimensions sont proportionnées au degré du rétrécissement. Pour les mettre en place, il suffit de découvrir le col utérin à l'aide d'un spéculum et de porter ces cônes dans l'orifice externe au moyen du porte-tente du Dr Barnes ou d'une pince à pansement. Avant d'introduire la tente-éponge dans la cavité cervicale, le médecin doit toujours la recouvrir soit d'un corps gras, cérat, axonge, soit de cire, d'un mucilage de gomme arabique, d'un mélange de cire et de lard (Dr Granville, Dr Bontock), soit d'un petit sac de baudruche (Dr Farrau), dans le but de faciliter son introduction et d'empêcher sa trop grande adhérence au tissu utérin. Il faut fixer l'utérus au moyen du ténaculum de Sims, si l'organe est trop mobile, s'il est dévié. Le cône d'éponge est maintenu en place à l'aide d'un tampon d'ouate appliqué sur la surface du col. Au bout de douze, vingt-quatre heures, on le retire pour en mettre un second à quelques jours d'intervalle. Chaque nouveau cône pénètre un peu plus haut que les précédents et la dilatation finit par être complète. Il serait certainement préférable, comme le veut le Dr Godelle, de n'employer qu'un cône d'éponge, mais souvent il ne suffit pas pour produire la dilatation nécessaire, il faut en appliquer plusieurs. Les tiges de laminaria digitata desséchées triplent de volume sous l'influence de l'humidité. Cette propriété a été utilisée en chirurgie pour dilater les conduits fistuleux. On s'en est servi de même pour dilater les orifices rétrécis du col. Ces tiges me paraissent préférables aux cônes d'éponge préparée, car non seulement elles produisent moins d'accidents, elles sont mieux supportées, mais encore, creusées dans toute leur longueur d'un canal, elles permettent aux liquides utérins de ne pas séjourner dans la cavité utérine et par suite de ne pas occasionner de nouvelles douleurs expultrices. On prend des tiges longues de 5 à 6 centimètres, que l'on arrondit et que l'on polit avec soin à la surface et à l'extrémité utérine qui doit être légèrement pointue ; à l'autre extrémité, on fixe un fil qui, libre dans le vagin et à la vulve, permet à la malade d'enlever cette tige si elle occasionne de trop vives douleurs. Après les avoir enduites d'un corps gras, on les porte dans le col comme les tentes-éponges à l'aide d'un porte-tente (Barnes) ou d'une pince à pansement, et on les maintient en place, à l'aide d'un tampon d'ouate. Elles restent en place six heures, douze heures, suivant la tolérance de l'utérus; au bout de ce temps, on les retire, la dilatation est complète. Si la dilatation n'est pas suffisante, il faut introduire de nouveau ces tiges, et ainsi de suite jusqu'à dilatation complète.

Il arrive parfois que ces moyens ne suffisent pas, que, par suite de la nature musculaire du canal cervical, le rétrécissement se reproduise constamment dès que le corps dilatant est enlevé. Dans ce cas, il faut pratiquer le débridement du col, opération à laquelle on donne le nom d'hystérotomie. Le débridement se fait sur l'orifice interne, sur l'orifice externe ou sur le canal cervical, selon le siège de l'obstacle. On se sert soit d'un bistouri étroit, boutonné, monté sur un long manche, analogue au ténotome, soit de forts ciseaux (Sims), soit d'un instrument spécial auquel on a donné le nom d'hystérotome, hystérotome simple à une seule lame de Simpson, à deux lames de White, de Greenhalgh, de Mathieu. Tous ces instruments se composent d'une gaîne dans laquelle est cachée, une ou deux lames, que l'on fait saillir à volonté et dont on règle l'écartement au moyen d'une vis. Si l'on se sert de l'hystérotome de Simpson à une seule lame, il faut pratiquer l'incision successivement de chaque côté du col. Avec l'hystérotome à deux lames, l'opération se fait en une fois. Le débridement pratiqué, on applique, entre les deux lèvres de la plaie, une petite boulette de coton trempé dans la glycérine ou le perchlorure de fer. Puis, les jours suivants, il faut maintenir à l'aide de sondes l'ouverture obtenue, car elle tend toujours à se rétrécir, soit par la réunion immédiate des parties divisées, ce qu'il est facile d'empêcher, soit par la rétraction du tissu cicatriciel qui se forme plus tard, et contre laquelle on échoue souvent. Il y a quelques années, M. Courty (1) a imaginé de pratiquer le débridement du col d'une autre façon : par le passage d'un anneau métallique en dehors de chaque commissure et sa constriction graduelle, consécutive. A cet effet, il se sert d'une sonde creuse qu'il introduit dans l'orifice utérin et d'une érigne double accrochant extérieurement un des côtés du col et l'empêchant de s'éloigner de la sonde, pendant

(1) Courty. *Bulletins de la Société de Chirurgie*, 1873.

qu'à l'aide d'une vis de pression, on pousse hors de la sonde une aiguille qui traverse le col de dedans en dehors ; cette aiguille porte un fil métallique qu'on dégage avec un petit crochet ou des pinces aussitôt qu'il se présente. En passant de chaque coté du col, à une distance de 0^m, 01 à 0^m, 02 de l'orifice, un fil d'argent, dont on rapproche et dont on tord les extrémités, de manière à en faire deux larges anneaux, en laissant ces deux anneaux à demeure, une ou deux semaines et même davantage, et faisant dans le vagin, pendant tout ce temps, des injections détersives, on finit par obtenir au bout de dix à quinze jours deux orifices parfaitement constitués et n'ayant aucune tendance à s'oblitérer. Tous les jours on serre un peu plus chaque anse pour faire peu à peu la section des tissus compris entre les deux ouvertures artificielles et l'orifice naturel du col, sans effusion de sang, sans accidents et presque sans douleur, et pour obtenir ainsi une ouverture définitive, longitudinale, dont les dimensions ne se réduiront pas à l'avenir. M. Courty paraît avoir obtenu de bons résultats à l'aide de cette nouvelle méthode.

Dernièrement, le docteur Leblond (1) a publié un cas intéressant dans lequel il avait obtenu la destruction d'un rétrécissement par l'électrolyse, moyen employé déjà, comme on le sait, chez l'homme pour détruire les rétrécissements de l'urèthre. Le résultat fut des plus satisfaisants. Partant de ce principe qu'à l'électrode négative se produit une eschare molle, et que la cicatrice qui en résulte est molle, extensible, M. Leblond se sert d'une pile de neuf éléments de Bunsen, de petite dimension. Le pôle négatif est formé d'une tige en maillechort recouverte d'une sonde en gomme et terminée par un renflement conique de 2 millimètres de diamètre. Le pôle positif, consistant en une plaque métallique, recouverte de peau de chamois, est appliqué sur la cuisse droite de la malade. Au moment de la fermeture du courant, la malade éprouve une douleur vive, puis une sensation spéciale qui n'est pas celle d'une brûlure ; il lui semble que la matrice se divise en deux parties. Le pôle négatif est poussé à travers le col jusqu'au niveau du rétrécissement et une légère pression est exercée contre l'obstacle. Il reste en place cinq minutes, puis il est retiré ; à ce moment il s'écoule du col une certaine quantité de sang noir mélangé à

(1) Leblond, *Annales de Gynécologie*, mai 1878.

une matière épaisse, jaunâtre, ressemblant à du pus épaissi. L'hystéromètre peut alors être introduit facilement, mais, en éprouvant toutefois un temps d'arrêt au niveau de la partie rétrécie. M. Leblond remplace alors l'hystéromètre par une tige métallique, semblable à la première, mais terminée par une partie conique de 3 millimètres de diamètre et la pousse au delà du rétrécissement. Il fait passer de nouveau le courant et attire à lui l'instrument, de façon à franchir le rétrécissement de la cavité utérine vers l'extérieur. Après trois minutes, le rétrécissement est franchi. La malade garde le repos pendant plusieurs jours. Ce moyen, préconisé par ce distingué médecin, semble, en effet, préférable à l'incision qui souvent donne lieu à des accidents menaçants : hémorrhagie, pelvi-péritonite, etc., etc.

Si la dysménorrhée reconnaît pour cause une déviation de l'utérus, une flexion, que faut-il faire ? S'abstenir de tout traitement, si la déviation est la conséquence d'une métrite, d'une pelvi-péritonite. On ne ferait que rallumer l'inflammation utérine ou péritonéale. Si, au contraire, il s'agit d'une déviation traumatique, d'une subluxation, il faut pratiquer le débridement ; les accidents dysménorrhéiques ne tardent pas à disparaître. Si, enfin la dysménorrhée tient à la présence d'un polype muqueux ou fibreux, venant faire saillie au niveau de l'orifice interne et obstruer cet orifice, son extraction est indispensable pour faire disparaître les accidents douloureux.

CHAPITRE IX

DÉVIATIONS UTÉRINES.

Considérations générales. — Définition. — Position de l'utérus dans la cavité pelvienne. — Séméiologie. — Age. — Mécanisme de la déviation. — Symptômes fonctionnels. — Conséquences de la déviation au point de vue de la dysménorrhée, de la stérilité. — Signes physiques. — Antéversion ; rétroversion ; latéroversion. — Antéflexion ; rétroflexion ; latéroflexion. — Marche. — Valeur diagnostique. — Valeur pronostique. — Traitement. — D'abord traiter la métrite, la cause de la déviation, puis traiter la déviation. — Électricité. — Bandages et ceintures hypogastriques. — Redresseurs intra-utérins. — Pessaires. — Opérations.

§ 153. Les déviations utérines se montrent fréquemment dans la métrite, soit comme simple phénomène concomitant, soit comme un véritable accident qui prime tous les phénomènes morbides de l'inflammation utérine, au point que les médecins ne voient que la déviation, qu'ils la considèrent comme une entité morbide, alors que, sauf quelques cas spéciaux que je ferai connaître à propos de la valeur diagnostique, elle est toujours symptomatique de la métrite. Seulement il est bon de faire remarquer que, parfois, elle prédomine à ce point qu'elle constitue une véritable complication, qu'elle aggrave le pronostic de la métrite et qu'elle nécessite par conséquent un traitement spécial. Ce sont les raisons qui m'ont conduit à faire une étude séparée de la déviation utérine, analogue à celle que je viens de faire pour la leucorrhée, la métrorrhagie, etc. etc. ; c'est donc plutôt une étude séméiologique des déviations qui surviennent dans le cas de métrite aiguë ou chronique qu'une histoire complète des déplacements utérins que j'ai en vue dans ce chapitre. Cette étude, du reste, est suffisamment vaste, car, en réalité, les déviations utérines, en dehors de la métrite, n'occupent qu'une place relativement restreinte. J'espère démontrer, en effet, que beaucoup de faits de déviation, attribués à des causes autres que la métrite, relèvent directement de cette affection.

Outre leur importance clinique, les déviations utérines présentent un très grand intérêt au point de vue de l'histoire de la médecine. Il n'est peut-être pas de sujet qui ait plus passionné les médecins et chirurgiens tant français qu'étrangers, qui ait fourni matière à plus de discussions sur lesquelles le dernier mot est loin d'être dit. Mais, d'après le titre seul de mon livre, on comprendra que mon but est beaucoup moins de tracer l'histoire des doctrines qui ont régné sur la question, que d'en faire ressortir l'importance clinique et thérapeutique.

§ 154. Comment les déviations utérines sont-elles produites par l'inflammation utérine ? Donnent-elles lieu à des symptômes spéciaux qui permettent de les faire reconnaître ? Nécessitent-elles en dehors de la métrite un traitement particulier ? Tels sont les différents points que je dois successivement aborder.

§ 155. Et tout d'abord, que faut-il entendre par déviation utérine ? On doit donner ce nom à tout changement de direction, à toute inclinaison vicieuse que présente cet organe, soit dans sa continuité, soit dans sa contiguité, en d'autres termes à tout changement de direction de l'utérus par rapport à l'axe du corps. Quelques auteurs, il est vrai, ont dit que dans l'état de vacuité, l'utérus n'avait point d'axe proprement dit, qu'il était flottant dans la cavité abdominale, obéissant aux impulsions qui lui sont transmises par tous les organes environnants (Cruveilhier), qu'il était situé tantôt dans l'axe du détroit supérieur du bassin, tantôt en dehors de cet axe. D'autres auteurs ont avancé que, chez la femme multipare, l'utérus était trouvé indifféremment droit ou fléchi en avant, en arrière. Suivant ces auteurs, les déviations ne constituent ni des faits pathologiques, ni même des anomalies anatomiques, elles constituent des états parfaitement normaux de l'utérus qui, suivant les circonstances, affecte naturellement telle ou telle direction dite à tort anormale.

Mais de l'avis de la majorité des auteurs, l'utérus possède un axe fixe, parallèle à celui du détroit supérieur du bassin, axe dont il peut être dévié, il est vrai, par une foule de causes diverses, réplétion de la vessie, du rectum, pression des anses intestinales, pression mécanique opérée par le médecin soit sur la région hypogastrique, soit sur le col utérin (déviations physiologiques), mais dès que la cause qui écartait l'utérus de sa position primitive a cessé d'agir, il reprend sa direction première, il se place de nouveau dans l'axe du détroit supérieur du bassin. De plus, si l'utérus est plus ou moins infléchi en avant chez l'enfant et la jeune fille, comme l'ont montré MM. Boullard et Verneuil, il tend à devenir droit, soit au moment de la puberté (M. Cusco), soit après la grossesse (MM. Boullard, Verneuil, Goupil). M. Richet, après de nombreuses recherches sur la position normale de l'utérus, résume pour ainsi dire la question dans les propositions suivantes :

« 1° Chez le fœtus, le nouveau-né et l'enfant, jusqu'à l'âge de « de dix ou douze ans, l'utérus n'a point et ne peut avoir de di-« rection ni de position fixes et déterminées : allongé, mou, flexible « situé non dans le bassin, mais dans l'abdomen, dépourvu pour « ainsi dire de ligaments, il obéit sans résistance à toutes les im-« pulsions.

« 2° Chez les femmes adultes qui n'ont point eu d'enfants et « chez les multipares, l'utérus, quoique assez mal fixé par ses li-« gaments très incomplets, sujet à de fréquents déplacements « en avant, en arrière et sur les côtés, *affecte cependant le plus « souvent une direction que l'on doit regarder comme normale, et « cette direction est la suivante : il est plus ou moins régulièrement « incurvé en avant, et son axe semble suivre la direction du canal « pelvien. Or, comme le bassin décrit une courbure à concavité « antérieure, l'axe de la cavité utérine est dirigé dans le même « sens.* »

L'utérus est maintenu dans sa position et sa direction par ses ligaments qui, ai-je dit à propos de l'anatomie, prennent presque tous leur point d'insertion au niveau de l'isthme, et qui, rayonnant de ce point, vont se perdre sur les parois latérales de l'excavation pelvienne. Ces ligaments ou moyens de suspension sont les ligaments larges, les ligaments postéro-sacrés (replis de Douglas), les ligaments ronds, les tractus fibreux qui unissent le col à la paroi postérieure de la vessie et à la paroi antérieure du vagin ; c'est à la résistance de ces ligaments, à leur mode d'insertion que l'utérus doit de conserver sa position, c'est à leur élasticité qu'il doit de pouvoir la reprendre quand il en est momentanément écarté ; mais ces conditions de résistance et d'élasticité n'existent que chez la jeune fille et la femme qui n'a pas conçu. Chez la femme qui a eu des enfants, les ligaments distendus par l'utérus gravide ont perdu leur force, leur résistance, leur élasticité ; l'utérus ne revient plus dans l'axe primitif ; il est dans un état d'équilibre instable, dans un état d'indifférence presque complète, jouissant d'une grande mobilité, à la merci de tous les organes voisins. Souvent aussi le tissu a perdu tout résistance, et l'organe se fléchit en avant ou en arrière. Quoiqu'il en soit, quand l'utérus se meut, c'est par un mouvement de bascule, de rotation autour d'un point fixe qui correspond à l'insertion des ligaments, l'isthme, mouvement de rotation en vertu duquel ses deux extrémités sont portées en sens contraire.

Étant connu l'axe de l'utérus, je dirai avec Valleix qu'il y a déviation de l'utérus, toutes les fois que l'axe de cet organe ne correspond plus en tout ou en partie à celui du détroit supérieur du bassin, et qu'il ne peut être redressé par le seul fait de l'inclinaison variable du bassin, ni par le simple déplacement des anses intestinales, ni par la réplétion ou la vacuité des organes voisins.

L'utérus peut se dévier de sa direction normale en totalité ou en partie; dans le premier cas, l'organe tourne autour d'un point fixe (l'isthme), et ses deux parties, corps et col, se portent en sens inverse l'une de l'autre, on dit alors qu'il y a version; et suivant que le corps de l'utérus se porte en avant, en arrière, ou de côté, on dit : antéversion, rétroversion, latéroversion. Dans le second cas, une partie seulement de l'organe se fléchit sur l'autre qui a conservé sa direction normale, on dit qu'il y a flexion; et suivant que le corps de l'organe se fléchit en avant, en arrière, ou de côté, on dit : antéflexion, rétroflexion, latéroflexion.

On voit que pour ces différentes dénominations, on prend pour point de repère le corps de l'utérus ou plutôt la direction prise par lui vers tel ou tel point de l'excavation pelvienne.

Le degré de ces déviations, versions ou flexions, est plus ou moins prononcé; tantôt l'utérus s'écarte à peine de sa direction normale, tantôt au contraire il existe à un degré extrême. Dans le cas de version, l'utérus peut devenir complètement horizontal; dans le cas de flexion, le corps peut former avec le col un angle tellement aigu que les faces correspondantes des deux parties de l'organe, corps et col, arrivent presque au contact immédiat. Ces deux espèces de déviations peuvent exister isolées ou bien réunies, ce qui est plus rare.

§ 156. Étiologie. — Lorsqu'on examine les influences étiologiques qui président à l'apparition des déviations utérines d'une façon générale, on est frappé de ce fait que l'âge joue un rôle considérable, et que cet âge est celui dans lequel l'utérus subit des modifications qui l'exposent à l'inflammation. C'est, en effet, dans la période génitale de la femme qu'on observe surtout les déviations. Les statistiques établies par les auteurs ne laissent aucun doute sur ce point. Je ne citerai que celle de M. Picard (1). Cet auteur a noté, sur 51 cas d'antéflexions :

18	cas sur des malades ayant	....	17 à 20 ans,
23	— —	....	21 à 25 —
8	— —	....	26 à 30 —
2	— —	....	33 à 36 —

On voit donc que l'âge, dans lequel les déviations sont les plus fréquentes, est de dix-sept à vingt-cinq ans. Cette première donnée acquiert une bien plus grande importance encore au point de vue qui m'occupe, au point de vue de la métrite, si j'ajoute que ce relevé a été fait à l'hôpital de Lourcine où les malades de cet âge sont, en très grand nombre, atteintes de métrite.

Parmi les causes déterminantes qui aident la métrite dans la production des déviations, je signalerai les abus de coït, les travaux pénibles, et surtout la gestation et les avortements. Je passerais sous silence tous ces faits, si je ne voulais montrer qu'un grand nombre de déviations attribuées généralement à des causes autres que la métrite, sont absolument justifiables de cette affection. C'est ainsi que les déviations utérines signalées chez les femmes chlorotiques, tuberculeuses, doivent être attribuées non pas à la maladie générale chlorose, tuberculose, mais directement à la métrite survenue sous cette influence. Tels sont les faits étiologiques qui se rattachent à l'étude des déviations utérines envisagées comme résultat de la métrite.

§ 157. Je dois examiner maintenant le mode d'action de ces causes, le mécanisme même de la déviation. Je ne ferai que signaler l'opinion de Virchow qui fait jouer le principale rôle aux moyens de fixité de l'utérus dans le mécanisme des déplacements de cet organe; je ne m'y étendrai pas, parce qu'elle rentre dans un cadre d'idées un peu différent de celui que j'ai en vue dans cette étude. Virchow, examinant les conditions de production des déviations en général, réagit contre l'opinion généralement admise à cette époque. Alors que Scanzoni, Rokitansky affirment, qu'au point où l'utérus s'infléchit, préexiste un amincissement, une dégénérescence graisseuse, Virchow prétend que la lésion primitive

(1) Picard, *loc. cit.*

qui donne naissance à la déviation n'est pas dans l'utérus, mais dans les moyens de fixité de cet organe. Pour lui, c'est surtout à un raccourcissement des ligaments, résultant d'adhérences anciennes ou récentes, qu'il faut attribuer la déviation. J'aurais à peine signalé cette opinion, si je n'avais eu à établir une sorte de parallèle entre le rôle des ligaments dans les cas examinés par Virchow, et celui qu'ils doivent jouer dans les déviations qui sont le fait de la métrite. S'il est raisonnable d'admettre, et c'est là un fait que personne ne conteste, que les ligaments de l'utérus indurés, raccourcis par les adhérences pelvi-péritonéales, fixent cet organe dans une position permanente; d'une manière inverse, ne peut-on penser et admettre que ces mêmes ligaments relâchés, ramollis, comme l'utérus lui-même dans des conditions déterminées, ne remplissent plus leurs fonctions d'agents fixateurs, et ne facilitent par le fait même la production de la déviation dans un sens ou dans l'autre? C'est là une opinion qui a déjà été émise, qu'on trouve dans M. Courty, par exemple, mais qui cependant ne me semble pas avoir attiré suffisamment l'attention qu'elle mérite. C'est surtout dans l'état de l'utérus qu'il faut rechercher les conditions de production des déplacements de cet organe. Kiwish, cité par M. Picard, place les conditions étiologiques des flexions dans le ramollissement des tissus de l'utérus et dans l'allongement de son diamètre longitudinal. Bien que ces conditions de ramollissement et d'allongement de l'utérus se trouvent réalisées particulièrement à la suite des couches, elles peuvent se montrer également par le fait de toutes les métrites chroniques, quelle que soit leur cause, la chlorose en particulier. Il existe dans ce cas une sorte d'atonie de l'utérus, un ramollissement de son tissu, état anatomique qui déterminerait une forme clinique spéciale de la déviation, forme qui a été signalée par le Dr Graily Hewitt (1), et sur laquelle je reviendrai à propos des symptômes des déplacements utérins. Cet état anatomique consiste dans un gonflement, une distension de l'organe sous l'influence desquels l'incurvation physiologique de l'utérus augmente. De plus, dans certains cas, l'inflammation utérine, ayant pour résultat l'oblitération relative de l'orifice interne du canal cervical, les liquides utérins, sécrétion glandulaire pathologique (leucorrhée) et sang

(1) Gr. Hewitt, *Arch. méd.*, 1877.

menstruel, peuvent distendre jusqu'à un certain point la cavité de l'organe et faciliter aussi la production de la déviation. En résumé, exagération de la courbure physiologique, tel est le mécanisme de la déviation, du moins pour ce qui concerne l'antéflexion. Pour la rétroflexion, c'est également un fait mécanique qui porte son appui à la métrite pour le produire. Ainsi agissent, pour un grand nombre de malades, une chute sur le siège, le décubitus dorsal prolongé après une couche ou une fausse couche.

Nous venons de voir, en étudiant le mécanisme des déviations, à quelles modifications de tissu elles répondent ; j'ai par conséquent peu de chose, à ajouter sur ce sujet : ce sont toutes les altérations utérines qui sont le fait de la métrite en général, altérations dont j'ai suffisamment parlé pour n'avoir plus besoin d'y revenir ici. Dans certains cas, cependant, le tissu utérin semblerait subir des modifications du fait seul de la déviation. D'après Aran, la paroi utérine est souvent très amincie et le tissu utérin fortement altéré dans le sens de la flexion. Outre cette modification, une autre altération peut résulter de la déviation, c'est l'oblitération relative du canal cervical, fait qui a été nié par plusieurs auteurs, mais que d'autres regardent comme très réel, oblitération à laquelle concourent à la fois et la métrite et la déviation qui en est la conséquence.

§ 158. Symptomatologie. — Les déviations utérines ont été longtemps regardées comme constituant une maladie essentielle et comme donnant lieu à un ensemble de symptômes caractéristiques. Kiwish, en Allemagne, Simpson, en Angleterre, Velpeau et Valleix, en France, ont soutenu et professé cette doctrine. Pour eux les déviations utérines constituaient le pivot de la gynécologie. Pour d'autres, au contraire, les déviations n'éveillaient par elles-mêmes aucun trouble fonctionnel ; les phénomènes morbides observés devaient être attribués à des affections concomitantes, à la métrite, à la pelvi-péritonite, c'est-à-dire à la cause elle-même de la déviation. C'est cette opinion qui compte peut-être le plus de partisans, c'est elle qui se fit jour surtout dans les séances de l'Académie de médecine, à deux époques mémorables dans l'histoire des déviations, en 1849 et en 1854.

§ 159. Afin de dégager ce qu'il peut y avoir d'exagéré dans ces deux idées opposées, il me semble utile de rappeler en quelques mots les symptômes de la métrite ; j'étudierai ensuite ceux des déviations et je tâcherai ainsi de montrer ce qu'il faut mettre sur le compte de la métrite dans les phénomènes attribués à la déviation, et d'un autre côté ce qui doit véritablement appartenir à la déviation elle-même.

Pour résumer dans un tableau succinct et à grands traits les symptômes de la métrite, voici ce qu'on observe dans le plus grand nombre des cas : douleurs localisées et irradiées à l'hypogastre, aux lombes, à la partie interne des cuisses et dans les différents organes contenus dans le bassin; douleurs plus ou moins vives se faisant sentir spontanément, s'exagérant par la pression, les mouvements, la marche, le toucher; sentiment de pesanteur pelvienne plus ou moins prononcé, troubles menstruels divers, dysménorrhée, aménorrhée ou métrorrhagie; leucorrhée ; troubles sympathiques nombreux et variés du côté du système digestif, du système nerveux, du côté de la nutrition, troubles qui finissent par déterminer à la longue une anémie profonde.

Ces différents signes réunis, variables d'ailleurs suivant que l'inflammation utérine est légère ou très accentuée, aiguë ou chronique, permettent de soupçonner et quelquefois d'affirmer l'existence de la métrite avant l'examen direct de l'organe malade, même avant la constatation des signes physiques, qui, toutefois, en cas d'hésitations, lèveront tous les doutes.

§ 160. Quant aux symptômes des déviations, ils ont suscité, comme je l'ai dit, bien des controverses. On peut dire cependant d'une manière générale que les déviations utérines ne donnent lieu à des symptômes particuliers que quand elles sont poussées à l'extrême. Ce sont des troubles du côté de la défécation, constipation, difficulté d'aller à la garde-robe, du côté de la miction, envies fréquentes d'uriner, douleur à la miction, selon que l'utérus dévié comprime le rectum ou la vessie. Ce sont là les seuls symptômes fonctionnels qu'on puisse attribuer aux déviations utérines et encore ces troubles ne sont-ils pas constants. Les douleurs localisées ou irradiées à l'hypogastre, aux lombes et à la partie interne des cuisses, que l'on attribuait autrefois au tiraillement des ligaments larges par l'utérus dévié, à la compression des filets nerveux qu'ils renferment, appartiennent bien plutôt à la métrite, à l'adéno-lymphite qu'à la déviation. Mais si la position vicieuse de l'utérus n'est pas la cause directe des douleurs ressenties par les malades, il n'en est pas moins vrai qu'elle contribue souvent à les exagérer, à les rendre plus vives, l'utérus dévié étant plus exposé à être comprimé par les organes voisins que lorsqu'il est dans la rectitude normale; de plus la position vicieuse diminuant ou s'exagérant fréquemment dans la station debout ou couchée, dans la marche, dans l'action de se lever, de s'asseoir, la douleur et le sentiment de pesanteur peuvent s'exagérer dans les différents actes. Le Dr Graily Hewitt a vu que chez certaines femmes chlorotiques, atteintes de déviation, la marche devenait absolument impossible. Mais ce n'est pas là un signe caractéristique des déviations, il suffit en effet pour le produire que l'utérus enflammé jouisse d'une mobilité anormale (état indifférent d'Aran), telle qu'un simple changement d'attitude, la station debout, fasse constater une position différente prise par l'utérus, une antéversion par exemple, alors qu'on avait constaté une rétroversion dans le décubitus dorsal.

§ 161. Il me reste à parler de deux faits qui occupent une grande place dans l'histoire des déviations : la dysménorrhée et la stérilité. — La dysménorrhée mécanique est un symptôme fréquent des déviations qui surviennent dans le cours de la métrite aiguë. L'antéflexion est la position vicieuse la plus susceptible de lui donner naissance ; elle résulte à la fois, et du pseudo-rétrécissement produit au niveau de l'orifice interne par l'antéflexion, et du gonflement inflammatoire de la muqueuse et du parenchyme utérin au niveau de cet orifice. Seul, le rétrécissement produit par la flexion utérine ne suffit pas pour lui donner naissance. Il suffit, pour s'en convaincre, de lire les observations dans lesquelles les auteurs, qui se sont occupés le plus de cette question, rapportent l'exemple de malades qui, atteintes de déviation simple, d'antéflexion, sans métrite, ne présentaient aucun des phénomènes douloureux qui caractérisent la dysménorrhée. D'un autre côté, nous avons vu que le plus ordinairement le gonflement inflammatoire de la muqueuse et du parenchyme utérin n'est pas assez considérable pour lui donner naissance. Ces deux causes sont donc impuissantes quand elles existent séparément, à mettre obstacle au cours du sang; elles se réunissent pour produire cette dysménorrhée. Dans la métrite chronique, la déviation utérine, l'antéflexion peut également s'accompagner de dysménorrhée, mais moins souvent, car l'inflammation chronique de l'utérus produit une augmentation de calibre de l'orifice interne et compense ainsi le rétrécissement produit par la position vicieuse de l'utérus.

La stérilité n'est pas une conséquence fatale des déviations utérines. Il est évident que lorsqu'elles sont poussées à l'extrême, lorsque le col est accolé à la paroi antérieure ou postérieure du vagin, lorsque l'orifice cervical échappe à l'examen par le spéculum et est difficile à trouver par le toucher vaginal, il est évident, dis-je, que la fécondation est rendue plus difficile; mais elle n'est pas impossible, car on a vu des femmes chez lesquelles l'examen avait fait constater une antéversion ou une rétroversion très prononcée, devenir enceintes et conduire leur grossesse à terme. Toutefois ces faits sont rares, car une femme qui a une métrite et une déviation utérine est d'autant plus exposée à être inféconde que la métrite par elle-même est déjà une cause d'infécondité.

En résumé la déviation utérine, considérée seule, ne produit ni douleurs, ni dysménorrhée, ni stérilité absolue; sauf quelques symptômes de compression, elle ne donne lieu à aucun phénomène morbide; ceux qui existent appartiennent à la métrite. Mais, si la déviation utérine coexiste avec une métrite, qu'elle en soit le résultat ou qu'elle ait existé auparavant, elle aggrave les symptômes existants de la métrite ou bien elle donne naissance à de nouveaux phénomènes morbides, tels que la dysménorrhée et elle oppose un certain obstacle à la fécondation.

§ 162. Si les déviations utérines, par elles-mêmes, ne donnent lieu à aucuns symptômes généraux ou sympathiques, elles s'accusent toutefois par un ensemble de signes physiques des plus évidents et des plus faciles à constater par le toucher vaginal, soit seul, soit associé au toucher rectal et au palper abdominal. Comme chaque variété de déviation utérine donne lieu à des signes physiques différents, il faut les passer successivement en revue.

§ 163. Dans l'antéversion, le col est porté en arrière et en haut vers la concavité du sacrum; il est plus éloigné de la partie antérieure de l'orifice vaginal qu'à l'état normal; il en est distant de 58^{mm} au lieu de 54^{mm}, le col et l'orifice externe sont plus ou moins difficiles à accrocher selon le degré de l'antéversion. En arrière du col, on ne sent plus le corps de l'utérus; en avant, au contraire, en déprimant le cul-de-sac antérieur, on sent une plus grande partie de la face antérieure. Le col, qui vient comprimer plus ou moins le rectum est senti plus facilement par le toucher rectal. Le fond de l'utérus est perçu au-dessus du pubis, il ne peut l'être quand il occupe sa position normale; enfin, en associant les divers moyens d'examen, on sent le déplacement en sens inverse des deux parties de l'organe quand on cherche à le redresser. Le spéculum ne découvre que la lèvre antérieure du col ; il faut, pour découvrir complètement ce segment utérin, l'accrocher avec la sonde utérine et le tirer en avant pendant qu'on incline le spéculum en arrière. Le cathétérisme utérin est difficile à pratiquer. Il faut pour cela baisser fortement le manche de l'instrument, et déprimer la fourchette, se rapprocher en un mot le plus possible de la direction vicieuse prise par l'utérus.

§ 164. Dans la rétroversion, on sent dans le cul-de-sac postérieur une masse dure, arrondie, lisse et unie, formée par la face postérieure de l'utérus; il faut ramener fortement le doigt en avant pour sentir le col accolé contre la paroi antérieure du vagin, derrière la symphyse pubienne, un peu plus rapproché que normalement de l'orifice vulvaire. En déprimant le plus possible les parois de l'hypogastre, on ne peut arriver à sentir l'organe. En revanche, le toucher rectal fait sentir le fond de l'utérus comprimant plus ou moins le rectum. Le col est plus difficile à découvrir, le cathétérisme utérin est moins aisé à pratiquer que dans l'antéversion. Il faut, pour découvrir complètement le col, l'accrocher avec la sonde utérine, ou bien faire placer la femme sur les coudes et les genoux. Pour pratiquer le cathétérisme, il faut relever fortement le manche de l'instrument vers le pubis.

§ 165. Dans les latéroversions, l'un des culs-de-sac latéraux est abaissé, on y sent le corps de l'utérus qui le déprime, tandis que l'autre est plus élevé et est occupé par le col utérin plus ou moins difficile à percevoir; les culs-de-sac antérieur et postérieur sont vides. Pour découvrir le col à l'aide du spéculum et pratiquer le cathétérisme utérin, il faut faire mettre la femme en pronation latérale gauche ou droite, selon qu'on a affaire à une latéroversion droite ou gauche. Pour atteindre plus facilement le col, soit par le toucher, soit avec le spéculum, pour l'examen pur et simple, soit pour le cathétérisme, on peut, comme je viens de le dire, faire prendre à la femme des positions différentes selon la déviation constatée, positions qui ont toutes pour but de corriger plus ou moins l'inclinaison vicieuse, mais il faut pour cela que la déviation ne soit pas irréductible. Le toucher vaginal doit être pratiqué dans le décubitus dorsal et dans la station debout, afin de pouvoir juger de l'irréductibilité ou du degré de réductibilité de la déviation.

Quelle que soit la variété de version à laquelle on ait affaire, on sent toujours que le col fait suite au corps, qu'il n'en est séparé par aucun sillon, par aucun angle intermédiaire.

§ 166. Dans les flexions comme dans les versions, on peut employer divers moyens d'exploration. Le toucher vaginal fait reconnaître la présence d'une saillie lisse, dure et arrondie, formée par le corps de l'utérus, dans le cul-de-sac antérieur ou postérieur, selon qu'il y a antéflexion ou rétroflexion; le col peut ou bien garder sa position normale, ou bien être fléchi dans le même sens que le corps ou dans un sens opposé; de plus le corps et le col ne se continuent plus comme dans la version; on sent qu'ils sont séparés l'un de l'autre par une rainure circulaire plus ou moins profonde, correspondant à une de leurs faces; de plus, en suivant les bords latéraux, on voit que les deux parties de l'organe ne se continuent plus en ligne droite, mais sont coudées et forment un angle plus ou moins aigu.

S'agit-il d'une antéflexion? on sent dans le cul-de-sac antérieur le corps de l'utérus couché sur ce cul-de-sac et formant avec le col un angle plus ou moins aigu, suivant que ce dernier est resté dans sa position normale ou est plus ou moins fléchi dans le même sens que le corps.

S'agit-il d'une rétroflexion? le cul-de-sac antérieur est vide, mais, dans le cul-de-sac postérieur, on sent le corps globuleux de l'organe, séparé du col, comme dans le cas précédent, par une rainure plus ou moins profonde, selon que le col a conservé sa position normale ou est lui-même infléchi. L'exploration des bords latéraux de l'organe montre que ses deux parties, corps et col, se continuent en formant un angle plus ou moins prononcé. Je signale, en terminant, un symptôme, indiqué par Aran, qui consiste dans la sensation d'un mouvement de sonnette que l'on obtient en entraînant avec le doigt, alternativement, en avant et en arrière, le col de l'utérus; on a la sensation d'un corps placé à l'extrémité d'un levier coudé qui suit les mouvements imprimés au col utérin.

§ 167. Au point de vue de la marche des déviations, les auteurs ont été aussi divisés que sur les autres points de leur histoire. Les uns pensent qu'elles ne présentent aucune gravité, d'autres croient qu'elles tendent bien rarement vers la guérison spontanée. « C'est un fait malheureusement trop certain, dit Aran, que les déplacements de l'utérus, une fois produits, ont en général très peu de tendance à rétrograder ou à guérir; le plus souvent même, après être restés ou non stationnaires, ils s'exagèrent nécessairement. » D'après le même auteur, exprimant d'ailleurs les idées partagées par un grand nombre de médecins de son époque, idées qui règnent encore actuellement, la santé générale, d'abord respectée, se ressent bientôt de l'affection locale, et l'on voit apparaître tous les signes des affections chroniques de l'utérus. A peine ai-je besoin d'ajouter qu'il existe ici une confusion ; que, dans la grande majorité des cas, sinon toujours, la déviation est le fait consécutif, et qu'elle vient compliquer la métrite dont elle aggrave les symptômes. Dans ces conditions, on comprend que la déviation suive l'évolution de la métrite elle-même, diminuant à certains moments, s'exagérant dans d'autres, disparaissant plus ou moins complètement à l'époque où l'utérus cesse de subir des modifications qui entretiennent la métrite, c'est-à-dire à la ménopause. Mais il faut tenir compte d'un fait qui domine le pronostic de la déviation, c'est la complication possible d'un adéno-phlegmon du ligament large, d'une adéno-pelvi-péritonite, survenant par le fait de l'adéno-lymphite qui, on l'a vu, accompagne toujours la métrite. Dans ces conditions, des adhérences s'établissent entre l'utérus et les parties voisines, la déviation devient irréductible, et la thérapeutique reste impuissante, du moins pendant un certain temps.

§ 168. Valeur diagnostique. — Les signes physiques des déviations ne permettent pas en général de les confondre avec des tumeurs autres que l'utérus. J'ai étudié ces signes suffisamment pour n'avoir pas besoin de les rappeler. Seulement il faut séparer très nettement les déviations de l'abaissement, et de ce qu'Aran désignait sous le nom d'état indifférent de l'utérus.

Sans doute, flexions, versions, prolapsus, inversions, présentent un caractère commun qui est le déplacement, ainsi que le fait remarquer Cruveilhier; mais c'est un lien qui, en somme, est unique et en réalité peu important, tandis qu'il existe pour séparer ces lésions des différences trop considérables pour n'en pas tenir compte. Et si j'avais à établir ici dans quel genre d'affection il est plus juste et plus légitime de placer la descente et l'inversion utérines, il me serait facile de montrer que la chute de la matrice est une hernie périnéale de l'utérus, hernie qui se fait à travers le vagin dans un premier degré, pour se faire jour à la vulve, dans un degré plus avancé. C'est une variété de hernie de l'utérus, et si l'on voulait pousser jusqu'au bout l'idée de voir dans le prolapsus utérin une simple déviation utérine, on serait amené par la logique à décrire au même titre, comme des déviations, les autres variétés d'hystérocèles, beaucoup plus rares, il est vrai, et qui sont désignées sous les noms d'hystérocèles inguinale, crurale, ombilicale; mais, outre qu'on ferait, en procédant de la sorte, une classification trop artificielle, on méconnaîtrait de plus le caractère clinique important qui, selon moi, suffit à séparer la déviation du prolapsus, c'est-à-dire la différence de gravité qui existe entre les deux lésions; la chute de la matrice constituant toujours une affection sérieuse, indépendamment de l'état même de l'utérus; tandis que la déviation n'a pas par elle-même de gravité, étant toujours ou presque toujours une lésion secondaire et subordonnée à l'état de l'utérus ou de ses annexes. Pour ces mêmes raisons, je retrancherai du cadre des déviations l'inversion utérine, qui doit être rangée dans le groupe des invaginations; elle n'offre par conséquent aucun rapport avec les déviations.

La déviation vraie doit être également distinguée de l'état indifférent de l'utérus. La confusion sera facilement évitée, si, toutes les fois qu'après avoir constaté une déviation utérine dans une position donnée de la femme, on fait prendre une autre position à la malade pour l'explorer à nouveau. A-t-on observé, par exemple, une rétroversion chez une femme placée dans le décubitus dorsal, et constate-t-on encore la même déviation lorsqu'on a fait mettre la malade sur les coudes et les genoux, on peut être certain de se trouver en présence d'une déviation vraie; dans le cas contraire, si la déviation disparaît avec le changement de position de la femme, on a affaire à l'état indifférent de l'utérus.

Les déviations utérines, bien qu'ayant des signes physiques déterminés et faciles à constater, pourraient jusqu'à un certain point être confondues avec des tumeurs qui simulent le corps de l'utérus; c'est surtout ce qui peut avoir lieu pour les rétroversions ou les rétroflexions.

Je ne parle pas ici des matières fécales contenues dans le rectum; leur forme bosselée, irrégulière, les différencie trop facilement de la surface lisse, égale de l'utérus; mais je dois dire quelques mots des corps fibreux, de l'hématocèle, de l'adéno-pelvi-péritonite, soit que ces affections produisent les déviations, cas que j'étudierai tout à l'heure, soit que ces affections existent sans déviations bien appréciables et puissent être confondues avec elles.

Les myômes, surtout ceux qui font saillie sous le péritoine pelvien, ont été quelquefois pris pour une rétroversion ou une rétroflexion. Mais, indépendamment de la déformation qu'ils donnent à l'utérus, déformation constatable par le toucher vaginal et rectal, on peut trouver la face antérieure de l'utérus au-dessus du pubis en déprimant la paroi abdominale.

L'hématocèle rétro-utérine ancienne a pu faire commettre quelques erreurs. On se trouve en présence d'une tumeur dure, il est vrai, assez lisse en général, mais cette tumeur est souvent beaucoup plus volumineuse qu'un utérus même très développé; en interrogeant les malades, on arrive assez facilement à trouver un début symptomatique par des phénomènes aigus; enfin cette tumeur immobilise l'utérus.

Je dirai à peu près la même chose de l'adéno-pelvi péritonite : même immobilité de l'utérus, tumeur siégeant fréquemment dans le cul-de-sac postérieur, mais se distinguant de l'utérus par sa forme inégale, bosselée.

Lorsque les déviations coexistent avec ces tumeurs et sont causées par elles, ce qui est fréquent, on est amené à faire le diagnostic par la réunion des deux ordres de signes, par ceux qui appartiennent à ces tumeurs et par les signes propres à la déviation. Dans ces cas, on comprend que le pronostic des déviations est lié à la cause elle-même, et qu'il est beaucoup plus sérieux que pour la déviation liée à la métrite.

En dehors de ces faits, la rétroflexion ou la version peut encore exister sans être imputable à la métrite. C'est ainsi qu'on voit fréquemment, dans les deux ou trois premiers mois de la grossesse, l'utérus gravide se placer en rétroflexion ou rétroversion ; aussi, en présence d'une déviation de cette nature, en présence d'un utérus volumineux, peu mobile, sans phénomènes de métrite, ou avec coïncidence d'une métrite légère, doit-on rechercher les troubles sympathiques qui marquent le début de la grossesse et en première ligne l'absence de la menstruation.

Parfois aussi, en dehors de la métrite, l'utérus peut être maintenu en rétroflexion par des brides pelvi-péritonéales qui sont le résultat d'une inflammation péri-utérine antérieure. Dans ces cas toutefois, on voit fréquemment coïncider la métrite, et la déviation peut être le résultat des deux causes réunies. Souvent, enfin, elle a été produite par la métrite, et elle persiste et s'exagère par le fait de l'adéno-pelvi péritonite.

L'antéflexion est, dans la plus grande majorité des cas, le fait de la métrite; elle peut cependant être produite par un corps fibreux siégeant dans la paroi antérieure du corps de l'utérus. On devra se fonder, pour reconnaître ce myôme, sur l'inégalité de la face correspondante de la matrice sur l'augmentation plus ou moins considérable du diamètre antéro-postérieur de l'organe, et enfin sur les symptômes fonctionnels des myômes, les ménorrhagies en particulier.

Étant maintenant bien établi ce fait qu'on a affaire à une déviation utérine causée par la métrite, quel traitement faut-il opposer à cette déviation?

§ 169. Traitement. — La thérapeutique des déviations utérines devait porter la marque des incertitudes qui règnent depuis longtemps et qui règnent encore sur la valeur pathologique de ce phénomène morbide. Aussi voyons-nous que tous les moyens ont été employés pour y remédier, depuis les plus légers et les plus inoffensifs, jusqu'aux plus violents et aux plus redoutables. D'après ce que j'ai dit de la symptomatologie, toutes les déviations ne produisent pas de troubles fonctionnels; aussi serait-il nuisible aux malades de vouloir leur enlever une lésion dont elles ne souffrent pas et dont elles ne ressentiront peut-être jamais les effets. « Posons d'abord en principe, dit Aran, que l'on ne doit traiter que les déplacements qui apportent de la gêne ou de la douleur à l'accomplissement des fonctions du système utérin ou de l'économie en général. » Il est donc absolument nécessaire au praticien qui se trouve en présence d'une malade atteinte d'une déviation manifeste, et sur le point d'instituer un traitement, de savoir si les phénomènes qu'il observe sont dus à la métrite ou bien à la déviation qui en est la conséquence. Or, cette question ne peut être jugée *à priori*, et dans ces conditions bien déterminées de déviation et de métrite concomitantes, le praticien n'a qu'une chose à faire tout d'abord, c'est de s'attaquer à la métrite qui est la cause de la déviation. Cette manière de faire n'est pas seulement une vue rationnelle de l'esprit, elle a été confirmée par les observations d'un très grand nombre de médecins et cela depuis longtemps. Je n'ai pas à revenir sur le traitement de la métrite aiguë ou chronique; dans le premier cas, les antiphlogistiques: bains, sangsues sur le col, cataplasmes laudanisés ; dans le second, moyens plus variés et plus complexes. Je rappellerai seulement que le traitement local de la lésion anatomique est tout à fait secondaire et parfaitement insuffisant; qu'il faut y joindre le traitement général en rapport avec les troubles éprouvés par les malades, et surtout le traitement de la maladie constitutionnelle ou diathésique qui a présidé à l'éclosion de la métrite chronique ; j'ai trop insisté sur ces faits pour y revenir avec de plus amples détails.

Lorsque les accidents qui pouvaient jusqu'à un certain point être regardés comme le résultat de la déviation disparaissent sous l'influence du traitement dirigé contre la métrite, le médecin a atteint son but; la déviation peut persister ; mais du moment qu'elle ne donne pas lieu à des troubles fonctionnels, il doit la respecter, et son rôle doit se borner à faire le traitement prophylactique de la métrite ; il n'a plus qu'à prévenir autant que possible les récidives de cette affection. Mais si le traitement reste infructueux, si les phénomènes morbides persistent, bien que la métrite soit manifestement améliorée, non seulement il faut parer aux accidents qui peuvent être directement imputables à la déviation elle-même, en dehors de toute inflammation utérine, tels que la constipation dans le cas de rétroflexion, les envies fréquentes d'uriner, la dysurie, dans le cas d'antéversion exagérée ; mais encore, il faut s'attaquer à la déviation elle-même.

Les moyens d'action sur l'utérus sont nombreux et tout à fait variés. Quelques médecins ont essayé de raccourcir les fibres utérines du côté opposé à la déviation, de manière à redresser l'utérus; c'est ce résultat qu'on a tenté d'obtenir par la méthode électrique. D'autres se contentent de soutenir les organes abdominaux et les empêchent de comprimer l'utérus dans les efforts de toute nature; les bandages et ceintures hypogastriques veulent atteindre ce but. Un grand nombre, enfin, agissent directement sur l'utérus et le fixent dans une bonne position, soit à l'aide d'appareils extra ou intra-utérins, soit même à l'aide d'opérations particulières. J'aurai donc à étudier un certain nombre de procédés ou de méthodes. J'aurai à dire les résultats qu'ils donnent, les inconvénients et les dangers que présentent un certain nombre d'entre eux.

1° *Électricité.* — La méthode électrique n'est pas née absolument à notre époque ; il y a vingt ans environ, elle fut employée par M. Fano. Les expériences de ce dernier, répétées par Aran, parurent donner à cet auteur des résultats complètement négatifs. Aran avoue toutefois qu'il eût pu apporter une plus grande persévérance dans ses recherches. Un peu après, Fremineau, M. A. Guérin obtinrent quelques succès par cette méthode que M. Picard, dans sa thèse de 1862, jugeait de la manière suivante : « Grâce à un courant électrique, on a pu rendre aux muscles utérins leur tonicité ; on ne guérira pas toujours la flexion, on ne redressera pas toujours l'utérus, mais on rendra la difformité moins dangereuse. » M. Courty, qui a expérimenté également cette méthode, pense que, dans ce cas, l'électricité peut agir non seulement sur l'utérus, mais aussi sur les fibres lisses qui s'étendent de l'utérus sur les ligaments larges, utéro-lombaires, et utéro-pubiens. D'après cet auteur, l'électricité a paru favoriser dans quelques cas l'action des autres moyens auxquels il l'avait associée. Ainsi qu'il résulte de cette analyse des opinions des divers auteurs, la valeur de cette méthode est tout à fait vague et mal définie. Dans quels cas faut-il l'employer ? Dans quels autres doit-on la rejeter ? Voilà les points que devraient établir d'une manière positive les partisans de cette méthode.

Le mode d'application de l'électricité est assez simple. On applique un des pôles de la pile sur la partie médiane du col de l'utérus, en avant, lorsqu'il s'agit d'une rétroflexion, en arrière, si l'on a affaire à une antéflexion, tandis que l'autre pôle garni d'une éponge humide est placé sur l'abdomen.

Actuellement on peut dire que la valeur thérapeutique de la méthode électrique n'est pas jugée, et qu'elle ne promet pas de l'être de sitôt, parce qu'elle est peu expérimentée. J'en ai indiqué les desiderata ; à ceux qui ont foi en elle d'aviser. Il est un fait que les auteurs dont j'ai parlé plus haut ne signalent pas, c'est que, la plupart du temps, l'application de cette méthode est douloureuse, et que les résultats qu'elle donne sont d'une lenteur excessive, si tant est qu'ils existent. Ce sont déjà là deux circonstances qui doivent en faire restreindre l'emploi à un très petit nombre de cas, les malades préférant en général plutôt souffrir de leur maladie, que du traitement qu'on leur fait subir. Il faudrait, pour compenser ces deux inconvénients très sérieux, un avantage énorme dans le résultat définitif; or, comme je l'ai dit tout à l'heure, ce résultat, au moment actuel, du moins, n'est pas prouvé par un nombre suffisant d'observations et d'expériences. Aussi leur préfère-t-on, en général, les bandages hypogastriques et les pessaires.

2° *Bandages et ceintures hypogastriques.* — Ces appareils sont de date plus ancienne que l'électricité. A l'époque où les redresseurs intra-utérins étaient en vogue, il y a une trentaine d'années, les adversaires de cette méthode de redressement lui opposaient des moyens plus doux et en particulier le bandage et la ceinture hypogastrique; aujourd'hui encore, l'usage de ces appareils est assez généralisé. Il est bon de faire remarquer tout d'abord qu'on ne doit pas confondre les ceintures et les bandages. Les ceintures prennent leur point d'appui sur toute la circonférence abdominale qu'ils enveloppent, tandis que les bandages sont de véritables leviers dont le point d'appui est placé à l'une des extrémités d'un diamètre, la résistance au point opposé; il est de toute nécessité que ce bandage prenne son point d'appui sur un organe fixe, et le sacrum remplit bien ces conditions de fixité.

Ces appareils ont été surtout employés et rendent de réels services dans l'antéversion ; il en existe un grand nombre. Parmi eux, il convient de signaler : la ceinture hypogastrique du professeur Pajot, construite par M. Collin. Elle est essentiellement représentée par une plaque mince contenue dans l'intérieur d'un tissu souple; le bord inférieur de cette plaque qui répond à la région sus-pubienne peut être ramené plus ou moins en arrière par des courroies qui partent de ce bord inférieur et vont s'attacher sur les parties antéro-latérales de la ceinture. Cet appareil a l'avantage d'être léger ; comme action, il comprime d'avant en arrière et de bas en haut la région hypogastrique et remplit, par conséquent, le but qu'on se propose en soutenant le paquet intestinal. C'est à peu près de la même façon qu'agit la ceinture hypogastrique sans ressorts de M. Rainal. Faite de tissu élastique, cette ceinture présente à sa partie inférieure une pelote en forme de croissant, fixée par des bandes élastiques qui font le tour des hanches. Ce modèle serait surtout applicable dans les cas d'antéversion légère.

Je pourrais faire une longue description de ces appareils qui ont été modifiés d'une manière plus ou moins importante par les divers bandagistes. C'est ainsi que je signalerai la ceinture hypogastrique de M. Mathieu, dont la partie antérieure est munie d'une plaque d'aluminium ; elle est applicable également dans les cas d'antéversion ; celle de M. Charrière, qui se compose essentiellement d'une large plaque, rembourrée de cuir, et à laquelle on peut donner le degré d'inclinaison que l'on veut, de manière à comprimer plus ou moins fortement la masse intestinale. C'est encore dans le cas d'antéversion qu'on peut se servir de la ceinture de M. Mathieu, dite ceinture hypogastrique à clef, et dans laquelle le mouvement de bascule d'avant en arrière de la pelote est déterminé par une clef, ou bien encore du bandage hypogastrique de M. Fichot ou de l'appareil plus compliqué de M. Drapier, de la ceinture hypogastrique à ressort et à clef. Je signalerai enfin, et pour remplir le même but, la ceinture hypogastrique à pelote à air du docteur Bourjeaurd. Cette ceinture, qui est employée depuis longtemps, est essentiellement formée d'une bande élastique de 16 millimètres de largeur, une pelote simple ou double est adaptée à cette bande, simple et médiane pour l'antéversion, double et latérale pour les latéroversions.

Si, pour l'antéversion où l'utérus est jusqu'à un certain point accessible d'une façon plus ou moins directe, nous avons trouvé un assez grand nombre d'appareils, il n'en est pas de même pour la rétroversion. La ceinture hypogastrique, dans ces cas, est souvent douloureuse et impossible à supporter. On a conseillé dans les rétroflexions l'emploi d'une ceinture hypogastrique, associée au redresseur utérin de M. Borgniet, appareil sur lequel j'aurai à revenir à propos des redresseurs. Tels sont les principaux bandages et ceintures hypogastriques employés aujourd'hui. Quel est leur mode d'action et leur valeur thérapeutique ?

Leur mode d'action a été bien mis en lumière par Velpeau et Aran ; il ne faut pas prétendre à l'aide de ces appareils atteindre l'utérus lui-même, et l'expérience suivante signalée par Aran le démontre d'une manière péremptoire. Une femme est atteinte d'antéversion, vous lui appliquez un bandage hypogastrique ; plaçant un doigt sur le col de l'utérus, vous faites mouvoir la plaque qui soutient l'abdomen et vous pouvez remarquer que l'utérus ne subit aucun changement de position. Pour pratiquer en quelque sorte la contre-épreuve, vous faites retirer à la malade sa ceinture et l'antéversion ne s'exagère pas. Comme le fait remarquer Aran, cette expérience est concluante, elle prouve bien que le rôle des ceintures hypogastriques se borne à soutenir les organes abdominaux, à les empêcher de peser douloureusement sur l'utérus, et que cet organe n'est nullement modifié de leur fait dans sa position vicieuse. De même que Velpeau et Aran, M. Chassaignac, dans son traité des opérations chirurgicales, s'est montré partisan des ceintures hypogastriques ; il pense qu'elles remédient aux accidents douloureux qui sont dus aux secousses que subit l'utérus dévié, secousses qui pourraient même donner lieu aux inflammations péri-utérines. M. Barnier pense cependant que les ceintures hypogastriques n'agissent pas de cette façon ; il croit avoir établi par ses expériences que ces ceintures, au lieu de diminuer le poids supporté par l'utérus, abaissent cet organe et diminuent sa mobilité ; c'est de cette manière qu'elles calmeraient les douleurs.

On comprend facilement, d'après ces données, la valeur thérapeutique de ces appreils ; ils ne peuvent avoir la prétention de guérir les déviations, mais ils empêchent ou diminuent les accidents douloureux et permettent ainsi au traitement dirigé contre la métrite, cause première de la déviation, d'exercer son action. On conçoit très bien qu'une ceinture, embrassant exactement l'hypogastre, empêche la masse intestinale dans les efforts brusques, les hoquets, la toux, la défécation, d'agir directement sur l'utérus. De plus, si l'action des ceintures est certainement bienfaisante dans un très grand nombre de circonstances, elles constituent un moyen de traitement qui ne répugne nullement aux malades, et c'est là un point considérable dans la pratique.

J'arrive enfin aux méthodes thérapeutiques qui ont sur l'utérus une action directe, et dans ce chapitre important je parlerai successivement des redresseurs intra-utérins, des pessaires, et enfin des opérations que l'on a pratiquées sur l'utérus dans les cas de déviations. Mais l'emploi de ces méthodes exige une opération préalable, la réduction du déplacement.

D'une façon générale, avant de procéder à toute manœuvre, il faut s'assurer que l'inflammation utérine n'existe pas à l'état aigu ou à l'état subaigu, que l'adéno-lymphite n'est pas aiguë, qu'il n'existe aucune complication inflammatoire, telle qu'adéno-phlegmon du tissu cellulaire des ligaments larges, adéno-pelvi-péritonite. Lorsque ces différents points sont éclaircis, il faut, en outre, avoir soin de vider la vessie et le rectum. En dehors de ces précautions, les manœuvres de réduction varient et suivant le genre de déviations et suivant leur sens. Dans l'antéversion, la position la plus avantageuse est le décubitus dorsal avec élévation du bassin et flexion des membres inférieurs. Il suffit alors de placer un doigt dans le cul-de-sac postérieur et d'attirer en avant le col, pendant que de l'autre main on exerce une pression sur la région hypogastrique. Si le doigt ne suffit pas, on peut aller accrocher le col à l'aide d'une sonde utérine et l'amener ainsi en avant. La même manœuvre réduira l'antéflexion. Pour la rétroversion, la chose présente généralement de plus grandes difficultés. La position qu'il faut faire prendre aux malades est l'inverse de la précédente; c'est la position accroupie sur les coudes et les genoux. Pour refouler le corps de l'utérus, on porte dans le cul-de-sac postérieur un ou deux doigts; si ce moyen ne suffisait pas, on pourrait employer un pinceau à mucus utérin, ou bien, comme le conseille Sims, des porte-éponges, dont l'un placé dans le cul-de-sac postérieur refoule le corps de l'utérus en haut et en avant, tandis que l'autre appuie sur la lèvre antérieure du col, fait l'office du doigt et complète ainsi la réduction. Il convient alors d'appliquer l'appareil qui doit maintenir cette réduction.

3° *Redresseurs intra-utérins.* — Ce sont des tiges que l'on introduit dans la cavité utérine et qui y sont maintenues, soit à l'aide du pessaire métallique auquel elles sont soudées, soit à l'aide d'une autre tige qui se porte à l'extérieur pour être elle-même fixée par un plastron pubien.

L'idée de ces instruments n'est pas nouvelle. Dans Hippocrate, on trouve la description de bâtonnets de pin et de sondes de plomb qu'on introduisait dans la matrice pour la redresser. Il y a une trentaine d'années ces instruments eurent surtout une grande vogue. Kiwish, en Allemagne, imagina d'introduire dans l'utérus des tiges élastiques rapprochées et retenues ainsi par la pression qu'elles exercent sur les parois de l'utérus en s'écartant l'une de l'autre. Puis Simpson, en Angleterre, inventa le pessaire à tige, pénétrant dans la cavité utérine par l'une de ses extrémités et muni à l'autre d'une boule remplissant la partie la plus profonde du vagin. Cette boule qui, déjà par elle-même, maintenait suffisamment l'instrument en place, pouvait être rendue plus fixe, à l'aide d'une tige aboutissant à un plastron de fil métallique qui était placé sur le pénil. Enfin Valleix introduisit une légère modification à cet appareil en lui donnant une plus grande fixité, modification que la majorité des auteurs s'accordent à regarder comme absolument désastreuse. Parmi les pessaires intra-utérins, il convient encore de citer l'appareil dont se sert M. Courty depuis quelques années, et auquel il donne le nom de tuteur galvanique et qui n'est autre chose que le pessaire intra-utérin de Simpson maintenu à l'aide d'un tampon de coton glycériné. Il est destiné à combattre les rétroflexions. Enfin dans ces derniers temps, en 1877, deux auteurs anglais ont préconisé la tente-éponge introduite dans l'utérus. Le docteur Thomas Chambers (1), après avoir sectionné le col avec l'hystérotome de Simpson, introduit immédiatement la tente ; c'est le traitement qu'il oppose aux flexions utérines. Le docteur Brottshwail (2) prépare la dilatation de la cavité utérine par la tente-éponge et place, dans le but de combattre les rétroflexions, un redresseur intra-utérin. Ce redresseur consiste en une tige de laiton de 22 à 25 centimètres, suffisamment flexible et recouverte à son extrémité d'un tube de gutta-percha de 5 centimètres d'étendue. Un bouton, placé à ce niveau, empêche la tige de pénétrer plus avant dans la cavité utérine; on la retourne de manière à maintenir l'utérus en antéflexion. Cet auteur est persuadé que, pour obtenir la guérison de la rétroflexion, il faut produire une antéflexion temporaire. Le redressement opéré, on introduit une pelote de pessaire à air dans le vagin, jusqu'au niveau du bouton, et on la distend suffisamment pour maintenir l'instrument en place; alors on recourbe l'extrémité externe de la tige en arrière, de façon à lui faire occuper le sillon interfessier. Le docteur Brottshwail ne laisse pas ce redresseur à demeure, mais il le maintient en position pendant trois ou quatre jours, et le remplace par un pessaire.

Les résultats obtenus à l'aide des redresseurs intra-utérins ont été l'objet des plus vives controverses, et les jugements portés sur la méthode en elle-même ont été des plus variables. D'un côté se placent ceux qui sont plus ou moins partisans des redresseurs, de l'autre ceux qui ne voient dans cette méthode que la gravité de ses conséquences possibles.

En 1860, M. Gallard, dans un article critique sur les déviations

(1) Th. Chambers. *Arch. méd.*, oct. 1877.

(2) Brottshwail. *The Obstetrical Journal*, juin 1877

utérines, publié dans l'*Union médicale*, à l'occasion du travail de M. Dunal, se montre partisan du redressement de l'utérus par les moyens mécaniques, et à ce propos il cite un exemple assez probant de guérison d'antéversion qui avait résisté à tous les traitements et avait amené sa malade dans un état d'anémie profonde. Le redresseur intra-utérin fut introduit après l'usage préalable de l'hystéromètre, et l'antéversion disparut en sept ou huit jours et ne se reproduisit plus. A peu près au même moment, en 1862, M. Picard, exprimant dans sa thèse les idées, je puis dire académiques, de l'époque, conclut en rejetant l'emploi du redresseur pour cinq raisons : 1° l'introduction en est douloureuse; 2° il est très mal supporté par les malades; 3° le résultat n'est que momentané; 4° la métrite augmente d'intensité, la leucorrhée devient plus abondante, des métrorrhagies sérieuses se montrent surtout au moment des règles; 5° le redresseur peut déchirer le parenchyme utérin ramolli, et déterminer une péritonite mortelle.

Ces accidents que l'on reprochait à l'emploi des redresseurs avaient, en effet, été observés. Outre les métrorrhagies très abondantes, surtout pendant les règles, qui faisaient conseiller à Valleix lui-même d'enlever ces instruments pendant la période menstruelle, un grand nombre d'auteurs, en particulier Cruveilhier, Aran, Nélaton, MM. Broca, Depaul, Nonat, pour ne citer que les français, avaient signalé des accidents de pelvi-péritonite graves et même quelques-uns suivis de mort.

Mais à quoi fallait-il attribuer ces accidents ? à la méthode elle-même, ou bien à son application défectueuse ? Presque tous les auteurs s'accordent pour admettre cette dernière manière de voir. M. Gallard, dans l'article que j'ai déjà indiqué, juge la question dans les termes suivants : « Je suis persuadé, pour mon compte, que si, d'une part, on s'étudiait à perfectionner les divers procédés de redressement mécanique employés jusqu'à ce jour; si, de l'autre, on exerçait une surveillance suffisante sur les malades qu'on soumet à ce traitement, en ne l'employant qu'à propos et après avoir acquis une expérience suffisante, on éviterait tous les accidents, ou du moins on parviendrait facilement à les maîtriser. » M. Courty, tout en reconnaissant l'inutilité dans beaucoup de cas, et le danger des redresseurs dans un grand nombre d'autres, pense qu'on ne doit pas proscrire complètement l'usage de ces instruments. Ils pourraient même, dans certaines conditions déterminées, produire de bons résultats. C'est précisément parce que ces conditions n'ont pas été étudiées suffisamment, que sont survenus les accidents. Il est évident que l'introduction d'un corps étranger dans un utérus congestionné, qui est le siège d'une vive sensibilité, augmentera les accidents et en produira presque fatalement de plus graves; tandis que s'il s'agit d'un utérus qui se nourrit mal, dans lequel les échanges nutritifs sont languissants, ces corps étrangers, venant apporter une certaine irritation, pourront produire de bons résultats. Le redresseur intra-utérin ne sera plus seulement un moyen de redressement, mais il pourra rendre à l'organe, en même temps que sa rectitude normale, une ténacité plus grande, une contractilité plus énergique. Tels sont les arguments que peuvent invoquer les partisans des redresseurs intra-utérins. Mais, en admettant même ce choix, cette restriction dans les indications, cette méthode donne-t-elle véritablement des résultats qui compensent les accidents que l'on peut toujours craindre en l'appliquant? Aran me paraît en avoir donné une appréciation absolument exacte de sa valeur, et j'adopte d'une manière complète son jugement que je résume en quelques mots : 1° Le redressement de l'utérus qui a été vu dans certains cas de rétroflexion et de latéro-flexion, mais pas d'antéflexion, n'est jamais complet et surtout jamais permanent; 2° la disparition des phénomènes morbides attribuée au redressement est peut-être plutôt due à la dilatation permanente de l'orifice interne du canal cervical et à la cessation de l'abaissement, résultat de la déviation. En résumé, c'est un procédé dangereux et infidèle, et, ainsi que le conseille Aran, il ne faut arriver au redressement qu'après avoir essayé les autres traitements, et s'être assuré préalablement qu'il n'existe, ainsi que je l'ai dit, aucune complication du côté des annexes, aucun état inflammatoire de l'utérus et du système lymphatique.

4° *Pessaires.* — Les pessaires constituent un mode de traitement beaucoup plus efficace et moins dangereux que les redresseurs intra-utérins. Leur nombre est considérable; leur variété très grande; il serait long et fastidieux d'en faire la complète énumération.

Les premiers pessaires utilisés pour le traitement des déviations utérines furent les pessaires globuleux, qui, à l'exemple du pessaire Gariel, des hystérophores, que je ne fais que signaler en passant, s'appliquaient surtout à la thérapeutique des abaissements de la matrice. S'agissait-il d'une antéversion ? on plaçait le pessaire dans le cul-de-sac antérieur du vagin. S'agissait-il d'une rétroversion ? on le mettait dans le cul-de-sac postérieur, et, de cette façon, on faisait occuper au pessaire la place qu'aurait prise le corps de l'utérus déviée. Mais la difficulté de maintenir la distension permanente de ces pessaires, la douleur qu'ils causaient, y firent renoncer. Hervez de Chégoin trouva bientôt son pessaire en selle. Il est cylindrique et formé de gomme élastique. Le biseau se loge dans le cul-de-sac postérieur derrière le col qu'il soulève légèrement sans le comprimer. Aran, qui ne se montre cependant pas très partisan des pessaires d'une façon générale, a vu quelques bons résultats par l'application de ce pessaire. Le pessaire de Kennedy, de Liverpool, agit à peu près de la même manière. On a inventé, dans la suite, des pessaires beaucoup plus légers et d'une application beaucoup plus commode. Simpson, Priestley, Hodge firent construire des pessaires en gutta-percha et en métal, de forme très variable, en triangle, en parallélogramme. Meigs, de Philadelphie, inventa son anneau pessaire métallique, et plus récemment le Dr Gairal, de Carignan, donna l'anneau élastique plat. Enfin, dans ces dernières années, M. Dumontpallier a fait construire un pessaire qui est aujourd'hui très employé et que je dois décrire. Cet anneau pessaire, appliqué surtout aux rétroversions, est une modification, une combinaison pour mieux dire de l'anneau pessaire de Meigs et des anneaux élastiques du Dr Gairal. Il est formé d'un ressort de montre à plusieurs tours de spirale, lequel est recouvert d'une mince couche de caoutchouc. Le diamètre de ces anneaux est de 6 à 7 centimètres 1/2 ; leur élasticité est telle qu'ils reviennent toujours à la forme circulaire primitive, quelle que soit la pression qu'on leur fasse subir ; aussi leur introduction est-elle des plus faciles. Il faut l'enduire de glycérine et non pas de corps gras, huile ou cérat, qui pourraient altérer le caoutchouc. Une fois en place, l'anneau pessaire se modèle sur les parties voisines, il prend son point d'appui sur les culs-de-sac vaginaux, et présente par conséquent l'avantage de ne pas agir directement sur l'utérus. Cet instrument, que les malades peuvent enlever et remettre assez facilement elles-mêmes, peut séjourner pendant plusieurs mois dans le vagin ; l'exagération de la sécrétion vaginale qu'il détermine quelquefois est facilement combattue par les soins de propreté, par les injections ; de même il n'entrave en aucune manière les fonctions physiologiques, menstruation, rapports sexuels.

Tel est l'anneau pessaire simple de M. Dumontpallier ; comme je l'ai déjà dit, on l'emploie dans le cas de rétroversion. Mais, pour que cet anneau puisse être retenu en place, il faut que le périnée et l'anneau vulvaire présentent une certaine résistance. Dans des conditions opposées, sous l'influence des efforts, ainsi que l'a fait remarquer M. Dumontpallier, l'arc antérieur de l'anneau s'engage sous l'arcade pubienne, et l'anneau se présente à la vulve. La constatation de ce fait donna à M. Dumontpallier l'idée de fixer cet arc antérieur, et, pour cela, il fit construire, en 1877, un pessaire à tige. Bien que ce pessaire soit applicable dans les cas de prolapsus de la matrice, on peut l'employer encore dans les cas de rétroversion avec un léger abaissement, chez des femmes qui ont eu plusieurs enfants, et chez lesquelles le plancher périnéal ne présente pas une résistance suffisante pour lui fournir un point d'appui. L'anneau pessaire est celui que je viens de décrire. La tige, longue de 20 à 25 centimètres, rigide, mais pouvant prendre la courbure voulue, est fixée sur l'arc antérieur de l'anneau; elle vient s'insérer sur une plaque pubienne, qui, elle-même, est maintenue en place à l'aide d'une ceinture munie de deux sous-cuisses. M. Dumontpallier dit avoir obtenu d'excellents résultats avec cet appareil. Enfin je signalerai le pessaire en émail de M. Rainal, qui n'irriterait pas autant le vagin que le pessaire revêtu de caoutchouc.

Tels sont les principaux pessaires, la liste en est longue. Les résultats qu'on en obtient sont discutés, les inconvénients qu'ils présentent ne l'ont pas moins été. Ceux qui ne regardent pas les déviations utérines comme un fait pathologique méprisent tout autant les pessaires que les autres moyens de traitement qu'on peut leur opposer. Ceux qui sont partisans des redressements et des opérations laissent les pessaires au second plan. Un certain nombre pensent que le séjour des pessaires dans le vagin, outre qu'ils exagèrent la sécrétion vaginale et constituent un ennui, un dégoût profond pour les malades, peuvent devenir l'origine de graves complications. C'est ainsi que M. Notta (de Lisieux) a rapporté à la Société de chirurgie le fait d'un pessaire de Charrière, ayant pénétré dans la vessie à la suite d'une chute dans laquelle le poids du corps avait porté sur le pessaire; et cet autre cas d'un énorme abcès survenu sous l'influence d'un pessaire, et qui vint s'ouvrir sur la paroi antérieure de l'abdomen, et enfin celui d'un phlegmon péri-utérin qui se termina rapidement par la mort.

A côté de ces faits, on en signale d'autres d'un ordre tout opposé. Beaucoup de médecins observent tous les jours que des pessaires peuvent rester plusieurs semaines, plusieurs mois, sans déterminer le moindre accident. M. Rougon a présenté à la Société médico-pratique, en 1878, l'observation intéressante d'un pessaire en porcelaine qui n'avait commencé qu'au bout de dix-sept ans à gêner la malade qui le portait.

En résumé, les pessaires construits dans de bonnes conditions, et en particulier les pessaires de M. Dumontpallier, le pessaire parallélogramme de Hodge, sont destinés à rendre les plus grands services pour le traitement des déviations utérines dans lequel ils prendront souvent une part prédominante. Dans le but de prévenir les complications qu'on a reprochées à l'usage de ces instruments, on ordonnera aux malades de faire de fréquentes injections. Il convient, en outre, de faire enlever les pessaires tous les quinze jours ou toutes les trois semaines, de manière à surveiller l'état du vagin et à suivre les modifications survenues dans la marche de la déviation.

5° *Opérations.* — J'arrive aux opérations qui se pratiquent sur l'utérus ou le vagin dans les cas de déviations utérines.

La cautérisation a surtout été choisie pour les opérations de ce genre. Il y a plus de trente ans, Amussat fit adhérer par une bride fibreuse ou une cicatrice, résultat de la cautérisation, le col à la paroi correspondante du vagin. S'agissait-il d'une antéversion? il cautérisait la face antérieure du col et la partie voisine du vagin. De cette façon, après cicatrice, le col était attiré en avant, et le corps, par un mouvement de bascule en sens inverse, se portait en arrière. Avait-on affaire à une rétroversion? le col était attiré en arrière par le même procédé, et le corps se portait en avant; c'est là l'explication donnée par Amussat. Je dois dire que M. Abeille, dans un opuscule paru en 1876, pense que ce mécanisme est inexact, que dans le premier cas, par exemple, au lieu de réduire l'antéversion purement et simplement, on produirait une rétroversion et peut être une rétroflexion ; c'est là une manière de voir personnelle à M. Abeille.

M. Grenet (de Barbezieux), en 1865, préconisa une méthode qu'il intitulait hystérocautomie. Il n'avait plus pour but de faire basculer l'utérus par le mécanisme que je viens d'indiquer, mais de détruire une partie du parenchyme utérin du col. Il pensait, en produisant ainsi un tissu cicatriciel, raccourcir les fibres du côté de l'utérus où la cautérisation avait lieu ; le cautère devait être porté sur la partie du col opposé à la déviation. Dans l'antéversion, il cautérisait très haut sur la face postérieure du col, dans le cul-de-sac vaginal correspondant, et, de cette façon, les fibres de la face postérieure de l'utérus raccourcies attiraient le corps de cet organe en arrière. Des faits opposés se passaient dans la rétroversion. Je n'insiste pas davantage sur ces deux procédés opératoires. On compte leurs partisans.

Dans ces dernières années, en 1876, M. Abeille a fait connaître une méthode basée sur la cautérisation, et qu'il désigne sous le nom de ténotomie utéro-vaginale ignée. Il se défend de n'avoir fait qu'une simple modification au procédé ancien d'Amussat. Son opération consiste essentiellement en trois incisions transversales dont la supérieure seule intéresse à la fois le col et le cul-de-sac vaginal. Cette incision, qui présente le point capital de l'opération, est faite à 1 centimètre environ au-dessus de l'union du col et du corps de l'utérus ; elle est également pratiquée sur le cul-de-sac correspondant, antérieur s'il s'agit d'une antéversion sur le cul-de-sac, postérieur s'il s'agit d'une rétroversion, le cul-de-sac ayant été préalablement refoulé en haut. Cette incision est plus profonde sur le col que sur la paroi vaginale. Aux deux extrémités de cette ligne, M. Abeille prolonge l'incision sur le col comme sur le vagin par deux petites lignes obliques s'écartant à angle, et dirigées de chaque côté, l'une en avant, l'autre en arrière, toutes les quatre en dehors. Cette incision supérieure a pour but de fixer plus haut sur l'utérus la paroi correspondante du vagin. Les deux incisions transversales inférieures ne portent que sur le col, il ne s'agit donc pas là d'une adhérence du col utérin à la paroi vaginale. Elles sont pratiquées, la première à 5 millimètres au-dessous de la jonction du col avec le corps, et la seconde à 1 centimètre en avant de celle-là. Ces incisions faites, on en pratique d'autres, dites semi-elliptiques, qui réunissent les extrémités de la première et de la troisième incision en passant par les extrémités de la deuxième, et en dernier lieu une incision longitudinale médiane réunissant toutes les lignes entre elles; ensuite on abrase entre toutes ces lignes.

D'après M. Abeille les incisions inférieures et les semi-elliptiques auraient pour but un retrait cicatriciel de la charpente du col qui redresserait le col sur le corps. M. Abeille affirme que ces résultats sont certains. De plus, lorsqu'une des lèvres du museau de tanche est assez prédominante pour cacher l'orifice externe au spéculum, il cautérise cette portion du col et en égalise toutes les parties. Enfin, lorsqu'il a constaté un rétrécissement du canal cervical, il le dilate et le cautérise avec un cathéter chauffé au rouge-cerise.

Quels sont, en définitive, les résultats que donne cette méthode? M. Abeille paraît d'autant plus satisfait de son procédé qu'il a jusqu'ici trouvé moins de médecins pour le préconiser. Il en a étendu l'usage, non seulement aux déviations, mais à beaucoup d'autres affections du corps et du col de l'utérus. Mais pour ce qui concerne les déviations, M. Abeille a expérimenté cette méthode 175 fois et il en résume à peu près ainsi les avantages : 1° ce procédé est beaucoup moins douloureux que ceux qu'on a employés jusqu'ici; 2° il met à l'abri des hémorrhagies; 3° il soustrait les opérées aux accidents de la fièvre traumatique; 4° il constitue une barrière infranchissable à la septicémie et à la pyohémie.

Cette méthode qui, d'après M. Abeille, donne de si beaux résultats, qui remédie d'une façon absolue à la stérilité, a cependant rencontré des esprits sceptiques, en particulier M. le professeur Pajot. Pour juger cette question difficile, il faudrait savoir, d'abord, si les opérations ont toujours été pratiquées avec un caractère d'urgence qui pût faire oublier pour un moment les dangers possibles d'une opération, quelle que soit la valeur des statistiques de M. Abeille. Si je me reporte, en effet, aux deux observations qu'il a publiées dans son opuscule à l'adresse de M. Pajot, en 1876, je remarque que beaucoup de symptômes graves attribués à la déviation sont bien plutôt le fait de la métrite. A-t-on appliqué à cette métrite un traitement suffisamment approprié avant de tenter l'opération? Il est donc important d'avoir de plus amples renseignements avant de juger cette opération.

A côté des incisions se placent les simples excisions. Sims, dans le but de raccourcir une des parois du vagin, a proposé cette opération qui porte le nom de suture d'un pli transversal du vagin. il paraît avoir obtenu quelques cas de guérison d'antéversion.

Enfin je dois mentionner la méthode d'incision et de discision du col, pratiquée surtout en Angleterre depuis une vingtaine d'années, en particulier par Simpson. Cette opération est faite surtout pour remédier à la stérilité et à la dysménorrhée. Simpson introduit son métrotome jusqu'à l'orifice interne du canal cervical, et à ce niveau il pratique une incision superficielle, incision qui devient de plus en plus profonde à mesure qu'on se rapproche davantage de l'orifice externe. On ne connaît guère de ce genre d'opération que les inconvénients et les désastres. C'est ainsi qu'on a souvent signalé des hémorrhagies pouvant aller jusqu'à la syncope, des phlegmons péri-utérins et des pelvi-péritonites qui se sont quelquefois terminées par la mort.

Telles sont les complications que l'on peut toujours craindre lorsqu'on entreprend des opérations de ce genre, et si, dans quelques cas, leur innocuité a été constatée, le nombre des accidents graves, qui en ont souvent été la conséquence, doit un peu faire réfléchir le médecin qui va prendre une détermination.

Pour résumer tout ce chapitre de thérapeutique, je dirai : lorsqu'on se trouve en présence d'une déviation imputable à la métrite, on devra, avant tout, combattre la métrite par tous les moyens, non seulement locaux, mais surtout généraux, dont la thérapeutique dispose. Dans les cas, plus rares qu'on ne le croit généralement où ce traitement n'a pas abouti, on aura recours aux pessaires et particulièrement au pessaire de M. Dumontpallier. Il serait tout à fait extraordinaire que la déviation ne cédât pas à ces moyens. Quant aux opérations, il suffit de dire que leur inefficacité dans la généralité des cas, leurs dangers sont des considérations auxquelles on doit attacher la plus grande valeur.

CHAPITRE X

ADÉNO-LYMPHITE PÉRI-UTÉRINE.

Considérations générales. — Origine des lymphatiques utérins. — Deux variétés cliniques de l'adéno-lymphite : 1° adéno-lymphite puerpérale ; 2° adénolymphite de la métrite. — Caractères cliniques de l'adéno-lymphite puerpérale. — Caractères cliniques de l'adéno-lymphite de la métrite, trois périodes : 1° endo-lymphite ; 2° péri-lymphite, inflammation du tissu cellulaire, inflammation péritonéale ; 3° suppuration. — Évolution chronique de l'adéno-lymphite. — Caractères de l'adéno-lymphite dans ses rapports avec la métrite constitutionnelle, avec la métrite diathésique, tuberculeuse ou cancéreuse, avec la métrite blennorrhagique. — Anatomo-pathologie. — Diagnostic. — Pronostic. — Traitement.

§ 170. Considérations générales. — L'inflammation des lymphatiques utérins, ainsi que nous l'avons vu, fait partie de l'ensemble des lésions de la métrite, au même titre que l'inflammation de la muqueuse et du parenchyme de l'utérus. Nous avons vu que, par suite de sa propagation aux lymphatiques et aux ganglions péri-utérins et pelviens, cette inflammation joue un rôle important dans la symptomatologie de la métrite, et dans les complications de l'inflammation utérine. En effet, tant que l'inflammation reste à l'état d'endo-lymphangite, on ne constate qu'une induration des lymphatiques, des ganglions péri-utérins et même pelviens ; mais que cette inflammation s'étende au tissu cellulaire péri-lymphatique, il survient une péri-lymphangite, une péri-adénite, qui, dans quelques occasions, s'étend aux tissus qui se trouvent en contact avec les lymphatiques et les ganglions pelviens. C'est ainsi que je constate tous les jours et que je fais constater par mes élèves et par mes confrères qui veulent bien suivre mes conférences cliniques à l'hôpital de Lourcine, soit un phlegmon des ligaments larges, soit un phlegmon péri-utérin ou péri-métrite, soit une pelvi-péritonite consécutifs à une adéno-lymphite. Je dis consécutifs à une adéno-lymphite, car ces faits ne sauraient être envisagés d'une autre manière, puisque nous constatons au début une adéno-lymphite simple ; puis, à mesure que l'inflammation utérine progresse, que, par suite, la lymphangite péri-utérine se prononce davantage, nous voyons se former sous nos yeux l'une quelconque de ces inflammations péri-utérines. Il ne peut donc, relativement à la pathogénie de ces soi-disant complications de la métrite, exister la moindre méprise; telle est bien leur origine. Du reste, comme corollaire aux faits observés dès le début, je signalerai ceux qui se produisent après la disparition de ces diverses inflammations. Il n'est pas rare, en effet, de constater à nouveau, lorsque l'inflammation du tissu cellulaire ou de la séreuse péritonéale cesse et à mesure qu'elle marche vers la résolution, l'adéno-lymphite qui, dégagée des inflammations périphériques, redevient appréciable, pour disparaître à son tour. De ces faits se dégage donc une nouvelle pathogénie du phlegmon du ligament large, du phlegmon péri-utérin, de la péri-métrite et de la pelvi-péritonite. Ce n'est pas tout, l'existence de l'adéno-lymphite péri-utérine éclaire d'un nouveau jour l'ovarite et la salpingite. En effet, sans vouloir nier que ces organes n'aient pas été trouvés enflammés dans le cours de la métrite, je crois que leur inflammation est des plus rares, qu'elle porte surtout sur leur système lymphatique qui a des relations si intimes avec celui de l'utérus; je crois, en outre, que fréquemment aussi il a été commis plus d'une méprise, alors qu'on considérait comme une ovarite ce qui n'était qu'une adénite péri-utérine. Les nombreuses observations prises par mes élèves me portent à cette conviction; car, sur les mille, environ, qu'ils ont recueillies depuis deux ans, je suis encore à chercher l'ovarite et la salpingite comme complications de l'inflammation utérine. Aussi ne faut-il pas s'étonner si, contrairement à l'opinion des gynécologistes actuels, j'admets que la métrite, loin d'être une conséquence fréquente de l'ovarite, de la salpingite, est surtout primitive; si j'admets que l'inflammation de ces organes est le plus ordinairement consécutive à l'inflammation utérine.

A ces divers points de vue, il était donc intéressant de faire une étude à part de l'adéno-lymphite. Il existe un autre intérêt. De même que les autres troubles fonctionnels de la métrite, leucorrhée, métrorrhagie, dysménorrhée, etc., etc., peuvent dans certains cas prendre une prédominance telle qu'ils appellent sur eux toute l'attention du médecin et nécessitent de sa part une intervention thérapeutique active, de même l'adéno-lymphite peut à son tour devenir prédominante, persister alors même que l'inflammation utérine a disparu et nécessiter une thérapeutique spéciale ; car, négligée, elle est bien souvent la cause de grandes souffrances pour la femme et d'accidents péri-utérins parfois des plus graves. A ce titre donc il était important d'en faire une étude spéciale. Seulement il reste, bien entendu, que l'adéno-lymphite péri-utérine ne constitue pas une entité morbide, qu'elle est une lésion obligée d'une inflammation de l'utérus et même du vagin ; car, ainsi que je l'ai dit, la vaginite blennorrhagique, la vaginite traumatique, s'accompagnent toujours d'une adéno-lymphite pelvienne.

La connaissance de l'adéno-lymphite péri-utérine est toute récente. Cette lésion n'a pris rang dans la gynécologie que depuis peu de temps ; elle a surtout été étudiée dans la métrite puerpérale. Avant le travail de M. J. Lucas-Championnière aucun gynécologiste ne la mentionne dans le cours de la métrite aiguë ou chronique. A quoi attribuer cet oubli ? Probablement à ce fait que l'étude des lymphatiques utérins est restée pour ainsi dire dans l'enfance jusqu'au jour où cet auteur fit connaître son opinion sur le rôle de ces vaisseaux dans les accidents parfois si graves, si pernicieux qui accompagnent ou suivent l'accouchement. Je signalerai toutefois Virchow qui, en 1862, a observé à l'autopsie des lésions des lymphatiques utérins dans certains cas de périmétrite. Mais cet auteur s'est contenté de constater cette coïncidence, sans établir la relation qui existe entre la lymphangite et le phlegmon péri-utérin, et surtout entre la lymphangite et la métrite. M. J. Lucas-Championnière (1), en 1870, publia une thèse très importante, où il établit, le premier, d'une manière précise, l'anatomie des lymphatiques utérins et leur rôle dans la production des affections péri-utérines. Les opinions de cet auteur ont été confirmées par un nouveau travail qu'il a publié en 1875 dans les *Archives de tocologie.* Ce sont de beaucoup les plus importants écrits qui aient été faits sur le sujet qui m'occupe. M. Alph. Guérin s'est de même occupé de cette question. Cet auteur, entre autres faits intéressants, a montré par l'autopsie que des cas regardés comme un phlegmon du ligament large devaient être attribués à l'adéno-lymphite juxta-pubienne. Plusieurs de ses élèves, notamment MM. Terrillon, Fiouppe et Anger, ont publié sur cet adéno-phlegmon juxta-pubien des travaux et des observations intéressants. M. Siredey (1), en 1875, publia un travail confirmatif des

(1) *Loc. cit.*

opinions de M. J. Lucas-Championnière relativement à la lymphangite puerpérale. A l'étranger Léopold (de Berlin) et Fridolin (de Saint-Péterbourg) s'occupèrent de cette question.

Me basant sur ces différents travaux, je me mis à rechercher l'état des lymphatiques et des ganglions dans la métrite, et je ne tardai pas à constater par le toucher vaginal et par le toucher rectal que le système lymphatique péri-utérin est toujours atteint dans l'inflammation utéro-vaginale. Je m'appliquai aussitôt à en faire une étude approfondie qui me permit de faire au commencement de l'année 1878 plusieurs leçons sur cette altération. Deux de mes élèves en firent l'objet de leur thèse inaugurale. M. Gozard étudie surtout l'adéno-lymphite dans les rapports avec la métrite, M. Moret s'occupe de l'adéno-lymphite dans ses rapports avec la vaginite blennorrhagique; cette étude vient d'être reprise par un de mes excellents élèves, M. Henry, médecin militaire.

§ 171. Avant de commencer l'étude de l'adéno-lymphite péri-utérine, il me semble indispensable de rappeler en quelques mots l'origine des lymphatiques de l'utérus et leur terminaison dans les ganglions péri-utérins et pelviens. Ce que j'en ai dit à propos de l'anatomie de l'utérus me permet d'être bref.

Les lymphatiques utérins, d'après les travaux les plus récents, dus à MM. J. Lucas-Championnière, J. Fiouppe, P. Fridolin et G. Léopold, forment trois couches situées dans la muqueuse, dans le tissu musculaire et dans la couche sous-séreuse. La couche muqueuse est constituée par des lacunes anastomosées, la couche musculaire par des vaisseaux accolés aux vaisseaux artériels et veineux, au nombre de un ou de deux pour chaque artère ou pour chaque veine. Quant à la couche sous-séreuse, elle serait constituée par un réseau qui envoie des branches de communication à la couche musculaire et donne naissance aux gros troncs collecteurs qui descendent vers les ligaments larges. M. Mierzejewski, de Saint-Pétersbourg (1), dans une étude récente sur le même sujet, a constaté, d'après une note communiquée à la Société de biologie de Paris, que les lymphatiques sous-séreux de l'utérus forment deux réseaux distincts: le plus superficiel se trouve immédiatement sous le péritoine qu'il soulève en le boursouflant au moment de l'injection, de manière à donner à la

(1) Mierzejewski, *Société de Biologie*, 11 février 1879.

muqueuse un aspect chagriné; le second réseau se trouve plus profondément engagé dans la couche sous-séreuse. Les deux réseaux s'anastomosent. C'est du réseau profond que partent les gros troncs lymphatiques qui se dirigent vers les ligaments larges. Quelle que soit leur origine, les lymphatiques utérins vont se jeter dans les ganglions pelviens. C'est ainsi que les lymphatiques du corps de l'utérus suivent les artères utéro-ovariennes et vont se jeter dans les ganglions lombaires; que ceux du col aboutissent à des ganglions multiples, parmi lesquels il faut signaler particulièrement le ganglion de l'isthme, signalé par M. J. Lucas-Championnière, et situé sur les côtés du col, un peu en arrière, au-dessus du cul-de-sac vaginal. Quelquefois, d'après l'auteur que je viens de citer, de ce gros ganglion part une série d'autres ganglions plus petits qui vont se perdre en dehors sur les parties latérales de l'excavation pelvienne. Pour ma part, j'ai fréquemment senti par le toucher ces ganglions enflammés dans la métrite chronique. Les lymphatiques du col aboutissent encore aux ganglions obturateurs sacrés, et à un autre ganglion appelé pubien, post-pubien ou rétro-pubien, décrit depuis longtemps par Cruveilhier. Quant aux lymphatiques de l'ovaire et de la trompe, on ne connaît pas exactement leur terminaison. M. J. Lucas-Championnière pense qu'ils se rendent dans des troncs qui reçoivent également les lymphatiques de l'utérus, de telle sorte que les deux systèmes lymphatiques, celui de l'utérus et celui de l'ovaire, sont presque complètement confondus; c'est là un fait important, car c'est par cette voie que, suivant moi, l'inflammation de l'utérus se propage à l'ovaire et à la trompe.

L'utérus présente donc une richesse excessive en vaisseaux lymphatiques. Ces vaisseaux offrent les mêmes caractères que partout ailleurs dans l'économie. Or, on sait que partout, sous l'influence d'une irritation de voisinage, ces vaisseaux s'enflamment avec la plus grande facilité. Combien est grande la fréquence des lymphangites à la suite d'une écorchure aux membres inférieurs, d'une piqûre aux doigts! Mais la lymphangite peut s'éveiller aussi sans la moindre plaie. Est-il besoin de signaler la lymphangite pulmonaire dans la pneumonie aiguë ou chronique? L'utérus est fréquemment le siège de plaies. Au moment où le placenta se détache, il laisse une large surface saignante, érodée, au niveau de laquelle les vaisseaux sanguins et lymphatiques sont béants.

On tend à admettre aujourd'hui que les accidents puerpéraux se propagent par les lymphatiques enflammés. Le col utérin lui aussi est déchiré au moment de l'accouchement. De là une plaie qui pourra devenir la cause d'une lymphangite. Il ne faudrait pas croire qu'une plaie utérine soit nécessaire pour que la lymphangite se développe. Il suffit d'une simple inflammation pour lui donner naissance. En effet, nous avons vu que, contrairement à l'opinion émise par certains auteurs, l'adéno-lymphite peri-utérine existait en dehors de toute ulcération du col, qu'elle n'était pas même en rapport avec celle-ci, car nous avons constaté qu'elle siégeait bien souvent du côté opposé à l'ulcération. On le voit, les circonstances étiologiques de l'adéno-lymphite sont de deux ordres : les premières appartiennent à la puerpéralité, ce sont celles qui ont surtout été bien étudiées par M. J. Lucas-Championnière ; les deuxièmes appartiennent à l'inflammation constitutionnelle ou non de l'utérus. Il en résulte qu'au point de vue clinique, l'étude de cette affection présente de grandes variétés relativement à son évolution, à sa marche, à sa durée, à sa terminaison. Aussi est-il nécessaire, quoique j'aie rejeté de mon sujet la description de la métrite puerpérale, d'étudier séparément l'adéno-lymphite puerpérale et l'adéno-lymphite de la métrite.

§ 172. a. *Adéno-lymphite puerpérale.* — Cette lésion a été, je le répète, de la part de M. J. Lucas-Championnière, l'objet d'une étude complète ; aussi je ne ferai que retracer à grands traits les caractères qui permettent de la reconnaître. Outre les caractères de plus ou de moins de gravité que présente l'adéno-lymphite puerpérale péri-utérine, gravité qui tient à l'absence ou à l'existence d'épidémie, il existe des symptômes qui ont été rapportés par les auteurs à d'autres lésions que la lymphangite. Les douleurs abdominales provoquées siègent, comme l'a fait remarquer M. J. Lucas-Championnière, sur les bords de l'utérus ; elles sont déterminées par la pression sur les lymphatiques et les ganglions enflammés ; ces douleurs n'ont pas pour point de départ les annexes, comme on le dit généralement. La pression dans les culs-de-sac vaginaux détermine également une douleur très vive. Les signes physiques consistent dans une tuméfaction dure qu'on perçoit autour du col. Cette tuméfaction présente ce caractère important d'apparaître d'une manière brusque et de disparaître rapidement. A quoi est due cette tuméfaction ? M. Bernutz l'a attribuée à des fausses membranes, à des produits intra-péritonéaux. M. J. Lucas-Championnière pense, en raison de cette disparition rapide de la tuméfaction, qu'il s'agit là d'une induration par œdème du tissu cellulaire qui entoure les lymphatiques, œdème qui peut devenir phlegmon. Ne sait-on pas d'ailleurs que la sérosité de l'œdème contient un grand nombre de leucocytes? En même temps que ces symptômes fonctionnels et physiques, on note un appareil fébrile plus ou moins intense, des frissons, des nausées, comme dans toutes les lymphangites un peu étendues des membres.

La marche de cette adéno-lymphite est variable. Dans les cas légers et bénins, l'affection disparaît en trois ou quatre jours sans laisser la moindre trace. Le premier degré de cette première phase de la lymphangite utérine existe avec une fréquence extrême. On l'observe, d'après M. J. Lucas-Championnière, en dehors de toute influence de milieu, d'encombrement et d'épidémicité, et c'est précisément cette condition qui fait la bénignité de l'affection.

Dans d'autres conditions, les phénomènes généraux persistent ou s'exagèrent, le tissu cellulaire péri-lymphatique et ganglionnaire s'enflamme, le péritoine lui-même est atteint, et la terminaison se fait dans le premier cas par un phlegmon peri-utérin ou du ligament large, dans le second, par une pelvi-péritonite, lésions que je ne fais que mentionner puisque, dans les prochains chapitres, elles seront l'objet de mes études.

A côté de ces accidents développés sous l'influence de l'adéno-lymphite puerpérale, je dois mentionner ceux qui ont été signalés par M. Alphonse Guérin et ses élèves. Je veux parler de l'adéno-lymphite post-pubienne et de l'adéno-phlegmon juxta-pubien qui en est la conséquence. D'après l'éminent chirurgien de l'Hôtel-Dieu qui la signale, en 1876, dans une importante observation, cette adéno-lymphite représente avec tous les caractères classiques le phlegmon du ligament large. Dans le cas qu'il cite, il s'agissait d'accidents péri-utérins ayant débuté brusquement, avec fièvre, huit ou dix jours après l'avortement à trois mois ; on constatait une tumeur effaçant le cul-de-sac gauche et collée au pubis; cette tumeur était dure et se portait de dehors en dedans vers l'orifice du museau de tanche, en formant le plastron vaginal caractéristique du phlegmon du ligament large. La malade mourut d'infection purulente, et à l'autopsie les ligaments larges furent trouvés complètement sains, mais, au-dessous du péritoine qui tapisse la fosse obturatrice et la face postérieure du pubis, se trouvait une masse indurée qui, à la coupe, offrait une coloration rougeâtre, ayant tous les caractères d'un ganglion enflammé. M. Alphonse Guérin s'explique facilement par l'adéno-phlegmon de ce ganglion la migration du pus derrière la paroi abdominale, fait qu'on ne peut guère concevoir dans le phlegmon du ligament large que par la rupture de la paroi qui renferme le pus. L'année suivante, en 1877, un des élèves de M. A. Guérin, M. Poulin publiait une observation dans laquelle se trouvaient les symptômes attribués par le chirurgien de l'Hôtel-Dieu à cette variété d'adéno-lymphite. L'affection avait débuté dix ou quinze jours après un accouchement; il s'agit donc encore d'une adéno-lymphite puerpérale. Du côté de l'abdomen, on trouvait au-dessus de l'aine du côté gauche « une tumeur oblongue, allongée dans la direction du ligament de Fallope, et située immédiatement au-dessus de cette arcade. Cette tumeur était superficielle, mobile avec la paroi abdominale à la partie profonde de laquelle elle paraissait siéger. » Comme limite supérieure elle remontait à quatre travers de doigt environ au-dessus de l'arcade fémorale. Le toucher vaginal faisait reconnaître dans le cul-de-sac gauche et antérieur, derrière le pubis, une induration se continuant avec la tumeur abdominale, et de plus « une sorte de bride qui, partant du col utérin, se portait obliquement en avant et à gauche dans la direction du trou obturateur. » M. Alphonse Guérin fit observer que cette bride était due probablement à la présence de lymphatiques enflammés se rendant du col au ganglion. L'induration abdominale s'étendit bientôt en nappe; la suppuration survint. L'auteur de cette intéressante et importante observation termine ainsi : « on voit, d'après les symptômes énoncés, que pour beaucoup d'auteurs cette femme aurait été atteinte d'un phlegmon du ligament large. Tel n'est pas l'avis de M. Guérin. Le siège superficiel de la tumeur près du pubis, et d'autre part, par le toucher, l'absence de tumeur dans le cul-de-sac, tandis que derrière le pubis on trouve une tuméfaction qui paraît produite par un ganglion enflammé, tels sont les symptômes de cette adéno-lymphangite. Enfin l'existence de ce cordon dur, senti par le toucher également, cordon étendu du col obliquement en dehors et en avant vers la tumeur, est un signe non moins important, et sur lequel M. Guérin appelle l'attention. » Dans la même année, en 1877, deux observations publiées, l'une par M. P. Dreyfous, l'autre par M. Terrillon, permettaient à ces auteurs de conclure comme M. Alphonse Guérin.

Voilà donc des exemples intéressants d'adéno-lymphite puerpérale terminée par phlegmon et abcès. Dans son livre, récemment paru en 1878, M. Alphonse Guérin a reproduit en partie les observations que je viens de citer, et a signalé de nouveaux faits qui prouvent combien est grande la part qui doit être faite à l'adéno-lymphite pelvienne dans la pathologie utérine.

Enfin, dans un certain nombre de cas, la lymphangite utérine, prenant rapidement un caractère exceptionnellement grave, en raison d'influences générales, de milieu, ou de causes locales, accouchement laborieux, manœuvres répétées, la lymphangite, dis-je, devient le point de départ d'accidents auxquels on a donné le nom de fièvre puerpérale, d'infection puerpérale, et qui en somme ne constituent qu'une variété d'origine de l'infection purulente.

La lymphangite aiguë, survenant après l'accouchement, pourrait être très facilement confondue avec la phlébite utérine. M. Siredey, dans un travail publié en 1875, dans les *Annales de gynécologie*, s'est appliqué à rechercher les signes différentiels de ces deux affections. D'après cet auteur, la douleur vive, le début très rapproché de l'accouchement, l'élévation brusque de la température et sa persistance au summum seraient d'excellents indices de lymphangite. D'un autre côté, la phlébite se caractériserait par l'élévation moins prompte de la température, les irrégularités de la fièvre, la marche moins rapide.

b. *Adéno-lymphite de la métrite.* — Je l'ai dit, l'adéno-lymphite fait partie du cortège des lésions et des symptômes de la métrite. Elle se montre avec des caractères tellement différents de celle qui survient dans l'état puerpéral, surtout au point de vue de sa marche et de sa terminaison, qu'il est essentiel d'en faire une description séparée. M. J. Lucas Championnière a essayé d'en tracer l'histoire, ainsi que M. Alphonse Guérin, mais ces auteurs, n'ayant à leur disposition qu'un nombre très restreint de faits, ont laissé dans l'ombre bien des faits intéressants, que j'ai mis en lumière dans mes leçons cliniques de 1878, et qui ont été décrits, en partie, dans sa thèse inaugurale, par un de mes élèves, M. le docteur Gozard.

§ 173. Symptomatologie. — On peut considérer, au point de vue de l'évolution de cette adéno-lymphite, trois périodes. Dans une première, qui est de beaucoup la plus fréquente, les ganglions et les lymphatiques sont seuls enflammés; il existe une endo-lymphangite caractérisée cliniquement par une ou plusieurs tumeurs et par des cordons lymphatiques, facilement reconnaissables par le toucher vaginal et par le toucher rectal qui permet peut-être de mieux les apprécier que le premier mode d'exploration. La tumeur ganglionnaire présente un volume des plus variables, depuis celui d'un petit pois à celui d'une noisette et même d'un petit œuf de poule ; située dans le cul-de-sac latéral, à la limite de ce cul-de-sac avec le cul-de-sac postérieur, au niveau de l'isthme utérin, un peu en arrière du col, elle répond par conséquent au siège du ganglion décrit par M. J. Lucas-Championnière. Elle est plus ou moins douloureuse à la pression. Elle offre une surface régulière, assez résistante, qui ne se laisse déprimer en aucun point. Elle est peu mobile, vu ses adhérences avec le col utérin. Elle suit les mouvements imprimés à l'utérus. La paroi vaginale joue facilement à sa surface. Elle n'est le siège d'aucun battement artériel; le vagin, à son niveau, ne présente aucune altération de coloration. Cette tumeur n'est pas ordinairement unique. On en trouve d'autres, de même régulières, plus ou moins douloureuses, de volume variable, occupant différents points de la cavité pelvienne. Les unes sont situées dans l'épaisseur du ligament large; les autres au niveau du trou obturateur, en arrière du pubis, sur les parois du rectum, du vagin et sur le sacrum; on les trouve, en un mot, dans tous les endroits où, à propos de l'anatomie, j'ai signalé des ganglions lymphatiques. Ces tumeurs sont plus mobiles que la précédente; elles roulent sous le doigt. Mais l'adénite n'est pas le seul fait qu'on observe, on peut presque toujours constater directement par le toucher vaginal et par le toucher rectal les signes de la lymphangite. C'est ainsi qu'en déprimant la muqueuse vaginale de dedans en dehors, au-dessous ou sur les côtés du ganglion de l'isthme, on trouve assez habituellement un point, une région sur laquelle la douleur est éveillée par la pression. Explorant alors cette région avec le plus grand soin et faisant glisser légèrement sur elle la pulpe du doigt, on sent que sa surface n'est pas égale, on sent une ou plusieurs cordes, dures, tendues comme les cordes d'un violon, dont la résistance tranche sur la souplesse du tissu environnant; la douleur siège exactement et exclusivement sur le trajet de ces traînées lymphatiques; les traînées partent ordinairement du ganglion de l'isthme en particulier, pour aller se perdre sur les parties latérales de l'excavation, où le doigt les perd ; ou bien elles vont aboutir à un autre ganglion, au ganglion obturateur par exemple ; fréquemment on trouve sur leur trajet un ou plusieurs ganglions tuméfiés. Ces lésions existent tantôt à gauche, tantôt à droite ; elles m'ont paru pourtant occuper plus souvent le côté gauche que le côté droit. D'autres fois elles sont généralisées, elles sont aussi prononcées d'un côté que de l'autre, je ferai remarquer toutefois que cette généralisation est rare d'emblée; il est plus commun de constater l'adéno-lymphite d'abord d'un côté ; puis de la trouver de l'autre au bout de quelques jours. Cette extension est annoncée tantôt par des douleurs iliaques plus ou moins vives, par des frissons, de la fièvre, qui obligent la malade à garder le lit ; tantôt on n'observe aucun phénomène réactionnel, l'affection est pour ainsi dire latente. Ces évolutions à droite, à gauche, avaient frappé M. J. Lucas-Championnière qui s'exprime ainsi : « Ces changements, sur les femmes enceintes, se font, dit-il, si soudainement que bien souvent, le matin, j'ai trouvé complètement disparues des tumeurs dont j'avais parfaitement constaté l'existence la veille, et j'aurais pu facilement croire à une erreur de diagnostic sans le témoignage irrécusable de mes notes. » Ces évolutions de l'adéno-lymphite constituent un des points les plus remarquables de son histoire clinique ; car elles sont une preuve irrécusable de la concordance qui existe entre l'inflammation utérine et l'inflammation des lymphatiques. Elles montrent que ces deux lésions sont adéquates ; qu'elles ne peuvent exister l'une sans l'autre. A mesure que l'inflammation de la matrice progresse en étendue, qu'elle se propage, l'inflammation lymphatique s'étend et se révèle dans des points jusqu'alors indemnes. Il n'est nul besoin, pour qu'il en soit ainsi, qu'il existe une ulcération, ainsi que le prétendent MM. J. Lucas-Championnière, M. N. Guéneau de Mussy, l'inflammation suffit. Sur ce point, comme sur plusieurs autres, mes observations sont des plus concluantes ; il ne se passe pas de jour où je ne constate l'adéno-lymphite, alors qu'il n'existe aucune ulcération apparente du col, et que celle-là ne soit plus prononcée du côté opposé à celle-ci.

En résumé, à cette première période, l'adéno-lymphite est caractérisée par une ou plusieurs tumeurs arrondies, peu adhérentes aux parties voisines et par des traînées lymphatiques dures et résistantes. Ces caractères physiques s'appliquent tout aussi bien à la lymphadénite aiguë qu'à la lymphadénite chronique. Seuls les symptômes fonctionnels et la marche de l'affection diffèrent dans les deux cas. L'adéno-lymphite est-elle aiguë? la douleur est vive, parfois très intense ; il peut exister des phénomènes fébriles, ils sont même assez fréquents; la marche est rapide, la résolution arrive ou bien l'inflammation se propage aux tissus au milieu desquels se trouvent situés les lymphatiques et les ganglions, et la terminaison se fait par la formation d'un adéno-phlegmon ou d'une adéno-pelvi-péritonite, suivant que ce sont les lymphatiques du col ou du corps qui sont plus ou moins atteints. Or cette inflammation du tissu cellulaire, adéno-phlegmon du ligament large, adéno-phlegmon péri-utérin et cette adéno-pelvi-péritonite constituent la deuxième période ; la deuxième phase de l'adéno-lymphite. Cette deuxième période s'annonce par une augmentation de la douleur pelvienne qui devient tensive, pulsatile, par un frisson ou un frissonnement, par un état fébrile plus ou moins prononcé, plus ou moins violent. En même temps on constate chez la malade les troubles sympathiques en rapport avec les parties atteintes, tels que anorexie, vomissements, constipation, diarrhée, suivant que le tissu cellulaire ou la séreuse péritonéale sont atteints. Devant revenir sur l'étude des symptômes de l'adéno-phlegmon du ligament large, de la périmétrite, de l'adéno-pelvi-péritonite, à propos de chacune de ces affections, je n'insiste pas, en ce moment, sur leurs divers symptômes, je ne fais que les mentionner. L'examen local, à l'aide du toucher vaginal et surtout du toucher rectal, donne des signes assez caractéristiques. Ainsi, par le toucher vaginal, le médecin constate une tuméfaction en masse plus ou moins régulière des culs-de-sac ou de l'un d'eux, suivant que l'adéno-lymphite est généralisée ou localisée à droite ou à gauche; il est possible de constater encore les cordes formées par les lymphatiques ou les saillies formées par les ganglions indurés. Cette constatation se fait surtout par le toucher rectal qui permet de reconnaître, sur les limites de l'induration cellulaire ou des adhérences péritonéales, sur les parois de l'excavation pelvienne, notamment sur le sacrum, sur le trou obturateur, la présence des lymphatiques ou des ganglions enflammés. Par le toucher vaginal, cette constatation est assez rare ; les lymphatiques et les ganglions sont englobés dans l'inflammation du tissu cellulaire ou du péritoine ; aussi ne trouve-t-on qu'une tuméfaction uniforme qui remplit les ligaments larges, refoule en avant les culs-de-sac, se prolonge parfois autour de l'utérus, en formant un relief très appréciable par suite du sillon qui le sépare du col utérin. L'utérus est maintenu immobile dans sa position normale, ou bien il est refoulé à droite ou à gauche, en arrière ou en avant, suivant le siège de l'inflammation, suivant que celle-ci est plus ou moins étendue, suivant que la tumeur qui en résulte est plus ou moins volumineuse. Arrivée à l'état d'adéno-phlegmon ou d'adéno-pelvi-péritonite, l'adéno-lymphite peut se résoudre au bout d'un temps variable ou bien passer à la troisième période caractérisée par la formation du pus, par l'abcès du ligament large, l'abcès-pelvien ou par la pelvi-péritonite suppurée. On constate alors tous les caractères et tous les accidents de la suppuration du petit bassin, sur lesquels je reviendrai à propos de l'adéno-pelvi-péritonite et de l'adéno-phlegmon des ligaments larges.

Cette description de l'adéno-lymphite de la métrite n'est pas le résultat d'une simple vue de l'esprit ; non-seulement elle résulte de l'analyse et de la synthèse des faits nombreux que j'observe tous les jours, mais encore elle est prouvée par les autopsies. M. J. Lucas-Championnière a trouvé au milieu de foyers purulents d'abcès pelviens dont la lymphangite avait été primitivement constatée et regardée comme point de départ, des ganglions enflammés, hypertrophiés. M. Alphonse Guérin a fait la même constatation. La réalité de ces faits ne saurait donc être mise en doute. Cette adéno-lymphite de la métrite à marche subaiguë ou même aiguë ne diffère que peu de celle observée dans l'état puerpéral ; seule, son évolution est beaucoup plus facile à constater, ses phases étant beaucoup plus nettes. De plus sa nature n'est jamais infectieuse; je parle ici de la lymphangite puerpérale grave, la forme bénigne pouvant être rangée dans les faits dont je m'occupe en ce moment.

Telle est la marche de l'adéno-lymphite aiguë. A côté de cette évolution, évolution en rapport avec la métrite aiguë et subaiguë, il en est une autre beaucoup plus commune, beaucoup plus fréquente et tout aussi intéressante à connaître, je veux parler de l'évolution chronique et de l'évolution en rapport avec la métrite chronique constitutionnelle. L'adéno-lymphite, en effet, peut être chronique d'emblée ou le devenir, alors qu'elle succède à une adéno-lymphite aiguë ou subaiguë qui ne s'est pas terminée par résolution. Dans le premier cas, on se trouve en présence des mêmes signes physiques que dans l'adéno-lymphite à marche aiguë, mais la douleur manque ou se montre très peu accentuée. On retrouve les mêmes traînées lymphatiques sous l'aspect de cordes dures et rénitentes, se rendant le plus souvent de l'isthme aux ganglions voisins, eux-mêmes indurés et hypertrophiés, et que l'absence de douleur permet précisément d'explorer avec une facilité beaucoup plus grande. Ces adéno-lymphites persistent quelquefois pendant des mois et des années sans subir de modifications appréciables et sans causer la moindre gêne; il est très rare qu'elles arrivent à la deuxième période et produisent l'inflammation du tissu cellulaire voisin ou du péritoine. Dans un certain nombre de cas, cependant, mais cela s'observe plus particulièrement dans les lymphadénites qui succèdent à un état aigu, on voit survenir des exacerbations. M. J. Lucas-Championnière signale le fait d'une adénite péri-utérine, qui, ayant presque complètement disparu, vint au bout de quinze jours, à la suite de fatigues, acquérir le volume d'un petit œuf de poule. Ces cas sont extrêmement fréquents et je pourrais citer un nombre considérable d'observations. Ces exacerbations de l'adéno-lymphite coïncident généralement avec des redoublements d'acuité de la métrite elle-même survenus sous l'influence de fatigues quelconques, sexuelles en particulier. il n'est pas absolument rare alors de voir le tissu cellulaire péri-ganglionnaire ou le péritoine voisin s'enflammer, et fréquemment l'induration ou les brides pelvi-péritonéales en constituent la terminaison. A cette période, il est souvent difficile de reconnaître le point de départ des accidents. Parfois enfin la suppuration s'établit sans douleur pour ainsi dire, et le pus est évacué par le rectum ou le vagin.

§ 174. D'après ce que nous savons sur l'évolution imprimée à la métrite par la maladie constitutionnelle ou diathésique dont elle est une émanation, il était à croire qu'il en serait de même pour l'adéno-lymphite. En effet, l'adéno-lymphite de la métrite constitutionnelle ou diathésique se présente avec des caractères en rapport avec la nature de l'inflammation utérine. C'est ainsi que, dans la métrite scrofuleuse, les ganglions péri-utérins et pelviens sont volumineux, indolores, nombreux, que les lymphatiques forment des plaques plus prononcées par suite du volume acquis par les vaisseaux, que leur pression n'est nullement ou peu douloureuse. C'est dans cette métrite, qu'on observe surtout une persistance plus grande de l'adéno-lymphite, persistance qui survit même à la disparition de l'inflammation utérine. Fréquemment, en effet, alors que la métrite a disparu, on constate dans les culs-de-sac vaginaux, accolées à l'utérus ou disséminées sur les parois du bassin, des tumeurs plus ou moins volumineuses, légèrement mobiles, ayant une surface régulière, complètement indolores, reliées entre elles par des cordes assez volumineuses, de même indolores, qui ne sont autres que des ganglions et des lymphatiques indurés. Ces tumeurs ne réveillent ordinairement aucun trouble fonctionnel ou sympathique; aussi l'attention des malades, la plupart du temps, n'est pas attirée vers une lésion quelconque des organes du petit bassin. D'autres fois, au contraire, elles sont la cause de douleurs sourdes, continues ou paroxystiques, qui fatiguent les malades, qui troublent leur repos. C'est à la persistance de ces lésions qu'il faut attribuer le plus ordinairement ces douleurs névralgiques, ces troubles moteurs que les femmes éprouvent dans les membres inférieurs. C'est leur persistance qu'il faut accuser le plus souvent dans le développement des inflammations péri-utérines, dans le développement de ces adéno-phlegmons des ligaments larges, de ces adéno-pelvi-péritonites qui sont pour la malade la cause d'accidents parfois les plus graves. J'ai montré, à propos des indications thérapeutiques, le rôle qui revenait à ces lésions dans les accidents, parfois mortels, survenus à la suite des opérations les plus simples pratiquées sur l'utérus. Il me suffit d'avoir appelé l'attention de mes confrères sur cette gravité pour qu'à l'avenir la clinique n'ait pas à enregistrer des cas analogues.

L'adéno-lymphite de la métrite arthritique est caractérisée par des ganglions petits, nombreux, par des lymphatiques peu volumineux, très douloureux, qui occupent les culs-de-sac vaginaux, les parois pelviennes. C'est à elle surtout qu'il faut attribuer les douleurs si fréquentes, ressenties dans les fosses iliaques, par les femmes atteintes d'une métrite arthritique. On sait, en effet, que cette métrite est sujette à de nombreuses récidives, influencée qu'elle est par les moindres écarts de régime, par les variations les plus légères de la température; or, chaque nouvelle poussée congestive, chaque recrudescence inflammatoire se traduisent par une adéno-lymphite qui s'accuse par des douleurs plus ou moins vives, plus ou moins intenses. Aussi ne faut-il pas s'étonner si cette inflammation lymphatique présente à un si haut degré cette extension progressive que j'ai signalée à propos de la marche de cette lésion. Rien de plus fréquent, en effet, que de constater chaque jour de nouveaux points douloureux pelviens dus à une lymphangite nouvelle. De même, il ne faut pas s'étonner si cette adéno-lymphite se complique si facilement et si fréquemment d'adéno-phlegmon des ligaments larges, d'adéno-pelvi-péritonite.

L'adéno-lymphite de la métrite herpétique se traduit de même que la précédente par des lymphatiques peu volumineux, par des ganglions petits et multiples, donnant lieu à des douleurs pelviennes, vives et disséminées. Comme la précédente, elle s'étend rapidement, aussi est-elle généralisée. Il ne saurait en être autrement vu les récidives fréquentes que présente la métrite herpétique. Mais, tout en se généralisant, l'inflammation est plus persistante que celle qui caractérise l'adéno-lymphite arthritique. Elle ne disparaît pas dans certaines parties pour reparaître dans d'autres, ainsi que nous le voyons pour l'adéno-lymphite de la métrite arthritique. En effet, si une nouvelle adéno-lymphite accompagne chaque poussée éruptive herpétique sur la muqueuse utéro-vaginale, la poussée précédente n'a pas assez diminué pour permettre à l'inflammation lymphatique de se résoudre et de disparaître. Aussi voyons-nous, à côté de ganglions et de lymphatiques restant volumineux et peu douloureux, des ganglions et des vaisseaux nouvellement enflammés. Cette persistance extrême de l'adéno-lymphite, rapprochée des autres caractères cliniques de l'herpétis, ne doit pas être négligée pour le diagnostic nosologique de la métrite.

Dans la métrite chlorotique, l'adéno-lymphite n'offre aucun caractère particulier. Elle est assez volumineuse, peu douloureuse et elle persiste longtemps, même après la disparition de la métrite. Elle peut donner lieu alors à toutes les complications péri-utérines que nous connaissons.

Quant à l'adéno-lymphite de la métrite syphilitique, il est assez difficile jusqu'à présent de lui assigner des caractères particuliers. Il y a à cela plusieurs difficultés. D'abord la métrite syphilitique n'est pas aussi commune qu'on pourrait le croire; ensuite il est rare de l'observer dégagée de toute autre influence. En effet, les malades qui fréquentent mon service de Lourcine sont presque toutes atteintes d'une métrite, avant de contracter la syphilis; ou bien la métrite survient plutôt sous l'influence d'une autre maladie constitutionnelle dont la manifestation utérine est éveillée par la maladie syphilitique que sous l'influence de cette dernière. Dans ces cas, l'adéno-lymphite est en rapport avec la nature de la métrite, et il est impossible par conséquent d'apprécier les caractères que lui imprime la syphilis. Du reste, à part le caractère de chronicité, d'indolence, en rapport avec le processus ordinaire des affections syphilitiques, je n'en vois aucun autre bien saillant qui mérite d'être mis en relief dans la description de cette adéno-lymphite.

L'adéno-lymphite de la métrite blennorrhagique s'accuse par des traînées linéaires, bosselées, irrégulières, douloureuses à la pression, tantôt isolées, tantôt réunies. Ces traînées sont dues à des vaisseaux lymphatiques enflammés, engorgés, qui se rendent aux ganglions pelviens, au ganglion obturateur et au ganglion post-pubien. Ils se rendent à ce dernier, surtout lorsqu'il existe en même temps une vaginite et que celle-ci occupe principalement le cul-de-sac postérieur. Ces ganglions sont volumineux, de la grosseur d'un haricot; ils sont, en outre, très douloureux à la pression. C'est à la présence de ces lymphatiques, de ces ganglions dans les culs-de-sac, qu'il faut attribuer les douleurs iliaques dont se plaignent les femmes atteintes de métro-vaginite blennorrhagique. Le plus ordinairement cette adéno-lymphite reste à l'état de simple inflammation; celle-ci se borne au lymphatique et au ganglion; elle disparaît avec l'inflammation utéro-vaginale; d'autres fois, au contraire, cette inflammation des lymphatiques et des ganglions pelviens se propage au tissu cellulaire ambiant, à la séreuse péritonéale, et nous constatons alors les mêmes complications que nous avons vus survenir pour l'adéno-lymphite de la métrite non infectieuse. Je crois pouvoir dire, d'après les nombreux faits que j'observe tous les jours, que telle est bien la pathogénie des accidents dits blennorrhagiques signalés par les auteurs, et notamment par MM. Mercier, Rollet, A. Guérin, A. Fournier, Bernutz, Jullien, Ch. Rémy. On sait, en effet, que ces auteurs ont admis que l'inflammation blennorrhagique pouvait se propager aux trompes, aux ovaires, au péritoine, au tissu cellulaire sous-péritonéal, sous-abdominal, au tissu cellulaire péri-utérin et donner lieu à des accidents redoutables, entraînant parfois la mort de la malade. Pour ces auteurs, ces accidents sont donc le résultat soit d'une métastase, soit de l'extension de l'inflammation spécifique vaginale à la muqueuse utérine et de là aux différents tissus, aux différents organes que je viens de signaler. Suivant moi, au contraire, ainsi que j'ai eu l'occasion de le dire à plusieurs reprises, ces accidents ne sont que le résultat de l'extension de la lymphangite ou de l'adénite aux tissus au milieu desquels se trouvent situés les lymphatiques et les ganglions enflammés par suite de la métro-vaginite blennorrhagique. Il me paraît difficile d'admettre une autre interprétation d'après les nombreuses observations recueillies dans mon service de l'hôpital de Lourcine. A ce point de vue donc la métrite blennorrhagique ne fait pas exception. L'adéno-lymphite qui l'accompagne, les accidents qui sont la conséquence de cette dernière, sont analogues à ceux qu'on observe dans toute métrite constitutionnelle ou non constitutionnelle. Je dis même plus. Cette opinion sur la pathogénie des accidents de la métro-vaginite blennorrhagique chez la femme est applicable aux accidents analogues observés chez l'homme à la suite de l'uréthrite, de la déférentite blennorrhagique. La péritonite, le phlegmon sous-péritonéal, le phlegmon sous-abdominal, signalés par MM. Ricord, Gosselin, Peter, comme résultant de la propagation de l'inflammation spécifique de l'urèthre, des vésicules séminales, du canal déférentiel, à la séreuse péritonéale, au tissu cellulaire sous-péritonéal, ont pour origine la lymphangite qui accompagne l'inflammation de ces diverses parties des organes génitaux de l'homme.

Dans la métrite tuberculeuse, l'adéno-lymphite se présente sous forme de traînées linéaires, isolées ou réunies en plaque, occupant les culs-de-sac latéraux, le cul-de-sac postérieur, appliquées sur la surface extérieure du vagin ou sur les parois osseuses du bassin. Sur le trajet de ces lignes indurées, qui ne sont autres que des lymphatiques enflammés, on trouve çà et là des ganglions de volume variable depuis celui d'un pois, d'un haricot, à celui d'une noisette, d'une noix. Ces ganglions sont mobiles, roulent facilement sous le doigt et sont en général peu douloureux. Cette lésion est ordinairement généralisée ; on la rencontre des deux côtés de l'utérus ; toutefois elle paraît assez souvent prédominer d'un seul côté et dans ce cas plus souvent à droite qu'à gauche. Elle présente au plus haut degré cette recrudescence, cette exacerbation que j'ai signalées à différentes reprises dans la marche de l'adéno-lymphite. En même temps que la malade accuse de nouvelles douleurs dans les fosses iliaques, à la région sacrée, on constate par le toucher vaginal l'apparition de nouvelles traînées lymphatiques, de nouvelles adénites. Le plus souvent cette adéno-lymphite se présente avec les caractères de lymphangite, d'adénite simples; parfois pourtant elle se complique d'inflammation du tissu cellulaire du ligament large, post-pubien, d'inflammation du cul-de-sac péritonéal utéro-rectal, se caractérisant alors par les signes propres à ces diverses inflammations.

Quant à l'adéno-lymphite de la métrite cancéreuse, elle ne présente rien de spécial. Ses caractères cliniques disparaissent au milieu de ceux plus typiques, plus graves du cancer utérin.

§ 175. Anatomie pathologique. — Si je ne puis apporter, à l'appui de l'opinion que je soutiens sur l'existence de l'adéno-lymphite de la métrite et sur la pathogénie des accidents péri-utérins qui en découlent, la démonstration anatomo-pathologique, je puis du moins l'appuyer sur quelques faits signalés par les auteurs et notamment par MM. J. Lucas-Championnière et A. Guérin. Les autopsies relatées ont été faites, il est vrai, presque exclusivement chez des femmes mortes à la suite de couches, mais elles n'en ont pas moins leur valeur, puisqu'elles nous montrent que les tissus, au milieu desquels sont situés les lymphatiques et les ganglions, participent à l'inflammation de ces vaisseaux. Ces faits, actuellement, doivent nous suffire. Espérons que, l'attention étant appelée sur cette lésion lymphatique de la métrite, les autopsies seront faites avec plus de soin et que l'étude anatomo-pathologique sera avant peu d'années des plus complètes. N'oublions pas toutefois que M. de Sinéty a constaté déjà l'inflammation des lacunes lymphatiques de la muqueuse utérine dans un cas de métrite chronique.

Dans les nombreuses autopsies que M. J. Lucas-Championnière a eu l'occasion de pratiquer, il a constaté qu'au milieu de points œdémateux, pus ou phlegmon péri-utérin, il existe toujours des lymphatiques enflammés et quelquefois des ganglions. M. Siredey, cité par M. J. Lucas-Championnière (1), a observé de même dans la masse d'un phlegmon du ligament large, un ganglion très volumineux enflammé. Enfin, M. Alp. Guérin relate les

(1) *Arch. de tocologie*, 1875.

observations de deux autopsies. Dans le premier cas, il a constaté au siège du ganglion post-pubien un corps rougeâtre du volume d'un haricot, entouré par une gangue de tissu cellulaire enflammé. Dans le second, il s'agissait d'une adéno-lymphite suppurée. La poche purulente, très étendue, était située derrière le pubis, en avant du péritoine, en dehors de la vessie. « Les parois, dit cet auteur (1), sont formées d'un tissu lardacé qui double la séreuse dans une certaine étendue et qui paraît être la coque du ganglion. En haut, sur le psoas, on trouve plusieurs ganglions lymphatiques, dont les uns sont infiltrés de pus et les autres durs. »

Ces quelques faits sont donc très concluants sur l'existence de l'adéno-lymphite et sur les accidents inflammatoires qui en sont la conséquence. Ils ne le sont pas autant sur la relation qui existe entre la métrite et l'adéno-lymphite, parce que cette relation était alors méconnue. Mais les faits cliniques que j'ai fait connaître, les quelques observations signalées par M. A. Guérin ne peuvent laisser aucun doute sur ce point, et les autopsies ne tarderont pas à montrer anatomiquement cette relation.

§ 176. Diagnostic. — L'existence de l'adéno-lymphite de la métrite est tellement constante que, loin de la regarder comme une complication de l'inflammation utérine, je la considère, on le sait, comme une de ses lésions normales et constantes. Il y a donc lieu de s'étonner qu'elle ait pu échapper jusqu'à ce jour à la sagacité des éminents gynécologues qui m'ont précédé; toutefois, en lisant attentivement les auteurs, je vois que certaines de leurs descriptions à propos des affections péri-utérines, telles que le phlegmon du ligament large, le phlegmon péri-utérin, la péri-métrite, l'ovarite, la pelvi-péritonite, se rapportent exclusivement à l'adéno-lymphite telle que je viens de la faire connaître. Ainsi si je consulte l'ouvrage de M. Nonat (2), je trouve les expressions suivantes : « Les tumeurs péri-utérines présentent de grandes variétés de forme, de volume : les unes sont arrondies, plus ou moins sphériques, les autres sont allongées et aplaties. Il en est qui égalent à peine la grosseur d'une amande, d'autres qui acquièrent et même dépassent le volume d'une noix, d'un œuf de poule, d'une orange. Quelques-

(1) Alp. Guérin, *Leçons cliniques*, 1878.
(2) Nonat, *loc. cit.*

unes de ces tumeurs sont mobiles, libres de toute adhérence avec les parties voisines, ce qui permet de mieux les isoler en leur imprimant des mouvements plus ou moins étendus ; d'autres, au contraire, contractent avec les tissus environnants des adhérences plus ou moins intimes, mais qui pourtant ne sont jamais assez fortes pour rendre la tumeur immobile. Les adhérences partielles occupent ordinairement une des extrémités de la tumeur, tandis que l'autre extrémité demeure libre. Ainsi on en trouve qui adhèrent à la matrice par leur surface interne, tandis que leur surface externe est indépendante ; d'autres, développées dans les ligaments larges, s'accolent d'une manière fixe aux parois du bassin par leur surface externe, tandis qu'elles sont libres par leur surface interne. M. le professeur Peter, dans sa traduction de l'ouvrage de H. Bennet (1864), nous dit qu'il a souvent rencontré « des tumeurs de petit volume, ayant la forme de sphère. » Il les place dans le tissu cellulaire sous-péritonéal, et les regarde comme une variété de phlegmon du ligament large. West (1) nous offre, de même, quelques aperçus sur ce sujet. Ainsi, avec Pirogoff, il a été frappé de certains phlegmons du ligament large qu'il attribue à un œdème séro-sanguinolent du tissu-cellulaire, et dont il ne s'explique que bien difficilement l'apparition inopinée, les variations rapides de siège et d'intensité, l'inconstance et les mutations journalières.

M. le professeur Gosselin (2) a de même été frappé de ces redoublements qui affectent certains phlegmons chroniques des ligaments larges et qu'il attribue, à l'exemple de M. Bernutz, à de nouvelles inflammations des fausses membranes de la pelvi-péritonite.

D'après ces diverses descriptions, il est facile de voir que, dans tous les cas, ces auteurs se sont trouvés en présence de l'adéno-lymphite péri-utérine sans la reconnaître. Ils en ont décrit minutieusement les caractères cliniques, l'évolution ; mais ils l'ont confondue avec les phlegmons chroniques, avec les abcès des ligaments larges, parfois avec de petits fibromes et avec des ovaires déplacés.

Maintenant que l'adéno-lymphite péri-utérine est connue, je crois pouvoir affirmer que son diagnostic est des plus faciles, et qu'on ne la confondra pas, soit avec le phlegmon du ligament

(1) West, *Maladies des femmes*, trad. Mauriac, 1870.

(2) Gosselin, *Leçons cliniques*, 2e vol.

large, soit avec la pelvi-péritonite, soit avec l'ovarite, soit avec les tumeurs péri-utérines, telles que les tumeurs fibreuses, l'hématocèle péri-utérine.

Les caractères cliniques de l'adéno-lymphite sont, en effet, tellement nets et tranchés qu'il est impossible d'en méconnaître l'existence. Il me suffit de signaler ces tumeurs arrondies, plus ou moins mobiles, siégeant tantôt au niveau de l'isthme utérin, tantôt dans l'épaisseur du ligament large, tantôt sur les parois du bassin, réunies entre elles par ces cordes plus ou moins volumineuses, plus ou moins douloureuses, pour montrer qu'il s'agit bien de ganglions et de vaisseaux lymphatiques enflammés et non d'une autre lésion. La multiplicité de ces tumeurs, de ces traînées sous forme de cordes, éloigne de l'idée d'une ovarite, d'une salpingite ou de brides fibreuses, résultat de pelvi-péritonites anciennes. L'évolution successive de ces tumeurs, leur variation rapide de siège, leurs mutations journalières sont une preuve de plus en faveur de leur nature. Tous ces caractères rapprochés de leur mobilité, qu'il est toujours facile de constater, alors même qu'elles sont adhérentes par une partie de leur circonférence à l'utérus, aux parois du vagin, ou aux parois osseuses ou molles du bassin, permettent de même de ne pas les confondre soit avec un phlegmon du ligament large, soit avec une pelvi-péritonite, soit avec une hématocèle rétro-utérine. Ces caractères les différencient enfin des tumeurs fibreuses utérines.

La seule et réelle difficulté pour le diagnostic réside dans l'existence de l'adéno-phlegmon et de l'adéno-pelvi-péritonite. En effet, nous savons que, par le fait de l'adéno-lymphite, il survient assez souvent une inflammation du tissu cellulaire des ligaments larges, une inflammation du cul-de-sac péritonéal recto-utérin; nous savons que cette inflammation constitue la deuxième période de l'adéno-lymphite, la troisième période étant caractérisée par la suppuration du tissu cellulaire. Il s'agit donc de reconnaître ces diverses inflammations, ou plutôt de reconnaître leur origine, car, ainsi que je vais le dire, lors de mon étude sur l'adéno-phlegmon du ligament large et sur l'adéno-pelvi-péritonite, le diagnostic des ces lésions ne présente pas de bien grandes difficultés. Le point le plus important est de savoir quelle est leur origine? Lorsque la malade est soumise à l'examen du médecin dès le début de son affection, rien n'est plus facile de suivre l'évolution de l'adéno-lymphite et son passage à la deuxième et même à la troisième période. Mais, lorsqu'elle vient réclamer des soins, étant malade depuis longtemps, on constate soit les signes de l'adéno-phlegmon du ligament large, soit les signes de l'adéno-pelvi-péritonite, c'est-à-dire, dans le premier cas, tuméfaction du ligament, rénitence particulière, effacement du cul-de-sac, douleur à la pression ; dans le deuxième cas, tuméfaction autour du col plus ou moins proéminente d'un côté, rebord saillant qui la sépare de la portion libre du col, inégalité plus ou moins grande de cette tuméfaction, etc., etc., il est dès lors difficile de se prononcer. Toutefois un examen attentif, soit au moyen du toucher vaginal, soit au moyen du toucher rectal, permet le plus souvent de reconnaître l'origine lymphatique de cet adéno-phlegmon, de cette adéno-pelvi-péritonite. En effet, il est bien rare de ne pas trouver, au même milieu de cette masse résistante remplissant le ligament large, une tuméfaction plus circonscrite siégeant près de l'isthme utérin, de ne pas trouver sur les parois du bassin, soit au niveau du trou obturateur, soit au niveau de la branche horizontale du pubis, soit au niveau du sacrum, des tumeurs ganglionnaires, des lymphatiques enflammés qui permettent de remonter à la véritable origine de l'adéno-phlegmon du ligament large, de l'adéno-phlegmon péri-utérin, de l'adéno-pelvi-péritonite. Du reste, à mesure que la résolution du tissu cellulaire se produit, que la résorption des produits inflammatoires s'accuse, les ganglions et les lymphatiques redeviennent sensibles au toucher, et leur présence ne peut laisser aucun doute sur la réalité de l'origine de ces inflammations péri-utérines. Je possède de nombreuses observations, recueillies par mes élèves, qui sont des plus concluantes à ces différents points de vue. J'ajoute, lors même que le diagnostic de l'origine de ces accidents ne serait pas fait, du moment que le médecin a reconnu soit un phlegmon du ligament large, soit une pelvi-péritonite, le pronostic et le traitement présentent les mêmes indications; il ne saurait en résulter aucun préjudice pour la malade et pour la considération du médecin. Le point essentiel pour celui-ci est de bien reconnaître l'adéno-lymphite, soit à l'état aigu, soit à l'état chronique, et de ne pas la confondre, comme on l'a fait jusqu'ici, soit avec une ovarite, soit avec un phlegmon chronique, soit avec une pelvi-péritonite; car elle est souvent pour les malades la cause de souffrances plus ou moins vives dont l'origine est méconnue, la cause de rechutes nombreuses. En outre, ses indications thérapeutiques sont des plus nettes, des plus précises.

Quant à l'adéno-phlegmon post-pubien, si bien décrit par M. A. Guérin, on le reconnaîtra aux caractères suivants : en arrière du pubis, près des trous sous-pubiens et de l'orifice supérieur du canal crural, derrière le ligament de Poupart, il existe une tumeur qui tapisse le pubis depuis sa branche horizontale jusqu'au trou sous-pubien, s'étendant souvent bien au delà, en arrière et sur les côtés. « Ce n'est pas seulement, dit M. A. Guérin, le tissu cellulaire du bassin qui devient le siège du phlegmon; l'inflammation gagne plus tard celui qui existe derrière la paroi abdominale antérieure, entre la couche musculeuse et le péritoine, de manière à figurer cette plaque résistante à laquelle Chomel avait donné le nom de plastron abdominal, le croyant, comme tous les auteurs qui ont écrit après lui, un signe pathognomonique du phlegmon du ligament large. » En même temps que cette tumeur, le doigt, introduit dans le vagin, permet de constater un œdème qui s'étend depuis le pubis jusqu'au delà du col de l'utérus, siégeant sur un des côtés de la matrice et du vagin, tandis que la main, appliquée sur la paroi abdominale antérieure fait reconnaître que cette tumeur est située parallèlement au ligament de Poupart. La pression au niveau des vaisseaux fémoraux est douloureuse.

On le voit d'après ces caractères, la confusion n'est pas possible entre l'adéno-phlegmon juxta-pubien et l'adéno-phlegmon du ligament large. Dans le premier cas, la tumeur est située derrière le pubis, le doigt ne peut avoir la sensation de la branche horizontale de cet os, le cul-de-sac latéral est libre; tandis que, dans le deuxième cas, le cul-de-sac latéral est bombé, refoulé en avant, mais pas assez, cependant, pour que le doigt, introduit dans le vagin, ne puisse atteindre le pubis, sur la branche horizontale duquel il trouve des ganglions peu volumineux et très douloureux. C'est là pour moi un signe différentiel caractéristique pour bien reconnaître le siège du phlegmon. Aussi, contrairement à la tendance que semble avoir M. A. Guérin de nier l'existence du phlegmon du ligament large, je dis que les deux adéno-phlegmons existent, qu'ils existent séparément. Ce matin, encore, j'en démontrais la réalité et je mettais à même les médecins et les élèves qui veulent bien suivre mes leçons de gynécologie de constater, sur une femme entrée depuis deux jours dans mon service, un adéno-phlegmon du ligament large droit; mais, si je diffère de M. A. Guérin sur ce point, j'admets, comme lui, qué les observations où il est question d'une extension du phlegmon du ligament large à la paroi pelvienne et abdominale sont erronées et qu'il y a eu erreur de diagnostic. Dans tous ces cas il s'agit d'un adéno-phlegmon post-pubien. Parmi les nombreuses observations d'adéno-phlegmon du ligament large que j'aie recueillies, je n'ai jamais constaté cette extension.

L'adéno-lymphite, étant, pour ainsi dire, liée à la métrite, joue un grand rôle dans le diagnostic de cette affection; elle présente une grande valeur diagnostique. En effet, lorsque le médecin constate par le toucher vaginal l'adéno-lymphite péri-utérine, il peut affirmer l'existence d'une métrite. Ce diagnostic est coroboré aussitôt par l'examen au spéculum et par le cathétérisme utérin. On comprend toute la valeur de cette lésion chez l'enfant, chez la femme vierge, puisqu'elle permet au médecin, dès qu'il en constate l'existence par le toucher rectal, de rapporter à leur véritable origine, la métrite, les symptômes morbides observés tels que la leucorrhée plus ou moins muco-purulente, les douleurs iliaques et pubiennes, et qu'elle lui permet d'instituer un traitement approprié qui, non seulement, guérira l'affection utérine, mais encore empêchera le développement ultérieur des accidents les plus graves. Je ferai remarquer, en outre, que, vu les relations intimes qui existent entre l'adéno-lymphite péri-utérine et la métrite, la nature de cette dernière inflammation devait imprimer son cachet à l'inflammation des lymphatiques. C'est en effet ce qui a lieu. Ainsi l'adéno-lymphite, par son existence, met le médecin non seulement à même de reconnaître la métrite, mais encore d'en reconnaître la nature. C'est ce que je me suis efforcé de démontrer dans cette étude clinique, aussi je crois inutile d'y insister davantage.

§ 177. Pronostic. — L'adéno-lymphite à sa première période ne présente aucune gravité. Elle évolue comme la métrite; elle disparaît avec elle. Pourtant elle persiste parfois après la guérison de cette dernière. Cette persistance se montre surtout lorsque la métrite est constitutionnelle et principalement de nature scrofuleuse ou chlorotique. Dans ces conditions, il m'est arrivé souvent de constater la guérison de la métrite et la persistance de l'adéno-lymphite. Au point de vue du pronostic, cette persistance est fâcheuse ; car, non seulement l'adéno-lymphite peut, par sa présence, être une cause de malaise, de souffrances, de douleurs, mais encore elle peut être l'origine d'accidents nombreux qui ne sont pas sans dangers pour la malade. En effet, tant qu'elle persiste, il faut craindre une recrudescence de l'inflammation, et par suite son extension aux tissus voisins, tels que le tissu cellulaire, la séreuse péritonéale, d'ou le développement d'un adéno-phlegmon du ligament large, d'un adéno-phlegmon péri-utérin, d'une adéno-pelvi-péritonite. Ces accidents constituent, en effet, toute la gravité de l'adéno-lymphite. Ce sont eux qui aggravent le pronostic de cette lésion lorsqu'elle est arrivée à sa deuxième période. On peut encore, il est vrai, obtenir la résolution de cette inflammation, éviter la troisième période, c'est-à-dire la suppuration. Mais, si parfois la résolution est complète, s'il ne reste aucune trace de cette inflammation, il n'est pas moins vrai qu'assez souvent, des brides cellulo-fibreuses lui succèdent, que ces brides maintiennent l'utérus dans une position vicieuse, qu'elles sont la cause de douleurs pour la femme, et qu'elles sont surtout un obstacle à la fécondation, au développement du germe. En effet, si la stérilité n'en est pas la conséquence, il est bien rare de ne pas voir survenir un avortement dès les premiers mois de la grossesse.

Lorsque l'adéno-lymphite est arrivée à sa troisième période, le pronostic est toujours grave ; c'est celui de l'adéno-pelvi-péritonite du phlegmon du ligament large, suppurés. Je n'y insiste pas pour le moment puisque je vais étudier toutes les conséquences de cette suppuration à propos de ces diverses affections.

L'existence de l'adéno-lymphite, au point de vue du pronostic des affections utérines, des indications thérapeutiques de ces affections, présente quelques considérations que je ne puis passer sous silence. J'ai, du reste, appelé l'attention à plusieurs reprises sur ce sujet ; mais il me semble opportun d'y insister. C'est à l'adéno-lymphite, en effet, qu'il faut attribuer la plupart des cas mortels qui sont survenus après les plus simples opérations pratiquées sur l'utérus comme après les plus compliquées. C'est à elle notamment qu'il faut attribuer ces accidents malheureux, signalés par MM. Poncet et Gillette, après un simple toucher vaginal, après une cautérisation au fer rouge, après un cathétérisme utérin.

Toutes ces opérations augmentent la métrite et par suite augmentent l'intensité inflammatoire de l'adéno-lymphite. J'en ai tous les jours la preuve. Les nombreuses malades de mon service invoquent souvent, comme cause du redoublement de leurs douleurs, une opération, une cautérisation pratiquées en ville. De même il est très commun de voir cette recrudescence après des fatigues sexuelles, après le coït plusieurs fois répété ou après les injections vaginales telles qu'elles sont faites habituellement.

De tous ces faits il résulte donc le précepte suivant : l'examen de l'utérus doit être fait avec la plus grande douceur ; les opérations sur l'utérus, cautérisations, cathétérisme, injections intra-utérines sont interdites pendant la période aiguë de l'adéno-lymphite. En suivant strictement ce conseil, le médecin est assuré de n'avoir pas d'accidents à redouter. Pour ma part, je n'ai eu qu'à me louer de cette ligne de conduite dont je ne m'écarte sous aucuns prétextes. J'attends toujours que l'adéno-lymphite ait cessé d'être à l'état aigu, pour faire les opérations utérines que je crois nécessaires soit pour assurer ou compléter le diagnostic, soit pour guérir l'inflammation utérine, l'inflammation vaginale.

§ 178. Traitement. — L'adéno-lymphite aiguëne comporte pas de traitement spécial. Émanation de la métrite aiguë, elle est traitée par cela même que cette dernière est soumise à une thérapeutique dont j'ai fait connaître les bases. Aussi je n'y insiste pas.

Lorsque l'adéno-lymphite survit à la guérison de la métrite ou lorsqu'elle est chronique, il est nécessaire d'instituer un traitement destiné à produire la résolution des produits inflammatoires. A cet effet je fais faire tous les soirs sur l'abdomen une onction avec la pommade suivante :

Axonge .... 50 grammes.
Onguent hydrargirique.............. 10 —

M. s. a.

Gros comme une noisette par chaque onction, recouvert d'un linge de toile et d'un morceau de caoutchouc.

Lorsqu'il existe de la douleur, j'ajoute à cette pommade l'extrait de belladone ou l'extrait thébaïque à la dose de 4 grammes.

En même temps on introduit dans le cul-de-sac vaginal qui correspond à l'adéno-lymphite un tampon d'ouate, gros tout au plus comme une noisette, enduit de la pommade suivante :

Axonge........................ 50 grammes.
Iodure de potassium.............. 10 —

M. s. a.

S'il existe de la douleur, j'y fais incorporer de l'extrait de belladone, de l'extrait de jusquiame ou de l'extrait thébaïque à la dose de 2 grammes, Avant chaque pansement vaginal, la malade fait une irrigation avec de l'eau de guimauve ou de myrrhe tiède.

Ce traitement suffit, en général, pour produire assez rapidement la résolution de l'inflammation ganglionnaire. Du reste, il ne faut pas négliger le traitement de la métrite qui, de son côté, aide puissamment à cette résolution. Les eaux minérales, les bains minéraux, l'hydrothérapie et la thérapie marine rendent les plus grands services, si le médecin tient compte des indications que j'ai posées.

Quant au traitement de l'adéno-phlegmon du ligament large, de l'adéno-phlegmon péri-utérin, de l'adéno-pelvi-péritonite, je le ferai connaître en étudiant ces lésions péri-utérines.

CHAPITRE XI

ADÉNO-PHLEGMON DU LIGAMENT LARGE ET ADÉNO-PHLEGMON PÉRI-UTÉRIN

(phlegmon du ligament large et péri-utérin).

Considérations générales. — Le phlegmon du ligament large n'est autre qu'un adéno-phlegmon. — Étiologie. — Toutes les causes qui produisent la métriteou la vaginite donnent lieu à cet adéno-phlegmon. — Symptomatologie : début, phénomènes fébriles, douleur, anorexie, tumeur dans l'un des culs-de-sac vaginaux, parfois dans les deux ; plastron abdominal de Chomel. — Marche, durée, terminaisons : résolution, récidives, suppuration. — Diagnostic : adéno-phlegmon post-pubien, ovarite, adéno-pelvipéritonite, hématocèle rétro-utérine. — Anatomie pathologique.

Adéno-phlegmon péri-utérin (phlegmon péri-utérin des auteurs). Existe-t-il ? — Anatomie pathologique. — Étiologie. — Symptomatologie et diagnostic.

Traitement, émollients, révulsifs, antiphlogistiques, résolutifs.

I. — Adéno-phlegmon du ligament large.

§ 179. Considérations générales. — Le phlegmon du ligament large occupe un rang important parmi les phlegmasies péri-utérines. Aussi, depuis Grisolle (1) qui lui donna son nom en 1834, a-t-il été le sujet de nombreux travaux. Mon intention n'est pas de les rappeler tous et d'en faire un historique complet. Je dirai seulement qu'il a été tour à tour le sujet des préoccupations de Bennet (2), Walleix (3), Aran (4), Becquerel (5), Scanzoni (6), Gallard (7), Nonat (8), Frarier (9), Bernutz (10), Noël Guéneau de Mussy (11).

(1) Grisolle. *Mém. sur le phlegmon de la fosse iliaque*. Arch. de méd. 1834.

(2) H. Bennet. *Traité de l'infl. de l'utérus*, trad. par Aran.

(3) Walleix. *Loc. cit.*

(4) Aran. *Loc. cit.*

(5) Becquerel. *Traité clinique des maladies de l'utérus.* Paris 1859.

(6) Scanzoni. *Traité pratique des maladies des organes sexuels de la femme*, trad. par Dor et Socin. Paris 1858.

(7) Gallard. *Loc. cit.*

(8) Nonat. *Loc. cit.*

(9) Frarier. *Thèses de Paris.*

(10) Bernutz. *Archives tocologie*, 1874.

(11) M. Guéneau de Mussy. *Clin. méd.* 1875.

De tous ces travaux, il résulte que le phlegmon du ligament large est une affection nettement définie, et que si, dans un certain nombre de cas, il est confondu avec les autres affections péri-utérines, pelvi-péritonite, ovarite, il est certain aussi que, dans un grand nombre de faits, il existe seul et possède une physionomie clinique, une symptomatologie qui permettent de le reconnaître et de le différencier des autres affections péri-utérines.

M. Alph. Guérin, dans ces dernières années, a émis l'opinion que le phegmon du ligament large n'était pas aussi fréquent qu'on le croyait généralement, et qu'on confondait facilement cette affection avec l'adéno-phlegmon post-pubien, « car, dit-il, dans beaucoup de cas, les symptômes, attribués par les auteurs au phlegmon du ligament large, appartiennent à l'adéno-phlegmon post-pubien. » Cet auteur, en outre, a émis l'idée que le phlegmon du ligament large pourrait bien ne pas exister.

Tout en partageant son opinion sur la confusion possible commise par les auteurs entre l'adéno-phlegmon post-pubien et le phlegmon du ligament large, je ne puis accepter celle qui consisterait à nier l'existence de cette dernière inflammation. Si je consulte les nombreuses observations recueillies dans mon service de gynécologie, je puis affirmer au contraire qu'elle est très fréquente. Il ne saurait en être autrement d'après la pathogénie que je lui assigne, et sur laquelle j'ai déjà eu l'occasion d'insister à plusieurs reprises.

Et d'abord la possibilité de l'existence de l'adéno-phlegmon ou du ligament large ne peut être mise en doute par personne. L'anatomie nous montre qu'entre les deux feuillets séreux qui forment ce ligament, il existe une quantité assez notable de tissu cellulaire lâche. Ce tissu communique, d'après les anatomistes, d'une part, à la partie externe du ligament large, avec le tissu cellulaire de la fosse iliaque et d'autre part, à la partie interne, avec le tissu cellulaire sous-séreux qui enveloppe l'utérus et notamment avec celui plus abondant situé au niveau de l'isthme utérin; d'où la propagation du phlegmon à la fosse iliaque et autour de l'utérus. M. Alp. Guérin n'admet pas, il est vrai, cette donnée anatomique. Il regarde les ligaments larges comme formant une cavité close, les feuillets cellulo-aponévrotiques qui doublent le péritoine s'insérant en dehors sur les aponévroses obturatrices et sacro-

(1) Alph. Guérin. *Leçons cliniques*. 1878.

iliaques. Mais, en admettant que cette opinion soit vraie, elle n'a de valeur qu'au point de vue de la propagation du phlegmon aux parties voisines, surtout au tissu cellulaire pelvien, au tissu cellulaire sous-abdominal; elle n'en a aucune au point de vue du développement de ce phlegmon dans l'épaisseur du ligament large, au point de vue du développement de l'adéno-phlegmon péri-utérin.

L'anatomie nous apprend, en outre, qu'au milieu de ce tissu, se trouvent de nombreux vaisseaux et ganglions lymphatiques qui non seulement occupent l'épaisseur du ligament large, mais encore rampent sur la surface externe de l'utérus. Ces vaisseaux ont leur origine, ainsi que je l'ai dit, dans la muqueuse utérine; aussi participent-ils à l'inflammation de cette dernière. J'ai assez insisté sur ce sujet pour que je n'y revienne plus. Je ferai remarquer seulement que c'est à l'extension de cette lymphangite, de cette adénite qu'il faut attribuer l'inflammation de la gangue cellulaire qui les renferme. C'est, en effet, ce qui a lieu. Il n'y a pas de jours où je n'observe pendant l'évolution de la métrite, tantôt une adéno-lymphite simple, tantôt une adéno-lymphite avec inflammation du tissu cellulaire, un adéno-phlegmon du ligament large, un adéno-phlegmon péri-utérin. Parfois, même alors que la malade, soumise à mon observation, se présente avec une cellulite telle qu'il m'est impossible de constater la trace soit d'une lymphangite, soit d'un adénite, je ne tarde pas à la retrouver dès que la résolution de cette cellulite s'opère, montrant ainsi l'existence constante de l'adéno-lymphite. C'est parce que la clinique révèle toujours que telle est bien la pathogénie, l'origine de cette inflammation du tissu cellulaire que je la désigne sous le nom d'adéno-phlegmon du ligament large, d'adéno-phlegmon péri-utérin, par analogie du reste avec la lésion décrite par M. A. Guérin sous le nom d'adéno-phlegmon post-pubien. Mais, je le répète, contrairement à l'opinion que laisse pressentir cet éminent chirurgien, ces deux lésions existent; elles ont toutes deux la même origine; toutes deux sont sous la dépendance d'une métro-vaginite; on peut admettre l'une aux dépens de l'autre. J'ajoute que pour moi, du reste, et mon opinion est basée sur les faits que j'observe, l'adéno-phlegmon du ligament large est plus fréquent que l'adéno-phlegmon post-pubien. Cette fréquence ne saurait surprendre si, comme je le crois, et comme les faits paraissent jusqu'à présent le démontrer, l'adéno-phlegmon péri-utérin, l'adéno-phlegmon du ligament large sont sous la dépendance de la métrite, tandis que l'adéno-phlegmon post-pubien dépendrait seulement de la vaginite, d'une lésion de ce conduit. Si j'émets cette proposition, c'est parce que je n'ai encore constaté cette dernière lésion que dans le cas de métro-vaginite et jamais dans la métrite seule.

Il est bien entendu que, dans le développement de toutes ces considérations, la métrite puerpérale des auteurs est laissée de côté. Je ne m'occupe ici que de la métrite constitutionnelle ou non constitutionnelle et de l'adéno-lymphite qui en est la conséquence. C'est dans l'inflammation utérine, survenue en dehors de l'accouchement c'est dans la vaginite simple ou spécifique, que le médecin peut faire une étude précise de l'adéno-lymphite et de ses complications, qu'il peut en apprécier l'évolution. Sous l'influence de la grossesse, de l'accouchement, trop d'éléments divers entrent en scène, cachent la véritable physionomie des affections et des lésions utérines ou péri-utérines pour qu'il puisse en tirer des déductions conformes à la clinique.

Ces considérations générales sur la pathogénie et le développement de l'adéno-phlegmon du ligament large et de l'adéno-phlegmon péri-utérin étant admises, j'ajoute que les caractères cliniques de cette affection ont été exactement tracés par les auteurs qui l'ont étudiée et que, sauf quelques points se rapportant surtout à son évolution, je n'aurai rien à ajouter à la description qu'ils nous en ont donnée.

§ 180. Étiologie. — Du moment que l'adéno-phlegmon du ligament large n'est que la conséquence de l'adéno-lymphite, qu'il ne constitue qu'un état plus avancé de cette affection, les causes qui le produisent, sont celles de l'adéno-lymphite, c'est-à-dire celles qui donnent lieu à la métrite et à la vaginite. Parmi ces causes nous retrouvons les fonctions physiologiques des organes génitaux et sexuels, l'avortement, l'accouchement, les troubles menstruels, les excès de coït, le traumatisme, les maladies générales constitutionnelles et les maladies générales diathésiques, les affections contagieuses. Ce sont, du reste, les causes invoquées par tous les auteurs; ils en ont donné seulement une interprétation différente en admettant qu'elles agissent directement, qu'elles provoquent à elles seules le développement du phlegmon du ligament large, du phlegmon péri-utérin, de la péri-métrite. Suivant moi, au contraire, elles n'agissent qu'en produisant d'abord la métrite, origine première de l'adéno-lymphite et plus tard, suivant le degré de l'inflammation, l'adéno-phlegmon du ligament large.

Le traumatisme, dû à l'accouchement, n'agit pas d'une autre manière. La déchirure du col qui s'observe surtout chez les primipares, alors que le travail se fait trop rapidement, provoque surtout la métrite et par suite l'adéno-lymphite. M. A. Guérin le fait remarquer avec raison, lorsqu'il dit « le travail inflammatoire produit dans ces conditions est de nature à donner naissance bien plutôt à l'adéno-lymphite qu'au phlegmon. » Le traumatisme ne peut être invoqué que dans une seule circonstance bien déterminée. J'ai dit que parfois l'adéno-lymphite survit à la métrite, de même que l'adénite cervicale, l'adénite sous-maxillaire persistent alors que l'inflammation du cuir chevelu, de la peau, de la face, de la muqueuse buccale a disparu depuis longtemps. Cette adéno-lymphite reste stationnaire, pour ainsi dire à l'état latent, ou bien elle ne se révèle que par quelques douleurs dans la région pelvienne et dans la région hypogastrique, par quelques douleurs névralgiques. Dans ce cas, il suffit d'un traumatisme léger, tel que le coït, l'acte puerpéral, la compression par suite d'un amas de matières fécales, pour réveiller l'adéno-lymphite et donner naissance à l'adéno-phlegmon. Hors ce cas, je le répète, toutes les causes agissent en produisant la métrite, l'adéno-lymphite et par suite l'adéno-phlegmon.

Cette étiologie nous donne l'explication des quelques cas d'adéno-phlegmon du ligament large observés chez les jeunes filles, chez les femmes vierges. La métrite constitutionnelle dont elles sont atteintes, doit être seule mise en cause. On ne trouve aucune autre circonstance à invoquer pour expliquer le développement de ce phlegmon. Aussi ne puis-je admettre l'opinion professée par certains auteurs, à savoir : le phlegmon du ligament large n'a jamais été observé en dehors de l'état puerpéral. Les nombreux cas qui se trouvent actuellement dans mon service, et dont les observations sont recueillies avec soin tous les jours par mes élèves, montrent combien cette opinion est erronée et doit être révisée.

On a de même prétendu que le phlegmon siégeait de préférence dans le ligament large gauche. On attribue ce siège à la déchirure du col qui, lors de l'accouchement, se produirait surtout à gauche. Il est possible qu'il en soit ainsi, lorsque l'adéno-phlegmon est consécutif à une métrite traumatique. Je n'ai pas assez de faits pour contrôler cette assertion. Mais ce que je puis affirmer, c'est que l'origine de la métrite étant écartée, l'adéno-lymphite occupe souvent les deux côtés, et lorsqu'elle prédomine d'un côté, elle paraît être plus prononcée à droite qu'à gauche. Aussi m'arrive-t-il souvent de constater un double adéno-phlegmon ou un adéno-phegmon plutôt droit que gauche. Du reste ces faits ont peu d'importance au point de vue clinique; il s'agit simplement d'une question de siège de l'inflammation utérine ou de l'inflammation vaginale. La question de pathogénie est bien autrement importante; car elle seule nous conduit à établir la valeur pronostique de cette lésion et les indications thérapeutiques qu'elle comporte.

§ 181. Symptomatologie. — Ayant fait connaître dans le chapitre précédent les caractères cliniques de l'adéno-lymphite, je n'ai plus à y revenir. Je dois me borner, dans cette étude de l'adéno-phlegmon péri-utérin, de l'adéno-phlegmon du ligament large, à la description des symptômes qui accusent, dans le cours de l'évolution de l'adéno-lymphite, le développement de l'inflammation du tissu cellulaire au milieu duquel se trouvent les vaisseaux lymphatiques et les ganglions. Du reste, je le répète, et je ne saurais trop y insister, il n'est pas rare de constater chez la même malade, l'adéno-lymphite à ces diverses périodes. Bien souvent on trouve d'un côté cette lésion, alors que de l'autre elle est à l'état d'adéno-phlegmon et même de suppuration. Il en résulte que le médecin saisit sur le fait la cause et les conséquences de cette inflammation.

Une fois constitué, l'adéno-phlegmon du ligament large se présente avec une physionomie clinique, si bien tracée par les auteurs, notamment par MM. Nonat, Gallard, N. Guéneau de Mussy, Bernutz, dans leur description du phlegmon du ligament large, que, pour ma part, je n'ai rien à y ajouter, rien à y retrancher.

Je ferai tout d'abord remarquer que, d'après M. Bernutz, le phlegmon du ligament large présente tous les caractères de famille des phlegmons abdominaux. Comme les phlegmons iliaques, péri-néphrétiques, de la paroi abdominale antérieure, il est caractérisé par deux faits principaux: il s'accompagne d'une certaine réaction fébrile, variable dans son intensité, mais constante; il a une tendance très manifeste à se propager au tissu cellulaire des régions avoisinantes. C'est là un mode d'évolution qui doit servir à le différencier de la pelvi-péritonite qui, d'une manière inverse, présente une tendance très manifeste à l'enkystement.

Le début des accidents est difficile à apprécier; c'est dans le cours de la métrite aiguë ou de la métrite chronique qui subit une exacerbation que les accidents surviennent. Lorsque c'est à la suite de l'accouchement, M. Frarier pense qu'ils se développent entre le premier et le vingtième jour. En réalité, il est parfois des plus difficiles de savoir exactement l'époque du début. Quoiqu'il en soit, s'il s'agit d'une femme récemment accouchée, elle a souvent repris ses occupations d'une manière prématurée; elle éprouve du malaise, des douleurs abdominales, mais elle continue néanmoins à travailler. Bientôt la douleur augmente et les phénomènes généraux deviennent prédominants; c'est à partir de ce moment que l'affection est véritablement constituée. Il en est de même s'il s'agit d'une femme atteinte d'une métrite constitutionnelle ou non constitutionnelle, d'une métrite diathésique ou non diathésique. C'est au début de la métrite aiguë ou pendant une recrudescence aiguë de la métrite chronique, que la femme éprouve du malaise, des douleurs, du frisson, de la fièvre, phénomènes qui doivent appeler l'attention du médecin sur une nouvelle lésion utérine et péri-utérine. Les malades sont abattues, des frissons se montrent, la peau est chaude, quelquefois sèche, le pouls est fréquent, parfois petit, mais on ne peut pas attribuer cette faiblesse du pouls au phlegmon, c'est plutôt le fait de la débilitation par une cause quelconque ayant agi antérieurement. Dans quelques cas il existe de véritables phénomènes typhoïdes. Deux malades de mon service présentaient dernièrement ces caractères au plus haut dégré, et dès l'abord la méprise était possible. Dans tous les cas il existe de l'anorexie, de l'insomnie. La fièvre ne présente aucun caractère bien déterminé, si ce n'est qu'elle subit des exacerbations vespérales. En même temps la douleur s'exagère et se localise d'une manière plus précise qu'au début, elle siège dans une des fosses iliaques, et elle irradie vers l'hypogastre, vers la région lombaire et vers la partie supérieure de la cuisse; elle est réveillée par les mouvements et la pression abdominale. Contrairement à ce qu'on observe dans l'adéno-pelvi-péritonite le ventre n'est pas ballonné, c'est à peine si, à la vue, on note que la paroi abdominale présente une légère saillie du côté affecté. A la palpation on constate parfois, dès le début, au-dessus de l'arcade de Fallope, un empâtement notable, en déprimant la paroi abdominale. Le toucher vaginal donne les plus précieux renseignements. Le vagin est plus chaud qu'à l'état physiologique ; la thermométrie vaginale accuse nettement une élévation de plusieurs degrés. On trouve le col dévié du côté opposé à l'inflammation, d'après M. Bernutz ; tandis que, d'après M. N. Guéneau de Mussy, la déviation du même côté que le phlegmon est la règle ; ce dernier auteur regarde même ce symptôme comme un des plus importants pour différencier le phlegmon des ligaments larges de la pelvi-péritonite. Pour ma part, les faits que j'ai observés me portent à admettre l'opinion de M. Bernutz, comme s'appliquant au plus grand nombre de cas. L'utérus est presque complètement immobilisé. En explorant les culs-de-sac vaginaux, on constate que l'un des culs-de-sac latéraux est élargi. Au fond de ce cul-de-sac, on sent assez facilement une tumeur résistante qui se présente avec les caractères suivants : en dedans, elle forme un bourrelet concave qui embrasse la convexité correspondante du col; en dehors, cette tumeur est peu distincte, c'est un empâtement assez résistant, mais dont il est impossible de préciser les limites. Le toucher rectal complète ces données; il permet de reconnaître que la tumeur n'occupe pas la totalité de l'excavation pelvienne, et qu'en arrière, elle se trouve dans le même plan que la face postérieure de l'utérus. Enfin lorsqu'au toucher vaginal on combine le palper abdominal, on peut nettement constater que les mouvements imprimés par le doigt placé dans le vagin, sont transmis à la main appliquée sur l'abdomen. La masse de la tumeur peut également être appréciée par ce procédé.

Bientôt la paroi abdominale, au niveau de la fosse iliaque, fait une saillie plus ou moins notable. La palpation fait découvrir immédiatement au-dessus de l'arcade de Fallope une plaque dure, résistante, qui siège à la partie profonde de la paroi abdominale. A ce niveau les téguments ont conservé leur coloration normale, ils glissent facilement sur cette tumeur. Sa limite supérieure peut atteindre l'ombilic, en bas elle se prolonge manifestement dans le petit bassin ; la percussion dénote une matité absolue; c'est à cette plaque que Chomel a donné le nom de plastron abdominal. M. Alp. Guérin compare avec assez d'exactitude la sensation que donne cette plaque à celle que fournirait une injection artérielle ayant rompu les tuniques vasculaires. En même temps surviennent dans la tumeur des modifications appréciables par le toucher vaginal. La plaque vaginale, qui primitivement n'occupait que le fond du cul-de-sac se recourbe de 1 centimètre et demi à 2 centimètres sur les parois vaginales. La tumeur vient alors s'appliquer en avant sur l'arcade pelvienne ; en dedans et en haut, elle se continue avec le bord correspondant de l'utérus, en dedans et en bas, elle n'est séparée du col que par un étroit sillon. Il est assez fréquent de voir la tumeur occuper un prolongement en avant du col, plus rarement en arrière.

§ 182. Marche, durée, terminaisons. — La marche de l'affection est lente; les malades s'affaiblissent ; il existe fréquemment de la fièvre le soir, des frissons irréguliers, parfois des sueurs abondantes. Quoi qu'il en soit de la lenteur et des vicissitudes qui marquent l'évolution de la maladie, elle aboutit à une terminaison qui est variable suivant les cas. Lorsque la phlegmasie a été de médiocre intensité, ou bien lorsque la malade a été soumise de bonne heure à un traitement énergique, la résolution peut avoir lieu. Les phénomènes généraux ne tardent pas à disparaître ; la tumeur diminue progressivement de volume ; l'utérus redevient mobile ; les règles reparaissent, et tout rentre dans l'ordre. Je ferai remarquer contrairement à l'opinion de M. Bernutz que l'adéno-phlegmon des ligaments larges est sujet à de nombreuses récidives avant de guérir définitivement. Il ne saurait en être autrement, puisque l'affection utérine qui lui donne naissance est elle-même sujette à de nombreuses recrudescences. Ce fait a frappé tous les auteurs ; mais ils ne pouvaient en donner une explication satisfaisante, puisqu'ils ignoraient la pathogénie de cette affection. Aussi les uns ont fait de ces récidives un caractère de la pelvi-péritonite, les autres les ont désignées, avec M. Gosselin, sous le nom de phlegmon chronique avec redoublements inflammatoires.

Une terminaison fréquente de l'adéno-phlegmon du ligament large, d'après les auteurs, est la suppuration. Elle est annoncée en général par des frissons, une fièvre plus vive, une douleur plus intense. Parfois même les malades indiquent très bien que leur douleur n'a pas seulement augmenté d'intensité, mais aussi qu'elle a changé de caractère ; elle est devenue lancinante. En même temps que ces phénomènes généraux, parfois même en leur absence, les signes physiques, indiquant une modification survenue dans la tumeur, se modifient à leur tour. Ainsi on note par le toucher vaginal que le col est souvent œdémateux, que la tumeur est devenue rénitente, élastique, quelquefois même parfaitement fluctuante. Ces signes se montrent surtout lorsque l'abcès doit se vider par le vagin, par le rectum, ou par la vessie. En effet, les malades ne tardent pas à rendre du pus par le rectum ou par la vessie ; on le trouve mélangé soit avec les matières fécales, soit avec les urines. Parfois la collection purulente se fait jour par le vagin ; la malade se sent mouillée, suivant son expression, le pus laisse sur son linge une large tache ; elle croit à une augmentation de ses flueurs blanches.

Fréquemment l'adéno-phlegmon du ligament large se fraye une issue en dehors du petit bassin. Le plus souvent alors c'est à la face profonde de la paroi abdominale antérieure que se montre la suppuration. On voit dans ces cas une saillie circonscrite au-dessus de l'arcade crurale ; à ce niveau le plastron est ramolli, fluctuant ; il est alors urgent de donner issue au pus. L'incision fait sortir un pus phlegmoneux, jaunâtre, bien lié. En général l'évacuation du pus est suivie d'un soulagement immédiat, la douleur cesse presque complètement, et de plus les phénomènes généraux disparaissent ; les frissons, la fièvre cessent, l'appétit renaît. Néanmoins il ne faut pas regarder l'affection comme absolument terminée. Au bout de quelques jours on peut voir revenir les phénomènes qui ont précédé la suppuration, on assiste à une seconde poussée. La fluctuation se montre au-dessus ou au-dessous du foyer précédemment ouvert ; on a même signalé des cas où la suppuration est allée se faire jour à l'ombilic ; la mort, dans les observations signalées par M. Bernutz, est survenue à la suite de cette ouverture à l'ombilic. M. Alp. Guérin a cependant vu, après un cas analogue, une fistule persister plus de deux ans au niveau de l'ombilic et se fermer ensuite d'une manière définitive.

Parfois l'inflammation gagne la couche cellulaire sous-péritonéale qui tapisse la fosse iliaque, et c'est là une propagation qui peut avoir de graves conséquences. Reste-t-elle limitée à la couche sous-péritonéale ? son voisinage de la séreuse est un danger toujours imminent. Progresse-t-elle vers les parties plus profondes en détruisant l'aponévrose fascia iliaca ? elle va déterminer un psoïtis et une suppuration prolongée. Comme on le voit, l'adéno-phlegmon du ligament large est caractérisé par sa tendance à envahir les couches cellulaires avec lesquelles il est en connexion, et cette propagation ne se fait pas dans une seule direction. Le pus peut se faire jour dans plusieurs organes à la fois; c'est ainsi que M. Bernutz signale le fait d'un phlegmon du ligament large qui s'était ouvert à la fois dans la vessie, le cœcum, la fosse iliaque et le vagin. On comprend la longue durée de l'affection dans ces conditions. Il faut enfin signaler une voie beaucoup plus rare que peuvent suivre les collections purulentes nées dans les ligaments larges, c'est la fosse iliaque externe au dessous des muscles fessiers. Ce phénomène s'explique facilement par les connexions du tissu cellulaire des ligaments larges avec celui de la fesse.

Quelle que soit la voie suivie par le pus, le travail de suppuration peut durer très longtemps; les fistules qui résultent de l'ouverture des collections purulentes dans les divers organes que j'ai signalés, persistent pendant une période variable. La guérison est la règle après cette suppuration; seulement la convalescence est longue et demande les plus grands ménagements de la part des malades, car on voit survenir des récidives quelquefois beaucoup plus graves que la première atteinte de l'affection. L'utérus recouvre bientôt la liberté de ses mouvements et la douleur disparaît.

Il est cependant des cas où les symptômes locaux persistent encore en partie après la suppuration. Les parties primitivement envahies par l'inflammation restent indurées, du moins dans une certaine étendue de la tumeur initiale, et l'on peut dire dans les faits de ce genre que la terminaison a lieu moitié par suppuration, moitié par induration.

§ 183. J'ai tenu à donner la description de l'adéno-phlegmon du ligament large telle qu'elle nous a été donnée par les auteurs et notamment par M. Bernutz. Il ne faudrait pas croire que cette description réponde à tous les cas. Elle me paraît exceptionnelle et M. Alphonse Guérin a eu raison de dire qu'elle se rapprochait plus de l'adéno-phlegmon post-pubien que de celle du véritable phlegmon du ligament large. Aussi je ne suis nullement étonné que ce chirurgien ait mis en doute l'existence de ce phlegmon. D'après les nombreux cas que j'ai observés, on constate tout d'abord une tuméfaction, une rénitence, un relief du ligament large par suite de l'induration, de l'épaississement du tissu cellulaire qui enveloppe les ganglions et les vaisseaux lymphatiques; la paroi vaginale reste libre dans une partie de son étendue, il n'existe pas de plastron véritablement abdominal. Aussi par le toucher vaginal, le médecin peut nettement séparer cette lésion de l'adéno-phlegmon post-pubien si bien décrit par M. Alphonse Guérin et ses élèves. Le doigt, en effet, parvient, dans le cas d'adéno-phlegmon du ligament large, à toucher la face postérieure du pubis et à constater que le ganglion post-pubien est sain. La palpation abdominale permet de constater une légère rénitence, plus ou moins douloureuse dans la fosse iliaque qui est bien mieux perçue par le toucher rectal.

Lorsque cet adéno-phlegmon suppure, les signes physiques deviennent plus accusés; le relief est plus considérable, la paroi vaginale est bombée, et il est assez facile de constater une fluctuation qui devient surtout appréciable lorsqu'on combine avec le toucher vaginal la palpation abdominale ou le toucher rectal. Mais dans ce cas, encore, le doigt permet de constater que la branche horizontale du pubis est libre. Quant à l'ouverture de l'abcès, elle est des plus variables, et, comme les auteurs, j'ai constaté que le pus se faisait jour soit à travers le rectum, le vagin, la vessie et même dans un cas à travers l'utérus; le pus sortait par un orifice situé sur la lèvre postérieure. Dans un cas qui s'accompagnait d'une véritable infirmité et de douleurs atroces, le pus s'était fait jour en même temps dans ces trois organes.

Tels sont les faits que j'observe et qui me permettent d'affirmer l'existence de l'adéno-phlegmon du ligament large. Les signes cliniques qu'il présente sont assez nets, assez tranchés pour le faire diagnostiquer de l'adéno-phlegmon post-pubien, de la pelvi-péritonite des auteurs, de l'hématocèle rétro-utérine. Quant à la partie de la description de M. Bernutz et des auteurs qui s'écarte de celle que je viens de faire, je n'oserais l'infirmer d'une manière formelle, parce que je ne pourrais baser mon opinion contradictoire sur aucun fait précis, et que j'aime à croire que deux observateurs aussi distingués et aussi cliniciens que MM. Bernutz et Alphonse Guérin ont parfaitement vu les affections dont ils nous ont donné une étude si parfaite. Il est bien évident que ces deux lésions existent; que l'adéno-phlegmon du ligament large existe au même titre que l'adéno-phlegmon post-pubien, et, cela, pour une bonne raison, c'est qu'ils ont tous deux la même origine, l'adéno-lymphite, consécutive à une inflammation de l'utérus ou du vagin. En outre, les faits que j'ai recueillis, ne peuvent laisser aucun doute dans l'esprit de ceux qui ont été à même de les observer avec moi. Si je n'avais craint de donner trop d'extension à ce traité clinique, j'aurais publié un certain nombre d'observations à l'appui de l'opinion que j'émets sur l'existence de l'adéno-lymphite et des adéno-phlegmons pelviens et péri-utérins. Le lecteur y aurait trouvé tous les degrés de l'inflammation, toutes les périodes qui la caractérisent. Ces observations sont à la disposition de mes élèves et plusieurs d'entre eux y ont puisé pour en faire le sujet de leur thèse inaugurale. Je citerai notamment les thèses de MM. Gozard, Moret et Henri.

§ 184. Diagnostic. — D'après les caractères cliniques que je viens de faire connaître, le diagnostic de l'adéno-phlegmon du ligament large ne saurait présenter de grandes difficultés. On le reconnaîtra facilement à l'empâtement, à l'induration, à la saillie vaginale que présente le ligament large, à la tuméfaction qui embrasse une partie de l'utérus, à l'immobilité de cet organe, à la déviation qu'il présente. On le distinguera de l'adéno-phlegmon post-pubien, en ce qu'il sera toujours facile de constater par le toucher vaginal l'intégrité du ganglion post-pubien, l'intégrité du tissu cellulaire post-pubien. Pour moi cette constatation permet, bien plus que les autres signes donnés par M. Alphonse Guérin, de diagnostiquer le siège de l'adéno-phlegmon.

De même on ne le confondra pas avec l'ovarite, l'adéno-pelvi-péritonite, l'hématocèle rétro-utérine, les tumeurs solides péri-utérines, telles que les corps fibreux développés sur la paroi externe de l'utérus.

Avec l'ovarite, la douleur qui existe spontanément et à la pression pourrait tout d'abord en imposer. Mais un examen attentif permet de différencier l'adéno-phlegmon de cette affection. En effet, dans l'ovarite, on observe une tumeur de forme spéciale, beaucoup plus distincte de l'utérus, tumeur assez mobile et laissant à la matrice ses mouvements antéro-postérieurs. De plus, dans l'ovarite, cette tumeur est beaucoup moins accessible au toucher vaginal. On constate surtout sa présence par la palpation abdominale, suivant les règles qui ont été formulées par M. Charcot et que j'ai fait connaître à plusieurs reprises.

L'adéno-pelvi-péritonite est très souvent confondue avec l'adéno-phlegmon des ligaments larges. L'origine est la même. L'adéno-lymphite de l'isthme utérin, de la face postérieure de l'utérus, des ligaments de la trompe et de l'ovaire, peut à un moment donné de son évolution se compliquer d'une inflammation de la séreuse péritonéale, tout comme nous venons de voir l'adéno-lymphite du ligament large se compliquer d'adéno-phlegmon de ce ligament. Mais si l'origine est la même, les symptômes et les signes physiques sont assez différents pour qu'une méprise ne puisse avoir lieu entre ces deux lésions, entre ces deux complications de la métrite. Pour montrer cette différence, il me suffit de rappeler les principaux symptômes qui différencient ces deux affections. Tandis que l'adéno-phlegmon du ligament large laisse à l'utérus une certaine mobilité, l'adéno-pelvi-péritonite l'immobilise complètement; le frisson est très intense, le ventre ballonné dans l'adéno-pelvi-péritonite ; enfin la douleur est très vive, le facies est grippé, il existe des nausées, des vomissements. Tous ces caractères n'appartiennent pas à l'adéno-phlegmon du ligament large. Mais, en admettant que la période aiguë des deux affections soit passée et que les renseignements fassent défaut sur la marche antérieure des accidents, les signes physiques permettent surtout de les différencier. La tumeur de l'adéno-pelvi-péritonite englobe presque complètement l'utérus; elle occupe en général une grande partie de la cavité pelvienne; elle prédomine surtout dans le cul-de-sac postérieur et elle occupe également un des culs-de-sac latéraux; elle est dure et présente souvent une surface bosselée, irrégulière. La tumeur de l'adéno-phlegmon du ligament large est, au contraire, placée transversalement.

L'hématocèle rétro-utérine sera beaucoup plus difficilement confondue avec l'adéno-phlegmon des ligaments larges. Elle se révèle par une tumeur très volumineuse, mollasse au début, qui occupe la ligne médiane et le cul-de-sac postérieur repoussant le col de l'utérus en haut vers la symphyse du pubis. Elle ne présente donc aucun des caractères du phlegmon.

Les caractères que j'ai assignés à l'adéno-phlegmon du ligament large permettent d'éviter toute méprise avec une tumeur solide péri-utérine ou pelvienne. Aussi je n'insiste pas sur ce diagnostic.

§ 185. Anatomie pathologique. — L'étude anatomo-pathologique de l'adéno-phlegmon du ligament large n'a pas été faite au point de vue des idées que je viens d'émettre. Pour ma part je n'ai pas eu l'occasion de vérifier anatomiquement les caractères physiques que la clinique nous enseigne sur cette lésion. Je ne puis donc que rappeler les travaux des auteurs sur le phlegmon du ligament large, rappeler les lésions qu'ils ont constatées, et rappeler surtout celles décrites par M. Alphonse Guérin dans l'adéno-lymphite post-pubienne.

La constatation des lésions constituant anatomiquement le phlegmon du ligament large n'a pas toujours été faite dans des condition assez précises pour établir d'une manière indubitable leur caractéristique. Il y a à cela plusieurs difficultés. Et d'abord, les recherches anatomiques ont été faites surtout chez des femmes ayant succombé un certain temps après l'accouchement ; de telle sorte qu'il existe toujours des lésions complexes. En outre, quelques-unes des lésions dont les caractères physiques sont très nets pendant la vie, telles que l'œdème phlegmasique du tissu cellulaire, ne se rencontrent plus après la mort. Il faut pour qu'on en retrouve les traces sur le cadavre que l'inflammation ait présenté une grande intensité et qu'elle ait atteint un degré assez avancé. Enfin rien n'est plus commun de constater en même temps une lésion péritonéale. De toutes ces difficultés il résulte que les auteurs sont assez embarrassés pour établir ce qui appartient au phlegmon, ce qui appartient à la pelvi-péritonite.

Quoi qu'il en soit, de nombreuses observations ont été signalées dans lesquelles le tissu cellulaire du ligament large seul était intéressé, sans que le péritoine voisin prit part à l'inflammation. M. Pâris (1) rapporte une autopsie dans laquelle nous voyons les lésions typiques du phlegmon du ligament large, alors que la suppuration n'a pas dépassé ce ligament. J'abrège le récit de cette autopsie. Il s'agit d'un phlegmon du ligament large gauche chez une primipare, la mort est survenue par infection purulente. « On observe, dit l'auteur, les altérations caractéristiques de l'infection purulente : abcès métastatiques dans le foie et la rate, mais pas de péritonite. Au niveau des ligaments larges, l'enveloppe péritonéale est lisse et sans rougeur ; le tissu cellulaire est infiltré d'une matière gélatiniforme, supérieurement les ailerons restent intacts. La tumeur du ligament gauche, accolée en dedans à l'utérus, remonte jusqu'à 3 ou 4 centimètres au-dessus du col, et descend jusqu'à 2 centimètres

(1) Paris. *Thèses de Paris*, 1866.

au-dessous; tout autour, surtout le long du vagin, le tissu cellulaire est épaissi ; la tumeur s'étend entre les deux lames du ligament large sur une longueur de 3 centimètres; l'incision en fait sortir un pus sanieux, mal lié ; l'abcès, à parois anfractueuses, dans lequel le pus est contenu, envoie deux courts prolongements, l'un en avant entre l'utérus et la vessie, l'autre en arrière contournant l'utérus au niveau de l'isthme. Les veines sont remarquablement dilatées, la plupart distendues par des caillots volumineux, rougeâtres, non adhérents. »

Dans cette observation, comme dans la plupart de celles qui ont été publiées par M. Bernutz, mais en dehors de l'infection purulente, on a noté la phlébite des veines utéro-ovariennes à des degrés divers, et alors il est venu tout naturellement à l'esprit des observateurs de faire jouer un grand rôle à cette phlébite dans la production du phlegmon du ligament large ; mais dans aucune de ces observations, il n'est fait mention de l'état des lymphatiques. Loin de moi la pensée de nier que la phlébite ne puisse amener l'inflammation du tissu conjonctif, ce serait vouloir faire admettre que le tissu cellulaire péri-utérin ne ressemble pas à celui qui se trouve partout ailleurs dans l'économie, mais je ne puis m'empêcher de penser que cette inflammation prend encore plus facilement naissance à la suite de la lymphangite, en raison des connexions intimes qui unissent les troncs et les réseaux lymphatiques avec le tissu conjonctif ; or, on est d'autant plus porté à admettre cette lésion des lymphatiques, que ces vaisseaux sont toujours atteints dans l'affection décrite sous le nom de métrite puerpérale. Le travail de M. J. Lucas-Championnière a mis ce point hors de toute contestation. Cet auteur, en effet, dans toutes les autopsies de femmes mortes, après l'accouchement, de pelvi-péritonite, de phlegmon des ligaments larges, d'ovarite, a constaté toujours une lésion des lymphatiques, des ganglions. Je pense donc avec M. J. Lucas-Championnière que l'adéno-phlegmon du ligament large est le résultat d'une lymphangite péri-utérine ; l'infiltration et l'induration du tissu cellulaire constituent le deuxième degré de l'ininflammation des lymphatiques ; la suppuration en constitue le troisième degré.

II. — Adéno-phlegmon péri-utérin.

§ 186. — Avant de passer au traitement de l'adéno-phlegmon du ligament large, il me reste à parler de l'adéno-phlegmon péri-utérin (phlegmon péri-utérin des auteurs). Quelques gynécologues ont nié l'existence de ce phlegmon en dehors du phlegmon du ligament large. C'est ainsi que M. Bernutz, se fondant sur ce fait anatomique que le péritoine s'applique directement sur le muscle utérin ou n'en est séparé que par une couche de tissu conjonctif excessivement mince, ne conçoit pas la possibilité d'une inflammation de ce tissu cellulaire donnant naissance à un phlegmon un peu volumineux. Mais ce n'est là qu'une demi-verité, et si cette disposition existe réellement au niveau du corps de l'utérus, il n'en est plus de même au pourtour du col utérin. Là, outre le tissu cellulaire renfermé dans le ligament large et que tout le monde admet, il existe, entre la vessie et le col utérin en avant, mais surtout entre le col, le vagin et le rectum en arrière, une assez grande quantité de tissu cellulaire. C'est là un fait sur lequel a beaucoup insisté M. Gallard, et qui maintenant est absolument passé à l'état de vérité anatomique. La possibilité de l'adéno-phlegmon péri-utérin doit donc être mise hors de cause.

Ce phlegmon a été regardé autrefois, il y a une trentaine d'années, comme très fréquent. M. Gallard (1) en a signalé plusieurs cas; M. Nonat lui fait jouer un rôle considérable parmi les affections péri-utérines. M. Gosselin en a rapporté un certain nombre d'observations. Le phlegmon péri-utérin jouissait donc d'un certain crédit, lorsque M. Bernutz attribua à la pelvi-péritonite les accidents considérés par les auteurs précédents comme appartenant au phlegmon péri-utérin. Aujourd'hui c'est l'opinion éclectique qui a été adoptée par la majorité des gynécologistes, et si l'on reconnait que la pelvi-péritonite est d'une fréquence extrême, si l'on admet que le phlegmon du ligament large prend le second rang dans les affections péri-utérines, on reconnait que le phlegmon péri-utérin existe et qu'il joue un certain rôle dans ces affections.

Son existence, en effet, ne peut plus être mise en doute. L'adéno-lymphite péri-utérine, celle surtout qui existe au niveau de l'isthme utérin, celle qui se trouve en rapport avec le tissu cellu-

(1) Gallard. *Thèses de Paris*. 1855.

laire qui, je l'ai dit, est assez abondant entre la vessie et le col utérin d'une part, entre le col, le vagin et le rectum d'autre part, montre que cette complication peut survenir et qu'elle survient même plus fréquemment qu'on ne le croit. J'ai montré, en effet, que le ganglion, décrit par M. J. Lucas-Championnière au niveau de l'isthme, empiétant légèrement sur la paroi postérieure de l'utérus, était très souvent enflammé dans la métrite ; j'ai montré, en outre, qu'il était fréquent de constater l'inflammation des vaisseaux lymphatiques qui se trouvent à ce niveau. Il n'est donc pas étonnant qu'il survienne un adéno-phlegmon péri-utérin, ayant pour siège le tissu cellulaire péri-utérin, de même qu'il survient un adéno-phlegmon des ligaments larges, une adéno-pelvi-péritonite. Aussi, comme l'origine de ce phlegmon est l'adéno-lymphite, je lui donne le nom d'adéno-phlegmon péri-utérin, pour le distinguer des précédents.

Comme pour l'adéno-phlegmon du ligament large, la description du phlegmon péri-utérin, faite par les auteurs, est trop exacte pour que j'aie quelque chose à y changer. Aussi va-t-elle me servir pour cette étude. C'est surtout au point de vue de l'étude de l'anatomie pathologique que ce phlegmon laisse à désirer. On le comprendra facilement; les occasions de faire les autopsies sont rares ; les femmes succombent rarement à cette affection. M. Gallard (1) a publié une observation de phlegmon péri-utérin suivie d'autopsie. Il s'agissait d'un phlegmon péri-utérin suppuré et ouvert dans le vagin ; la malade s'était rétablie ; mais, à la suite d'excès sexuels, la récidive était survenue, compliquée de péritonite. A l'autopsie, on trouva, entre le rectum, le vagin et le col utérin, un abcès entouré d'une membrane pyogénique et communiquant par un pertuis très visible avec le vagin. Cet abcès communiquait au niveau du col avec un autre abcès se prolongeant à gauche le long du col de l'utérus. La valeur de cette observation a été, il est vrai, fortement contestée par M. Bernutz (2) qui fait observer qu'il s'agit d'abord d'un phlegmon rétro-vaginal plutôt que rétro-utérin, et qu'ensuite l'abcès latéral, qui n'est que vaguement étudié par M. Gallard, est un phlegmon du ligament large qui paraît avoir été l'affection primitive. Ce dernier argu-

(1) Gallard. *Bulletins de l'Académie de médecine.* Paris. 1872.
(2) Bernutz *Archives de tocologie.* Paris, 1874.

ment seul pourrait avoir une certaine valeur. Mais, outre cette observation relativement récente, publiée par M. Gallard, il en existe d'autres également probantes, en petit nombre, il est vrai, dans lesquelles l'inflammation du tissu cellulaire péri-utérin est un fait patent, manifeste.

§ 187. Au point de vue de l'étiologie, l'adéno-phlegmon péri-utérin présente ce fait particulier qu'il n'affecte aucun rapport direct avec l'état puerpéral. M. Alp. Guérin a vu survenir un phlegmon anté-utérin à la suite de l'extraction d'un polype. M. Courty a constaté un cas de phlegmon rétro-utérin à la suite de l'application de sangsues sur le col, mais après imprudence de la malade. Ailleurs, les excès sexuels sont invoqués comme cause déterminante de l'inflammation. Cette étiologie, on le voit, est celle de la métrite. C'est par suite de la métrite qu'il survient une adéno-lymphite, et que nous avons tantôt l'adéno-phlegmon péri-utérin aigu qui se termine par suppuration et par péritonite, tantôt l'adéno-phlegmon péri-utérin chronique dont la gravité est nulle.

L'existence de ces deux formes de l'adéno-phlegmon péri-utérin ne saurait être mise en doute. Je ferai remarquer seulement, anticipant sur le diagnostic, que sa fréquence n'est peut-être pas aussi grande que le prétendent MM. Nonat et Gallard. Je crois, en effet, d'après la description qu'ils nous donnent, relativement aux tumeurs siégeant sur les parties latérales du col de l'utérus, et qu'ils considèrent comme appartenant au phlegmon péri-utérin, qu'il s'agit de tumeurs formées par les ganglions péri-utérins enflammés, qu'il s'agit, en un mot d'une adéno-lymphite. Ces adénites persistent parfois longtemps après la guérison de la métrite ; c'est à la poussée aiguë dont elles sont atteintes par suite de causes les plus diverses, qu'il faut attribuer et la recrudescence dans les douleurs éprouvées par les malades et la formation d'un adéno-phlegmon.

§ 188. La symptomatologie et le diagnostic de cet adéno-phlegmon sont entourés de difficultés. Cependant son siège a une certaine importance ; il est situé soit en avant du col, faisant une saillie plus ou moins notable dans le cul-de-sac antérieur, soit en arrière du col, dans le cul-de-sac postérieur, de telle sorte qu'il est le plus souvent confondu avec l'adéno-pelvi-péritonite ou avec l'hématocèle. Néanmoins les symptômes généraux seuls suffisent presque à le différencier de ces deux affections. Comme dans l'adéno-phlegmon du ligament large, il existe des phénomènes de réaction franchement inflammatoires; le pouls est plein et fort, il n'y a pas de ballonnement du ventre, la douleur est sourde. Dans l'adéno-pelvi-péritonite, le pouls est petit, le facies plus ou moins grippé, il y a des nausées, quelquefois des vomissements, la douleur est vive, le ventre tendu, ballonné. Les phénomènes généraux de fièvre, de réaction inflammatoire, n'existent pas dans l'hématocèle. Du reste, les signes locaux seuls, après la première période de ces affections, peuvent faire différencier l'adéno-phlegmon péri-utérin de l'adéno-pelvi-péritonite et de l'hématocèle. En effet, dans l'adéno-phlegmon, la tumeur est surtout médiane, dans l'adéno-pelvi-péritonite, elle est à la fois médiane et latérale. Dans le premier cas, il existe sur la tumeur des battements artériels qui, sans avoir la valeur considérable que leur ont attribuée MM. Nonat et Gallard, n'en sont pas moins un signe dont il faut tenir compte. Pour ce qui est de l'hématocèle, on la différencie facilement de l'adéno-phlegmon péri-utérin : l'absence de phénomènes fébriles, l'absence de chaleur du vagin et des culs-de-sac, la dureté progressive de la tumeur, tels sont les signes qui serviront à faire le diagnostic.

L'adénite péri-utérine simple doit être distinguée de l'adéno-phlegmon; sa forme arrondie, sa situation près de l'utérus qu'elle peut dévier sans l'immobiliser, le peu d'intensité des phénomènes généraux lorsqu'ils existent, et souvent les traînées lymphatiques, se rendant du col à la tumeur ou de la tumeur aux parties latérales de l'excavation, tels sont les symptômes qui ne permettront pas l'erreur.

§ 189. Traitement. — La thérapeutique de l'adéno-phlegmon du ligament large comporte deux indications : 1° traiter la métrite dont il est la conséquence; 2° traiter l'adéno-phlegmon. Je n'ai pas besoin d'insister sur les moyens de remplir la première indication. Je les ai fait connaître. Quant au traitement de l'adéno-phlegmon, il participe à la fois de la thérapeutique de l'adéno-lymphite et de la phlegmasie du tissu cellulaire. Alors que, dans le cours d'une métrite ou en l'absence de celle-ci, on constate la transformation de l'adéno-lymphite en adéno-phlegmon, transformation qui se révèle par une acuité plus vive des douleurs, des phénomènes fébriles, quelques frissonnements, de l'inappétence, et par des signes physiques plus accusés, tels qu'une augmentation de l'empâtement, de la tuméfaction du cul-de-sac vaginal, il convient de placer 15 ou 20 sangsues dans la région iliaque au-dessus de l'arcade de Fallope. M. Alp. Guérin conseille volontiers d'appliquer les sangsues à l'anus; « on obtiendrait, dit-il, un dégorgement plus énergique du sang contenu dans les veines utéro-ovariennnes. » Cette pratique n'est pas aussi commode que la première et elle ne donne pas de meilleurs résultats.

Lorsque les femmes se trouvent débilitées, il faut se montrer sobre d'émissions sanguines ; il faut se borner à conseiller le repos au lit, les lavements laudanisés, les cataplasmes laudanisés, des onctions sur l'abdomen avec la pommade à l'onguent napolitain belladoné, suivant la formule que j'ai donnée à propos de l'adéno-lymphite, des cataplasmes vaginaux au fucus crispus, des bains d'eau de son tous les deux jours avec l'emploi de la canule vaginale. Plus tard, alors que les accidents aigus se sont dissipés, on fait mettre des vésicatoires sur l'abdomen ; on fait des pansements vaginaux avec des tampons d'ouate récouverts de la pommade à l'iodure de potassium et à la belladone ; puis on prescrit des bains sulfureux et gélatineux. Enfin, on combat la constipation par des lavements laxatifs et purgatifs.

Lorsque la suppuration est devenue évidente, que la tumeur proémine dans le vagin ou le rectum et menace de s'y frayer une issue, il faut favoriser cette tendance spontanée en administrant un purgatif un peu énergique; il faut éviter surtout de faire une ponction ou une incision, opérations dangereuses en ce qu'elles favorisent la résorption putride. Si la suppuration se produit au niveau de la paroi abdominale, il faut donner issue au pus soit par les caustiques, soit par des incisions transversales au bistouri; c'est là la méthode qui est le plus généralement employée. Ordinairement, bien que le pus se trouve dans des conditions rélativement peu favorables d'écoulement, la guérison a lieu assez rapidement; mais lorsque l'ouverture amène l'amélioration des symptômes locaux et généraux et que le pus s'écoule mal, on peut pratiquer, comme dans la pelvi-péritonite suppurée, le drainage abdomino-vaginal avec le grand trocart courbe de Chassaignac introduit par une incision faite à la paroi abdominale. M. Gillette (1) a publié une observation dans laquelle cette pratique a pleinement réussi. Le drain fut enlevé 1 mois après l'opération et la malade rétablie très-rapidement.

(1) *Soc. chirurgic.*, février 1878.

CHAPITRE XII

ADÉNO-PELVI-PÉRITONITE.

Considérations générales. — Étiologie : 1° adéno-pelvi-péritonite puerpérale ; 2° adéno-pelvi-péritonite non puerpérale. — Les causes sont celles de la métrite, de la métro-vaginite. — Sauf quelques exceptions, la métrite, la métro-vaginite sont les seules causes de l'adéno-pelvi-péritonite. — Symptomatologie. — *a*, forme commune ; *b*, forme insidieuse. — *a*, adéno-pelvi-péritonite aiguë : début brusque ; frissons, fièvre, nausées, vomissements ; facies *sui generis ;* augmentation de la température ; douleurs ; tension abdominale, météorisme. — Signes physiques ; immobilité de l'utérus ; tumeur péri-utérine. — Marche ; terminaisons ; résolution ; suppuration ; fièvre hectique ; adhérences. — *b*, adéno-pelvi-péritonite chronique. — Pelvi-péritonite tuberculeuse. — Diagnostic. — Adéno-phlegmon du ligament large et adéno-phlegmon péri-utérin : hématocèle rétro-utérine ; ovarite ; métrite aiguë ; déviations utérines ; myômes utérins ; kystes de l'ovaire enflammés. — Anatomie pathologique. — Lésions de la métrite. — Adhérence des anses intestinales ; fausses membranes. — Lésions de l'ovaire, de la trompe, du rectum. — Pronostic.
Traitement médical : antiphlogistique : saignées générales ; saignées locales ; émollients ; cataplasmes vaginaux ; narcotiques ; opium ; antispasmodiques ; ciguë ; révulsifs ; vésicatoires ; résolutifs ; préparations mercurielles, préparations iodurées ; pansements vaginaux.
Traitement chirurgical.
Bains. — Traitement par les eaux minérales.

§ 190. Pendant longtemps et jusqu'à une époque pour ainsi dire contemporaine de la nôtre, les gynécologistes n'ont pas été fixés sur le siège des inflammations péri-utérines. Le phlegmon péri-utérin, après avoir joui d'une grande faveur, a failli disparaître pour céder le pas à la pelvi-péritonite ; aujourd'hui on sait que les deux affections, tantôt isolées, tantôt réunies, doivent occuper également l'attention du médecin.

La pelvi-péritonite se montre comme un accident fréquent de la métrite ; c'est à ce titre que je dois surtout l'étudier ici. Cette affection a été pour la première fois décrite en 1856 par M. Bernutz dans son traité fait en collaboration avec Goupil. Avant cette époque, on plaçait le siège des inflammations péri-utérines dans le tissu cellulaire du petit bassin, et on leur donnait les noms de cellulite pelvienne, de phlegmon péri-utérin. C'est alors que M. Bernutz, se fondant sur les résultats acquis par de nombreuses autopsies, vint affirmer que les tumeurs désignées sous le nom de phlegmons péri-utérins ne siégeaient pas dans le tissu cellulaire, mais qu'elles étaient le résultat de péritonites partielles agglomérant les organes du petit bassin par des fausses membranes, ou de l'accumulation de liquide dans une portion de la cavité péritonéale limitée par ces fausses membranes. Non contents d'établir la fréquence de l'inflammation pelvi-péritonéale parmi les affections péri-utérines, MM. Bernutz et Goupil voulurent substituer la pelvi-péritonite au phlegmon péri-utérin, se fondant non seulement sur les autopsies, mais encore sur la disposition du péritoine au niveau de l'utérus. Ils faisaient remarquer que sur la face antérieure, le fond et la face postérieure de la matrice, le péritoine s'appliquait exactement sur le muscle utérin, sans interposition de tissu cellulaire, et que, dans tous les cas, s'il existait une couche celluleuse sous-péritonéale à ce niveau, elle était trop peu épaisse pour devenir le siège de phlegmons péri-utérins. Mais si, dans ces points le tissu cellulaire fait défaut ou à peu près, en revanche on en trouve une assez grande quantité sur les parties latérales du col utérin et en avant, sans compter le tissu cellulaire lâche, compris entre les deux lames séreuses des ligaments larges. La cause des phlegmons péri-utérins fut énérgiquement défendue par M. Nonat, par M. Gallard. Je viens de démontrer dans le chapitre précédent que l'adéno-phlegmon du ligament large, que l'adéno-phlegmon péri-utérin existent. J'espère avoir démontré leur pathogénie et prouver que leur fréquence est bien plus grande qu'on ne le croit généralement. Je ne fais, de même, aucune difficulté pour reconnaître que la pelvi-péritonite est assez fréquente, et qu'elle vient souvent compliquer l'adéno-lymphite de la métrite. Pourtant il ne faudrait pas s'exagérer sa fréquence et croire notamment qu'elle se rencontre plus fréquemment que l'adéno-phlegmon du ligament large, par exemple. Je n'ai pas encore établi une statistique sur ce sujet. J'attends quelques années pour le faire, mais je puis affirmer toutefois, que, sur les centaines de métrites dont j'ai pu recueillir l'observation, je ne vois pas l'adéno-lymphite se compliquer d'adéno-pelvi-péritonite ou d'adéno-phlegmon du ligament large plus de vingt fois sur cent. Les deux complications sont presque égales en fréquence. Il ne saurait en être autrement, puisque toutes deux ont la même origine, l'adéno-lymphite. C'est pourquoi je donne à la pelvi-péritonite des auteurs le nom d'adéno-pelvi-péritonite.

§ 191. Étiologie. — Les causes qui donnent naissance à la pelvi-péritonite ont été réunies en cinq groupes par M. Bernutz : 1° pelvi-péritonites puerpérales ; 2° pelvi-péritonites à la suite d'avortement ; 3° pelvi-péritonites menstruelles; 4° pelvi-péritonites blennorrhagiques; 5° pelvi-péritonites traumatiques. Cette classification de la pelvi-péritonite suivant les causes pouvait avoir sa raison d'être alors que nous ne connaissions pas l'adéno-lymphite. Aujourd'hui elle ne saurait être admise. La seule et vraie cause de l'adéno-pelvi-péritonite est la métrite qui donne naissance à l'adéno-lymphite et par elle à la pelvi-péritonite. Je ne fais exception que pour la pelvi-péritonite traumatique, alors qu'elle est produite directement, comme on le voit, dans les tentatives d'avortement pratiquées par des mains ignorantes. Les différentes causes invoquées par M. Bernutz, puerpéralité, avortement, congestion menstruelle, blennorrhagie, chancre du col, sont, en effet, celles qui donnent lieu à la métrite et par elle à l'adéno-lymphite. A la grande rigueur, pour faciliter la description de cette lésion, on peut conserver la division en adéno-pelvi-péritonite puerpérale et en adéno-pelvi-péritonite non puerpérale, parce que l'évolution est plus rapide, plus grave dans la première que dans la seconde. Mais, il faut savoir que l'origine est la même, que toutes deux dérivent de la même cause, l'adéno-lymphite, lésion de la métrite puerpérale ou non puerpérale ; il faut savoir qu'il ne s'agit tout au plus que d'une modalité clinique variable, due à des conditions spéciales d'apparition et de fréquence. Ces réserves faites, je vais étudier séparément ces deux modalités de l'adéno-pelvi-péritonite.

1° *Adéno-pelvi-péritonite puerpérale.* — Sa fréquence est très grande, bien qu'un peu diversement interprétée par les auteurs. C'est ainsi que West et Aran estiment environ à 70 pour 100 le nombre des pelvi-péritonites survenues sous cette influence, tandis que MM. Gallard et Bernutz pensent que cette proportion est trop forte et la réduisent à 44 ou 45 pour 100. Les auteurs donnent comme causes déterminantes de l'inflammation, la difficulté du travail, les manœuvres qui ont été employées pour provoquer l'avortement, très souvent les imprudences des malades, la reprise prématurée du travail, les excès vénériens, quelquefois le froid, et surtout d'après M. Bernutz, l'inobservance du repos au lit. Je n'ai pas besoin de dire, que, dans toutes ces circonstances, M. J. Lucas-Championnière a constaté la présence de l'adéno-lymphite péri-utérine. J'ai assez insisté sur ce sujet pour qu'il me soit permis de ne plus y revenir.

2° *Adéno-pelvi-péritonite non puerpérale.* — Si dans l'adéno-pelvi-péritonite puerpérale, on pouvait me contester comme origine première la métrite, ou me prouver que l'inflammation peut se propager directement des lymphatiques au péritoine, ces vaisseaux étant seuls malades, le tissu utérin n'étant pas atteint, d'après l'opinion de M. J. Lucas-Championnière, cette contestation ne saurait exister pour l'adéno-pelvi-péritonite non puerpérale. La métrite est bien l'affection primitive. Je la retrouve toujours comme un lien commun entre les diverses causes invoquées par M. Bernutz. Si j'examine, en effet, les causes qui sont rangées sous le titre de menstruelles par M. Bernutz, je trouve la suppression brusque des règles sous l'influence du froid, d'une impression morale vive, de l'application du spéculum, ou d'une cautérisation, la menstruation incomplète, la dysménorrhée avec douleurs violentes; or ces causes sont celles de la métrite, et quant à l'aménorrhée, à la dysménorrhée, ce sont des symptômes de l'inflammation utérine, elles ne peuvent jouer à aucun titre le rôle de causes.

Il en est de même de la blennorrhagie, cause importante de pelvi-péritonite, d'après M. Bernutz. Pour cet auteur, la pelvi-péritonite apparaît le plus souvent dans les derniers jours du premier mois de la blennorrhagie; elle résulte de la propagation de l'inflammation vaginale au péritoine par l'intermédiaire de la muqueuse de l'utérus et des trompes. Ce mécanisme a été admis par le plus grand nombre des auteurs; l'orchite blennorrhagique chez l'homme a été, de même, considérée comme le résultat de la propagation, l'inflammation uréthrale par la muqueuse des canaux éjaculateurs et du canal déférent. Cette opinion, à propos de l'orchite, n'est pas acceptée par tous les auteurs, et M. Sappey, en particulier, pense que la propagation se fait par l'intermédiaire des lymphatiques. « C'est, dit-il, une véritable angeioleucite ambulante. » De même, pour la femme, M. J. Lucas-Championnière pense que les lymphatiques sont la voie suivie par l'inflammation pour déterminer la péritonite, il n'admet pas la propagation par la trompe. « De l'utérus, a-t-on dit, passeraient dans le péritoine par la trompe, l'inflammation ou même des matières septiques. Voie presque impossible, mécanisme dont on ne pourrait donner la preuve anatomique. Pour ma part, je n'ai jamais observé que des faits négatifs de ce mode étiologique (1). » Ces auteurs ont raison. Chez la femme, comme chez l'homme, les accidents péritonéaux ne sont que le résultat de l'extension de l'inflammation des lymphatiques au tissu séreux ; de même que les accidents, dus à un phlegmon péri-utérin, ne sont que la conséquence de la péri-lymphangite, qui accompagne toujours la vaginite ou la métro-vaginite blennorrhagique. Il ne faudrait pas croire que, vu l'existence constante de l'adéno-lymphite dans la vaginite ou la métrite, ces accidents soient très fréquents. Ce serait commettre une étrange erreur. A peine les ai-je constatés cinq à six fois sur cent.

Quant aux causes traumatiques qui constituent la dernière classe de M. Bernutz, tels que les excès vénériens, les douches vaginales, les manœuvres de l'hystérométrie, ce sont les causes qui donnent lieu à la métrite, ordinairement constitutionnelle, et surtout celles qui produisent ces exacerbations si fréquentes de la métrite chronique, exacerbations qui, nous l'avons vu, se traduisent par une recrudescence de l'adéno-lymphite.

En résumé, l'origine première de l'adéno-pelvi-péritonite est la métrite ou la vaginite, car, sans ces deux affections, l'adéno-lymphite ne saurait exister. Ainsi se trouve établie sur des bases solides l'opinion que je professe relativement à la pathogénie de tous les accidents péri-utérins signalés par les auteurs sous des noms différents. Pour moi, je le répète, l'adéno-lymphite est l'origine première de tous ces accidents, qu'on les décrive sous le nom de phlegmon du ligament large, de phlegmon péri-utérin, de phlegmon post-pubien, de péri-métrite, de pelvi-péritonite. Or l'adéno-lymphite est une lésion constante de la métrite, de la métro-vaginite; il s'ensuit que ces accidents dits péri-utérins sont toujours consécutifs à la métrite. Il est bien entendu qu'il ne saurait être question, dans cette étude pathogénique de l'adéno-pelvi-péritonite, de la pelvi-péritonite suraiguë produite par une lésion directe du péritoine due à un instrument piquant, à un instru-

(1) Lucas-Championnière, *Ext. des Arch. de Tocologie*, 1875.

ment contondant, de la pelvi-péritonite développée par suite d'un liquide épanché dans la cavité péritonéale, tel que le sang, le pus ou la sérosité d'un kyste. De même, il ne saurait être question de la pelvi-péritonite produite directement par le développement d'un produit tuberculeux et cancereux ou d'une tumeur ovarique ou fibreuse. Dans cette étude, je n'ai en vue que l'adéno-pelvi-péritonite de la métrite et non la pelvi-péritonite produite par toutes les causes possibles.

Que faut-il penser de l'opinion d'Aran et de M. Courty qui placent le point de départ habituel de la pelvi-péritonite dans l'inflammation primitive de la trompe et de l'ovaire? Sans nier absolument cette filiation et prétendre qu'une ovarite ou une salpingite ne puissent donner lieu à une pelvi-péritonite, ce qui serait commettre une étrange erreur, je crois que ces auteurs ont eu le tort de trop généraliser et qu'ils ont attribué à l'ovarite, à la salpingite, une cause qui, le plus ordinairement, doit être réservée à l'adéno-lymphite. Je crains que ces auteurs n'aient confondu ces affections avec l'adéno-lymphite; car rien n'est plus facile que de commettre cette confusion, alors qu'on n'est pas habitué à reconnaître l'adéno-lymphite.

§ 192. Symptomatologie. — Au point de vue clinique, il importe d'étudier deux formes, l'une à début rapide, à marche aiguë, c'est la forme commune, l'adéno-pelvi-péritonite aiguë; l'autre à début lent, insidieux, chronique dans sa marche, beaucoup plus rare, c'est l'adéno-pelvi-péritonite chronique d'emblée.

1°. *Adéno-pelvi-péritonite aiguë.* — Le début est quelquefois brusque, marqué par un frisson violent, une douleur intense à l'hypogastre, de la fièvre, des nausées et même des vomissements. Ailleurs, il est plus lent, l'invasion est précédée de prodromes tels que malaise, fatigue excessive, empêchant les malades de se livrer à leurs occupations. Quoiqu'il en soit de ce mode de début, qui, je le répète, varie assez notablement suivant les cas, et sur lequel il est parfois difficile d'avoir des renseignements précis, on constate lorsque l'affection est confirmée, alors qu'on est appelé le plus ordinairement à examiner les malades, les symptômes suivants: ce qui frappe très souvent et tout d'abord le médecin, c'est l'état général des malades ; le facies est anxieux, le pouls est petit, serré, la peau sèche, sans chaleur exagérée, la température ne dépasse guère 38°,5 ou 39°. Parfois même, et j'en ai observé un cas tout à fait typique, il existe des phénomènes véritablement typhoïdes, prostration extrême, langue rouge à la pointe et sur les bords, fuliginosités des lèvres et des gencives, température élevée, 40° et au-dessus; celle-ci peut même se maintenir à cette élévation et osciller autour de ce summum, pendant une période très longue. La confusion, en pareil cas, peut exister avec la fièvre typhoïde, d'autant plus que dans mon observation, il existait en même temps de la céphalalgie, des bourdonnements d'oreille, des épistaxis.

Certains troubles fonctionnels prennent également une part importante dans la symptomatologie de l'adéno-pelvi-péritonite. On note toujours des nausées, quelquefois des vomissements verdâtres, poracés qui se répètent à des intervalles variables. Il existe en même temps une douleur ordinairement très vive. Son siège de prédilection est l'hypogastre; elle irradie dans le reste de l'abdomen, dans les fosses iliaques ou dans une seule, fréquemment dans les aînes et à la partie supérieure des cuisses. Elle est réveillée ou exaspérée par la pression même la plus légère, par les mouvements, le toucher, les efforts de miction, de défécation. Il n'est pas rare de noter des métrorrhagies soit au début, soit dans le cours de l'affection, surtout dans les cas où l'adéno-pelvi-péritonite a paru se développer à l'occasion d'un trouble menstruel; alors on voit les hémorrhagies utérines se répéter plusieurs jours de suite en diminuant d'abondance pour cesser bientôt et ne plus reparaître.

Lorsqu'on pratique l'examen direct des malades, on constate immédiatement que le ventre est tendu, souvent météorisé, très douloureux, au point d'empêcher toute exploration. Le toucher vaginal, pratiqué avec les plus grands ménagements, montre que le conduit vaginal est plus chaud qu'à l'état normal, caractère d'ailleurs fort peu important. Parfois le col n'est pas sensible à la pression, et la douleur n'est éveillée que lorsqu'on soulève cet organe. L'utérus est dévié le plus souvent à droite ou à gauche, quelquefois seulement projeté en avant (Bernutz), immobilisé au milieu d'une masse qui est plus saillante en arrière et qui envahit le plus souvent l'un des culs-de-sac latéraux; cette saillie plus considérable en arrière est un bon signe différentiel de l'adéno-pelvi-péritonite et de l'adéno-phlegmon du ligament large. Cette tumeur est juxtaposée à l'utérus, mais elle ne fait pas corps avec lui; elle en est séparée par un sillon qui est tantôt manifeste, tantôt difficile à apprécier; elle est assez fréquemment le siège de battements artériels, signe qui me paraît d'ailleurs n'avoir aucune valeur. Le toucher rectal complète les résultats obtenus par le toucher vaginal; il permet de constater que la tumeur reste bien limitée au bassin, que sa forme est arrondie, que son volume est parfois extrêmement considérable, au point de remplir la cavité pelvienne.

La présence de cette tumeur détermine nécessairement des troubles fonctionnels et des changements dans les rapports des organes voisins. L'utérus, comme je l'ai déjà dit, est dévié. Le col est très souvent porté en avant, tout aussi bien que dans l'hématocèle; le corps est généralement en latéroflexion, et parfois en rétroflexion légère. La vessie et le rectum sont aussi influencés dans beaucoup de cas; de là rétention d'urine, constipation : toutefois, la constipation, bien qu'étant de règle, est loin d'être constante; la diarrhée est notée en effet dans un nombre de cas assez grand.

La marche de l'adéno-pelvi-péritonite aiguë varie suivant les cas. Dans les conditions les plus favorables, les phénomènes généraux disparaissent rapidement, et les signes locaux s'amendent. La tumeur diminue progressivement de volume, de consistance; l'utérus reprend un peu de mobilité, et, au bout de quinze jours ou trois semaines, la guérison est un fait acquis. Néanmoins la menstruation qui suivra cette guérison sera presque toujours douloureuse. Il faudra en prévenir les malades et leur prescrire le repos à ce moment. En effet, dans les cas les plus favorables, une fatigue, des relations sexuelles amènent très facilement des récidives. Ailleurs la marche est plus lente, irrégulière, marquée par des alternatives d'améliorations passagères, d'aggravations fréquentes, et alors la durée se compte par des mois entiers. Dans ces poussées ou redoublements inflammatoires, on peut observer à nouveau la plupart des accidents aigus qui ont marqué le début de l'affection, la fièvre, les vomissements, la douleur. Fréquemment, dans ces cas, la suppuration se montre, terminaison qui peut d'ailleurs se présenter beaucoup plus tôt et à une époque assez rapprochée du début de l'affection.

Cette terminaison est indiquée par l'intensité des phénomènes locaux et généraux, une fièvre avec exacerbation vespérale, des frissons erratiques, et fréquemment une diarrhée rebelle. Le toucher vaginal révèle une rénitence particulière de la tumeur, puis une véritable fluctuation. Une collection purulente s'est formée, que va-t-il se passer? Si la réaction inflammatoire est très intense, les vomissements se répètent, le pouls devient petit, imperceptible, le ventre ballonné, très sensible; on observe, en un mot, tous les signes d'une péritonite généralisée, qui va être rapidement mortelle. Si l'inflammation est moins intense, la collection reste, en général, limitée, et deux faits peuvent se produire : ou bien la poche purulente développée lentement a eu le temps de s'entourer d'adhérences épaisses, elle a tendance à s'enkyster; on peut bien voir survenir des accidents de septicémie et d'infection purulente, mais ce sont là, d'après M. Bernutz, des complications rares, si même elles ont été bien établies. Ou bien, et c'est la règle, l'abcès tend à se faire jour au dehors par diverses voies. Il s'ouvre parfois dans l'intestin, et le point où se fait cette ouverture a une grande importance pour le pronostic. Est-ce au niveau du rectum? la terminaison est favorable. S'agit-il, au contraire, du cœcum, de l'intestin grêle? le pronostic est à peu près constamment très grave; la mort est de règle.

Plus fréquemment peut-être, le pus s'ouvre une voie par le vagin, rarement dans la vessie; quelques auteurs pensent que l'utérus même peut lui livrer passage. Dans tous ces cas, que l'évacuation du pus se fasse par le vagin, le rectum ou la vessie, on voit fréquemment une amélioration rapide se faire, la tumeur peut même disparaître presque complètement, la guérison est complète. D'autres fois la guérison s'effectue avec persistance de brides qui restent dans les culs-de-sac et témoignent du passage de l'adéno-pelvi-péritonite. D'autres fois, enfin, la suppuration dure longtemps; l'abcès se tarit, se reforme de nouveau. Ce qui attire alors l'attention du médecin, c'est l'état général des malades. Elles présentent, en effet, tous les signes de la consomption purulente ou fièvre hectique. Il existe de la fièvre le soir, une diarrhée abondante et rebelle, désignée sous le nom de flux dysentériforme, et qui contribue autant et plus peut-être que la suppuration à produire la cachexie. L'amaigrissement fait chaque jour des progrès; des râles pulmonaires se montrent; ils prédominent souvent aux sommets, de telle sorte qu'on pourrait croire à l'évolution rapide de la tuberculose. C'est là, en effet, une complication qui peut se montrer dans le cours de l'adéno-pelvi-péritonite suppurée, mais il ne faut pas se hâter de porter un pronostic aussi grave en se fondant uniquement sur quelques râles pulmonaires, sur les sueurs nocturnes et sur les phénomènes généraux de dépérissement, de cachexie, car j'ai vu, comme M. Bernutz et un grand nombre d'auteurs, des cas de guérison rapide d'adéno-pelvi-péritonites arrivées à cette période de cachexie, et dans lesquels les phénomènes thoraciques ont disparu à la suite de la cessation de la suppuration et de la diarrhée. Mais, après ces guérisons, l'adéno-pelvi-péritonite marque encore son passage par des adhérences qui fixent l'utérus dans une position vicieuse, peuvent amener des récidives et produire des accidents dont je vais parler à propos des adéno-pelvi-péritonites chroniques qu'il me reste à étudier.

2° *Adéno-pelvi-péritonite chronique.* — J'ai peu de choses à dire sur cette inflammation, et j'en ferais à peine mention, si je n'avais à étudier une variété intéressante, la pelvi-péritonite tuberculeuse.

Il existe bien, à la vérité, des adéno-pelvi-péritonites qui, ayant succédé à un état aigu, prennent ensuite une marche absolument chronique, chronicité liée soit à la nature même de l'affection causale, à la métrite chronique par exemple, soit à l'état constitutionnel des malades, scrofule, arthritis, herpétis, chlorose ; mais dans tous ces cas, les phénomènes généraux en rapport avec l'affection locale sont nuls, les signes locaux n'offrent d'autres caractères que ceux que je viens de passer en revue. S'ils offrent quelque intérêt, c'est surtout au point de vue de leur évolution, de leur récidive fréquente, de leur exacerbation en rapport avec les poussées congestives, les poussées inflammatoires de l'adéno-lymphite, survenant à chaque manifestation de la maladie constitutionnelle sur la matrice. Ces lésions chroniques offrent, en outre, un certain intérêt au point de vue des troubles fonctionnels, des perturbations profondes, qu'elles produisent dans les organes de la génération. En effet, le résultat le plus commun de l'adéno-pelvi-péritonite chronique est la stérilité imputable aux positions vicieuses que prennent l'utérus, les ovaires et les trompes. Toutefois, il ne faudrait pas croire qu'il en soit toujours ainsi. M. Bernutz l'a dit avec raison, la stérilité n'est pas un fait constant chez la femme atteinte d'adéno-pelvi-péritonite chronique. Non seulement la conception peut se produire, mais encore la grossesse peut arriver à terme, et dans certains cas même, ainsi que l'a constaté M. Bernutz, la grossesse a pu faire disparaître les traces de cette adéno-pelvi-péritonite.

Quant à la pelvi-péritonite tuberculeuse, elle présente, parmi ces inflammations chroniques, un intérêt tout particulier qui me porte à en faire une étude séparée. Elle est constituée, dit M. Bernutz, « par le développement de tubercules dans un ou plusieurs des organes génitaux internes et par le retentissement sur le péritoine pelvien de l'altération dénutritive qui peut avoir pour siège l'utérus, la trompe ou l'ovaire ».

Elle peut se développer à la période tardive de la tuberculose, alors que les poumons sont déjà le siège de lésions avancées, ou bien, au contraire, elle se montre comme phénomène tuberculeux primitif. Au point de vue étiologique, il existe encore un fait intéressant. On a longtemps pensé que la tuberculisation des organes génitaux de la femme avant la puberté était un fait absolument exceptionnel. Sans doute elle est plus rare chez l'enfant que chez la femme; néanmoins M. Brouardel, dans sa thèse, sur 56 observations de ce genre, en compte 9 au-dessous de quinze ans. Trois autres observations ont été signalées depuis, dont une très intéressante rapportée par M. Talamon, en 1878, dans les *Annales de Gynécologie*. A propos de cette observation, M. Talamon analyse les faits publiés jusqu'ici, et de cette étude il résulte que l'utérus est toujours, dans ces cas, le siège de lésions dont la nature tuberculeuse est un peu douteuse, que la métrite est constante, tandis que les lésions des trompes et des ovaires sont loin de présenter le même caractère de tuberculisation. J'insiste sur ce fait, parce qu'il met en évidence la métrite diathésique de l'enfance sur l'importance et la fréquence de laquelle j'ai suffisamment insisté dans une autre partie de ce livre, parce qu'il donne tort à l'opinion des auteurs qui placent dans les annexes de l'utérus le point de départ le plus fréquent de la pelvi-péritonite, parce qu'il vient corroborer, alors que la métrite existe réellement, l'opinion que je soutiens au point de vue de la pathogénie de l'adéno-pelvi-péritonite; en ce que cette affection reconnaît la même origine que celle qui survient dans toute métrite constitutionnelle ou non. L'adéno-lymphite, en effet, existe dans la métrite tuberculeuse, et, c'est sous son influence que se développe l'adéno-pelvi-péritonite, alors que celle-ci n'est pas primitive, ainsi qu'on le voit, lorsque la tuberculisation est généralisée.

Ces réserves faites, l'adéno-pelvi-péritonite tuberculeuse ne présente, au point de vue anatomique, rien de bien spécial en dehors des lésions dont je parlerai à propos de l'adéno-pelvi-péritonite commune. Je mentionnerai seulement l'infiltration tuberculeuse, la transformation caséeuse des ovaires dans un certain nombre de cas, les granulations grises ou jaunâtres dont sont parsemées les fausses membranes qui recouvrent le péritoine pelvien. La muqueuse utérine est quelquefois le siège de tubercules, mais souvent aussi on ne trouve que les altérations de la métrite chronique, telles que le volume considérable de l'organe, sa dilatation par un liquide de coloration variable, ressemblant le plus souvent à du muco-pus.

Cliniquement, la pelvi-péritonite tuberculeuse chronique a un début des plus obscurs et qui passe presque fatalement inaperçu; les signes fonctionnels restent muets, sauf quelques douleurs sourdes auxquelles les malades elles-mêmes n'attachent aucune importance, et lorsque le médecin est appelé pour une raison ou pour une autre à pratiquer le toucher vaginal, il est étonné de trouver une tumeur souvent fluctuante qui présente les caractères physiques absolument classiques de l'adéno-pelvi-péritonite suppurée. Le pronostic de cette pelvi-péritonite, en tant qu'affection péritonéale, n'offre pas plus de gravité que celui des pelvi-péritonites dues à une autre cause; nous retrouvons la même marche lente, les mêmes terminaisons. Les phénomènes généraux constituent tout le danger. La cachexie qui est le fait de la maladie générale, tuberculose, et l'hecticité qui résulte d'une suppuration longue s'unissent pour amener bientôt les malades au dernier degré du marasme.

§ 193. Diagnostic. — Le diagnostic différentiel de l'adéno-pelvi-péritonite se présente au point de vue clinique dans deux conditions tout à fait nettes et tranchées ; il doit être fait dans la phase aiguë et dans la période à marche chronique de l'affection.

Tout à fait au début, alors que les symptômes sont encore mal accusés, la prédominance de certains phénomènes pourrait jusqu'à un certain point faire errer le diagnostic. La fièvre, l'inappétence, la diarrhée, parfois les bourdonnements d'oreille, les épistaxis, se réunissent, jettent le doute un moment dans l'esprit du médecin et le font penser à la fièvre typhoïde, d'autant mieux que les douleurs abdominales existent dans la fièvre continue comme dans l'adéno-pelvi-péritonite. Dans d'autres cas, les nausées, les vomissements répétés, le facies cyanique, le pouls petit, les crampes, ont pu en imposer pour le choléra ou l'étranglement interne. Comme le fait remarquer M. Bernutz, il suffit de signaler la possibilité de ces méprises pour les faire éviter, car les conditions dans lesquelles apparaît très habituellement l'adéno-pelvi-péritonite, la localisation rapide de la douleur, fixent bientôt l'attention du praticien vers les organes génitaux et l'examen direct ne tarde pas à lever tous les doutes.

Mais, dans le plus grand nombre des cas, le diagnostic se pose entre l'adéno-pelvi-péritonite, l'adéno-phlegmon du ligament large et l'hématocèle rétro-utérine, l'adénite péri-utérine. Quant à l'adéno-phlegmon anté-utérin ou rétro-utérin, il pourrait beaucoup plus encore être confondu avec l'adéno-pelvi-péritonite, d'autant plus qu'il est peu connu, qu'il a même été révoqué en doute; mais, comme il reste là un point à éclaircir, j'y reviendrai.

L'adéno-phlegmon des ligaments larges se différencie assez facilement de l'adéno-pelvi-péritonite; il est constitué, ai-je dit, par une tumeur latérale occupant un seul cul-de-sac, tandis que la tumeur de l'adéno-pelvi-péritonite remplit ordinairement le cul-de-sac postérieur et un des culs-de-sac latéraux. De plus, dans l'adéno-phlegmon, la tumeur péri-utérine se prolonge parfois vers l'abdomen au-dessus de l'arcade de Fallope, constituant la plaque ou le plastron abdominal. Enfin la paroi vaginale qui avoisine le cul-de-sac, envahi par l'inflammation, est elle-même indurée.

L'hématocèle rétro-utérine ressemble, par beaucoup de caractères, à l'adéno-pelvi-péritonite. La fièvre, les nausées, les vomissements, la déviation de l'utérus par une tumeur, sont des symptômes qui appartiennent à ces deux affections. Au début le diagnostic différentiel est facile, parce que l'hématocèle forme une tumeur fluctuante et prend chaque jour une consistance de plus en plus grande. Mais plus tard, quand cette consistance devient assez grande, le diagnostic présente de véritables difficultés. Ses commémoratifs peuvent, jusqu'à un certain point, fournir des renseignements utiles. Le début brusque des accidents pendant les règles, l'arrêt des menstrues, les lipothymies, l'apyrexie, sont évidemment des indications précieuses, mais elles ne sont pas suffisantes pour établir un diagnostic certain; il faut examiner la marche de la tumeur, qui devient de plus en plus dure, sa limitation, souvent exacte, dans le cul-de-sac postérieur. Enfin, d'après des recherches sur lesquelles j'aurai à revenir, la température utérine dans l'hématocèle ne dépasserait pas 37°,5, tandis qu'elle serait notablement plus élevée dans l'adéno-pelvi-péritonite.

L'adénite péri-utérine se distingue facilement de l'adéno-pelvi-péritonite. La forme arrondie de la tumeur, l'apyrexie, l'isolement de l'utérus et souvent les traînées lymphatiques qui s'y rendent, sont des caractères qui ne permettent pas l'erreur.

L'ovarite et la métrite aiguë se différencient assez aisément de l'adéno-pelvi-péritonite. L'ovarite en particulier est reconnue à sa douleur beaucoup moins vive, elle siège au niveau de l'ovaire. De plus, par le toucher vaginal, on peut constater directement l'augmentation de volume de cet organe.

La métrite aiguë, surtout puerpérale, avec ses douleurs vives, ses frissons, la fièvre qui marque son début, pourrait plutôt en imposer pour une adéno-pelvi-péritonite; mais les signes physiques font éviter l'erreur. Il s'agit dans ce cas d'une tumeur mobile qui n'est autre que l'utérus; les culs-de-sac sont libres, enfin la marche est plus rapide; cette métrite peut d'ailleurs se compliquer d'adéno-pelvi-péritonite.

Lorsque la phase aiguë de l'adéno-pelvi-péritonite est passée ou lorsqu'elle n'a pas existé pour ainsi dire, la tumeur pelvi-péritonéale pourrait être confondue avec des tumeurs de l'utérus ou des tumeurs péri-utérines. Il suffit de signaler les tumeurs formées par l'accumulation de matières fécales durcies dans le rectum, les tumeurs osseuses du petit bassin. La moindre attention du médecin suffit à faire le diagnostic.

Les déviations utérines ont quelquefois été l'occasion d'erreurs, la rétroflexion et la rétroversion en particulier. L'habitude du toucher vaginal permet de reconnaître bien facilement que la tumeur, située dans le cul-de-sac postérieur, appartient à l'utérus. Elle est arrondie, non douloureuse, les culs-de-sac latéraux sont libres.

Les myômes utérins, surtout ceux qui sont situés dans les parois mêmes de l'utérus et à sa face postérieure, ont pu, dans certains cas, faire hésiter le diagnostic. Mais ces tumeurs font absolument corps avec l'utérus et ne l'immobilisent pas fatalement; on ne peut les limiter exactement; il n'existe pas de sillon de séparation entre elles et l'utérus, comme on l'observe dans l'adéno-pelvi-péritonite.

Dans des cas tout à fait rares, enfin, des kystes de l'ovaire enflammés, des grossesses extra-utérines ont donné l'idée d'une adéno-pelvi-péritonite. Ce sont là des faits absolument exceptionnels.

L'existence de l'adéno-pelvi-péritonite reconnue, le diagnostic n'est pas complet; il faut en outre reconnaître, si l'on a affaire à de simples adhérences renfermant un peu de sérosité, ou bien à une adéno-pelvi-péritonite suppurée. Certains signes fonctionnels doivent faire craindre la formation d'un abcès, en particulier la violence du début des accidents, les frissons, la persistance de l'acuité de la douleur; enfin les signes physiques démontrent l'existence de cette terminaison, la rénitence de la tumeur, puis la fluctuation. D'une manière inverse, la disparition des phénomènes généraux, la diminution de la douleur, l'absence de frissons, donnent tout lieu de croire, au moment actuel du moins, à une adéno-pelvi-péritonite non suppurée.

La recherche de la cause constitue un dernier point du diagnostic qu'il ne faut pas négliger et qui a son importance au point de vue du pronostic.

S'agit-il en effet d'une adéno-pelvi-péritonite puerpérale, le pronostic est, en général, plus grave que si l'on a affaire à une adéno-pelvi-péritonite qui survient à l'occasion d'une métrite. L'affection est-elle liée à une métrite chronique, elle suivra, en général, les vicissitudes de cette métrite elle-même, et par conséquent le pronostic variera avec la nature de la métrite.

Enfin, si l'adéno-pelvi-péritonite est d'origine tuberculeuse, ce qu'on ne pourra que soupçonner, et encore pas toujours, on sait quelle est sa gravité !

§ 194. Anatomie pathologique. — Tout à fait au début de l'adéno-pelvi-péritonite, on trouverait, d'après M. Bernutz, sur la muqueuse des trompes un gonflement particulier, et caractérisé par un état villeux, tomenteux de cette membrane. L'utérus présente les lésions de la métrite aiguë ou de la métrite chronique, fait important et sur lequel on ne saurait trop insister, tandis que l'ovaire a été fréquemment trouvé sain. C'est là période tout à fait initiale, c'est l'état de l'utérus et des annexes qui prépare l'inflammation du péritoine pelvien. Il faut ajouter, fait non moins important et sur lequel je reviendrai dans un instant, que les lymphatiques utérins, sous-séreux en particulier, sont enflammés, remplis de pus, lorsqu'il s'agit d'une affection puerpérale.

A une période plus avancée, à la véritable période de l'adéno-pelvi-péritonite, on constate des lésions analogues dans tous les cas, mais variant dans le degré. Tantôt ce sont de simples adhérences qui réunissent deux anses intestinales entre elles ; tantôt, et c'est le cas le plus commun, ces adhérences réunissent l'utérus et les annexes aux anses intestinales voisines, par exemple l'utérus à l'S iliaque du côlon, la trompe à l'extrémité inférieure de cet intestin. Ces adhérences sont constituées par des fausses membranes qui, par leur épaisseur, forment en grande partie les tumeurs que le doigt sent dans les culs-de-sac vaginaux. Dans ce cas, ces fausses membranes sont molles, blanchâtres ou jaunâtres ; elles sont creusées de petites loges qui renferment soit de la sérosité citrine, soit du pus. Lorsque la pelvi-péritonite est déjà ancienne, ces fausses membranes changent de caractères. Leur consistance augmente, elles deviennent de plus en plus résistantes ; leur coloration est également modifiée ; elles sont grisâtres et même noirâtres. Elles constituent alors des brides solides qui, en fixant l'utérus et les annexes dans une position anormale, changent les rapports propres et réciproques de ces organes. Il en résulte des douleurs vives, fréquemment la stérilité. M. Nonat a même signalé un cas de véritable étranglement par des fausses membranes pelvi-péritonéales.

Les annexes de l'utérus sont non seulement englobées dans ces fausses membranes, quoique d'une façon non constante, mais encore elles présentent fréquemment elles-mêmes des lésions propres qui sont plus accusées encore lorsque la pelvi-péritonite s'est terminée par suppuration. J'ai eu l'occasion, en 1874, à l'hôpital Temporaire, de faire l'autopsie d'une femme morte de pelvi-péritonite suppurée, trois mois environ après le début des accidents ; elle présentait des lésions à peu près typiques que je reproduis suivant l'autopsie. L'abdomen ouvert, on trouvait des anses intestinales qui adhéraient aux organes remplissant le petit bassin et aux parois de l'excavation pelvienne. En enlevant ces organes, en rasant les parois osseuses, j'amène ainsi tout d'une masse, la vessie, l'utérus et les annexes, le rectum et les anses intestinales adhérentes. Dans cette opération, j'ouvre forcément une poche purulente dont la paroi externe est en contact avec le côté droit du petit bassin ; cette ouverture laisse voir une cavité anfractueuse. En y introduisant le doigt, il est facile de reconnaître que la poche se dirige vers la face postérieure de l'utérus, qu'elle est anfractueuse et cloisonnée par des brides en divers sens; cette poche est remplie de pus séreux. L'ovaire droit est suppuré, presque méconnaissable, placé qu'il est au milieu des fausses membranes ; il forme avec les anses intestinales agglutinées le plafond de l'abcès. La vessie est saine. L'utérus est un peu augmenté de volume, au niveau de son fond. L'ovaire et la trompe de Fallope du côté gauche paraissent sains. Le vagin incisé se présente avec ses caractères normaux. Le rectum présente sur sa face antérieure une ouverture arrondie, fistuleuse, faisant communiquer l'intérieur de l'abcès avec la cavité rectale. Elle admet facilement l'introduction d'un crayon ordinaire. Voilà donc un type de pelvi-péritonite suppurée avec fistule rectale. Dans d'autres cas, l'ouverture de l'abcès se fait dans le vagin, ailleurs dans la vessie et, au dire de quelques auteurs, dans l'utérus lui-même. Malheureusement cette autopsie est incomplète. Les vaisseaux et les ganglions lymphatiques n'ont pas été examinés. A l'avenir il faudra toujours avoir soin de faire cette recherche.

J'ai dit quelques lignes plus haut que chez des femmes mortes à la suite des couches, M. J. Lucas-Championnière d'abord et d'autres auteurs ensuite avaient signalé la présence de lymphatiques utérins sous-séreux enflammés et gorgés de pus. M. Lucas-Championnière se fonde sur ce fait pour regarder cette lymphangite comme le point de départ des pelvi-péritonites et des phlegmons péri-utérins; pour lui, le péritoine s'enflamme directement au contact des lymphatiques enflammés, et il appuie encore cette opinion des recherches histologiques modernes qui ont fait connaître l'origine des vaisseaux lymphatiques dans les séreuses. Toujours la lymphangite est le résultat d'une plaie utérine, déchirure du col ou déchirure placentaire. Le même auteur explique les lésions ovariques par le même mécanisme. Quelquefois l'ovaire présente un degré d'inflammation plus avancé que les autres points des organes génitaux internes et, même, dans certains cas, il pourrait au dire de quelques auteurs être seul lésé. Comme le fait remarquer M. Lucas-Championnière, pourquoi ne pas admettre qu'il s'agit là d'une inflammation propagée de l'utérus, puisqu'il existe toujours dans ces cas une lésion utérine? La voie de propagation n'est-elle pas tout naturellement expliquée par les lymphatiques du système utérin et des annexes qui présentent entre eux des relations intimes? Cette opinion est exacte. L'adéno-lymphite, ainsi que je l'ai dit, est la vraie cause de l'adéno-pelvi-péritonite.

§ 195. Pronostic. — Le pronostic de l'adéno-pelvi-péritonite ressort de tout ce que je viens de dire sur l'évolution, sur les terminaisons variables, sur les complications de cette affection. Celle qui survient après l'accouchement présente une gravité plus grande que celle qui survient dans le cours de la métrite. De même celle qui succède à un traumatisme est d'un pronostic plus grave que celle qui survient normalement par le fait d'une lésion inflammatoire de l'utérus. Je n'ai pas besoin, enfin, d'insister sur la gravité de l'adéno-pelvi-péritonite tuberculeuse.

Au point de vue de la terminaison, il est évident que l'adéno-pelvi-péritonite qui se termine par la suppuration présente une gravité plus considérable que celle qui donne lieu à des adhérences. En effet, outre la possibilité d'accidents provoqués par l'ouverture de l'abcès dans les différents organes qui avoisinent l'utérus, il faut toujours compter avec les accidents qui accompagnent les suppurations prolongées, tels que fièvre hectique, émaciation, etc. Les adhérences elles-mêmes constituent une aggravation qui ne doit pas être dédaignée au point de vue du pronostic. En effet, non seulement elles peuvent entraîner l'utérus dans des déviations qui sont pour la malade la cause de nouvelles souffrances, de nouveaux accidents, mais encore, bien souvent, elles sont la cause d'une stérilité irrémédiable. Enfin il me suffit de citer l'adéno-pelvi-péritonite tuberculeuse pour en signaler toute la gravité.

Ce n'est pas tout, il est bon de se rappeler qu'au point de vue du pronostic des affections utérines en général et surtout au point de vue du traitement qu'elles réclament, l'adéno-pelvi-péritonite joue un grand rôle, en constituant, pendant tout le temps qu'elle existe, une contre-indication de toute thérapeutique active.

§ 196. Traitement. — La thérapeutique de la pelvi-péritonite présente de grandes variétés selon la période de l'affection, selon l'acuité ou le peu d'intensité des phénomènes inflammatoires et suivant les sujets.

A la période de début, si l'affection se montre avec une réaction fébrile très marquée, des douleurs vives, si, en un mot, elle est suraiguë, une médication franchement antiphlogistique s'impose d'une façon absolue, et cela de l'avis de tous les auteurs. Seulement les opinions divergent un peu sur la manière d'administrer cette médication; tandis que M. Nonat préconise les saignées générales, la plupart des auteurs, MM. Bernutz, Aran, Courty, etc., pensent qu'elles sont inutiles. Les agents du traitement antiphlogistique sont surtout les sangsues, souvent répétées, qu'on laisse appliquées longtemps; les sangsues doivent être placées sur la partie inférieure de l'abdomen, du côté où prédomine l'inflammation, et non sur le col de l'utérus. Il existe pour justifier cette manière de faire deux raisons plus que suffisantes; il est d'usage de ne amais appliquer de sangsues sur un terrain qui est le siège d'une violente inflammation, mais bien sur les parties voisines, et de plus cette application nécessite ici l'emploi du spéculum, qui est à la fois très douloureux et très dangereux. Tout le monde est de cet avis; Aran et M. Alph. Guérin y ont particulièrement insisté. Les sangsues placées sur le col ne doivent donc pas être employées au début des accidents aigus de l'adéno-pelvi-péritonite, elles trouveront leur place et leur moment à une autre période de l'affection, et alors, utilisées d'une manière appropriée, elles rendront les plus grands services. Les sangsues seront appliquées au nombre de 8 ou 10, pendant trois ou quatre jours, et d'une façon plus générale on continuera leur emploi tant que la douleur restera vive à la palpation abdominale, tant que le vagin présentera une chaleur élevée, et que la tumeur ne changera pas de consistance, mais toutefois on diminuera chaque jour le nombre des sangsues.

Outre ces saignées locales, on se servira comme adjuvants de cataplasmes laudanisés, de boissons délayantes, de préparations opiacées, par exemple 0gr,05 d'extrait thébaïque, toutes les quatre à six heures, comme le conseille Aran, jusqu'à production de sommeil ou de calme.

Lorsque l'opium est mal supporté par les malades, on peut essayer la ciguë que M. Bernutz a préconisée et qu'il regarde comme un narcotique spécial des organes génitaux, sans être sûr toutefois des résultats que donne son emploi. M. Dujardin-Beaumetz a publié dans les bulletins de la Société de thérapeutique, en 1876, un travail où il s'occupe particulièrement du bromhydrate de cicutine. D'après cet auteur, la ciguë ne possède pas la propriété résolutive qu'on lui a prêtée, mais elle agit contre les phénomènes convulsifs qui ont pour point de départ le pneumogastrique, en particulier dans la toux et le vomissement. De plus, elle émousse la sensibilité; son application au traitement de la pelvi-péritonite pourra donc s'adresser aux vomissements et à la douleur vive qui marquent le début de la pelvi-péritonite. Plus tard, à la période des redoublements inflammatoires, le bromhydrate de cicutine sera utilement opposé à la toux et à la douleur. On peut l'administrer de deux manières, par la voie hypodermique et par l'intestin ; mais M. Gubler a montré que son action était beaucoup moins énergique dans le dernier cas, sa constitution chimique étant modifiée par les sucs intestinaux.

M. Dujardin-Beaumetz conseille pour l'injection hypodermique la formule suivante :

Bromhydrate de cicutine cristallisé..	0 gr. 50 centig.
Alcool............................	1 — 50 —
Eau de laurier cerise	23 — 00 —

Un gramme de ce liquide contient 2 centigrammes de sel cristallisé. Il n'en faut injecter que 1 centigramme, 10 gouttes environ.

M. Dujardin-Beaumetz pose la question de savoir si ces injections hypodermiques déterminent des accidents d'irritation locale, des abcès; il n'existe pas encore un nombre suffisant d'observations relatives à ce sujet pour y répondre. Par la voie stomacale, on peut administrer le bromhydrate de cicutine soit en sirop, soit en solution, de manière à faire absorber 1 centigramme de sel environ par jour.

Lorsque la réaction inflammatoire est modérée, on emploiera encore les sangsues appliquées, de la même manière, mais à intervalles plus éloignés ; une ou deux applications suffisent alors dans la grande majorité des cas. Peut-être même, dans ces circonstances, obtiendrait-on un résultat aussi satisfaisant, en ordonnant de suite de larges vésicatoires, répétés, moyen préconisé par M. Alphonse Guérin, et que cet auteur emploie dès le début des accidents, immédiatement après les sangsues, sans s'inquiéter des piqûres produites par elles.

La période d'acuité à peu près dissipée, le troisième ou le quatrième jour, il convient d'avoir recours aux mercuriaux qu'on peut administrer à l'intérieur ou à l'extérieur. A l'extérieur, on emploiera les frictions mercurielles simples ou belladonées. La façon la plus commode de les faire, c'est d'étendre 150 ou 200 gr. d'onguent napolitain sur une large compresse qu'on applique sur le ventre ; ce moyen, qui a été indiqué par M. Nonat, évite la pression des mains ou des doigts sur l'abdomen qui détermine ordinairement une vive douleur. A l'intérieur, on pourra administrer le calomel, à doses fractionnées, seul ou associé à l'opium. Il ne faut pas être retenu dans l'emploi des mercuriaux par la crainte de voir survenir la salivation ; comme l'a fait remarquer Aran, ce phénomène ne présente aucune gravité, il faut plutôt le désirer que le craindre.

A cette phase subaiguë de l'affection, la constipation constitue généralement un ennui sérieux ; il faut y remédier par des lavements ; mais souvent la tumeur pelvi-péritonéale comprime le rectum, et le liquide ne passe que difficilement et en produisant de vives douleurs. Aran a conseillé de donner le lavement après l'introduction préalable d'une grosse sonde en gomme élastique, poussée avec précaution par le rectum au-dessus du niveau de la tumeur.

Telle est la ligne de conduite que doit tenir le médecin dans la période aiguë de la pelvi-péritonite ; mais, lorsqu'au début des accidents il n'existe pas de réaction fébrile ou à peine, que la douleur est faible, le même traitement ne peut pas être employé. C'est alors que les sangsues appliquées sur le col, à plusieurs jours d'intervalle, suivant les préceptes de M. Bernutz, doivent entrer en première ligne pour le traitement ; elles donnent des résultats extrêmement remarquables. Dans l'intervalle, on utilise comme adjuvants les calmants et les émollients sous forme d'irrigations, des cataplasmes, des bains de siège ou des bains entiers; mais il faut rejeter l'emploi des bains entiers surtout, si les malades sont affaiblies soit par une constitution défectueuse, soit par l'affection elle-même. On préviendra la constipation par des lavements et des purgatifs ; ces derniers moyens ne présentent pas l'inconvénient, le danger qu'ils ont dans l'adéno-pelvi-péritonite suraiguë, le repos de l'intestin dans ce cas, étant la condition première et indispensable à obtenir. On devra être absolument réservé sur les opiacés et les mercuriaux ; on pourra ordonner quelques frictions sur le ventre avec du baume tranquille ou un liniment opiacé quelconque.

Après la période inflammatoire, dans cette phase de transition qui sépare la période aiguë de la période où la chronicité s'établit, lorsque l'adéno-pelvi-péritonite doit passer à l'état chronique, la thérapeutique doit viser la résolution des exsudats inflammatoires. Il faut surtout s'adresser aux vésicatoires, les appliquer sur la région hypogastrique et au niveau des fosses iliaques ; on pourra également par intervalles, pour ne pas fatiguer les malades par les douleurs que déterminent quelquefois les vésicatoires, on pourra, disais-je, ordonner des badigeonnages de teinture d'iode ou des frictions à la pommade iodurée. Le traitement général doit être tonique. M. Nonat est absolument le seul à prescrire la diète, même dans cette période de l'affection. Les préparations ferrugineuses, le quinquina, les bains alcalins seront la base de ce traitement général. La résolution s'est-elle opérée en grande partie, la douleur a-t-elle complètement disparu? il est inutile et même préjudiciable aux malades de continuer le traitement local. Les auteurs les plus compétents pensent même qu'à ce moment, les rapports sexuels ne doivent pas être interdits; une grossesse survenant dans ces conditions, d'après M. Bernutz, peut être non seulement conduite à terme, mais encore dans certains cas elle a pu faire disparaître complètement les traces de l'adéno-pelvi-péritonite. Néanmoins, il faut recommander aux malades la modération à ce sujet, de même qu'il faut leur recommander d'éviter toute fatigue exagérée, car il est très fréquent de voir sous cette influence survenir des rechutes.

Même lorsque l'affection évolue vers la résolution, elle est sujette à des exacerbations, à des redoublements inflammatoires contre lesquels il faut lutter. Lorsque les malades ne sont pas trop affaiblies, M. Bernutz conseille d'appliquer des sangsues sur le col, mais en petit nombre. Sont-elles très anémiées, il faut renoncer aux saignées locales et avoir recours à l'opium à hautes doses, 20 à 30 centigrammes d'extrait thébaïque dans les vingt-quatre heures, comme l'a indiqué Aran. On parvient ainsi à calmer les douleurs qui deviennent une nouvelle source d'épuisement pour les malades et à leur procurer un peu de sommeil. On peut employer également, comme je l'ai dit, le bromhydrate de cicutine, en injections hypodermiques à la dose de 1 centigramme. Enfin, comme moyens locaux, il conviendra de prescrire les lavements laudanisés, les cataplasmes émollients et laudanisés. Les vomissements, qui surviennent souvent pendant ces redoublements, sont très pénibles et attirent tout particulièrement l'attention du médecin. Fréquemment, il suffira de remplacer les boissons par la glace que l'on fera ingérer par petits morceaux. Si les résultats obtenus par ce moyen sont insuffisants, Aran conseille d'appliquer un vésicatoire large comme une pièce de deux francs à la région épigastrique, vésicatoire que l'on panse matin et soir avec un centigramme de morphine; ce dernier auteur, ainsi que M. Bernutz, a obtenu également de bons résultats par l'emploi de la noix vomique à petites doses. Enfin

M. Courty recommande la préparation suivante : « un paquet de poudre composée de racine de colombo et d'yeux d'écrevisse, āā 10 à 25 centigrammes, de racine de belladone, 2 à 5 centigrammes, est administrée, de quatre en quatre heures, dans une cuillerée d'eau glacée ; on rapproche les doses, si c'est nécessaire (1) ».

Le ballonnement du ventre est encore un symptôme qui gêne beaucoup les malades ; tantôt il suffit pour le faire disparaître rapidement de cataplasmes arrosés d'huile camphrée, tantôt il devient nécessaire d'employer d'autres moyens et de recourir par exemple à la glace cassée en petits morceaux et renfermée dans une vessie de caoutchouc qu'on applique sur le ventre.

Lorsque l'adéno-pelvi-péritonite est devenue chronique, il convient de lui appliquer une médication appropriée. Je ne rappelle ici que pour mémoire l'opinion de M. Nonat qui pratiquait, comme Lisfranc d'ailleurs, une saignée générale de 100 à 150 grammes à la fin de chaque époque menstruelle. Pour lui l'état de chloro-anémie des malades ne constituait nullement une contre-indication à la saignée, sans cela il était impossible d'obtenir de bons résultats. Quand les malades ne sont pas affaiblies, on peut appliquer quelques sangsues sur le col, à des intervalles assez éloignés. Mais on emploiera surtout comme moyen local les vésicatoires. Le traitement général prend fréquemment dans ces conditions la part prédominante ; il faut combattre la maladie constitutionnelle sous l'influence de laquelle la pelvi-péritonite, après une marche chronique, tend à s'éterniser, et dans ce traitement les eaux minérales et thermales joueront un grand rôle. J'ai indiqué avec beaucoup de détails tous les faits qui se rapportent à la thérapeutique des métrites constitutionnelles et non constitutionnelles, je ne puis qu'y renvoyer le lecteur.

A cette période, certains symptômes peuvent incommoder plus spécialement les malades. Telles sont les douleurs de reins. Aran a conseillé l'application d'huile de croton qui donne de meilleurs résultats que les vésicatoires et qui constitue un changement de traitement agréable aux malades. L'auteur que je viens de citer, ainsi que M. Courty, a obtenu quelques bons résultats avec les pansements vaginaux laudanisés qui consistent à verser avec l'aide du spéculum quelques gouttes de laudanum au fond du vagin, et

(1) Courty, *Traité pratique des Maladies de l'utérus*, 2ᵉ édit., pag. 647.

de l'y maintenir avec un tampon d'ouate. On peut également employer le pansement dont j'ai eu à me louer dans le traitement de l'adéno-lymphite péri-utérine, le tampon d'ouate recouvert de la pommade belladonée et iodurée. Enfin je dois dire que, dans des cas analogues, M. Nonat a pratiqué la cautérisation transcurrente.

La constipation se montre fréquemment opiniâtre à cette période chronique de l'adéno-pelvi-péritonite. Des douches ascendantes froides en ont parfois raison, mais souvent aussi il faut avoir recours à des moyens plus énergiques et ordonner les pilules de sulfate de zinc, d'aloès, ou encore, comme le conseille Aran, des pilules de poudre et d'extrait de belladone qu'on additionne de 1/2 ou de 1 milligramme de strychnine. Plus fréquemment encore la diarrhée se montre comme symptôme prédominant et comme une véritable complication, surtout chez les femmes débilitées, et dans ce cas, elle contribue puissamment à produire la cachexie qui peut être funeste aux malades. Il convient de se servir d'abord des moyens usuels, bismuth à hautes doses, diascordium, thériaque. M. Courty dit s'être bien trouvé de la préparation suivante :

Sous-nitrate de bismuth....................	2 gr.	»
Diascordium..............................	0 —	50
Extrait thébaïque..........................	0 —	25

pour 20 pilules qu'on administre à intervalles plus ou moins rapprochés suivant les cas. Enfin Aran a préconisé, dans les cas de diarrhée tout à fait incoercible, les quarts de lavements au nitrate d'argent, à la dose de 20 à 40 centigrammes pour 100 grammes d'eau distillée.

Enfin, quand la suppuration a envahi la tumeur pelvi-péritonéale, quand une collection purulente est manifeste, quelle est la conduite à tenir ? Faut-il ouvrir l'abcès ou laisser à la nature le soin de créer au pus une porte de sortie ? M. Bourdon (1), qui s'est montré, il y a bientôt quarante ans, très partisan de l'ouverture artificielle de ces abcès, pense, qu'abandonnée à elle-même, la suppuration gagne les parties voisines, passe dans tout le petit bassin, peut envahir le péritoine et déterminer une inflammation généralisée, et, dans tous les cas, tend à se perpétuer, d'où fistules consécutives, hecticité. M. Nonat s'est rangé à cette opinion ; M. Bernutz

(1) *Tumeurs fluctuantes* du petit bassin. *Rev. Méd.*, 1841.

n'est pas absolumen éloigné de la partager. C'est cependant là une opinion tout à fait exagérée, et Aran me semble avoir, avec beaucoup de raison, fait justice de cette exagération. Il pense que tout d'abord le premier point est faux, que l'abcès formé tend à se circonscrire, à s'entourer de fausses membranes qui lui forment une barrière efficace du côté du péritoine d'abord, et ensuite du côté du petit bassin, et qu'au contraire l'irruption de l'abcès dans le péritoine se montre beaucoup plus fréquemment après l'intervention que lorsqu'on abandonne l'abcès à lui-même ; il pense enfin que l'hecticité succède plutôt à l'ouverture artificielle qu'à l'évolution spontanée de l'abcès. Donc, en thèse générale, il ne faut pas ouvrir l'abcès développé dans la tumeur pelvi-péritonéale; néanmoins il existe des exceptions.

Lorsque la suppuration devenue manifeste détermine des phénomènes généraux très accusés, des frissons, de la fièvre, de la diarrhée, des sueurs, la perte de l'appétit ; lorsque la tumeur fait saillie sur la paroi abdominale ou menace de s'ouvrir dans le vagin ou le rectum, il convient de hâter l'issue du pus. Mais quels sont les procédés dont on pourra se servir pour cette évacuation ? D'une façon générale, le bistouri a été le plus souvent employé; néanmoins Aran préfère à l'instrument tranchant, dans les cas où l'abcès vient se montrer sous la paroi abdominale, l'ouverture faite par le caustique de Vienne. Lorsque la collection purulente fait saillie dans le rectum ou dans le vagin, on ne peut se servir que du bistouri ou du trocart. Les larges ouvertures au bistouri ont été conseillées par Récamier, dans le but de bien évacuer le liquide et de prévenir ainsi les accidents produits par la rétention même incomplète du pus. Aran s'est montré complètement opposé à cette pratique ; d'après lui, l'ouverture large est inutile, parce que l'écoulement du pus est suffisant après la ponction avec un trocart même capillaire, et la preuve que l'abcès ne se reforme pas aussi souvent qu'on l'a prétendu, c'est que les secondes ponctions sont rarement heureuses; de plus, elle est dangereuse, car elle est souvent suivie d'hémorrhagies sérieuses et d'autant plus à redouter que l'état général des malades est très débilité.

En somme quel trocart faut-il employer, et comment doit-on s'en servir ? Un trocart de petit calibre, ou de calibre ordinaire, trocart droit, suffira presque toujours. On le conduit sur l'index gauche placé dans le vagin presque sur le point fluctuant, et à ce niveau on l'enfonce de 3 ou 4 centimètres, ou plus exactement jusqu'à ce qu'on ait la sensation d'une résistance vaincue qui indique que la poche est perforée ; d'ailleurs à ce moment, retirant la pointe du trocart, le pus s'écoule par la canule. Faut-il laisser le trocart dans la plaie ? s'il s'agit d'un trocart capillaire, la chose est inutile; si le trocart est de moyen calibre, il y a plus d'inconvénients que d'avantages à le faire, parce que l'air pénètre alors facilement dans le foyer et hâte dans beaucoup de cas la décomposition putride. Enfin, dans des cas exceptionnels, M. Bernutz a signalé le procédé qui consiste à enfoncer un trocart courbe dans l'une des fosses iliaques tout à fait au voisinage du détroit supérieur, et de le faire sortir ensuite par le vagin. Ce procédé très chirurgical a été utilisé par MM. Kœberlé et Péan à la suite d'ovariotomies qui avaient donné lieu à des collections purulentes dans le cul-de-sac recto-vaginal. M. Péan se sert d'un trocart à courbure spéciale ; il l'introduit par une petite incision faite à la paroi abdominale, au-dessus de l'arcade crurale, près du bord correspondant de l'utérus et perfore le cul-de-sac postérieur de haut en bas. Cette pratique ne séduit pas M. Alph. Guérin qui regarde comme tout à fait inutile de créer deux ouvertures et qui n'est pas sûr qu'en procédant ainsi, on soit à l'abri de faire fausse route. Il préfère une incision faite avec le bistouri et laisser une anse de drain à demeure dans la plaie. Quant aux injections détersives, quelles qu'elles soient, il est bon de n'y pas recourir à moins de signes de décomposition putride du pus.

Pour résumer en quelques lignes le traitement de l'adéno-pelvi-péritonite, je dirai :

1° A la période aiguë de l'affection, traitement de la péritonite, médication antiphlogistique énergique, sangsues répétées, opium ;

2° Dans la phase intermédiaire, révulsifs, vésicatoires volants, frictions mercurielles, et si l'état général le réclame, médication tonique et reconstituante ;

3° Pendant la période chronique, traitement analeptique et surtout approprié à la nature de l'affection primitive, à la maladie générale constitutionnelle ou diathésique qui lui a donné naissance. Si des redoublements inflammatoires surviennent, revenir au traitement antiphlogistique, mais mitigé, parce que les malades n'auraient plus la force de le supporter ;

4° Lorsque la suppuration est manifeste, laisser en général au pus le soin de se créer lui-même une issue ; mais, dans les cas que j'ai indiqués, symptômes graves, saillie de l'abcès, ouvrir au-dessus de l'arcade de Fallope avec le caustique de Vienne, dans le vagin ou le rectum avec un trocart ordinaire ou le bistouri, après avoir examiné s'il n'y a pas de battements artériels ; n'employer les injections détersives que s'il y a menace de décomposition putride du pus.

CHAPITRE XIII

OVARITE ET SALPINGITE.

I. — Ovarite. — Considérations générales. — Anatomie pathologique : 1° *Lésions de l'ovarite aiguë;* 4 degrés ou périodes : *a*, vascularisation ; *b*, augmentation de volume, ramollissement rouge; *c*, suppuration ; *d*, destruction de l'ovaire, fonte putrilagineuse. 2° *Lésions de l'ovarite chronique;* augmentation de volume ; coloration ; consistance ; granulations. — Symptomatologie : — 1° *Ovarite aiguë.* — Phénomènes généraux, frissons, fièvre, vomissements, douleur. — Palpation abdominale ; toucher vaginal ; toucher rectal. — Tumeur. — Terminaisons : résolution, suppuration, état chronique. — 2° *Ovarite chronique.* — Symptômes généraux ; tumeur ; marche lente ; exacerbations. — Diagnostic : névralgie lombo-abdominale ; métrite ; adéno-pelvi-péritonite ; hématocèle rétro-utérine, adéno-phlegmon du ligament large, adéno-phlegmon péri-utérin, adéno-lymphite. — Étiologie. — Fréquence ; accouchement; métrite. — Maladies constitutionnelles ; maladies diathésiques.

Traitement. — Antiphlogistiques ; résolutifs ; révulsifs. — Hygiène.

II. — Salpingite. — État aigu : coloration ; adhérences ; suppuration. — État chronique : augmentation de volume ; adhérences ; hydropisie de la trompe. — Étiologie. — Symptômes : Tumeur. — Diagnostic. — Traitement.

I. — Ovarite.

§ 197. Lorsqu'on examine les modifications physiologiques que subit l'ovaire au moment de la ponte menstruelle, lorsqu'on réfléchit à l'afflux sanguin, à la congestion qui se produisent à ce moment dans l'ovaire comme dans l'utérus, il est impossible de ne pas penser que cet organe doit être fréquemment affecté d'inflammation.

Si, à ces phénomènes congestifs, qui précèdent l'ovulation, la déterminent, on ajoute l'hémorrhagie, qui est le résultat de la rupture de la vésicule de de Graaf, et le travail de réparation qui doit s'effectuer consécutivement, on trouve dans ces changements d'état de l'ovaire tout autant de conditions favorables, de causes prédisposantes à son inflammation.

Toutes ces modifications physiologiques, l'afflux sanguin en particulier, amènent nécessairement dans l'organe une exagération plus ou moins notable de la chaleur, de la rougeur et un certain degré de tuméfaction, phénomènes que nous retrouverons au complet dans l'ovarite, de telle sorte qu'il faut convenir avec Aran, que parfois il est très difficile de dire cliniquement où finit le travail physiologique, où commence véritablement l'ovarite.

A une certaine époque, l'ovarite a joué un rôle considérable dans la pathologie utérine ; non seulement on a placé sur son compte un certain nombre d'affections, l'adéno-pelvi-péritonite, l'adéno-phlegmon péri-utérin, mais encore Tilt (1) a considéré comme des faits imputables à l'ovarite le travail physiologique un peu exagéré qui peut se faire dans l'ovaire au moment des époques menstruelles, et a créé ainsi plusieurs groupes d'ovarite qui doivent disparaître ou plutôt qui n'ont plus place dans le cadre de cette affection.

Si la limitation précise de l'ovarite n'existe pas au point de vue clinique, à plus forte raison en doit-il être de même pour les formes que quelques auteurs ont voulu assigner à cette affection. C'est ainsi qu'on a distingué une ovarite parenchymateuse, lorsque l'inflammation siégeait dans la partie centrale, sur le stroma de l'ovaire, des ovarites folliculaire et péritonéale, quand elle occupait surtout les follicules de de Graaf ou l'enveloppe séreuse. Les formes parenchymateuse et folliculaire peuvent exister au point de vue anatomique, mais en clinique, cette distinction est absolument impossible ; quant à la forme péritonéale, elle ne s'observe guère que dans l'état puerpéral et se confond ordinairement avec l'adéno-pelvi-péritonite.

§ 198. Anatomie pathologique. — Les lésions doivent être étudiées dans la forme aiguë et dans la forme chronique de l'affection ; mais il faut bien dire ici que, dans le premier cas, l'ovaire est rarement atteint seul, et que, dans le second, les lésions de l'ovaire ont pu se compliquer d'altérations des organes voisins avant d'amener la mort. Ce n'est que dans des cas exceptionnels que les nécropsies ont pu être faites de malades atteintes seulement d'ovarite et mortes d'une autre maladie intercurrente.

1° *Ovarite aiguë.* — Les lésions qui caractérisent l'ovarite aiguë ont été constatées presque exclusivement chez des femmes ayant succombé dans la période puerpérale. Depuis longtemps déjà ces altérations ont été constatées, et depuis Mmes Boivin et Dugès, depuis le travail de M. Chereau (2), on a pris l'habitude de distinguer quatre degrés successifs dans l'évolution de l'ovarite.

Dans le premier degré de l'inflammation, l'ovaire présente une

(1) Tilt, *On ovarian inflammation*, 1853.

(2) Chereau, *Mémoire pour servir à l'étude des Maladies des ovaires*, Paris, 1844.

vascularisation exagérée. Son tissu est plus rouge, aussi bien dans la profondeur qu'à la périphérie, de petits vaisseaux se dessinent en arborisations au niveau des vésicules saillantes.

Le deuxième degré est caractérisé par une augmentation considérable du volume de l'organe, qui est devenu deux, trois, quatre fois plus gros qu'à l'état normal. En même temps, sa consistance est devenue moins grande; l'ovaire présente un degré de mollesse plus ou moins notable qui paraît être due à une infiltration soit simplement séreuse, soit sanguine et qui se manifeste par une coloration jaunâtre ou violacée; on peut même observer des épanchements sanguins. On a désigné cet ensemble de lésions sous le nom de ramollissement rouge. M. Chereau a comparé l'ovaire atteint d'ovarite à cette période, au parenchyme de la rate, à la boue splénique.

Au ramollissement peut succéder une induration qui, dans certains cas, devient le point de départ d'un processus curatif. Mais le plus souvent, que cette induration, d'abord accompagnée d'hypertrophie reste hypertrophique ou aboutisse à l'atrophie, l'ovaire atteint ne pourra plus remplir ses fonctions.

Le troisième degré de l'ovarite aiguë, lorsque cette affection suit un cours progressif, est représenté par la suppuration de l'ovaire. Tantôt la matière purulente se montre à l'état d'infiltration, tantôt elle est réunie en foyers. Enfin, dans le quatrième degré, l'ovaire est détruit, ses éléments sont dissociés par une sorte de fonte putrilagineuse; mais ce n'est pas là de la gangrène, comme l'ont pensé quelques auteurs.

Cette description anatomique des lésions, reproduite par la grande majorité des auteurs, n'est peut-être pas à l'abri de toute critique. Aran fait remarquer que ce qu'on avait regardé comme le premier degré de l'ovarite n'est peut-être qu'un travail physiologique un peu intense, que la coloration rouge de l'ovaire, sa vascularisation exagérée se retrouvent dans le phénomène normal de l'ovulation. Le même auteur fait observer que, même dans la seconde phase, certaines lésions appartiennent également à la fonction régulière de l'ovaire, en particulier l'augmentation de volume, les petits épanchements de sang. Quoi qu'il en soit de cette manière de voir, il paraît très rationnel d'admettre que les choses se font de la manière que je viens de dire; c'est ce qu'on observe pour les inflammations d'une façon générale: congestion, ramollissement, suppuration.

La suppuration de l'ovaire a été notée dans nombre de cas. Ordinairement elle débute dans les follicules enflammés; on a alors de petites taches plus ou moins nombreuses et disséminées sur toute la masse de l'organe ; le pus est phlegmoneux, bien lié, jaunâtre. Lorsqu'au contraire la collection purulente a envahi les parties centrales, l'aspect est tout différent ; le pus est couleur et consistance lie de vin ; il est ordinaire dans ces cas de voir l'abcès, en se développant après avoir détruit les parties du tissu aux dépens duquel il est né, refouler ses propres parois, amincir de plus en plus la coque qui l'entoure, et s'ouvrir dans le péritoine, à moins que ce dernier ne soit recouvert de fausses membranes qui le protègent.

Arrivée à cette phase de son évolution, l'ovarite ne nous présente qu'un intérêt médiocre ; l'abcès de l'ovaire se comporte comme l'abcès né dans les fausses membranes de la pelvi-péritonite ; il peut s'ouvrir soit dans le vagin, soit dans le rectum. J'ai insisté précédemment sur ces terminaisons de l'abcès pelvien. Mais ce qui présente un plus grand intérêt, c'est le changement de position que subit l'ovaire enflammé, position vicieuse qu'il conserve après la guérison de l'affection. Normalement l'ovaire, placé dans l'aileron postérieur des ligaments larges, est situé sur les parties latérales du corps de l'utérus et un peu en arrière, à une certaine distance de cet organe. Par le seul fait de son augmentation de volume et de poids, l'ovaire, surtout après le relâchement du ligament consécutif à l'accouchement, tend à gagner les parties déclives ; parfois il se porte en avant, dans le cul-de-sac vésico-vaginal; mais plus souvent, en raison même de sa position normale, un peu en arrière des bords latéraux de l'utérus, il vient se placer directement au-dessous de sa place habituelle, au niveau de la réunion du corps et du col de l'organe. La pesanteur joue sans doute le principal rôle dans le mécanisme de cette descente de l'ovaire, mais ce n'est peut-être pas la seule influence qui agit dans cette circonstance. Aran a beaucoup insisté sur le raccourcissement du cordon fibro-musculaire qui relie l'ovaire à l'utérus. D'après cet auteur, ce raccourcissement est dû manifestement à l'empiètement de l'ovaire sur le ligament, et peut-être aussi à la rétraction des fibres musculaires qui entrent dans la composition de ce cordon.

Concurremment avec ces lésions de l'ovaire, on a trouvé des altérations plus ou moins avancées des trompes, du tissu cellulaire du ligament large ou du petit bassin. Mais il est bien évident que ces lésions ne doivent pas rentrer dans le cadre de l'ovarite. L'inflammation de l'ovaire a pu souvent en apparence, quelquefois en réalité, devenir le point de départ d'une inflammation péri-utérine, d'une pelvi-péritonite ou d'un phlegmon du ligament large. Mais, dans ces cas, outre qu'il est difficile, sinon impossible, de reconnaître l'origine de cette inflammation, l'ovarite disparaît relativement pour faire place à une affection plus complexe. M. Courty, dans son ouvrage, dit qu'on a observé du pus dans les lymphatiques de l'ovaire, mais nulle part, même dans le livre récent de M. Guérin, je ne vois signalée l'importance de cette lésion, au point de vue de l'origine, si mal expliquée dans beaucoup de cas, de l'inflammation ovarique. Et cependant M. J. Lucas-Championnière (1), dans un travail que j'ai eu l'occasion de citer plus d'une fois dans le cours de cet ouvrage, a écrit peu de lignes, il est vrai, sur le sujet qui nous occupe, mais dont l'intérêt et l'importance ne doivent pas être perdus de vue. « Dans ces autopsies complexes (à la suite d'accouchements), dit cet auteur, on trouve quelquefois l'ovaire en pleine suppuration, sans qu'il y ait de péritonite étendue et sans qu'il y ait d'inflammation voisine annonçant une propagation inflammatoire. Dans ces cas, on dit que la maladie de l'ovaire est primitive et qu'autour de lui l'inflammation s'est étendue. Ou bien, l'on reconnaît qu'il y a des inflammations de l'utérus et l'on juge que l'ovaire s'est pris par sympathie.

« La sympathie a si souvent disparu devant les progrès de l'anatomie que nous ne verrions pas d'inconvénients à la faire encore une fois disparaître.

« Pour bien des raisons, il nous semble qu'on a abusé de l'ovarite primitive. N'est-ce pas en abuser, quand on tient un utérus qui vient d'être malade, quand on y voit une plaie, que de chercher ailleurs la cause du mal ? »

Dans ce cas, il est vrai, l'inflammation pour se propager à l'utérus doit suivre un trajet rétrograde dans les lymphatiques, mais il existe des exemples de cette marche anomale ; c'est ainsi que M. Lucas-Championnière signale le cas intéressant d'une femme

(1) J. Lucas-Championnière, *Arch. Tocologie*, 1875.

qui, à la suite d'une écorchure au doigt et de ganglions axillaires, avait eu un abcès au sein sur le trajet des lymphatiques qui vont à l'aisselle ; on pouvait sentir de cet abcès à l'aisselle des cordons durs, rouges et douloureux, et cela en dehors de toute lésion du mamelon et de l'auréole, la femme n'étant ni enceinte, ni récemment accouchée. La même évolution aurait lieu pour l'ovaire et l'utérus. Cette propagation est évidemment facilitée et par la grande richesse de l'ovaire en lymphatiques et par son voisinage très rapproché de l'utérus.

Ainsi les lésions utérines sont constantes ou à peu près dans tous les cas d'ovarite aiguë, et c'est pour n'avoir pas tenu compte de cette altération que la plupart des auteurs ont été obligés d'avoir recours à des interprétations aujourd'hui fortement mises en doute, sinon délaissées complètement, pour expliquer la production de l'ovarite à la suite de certaines influences sur lesquelles j'aurai à m'étendre un peu plus loin. Ces lésions de l'organe de la gestation se retrouvent également dans l'ovarite chronique dont il me reste quelques mots à dire ici au point de vue de l'anatomie pathologique.

2° *Ovarite chronique.* — Cette ovarite est ordinairement double. Extérieurement ce qui frappe le plus dans les altérations dont l'ovaire est le siège, c'est l'augmentation de volume de cet organe. Aran a trouvé dans une observation que l'ovaire ainsi affecté mesurait comme longueur 70 millimètres, en largeur 22 millimètres, et en épaisseur 12 millimètres ; c'est donc là un volume bien exagéré, eu égard au chiffre normal, notamment dans le sens de la longueur.

La coloration de l'ovaire est rougeâtre ou plus souvent jaune rougeâtre. Sa consistance paraît augmentée, comme dans un poumon hépatisé par exemple, mais sa friabilité est beaucoup plus grande ; de même que dans le poumon hépatisé, l'ongle peut le déchirer assez facilement. La surface de l'ovaire, souvent cachée par des fausses membranes, est irrégulière ; on y voit des bosselures qui sont évidemment le résultat de cicatrices anciennes. Outre ces bosselures, on note des granulations rougeâtres, éparses en plus ou moins grand nombre à la périphérie, et entre ces granulations on a fréquemment rencontré de petits kystes du volume d'une tête d'épingle et remplis d'une sérosité citrine. Cet aspect granulé, ces kystes ont la plus grande analogie avec la disposition anatomique que l'on rencontre dans certains états morbides, dans la cirrhose hépatique, et surtout dans le rein contracté.

Ces granulations n'occupent guère que la périphérie de l'ovaire; une coupe de l'organe montre, en effet, qu'en s'éloignant de l'écorce, elles disparaissent petit à petit, mais en revanche le tissu conjonctif est très abondant; sa production excessive, étouffant progressivement les autres éléments, constitue une véritable sclérose de l'ovaire; aussi voit-on, sur certains points, le tissu de cet organe faire complètement défaut, remplacé qu'il est par du tissu fibreux; cette sclérose aboutit à l'atrophie de l'ovaire et par conséquent à la perte de ses fonctions.

La trompe présente ordinairement des altérations qui varient en étendue et en degré. Le péritoine, au niveau de l'ovaire, est fréquemment doublé de fausses membranes plus ou moins épaisses; enfin l'utérus est constamment malade et cela d'après la remarque des gynécologistes les plus compétents. « Il est extrêmement rare, dit Aran, au moins n'en ai-je jamais rencontré d'exemple, de trouver l'ovaire enflammé chroniquement, sans rencontrer en même temps une inflammation chronique de la membrane interne de l'utérus, un catarrhe utérin avec ou sans ulcération du col (1). » Toutes ces lésions inflammatoires de l'utérus, observées dans l'ovarite aiguë, dans l'ovarite chronique, sont dès à présent importantes à retenir au point de vue de la pathogénie de l'ovarite.

§ 199. Symptomatologie. — A ces altérations anatomiques, peu différentes suivant les cas, répondent également des modalités cliniques qui présentent quelques variétés.

Au point de vue de la marche, il est facile de voir que l'ovarite évolue parfois d'une manière rapide, et que dans d'autres circonstances elle représente le type des affections chroniques, d'où la division adoptée par tous les auteurs d'ovarite aiguë et d'ovarite chronique.

1° *Ovarite aiguë.* — Il me semble ici absolument indispensable de distinguer dans l'ovarite à marche aiguë deux formes bien distinctes: l'une, caractérisée par des phénomènes généraux très in-

(1) Aran, *Leçons cliniques sur les Maladies de l'utérus et de ses annexes*, 1858, page 584.

tenses, et qu'on peut appeler suraiguë; l'autre, beaucoup plus fréquente, dans laquelle prédominent les signes locaux, ovarite classique, que j'appellerai subaiguë.

La première variété ou ovarite suraiguë a été décrite avec soin par nombre d'auteurs et par les auteurs les plus compétents dans la matière, par Aran en particulier; je la crois exceptionnellement rare. L'intensité des phénomènes qui la caractérisent est due à l'inflammation du péritoine pelvien au niveau de l'ovaire, par conséquent au point de vue anatomique, c'est une variété de pelvi-péritonite, spécialisée par ce fait, qu'elle prend naissance et son point de départ dans l'ovaire. La rareté de cette ovarite admise, il convient de la décrire. Comme la pelvi-péritonite, elle débute fréquemment à la suite d'un accouchement par des frissons, de la fièvre, des nausées, parfois des vomissements. Bientôt une douleur se montre, plus ou moins intense, sur un point limité de la fosse iliaque; cette douleur est provoquée par la pression un peu au-dessus du milieu de l'arcade de Fallope. Il importe de faire remarquer ici que la douleur n'est ordinairement réveillée que par une palpation profonde, et que cette exploration détermine quelquefois des douleurs atroces qui font pousser des cris aux malades et qu'elle produit dans certains cas des crises hystériformes; mais cela seulement, et comme l'a fait remarquer Aran avec beaucoup de justesse, chez des femmes déjà auparavant névropathiques. Il existe généralement des troubles fonctionnels de voisinage comme dans l'adéno-pelvi-péritonite, des envies fréquentes d'uriner, de la dysurie, de la constipation; les règles sont suspendues si l'affection a débuté pendant la menstruation; quelquefois on observe des métrorrhagies, mais ces faits n'ont que peu d'importance au point de vue du diagnostic; pour les troubles menstruels en particulier, leur valeur pathologique est difficile à déterminer. Ont-ils été le point de départ de l'ovarite? En sont-ils le résultat? Quant aux signes locaux, aux signes physiques plus particulièrement, ils sont exactement les mêmes que ceux que nous allons retrouver dans l'ovarite classique, qu'au point de vue de la marche on pourrait appeler subaiguë.

Le premier symptôme, le seul d'ailleurs qui attire l'attention dès l'abord, c'est la douleur. Elle siège dans la fosse iliaque et irradie dans la cuisse, le mollet et paraît suivre dans son trajet les branches du nerf crural. Cette douleur est provoquée par les divers mouvements, par la seule station debout, par la marche et surtout par la pression à deux ou trois centimètres au-dessus de l'arcade crurale et vers le tiers externe de cette arcade.

L'exploration directe fournit les renseignements les plus importants. Par la palpation abdominale, on a parfois senti une rénitence diffuse et même une véritable tumeur ; mais ces cas sont rares ; on a affaire probablement à des ovaires déplacés qui sont devenus malades dans leur situation anormale. La raison de cette absence de tumeur par la palpation abdominale est facile à trouver. Normalement l'ovaire reste à plusieurs centimètres au-dessous du plan du détroit supérieur du bassin, et il est bien difficile d'admettre qu'il devienne assez volumineux pour arriver à son niveau ; de plus on sait que l'ovaire enflammé s'abaisse sur les parties latérales de l'utérus ; enfin, en admettant que l'ovaire pût être senti par la paroi abdominale, sa fixité est trop faible pour permettre d'en apprécier par cette voie les caractères physiques.

Le toucher vaginal donne des signes plus utiles. Après avoir constaté l'état du vagin qui est plus chaud que normalement, l'état du col qui est sain ou présente des altérations inflammatoires, le doigt constate que l'utérus est relativement immobile ; ses mouvements antéro-postérieurs sont conservés, mais il est impossible de l'écarter de l'ovaire affecté. On sent dans le cul-de-sac vaginal en haut et en arrière, en déprimant et en refoulant les tissus, une petite tumeur qui est assez mobile, du volume d'une amande environ et très douloureuse au toucher. Ces signes recueillis avec soin suffisent pour faire le diagnostic ; ce n'est pas en touchant le col, ce n'est pas en arrivant dans le cul-de-sac sur les bords de l'utérus qu'on éveille la douleur, c'est en portant le doigt très haut dans le bassin en dehors et à une certaine distance de l'utérus, point important à retenir pour le diagnostic différentiel entre l'ovarite et l'adéno-lymphite péri-utérine.

Si, au toucher vaginal, on combine le palper hypogastrique, l'ovaire se trouve mieux fixé, et l'on peut facilement constater que la tumeur, comme appendue à l'utérus, en est cependant très distincte, qu'il existe entre lui et elle une rainure manifeste.

Le toucher rectal doit toujours être employé pour compléter et vérifier les résultats fournis par les autres procédés et moyens d'exploration. Quelquefois même, la tumeur ovarique, vague et diffuse au toucher vaginal, est très évidente et nette par ce moyen, mais encore faut-il, pour apprécier suffisamment les formes et la consistance de l'ovaire qu'il ne soit pas entouré d'adhérences trop considérables. M. Gallard conseille d'associer le toucher rectal au toucher vaginal. En mettant un doigt dans le rectum, l'autre dans le vagin, on sent entre les deux une petite tumeur, douloureuse qui glisse et qui fuit comme une bille ou une cerise. Enfin il est un signe négatif sur lequel M. Gallard insiste également, c'est que cette tumeur ne présente pas de battements artériels.

La marche de l'ovarite est toujours lente, même dans les cas les plus bénins et les plus favorables ; c'est par deux ou trois mois qu'il faut compter. Par intervalles la douleur se calme, disparaît ; à d'autres moments surviennent des exacerbations. Quoiqu'il en soit de la durée et des alternatives qui marquent l'évolution de l'ovarite, elle se termine soit par résolution, soit par suppuration ; enfin elle peut persister à l'état chronique.

La terminaison la plus favorable est celle où la résolution s'annonce par la moins grande fréquence des crises douloureuses, par des règles normales ; cependant, alors même que la douleur spontanée et provoquée a disparu, alors même que la menstruation se fait régulièrement plusieurs mois de suite, on pourra toujours craindre la récidive de l'ovarite sous une influence quelconque, et parfois insignifiante. Fréquemment la résolution n'existe qu'au point de vue symptomatique, mais la lésion primitive persiste et se modifie, c'est la terminaison qu'on a appelée induration ; l'ovaire a augmenté notablement de consistance, et sa masse hypertrophiée ou atrophiée n'est plus guère formée que de tissu fibreux qui a pris la place des vésicules ovariennes ; de telle sorte que si l'ovarite a été double, ce qui est fréquent, cette altération amène nécessairement la stérilité.

Dans d'autres cas, mais rarement, les phénomènes locaux de l'ovarite, au lieu de s'amender, deviennent plus intenses, la douleur est plus vive ; en même temps on voit apparaître des frissons erratiques avec un peu de fièvre le soir. Ou bien enfin ces symptômes précurseurs et révélateurs font absolument défaut, et la suppuration n'est reconnue qu'aux seuls signes physiques. Par le toucher vaginal ou rectal, on reconnaît que la tumeur a beaucoup augmenté de volume, qu'elle est rénitente, élastique, sans présenter une fluctuation franche, du moins dans un grand nombre de cas. Je n'ai pas à insister ici sur la marche du pus des abcès nés de l'ovaire ; comme ceux de l'adéno-pelvi-péritonite ils peuvent faire irruption dans le péritoine, ou se créer une issue dans la cavité des viscères contenus dans le petit bassin, vagin, rectum, vessie, utérus. Lorsque la suppuration dure pendant un certain temps, la santé générale s'altère profondément, et il en résulte des troubles variés de tous les appareils de l'économie; l'hecticité, la mort, sont trop souvent alors la terminaison de toute cette série d'accidents. Néanmoins la guérison est encore la règle, même après suppuration de l'ovaire, mais au point de vue de la vie seulement, car l'ovaire meurt au point de vue fonctionnel, ayant subi des altérations profondes, une destruction à peu près complète.

Fréquemment, enfin, l'ovarite passe à l'état chronique après des retours plus ou moins fréquents à l'état aigu, et elle présente alors la même série de phénomènes qu'elle offre lorsqu'elle a pris dès l'abord une marche chronique.

2° *Ovarite chronique.* — Dans cette forme d'ovarite, la douleur est intermittente, elle se montre au moment du coït et pendant la menstruation, et encore est-il difficile d'apprécier ce qui appartient à l'ovarite ou à la métrite qu'on trouve coïncider d'une manière constante avec cette affection. On observe en effet des troubles menstruels variés; les règles sont moins abondantes, irrégulières, ou bien elles sont plus abondantes, douloureuses. En dehors de la menstruation, il existe une leucorrhée plus ou moins abondante. Ce sont là des phénomènes imputables plutôt à la métrite qu'à l'ovarite elle-même.

Le toucher vaginal, pratiqué avec le plus grand soin, permet de reconnaître à l'endroit déjà indiqué, en haut et en arrière, profondément placée dans le cul-de-sac latéral, une petite tumeur à surface bosselée, mamelonnée, rugueuse. Il importe essentiellement d'insister sur cet aspect de l'ovaire enflammé chroniquement, car c'est pour ne pas y faire attention que beaucoup de gynécologistes actuels confondent l'adénite péri-utérine avec l'ovaire, l'adénite formant cependant une tumeur lisse, arrondie.

Les symptômes généraux de l'ovarite chronique, bien décrits par Aran, puis par M. Courty, sont ceux de la chloro-anémie, amaigrissement, troubles digestifs variés; ce sont surtout des troubles nerveux, portant soit sur le caractère, soit sur les nerfs périphériques, et principalement sur les nerfs intercostaux et lombo-sacrés, soit sur certains viscères et sous forme de spasmes, soit, enfin sur la sensibilité cutanée. On le voit, ce sont tous les signes que j'ai énumérés comme appartenant à la métrite chronique, et auxquels peut contribuer pour sa part l'ovarite.

La marche de l'ovarite chronique est essentiellement lente ; c'est une de ces maladies qui font le désespoir du praticien. Elle est marquée par des exacerbations douloureuses au moment des règles, et elle aboutit souvent à la stérilité qui constitue encore le moindre danger des terminaisons possibles ; car l'exagération des phénomènes morbides sous l'influence de causes quelquefois légères peut avoir de terribles conséquences. C'est ainsi qu'Aran signale l'observation d'une ovarite terminée par péritonite généralisée, chez une femme atteinte en même temps de déviation utérine, pour laquelle on avait essayé d'introduire un pessaire élastique d'Hervez de Chégoin. Dans ce cas l'ovaire malade était devenu le point de départ d'une inflammation qui avait atteint d'abord le péritoine du petit bassin, l'ovarite s'était transformée en pelvi-péritonite. Enfin il ne faut pas perdre de vue que les symptômes généraux d'affaiblissement peuvent conduire les malades à la tuberculose, si elles y sont prédisposées, ou bien précipitent l'évolution de cette maladie lorsqu'elle préexiste à l'ovarite.

§ 200. — Le diagostic de l'ovarite présente d'après Aran les plus grandes difficultés, au point que cet auteur renonce presque complètement à le faire ; il me semble que cette difficulté est beaucoup exagérée. Je ne parle pas ici de la forme suraiguë qu'il est utile de confondre avec la pelvi-péritonite au point de vue du traitement. Il est vrai que l'ovarite ne présente pour ainsi dire aucun signe fonctionnel qui lui appartienne en propre. Ses signes physiques exigent, pour être bien appréciés, une grande habitude du toucher; c'est là ce qui explique jusqu'à un certain point l'opinion de l'auteur que je citais tout à l'heure.

La douleur seule chez une femme qui peut d'ailleurs présenter des troubles de la menstruation ne suffit pas pour faire soupçonner une ovarite. En effet, elle peut être due à une névralgie lombo-abdominale ; mais la recherche des points douloureux caractéristiques de cette affection permet facilement d'établir un diagnostic précis. D'après M. Courty, il y aurait lieu également de différencier l'ovarite de la névralgie de l'ovaire. Je crois pour ma part que cette affection a été surtout admise par induction. Mais, en admettant que la névralgie de l'ovaire ait une symptomatologie déterminée, il me semble impossible de la différencier de l'ovarite par les seuls signes fonctionnels.

A peine ai-je besoin de dire que l'ovarite a été prise pour une simple métrite. La confusion tient à un défaut d'examen méthodique. Il n'y a qu'à explorer les organes génitaux pour la faire cesser aussitôt. On n'a pas le droit de dire ovarite avant d'avoir touché l'ovaire, de l'avoir senti douloureux, mamelonné, plus ou moins bosselé, distinct de l'utérus.

Mais c'est surtout avec les tumeurs péri-utérines que la confusion a été faite. L'adéno-pelvi-péritonite est cependant caractérisée par des signes importants. La tumeur qu'elle forme est généralement beaucoup plus volumineuse que celle de l'ovarite. Elle est accolée à l'utérus, elle envahit deux culs-de-sac, le postérieur en général et un latéral, et surtout elle fixe complètement l'utérus.

Il en est de même de l'hématocèle rétro-utérine qui constitue une grosse tumeur déplaçant l'utérus en avant, ou du moins le col, tumeur immobile et qui le plus ordinairement a pour siège d'élection le cul-de-sac postérieur.

Les adéno-phlegmons péri-utérins et du ligament large ont été quelquefois confondus avec l'ovarite, le dernier en particulier; l'erreur est cependant assez facile à éviter. Sans parler ici de la douleur « exquise » que quelques auteurs ont eu tendance à regarder comme caractéristique de l'ovarite, signe qui n'a cependant qu'une médiocre valeur, le vagin est plus chaud dans le phlegmon, la tumeur adhère à l'utérus et l'enclave, elle proémine dans le vagin, et sa surface présente ses battements artériels auxquels M. Gallard attache une grande importance.

S'il existe, pour différencier toutes ces affections de l'ovarite, des signes pour ainsi dire grossiers, il n'en est plus de même lorsqu'il s'agit de distinguer de l'ovarite une autre affection qui n'a fait son apparition dans la science qu'il y a peu de temps, et à laquelle les gynécologistes actuels, sauf M. A. Guérin, ne donnent pas encore de place, je veux parler de l'adénite péri-utérine. Dans les deux cas, il y a coïncidence de métrite, et par conséquent des troubles fonctionnels variés ; dans les deux cas, on trouve une tumeur siégeant sur les parties latérales de l'utérus, également facile à sentir et par le vagin et par le rectum ; dans les deux cas, cette tumeur est séparée de l'utérus par un sillon ou une rainure plus ou moins manifeste. Cette grande ressemblance de symptômes explique comment nombre de faits d'adénite ont passé sur le compte de l'ovarite. Quels sont donc les signes qui peuvent nous faire différencier ces deux affections? C'est tout d'abord le siège exact de la tumeur. Ordinairement dans l'adénite, la tumeur siège sur les côtés de l'isthme utérin auquel elle adhère, elle empiète sur la face postérieure et elle se prolonge sur les parties latérales du col assez bas pour être sentie assez facilement par le toucher vaginal; dans l'ovarite, la tumeur peut, il est vrai, arriver jusqu'à l'isthme, mais elle n'y adhère pas, et elle remonte plutôt à partir de ce point qu'elle ne descend, et par conséquent elle exige que le toucher soit pratiqué plus profondément. En second lieu, comme la fixité de l'adénite est plus grande, on peut mieux apprécier la forme arrondie, lisse de la tumeur; bien souvent, au contraire, il est impossible de nettement apprécier la forme de l'ovaire, et dans les cas où l'on y parvient, on trouve que la surface de cet organe est mamelonnée, quelquefois bosselée; dans tous les cas, elle est beaucoup moins régulière que l'adénite péri-utérine. Dans l'adénite enfin, le toucher rectal fait mieux constater les rapports de la tumeur avec l'utérus que dans l'ovarite, et, en outre, il est possible de sentir, partant du ganglion enflammé de petites cordes, dures et résistantes, se rendant et se perdant sur les parties latérales du bassin, et qui ne sont autres que les traînées lymphatiques sur lesquelles j'ai suffisamment insisté dans un chapitre précédent.

Je ne fais que signaler l'erreur qui ne me paraît guère possible de faire entre l'ovarite et le kyste suppuré de l'ovaire, tumeur très volumineuse et renfermée dans l'abdomen. Enfin M. Gallard rapporte, dans son livre, deux cas d'ovarite qui par leurs symptômes douloureux avaient pu faire penser à des affections à siège très différent. Dans l'un de ces faits, les irradiations douloureuses dans la vessie, les grandes lèvres, présentaient la plus grande analogie avec la colique néphrétique; dans l'autre, les douleurs atroces, faisant pousser des cris à la malade, pouvaient en imposer au premier abord pour une colique de plomb. Il est bon d'être prévenu de ces faits pour éviter les erreurs de ce genre.

Je n'ai pas parlé ici à propos du diagnostic différentiel de certaines affections de l'ovaire. M. Courty distingue de l'ovarite la fluxion morbide, la congestion de l'ovaire. Je ne vois pas comment il est possible de séparer cliniquement la fluxion de la congestion, si tant est qu'elles constituent deux états distincts de l'ovarite. Quant aux hémorrhagies interstitielles de l'ovaire, dont parle aussi M. Courty, je ne vois pas non-plus comment, toujours en clinique, il est possible de les différencier de l'ovarite.

§ 201. Étiologie. — Au point de vue étiologique, il est un fait absolument certain, c'est la prédominance de l'ovarite du côté gauche. C'est ainsi que dans le relevé de M. Chereau qui a été surtout fait pour les cas d'ovarite observée à la suite de l'accouchement, on voit, pour un total de 36 cas, 25 fois l'ovarite siéger à gauche, 11 fois seulement à droite. On peut invoquer pour l'explication de cette fréquence plus grande de l'ovarite à gauche les mêmes causes et conditions que celles qu'on fait intervenir en général pour la prédominance également à gauche de l'adéno-phlegmon du ligament large.

D'une façon générale, on peut dire que l'ovarite relève de l'inflammation de l'utérus, que cette inflammation soit manifeste et indiquée par les auteurs, ou qu'elle doive être supposée derrière certaines causes qui sont données habituellement comme déterminant l'ovarite, et qui, suivant moi, ne sont autres que celles qui produisent la métrite. Ainsi, parmi les causes les plus fréquentes de l'ovarite, on signale l'accouchement ou l'avortement, les troubles menstruels, les abus vénériens, l'excitation génésique. Toutes ces causes, on le voit, sont celles de la métrite, soit qu'elles agissent directement sur la matrice, traumatiquement pour ainsi dire, soit qu'elles agissent en déterminant la manifestation d'une maladie constitutionnelle. Or, comme l'utérus est toujours le siège d'une inflammation, que l'ovarite soit aiguë ou chronique, je crois que la métrite est toujours primitive et non consécutive, ainsi que le prétendent les auteurs; je crois, en outre, que, ainsi que l'a observé M. J. Lucas-Championnière pour la métrite puerpérale et l'ovarite qui en est la conséquence, l'inflammation de l'ovaire est la conséquence de l'adéno-lymphite qui s'est propagée à cet organe par les lymphatiques toujours enflammés dans la métrite, ainsi que je l'ai démontré. Mes observations m'ont conduit à cette opinion, surtout à propos de l'ovarite dite blennorrhagique. J'ai déjà dit quelle était la pathogénie des accidents blennorrhagiques péri-utérins, je n'ai plus à y revenir.

Quant au travail des machines à coudre invoqué par M. Gallard comme une cause fréquente d'ovarite, sans doute l'afflux sanguin, la congestion des organes pelviens, du système utéro-ovarien en particulier, peuvent, à un moment donné, déterminer par leur exagération l'inflammation de l'ovaire ; mais ce n'est peut-être pas la seule explication qu'il soit possible de donner à la production de l'ovarite dans ces conditions. Ces causes déterminent beaucoup plus souvent la métrite que l'ovarite, surtout chez les femmes prédisposées par leur constitution, et alors cette métrite peut amener aussi consécutivement l'ovarite par le mécanisme que j'ai déjà indiqué. J'en dirai autant pour les causes générales regardées comme productrices de l'ovarite. On a signalé la syphilis (Nélaton), le rhumatisme (Courty), la tuberculose (Gallard) et le cancer; on a signalé toutes les causes générales diathésiques ou constitutionnelles, herpétis, scrofule. Toutes ces causes générales, je l'ai démontré, sont celles de la métrite constitutionnelle ou diathésique ; à ce titre donc leur action se fait sentir d'abord sur l'utérus, puis sur l'ovaire.

On le voit, toutes les causes invoquées comme donnant lieu à l'ovarite, sont celles de la métrite; aussi, ainsi que je le disais au début de cette étude étiologique, l'ovarite doit être considérée généralement comme dépendant de la métrite, au même titre que l'adéno-phlegmon du ligament large, que l'adéno-phlegmon péri-utérin, que l'adéno-pelvi-péritonite. Comme toutes ces affections péri-utérines, elle reconnaît le plus ordinairement la même pathogénie, c'est-à-dire l'adéno-lymphite péri-utérine.

Quant à ces faits si curieux d'ovarite varioleuse, signalés par MM. Béraud et Gosselin, je ne saurais expliquer d'une manière certaine leur mode de production, et cependant la doctrine de la métastase ne me satisfait pas. Je ne serais pas éloigné de croire que les femmes, chez lesquelles on a observé ces ovarites dites métastatiques, étaient atteintes de métrite, et que cette métrite ayant subi une poussée sous l'influence d'une congestion analogue à celle qui existe dans les autres viscères, cette inflammation a réagi sur l'ovaire qui lui-même est le siège de la même congestion.

§ 202. Traitement. — La thérapeutique à employer dans l'ovarite présente de grandes analogies avec celle de l'adéno-pelvi-péritonite, avec celle des autres phlegmasies péri-utérines. Il faut tout d'abord s'adresser à la cause productrice, à la métrite, puis agir sur la lésion elle-même. On connaît le traitement de l'inflammation utérine, je n'y insiste pas. Quant à celui de la lésion ovarique, un traitement différent doit être appliqué aux différentes formes de l'affection.

1° Dans la forme aiguë ou suraiguë, dans l'ovarite qu'on observe à la suite de l'accouchement, la médication antiphlogistique s'impose. Dès le début, on appliquera sur la fosse iliaque qui répond au côté malade 15 à 20 sangsues, puis, après avoir enlevé les sangsues, on fera mettre un cataplasme émollient arrosé de laudanum. En même temps, l'opium sera administré à l'intérieur pour calmer les douleurs et procurer aux malades un peu de sommeil; 4 à 5 doses de 0gr,05 d'extrait thébaïque pourront être données par jour, s'il en est besoin.

Deux ou trois jours après le début, quand la douleur est moins vive, lorsque les phénomènes généraux se sont amendés, il convient d'avoir recours aux frictions mercurielles, mais moins largement que dans l'adéno-pelvi-péritonite. M. Al. Guérin recommande les vésicatoires volants qui ne me paraissent pas avoir d'aussi bons résultats que dans l'adéno-pelvi-péritonite.

2° Dans la forme subaiguë primitive ou consécutive à la forme précédente, on trouvera avantage à placer les ventouses directement sur le col, au nombre de 5 à 6; 3 ou 4 applications seront faites à quelques jours d'intervalle. Néanmoins, je dois faire des réserves, je ne puis donner ce mode de traitement comme absolument général; je crois qu'il y a lieu de tenir compte ici de deux facteurs, d'abord des conditions générales de santé dans lesquelles se trouvent les malades, et en second lieu de la cause à laquelle est liée l'ovarite.

Je renonce donc aux émissions sanguines chez des femmes atteintes d'ovarite et qui sont débilitées soit par un accouchement antérieur, soit par toute autre cause; je conseille d'employer les cataplasmes laudanisés, les lavements émollients (1/4 de lavement avec 15 ou 20 gouttes de laudanum); comme traitement général je prescris une alimentation tonique et progressivement reconstituante. C'est dans ces conditions surtout que le traitement minéral et thermal, suivant les indications fournies par la nature de la métrite, exerce une action salutaire et efficace sur l'ovarite. Aussi est-il important d'y avoir recours. J'ai donné à cet important sujet tous les développements qu'il mérite, à propos du traitement des métrites, je n'y reviens pas.

Enfin je dois dire que le traitement hygiénique joue un grand rôle; il va de soi que les malades éviteront tout ce qui peut amener une suractivité dans la circulation du système utéro-ovarien, et en particulier les excès de coït. Mais dans la pratique les rapports sexuels ne peuvent pas être prohibés d'une façon absolue; peut-être y a-t-il avantage à les autoriser dans une mesure très restreinte lorsque la continence prolongée amène un éréthisme des organes génitaux qui est plus nuisible que le rapprochement sexuel lui-même. Enfin il se présente ici un problème d'une importance capitale et dont la solution embarrasse toujours le praticien. Faut-il conseiller le mariage à une jeune fille atteinte d'une ovarite au début? Avec M. Gallard qui a développé ce point avec la compétence qu'on lui connaît, je crois qu'on peut espérer à ce moment une grossesse qui mettrait, selon toute probabilité, un terme à l'ovarite, tandis qu'à une période plus avancée de la maladie, les deux ovaires sont très fréquemment atteints et la stérilité est presque certaine.

II. — Inflammation de la trompe (Salpingite).

§ 203. A l'ovarite, il convient d'annexer l'inflammation de la trompe, la salpingite, non point que ce soit là une affection qui ait sa symptomatologie propre, son histoire distincte, car elle coïncide soit avec l'ovarite, soit avec l'adéno-pelvi-péritonite, mais parce que nous trouverons dans son étude rapide quelques points intéressants au point de vue du mécanisme de l'hématocèle et de l'adéno-pelvi-péritonite.

On a cependant signalé quelques cas, exceptionnels il est vrai, où l'inflammation de la trompe existait seule, en dehors de toute inflammation de l'ovaire et du péritoine pelvien.

La salpingite présente des lésions variables selon qu'elle est aiguë ou chronique.

1° Dans l'inflammation aiguë, les parois sont épaissies, plus friables, la surface de la trompe présente une coloration rouge, lie de vin. Le pavillon adhère soit à l'ovaire, soit à l'utérus, soit aux anses intestinales. La cavité de la trompe est distendue par un liquide blanchâtre, parfois par du pus phlegmoneux; la muqueuse est rouge et boursouflée.

L'orifice utérin est rétréci comme d'habitude, c'est-à-dire qu'il admet avec peine le passage d'une soie de sanglier. M. Al. Guérin a démontré l'impossibilité de faire refluer le liquide utérin dans la trompe par cet orifice normal, ce qui prouve : 1° que la suppuration des trompes n'est pas le fait du passage du pus de l'utérus dans ces organes ; 2° qu'il faut fortement mettre en doute, sinon rejeter complètement, le mécanisme de la pelvi-péritonite produite par les matières septiques qui se rendraient de l'utérus dans le péritoine en passant par les trompes ; 3° que la théorie du reflux sanguin de la cavité utérine dans la cavité péritonéale pour expliquer la production de l'hématocèle rétro-utérine, a fait un pas immense en arrière. D'un autre côté, l'orifice de la trompe est souvent largement ouvert, sans que le péritoine présente la moindre lésion, alors même que la trompe est le siège d'altérations profondes, et il convient de dire ici que ces altérations ne s'observent ni à la partie interne, au niveau de l'orifice, ni à la partie externe ou le pavillon, mais bien à la partie moyenne, dans cette portion de la trompe qu'on désigne plus spécialement sous le nom d'ampoule.

2° Les altérations qui caractérisent la salpingite chronique sont d'un ordre un peu différent. La trompe a augmenté 3 ou 4 fois de volume; sa coloration est gris-ardoisée, ses parois présentent une épaisseur de 4 à 5 millimètres ; sa cavité est remplie d'un liquide qui offre en général les caractères du muco-pus. La muqueuse est grisâtre, épaissie, l'orifice abdominal n'est pas dilaté. Parfois le pavillon affecte des adhérences avec les organes voisins; il peut de cette manière se trouver oblitéré ; les liquides s'accumulant dans la cavité de la trompe, il en résulte une tumeur qu'on a désignée sous le nom d'hydropisiede la trompe.

§ 204. Étiologie. — La salpingite, comme je l'ai déjà dit, est liée à l'ovarite ou à la pelvi-péritonite ; elle existe exceptionnellement en dehors de ces affections et ne reconnaît pas d'autres cas qu'elles, accouchement, métrite chronique, etc. Je ne crois pas m'avancer beaucoup en disant que la salpingite, comme l'ovarite, est due surtout à l'adéno-lymphite péri-utérine qui se propage aux lymphatiques de la trompe et de l'ovaire.

§ 205. Symptomes. — On comprend d'après ce qui précède que l'inflammation de la trompe ne présente pas de symptomatologie propre et délimitée, qu'elle ne peut pour ainsi dire être que soupçonnée. Kiwisch a donné comme signe de salpingite la présence d'une tumeur située de chaque côté de l'utérus et en haut de cet organe, tumeur allongée et bombée et se dirigeant de l'utérus vers la circonférence du bassin. Ce signe peut avoir une certaine valeur, mais l'ovaire peut également revêtir cette forme dans certains états pathologiques, et alors pour attacher à ce signe une importance réelle, il faudrait à côté de cette tumeur trouver l'ovaire et l'en distinguer. Il a été possible à M. Al. Guérin dans un cas de différencier très nettement la tumeur de la trompe enflammée de l'ovaire voisin. La confusion est surtout facile entre l'adéno-lymphite et la salpingite. Il n'existe pour moi aucun signe différentiel et je crois que le plus ordinairement on a cru à une salpingite alors qu'il s'agissait d'une adéno-lymphite. Quoiqu'il en soit, on peut dire que, d'une manière générale, le diagnostic de la salpingite se présente entouré d'insurmontables difficultés. Elle se confond avec l'ovarite et, de même que cette affection, elle peut déterminer la pelvi-péritonite, mais plutôt par voisinage que par irruption des liquides sécrétés dans la séreuse abdominale. Enfin on comprend que les altérations persistantes des deux oviductes puissent déterminer la stérilité de même que les lésions de l'organe qui produit les ovules. Quant au traitement, il n'offre aucune indication spéciale ; c'est le traitement de la métrite et de l'ovarite, plus tard c'est au traitement de l'adéno-lymphite qu'il faut recourir.

CHAPITRE XIV

HÉMATOCÈLE PÉRI-UTÉRINE.

SOMMAIRE. — Définition. — Division : hématocèle intra-péritonéale; hématocèle extra-péritonéale. — Historique. — Considérations anatomiques: siège de l'hématocèle; tumeur, ses caractères cliniques : volume, forme, rapports avec les organes voisins, sa structure. — Étiologie : 1° causes prédisposantes : menstruation, âge; 2° causes déterminantes : traumatisme; maladies générales. — Pathogénie : exhalation sanguine péritonéale ; reflux du sang de l'utérus dans la cavité péritonéale; hémorrhagie tubaire; rupture du plexus veineux utéro-ovarien; hémorrhagie de l'ovaire; grossesse extra-utérine; pelvi-péritonite hémorrhagique. — Symptomatologie : début brusque ou lent; phénomènes généraux; douleurs; nausées; vomissements; ventre ballonné; température augmentée. — Signes physiques : refoulement de l'utérus; tumeur; immobilité de l'utérus. — Symptômes fonctionnels. — Terminaisons : résolution; adhérences; suppuration; mort. — Diagnostic : adéno-pelvi-péritonite ; adéno-lymphite péri-utérine ; rétroflexion utérine; kystes de l'ovaire; cancer de l'ovaire. — Diagnostic pathogénique. — Pronostic.
Hématocèle extra-péritonéale. — Étiologie. — Anatomie pathologique. — Symptômatologie. — Diagnostic.
Traitement. — Glace ; antiphlogistiques; résolutifs. — Moyens chirurgicaux : ponction; incision. — Injections détersives.

§ 206. DÉFINITION ET DIVISION. — Sous le nom d'hématocèle rétro-utérine (Nélaton), péri-utérine (Gallard), on désigne une tumeur sanguine enkystée dans l'excavation pelvienne, autour de l'utérus, le plus souvent en arrière, et développée soit dans la cavité péritonéale, soit en dehors de cette cavité.

Cette définition établit donc qu'il existe deux sortes d'hématocèle, l'une intra-péritonéale, hématocèle commune, l'autre extra-péritonéale, assez rare pour avoir été niée par quelques auteurs. Il sera d'abord question ici de l'hématocèle intra-péritonéale.

§ 207. HISTORIQUE. — Dans une première période de l'histoire de cette affection, l'hématocèle est observée mais non décrite. De 1737, époque à laquelle Ruysch en signale une observation avec autopsie, jusqu'en 1848 ou 1850, l'attention n'est pas appelée sur ce point particulier; le fait, cité par Ruysch, est vite oublié. Il avait cependant décrit succinctement l'hématocèle sous le nom d'épanchement sanguin rétro-utérin, et l'autopsie lui avait fait penser que cet épanchement avait pour origine le sang de l'utérus ayant passé dans le péritoine par l'intermédiaire de la trompe. Nous verrons que plus tard M. Bernutz développa l'idée et la théorie de Ruysch.

En 1841, M. Bourdon, dans son Mémoire (1), décrit les tumeurs fluctuantes du petit bassin, et il en place le siège dans le tissu cellulaire péri-utérin.

Une deuxième période commence avec l'époque de 1848, dans l'histoire de l'hématocèle péri-utérine, et de cette date jusqu'en 1860, nous trouvons une quantité considérable de travaux et de recherches importantes qui témoignent assez de l'intérêt qui s'attachait à l'étude de cette affection.

M. Viguès, en 1850 (2), étudie les tumeurs sanguines de l'excavation pelvienne, et comme M. Bourdon, il les regarde comme étant extra-péritonéales; de plus, il leur donne l'ovaire comme origine. Nélaton, son maître (3), étudia, en 1851, tout spécialement cette affection, et se fondant sur des autopsies qui montraient manifestement le siège de ces tumeurs dans le cul-de-sac recto utérin, il les désigna sous le nom d'hématocèle rétro-utérine; il s'attacha surtout à décrire la physionomie clinique de cette affection et à en préciser les indications thérapeutiques.

En 1855, Laugier, dans un Mémoire (4), place, comme Viguès et et Nélaton, l'origine de l'hématocèle dans l'ovaire, mais il ajoute à cette donnée, la nécessité d'une altération préalable de cet organe.

La même année, M. Gallard a publié un travail (5) dans lequel il fait remarquer que l'hématocèle n'a pas pour siège exclusif le cul-de-sac recto-utérin, qu'elle peut se montrer sur les parties latérales ou en avant de l'utérus, et il propose de donner à cette affection le nom d'hématocèle péri-utérine, expression qui est aujourd'hui le plus généralement employée. De plus, dès cette époque, il regarde comme l'origine la plus fréquente de ces hématocèles la ponte extra-utérine, la chute de l'ovule dans le péritoine. C'est cette opinion qu'il a développée plus tard, en 1873, dans ses leçons cliniques, opinion sur laquelle j'aurai à revenir. M. Richet, en 1857,

(1) Bourdon, *Rev. Méd.*, 1841. Mémoire sur les tumeurs fluctuantes du petit bassin.

(2) Viguès, Thèse, *Tumeurs sanguines de l'excavation pelvienne chez la femme,* 1850.

(3) Nélaton, *Gaz. Hop.*, 1851-52.

(4) Laugier, *Mémoire sur l'origine et l'accroissement de l'hématocèle rétro-utérine,* 1855.

(5) Gallard, Hématocèles péri-utérines, *Bull. Soc. Anat.*, 1855.

dans son anatomie chirurgicale décrivit avec le plus grand soin la disposition des veines du plexus utéro-ovarien ; il fait remarquer les flexuosités de ces vaisseaux, leur dilatation variqueuse exagérée sous certaines influences, et il indiqua leur rupture comme une cause fréquente d'hématocèle péri-utérine. L'année suivante, en 1858, un de ses élèves, M. Devaltz (1), publiait une thèse, dans laquelle il exposait les idées de son maître et faisait ressortir toute l'importance du varicocèle ovarien sur la production des hématocèles.

L'année 1858 vit encore paraître d'autres travaux importants. M. Puech publie deux mémoires, lus à l'Académie des sciences (2), et dans lesquels il reconnaît plusieurs sources à l'hématocèle péri-utérine : elle peut être due à des lésions de l'ovaire, des trompes et surtout à la rupture du plexus utéro-ovarien. Mais l'ouvrage le plus important de cette époque fut la thèse de M. Voisin (3) en 1858 et son Mémoire en 1860. Se basant sur 48 observations, il constitua une monographie qui peut fournir de précieux renseignements, notamment au point de vue de l'étiologie et de la symptomatologie. Cependant, et bien que les faits signalés dans ce travail aient été étudiés par l'auteur, quelques-uns paraissent se rapporter à des adéno-pelvi-péritonites et à des adéno-phlegmons péri-utérins, plutôt qu'à de véritables hématocèles.

En 1860, MM. Bernutz et Goupil étudient dans leur livre les tumeurs hématiques du petit bassin (4), et M. Bernutz développe l'opinion qu'il avait déjà émise en 1848 (5), la théorie du reflux du sang menstruel de l'utérus dans le péritoine par l'intermédiaire des trompes, théorie dont Ruysch avait le premier parlé, mais que M. Bernutz fit sienne par les développements qu'il lui donna, les arguments qu'il apporta pour la défendre.

Depuis cette époque, 1860, la question des hématocèles a paru à peu près vidée, et les travaux deviennent moins nombreux sur cette question. Il faut cependant signaler le Mémoire de Wirchow

(1) Devaltz, Thèse, *Du varicocèle ovarien et de son influence sur le développement de l'hématocèle rétro-utérine*, 1858.

(2) Puech, De l'Hématocèle péri-utérine et de ses sources, *Acad. des Sciences*, 22 février 1858. — Mémoire sur la rupture du plexus utéro-ovarien et le thrombus intrapelvien qui en est la suite, *Acad. des Sciences*, 28 juin 1858.

(3) Voisin, *De l'hématocèle rétro-utérine et des épanchements sanguins du petit bassin*, Thèses de Paris, 1858.

(4) Bernutz et Goupil, *Clin. méd. sur les maladies des femmes*, 1860.

(5) Idem, Mémoire, *Arch. génér. de Méd.*, 1848.

en 1863 (1). Cet auteur place la source de l'épanchement sanguin dans des néo-membranes pelvi-péritonéales vascularisées, l'hémorrhagie résulte directement de la rupture des vaisseaux renfermés dans ces fausses membranes. En 1868, Trousseau fait une leçon clinique sur l'hématocèle pelvienne (2), où il expose son opinion sur la pathogénie de cette affection. Pour lui, il se fait au moment des époques menstruelles une exhalation sanguine dans la muqueuse tubaire, et il donne à l'épanchement sanguin qui prend son origine dans une hémorrhagie de la trompe le nom d'hématocèle cataméniale par opposition à l'hématocèle ovarienne. Je signalerai également comme auteurs, pour ainsi dire classiques, et qu'il sera toujours utile de consulter Aran, MM. Courty, Nonat, Bernutz (3), Poncet (4), de Lyon, qui a exposé d'une façon remarquable ce qu'on sait sur la question ; je signalerai enfin les cliniques de M. Alp. Guérin. Comme on peut le voir, par l'abrégé tout à fait succinct de l'historique qui précède, l'hématocèle péri-utérine a donné lieu à des travaux excessivement nombreux, elle a soulevé les recherches d'observateurs très éminents. Est-ce à dire pour cela que son étude ne laisse rien à désirer à l'heure actuelle ! certainement non. Toutefois, à part quelques points de pathogénie qui sont encore discutés, l'histoire clinique de l'hématocèle est assez bien connue pour qu'il soit facile d'en retracer tout au moins les principaux traits.

§ 208. Considérations anatomiques. — Mais avant d'entrer de plain-pied dans le sujet qui m'occupe, je crois qu'il est nécessaire de dire un mot du terrain sur lequel évolue l'hématocèle, de rappeler en quelques lignes le processus physiologique dont l'exagération ou la perturbation amènent le phénomène pathologique.

Le petit bassin chez la femme est divisé en deux parties, en deux compartiments par une cloison à peu près verticale qu'on nomme ligaments larges, ligaments qui, comme on le sait, sont constitués à la périphérie par deux lames du péritoine. Si nous suivons, en effet, le péritoine qui tapisse la paroi abdominale antérieure pour se porter vers le bassin sur la ligne médiane, nous le voyons tapisser la face supérieure de la vessie. Arrivé sur

(1) Wirchow, *Die Krankhaften Geschwülte*, Berlin, 1863.
(2) Trousseau, *Clinique médicale de l'Hôtel-Dieu de Paris*, t. III, p. 694.
(3) Art. Hématocèle péri-utérine, *Dict. de Méd. et de Chir. pratiques*.
(4) Poncet, *De l'hématocèle péri-utérine*, Thèse d'agrégation en chirurgie, 1878.

la face postérieure de cet organe, il rencontre la face antérieure de l'utérus, s'applique sur cet organe au niveau du tiers supérieur du col en formant le cul-de-sac vésico-utérin, remonte sur la face antérieure de l'utérus, tapisse le fond, la face postérieure du corps et du col et se prolonge même sur la paroi postérieure du vagin dans une étendue de 1 centimètre et demi à 2 centimètres, rencontre alors le rectum, remonte sur sa face antérieure en formant le cul-de-sac vaginal ; il est évident que ce cul-de-sac péritonéal recto-vaginal est beaucoup plus bas que le vésico-utérin ; la différence de leur niveau est représentée par la presque totalité de la hauteur du col ; c'est peut-être ce fait de déclivité qui explique en partie le siège d'élection de l'hématocèle dans ce cul-de-sac.

Voilà ce que nous trouvons sur la ligne médiane ; sur les parties latérales de l'utérus existent les ligaments larges dont les lames antérieure et postérieure se continuent avec les lames péritonéales qui tapissent les faces correspondantes de l'utérus. Sur la face antérieure des ligaments larges, nous ne voyons rien de particulier, mais sur la face postérieure, sur les parties latérales du cul-de-sac péritonéal postérieur, et sur un plan plus élevé, on remarque que les ovaires répondent à des dépressions spéciales désignées sous le nom de fossettes latérales ou rétro-ovariennes, limitées en dedans par les replis de Douglas ; c'est par l'intermédiaire de ces fossettes que l'ovaire se met en rapport assez intime avec le cul-de-sac postérieur ; c'est là probablement la voie que suit le sang pour s'épancher dans son lieu d'élection. Les ligaments larges présentent encore des particularités importantes pour le sujet qui m'occupe. Dans un repli, un aileron de leur bord supérieur, ils renferment la trompe de Fallope et son pavillon, pavillon qui reste à une certaine distance de l'ovaire en dehors des époques menstruelles et qui vient s'appliquer sur cet organe au moment de la ponte. On comprend par cette disposition anatomique que l'intégrité de l'ovaire, de la trompe, est indispensable au fonctionnement régulier de l'ovulation, une lésion même peu appréciable suffisant pour empêcher cette accommodation du pavillon de la trompe à l'ovaire au moment voulu. Outre cette disposition du pavillon, il convient de signaler les petites dimensions de l'orifice de la trompe dans l'utérus ; cet orifice admet à peine le passage d'une soie de sanglier, c'est là, comme nous le verrons, un argument contre la théorie du reflux sanguin de l'utérus dans le péritoine. Enfin le ligament large renferme, entre les deux lames péritonéales qui le composent, du tissu cellulaire dans lequel le sang peut s'épancher dans l'hématocèle extra-péritonéale, et des veines sur la disposition desquelles M. Richet a particulièrement insisté. Elles sont flexueuses, elles constituent un plexus qui acquiert des proportions considérables au moment de la menstruation ; il faut remarquer de plus que ces veines n'ont pas de soutien, entourées qu'elles sont par un tissu cellulaire lâche ; de là une tendance à la dilatation variqueuse qui s'exagère à l'époque des règles, et c'est dans ces conditions que leur rupture peut survenir et donner lieu à une hématocèle intra ou extra-péritonéale. Il était important de signaler ces faits anatomiques et physiologiques ; ils nous donnent la clef du mécanisme qui préside à la production de l'hématocéle péri-utérine ; ils nous font comprendre presque *à priori* les lésions que l'on trouvera dans cette affection. Quelles sont ces lésions ?

§ 209. Anatomie pathologique. — Il convient dès l'abord de remarquer que le siège habituel des tumeurs qui résultent de l'hématocèle est le cul-de-sac recto-vaginal ; aussi Nélaton avait-il désigné cette affection sous le nom d'hématocèle rétro-utérine. Cependant on a signalé de nombreuses observations d'hématocèle anté-utérine; j'en ai même observé un cas très manifeste chez une femme qui avait fait une chute sur le ventre au moment de ses règles. Beaucoup plus rarement la tumeur siège latéralement; deux cas seulement ont été signalés, un par Follin, l'autre par M. Voisin, dans les Bulletins de la Société anatomique de 1869.

Les caractères de la tumeur présentent deux aspects très différents suivant l'état du péritoine avant la production de l'épanchement. La séreuse était-elle libre d'adhérences ? l'épanchement fuse vers les parties qui ne lui opposent pas de résistance, gagne par conséquent les parties supérieures, s'il est assez abondant, et son enkystement n'est que tardif lorsque les malades vivent assez longtemps pour qu'il puisse s'opérer. Existait-il au contraire des fausses membranes ? l'épanchement se trouve limité, et la tumeur ne tend pas à gagner les fosses iliaques et la cavité abdominale.

Le volume de la tumeur est extrêmement variable; tantôt c'est une petite masse de la grosseur à peine d'un œuf; tantôt elle acquiert des dimensions considérables; non seulement elle remplit l'excavation pelvienne, mais elle se prolonge dans les fosses iliaques et peut remonter jusqu'au niveau de l'ombilic. Mais, dans ce dernier cas, il arrive souvent, presque toujours, que l'enkystement n'a pas lieu, et l'on a affaire à un épanchement intra-péritonéal qui n'a aucune limite.

La forme de la tumeur présente également des différences suivant les cas; cependant lorsqu'elle reste renfermée dans le petit bassin, elle est assez régulièrement arrondie.

Sa consistance offre des variétés qui sont liées en général à son âge, comme nous le verrons à la symptomatologie.

Les rapports qu'affecte cette tumeur avec les organes de voisinage, ont un intérêt tout particulier, de même que les modifications éprouvées par quelques-uns de ces organes du fait de la tumeur. Dans les cas d'hématocèle de volume moyen, on voit l'utérus libre dans sa partie supérieure, la tumeur n'embrasse que le tiers inférieur de la face postérieure de l'organe, tandis qu'en bas, elle descend dans le cul-de-sac recto-utérin qu'elle distend et qu'elle prolonge dans la cloison recto-vaginale jusqu'à 4 ou 5 centimètres au-dessous du cul-de-sac postérieur du vagin, de telle sorte que l'extrémité inférieure de la tumeur se trouve à peu près à cette même distance de la vulve. En avant de la tumeur, sur les parties latérales, les trompes et les ovaires sont tantôt intacts, tantôt, et surtout du côté où prédomine la tumeur, la trompe est dilatée ou oblitérée, fixée par des fausses membranes; mais il est surtout commun d'observer que l'ovaire présente une adhérence intime avec la tumeur et fait corps avec elle. En arrière, on voit le rectum aplati dans la concavité sacrée et adhérant à la face postérieure de la tumeur.

En haut, se trouve la masse intestinale ordinairement doublée de fausses membranes et formant, selon l'heureuse comparaison de M. Bernutz, un diaphragme pathologique, qui sépare la grande cavité abdominale du petit bassin, et contribue ainsi à limiter l'épanchement; néanmoins, la péritonite ne reste pas localisée dans tous les cas; on a trouvé les fausses membranes envahissant toute la cavité abdominale.

En examinant la structure de la tumeur, on trouve que sa paroi offre une épaisseur moyenne de 2 à 3^{mm}, mais inégale, de 2^{mm} sur quelques points, de 5 à 6^{mm} sur d'autres; elle est assez manifestement formée par le péritoine, qu'on peut suivre de la face postérieure de l'utérus à cette paroi ; sa face interne, gris jaunâtre, est d'un aspect lisse ; elle présente des couches fibrineuses superposées qui plus tard deviennent celluleuses. La paroi de l'hématocèle a été trouvée très épaisse, très résistante, comme cartilagineuse (Nélaton). La cavité de la poche est fréquemment cloisonnée par des brides et divisée de la sorte en petites cavités secondaires, mais incomplètement fermées et communiquant les unes avec les autres.

Le contenu de la tumeur consiste en du sang soit liquide, soit en caillots. Dans ce dernier cas, les caillots présentent des différences de coloration qui sont en rapport avec le degré d'évolution de la tumeur sanguine ; il n'y a là aucune particularité qui mérite d'être signalée.

D'après les rapports de la tumeur que nous avons énumérés, il est facile de comprendre les effets mécaniques qu'elle exerce sur les organes voisins ; le rectum est aplati sur le sacrum, l'utérus porté en masse en avant, le col maintenu derrière le pubis ; la vessie est par là même comprimée et refoulée en avant. M. Dumontpallier (1) a même signalé une observation excessivement intéressante, avec examen anatomique fait par M. de Sinéty, dans laquelle les uretères ont été comprimées par la tumeur, et la mort est survenue par suite d'accidents d'urémie.

§ 210. Étiologie. — Parmi les influences qui président à la production de l'hématocèle, les unes ont une action manifeste ; d'autres, une valeur discutée : je diviserai ces influences étiologiques en deux groupes. L'hématocèle est liée en général à certaines conditions qui la préparent et la favorisent, puis elle survient par le fait d'une circonstance qui parfois peut en donner une explication suffisante. Il y a donc lieu de distinguer ici des causes prédisposantes et des causes déterminantes.

1° *Causes prédisposantes.* — Parmi cet ordre de causes, il faut signaler en première ligne la période menstruelle. C'est dans presque tous les cas à ce moment que survient l'hématocèle ; il est à peu près inutile d'en rappeler les raisons ; la congestion pelvienne est alors à son maximum ; elle explique d'une façon générale la production de l'hémorrhagie, quelle que soit la source qu'on veuille lui donner.

(1) *Annales de Gynécologie,* janvier 1878.

L'âge est également une circonstance prédisposante; c'est de 25 à 35 ans qu'on observe le plus d'hématocèles, c'est-à-dire pendant la période la plus active de la vie génitale de la femme. M. Richelot (1) en a rapporté un cas chez une femme de 52 ans, mais il existait une tumeur cancéreuse du petit bassin. On ne se trouve plus là dans les conditions habituelles de production de l'hématocèle. M. Poncet (2) en a signalé également un cas chez une jeune fille de treize ans, non réglée. Comme on le voit, on compte les observations d'hématocèle qui se montrent en dehors de la vie sexuelle de la femme. Mais j'ai hâte d'arriver à un autre ordre de faits qui jouent un grand rôle dans l'hématocèle, je veux parler des troubles antérieurs de l'appareil génital. Il est à peu près constant de voir cette affection précédée par des troubles menstruels très variables d'ailleurs. Les femmes qui en sont atteintes, ont eu presque toujours des couches pénibles, suivies d'accidents, des avortements; par conséquent tous ces phénomènes qu'on peut désigner d'une façon générale sous le nom de troubles de l'appareil génital, ont une grande importance pour la production de l'hématocèle; ils préparent pour ainsi dire le terrain, sur lequel évoluera l'affection sous une autre influence parfois minime ou même inappréciable.

Certaines professions ne constituent pas une prédisposition à l'hématocèle, les statistiques faites sur ce point n'ont établi aucune particularité digne d'être notée.

2° *Causes déterminantes.* — Ici les traumatismes de tout genre interviennent et leur influence est manifeste. Parfois c'est le traumatisme externe qui agit; les coups, les chutes, coups de pied sur l'abdomen, chute sur l'abdomen, telles sont les circonstances qu'on a observées dans un certain nombre de cas, mais toujours ou à peu près pendant la période menstruelle. Ailleurs, et plus souvent, c'est le traumatisme interne. C'est à ce titre que les injections froides, le coït avec excès (A. Tardieu) pendant les règles ont été notés fréquemment comme ayant déterminé l'hématocèle. Enfin, il convient de signaler certaines influences générales, telles que les fièvres éruptives, la fièvre typhoïde, qui ont paru dans un certain nombre de faits présider à la production de cette affection. Pour résumer en deux mots l'étiologie de l'hémato-

(1) Richelot, *Soc. anat.*, 1869.
(2) *Loc. cit.*

cèle on peut dire que cette affection est préparée en général par un état morbide péri-utérin, ovarite, adéno-pelvi-péritonite, qu'elle apparaît presque toujours pendant les règles, ou qu'elle est déterminée par un traumatisme de quelque nature qu'il soit, coup, chute, injections froides, excès de coït, ou même simplement refroidissement.

§ 211. PATHOGÉNIE. — Quelle est maintenant la source de l'hémorrhagie? Quelle est, si l'on veut, la pathogénie de l'hématocèle? Nombre d'opinions, de théories ont été émises qu'il me faut examiner aussi rapidement que possible.

Je ne cite que pour mémoire la théorie de l'exhalation sanguine aiguë du péritoine, qui a été invoquée pour expliquer un certain nombre de cas, d'ailleurs très rares, d'épanchements intra-abdominaux très rapides et dans lesquels l'ovaire avait été trouvé intact. Il est impossible d'admettre une diapédèse en masse d'une aussi grande quantité de globules rouges. M. Gallard a, d'ailleurs, dans un cas de ce genre, découvert loin du petit bassin la source d'une hématocèle ; il a trouvé rompue une artère athéromateuse des vaisseaux courts de l'estomac. Il y a donc lieu de croire que cette opinion d'exhalation sanguine aiguë a dû son crédit à une insuffisance de recherches anatomo-pathologiques.

Une autre explication consiste dans le reflux du sang de l'utérus dans la trompe et le péritoine. C'est surtout M. Bernutz qui a produit et développé cette théorie, d'abord dans son mémoire en 1848, et plus tard en 1860, dans son traité clinique. Le fait même du reflux du sang menstruel a été démontré par les autopsies, mais dans les cas de malformation ou de rétrécissement du canal utéro-vulvaire. En dehors de ces conditions du reflux, M. Bernutz invoque une constriction spasmodique du col qui oblitère la cavité cervicale plus ou moins complètement, et l'on se trouverait ainsi dans les conditions du rétrécissement du canal cervico-utérin. Mais il faut bien avouer que cette constriction spasmodique est loin d'être démontrée. On peut encore objecter à cette manière de voir le peu de perméabilité des *ostia-utérina*, fait sur lequel a particulièrement insisté M. le professeur Guyon (1), et les résultats souvent négatifs d'injections intra-utérines même poussées avec violence. La théorie du reflux que M. Bernutz ne regarde pas d'ailleurs

(1) Guyon, Thèse, 1858.

comme exclusive, paraît donc devoir être limitée aux cas de rétrécissement congénital ou acquis du canal cervical.

Mais si le passage du sang de l'utérus dans la trompe est difficile à expliquer anatomiquement, une hémorrhagie née dans la trompe pourrait facilement se faire jour dans le péritoine. Du sang a été trouvé dans la trompe à l'autopsie concomitamment avec une hématocèle, et dès lors l'hémorrhagie tubaire fut regardée comme une source fréquente d'hématocèle. M. Puech, en 1858 (1), publia quelques observations qui venaient à l'appui de cette manière de voir. Trousseau, en 1868 (2), émit cette idée, qu'au moment des époques menstruelles il se produit dans les trompes, comme dans l'utérus, une transsudation physiologique, dont l'exagération amène facilement la production de l'épanchement sanguin dans le péritoine ; mais il faut bien dire que cette transsudation, point fondamental de la théorie de Trousseau, reste absolument à démontrer. Ce n'est pas à dire pour cela que je veuille nier l'hémorrhagie tubaire, et l'hématocèle comme conséquence de cette hémorrhagie, le fait d'hémorrhagie tubaire en lui-même est parfaitement prouvé ; mais je crois que les hémorrhagies tubaires demandent pour se produire d'autres conditions que la congestion pelvienne physiologique au moment des règles, qu'elles sont liées directement à une inflammation de la trompe. Cette dernière elle-même dépend le plus souvent d'une ovarite ou d'une adéno-pelvi-péritonite, ou bien elle évolue concomitamment avec ces deux affections; il y a donc dans ces cas des lésions complexes.

L'hématocèle par rupture du plexus veineux utéro-ovarien constitue l'un des modes pathogéniques le mieux établis de cette affection. Ollivier (d'Angers), le premier, en 1834 (3), publia deux observations qui établissaient la production de l'hématocèle par ce mécanisme. M. Richet, en 1857 (4), M. Devaltz dans sa thèse de 1858 (5), M. Puech (6) la même année, apportaient de nouveaux faits qui confirmaient la manière de voir d'Ollivier (d'Angers), et signalaient la fréquence des altérations veineuses amenant à leur suite l'hématocèle. Les autopsies ne laissent aucun doute à cet

(1) *Loc. cit.*
(2) *Loc. cit.*
(3) Ollivier (d'Angers), *Arch. génér. de Méd.*, 1834.
(4) *Loc. cit.*
(5) *Ibid.*
(6) *Id.*

égard ; les ruptures veineuses ont été constatées en l'absence de toute autre altération capable de donner l'explication de la tumeur sanguine. De plus, il résulte de la situation des veines du plexus utéro-ovarien dans l'épaisseur des ligaments larges que l'hémorrhagie due à leur rupture peut se faire jour dans la cavité péritonéale ou dans le tissu cellulaire péri-utérin et en particulier du ligament large ; par conséquent les altérations veineuses peuvent donner lieu à une hématocèle intra ou extra-péritonéale. Disons toutefois que si ce mécanisme doit souvent être invoqué avec raison, il n'est pas en contradiction avec d'autres faits non moins bien établis, les inflammations péri-utérines, dont l'influence est manifeste sur la production de l'hématocèle, peut-être en partie par l'intermédiaire des altérations veineuses qu'elles contribuent éminemment à développer.

L'hémorrhagie de l'ovaire joue un rôle considérable dans la production de l'hématocèle; c'est Nélaton qui a, le premier, attiré l'attention sur ce point. « On sait, dit-il, (1) qu'à chaque époque menstruelle, il se fait une congestion vers l'ovaire, puis une vésicule de Graaf se rompt et un ovule s'engage dans la trompe. De plus, la rupture de la vésicule de Graaf est toujours suivie d'un certain épanchement de sang ; c'est le phénomène de la ponte spontanée. Supposons que la migration de l'ovule soit imparfaite ; si l'hémorrhagie est un peu considérable, on comprendra que le sang tombe dans le cul-de-sac du péritoine, s'y accumule, puis le péritoine irrité s'enflamme, une péritonite adhésive se produit, l'épanchement est séquestré, l'hématocèle rétro-utérine est formée. » Laugier (2) vint apporter des observations à l'appui de cette manière de voir, mais il n'admit pas la congestion physiologique de l'ovaire au moment de la ponte comme suffisante pour produire l'hématocèle; il fallait, selon cet auteur, une congestion exagérée résultant de certaines causes accidentelles.

M. Gallard (3) chercha, dès 1855, à préciser le rôle de l'ovaire dans l'hématocèle péri-utérine. Étudiant l'ovulation physiologique, il constate la congestion constante de l'ovaire au moment de la maturation de l'ovule; cette ovulation peut se développer pendant la période intermenstruelle (Coste et Longet). M. Gallard

(1) Nélaton, *Pathologie chirurgicale*, t. V, p. 914.

(2) Laugier, *Comptes rendus des séances de l'Acad. des Sciences*, février 1855.

(3) *Loc. cit.*

pense que le coït exagéré, les excitations génésiques répétées peuvent amener ce résultat. De plus, on avait peine à comprendre comment la simple hémorrhagie, qui résulte de la rupture d'une vésicule de Graaf, pouvait donner lieu à un épanchement sanguin un peu considérable, M. Gallard a fait remarquer que, pour produire une hémorrhagie notable dans la cavité péritonéale, il fallait une congestion exagérée de l'ovaire. Dans ces conditions, l'ovule détaché de l'ovaire tombe dans le péritoine, de même que le sang qui résulte de la rupture de la vésicule de Graaf. « Il en résulte, dit M. Gallard, que les hématocèles péri-utérines doivent être considérées comme de véritables grossesses extra-utérines, qu'il y ait ou non fécondation de l'œuf dont l'évolution a été la cause première, nécessaire, pour la production de l'hémorrhagie. » Un grand nombre d'autopsies ont démontré au milieu des collections sanguines des produits de conception; mais, en dehors de ces faits où la grossesse extra-utérine est évidente, faut-il dire avec M. Gallard : « l'hématocèle spontanée n'est pas autre chose qu'une ponte extra-utérine »? Je ne le crois pas. Le même auteur admet d'ailleurs un autre mécanisme de l'hématocèle même dans le cas de grossesse extra-utérine : « Ce n'est pas, dit-il, (1) que l'hémorrhagie se produise toujours au moment où l'ovule se détache ; bien souvent, au contraire, au lieu d'avoir son point de départ dans l'ovaire même, elle peut provenir, soit de la rupture du kyste fœtal, soit de fausses membranes qui se sont organisées autour de ce kyste fœtal. L'extravasation sanguine se fait alors par suite d'un travail morbide analogue à celui qui donne lieu aux hémorrhagies intra-arachnoïdiennes, à la suite de la pachyméningite. » M. Gallard admet donc, mais sans y attacher d'importance, que la rupture de fausses membranes pelvi-péritonéales peut déterminer l'hématocèle.

La pelvi-péritonite hémorrhagique paraît être, en effet, une cause assez fréquente d'hématocèle péri-utérine. Déjà, en 1853 (2), Virchow avait émis cette idée, et il résume en quelques lignes sa théorie : « Il peut arriver, dit cet auteur (3), que la péritonite rétro-utérine, semblable en cela à la pachyméningite, produise des pseudo-membranes, et que l'extravasation qui se fait plus tard

(1) Gallard, *Leçons cliniques*, 1873, p. 681.
(2) *Loc. cit.*
(3) Virchow, *Traité des Tumeurs*, 1867, p. 147.

par les vaisseaux de la pseudo-membrane se dépose entre les feuillets de celle-ci, et qu'il en résulte un hématome rétro-utérin enkysté. D'ordinaire, le sang provient entièrement ou en grande partie des vaisseaux de nouvelle formation, situés dans les couches résultant de péritonites partielles des excavations. » M. Bernutz (1) admet ce mécanisme ; j'ai cité un peu plus haut l'opinion de M. Gallard à ce sujet.

M. Besnier (2) a repris la question d'une manière complète dans un travail fort important, et il a établi d'une façon péremptoire que le mécanisme de la production de l'hématocèle péri-utérine est applicable à un très grand nombre d'observations. Cette manière de voir a certainement en sa faveur l'analogie. L'hématome de la dure-mère n'est-il pas le résultat d'une pachyméningite hémorrhagique? Et M. Gosselin n'a-t-il pas fait connaître le mécanisme de l'hématocèle vaginale spontanée par vaginalite hémorrhagique? Mais ce n'est pas tout. Les recherches anatomo-pathologiques de Ferber (3), de Friedreich (4), ont démontré l'identité complète des fausses membranes de l'hématocèle avec celles de la pachyméningite hémorrhagique. L'apparition de l'hématocèle en dehors des époques menstruelles, et sans qu'on puisse la rattacher à une ovulation artificielle, sous l'influence des causes admises par M. Gallard, est encore une raison considérable qui plaide en faveur de cette théorie. Il en est de même de cet autre fait bien établi que les hématocèles péri-utérines ne surviennent guère chez les femmes absolument indemnes du côté de l'appareil génital, que ces femmes ont dans leurs antécédents, des avortements, des suites de couches pénibles, et ce sont là autant de causes d'adhérences pelvi-péritonéales. Enfin on a signalé, et M. Besnier en particulier, des cas d'hématocèle survenant manifestement dans le cours d'une pelvi-péritonite. Le même auteur a fait observer que les hématocèles qui résultaient d'une pelvi-péritonite, se montraient surtout dans la forme subaiguë et même chronique de l'affection, et que ces hématocèles n'avaient généralement pas le début brusque, intense et la terminaison fatale, qu'on observait dans des hématocèles qui avaient une autre origine.

(1) Bernutz, art. Hématocèle du *Dict. de Méd. et de Chir. pratiques*, t. XVII.
(2) Besnier, De la Pachypéritonite hémorrhagique, *Ann. de Gynécol.*, 1877.
(3) Ferber, *Archiv. der Heilkunde*, 1862.
(4) Ueber eine besaudere Form chronischer ha Morrhagischer peritonitis und über das Hömaton, des Bauchfells (*Wirchow's Archw.*, 1873).

En somme, aucun mécanisme unique ne peut expliquer la totalité des faits d'hématocèle péri-utérine ; il est certain que l'enkystement de l'épanchement sanguin ne se fait que tardivement ou pas du tout dans un péritoine sain ; les expériences sur les animaux pratiquées par M. Poncet tendent à le démontrer ; c'est donc encore là un argument en faveur de la pachypéritonite hémorrhagique ; mais il est certain aussi que la rupture du plexus utéro-ovarien et surtout la grossesse extra-utérine sont des explications très satisfaisantes dans un assez grand nombre de cas.

§ 212. Symptomatologie. — L'hématocèle, comme je l'ai déjà dit, n'est pas une affection qui arrive en général comme phénomène morbide primitif du côté des organes génitaux internes de la femme. En recherchant dans les antécédents des malades, on trouve presque toujours des accouchements pénibles, des suites de couches longues, des avortements.

Quelque temps avant le début des accidents, pendant quelques mois même, les femmes ont eu des retards, une suppression des règles, ou bien des règles prolongées, d'une abondance extrême. Souvent, d'après M. Gallard, on observe parmi les prodromes de l'affection, les signes d'une grossesse commençante, nausées, vomissements, gonflement des seins, pesanteur abdominale, phénomènes qui, joints à la suppression des règles dans certains cas, donnent l'idée d'une grossesse régulière. Mais le début véritable de l'affection arrive, caractéristique dans un certain nombre de faits ; il est dramatique, suivant l'expression de M. Bernutz. C'est une douleur subite, qu'aucune sensation n'a pu faire prévoir, une douleur intense accompagnée d'un sentiment de déchirure dans l'abdomen, puis surviennent des signes d'hémorrhagie interne, décoloration de la face et des lèvres, petitesse du pouls, abaissement de la température, lipothymies ; parfois même ces symptômes existent seuls mais très marqués. La syncope arrive très rapidement, les malades s'affaissent et meurent en cet état ; c'est ce qu'on observe dans les cas où un épanchement sanguin très abondant remplit une partie plus ou moins grande de la cavité abdominale et n'a aucune tendance à l'enkystement.

Même lorsque l'épanchement est de moyenne abondance, les malades sont dans un grand état de faiblesse. Le premier moment passé, la douleur a une intensité variable ; tantôt elle présente le caractère expulsif comme les douleurs de l'accouchement ; tantôt elle est gravative et consiste dans la sensation d'un corps étranger qui tend à sortir par le vagin (Nonat), tantôt ce sont des coliques abdominales. Quoi qu'il en soit, cette douleur irradie vers le rectum, la vessie et les voies urinaires supérieures.

Il ne faudrait pourtant pas croire que l'hématocèle débute toujours de cette manière. Ainsi que je l'ai déjà dit, et comme l'a fait remarquer M. Besnier, on voit l'affection survenir d'une façon insidieuse dans le cours d'une pelvi-péritonite, et si la douleur devient un peu plus vive à un moment donné, on peut l'attribuer à une recrudescence de l'affection primitive, et ce n'est qu'à l'aide des signes physiques que l'hématocèle est dans ce cas découverte.

Dans une deuxième phase de l'affection se montrent d'autres phénomènes; aux symptômes d'hémorrhagie interne succèdent des signes d'inflammation, qui sont ceux des péritonites partielles. Les phénomènes généraux sont en rapport avec l'intensité même du processus local; il existe des nausées, des vomissements, le ventre est ballonné, la température monte à 39° et 39°,5, le pouls est petit, serré, il donne 100, 120 et même 140 pulsations à la minute; les malades présentent le facies abdominal, la peau est blanc mat, la face est grippée.

L'exploration physique donne les renseignements suivants. Le toucher vaginal (et je parle ici d'abord de l'hématocèle typique rétro-utérine) pratiqué avec ménagements, permet à peine de trouver le col dès l'abord, le doigt le découvre bientôt fortement repoussé en avant et accolé à la face postérieure du pubis. Le doigt porté en arrière tombe sur une tumeur volumineuse qui siège d'habitude manifestement en arrière ; souvent elle proémine d'un côté ou de l'autre, je l'ai même observée presque complètement latérale gauche dans un cas. Cette tumeur se continue en haut sur la face postérieure de l'utérus, mais il est impossible de préciser la limite de ce côté; en bas, elle se prolonge sur la paroi vaginale jusqu'à 4 ou 6 centimètres de la vulve.

Sa forme est arrondie, globuleuse, mais sa surface présente parfois des inégalités. Sa consistance varie avec l'époque du début. Dans les huit ou dix premiers jours, la tumeur est élastique, fluctuante même, plus tard elle devient pâteuse au toucher, l'induration s'accentue de jour en jour, et elle présente à la fin une dureté presque ligneuse. D'après M. Voisin, la tumeur, arrivée à une consistance solide, pourrait cependant redevenir liquide sous l'influence de poussées de pelvi-péritonite. D'ailleurs, il arrive souvent que l'hématocèle offre une consistance inégale, présentant ici les caractères d'une poche fluctuante, là au contraire tous les attributs d'une tumeur solide. L'utérus est toujours immobilisé; le col est ordinairement porté en avant, comme je viens de le dire, quelquefois il est dévié à droite ou à gauche; le corps est englobé d'une manière plus ou moins complète par la tumeur.

Par le toucher rectal, on complète les renseignements que donne l'exploration vaginale. La tumeur offre les mêmes caractères que tout à l'heure, on ne sent pas l'utérus, ni en général la limite supérieure de la tumeur, mais on constate plus facilement que par le toucher vaginal que cette tumeur occupe la presque totalité de l'excavation pelvienne. Enfin, le palper abdominal peut donner quelques indications, mais seulement lorsque l'épanchement très considérable remonte dans les fosses iliaques. En combinant ce moyen d'exploration avec le toucher vaginal, on peut reconnaître assez facilement que les tumeurs abdominale et pelvienne n'en forment qu'une seule.

On conçoit facilement que l'exploration physique donne des résultats différents des précédents s'il s'agit d'une hématocèle antéutérine. Dans ce cas, la tumeur occupe le cul-de-sac antérieur, elle est accessible autant au palper abdominal qu'au toucher vaginal; le col est éloigné de la symphyse, on parvient à sentir par le toucher rectal la face postérieure du corps de l'utérus qui est refoulé en arrière.

Les symptômes fonctionnels en rapport avec la présence de la tumeur pelvienne sont faciles à comprendre; ils résultent presque tous de la compression qu'exerce cette tumeur sur les organes contenus dans le petit bassin.

Du côté de l'utérus, rien de bien spécial, si ce n'est dans certains cas un écoulement sanguinolent et même de véritables métrorrhagies. Les troubles vésicaux sont de règle, il existe du ténesme, de l'incontinence ou de la rétention; les urines sont parfois rouges, comme l'a fait remarquer M. Voisin; ce fait est dû au mélange de l'urine avec le sang qui baigne habituellement les grandes lèvres. En même temps, on note de la douleur à la défécation, de la constipation, mais parfois aussi une sorte de diarrhée glaireuse, comme l'a dit M. Nonat, qui paraît due à une rectite par propagation.

Il est assez commun également d'observer des douleurs irradiées à la partie interne et antérieure, à la partie postérieure du membre inférieur, suivant le trajet des nerfs crural et sciatique; parfois même ces douleurs peuvent revêtir un caractère tout particulier d'intensité.

L'œdème des malléoles, de la jambe, n'est pas un fait absolument rare dans l'hématocèle; quelquefois il coïncide avec du gonflement œdémateux de la vulve et du vagin. Tous ces troubles fonctionnels sont manifestement le résultat de la compression de la vessie, du rectum, des nerfs pelviens, des veines iliaques. Enfin M. Dumontpallier (1) a signalé un cas excessivement curieux de compression des uretères par une hématocèle à épanchement très abondant, et la malade, après avoir échappé au danger d'une hémorrhagie considérable, après avoir supporté les accidents pelvi-péritonéaux, a succombé avec tous les signes de l'urémie.

Au bout d'un certain temps, les phénomènes aigus disparaissent, et le symptôme qui frappe le plus est la faiblesse extrême dans laquelle sont plongées les malades; l'amaigrissement est très prononcé; les femmes ont un aspect cachectique. Les douleurs sont evenues beaucoup moins intenses, elles sont sourdes et s'exagèrent à peine par les explorations auxquelles on soumet les malades.

Au point de vue des signes locaux, on constate que la tumeur reste parfois longtemps stationnaire, mais que fréquemment elle subit des accroissements rapides et subits, et ce fait coïncide avec le moment où les époques menstruelles se montrent ou devraient paraître.

La durée moyenne de l'affection est de trois à quatre mois; fréquemment la disparition de la tumeur exige même cinq à six mois.

La terminaison de l'hématocèle est généralement la guérison. La résolution est fréquente; la régression s'opère par étapes successives au moment de la période menstruelle, et de même que les règles étaient une cause d'accroissement de la tumeur, de même elles deviennent l'origine de sa disparition; les phénomènes généraux cessent, l'appétit renaît, la dureté de la tumeur persiste; M. Voisin regarde cette dureté permanente comme la condition indispensable de la régression de l'hématocèle. Parfois

(1) *Loc. cit.*

cependant, la résolution n'est pas complète, et il reste comme trace de la tumeur des noyaux d'induration, qui ne sont le plus souvent que des adhérences pelvi-péritonéales. La guérison peut encore avoir lieu après l'évacuation au dehors du contenu de la tumeur. Le plus souvent, alors c'est dans le rectum que va s'ouvrir la collection sanguine. On voit survenir de la fièvre avec frissons, des vomissements, ces phénomènes sont en rapport avec la formation d'un abcès qui va perforer la paroi rectale. A ce moment arrive une diarrhée spéciale, due à l'inflammation du rectum (entérite glaireuse de Nonat), puis on voit sortir par l'anus des matières noirâtres.

La fistule qui résulte de cette perforation rectale peut persister assez longtemps. Quelquefois le sang ainsi rendu par l'anus a une odeur repoussante, sans que pour cela les matières fécales aient pénétré dans la poche ; M. Voisin n'a observé qu'un cas de ce genre, qui fut suivi de décomposition putride de la tumeur et d'infection purulente.

Moins souvent la collection hématique se fraye une voie par le vagin, c'est là un mode de terminaison beaucoup plus avantageux que le précédent, il expose moins les malades au danger de la septicémie.

La mort est souvent la conséquence de l'hématocèle, en dehors même des cas où l'abondance de l'hémorrhagie emporte les malades par syncope dès les premiers jours. Elle arrive fréquemment par suite de la suppuration qui cependant est rare, mais alors celle-ci produit très facilement les phénomènes de la résorption putride et de l'infection purulente. Plus souvent la mort est le fait de la péritonite généralisée ; cette terminaison s'observe surtout dans les premières semaines de l'affection, car plus tard les fausses membranes protègent le péritoine en enkystant solidement la tumeur. Parfois cependant la péritonite peut marcher par poussées et ne déterminer la mort qu'au bout d'un certain temps. Enfin l'hématocèle, en dehors même des désordres locaux, peut avoir une terminaison fatale ; il est un certain nombre de malades qui, affaiblies par des causes débilitantes antérieures, ne peuvent supporter cette nouvelle épreuve imposée à leur organisme. L'amaigrissement va croissant, la faiblesse devient de plus en plus grande, la cachexie avance pas à pas, et ces malades succombent avec les phénomènes de l'hecticité sans que la tumeur augmente de volume, suppure, ou soit évacuée au dehors.

Telle est la forme la plus grave de l'hématocèle, c'est la forme que l'on peut appeler aiguë. Il existe des hématocèles à marche chronique, comme des pelvi-péritonites. J'ai déjà signalé leur début insidieux ; il n'y a pas de phénomènes généraux bien caractérisés, sauf un léger malaise et une faiblesse plus ou moins marquée. Les signes locaux existent pour ainsi dire seuls, et ce sont absolument les mêmes que dans la forme précédente. Cette forme est souvent chronique d'emblée et l'hématocèle dans ce cas est bénigne, elle tend constamment ou à peu près vers la résolution.

§ 213. Diagnostic. — Lorsque l'hématocèle se présente avec ses signes initiaux pour ainsi dire typiques, avec douleur intense, avec les lipothymies, lorsque tous ces phénomènes apparaissent à une époque cataméniale, le diagnostic déjà presque établi par ces seuls symptômes est bien vite confirmé par l'examen physique. Mais cette intensité du début de l'hématocèle n'est pas constante, le médecin n'est pas toujours consulté dès les premiers jours ; parfois il ne peut obtenir que des renseignements insuffisants sur le mode de début des accidents, et dès lors le diagnostic demande une recherche beaucoup plus approfondie des symptômes pour être établi sur des bases solides.

Il est une affection qui est surtout confondue fréquemment avec l'hématocèle péri-utérine, c'est la pelvi-péritonite. Dans les deux cas, en effet, nombre de symptômes communs existent : réaction inflammatoire, tumeur siégeant dans le cul-de-sac postérieur en particulier ; mais, si l'on cherche à préciser le mode de début de la pelvi-péritonite, on reconnaît que dès l'abord se sont montrés les phénomènes d'inflammation et non les signes d'hémorrhagie interne, il y a eu de suite de la fièvre, des frissons. La tumeur elle-même donne des renseignements importants ; son développement est beaucoup moins rapide dans la pelvi-péritonite que dans l'hématocèle. Sa consistance au début est beaucoup plus grande que dans cette dernière affection ; elle occupe à la fois le cul-de-sac postérieur et l'un des culs-de-sac latéraux, elle est inaccessible à la palpation abdominable, c'est dire qu'elle reste limitée au petit bassin, elle a une tendance à la suppuration beaucoup plus marquée que l'hématocèle. Enfin la thermométrie utérine peut au besoin lever les doutes. On a remarqué que dans l'hématocèle péri-utérine, la température intra-utérine était de 37,°2 à 37°,5, tandis qu'elle ne reste jamais au-dessous de 38°,2 dans la pelvi-péritonite ou l'adéno-phlegmon péri-utérin. Dans l'hématocèle, même accompagnée de pelvi-péritonite, la température (toujours intra-utérine) ne dépasserait même jamais 38°,1.

L'adéno-phlegmon péri-utérin par son siège pourrait être plus facilement confondu avec l'hématocèle que l'adéno-phlegmon du ligament large. La marche est cependant très différente dans les deux cas; au début le phlegmon présente une consistance assez grande, il marche assez vite vers la suppuration. Pourrait-on confondre l'abcès ainsi formé avec la collection liquide du début de l'hématocèle? Mais les phénomènes généraux dans le phlegmon sont ceux des affections inflammatoires franches, les malades ne présentent pas le facies abdominal. De plus le vagin est plus chaud que dans l'hématocèle; on obtient ordinairement à la surface de la tumeur des battements artériels, signe à peu près pathognomonique d'après M. Gallard.

L'adénite péri-utérine n'est pas en général assez volumineuse pour être prise pour une hématocèle. Dans tous les cas elle laisse à l'utérus une assez grande liberté, elle est dure, elle présente un certain degré de mobilité.

Mais ce qui en impose souvent pour une hématocèle rétro-utérine, c'est la rétroflexion d'un utérus gravide. Sans doute les phénomènes généraux n'existent pas dans ce cas; mais ne sait-on pas qu'il existe une forme chronique d'hématocèle dans laquelle les signes généraux font à peu près complètement défaut? Ici l'utérus n'est pas aussi immobile que dans l'hématocèle, le col n'est pas tellement fixé en avant qu'on ne puisse aller à la recherche de sa face antérieure, la forme de la tumeur est régulière et surtout de consistance égale; on observe une coloration violacée de la vulve et du vagin, phénomènes qu'on retrouve également dans l'hématocèle extra-péritonéale, mais non intra-péritonéale.

La tumeur que forme l'utérus non gravide en rétroflexion est assez facile à distinguer de l'hématocèle pour qu'il soit besoin d'y insister, mobilité de cette tumeur par les mouvements imprimés au col, face postérieure de l'utérus facilement reconnue par le toucher rectal.

Pour M. Gallard, il serait complètement inutile de distinguer l'hématocèle péri-utérine de la grossesse extra-utérine, puisque c'est une seule et même affection. Il est cependant bon de remarquer que la grossesse extra-utérine occupe rarement le siège d'élection de l'hématocèle; la marche de la tumeur est lente et graduelle; il n'existe d'abord aucun trouble fonctionnel, il n'y a pas de métrorrhagie, l'utérus augmente de volume en même temps que le kyste fœtal.

Les kystes de l'ovaire, hydatiques en particulier, décrits par M. Charcot, ont été l'occasion d'erreurs de diagnostic. Il faut cependant remarquer que toujours dans ces cas les symptômes aigus font défaut, la marche est lente; j'en dirai autant pour les myomes utérins dont la marche est chronique, et qui sont mobiles avec l'utérus.

Enfin il est bon de signaler l'erreur possible entre une hématocèle et une tumeur cancéreuse du petit bassin. M. Gallard a cité une observation de cancer hématome de l'ovaire qui présentait en grande partie les symptômes ordinaires de l'hématocèle.

Faut-il essayer, après avoir déterminé l'existence d'une hématocèle, de préciser l'origine de l'hémorrhagie pelvienne? Dans nombre de cas la chose est difficile, sinon impossible, et n'a aucun intérêt pratique. En quoi le pronostic serait-il guidé quand on aurait réussi à savoir que l'hématocèle a eu pour source le reflux du sang cataménial de l'utérus dans le péritoine, l'hémorrhagie tubaire, la rupture d'un varicocèle ovarien?

Mais il est néanmoins des cas où il est possible et utile en même temps de savoir à quoi s'en tenir sur l'origine de l'affection. Les hématocèles à marche lente, sans réaction inflammatoire bien marquée, appartiennent surtout à des pelvi-péritonites antérieures; on sait, depuis le travail de M. Besnier surtout, qu'elles tendent presque toujours vers la résolution; il y a donc de l'intérêt à établir cette étiologie.

En second lieu les signes d'une grossesse commençante ayant précédé les accidents souvent graves du début de l'hématocèle peuvent établir la pathogénie de l'affection. On sait également ici que cette hématocèle est grave, parce que le fœtus doit être éliminé et non résorbé. La mort arrive très souvent.

§ 214. Pronostic. — Le pronostic ressort de toutes les considérations que je viens d'émettre, ici bénin, là au contraire menaçant. Nous avons vu les accidents du début emporter les malades avant même qu'on ait pu soupçonner le diagnostic; la mort a été tellement rapide que dans quelques cas l'idée d'empoisonnement a pu se produire. Plus tard les perforations du vagin et du rectum, tout en constituant un mode de guérison, peuvent devenir aussi le point de départ d'accidents redoutables, septicémie, infection purulente.

Enfin, dans les cas les plus favorables, alors même que la résolution est arrivée, la stérilité est à craindre.

Hématocèle extra-péritonéale.

§ 215. Il me reste maintenant, avant d'aborder le traitement de l'hématocèle péri-utérine, à dire quelques mots de l'hématocèle extra-péritonéale. Cette dernière, comme l'a fait remarquer M. Bernutz, présente une physionomie très différente de la forme précédente, et mérite une description séparée.

L'hématocèle extra-péritonéale, signalée, il y a une huitaine d'années par Huguier sous le nom de pseudo-hématocèle, niée par quelques auteurs, doit être considérée comme très rare. Un nombre très restreint de travaux a paru sur cette question, parmi lesquels je citerai ceux de M. Nonat (1), de M. Jacob Kühn (2), de M. Lacoste (3).

§ 216. Étiologie. — Cette affection se montre pendant la grossesse comme à l'état de vacuité de l'utérus. L'âge, auquel on la rencontre diffère très notablement de ce qu'on observe pour l'hématocèle intra-péritonéale, puisque c'est au déclin de la vie génitale de la femme, c'est-à-dire de trente à quarante-cinq ans. Les affections antérieures du système utérin ne paraissent pas avoir d'influence sur son développement, on n'a rien noté de spécial de ce côté, pas de troubles dysménorrhéïques antérieurs chez les femmes atteintes d'hématocèle extra-péritonéale. De l'analyse du petit nombre des observations qui ont trait à cette affection, il résulte que la cause déterminante véritable réside dans les modifications éprouvées par le système utérin à l'approche de la ménopause.

La pathogénie de l'hématocèle extra-péritonéale est beaucoup moins compliquée que celle de l'hématocèle intra-péritonéale. Deux mécanismes seulement paraissent pouvoir être invoqués, tantôt c'est une ponte extra-utérine, tantôt, et plus souvent, la rupture du plexus utéro-ovarien.

(1) *Loc. cit.*

(2) J. Kühn, *Des épanchements sanguins qui se produisent dans les ligaments larges et le tissu péri-utérin*, Thèse, Zurich, 1874.

(3) Lacoste, *De l'Hématocèle péri-utérine extra-péritonéale*, Thèse de Montpellier, 1877.

§ 217. Anatomie pathologique. — Il existe peu d'autopsies d'hématocèles extra-utérines, aussi l'étude anatomique de cette affection laisse-t-elle à désirer. M. Ball (1) en a signalé une observation suivie d'autopsie, et c'est pour ainsi dire la seule sur laquelle on puisse s'appuyer, bien qu'elle soit loin de présenter les caractères typiques que quelques cliniciens veulent donner à cette hématocèle. M. Kühn (2) dit également en avoir constaté deux cas à l'autopsie.

Le siège le plus fréquent de la tumeur paraît être le ligament large; elle peut occuper du reste toutes les parties de l'excavation pelvienne. Les expériences de M. Tripier sur le cadavre, et rapportées par M. Poncet dans sa thèse, ont montré qu'en injectant de la matière colorante dans les ligaments larges, on voyait le liquide envahir d'abord le cul-de-sac vésico-utérin, puis consécutivement le cul-de-sac postérieur et les latéraux à la fois; il est très possible que l'épanchement sanguin suive cette marche dans son développement.

Le péritoine a été trouvé décollé au niveau de la face postérieure de l'utérus, et au niveau du cul-de-sac vésico-abdominal. D'après M. Nonat, la tumeur serait entourée d'une fausse membrane analogue à la séreuse péritonéale. M. Ball, dans le cas qu'il a observé, n'a pas trouvé de membrane d'enveloppe; le liquide épanché avait la consistance de la gelée de groseilles.

§ 218. Symptômes. — De même que l'anatomie pathologique, la symptomatologie de l'hématocèle extra-péritonéale est encore entourée d'une certaine obscurité. Le début serait moins brusque que dans la forme intra-péritonéale, c'est là du moins une notion logique ; cependant M. Ball a vu dans l'unique observation qu'il a rapportée, l'affection débuter par des signes de péritonite. Les douleurs auraient le caractère expulsif, il n'y aurait pas de météorisme. Les signes physiques sont moins vagues que le mode de début. Le toucher vaginal permet de reconnaître assez près de la vulve une tumeur qui fait corps avec la cloison vaginale ; cette tumeur a pour limite en bas en général l'union des 2/3 supérieurs avec le 1/3 inférieur du vagin ; M. Nonat a trouvé cette limite inférieure à 3 centimètres de l'anus ; M. Gallard à 1 centimètre de la vulve dans un autre cas. La palpation abdominale ne donne

(1) *Clinique* de Trousseau, t. III, p. 63.
(2) *Loc. cit.*

qu'assez rarement des renseignements importants sauf dans les cas où la tumeur dépasse le petit bassin; à la fluctuation que présente cette tumeur au début, fait suite une dureté plus ou moins grande, et alors la tumeur solide est appliquée comme le plastron vaginal, dans le phlegmon du ligament large, à la partie profonde de la paroi abdominale antérieure.

L'examen au spéculum fait reconnaître une coloration violacée du col et du vagin regardée comme constante par Huguier et M. Nonat, mais à laquelle M. Bernutz n'attache pas l'importance diagnostique que lui attribuent ces auteurs.

Dans sa marche, cette forme d'hématocèle présente ce fait particulier que l'épanchement reste plus longtemps liquide que dans l'hématocèle intra-péritonéale, la résorption est plus lente. L'ouverture de la tumeur dans le péritoine, le vagin, le rectum, s'observe de la même manière.

§ 219. Diagnostic. — L'hématocèle extra-péritonéale étant une affection extrêmement rare, elle peut par cela même être méconnue plus facilement; néanmoins, on diagnostiquera une hématocèle extra-péritonéale s'il existe dans les culs-de-sac et englobant la partie supérieure du vagin, une tumeur plus ou moins fluctuante, sans chaleur du vagin, arrivant jusqu'à un, deux ou trois centimètres de la vulve.

Le pronostic de l'affection, examiné d'une manière générale et comparativement à celui de l'hématocèle intra-péritonéale, est diversement porté par les auteurs; tandis que, pour MM. Kühn et Bernutz, le pronostic de l'hématocèle extra-péritonéale est plus grave que dans la forme intra-péritonéale, pour MM. Lacoste et Courty, c'est le contraire, et l'hématocèle extra-péritonéale est une affection relativement peu grave.

§ 220. Traitement. — Les moyens médicaux de l'hématocèle péri-utérine sont ceux qu'on emploie en général, et qui ont donné les meilleurs résultats. Au début des accidents, il convient d'opposer aux progrès de l'hémorrhagie interne les ressources dont on dispose en pareil cas, de prescrire l'immobilité la plus complète, la glace sur l'abdomen, dans le vagin au besoin ou encore des compresses imbibées d'eau froide sur le bas-ventre. Plus tard au moment où les phénomènes de réaction péritonéale se montrent, une médication antiphlogistique s'impose. Comme dans la pelvi-péritonite, on emploiera les sangsues au nombre de 15 ou 20 dans la fosse iliaque, si les malades ne sont pas trop affaiblies, ou bien encore les ventouses scarifiées. Les sangsues pourront également dans les cas de moyenne intensité être appliquées sur le col. Dans cette même période inflammatoire la douleur sera combattue par les préparations opiacées.

La phase inflammatoire passée, il convient de recourir aux moyens résolutifs, et dans cet ordre d'idées, les vésicatoires volants fréquemment répétés, les badigeonnages à la teinture d'iode, les frictions mercurielles donneront d'excellents résultats. Le traitement médical doit donc être préalablement essayé, et dans la statistique de M. Nonat, on trouve sur 23 cas, 19 guérisons opérées exclusivement par le traitement médical, traitement qui s'applique tout aussi bien à l'hématocèle extra-péritonéale qu'à l'hématocèle intra-péritonéale.

Le traitement chirurgical a cependant été conseillé à une certaine époque.

Récamier sur deux cas de ponction d'hématocèle intra-péritonéale obtint deux succès, mais le même mode de traitement a donné de déplorables résultats entre les mains des plus habiles chirurgiens. M. Nonat conseille néanmoins l'ouverture de la tumeur dans le cas d'hématocèle extra-péritonéale, alors qu'il la proscrit dans l'autre forme. Ces insuccès sont d'ailleurs faciles à comprendre. Qu'on pratique par exemple une ponction dans une collection sanguine telle que l'hématocèle péri-utérine, si la tumeur est liquide, la source de l'hémorrhagie n'est pas tarie et l'hémorrhagie peut progresser. Si, dans le cas contraire, la tumeur est devenue solide, il faudra, pour en faire sortir le contenu, pratiquer des manœuvres qui favoriseront éminemment l'inflammation et la suppuration de la poche. On voit donc que dans les deux alternatives, les accidents les plus redoutables ont chance de se produire. Néanmoins à la rigueur on peut admettre, mais seulement dans le cas de tumeur liquide, que la saillie de la collection hématique, soit vers le péritoine, soit vers le vagin ou le rectum, la menace d'une rupture imminente, peuvent constituer des indications à ouvrir artificiellement la tumeur, d'autant mieux que les moyens de ponction capillaire dont on dispose actuellement mettent la cavité kystique à l'abri de l'air, préviennent les dangers de la décomposition putride et les accidents qui en résultent.

ERRATUM

Page 168, ligne 35, lire: *eaux amétalliques,* au lieu de *eaux métalliques.*

— 251, — 99, lire : *sulfate de cuivre,* au lieu de *sulfate de soude.* Composition des eaux de Saint-Christau.

— 361, — 23, lire : *adéno-lymphite,* au lieu d'*adémo-lymphite.*

— 411, — 16, lire : *sont,* au lieu de *son.*

— 430, — 20, lire : *face interne,* au lieu de *face externe.*

— 436, — 37, lire : *orifice externe,* au lieu de *orifice interne.*

— 508, — 24, lire : *engorgements,* au lieu de *engagements,*

— 600, — 7, lire : *feuilles de myrrhe,* au lieu de *myrte.*

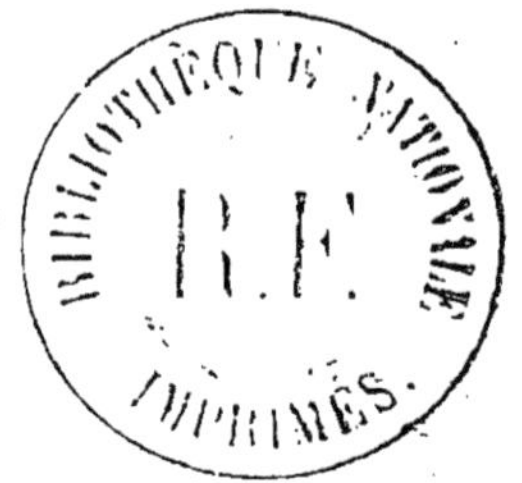

TABLE DES MATIÈRES

PREMIÈRE PARTIE

PATHOLOGIE GÉNÉRALE

CHAPITRE PREMIER

PATHOGÉNIE DES AFFECTIONS UTÉRO-VAGINALES

CHAPITRE II

SYMPTOMATOLOGIE GÉNÉRALE DES AFFECTIONS UTÉRINES. — CARACTÈRES GÉNÉRAUX

CHAPITRE III

THÉRAPEUTIQUE GÉNÉRALE DES AFFECTIONS UTÉRINES

DEUXIÈME PARTIE

PATHOLOGIE SPÉCIALE

CHAPITRE IV

MÉTRITE.

CHAPITRE V

LEUCORRHÉE.

CHAPITRE VI

HÉMORRHAGIE UTÉRINE.

CHAPITRE VII

AMÉNORRHÉE.

CHAPITRE VIII

DYSMÉNORRHÉE.

CHAPITRE IX

DÉVIATIONS UTÉRINES.

CHAPITRE X

ADÉNO-LYMPHITE PÉRI-UTÉRINE.

CHAPITRE XI

ADÉNO-PHLEGMON DU LIGAMENT LARGE ET ADÉNO-PHLEGMON PÉRI-UTÉRIN (PHLEGMON DU LIGAMENT LARGE ET PÉRI-UTÉRIN).

CHAPITRE XII

ADÉNO-PELVI-PÉRITONITE.

CHAPITRE XIII

OVARITE ET SALPINGITE.

CHAPITRE XIV

HÉMATOCÈLE PÉRI-UTÉRINE.

FIN DE LA TABLE DES MATIÈRES.

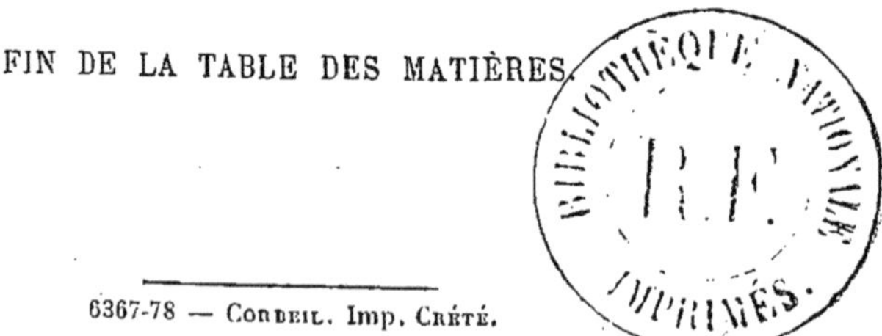

6367-78 — CORBEIL. Imp. CRÉTÉ.

www.ingramcontent.com/pod-product-compliance
Ingram Content Group UK Ltd.
Pitfield, Milton Keynes, MK11 3LW, UK
UKHW022315190726
13856UKWH00001B/18